Begutachtung der Haltungs- und Bewegungsorgane

Begutachtung der Haltungs- und Bewegungsorgane

Herausgegeben von
Gerhard Rompe und Arnold Erlenkämper

2., überarbeitete und erweiterte Auflage
28 Abbildungen in 67 Einzeldarstellungen, 3 Tabellen

Mit Beiträgen von

K. Dickneite
A. Erlenkämper
J. M. Fitzek
H. Hess
J. Koppelmann
J. Roggatz

G. Rompe
L. Schilgen
P. Simon
J. Thürauf
G. Tschochner

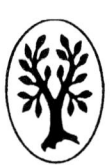

Georg Thieme Verlag Stuttgart · New York 1992

Die Deutsche Bibliothek — CIP-Einheitsaufnahme

**Begutachtung der Haltungs-
und Bewegungsorgane:**
3 Tabellen / hrsg. von Gerhard Rompe
und Arnold Erlenkämper.
Mit Beitr. von A. Erlenkämper ... —
Stuttgart; New York: Thieme, 1992
PNE: Rompe, Gerhard [Hrsg.];
Erlenkämper, Arnold

1. Auflage 1978

© 1978, 1992 Georg Thieme Verlag,
Rüdigerstraße 14, D-7000 Stuttgart 30
Printed in Germany
Gesamtherstellung:
Druckhaus „Thomas Müntzer" GmbH,
O-5820 Bad Langensalza

ISBN 3-13-559202-2   1 2 3 4 5 6

Wichtiger Hinweis:
Medizin als Wissenschaft ist ständig im Fluß. Forschung und klinische Erfahrung erweitern unsere Kenntnisse, insbesondere was Behandlung und medikamentöse Therapie anbelangt. Soweit in diesem Werk eine Dosierung oder eine Applikation erwähnt wird, darf der Leser zwar darauf vertrauen, daß Autoren, Herausgeber und Verlag größte Mühe darauf verwandt haben, daß diese Angabe genau dem **Wissensstand bei Fertigstellung des Werkes** entspricht. **Dennoch ist jeder Benutzer aufgefordert,** die Beipackzettel der verwendeten Präparate zu prüfen, um in eigener Verantwortung festzustellen, ob die dort gegebene Empfehlung für Dosierungen oder die Beachtung von Kontraindikationen gegenüber der Angabe in diesem Buch abweicht. Das gilt besonders bei selten verwendeten oder neu auf den Markt gebrachten Präparaten und bei denjenigen, die vom Bundesgesundheitsamt (BGA) in ihrer Anwendbarkeit eingeschränkt worden sind. Benutzer außerhalb der Bundesrepublik Deutschland müssen sich nach den Vorschriften der für sie zuständigen Behörde richten.

Vorwort

Einer Anregung von H. Cotta folgend, haben wir 1978 diesen Grundriß der Begutachtung zusammengestellt, der einerseits speziell auf die Belange der Haltungs- und Bewegungsorgane bezogen ist, andererseits diese Belange nicht nur aus der Sicht eines einzelnen Sachgebietes beleuchtet, sondern die unterschiedlichen Aspekte aller sozial- und versicherungsmedizinisch relevanten Rechtsbereiche erschließt.

Die Neufassung zahlreicher sozialrechtlicher Gesetze und sonstiger Vorschriften – das Buch berücksichtigt u. a. das Gesundheitsreformgesetz (SGB V), das Rentenreformgesetz 1992 (SGB VI) sowie die neuen Allgemeinen Unfallversicherungsbedingungen (AUB 88) – wie auch die weitere Entwicklung der medizinischen Erkenntnisse und der Rechtsprechung, insbesondere zu den Zusammenhangsfragen, zwangen zu einer völligen Neubearbeitung. Durch die Abschnitte über orientierende neurologische Diagnostik, die Beurteilung der Wehrdienstfähigkeit und die Erörterung von Zusammenhangsfragen wurde das Buch abgerundet. Vor allem haben wir uns bemüht, durch gemeinsame juristische und medizinische Bearbeitung die einzelnen Abschnitte für den Gutachter verständlich aufzubereiten.

Dieses Buch will dem jungen Arzt, aber ebenso dem langjährig in Praxis und Klinik tätigen Sachverständigen in gedrängter Form Orientierungsdaten zu den aus medizinischer wie rechtlicher Sicht bedeutsamen Grundlagen und Beurteilungskriterien für die Begutachtung der Haltungs- und Bewegungsorgane geben.

Zu danken haben wir dem Verlag, der uns auch für die 2. Auflage jede erdenkliche Hilfe zukommen ließ, und dem Kreis der uns freundlich verbundenen Mitarbeiter, die ihre speziellen Kenntnisse und Erfahrungen dem Werk nutzbar gemacht und die Mühen der Konzeption und Abstimmung in den Einzelheiten nicht gescheut haben. Neben zahlreichen ungenannten Helfern gilt unser besonderer Dank den Mitgliedern des Arbeitskreises „Begutachtungsfragen" der Deutschen Gesellschaft für Orthopädie und Traumatologie.

Heidelberg/Celle, im Mai 1992

Gerhard Rompe
Arnold Erlenkämper

Autorenverzeichnis

K. Dickneite
Sozialarbeiter
Annastift e. V.,
Orthopäd. Rehabilitationszentrum
Heimchenstr. 1–7
3000 Hannover 61 (Kleefeld)

Arnold Erlenkämper
Vorsitzender Richter am Landessozialgericht
Breitscheidstr. 13
3100 Celle

Dr. med. Josef M. Fitzek
Arzt für Orthopädie
berat. Arzt der Gothaer Versicherungs-AG
Riehler Str. 11
5000 Köln

Prof. Dr. med. H. Hess
Chefarzt der Orthopädischen Abteilung
der St. Elisabeth-Klinik
Kapuzinerstr. 1
6630 Saarlouis

Dr. med. Jens Koppelmann
Arzt für Orthopädie
Tempelhofer Damm 159
1000 Berlin 42

Prof. Dr. med. J. Roggatz
Leiter der Orthopädischen Abteilung
Bundeswehrzentralkrankenhaus
Rübenacher Str. 170
5400 Koblenz 1

Prof. Dr. med. Gerhard Rompe
Leiter der Abteilung für Physiotherapie und
Sportorthopädie in der Stiftung
Orthopädische Universitätsklinik
Schlierbacher Landstr. 200a

Dr. med. Ludger Schilgen
Ltd. Reg. Med. Dir.
Leiter der Orthopädischen Versorgungsstelle
Ruhrallee 3
4600 Dortmund

Dr. med. Peter Simon
Ltd. Reg. Med. Dir.
Arzt für Orthopädie, Landesarzt für Behinderte a. D.,
Regierungspräsidium Nordwürttemberg
Breitscheidstr. 4
7000 Stuttgart

Prof. Dr. med. J. Thürauf
Leiter des Gewerbeärztlichen Dienstes
Gewerbeaufsichtsamt
Elsässer Str. 2a
7800 Freiburg

Gerd Tschochner
Heimleiter
Annastift e. V., Orthopädisches Rehabilitationszentrum
Heimchenstr. 1–7
3000 Hannover 61 (Kleefeld)

Inhaltsverzeichnis

Praxis der Begutachtung

Abkürzungen

aaO	am angegebenen Ort
a. F.	alter Fassung
AFG	Arbeitsförderungsgesetz
Alg	Arbeitslosengeld
Alhi	Arbeitslosenhilfe
AlhiVO	Arbeitslosenhilfe-Verordnung
Anhaltspunkte 1983	Anhaltspunkte für die ärztliche Gutachtertätigkeit im sozEntschR und nach dem SchwbG
AOK	Allgemeine Ortskrankenkasse
Art.	Artikel
AUB	Allgemeine Unfallversicherungsbedingungen
AVG	Angestelltenversicherungsgesetz a. F.
BEG	Bundesentschädigungsgesetz
BfA	Bundesversicherungsanstalt für Angestellte
BG	Berufsgenossenschaft
BGB	Bürgerliches Gesetzbuch
BGBl	Bundesgesetzblatt
BGH	Bundesgerichtshof
BK	Berufskrankheit
BKGG	Bundeskindergeldgesetz
BKK	Betriebskrankenkasse
BKVO	Berufskrankheitenverordnung
BMAuS	Bundesministerium für Arbeit und Sozialordnung
Brackmann	Brackmann, Handbuch der Sozialversicherung einschließlich des SGB
Breith	Breithaupt (Entscheidungssammlung)
BSeuchG	Bundesseuchengesetz
BSG	Bundessozialgericht
Buchholz	Entscheidungssammlung des BVerwG
BVerfG	Bundesverfassungsgericht
BVerwG	Bundesverwaltungsgericht
BVG	Bundesversorgungsgesetz
DVO	Durchführungsverordnung
EinglH	Eingliederungshilfe
EinglHVO	Eingliederungshilfeverordnung
Erlenkämper	Erlenkämper, Sozialrecht, 2. Aufl.
EStG	Einkommensteuergesetz
EWG	Europäische Wirtschaftsgemeinschaft
f.	folgende Seite
ff.	folgende Seiten
GAL	Gesetz über eine Altershilfe für Landwirte
GdB	Grad der Behinderung
ges.	gesetzlich(e)
GEZS	Gesetz über die Entschädigung von Zeugen und Sachverständigen
GG	Grundgesetz
GOÄ	Gebührenordnung für Ärzte

HzPfl	Hilfe zur Pflege
i. d. F.	in der Fassung
i. d. R.	in der Regel
IKK	Innungskrankenkasse
i. S.	im Sinne
KfzHV	Kraftfahrzeughilfeverordnung
KOV	Kriegsopferversorgung
Krauskopf	Krauskopf u. a., Soziale Krankenversicherung, 3. Aufl.
KrV	Krankenversicherung
KVdL	(Gesetz über die) Krankenversicherung der Landwirte
KSVG	Gesetz über die Sozialversicherung der selbständigen Künstler und Publizisten
Lauterbach	Lauterbach, Watermann, Gesetzliche Unfallversicherung, 3. Aufl.
LSG	Landessozialgericht
LVA	Landesversicherungsanstalt
MdE	Minderung der Erwerbsfähigkeit
Med. Sach.	Zeitschrift „Der medizinische Sachverständige"
Meyer-Ladewig	Meyer-Ladewig, SGG, 3. Aufl.
MuSchG	Mutterschutzgesetz
mwN	mit weiteren Nachweisen
n. F.	neue(r) Fassung
OEG	Opferentschädigungsgesetz
OVG	Oberverwaltungsgericht
PUV	Privatunfallversicherung
Rdz	Randziffer
RehaG	Rehabilitations-Angleichungsgesetz
RV	Rentenversicherung
RKG	Reichsknappschaftsgesetz a. F.
RRG	Rentenreformgesetz
Rspr	Rechtsprechung
RVO	Reichsversicherungsordnung
SchwbG	Schwerbehindertengesetz
SchwbR	Schwerbehindertenrecht
SG	Sozialgericht
SGb	Sozialgerichtsbarkeit
SGB	Sozialgesetzbuch
SGG	Sozialgerichtsgesetz
sog.	sogenannt(e)
sozEntschR	soziales Entschädigungsrecht
SozR	Entscheidungssammlung des Bundessozialgerichts
stdRspr	ständige Rechtsprechung
SVG	Soldatenversorgungsgesetz
SV	Sozialversicherung
UV	Unfallversicherung
VerwVG	Verwaltungsverfahrensgesetz der KOV
vgl.	vergleiche
v. H.	vom Hundert (= %)
VO	Verordnung
VV	Verwaltungsvorschrift
VwGO	Verwaltungsgerichtsordnung
VwVfG	Verwaltungsverfahrensgesetz
Wilke	Wilke, Soziales Entschädigungsrecht, 6. Aufl.
W-Rente	Witwen- und/oder Witwerrente
ZDG	Zivildienstgesetz
ZPO	Zivilprozeßordnung

Juristische Grundlagen

1. Arzt und Recht

A. Erlenkämper

Zahlreiche Regelungen unserer Rechtsordnung – Gesetze, Verträge, Versicherungsbedingungen usw. – knüpfen an Sachverhalte an, die Gegenstand ärztlicher Sachkunde sind und daher ohne Mitwirkung des Arztes nicht festgestellt und verwirklicht werden können.

Dies gilt in besonderer Weise für das Sozialrecht. Hier ist in weiten Bereichen die ärztliche Tätigkeit – Behandlung in der kassenärztlichen Praxis mit Verordnung von Arznei-, Heil- und Hilfsmitteln, im Krankenhaus, bei der Versorgung von Arbeitsunfällen, in der medizinischen Rehabilitation usw. – sozialrechtliche Leistung, also unmittelbar praktiziertes Sozialrecht. Zahlreiche andere Leistungen – z. B. Krankengeld, Renten der ges. UV, RV und des sozEntschR – können ohne ärztliche Mitwirkung nicht festgestellt werden. Auch in vielen anderen Bereichen – z. B. bei Ansprüchen aus privaten Versicherungen, Schadensersatzansprüchen wegen Körperverletzung u. a. nach Verkehrsunfällen – kann das Recht ohne sachkundige ärztliche Beratung und Mithilfe insbesondere durch Begutachtung von Krankheit, Behinderung, Unfall- und sonstigen Verletzungsfolgen, Minderung der Erwerbstätigkeit (MdE), Grad der Behinderung (GdB) oder Invaliditätsgrad, Rehabilitationsmöglichkeiten usw. nicht umgesetzt und verwirklicht werden.

Das Tätigwerden sowohl als behandelnder wie auch besonders als beratender oder begutachtender Arzt erfordert daher neben den eigentlichen medizinisch-wissenschaftlichen Kenntnissen und Erfahrungen ein breites rechtliches, insbesondere sozialrechtliches Wissen. Der verantwortungsbewußte Arzt *muß* einfach die seine ärztliche Tätigkeit unmittelbar berührenden Rechtsbegriffe ebenso kennen wie die Voraussetzungen und Grenzen der hiervon abhängigen rechtlichen Ansprüche, Leistungen und Maßnahmen. Daß dieses Wissen in der ärztlichen Ausbildung nicht planmäßig vermittelt wird, ist ein bedauerliches Defizit.

Dem vorliegenden Werk wird daher eine Einführung in die für den Arzt wichtigsten Rechtsbegriffe und -grundlagen vorangestellt. Im Vordergrund wird das Sozialrecht stehen, das auch in der Praxis die überwiegende Bedeutung hat. Auf abweichende Begriffsdefinitionen in anderen Rechtsbereichen, insbesondere der privaten UV, wird jedoch, soweit erforderlich, eingegangen werden.

2. Zentrale Rechtsbegriffe — Bedeutung und Unterscheidung

A. Erlenkämper

2.1. Versicherungsfall, Leistungsfall

Der für Leistungsansprüche vor allem aus der Sozialversicherung wichtige Begriff des Versicherungsfalls wird im Gesetz zwar wiederholt gebraucht, aber nicht erläutert.

Der **Versicherungsfall** ist ein bestimmtes Ereignis im Leben des Versicherten, das spezifische Gefährdungen oder Nachteile für diesen realisiert, gegen die die Versicherung Schutz gewähren und deren Eintritt die Leistungspflicht jedenfalls dem Grunde nach auslösen soll.[1] Gekennzeichnet wird der Versicherungsfall durch den Eintritt eines sozialen Bedarfs oder doch eines besonderen sozialen Betroffenseins, also eines jener Wechselfälle des Lebens, durch die der Versicherte, seine Angehörigen oder Hinterbliebenen ohne Hilfe von außen in wirtschaftliche Not oder doch sozialen Rückstand geraten würde, zu deren Bewältigung er daher der Hilfe durch die Gemeinschaft bedarf und vor denen die jeweilige Versicherung gerade schützen soll.

Wechselfälle dieser Art sind die typischen, teilweise sogar wiederkehrenden Bedarfsfälle (Risiken) im Leben eines Versicherten wie Krankheit, Arbeitslosigkeit, Unfall, Herabsinken der Erwerbsfähigkeit, Alter oder Tod. Sie müssen nicht unbedingt unvorhersehbar und unvermeidbar sein. Auch wenn das Ereignis vorhersehbar ist (z. B. Erreichung der Altersgrenze, Arbeitslosigkeit durch bevorstehende Schließung des Betriebes) oder wenn es fahrlässig (z. B. beim Wegeunfall) oder gar vorsätzlich (z. B. durch Umgehung einer Arbeitsschutzvorrichtung) herbeigeführt wird, schließt das den Versicherungsfall nicht grundsätzlich aus. Andererseits darf ein „Versicherungsfall" natürlich nicht absichtlich herbeigeführt werden, also nur in der Absicht, soziale Leistungen zu erhalten (z. B. Selbstverstümmelung); denn dann handelt es sich nicht um einen Wechselfall, gegen den die Versicherung Schutz gewähren soll.

Der Eintritt eines entsprechenden Versicherungsfalls ist zwar Voraussetzung für die Gewährung von Leistungen; er begründet für sich allein aber noch keinen konkreten Anspruch auf bestimmte Leistungen, sondern nur ein Stammrecht. Für den konkreten **Leistungsfall** müssen vielmehr i. d. R. weitere Voraussetzungen versicherungsrechtlicher Art hinzutreten.

So begründet krankheitsbedingte Arbeitsunfähigkeit für sich allein noch keinen Anspruch auf Krankengeld aus der ges. KrV; u. a. muß die Lohnfortzahlung beendet und die sog. Aussteuerfrist noch nicht erschöpft sein. Krankheitsbedingte Erwerbsunfähigkeit löst nicht automatisch einen entsprechenden Rentenanspruch aus der ges. RV aus; u. a. müssen die Wartezeit und die weiteren versicherungsrechtlichen Voraussetzungen erfüllt sein. Ein Arbeitsunfall begründet keine Leistungspflicht der BG, wenn keine Dauerfolgen zurückgeblieben sind. Andererseits ist z. B. eine Berufskrankheit als solche „dem Grunde nach" anzuerkennen, wenn zwar der Versicherungsfall (Manifestation als Krankheit im Rechtsinn), aber ein Leistungsfall noch nicht eingetreten ist (S. 92).

Auch die **Privatversicherung** kennt den Begriff des Versicherungsfalls, vor allem in der privaten Krankenversicherung.

So ist Versicherungsfall für die private Krankheitskosten- und Krankenhaustagegeldversicherung nach § 1 Abs. 2 MB/KK 76 die medizinisch notwendige Heilbehandlung einer versicherten Person wegen Krankheit oder Unfallfolgen und für die Krankentagegeldversicherung nach § 1 Abs. 2 MB/KT 78 die medizinisch notwendige Heilbehandlung einer versicherten Person wegen Krankheit oder Unfallfolgen, in deren Verlauf Arbeitsunfähigkeit ärztlich festgestellt wird.

Aber auch in der Privatversicherung ist der Versicherungsfall mit dem Leistungsfall nicht identisch.

So wird Ersatz von Aufwendungen für Heilbehandlung u. a. nur gewährt, soweit der Versicherungsschutz reicht, sofern die Wartezeiten erfüllt sind und keine Einschränkung der Leistungspflicht besteht; Krankentagegeld wird u. a. nur gewährt, wenn die Wartezeiten erfüllt sind, der Versicherungsfall in Deutschland eingetreten ist und das Krankentagegeld zusammen mit vergleichbaren anderen Leistungen das Nettoeinkommen nicht übersteigt.

---

[1] vgl. u. a. BSG 20, 40, 50; 22, 123; 32, 270, 272; BSG SozR RVO § 1276 Nr. 2; Brackmann (S. 666 r), Erlenkämper (S. 9), jeweils mwN

2.2. Unfall

Der Unfallbegriff hat im Rechtssystem, insbesondere im Sozialrecht, große Bedeutung. Die Gewährung zahlreicher Leistungen ist hiervon abhängig.

Das gilt nicht nur für die private und ges. UV, sondern auch für das sozEntschR. Auch in der ges. RV kann er von Bedeutung sein.[2] Eine Definition oder gar nähere Umschreibung dieses Begriffs gibt das Gesetz selbst allerdings nicht.

Für das Sozialrecht wird der **Unfall** in Literatur und Rechtsprechung definiert als ein von außen auf den menschlichen Körper schädigend einwirkendes, unfreiwilliges, plötzliches (d. h. zeitlich eng begrenztes) Ereignis.[3] Diese Definition gilt auch für die private UV (s. unten).

Das **Unfallereignis** ist überwiegend ein außergewöhnlicher, auffallender, eindrucksvoller Vorgang, der meist schlagartig auftritt und an dem Unfallcharakter des Geschehens keinen Zweifel aufkommen läßt.

Das Unfallereignis kann aber auch unauffälliger eintreten. Insbesondere im Bereich der ges. UV sieht die Rechtsprechung den Unfallbegriff sehr weit und erstreckt den Versicherungsschutz über die von außen kommenden Gewalteinwirkungen hinaus auf zahlreiche sonstige schädigende Einwirkungen des Arbeitslebens, sofern sie zeitlich auf eine Arbeitsschicht begrenzt sind.[4] So gelten als Unfall z. B. auch Ausgleiten, Umknicken, Stolpern, Fallen (mit allen Abstützungsversuchen), ferner Kraftanstrengungen wie z. B. Heben, Tragen, Bewegen und insbesondere das Abfangen schwerer Lasten, und zwar auch dann, wenn es sich um betriebsübliche Belastungen handelt und die Einwirkung nicht unvorhergesehen eintritt, ferner z. B. schleichende Vergiftungen, Erfrierungen, wiederholte Insektenstiche und selbst außergewöhnliche körperliche Belastungen, auch wenn sie sich über eine volle Arbeitsschicht verteilen;[5] entsteht der Schaden dagegen infolge wiederholter derartiger Einwirkungen in *mehreren* Arbeitsschichten, kommt nur eine Berufskrankheit (S. 91) in Betracht.

Nicht erforderlich ist, daß eine **außergewöhnliche Belastung** vorgelegen hat.

Zum Unfallbegriff gehört zwar i. d. R., daß die Einwirkung zufällig und unerwartet erfolgt. Diese unerwar-tete Zufälligkeit muß aber nicht in den Ereignissen liegen, die zu dem eigentlichen Unfallgeschehen geführt haben; sie kann auch in dem eintretenden Unfall mit seinen Folgen liegen.

Ein Unfall kann daher auch durch *gewöhnliche Belastungen* und bei *betriebsüblicher Tätigkeit* eintreten, wenn hierdurch ein Körperschaden entsteht.[6] Der Annahme eines (Arbeits-)Unfalls steht somit — bei Vorliegen der sonstigen Voraussetzungen — nicht entgegen, daß keine außergewöhnliche, betriebsunübliche Belastung vorgelegen hat, auch nicht, daß die Einwirkung den Körper (z. B. die Muskulatur) nicht unvorbereitet getroffen hat.

Ohne Relevanz für die sozialrechtliche Beurteilung und damit auch für das sozialmedizinische Gutachten ist die Frage, ob die Unfalleinwirkung **generell geeignet** war, den eingetretenen Körperschaden zu bewirken (S. 28).

Im Gegensatz zur zivilrechtlichen Adäquanzlehre (S. 27) kennt das Sozialrecht keine Begrenzung der Haftung auf adäquate, generell zur Herbeiführung des Schadens geeignete Ursachen. Hat eine als Unfall zu charakterisierende Einwirkung stattgefunden und mit hinreichender Wahrscheinlichkeit eine conditio sine qua non (S. 26) für den streitigen Körperschaden gebildet, darf daher die Anerkennung der Unfallfolgen nicht von vornherein mit der Begründung abgelehnt werden, das Unfallereignis sei generell nicht geeignet gewesen, diesen Schaden zu verursachen.

Die Einwirkung muß i. d. R. **von außen** auf den Betroffenen erfolgen, soll ein Unfall vorliegen.

Auch dieses Merkmal ist aber nicht zu eng auszulegen. Vor allem die ges. UV legt den Unfallbegriff insoweit sehr weit aus. Insbesondere ist nicht erforderlich, daß die Einwirkung von außen her auf den Betroffenen zukommt; auch Ereignisse wie Ausgleiten, Umknicken, Stolpern oder Fallen gelten als von außen kommend[7], ebenso Kraftanstrengungen wie Heben, Tragen und Bewegen schwerer Lasten und ähnliche Belastungen durch die geschützte Tätigkeit.[8]

Das Merkmal „von außen" dient vor allem der Abgrenzung zu Ereignissen aus *innerer Ursache*[9], wie z. B. Herzinfarkt, Kreislaufkollaps, epileptischer Anfall, Alkohol- oder Medikamenteneinwirkung. Krankheitsereignisse dieser Art sind i. d. R. kein Unfall, es sei denn, daß sie ihrerseits durch schädigende Einwirkungen verursacht worden sind. Sie können aber zu einem

---

[2] vgl. u. a. § 53 SGB VI

[3] vgl. u. a. Brackmann (S. 479); Erlenkämper 1988 (S. 32); Lauterbach § 548 Anm. 3; Wilke § 1 BVG Anm. 18, jeweils mwN; Anhaltspunkte Nr. 37 (S. 139)

[4] BSG SGb 1981, 484; LSG Celle 26. 09. 1984 — L 6 U 362/83 — u. 17. 01. 1991 — L 6 U 40/89 —; Brackmann (S. 479ff.); Lauterbach § 548 Anm. 3 u. 24ff.

[5] LSG Celle aaO

[6] BSG 9, 222; BSG SozR RVO § 838 Nr. 1; Brackmann (S. 480 o); Erlenkämper (S. 33); Lauterbach § 548 Anm. 3 u. 24ff.

[7] BSG SozR 2200 § 550 Nr. 35 mwN

[8] BSG 9, 222; BSG SozR RVO § 838 Nr. 1; Brackmann (S. 480 o); Erlenkämper (S. 33); Lauterbach § 548 Anm. 3 u. 24ff.

[9] BSG Breith 1982, 23; Brackmann (S. 480 o); Lauterbach § 548 Anm. 28

Unfall führen, wie z. B. der Herzinfarkt am Lenkrad eines Kfz mit anschließendem Zusammenstoß auf einem versicherten Weg, der Kreislaufkollaps, durch den der Betroffene stürzt und in eine laufende Maschine gerät, der Schwindelanfall, der zum Sturz vom Baugerüst führt. Ob ein solcher Unfall wesentlich auf einem geschützten Risiko (versicherte Tätigkeit, Dienstverrichtung, Wegegefahr usw.) beruht oder auf der inneren Ursache, ist im Rahmen der Kausalitätsbeurteilung (S. 29) zu prüfen.

Die Unfalleinwirkung muß nicht unbedingt **körperlicher Art** sein.

Auch *psychische Einwirkungen* können, wenn sie als plötzliche gravierende Ereignisse (z. B. schwerer Schreck oder Schock infolge schwerwiegender betrieblicher Ereignisse) eintreten, einen Unfall bilden.[10]

Die Einwirkung muß ferner im allgemeinen **unfreiwillig** erfolgen.

Einem absichtlich selbst herbeigeführten Ereignis fehlt schon das Charakteristikum der zufällig-unerwarteten Einwirkung von außen. So ist die Selbstverstümmelung oder die mit Einwilligung erfolgende Amputation kein Unfall. Auch wer sein Kfz zur Vermeidung eines Zusammenstoßes freiwillig in den Graben lenkt, erleidet von daher begrifflich keinen Unfall; ein Unfallereignis wird aber i. d. R. in dem anschließenden Umkippen des Wagens, Aufprall auf einen Baum usw. liegen.[11] Die Freiwilligkeit der unfallbringenden Tätigkeit steht der Annahme eines Unfalls aber dann nicht entgegen, wenn diese gerade Gegenstand des geschützten Risikos ist (z. B. Kriegsdienst nach dem BVG, Feuerwehr usw., Hilfeleistung i. S. des § 539 Abs. 1 Nr. 8, 9, 12 RVO). Dies gilt auch, wenn im Rahmen einer grundsätzlich geschützten Tätigkeit freiwillig eine Verrichtung (z. B. Versuch des Haltens eines abrutschenden schweren Gegenstands oder einer fallenden Person) vorgenommen wird, die nicht unbedingt zu den Dienst- bzw. Arbeitspflichten gehört hätte.

Fahrlässiges Handeln des Betroffenen schließt die Annahme eines Unfalls im allgemeinen nicht aus, selbst grob fahrlässiges Verhalten nicht. Wer wegen einer (selbst groben) Fahrlässigkeit mit der Hand in die Kreissäge gerät, erleidet einen Unfall, betreibt keine Selbstverstümmelung. Das gleiche gilt bei verbotswidrigem Handeln (z. B. Nichttragen vorgeschriebener Arbeitsschutzkleidung, Beseitigen einer Arbeitsschutzvorrichtung, § 548 Abs. 3 RVO, bei Übertretung von Verkehrsvorschriften). Selbst *vorsätzliches Handeln* schließt den Unfallcharakter nicht unbedingt aus: Es kommt darauf an, ob sich der Vorsatz nur auf die Handlung oder auch den Erfolg erstreckt. Wer z. B. mit seinem Kfz vorsätzlich bei Rot eine Ampelkreuzung oder einen Bahnübergang überfährt in der Hoffnung, er werde es noch rechtzeitig schaffen, erleidet einen Unfall, wenn es doch zum Zusammenstoß kommt. Gleiches gilt für Rauchen

oder Hantieren mit offenem Feuer im Gefahrenbereich brennbarer Gase und ähnliche Verhaltensweisen. In all solchen Fällen ist der Vorsatz nicht auf die Herbeiführung des Unfallereignisses gerichtet; es besteht gerade die — falsche — Hoffnung, es werde zu einem Unfall wohl nicht kommen. Ist der Vorsatz dagegen auf das Unfallereignis selbst gerichtet wie z. B. bei der Selbstverstümmelung oder beim Suizid, liegt dagegen schon begrifflich ein Unfall nicht vor. Zudem ist bei absichtlich herbeigeführten Unfällen die Entschädigung sowohl in der ges. UV (§ 553 RVO) wie auch im sozEntschR (§ 1 Abs. 4 BVG) ausgeschlossen.

Bei vorsätzlichem wie fahrlässigem Handeln des Betroffenen wird im Rahmen der Kausalitätsprüfung allerdings weiterhin zu fragen sein, inwieweit der Unfall auf dem geschützten Risiko (versicherte Tätigkeit bzw. Wege, Dienstverrichtung usw.) beruht und inwieweit nach dem Gesichtspunkt der selbstgeschaffenen Gefahr (S. 39) auf seinem eigenen Handeln. Die Beurteilung dieser Rechtsfrage obliegt jedoch weitgehend der Verwaltung bzw. den Gerichten, kaum dem ärztlichen Gutachter.

Die Einwirkung muß weiterhin **plötzlich**, jedenfalls aber zeitlich eng begrenzt (in der ges. UV innerhalb einer Arbeitsschicht) erfolgen, soll sie als Unfall gelten. Körperschäden, die durch länger andauernde Einwirkungen oder erst durch die Summationswirkung mehrerer, auf einen längeren Zeitraum verteilten Einzeleinwirkungen verursacht werden, bilden keinen Unfall.[12]

Das Ereignis muß aber nicht unbedingt schlagartig einsetzen; es können auch etwas länger dauernde oder summierend wirkende Einwirkungen sein[13], z. B. mehrfache Insektenstiche, die erst durch ihre Summation den Tod bewirken, Einwirkungen von giftigen Gasen, Flüssigkeiten, die erst durch die längere Einwirkung einen Körperschaden bewirken, auch außergewöhnliche körperliche Belastungen innerhalb einer Arbeitsschicht, die in ihrer Summation einen Gesundheitsschaden oder den Tod herbeiführen.[14]

Die Einwirkungen müssen auch, sollen sie rechtlich relevant sein, zu einem bleibenden **Körperschaden** führen. Dem Körperschaden steht vielfach der Verlust oder die Beschädigung eines Körperersatzstückes oder eines Hilfsmittels gleich (vgl. § 548 Abs. 2 RVO).

Das gilt aber nur für das Sozialrecht und die private UV, nicht auch für das übrige Zivilrecht (z. B. Schadensersatzansprüche für Sachschäden aus Verkehrsunfall usw.).

Die Folge des bleibenden Körperschadens ist zwar dem Unfallbegriff als solchem nicht immanent. Ähnlich

---

[10] BSG SozR 2200 § 1252 Nr. 6 mwN
[11] BSG Breith 1983, 591; Brackmann (S. 479 c)

[12] Brackmann (S. 479 h); Lauterbach § 548 Anm. 3
[13] BSG SGb 1981, 484
[14] so u. a. LSG Celle 26. 09. 1984 — L 6 U 362/83 — und 17. 01. 1991 — L 6 U 40/89 —

wie nicht jede Krankheit im medizinischen Sinne auch im Rechtsinne Bedeutung hat (s. unten), erlangt auch nicht jeder Unfall sozialrechtliche Relevanz. Ereignisse, die nur Sachschaden bewirken (z. B. bei Wege-unfällen am Auto), oder Bagatellereignisse, die keinen dauerhaften Körperschaden hinterlassen, insbesondere weder Arbeitsunfähigkeit noch MdE bewirken (z. B. unwesentliche Prellung, geringfügige Schnitt- oder Schürfverletzung) sind keine Unfälle i. S. des Sozial-rechts.

Kommt es später durch eine Komplikation (z. B. Infektion der zunächst unbedeutenden Wunde) zu einem bleibenden Körperschaden, kann das ursprünglich irrelevante Ereignis nachträglich doch zum rechtlich wesentlichen Unfall erstarken.

Körperschäden in diesem Sinne sind aber nicht nur Brüche, Verletzungen oder ähnliche organische Gesundheitsschäden. Auch Schädigungen im **psychischen Bereich** (z. B. durch Schockeinwirkung[15] oder als mittelbare Unfallfolge, S. 37) zählen hierzu.

Mittelbare psychische Unfallfolgen, die auch Unfallchirurgen und Orthopäden beachten und auf deren Vorliegen sie ggf. in Berichten, Gutachten usw. hinweisen sollten, können z. B. vorliegen, wenn der Verletzte seine körperlichen Unfallfolgen psychisch nicht bewältigt und sich hieraus Depressionen oder Psychosen von selbständigem Krankheitswert entwickeln.

In der **privaten Unfallversicherung** gelten ähnliche Maßstäbe. Diese sind in den Allgemeinen Unfall-versicherungsbedingungen[16] aber wesentlich dezidierter festgeschrieben und z. T. deutlich enger als in der ges. UV.

Ein **Unfall** liegt danach vor, wenn der Versicherte durch ein plötzlich von außen auf seinen Körper wirkendes Ereignis (Unfallereignis) unfreiwillig eine Gesundheitsschädigung erleidet, § 1. III AUB 88. Als Unfall gilt auch, wenn durch eine erhöhte Kraftanstrengung[17] an Gliedmaßen oder Wirbelsäule ein Gelenk verrenkt wird oder Muskeln, Sehnen, Bänder oder Kapseln gezerrt oder zerrissen werden[18], § 1.IV AUB 88.

Zu den gemäß § 2 AUB 88 vom Versicherungsschutz ausgeschlossenen Unfällen siehe S. 65.

---

[15] BSG SozR 3800 § 1 Nr. 1; SozR 2200 § 1252 Nr. 6
[16] in der Neufassung von 1988 (AUB 88); vgl. S. 64
[17] vgl. hierzu BGH VersR 1989, 73: Keine Kraftanstrengung liegt vor, wenn der VN bei einer im vollen Umfang gesteuerten Kraftanstrengung eine Verletzung erleidet, ohne daß seine Eigenbewegung durch ein äußeres Ereignis beinflußt wird.
[18] Darunter fiel nach den bis 1988 geltenden AUB auch der traumatisch bedingte Bandscheibenvorfall: BGH VersR 1989, 73; vgl. jetzt aber den Ausschluß von Bandscheibenschädigungen durch § 2.III.2 AUB 88

2.3. Krankheit und verwandte Begriffe

Krankheit im medizinischen und im Rechtssinne — vor allem i. S. des Sozialrechts — sind keine identischen Begriffe.

In **medizinischem Sinne** ist Krankheit jeder regelwidriger Körper- oder Geisteszustand, der von der Norm abweicht, die durch das Leitbild des gesunden Menschen geprägt ist.

Im **Rechtssinne** gilt zwar zunächst der gleiche Begriff. Hier ist eine Regelwidrigkeit im medizinischen Sinne für sich allein i. d. R. aber noch nicht relevant. Rechtliche Bedeutung erlangt sie erst, wenn sie ein gewisses „krankmachendes" Ausmaß, einen „Krankheitswert" erreicht.

Die hochentwickelten Methoden der modernen medizinisch-wissenschaftlichen Diagnostik machen heute vielfach Regelwidrigkeiten im medizinischen Sinne schon sichtbar, längst bevor diese nach außen hin „krankmachend" in Erscheinung treten. Im Rechtssinne kann Krankheit aber i. d. R. erst angenommen werden, wenn der regelwidrige Prozeß auch klinisch-funktionell manifest geworden ist und/oder zu Funktionsstörungen bzw. Beschwerden führt, die — je nach Rechtsgebiet — Behandlungsbedürftigkeit oder Beeinträchtigung der Arbeits- bzw. Erwerbsfähigkeit bewirken.

U. a. ist der reine **Krankheitsverdacht** damit noch keine Krankheit im Rechtssinne und kann Ansprüche auf Sozialleistungen i. d. R. noch nicht begründen. Ausnahmen gelten insoweit für die KrV bis zur Klärung des Verdachts.

Des weiteren besteht Krankheit im Rechtssinne nur dort, wo sie Grundlage für weitere Rechtsfolgen ist. Zum Krankheitswert müssen daher i. d. R. weitere — nach Rechtsgebieten unterschiedliche — Voraussetzungen hinzutreten.

In der **ges. KrV** (S. 80) ist unter Krankheit nur ein regelwidriger Körper- oder Geisteszustand zu verstehen, der die Notwendigkeit ärztlicher Heilbehandlung oder — zugleich oder allein — Arbeitsunfähigkeit begründet. Im Vordergrund steht hier die akute Erkrankung, die nur vorübergehende Behandlungsbedürftigkeit und/oder Arbeitsunfähigkeit bewirkt.

Die **ges. UV** (S. 94) entschädigt als Unfallfolgen nicht nur akute Krankheiten, sondern auch Gebrechen, körperliche oder geistige Defektzustände und vergleichbare Verletzungsfolgen. Auf Behandlungsbedürftigkeit und Arbeitsunfähigkeit kommt es hier begrifflich nicht an; diese lösen nur bestimmte Leistungsfälle (Heilbehandlung, Verletztengeld) aus. Auch das Bestehen einer MdE ist für die Anerkennung eines vorliegenden Gesundheitsschadens als Unfallfolge nicht erforderlich, sondern nur Voraussetzung für die Gewährung von Verletztenrente.

Eine **Berufskrankheit** i. S. des § 551 RVO (S. 91) liegt nicht erst vor, wenn sie Behandlungsbedürftigkeit bzw. Arbeitsunfähigkeit oder eine MdE bewirkt, sondern schon dann, wenn sie als Krankheit klinisch-funktionell manifest oder doch pathologisch eindeutig identifizierbar ist (S. 92). Hier kann im Rahmen der Vorbeugung auch schon die Gefahr, daß eine Berufskrankheit entsteht oder wiederauflebt, von rechtlicher Bedeutung sein (§ 3 BKVO, S. 93).

In der **ges. RV** (S. 94) kommt es auf Behandlungsbedürftigkeit, Arbeitsunfähigkeit oder MdE überhaupt nicht an. Hier ist als Krankheit bzw. Behinderung rechtserheblich nur ein solcher Zustand, der die Erwerbsfähigkeit des Versicherten erheblich und dauerhaft mindert (S. 104) oder — im Rahmen der Rehabilitation — gefährdet. Neben Krankheiten im engeren Sinne gehören hierzu auch andere Behinderungen wie Gebrechen und Schwächen der körperlichen und geistigen Kräfte, und zwar unabhängig davon, ob sie z. B. auf Krankheit, Unfall oder altersphysiologischen Veränderungen beruhen.

Für das **sozEntschR** (S. 116) gilt weitgehend das gleiche wie für die ges. UV. Der Krankheitsbegriff umfaßt auch hier alle „gesundheitlichen Folgen der Schädigung" (§ 1 Abs. 1 BVG) und „Gesundheitsstörungen" (§ 1 Abs. 3 BVG). Auf Behandlungsbedürftigkeit oder Arbeitsunfähigkeit kommt es auch hier i. d. R. (Ausnahme: Heil- und Krankenbehandlung, Versorgungskrankengeld) begrifflich nicht an. Auch das Vorliegen einer MdE ist für die Anerkennung einer Gesundheitsstörung als Schädigungsfolge nicht erforderlich, sondern nur für die Gewährung von Beschädigtenrente.

Das **Rehabilitationsrecht** (S. 22) setzt nicht unbedingt einen funktionell bereits bestehenden Gesundheitsschaden („Behinderung") voraus, sondern läßt eine drohende Behinderung genügen.

Die **private KrV** geht grundsätzlich vom gleichen Krankheitsbegriff wie die ges. KrV aus. Der Versicherungsfall setzt aber erst mit der medizinisch notwendigen Heilbehandlung ein und endet mit dem Ende der Behandlungsbedürftigkeit.

Arbeitsrecht und **öffentliches Dienstrecht** verstehen unter Krankheit im Rahmen der Entgeltfortzahlung nur eine mit Arbeits- bzw. Dienstunfähigkeit verbundene Erkrankung.

Im **Zivil- und Strafrecht** einschließlich des Prozeßrechts gilt als Krankheit i. d. R. gleichfalls nur ein klinisch-funktionell manifester Prozeß ohne Bindung an Behandlungsbedürftigkeit und Arbeitsunfähigkeit.

Krankheit im Rechtssinne ist nicht nur die organische Krankheit (regelwidriger Körperzustand), sondern auch die **geistige und seelische Erkrankung** (regelwidriger Geisteszustand).

Der in der Praxis vielfach verwendete Begriff der **Gesundheitsstörung** oder des **Gesundheitsschadens** (vgl. z. B. §§ 556 RVO, 1, 10 BVG) wird häufig mit dem der Krankheit identisch, kann aber auch weiter sein und neben Krankheiten auch Dauerschäden ohne akuten Krankheits-

wert (z. B. Gebrechen, Unfallfolgen, Kriegsbeschädigung, allgemeine körperliche oder geistige Schwäche) mit umfassen.

Gebrechen (z. B. §§ 1236, 1246, 1247 RVO a. F.) sind von der Regel abweichende körperliche oder geistige Defektzustände, deren Entwicklung im wesentlichen abgeschlossen und mit deren Fortbestand für nicht absehbare Zeit zu rechnen ist, wie z. B. Gliedverluste, Verkrüppelungen, Verstümmelungen, Lähmungen usw.

Altersphysiologische **Schwächen der körperlichen oder geistigen Kräfte** sind i. d. R. kein Gesundheitsschaden im Rechtssinne. Als Krankheit gelten sie nur, wenn sie echte Regelwidrigkeiten gegenüber der altersgerechten Norm des Gesunden darstellen, z. B. als Folgezustände von Krankheiten oder Verletzungen.

Etwas anderes gilt hier für die ges. RV. Denn nach dem Wortlaut der bisherigen §§ 13, 23, 24 AVG, 1236, 1246, 1247 RVO (a. F.) können auch solche Schwächen für sich allein oder im Zusammenwirken mit anderen Krankheiten oder Gebrechen Berufs- oder Erwerbsunfähigkeit bewirken oder Grund zu Rehabilitationsmaßnahmen geben. Die Änderung der Definition in den §§ 43, 44 SGB VI („. . . wegen Krankheit oder Behinderung . . .") hat insoweit keine Änderung bewirken sollen.

In der **privaten Krankenversicherung** gilt ein ähnlicher Krankheitsbegriff wie in der ges. KrV.

Versicherungsfall ist die medizinisch notwendige Heilbehandlung einer versicherten Person wegen Krankheit oder Unfallfolgen (S. 68).

2.4. Arbeitsunfähigkeit

Der Begriff hat Bedeutung vor allem in der ges. KrV als Voraussetzung für die Gewährung von Krankengeld (§ 44 SGB V; früher: § 182 Abs. 1 Nr. 1 RVO), strahlt aber auch in zahlreiche andere Rechtsgebiete aus.

Arbeitsunfähig i. S. der ges. KrV ist, wer infolge einer Erkrankung nicht oder nur mit der Gefahr, seinen Zustand zu verschlimmern, seine bisherige Erwerbstätigkeit weiterverrichten kann.[19]

Unter der **bisherigen Erwerbstätigkeit** ist grundsätzlich nur die unmittelbar vor der Erkrankung verrichtete konkrete Tätigkeit zu verstehen; eine Verweisung auf andere, insbesondere unterwertige Tätigkeiten ist — jedenfalls innerhalb einer laufenden Blockfrist (S. 82) — i. d. R. nicht zulässig. Kann der Versicherte

---

[19] BSG 19, 179; 26, 288; Erlenkämper (S. 23); Krauskopf § 182 Anm. 4, jeweils mwN

diese Tätigkeit infolge der Erkrankung jedoch dauerhaft nicht mehr verrichten oder hat er seinen bisherigen Arbeitsplatz infolge der Erkrankung oder aus anderen Gründen ohnehin verloren, kommt es mit Beginn einer neuen Blockfrist nicht mehr auf den bisherigen Arbeitsplatz, sondern auf die Art der verrichteten Tätigkeit an. Kann der Versicherte eine seiner bisherigen Tätigkeit ähnliche, qualitativ gleichwertige, körperliche aber leichtere Arbeit (wieder) verrichten, besteht dann keine Arbeitsunfähigkeit mehr.[20]

Die Arbeitsunfähigkeit ist ein in sich geschlossener, nicht teilbarer Zustand. Es gibt also — anders als in der privaten Krankenversicherung (s. unten) — keine abgestufte (völlige, teilweise, verminderte) Arbeitsunfähigkeit.

Neu ist hierzu aber die Regelung des § 74 SGB V: Können arbeitsunfähige Versicherte ihre bisherige Tätigkeit — noch oder wieder — teilweise verrichten und können sie durch *stufenweise Wiederaufnahme* ihrer Tätigkeit voraussichtlich besser wieder in das Erwerbsleben eingegliedert werden, soll der Arzt auf der Bescheinigung über die Arbeitsunfähigkeit Art und Umfang der möglichen Tätigkeiten angeben und dabei in geeigneten Fällen die Stellungnahme des Betriebsarztes oder mit Zustimmung der Krankenkasse die Stellungnahme des Medizinischen Dienstes einholen (S. 83).

Der Zustand der Arbeitsunfähigkeit und damit der Anspruch auf Krankengeld wird durch eine solche stufenweise Wiederaufnahme der Tätigkeit nicht beseitigt. Die Arbeitsunfähigkeit endet erst, wenn wieder volle Arbeitsfähigkeit besteht, der Versicherte also seine maßgebende bisherige Erwerbstätigkeit wieder verrichten kann. Allerdings wird das durch die stufenweise Aufnahme der Tätigkeit erzielte Arbeitsentgelt auf das Krankengeld angerechnet.

Die Arbeitsunfähigkeit muß i. d. R. durch eine Krankheit (S. 6) verursacht sein.

Als Ursache genügt aber z. B. auch der Verlust einer Brille oder die Beschädigung einer Prothese bis zur Wiederbeschaffung bzw. Reparatur, sofern kein Ersatz vorhanden ist.

Auf die Behandlungsbedürftigkeit der Krankheit kommt es dagegen nicht an. Arbeitsunfähigkeit kann daher auch zur Verhinderung der drohenden Verschlimmerung einer Krankheit oder während der Rekonvaleszenz zur notwendigen Schonung oder Verhinderung eines Rückfalls bestehen.

Der Rechtsbegriff der Arbeitsunfähigkeit unterscheidet sich grundlegend von den — sprachlich z. T. ähnlich klingenden — Begriffen der Erwerbsunfähigkeit (s. unten), der Berufsunfähigkeit (S. 10) oder auch denen der Minderung der Erwerbsfähigkeit (MdE, S. 12), des Grades der

Behinderung (GdB, S. 16) oder des Invaliditätsgrades i. S. der privaten UV (S. 17).

Die **Erwerbsunfähigkeit** ist nach der Beeinträchtigung der Erwerbsfähigkeit des Versicherten auf dem *gesamten allgemeinen Arbeitsmarkt* zu beurteilen; bei der Arbeitsunfähigkeit ist hingegen i. d. R. auf die letzte, unmittelbar vor der Erkrankung verrichtete konkrete Tätigkeit abzustellen. Erwerbsunfähigkeit liegt weiterhin nur vor, wenn eine Erwerbstätigkeit *dauerhaft* nicht mehr ausgeübt werden kann; Arbeitsunfähigkeit beruht dagegen i. d. R. auf einer akuten, vorübergehenden Erkrankung und führt zumeist nur zu einer kurzzeitigen Arbeitsunterbrechung.

Berufsunfähigkeit liegt entgegen dem ersten Anschein des Wortlauts nicht schon vor, wenn der Versicherte infolge Krankheit usw. für seine letzte Erwerbstätigkeit (dauernd) arbeitsunfähig ist. Für den bisherigen Beruf i. S. des § 43 SGB VI sind nicht die Anforderungen des letzten Arbeitsplatzes, sondern des ausgeübten Berufs insgesamt maßgebend, und berufsunfähig ist zudem nicht schon, wer diesen seinen bisherigen Beruf nicht mehr ausüben, sondern nur, wer auch alle anderen Tätigkeiten, auf die er zumutbar verweisbar ist (S. 106), nicht mehr verrichten kann.

Eine etwa bestehende **MdE** (z. B. i. S. der ges. UV oder des sozEntschR), ein **GdB** i. S. des SchwbG oder ein **Invaliditätsgrad** i. S. der privaten UV ist für die Frage, ob Arbeitsunfähigkeit vorliegt, ohne direkten Belang. Die Arbeitsunfähigkeit ist nach der letzten konkreten Erwerbstätigkeit zu beurteilen; MdE, GdB und Invaliditätsgrad richten sich dagegen nach abstrakten, von der letzten Tätigkeit weitgehend unabhängigen Merkmalen und bewerten i. d. R. die nach Wiederherstellung der Arbeitsfähigkeit dauerhaft verbleibenden Behinderungen.

Die **private Krankenversicherung** bietet Versicherungsschutz gegen Verdienstausfall als Folge von Krankheiten oder Unfällen, soweit dadurch Arbeitsunfähigkeit bewirkt wird, § 1 Abs. 1 MB/KT 78.

Arbeitsunfähigkeit i. S. der privaten KrV liegt vor, wenn der Versicherte seine berufliche Tätigkeit nach medizinischem Befund vorübergehend in keiner Weise ausüben kann, sie auch nicht ausübt und keiner anderweitigen Erwerbstätigkeit nachgeht, § 1 Abs. 3 MB/KT 78.

2.5. Erwerbs- und Berufsunfähigkeit

Erwerbsunfähigkeit

Erwerbsunfähig i. S. der ges. RV (und aller Regelungen, die hierauf Bezug nehmen) sind Versicherte, die wegen Krankheit oder Behinderung auf nicht absehbare Zeit außerstande

---

[20] BSG BKK 1987, 158; BSG SozR 2200 § 183 Nr. 51; LSG Celle WzS 1982, 150; Brackmann (S. 390 e, f); Erlenkämper (S. 23), jeweils mwN

sind, eine Erwerbstätigkeit in gewisser Regelmäßigkeit auszuüben oder mehr als nur geringfügiges Arbeitsentgelt bzw. Arbeitseinkommen zu erzielen, § 44 Abs. 2 SGB VI (S. 107; bisher: Abs. 2 der §§ 24 AVG, 1247 RVO).

Eine Beeinträchtigung der Erwerbsfähigkeit ist hier rechtlich nur insoweit von Bedeutung, wie sie auf *Krankheit oder Behinderung* beruht; andere Ursachen (z. B. Inanspruchnahme durch familiäre Verpflichtungen, Schwierigkeiten bei der Arbeitsvermittlung) können Erwerbsunfähigkeit nicht begründen. Der Begriff der *Behinderung* deckt sich hier nicht mit dem des SchwbG (S. 19); entsprechend dem bisherigen Wortlaut der §§ 14 AVG, 1247 RVO kann daher auch eine altersphysiologische Schwäche der körperlichen und geistigen Kräfte vor allem im Zusammenwirken mit anderen Krankheiten und Behinderungen zu Erwerbsunfähigkeit führen.

Die Erwerbsfähigkeit ist hier nach *allen* gesundheitlich möglichen Tätigkeiten des *gesamten allgemeinen Arbeitsmarktes* zu beurteilen, also nach *allen* bestehenden Erwerbsmöglichkeiten. Anders als bei der Berufsunfähigkeit gibt es hier keinen Berufsschutz und keine Beschränkung der Verweisungsmöglichkeit. Erwerbsunfähig ist also nur, wer aus Gesundheitsgründen praktisch *überhaupt* keine Erwerbstätigkeit mehr ausüben oder doch nicht mehr als nur geringfügige (S. 77) Einkünfte aus einer Erwerbstätigkeit erzielen kann.

Nach stdRspr ist dieser Tatbestand aber nicht abstrakt zu beurteilen, sondern nach einer **konkreten Betrachtungsweise**.[21] Erwerbsunfähig ist danach nicht nur der Versicherte, der gesundheitlich *völlig* außerstande ist, irgendeine lohnbringende Erwerbstätigkeit auszuüben. Erwerbsunfähig ist auch der Versicherte, der zwar in gewissem Ausmaß noch arbeiten könnte, dem wegen der Art und Schwere seiner Behinderungen der Zugang zum Arbeitsmarkt jedoch praktisch verschlossen[22] und damit eine lohnbringende Verwertung seiner restlichen Erwerbsfähigkeit nicht mehr möglich ist; das gilt vor allem, wenn er nicht mehr vollschichtig arbeiten kann[23] (S. 108).

Dagegen bedeutet selbst eine **anerkannte MdE** (bzw. GdB) um 100 v. H. der ges. UV, des sozEntschR oder des SchwbG nicht unbedingt die völlige Unfähigkeit zu weiterer Erwerbstätigkeit und zur Erzielung weiterer Erwerbseinkommen. Denn die MdE bewertet den bestehenden Gesundheitsschaden abstrakt und damit losgelöst von der konkreten Einbuße an Erwerbsfähigkeit und Erwerbseinkommen (S. 13).

Wer z. B. i. S. des § 581 Abs. 2 Nr. 1 RVO „seine Erwerbsfähigkeit verloren" hat oder nach § 31 Abs. 3 BVG „als erwerbsunfähig gilt" (MdE höher als 90 v. H.), muß damit nicht gleichzeitig erwerbsunfähig, ja nicht einmal berufsunfähig i. S. der ges. RV sein. So beträgt z. B. die MdE bei Verlust beider Beine im Oberschenkel 100 v. H.; kann der Betroffene seine frühere Tätigkeit (z. B. im Verwaltungs- oder kaufmännischen Bereich) jedoch wieder aufnehmen oder wird er zu einer anderen Tätigkeit (z. B. Telefonist) mit Erfolg umgeschult, ist er nicht (mehr) erwerbsunfähig, ggf. nicht einmal berufsunfähig. Die Höhe von MdE oder GdB sind daher für die Frage, ob Erwerbs- oder Berufsunfähigkeit vorliegt, ohne rechtlichen Belang. In ärztlichen Gutachten, die für die ges. RV erstattet werden, sollte somit jede Bezugnahme auf MdE oder GdB vermieden werden.

Die *ges. UV* verwendet darüber hinaus den Begriff der „völligen Erwerbsunfähigkeit" dann, wenn der Versicherte aufgrund der vorliegenden Behinderungen tatsächlich *völlig* unfähig ist, einer — wenn auch nur geringfügigen — Erwerbstätigkeit nachzugehen und ein — wenn auch nur geringfügiges — Erwerbseinkommen zu erzielen. Die Entschädigungssystematik der ges. UV ermöglicht nämlich selbst dann, wenn — wie im vorstehenden Beispiel — bereits eine MdE um 100 v. H. vorliegt, die Feststellung einer weiteren MdE aufgrund eines erneuten Arbeitsunfalls (S. 14). Dies gilt aber nicht, wenn der Versicherte bereits „völlig erwerbsunfähig" war.[24] Denn § 581 Abs. 1 RVO setzt für die Gewährung einer Verletztenrente voraus, daß der Versicherte durch Arbeitsunfall oder Berufskrankheit „seine Erwerbsfähigkeit" verloren hat oder diese doch gemindert ist; hat eine solche Erwerbsfähigkeit aber nicht mehr bestanden, war der Versicherte bereits „völlig erwerbsunfähig", kann auch keine Unfallrente gezahlt werden.

Soweit das *sozEntschR* u. a. in § 31 BVG von Rente „bei Erwerbsunfähigkeit" spricht, ist nicht die Erwerbsunfähigkeit der ges. RV oder die „völlige Erwerbsunfähigkeit" der ges. UV gemeint, sondern eine MdE um 100 v. H.; nach § 31 Abs. 3 Satz 2 BVG gilt als in diesem Sinne erwerbsunfähig, wer in seiner Erwerbsfähigkeit um mehr als 90 v. H. beeinträchtigt ist.

Das *Lastenausgleichsrecht* verwendet gleichfalls den Begriff der Erwerbsunfähigkeit; dieser entspricht aber nicht der Erwerbsunfähigkeit der ges. RV, sondern eher der Berufsunfähigkeit (S. 139).

Von der **Arbeitsunfähigkeit** unterscheidet sich die Erwerbsunfähigkeit grundlegend.

Die Erwerbsunfähigkeit ist nach der Fähigkeit des Versicherten zu beurteilen, Erwerbseinkommen *auf dem allgemeinen Arbeitsmarkt* zu erzielen; bei der Arbeitsunfähigkeit ist hingegen i. d. R. auf die letzte, unmittelbar vor der Erkrankung ausgeübte Tätigkeit abzustellen. Erwerbsunfähigkeit liegt auch nur vor,

---

[21] stdRspr; vgl. u. a. BSG SozR 2200 § 1246 Nr. 13

[22] stdRspr; vgl. u. a. BSG SozR 2200 § 1246 Nr. 81, 90, 104, 109, 117, 136; § 1247 Nr. 33, 47

[23] BSG SozR 2200 § 1247 Nr. 33

[24] BSG SozR RVO § 581 Nr. 13, 15, 17; SozR 2200 § 580 Nr. 5; Brackmann (S. 568 d); Lauterbach § 581 Anm. 5

wenn eine Erwerbstätigkeit infolge Krankheit usw. *auf nicht absehbare Zeit* nicht ausgeübt werden kann; Arbeitsunfähigkeit beruht dagegen überwiegend auf kurzzeitigen, vorübergehenden Erkrankungen und führt i. d. R. auch nur zu einer kurzzeitigen Unterbrechung der Erwerbstätigkeit. Selbst dauerhafte Arbeitsunfähigkeit gestattet keinen Schluß auf das Vorliegen von Erwerbsunfähigkeit; denn die Erwerbsunfähigkeit ist nicht, wie die Arbeitsunfähigkeit, an den Anforderungen des letzten Arbeitsplatzes zu messen, sondern an den Erwerbsmöglichkeiten *des gesamten allgemeinen Arbeitsmarktes.* Nur wenn dauernde Arbeitsunfähigkeit für *alle* Erwerbsmöglichkeiten des allgemeinen Arbeitsmarktes besteht, kann sie auch Erwerbsunfähigkeit begründen.

Zur **Berufsunfähigkeit** (s. unten) besteht dagegen ein mehr gradueller Unterschied.

Erwerbsunfähig ist, wer eine Erwerbstätigkeit praktisch *überhaupt nicht mehr* ausüben und Erwerbseinkommen nicht mehr erzielen kann; für die Berufsunfähigkeit kommt es dagegen nur auf den *bisherigen Beruf* und die danach sozial zumutbaren *Verweisungstätigkeiten* an. Die Berufsunfähigkeitsrente ist zudem nach Struktur und Höhe darauf ausgelegt, daß der Versicherte eine zusätzliche — aber eben nicht zumutbare — Erwerbstätigkeit als Voll- oder Teilzeitbeschäftigung ausübt; bei einem Erwerbsunfähigkeitsrentner wird die tatsächliche Ausübung einer solchen Beschäftigung dagegen i. d. R. gegen das Vorliegen von Erwerbsunfähigkeit sprechen, es sei denn, die Beschäftigung vermittelt nur geringfügige Erwerbseinkünfte.

Die **Privatversicherungen** bieten Versicherungen gegen Erwerbsunfähigkeit überwiegend als Zusatzversicherung (mit Beitragbefreiung und/oder Zusatzrente) zur privaten Lebensversicherung an.

Erwerbsunfähigkeit ist dort — ähnlich wie in der ges. RV — der Versicherte, der infolge Krankheit, Körperverletzung oder Kräfteverfalls, die ärztlich nachzuweisen sind, voraussichtlich dauernd eine Erwerbstätigkeit in gewisser Regelmäßigkeit nicht mehr ausüben oder nicht mehr als geringfügige Einkünfte durch Erwerbstätigkeit erzielen kann.

Erwerbsunfähigkeit liegt hier — vergleichbar mit der Zeitrente der ges. RV (S. 109) — aber auch vor, wenn der Versicherte mindestens 6 Monate lang ununterbrochen infolge Krankheit, Körperverletzung oder Kräfteverfall, die ärztlich nachzuweisen sind, außerstande gewesen ist, eine Erwerbstätigkeit in gewisser Regelmäßigkeit auszuüben oder mehr als nur geringfügige Einkünfte durch Erwerbstätigkeit zu erzielen und dieser Zustand im Zeitpunkt der Feststellung fortbesteht.

Die im **zivilen Haftpflichtrecht** (S. 62) bedeutungsvolle Aufhebung oder Minderung der Erwerbsfähigkeit (§ 843 BGB) hat mit dem sozialrechtlichen Begriff der Erwerbsunfähigkeit nichts gemein. Im Haftpflichtgutachten sollte daher dieser Begriff in seiner sozialrechtlichen Ausprägung vermieden werden.

Denn im zivilen Schadensersatzrecht ist der durch eine Aufhebung oder Minderung der Erwerbsfähigkeit verursachte Vermögensschaden stets konkret zu berechnen. Es kommt dort also nicht auf die abstrakte Einbuße an Erwerbsfähigkeit an, sondern auf den konkreten Vermögensschaden, den der Geschädigte infolge der Aufhebung oder Minderung seiner Erwerbsfähigkeit insbesondere durch Ausfall an Arbeits- oder sonstigem Erwerbseinkommen konkret erleidet (S. 62).

Berufsunfähigkeit

Berufsunfähig i. S. der ges. RV (und aller Bestimmungen, die hierauf Bezug nehmen) sind Versicherte, deren Erwerbsfähigkeit wegen Krankheit oder Behinderung auf weniger als die Hälfte derjenigen von körperlich, geistig und seelisch gesunden Versicherten mit ähnlicher Ausbildung und gleichwertigen Kenntnissen und Fähigkeiten herabgesunken ist; der Kreis der Tätigkeiten, nach denen die Erwerbsfähigkeit zu beurteilen ist, umfaßt alle Tätigkeiten, die ihren Kräften und Fähigkeiten entsprechen und ihnen unter Berücksichtigung der Dauer und des Umfangs ihrer Ausbildung sowie ihres bisherigen Berufs und der besonderen Anforderungen ihrer bisherigen Berufstätigkeit zugemutet werden können, § 43 Abs. 2 SGB VI (bisher: Abs. 2 der §§ 23 AVG, 1246 RVO).

Das „Herabsinken der Erwerbsfähigkeit" ist gleichfalls nicht abstrakt, sondern konkret zu beurteilen. Es kommt auch hier darauf an, ob der einzelne Versicherte aufgrund seiner individuellen Kräfte und Fähigkeiten mit dem ihm verbliebenen Leistungsvermögen in seinem Beruf oder einer sozial zumutbaren anderen Tätigkeit noch arbeiten und mehr als die Hälfte des Erwerbseinkommens eines vergleichbaren gesunden Versicherten — die sog. gesetzliche Lohnhälfte — erzielen kann.

Andererseits kommt es für die Frage, ob der bisherige Beruf oder eine zumutbare Verweisungstätigkeit noch ausgeübt werden kann, ausschließlich auf die noch bestehenden gesundheitlichen Kräfte und beruflichen Fähigkeiten an, nicht auch auf die Frage, ob angesichts der Verhältnisse des Arbeitsmarkts eine konkrete Chance besteht, diese noch lohnbringend zu verwerten. Daher ist ein Versicherter, der hiernach in seinem Beruf oder einer zumutbaren Verweisungstätigkeit noch arbeiten könnte, aber keinen behinderungsgerechten Arbeitsplatz finden kann, nach stdRspr des Bundessozialgerichts arbeitslos, aber nicht berufsunfähig [25] (S. 104).

---

[25] BSG SozR 2200 § 1246 Nr. 19, 22; SozR RVO § 1247 Nr. 20

Entgegen einem auch in ärztlichen Kreisen verbreiteten Irrtum liegt Berufsunfähigkeit somit nicht schon vor, wenn der Versicherte seine letzte berufliche Tätigkeit infolge Krankheit usw. nicht mehr ausüben kann. Denn der Kreis der Tätigkeiten, nach denen seine Erwerbsfähigkeit zu beurteilen ist, umfaßt nicht nur den bisherigen Arbeitsplatz und nicht einmal die typischen Arbeiten seines bisherigen Berufs, sondern *alle* – also auch berufsfremde – Tätigkeiten, die seinen (gesundheitlichen) Kräften und (beruflichen) Kenntnissen und Fähigkeiten entsprechen, sofern sie ihm mit Rücksicht auf seinen bisherigen Beruf und die darin erreichte Stellung sozial zumutbar sind (S. 106).

So sind z. B. gelernte Maurer, Schlosser, Dreher, Elektriker usw., aber auch Ärzte, Ingenieure, Krankenschwestern, Buchhalterinnen oder gelernte Kaufleute nicht allein schon deswegen berufsunfähig, weil sie die üblichen Arbeiten ihres bisherigen Tätigkeitsbereichs nicht mehr verrichten und auch sonst in ihrem Beruf nicht mehr arbeiten können. Berufsunfähigkeit i. S. der ges. RV liegt vielmehr erst vor, wenn auch andere – selbst berufsfremde – Arbeiten nicht mehr geleistet werden können, die sozial zumutbar sind.

Das gilt auch für selbständig Tätige (z. B. Ärzte, Rechtsanwälte, Unternehmer, Handwerksmeister, Hebammen, Krankengymnasten usw.), sofern sie überhaupt in die ges. RV eingebunden sind bzw. die versicherungsrechtlichen Voraussetzungen (S. 103) für eine Rentengewährung erfüllen. Auch diese müssen sich, wenn sie ihren bisherigen Beruf infolge Krankheit usw. nicht mehr ausüben können, auf andere, sozial zumutbare Tätigkeiten – auch in abhängiger Stellung – verweisen lassen, bevor ein Anspruch auf Rente wegen Berufsunfähigkeit entsteht.[26]

Ob Berufsunfähigkeit vorliegt, ist somit nicht allein und nicht einmal primär eine medizinische Frage.

Selbstredend sind Ausmaß der funktionellen Behinderung und des verbliebenen Leistungsvermögens Fragen, die ausschließlich vom ärztlichen Gutachter beurteilt werden können. Die Antwort auf die weiteren Fragen, nämlich was der rechtlich maßgebende „bisherige Beruf" ist, welche Einsatzmöglichkeiten innerhalb dieses Berufs für behinderte Versicherte außer der bisher konkret verrichteten Tätigkeit noch bestehen, welche Verweisungstätigkeiten nach dem qualitativen Wert dieses bisherigen Berufs sozial zumutbar sind und welche verwertbaren Kenntnisse und Fähigkeiten für die Ausübung derartiger Verweisungstätigkeiten vorhanden sind, ist dagegen ausschließlich den Versicherungsträgern bzw. Gerichten vorbehalten, nicht Aufgabe der begutachtenden Ärzte.

Der Arzt sollte es daher tunlichst vermeiden, in Bescheinigungen, Berichten und vor allem in Gutachten aus seinem Befund und seiner Beurteilung des verbliebenen Leistungsvermögens selbst Schlußfolgerungen auf das Vorliegen von Berufsunfähigkeit zu ziehen. Denn für diese rechtliche Würdigung sind zu zahlreiche außermedizinische Umstände maßgebend. Etwas anderes gilt nur, wenn er von ersuchenden Behörden usw. (z. B. in Vordrucken der Krankenkassen) ausdrücklich hiernach gefragt wird.

Von der **Erwerbsunfähigkeit** der ges. RV (S. 8) unterscheidet sich die Berufsunfähigkeit in zweifacher Hinsicht:

Einmal liegt Erwerbsunfähigkeit nur vor, wenn der Versicherte einer lohnbringenden Erwerbstätigkeit *überhaupt nicht mehr* nachgehen kann oder ihm der Arbeitsmarkt jedenfalls infolge Art und Schwere seiner Behinderung praktisch verschlossen ist; Berufsunfähigkeit kann dagegen vorliegen, auch wenn der Versicherte noch erwerbstätig ist, er aber weder in seinem bisherigen Beruf noch in einer anderen ihm sozial zumutbaren sog. Verweisungstätigkeit arbeiten kann.

Zum anderen ist die Erwerbsunfähigkeit nach den Arbeitsmöglichkeiten *des gesamten allgemeinen Arbeitsmarktes* zu beurteilen, die Berufsunfähigkeit hingegen nur nach den Anforderungen des bisherigen Berufs und der danach zumutbaren Verweisungstätigkeiten.

Mit der **MdE** i. S. der ges. UV und des sozEntschR, dem **GdB** i. S. des SchwbG und dem Invaliditätsgrad i. S. der privaten UV bestehen auch hier keinerlei Gemeinsamkeiten.

Dort wird die „Minderung der Erwerbsfähigkeit" nach abstrakten, an dem Verlust von anatomischer Integrität und funktioneller Intaktheit orientierten festen Prozentsätze und losgelöst von berufsbezogenen Einbußen an Erwerbsfähigkeit und Erwerbseinkommen beurteilt. Nach diesen Gesetzen festgestellte MdE-Sätze sind daher für die Frage, ob Berufsunfähigkeit vorliegt, ohne Belang; insbesondere besitzt eine anerkannte MdE (bzw. ein GdB) um 50 v. H. oder mehr keinerlei Indizwirkung für das Vorliegen von Berufsunfähigkeit. In ärztlichen Gutachten für die ges. RV sollte somit jede Bezugnahme auf MdE oder GdB tunlichst vermieden werden, vor allem aber jede Schlußfolgerung etwa dahin, daß ja eine MdE um 50 v. H. anerkannt sei und daher Berufsunfähigkeit vorliege.

Zur **Arbeitsunfähigkeit** bestehen gewisse Berührungspunkte. Aber auch hier läßt selbst dauerhafte Arbeitsunfähigkeit keinen unmittelbaren Schluß auf das Vorliegen auch von Berufsunfähigkeit vor.

Die Arbeitsunfähigkeit ist vielfach vorübergehender Natur und unterbricht die letzte Erwerbstätigkeit nur kurzzeitig. In diesen Fällen stellt sich die Frage nach dem Vorliegen auch von Berufsunfähigkeit überhaupt nicht.

---

[26] BSG SozR 2200 § 1246 Nr. 14, 35, 39, 54

Aber auch die *dauerhafte* Arbeitsunfähigkeit begründet nicht ohne weiteres auch Berufsunfähigkeit. Denn die Arbeitsunfähigkeit ist nach den Anforderungen der *letzten Erwerbstätigkeit* zu beurteilen und läßt auch für den Fall, daß diese Erwerbstätigkeit dauerhaft nicht mehr ausgeübt werden kann, nur in geringem Ausmaß eine Verweisung auf ähnliche, qualitativ gleichwertige Tätigkeiten zu (S. 7). Bei der Berufsunfähigkeit ist die Erwerbsfähigkeit dagegen nicht nach der konkreten letzten Arbeitstätigkeit und nicht einmal nach den typischen Anforderungen des bisherigen Berufs zu beurteilen, sondern nach *allen* — also auch berufsfremden — Tätigkeiten, die den (gesundheitlichen) Kräften und den (beruflichen) Kenntnissen und Fähigkeiten dieses Versicherten entsprechen.

Die **Privatversicherungen** bieten Versicherungen gegen Berufsunfähigkeit überwiegend als Zusatzversicherung (mit Beitragbefreiung und/oder Zusatzrente) bei der privaten Lebensversicherung an.

Vollständige Berufsunfähigkeit liegt hiernach vor, wenn der Versicherte infolge Krankheit, Körperverletzung oder Kräfteverfalls, die ärztlich nachzuweisen sind, voraussichtlich dauernd außerstande ist, seinen Beruf oder eine andere Tätigkeit auszuüben, die aufgrund seiner Ausbildung und Erfahrung ausgeübt werden kann und seiner bisherigen Lebensstellung entspricht.

Teilweise Berufsunfähigkeit liegt vor, wenn die vorstehend genannten Voraussetzungen nur in einem bestimmten Grad voraussichtlich dauernd erfüllt sind.

Ist der Versicherte mindestens 6 Monate lang ununterbrochen infolge Krankheit, Körperverletzung oder Kräfteverfall, die ärztlich nachzuweisen sind, außerstande gewesen, seinen Beruf oder eine andere Tätigkeit auszuüben, die aufgrund seiner Ausbildung und Erfahrung ausgeübt werden kann und seiner bisherigen Lebensstellung entspricht, so gilt die Fortdauer dieses Zustandes als vollständige oder teilweise Berufsunfähigkeit.

Hinsichtlich der rechtlichen Bedeutung einer Minderung der Erwerbsfähigkeit i. S. des **zivilen Haftpflichtrechts** s. oben S. 10.

2.6   Minderung der Erwerbsfähigkeit (MdE, GdB, Grad der Invalidität)

Wenn im Sozialrecht von einer Minderung der Erwerbsfähigkeit in der Abkürzung „MdE" gesprochen wird, so handelt es sich um die vor allem in den Rechtsbereichen der ges. UV und des sozEntschR, aber auch im Entschädigungsrecht des BEG maßgebende abstrakte, in Pro-

zentsätzen auszudrückende Beeinträchtigung der vollen Erwerbsfähigkeit im allgemeinen Erwerbsleben infolge eines bestehenden Gesundheitsschadens.

Für das Schwerbehindertenrecht hat das SchwbG in seiner Neufassung von 1986 den früher auch dort verwendeten MdE-Begriff durch einen eigenen „Grad der Behinderung" (GdB) ersetzt.

Dieser entspricht jedoch weitgehend dem allgemeinen MdE-Begriff, § 3 Abs. 3 SchwbG. Die „Anhaltspunkte für die ärztliche Gutachtertätigkeit im sozEntschR und nach dem SchwbG" von 1983 finden auch weiterhin Anwendung.

Wesentlicher Unterschied zur MdE: Als i. S. einer Behinderung regelwidrig gilt hier nur der Zustand, der von dem für das Lebensalter typischen abweicht, § 3 Abs. 1 Satz 2 SchwbG (S. 19).

Der in der **privaten Unfallversicherung** verwendete Begriff des „Grades der Invalidität" ist mit dem der MdE nicht identisch, sondern richtet sich nach eigenständigen Regeln (S. 17).

Soweit im **zivilen Haftpflichtrecht** eine Aufhebung oder Minderung der Erwerbsfähigkeit von Bedeutung ist (§ 843 BGB), ist hier nicht die abstrakte MdE i. S. der nachfolgenden Ausführungen gemeint.

Denn für den Schadensersatzanspruch nach § 843 BGB kommt es nicht auf Verlust an körperlicher Integrität und auch nicht auf eine abstrakte Einbuße an Erwerbsfähigkeit an, sondern allein auf den *konkreten* Vermögensschaden, hier insbesondere also auf die konkrete Einbuße an Arbeits- oder sonstigem Erwerbseinkommen infolge der Schädigung (S. 62). Die abstrakten MdE-Sätze des Sozialrechts sind hierfür ebenso ohne jeden rechtlichen Belang wie die Invaliditätsgrade der privaten UV. Die Verwendung dieser Begriffe sollte daher in Haftpflichtgutachten tunlichst vermieden werden.

Begriff

Der **Begriff der MdE** ist in den maßgebenden Gesetzen selbst nicht näher definiert.

Erwerbsfähigkeit bedeutet hier die Fähigkeit des Betroffenen, sich unter Ausnutzung aller Arbeitsgelegenheiten, die ihm im gesamten Erwerbsleben offenstehen, einen Erwerb zu verschaffen; die gesundheitlich bedingte Minderung dieser Fähigkeit, ausgedrückt in Prozentsätzen, soll die MdE sein.[27] Dabei sind seelische Begleiterscheinungen

---

[27] so u. a. Brackmann (S. 566 yI mwN); vgl. auch §§ 30 Abs. 1 Satz 2 BVG, 33 Satz 1 BEG

und/oder außergewöhnliche Schmerzen besonders zu berücksichtigen.[28]

In der Praxis bedeuten die abstrakten, auf Gesetzen,[29] Empfehlungen[30] oder ärztlicher Übereinkunft[31] beruhenden weitgehend starren MdE-Sätze für zahlreiche Gesundheitsschäden im Ergebnis indes nicht eine Entschädigung für den Verlust an Erwerbsfähigkeit, sondern an anatomischer Integrität und funktioneller Intaktheit.[32]

Eigentlich sollten jedenfalls im gesamten Sozialrecht die medizinischen Bewertungsmaßstäbe der MdE für alle Teilbereiche gleich sein; insbesondere gibt es keine sachlichen Gründe für unterschiedliche MdE-Sätze z. B. in der ges. UV und im sozEntschR.[33]

In der Praxis werden infolge nicht rechtzeitig harmonisierter Entwicklungen in den verschiedenen Rechtsbereichen gleiche Gesundheitsschäden in der ges. UV und im sozEntschR jedoch vielfach unterschiedlich bewertet: Das sozEntschR billigt in den „Anhaltspunkten" den Betroffenen, ausgehend von den Mindestsätzen für bestimmte erhebliche äußere Körperschäden in der VV Nr. 5 zu § 30 BVG als Vergleichsmaßstab,[34] für zahlreiche Gesundheitsschäden höhere MdE-Sätze zu als die ges. UV.[35]

Abstrakter Schadensausgleich, individuelle Bewertung

Die MdE ist — anders als der zivilrechtliche Schadensersatzanspruch nach § 843 BGB — nicht auf den Ausgleich eines konkreten wirtschaftlichen Schadens ausgerichtet, sondern auf die Einbuße an Erwerbsfähigkeit im gesamten Bereich des Erwerbslebens. Daher ist die MdE *abstrakt* und losgelöst von den konkreten Erwerbsverhältnissen des Einzelfalls festzustellen; eine gleiche Behinderung führt daher bei allen Betroffenen — von den Ausnahmefällen der §§ 581 Abs. 2 RVO, 30 Abs. 2 BVG abgesehen — zu einer gleich hohen MdE.

Unerheblich für die Höhe der (medizinischen) MdE ist daher, ob und in welchem Umfang der Betroffene

wegen der erlittenen Schädigung tatsächlich vermindert arbeitet oder geringeres Erwerbseinkommen erzielt, ob er seine restliche Erwerbsfähigkeit auf dem Arbeitsmarkt überhaupt noch lohnbringend verwerten kann, ob er unabhängig von dem streitigen Gesundheitsschaden etwa wegen seines Alters oder anderer Leiden ohnehin nicht mehr arbeiten würde oder ob er z. B. als Kind, Schüler oder Student auch ohne das schädigende Ereignis ohne Arbeit und Erwerbseinkommen sein würde. Für die Bemessung der MdE darf es daher keinen Unterschied machen, ob der Betroffene z. B. trotz Erblindung (MdE: 100 v. H.) als Telefonist oder einer Oberschenkelamputation (MdE: 60 bzw. 70 v. H.) als Verwaltungs- oder kaufmännischer Angestellter an seinen früheren Arbeitsplatz zurückkehrt, sein früheres Erwerbseinkommen in voller Höhe weiterbezieht und dadurch einen konkreten Schaden überhaupt nicht erleidet, oder ob er z. B. wegen des Verlustes oder der Lähmung eines oder mehrerer Finger (MdE: 10—40 v. H.) seine bisherige Tätigkeit z. B. als Uhrmacher, Mechaniker, Elektriker usw. nicht mehr ausüben kann und wegen der Arbeitsmarktlage einen neuen Arbeitsplatz nicht mehr findet. Auch bei Behinderten, die durch z. T. recht aufwendige Rehabilitationsmaßnahmen wirtschaftlich und sozial wieder voll eingegliedert sind, ist die MdE ausschließlich nach diesen abstrakten Gesichtspunkten zu beurteilen.

Diese rein abstrakte Schadensfeststellung führt daher im Ergebnis zu einer Bewertung nach dem *Grad der Versehrtheit*, nach dem Ausmaß des Verlustes an anatomischer Integrität und funktioneller Intaktheit.[36] Soweit dieses Abstraktionsprinzip hinsichtlich der Entschädigung modifiziert werden sollte, ist dies bei der Ausgestaltung der Entschädigungsleistungen geschehen (z. B. in § 587 RVO, S. 96, und im sozEntschR durch die Trennung zwischen Grund- und Ausgleichsrente und den besonderen Berufsschadensausgleich, S. 121).

Zur Gewährleistung einer gleichen und im gerechten Verhältnis zueinander stehenden Bewertung von Gesundheitsschäden sind in zahlreichen amtlichen,[37] halbamtlichen[38] und nichtamtlichen Quellen Erfahrungssätze zur Höhe der MdE entwickelt worden, die im vorliegenden Werk für den Haltungs- und Bewegungsapparat zusammengefaßt und ergänzt werden (S. 220).

Diese Erfahrungssätze sind im *Sozialrecht* für die ärztliche Beurteilung der MdE zwar nicht unmittelbar verbindlich. Wegen des Verfassungsgebots der Gleichbehandlung gleichgelagerter Fälle (Art. 3 GG) sollte hiervon ohne gewichtige Gründe des konkreten Einzelfalls aber nicht abgewichen werden.[39]

---

[28] so ausdrücklich § 30 Abs. 1 Satz 1 BVG
[29] vgl. § 30 Abs. 1 Satz 5 BVG u. die VV Nr. 5 hierzu
[30] vgl. die „Anhaltspunkte 1983"
[31] vgl. u. a. die Synopse S. 220
[32] so auch u. a. Wilke, § 30 BVG Anm. I mwN; Anhaltspunkte 1983 (S. 23 Nr. 18)
[33] vgl. Erlenkämper/Rompe, Med. Sach. 1984, 112
[34] vgl. hierzu Erlenkämper (S. 43) u. Erlenkämper/Rompe, Med. Sach. 1984, 112 u. 1985, 86
[35] vgl. die Synopse S. 220ff.

[36] so u. a. auch Wilke § 30 BVG Anm. 1; Anhaltspunkte 1983 (S. 23 Nr. 18)
[37] insbesondere die VV Nr. 5 zu § 30 BVG
[38] Anhaltspunkte 1983
[39] stdRspr, vgl. u. a. BSG SozR 2200 § 581 Nr. 5, 15, 23; SozR 3100 § 30 Nr. 8, 13; Brackmann (S. 570 c)

In der *privaten UV* sind dagegen in den AUB für bestimmte Gesundheitsschäden feste Invaliditätsgrade festgelegt, die unter Ausschluß des Nachweises eines individuell höheren oder geringeren Grades gelten, § 7.I.2 AUB 88 (S. 66).

Abstrakt ist jedoch nur das Prinzip der Schadensfeststellung. Im übrigen sind MdE und GdB stets **individuell** und nach den konkreten Verhältnissen des jeweiligen Einzelfalls zu bewerten.

Nur die *private UV* legt die dort maßgebenden festen Invaliditätsgrade für den Verlust oder die Funktionsunfähigkeit bestimmter Gliedmaßen und Sinnesorgane völlig abstrakt und unter Ausschluß der Nachweises eines individuell höheren oder geringeren Grades fest und berücksichtigt Vorschäden am selben Organ nach eigenen Maßstäben (S. 66).

Im gesamten Sozialrecht bildet — anders als in der privaten UV — Ausgangspunkt für die Bewertung der MdE die **individuelle Erwerbsfähigkeit** des Betroffenen unmittelbar vor Eintritt des schädigenden Ereignisses; denn diese ist es, die durch den Arbeitsunfall oder die sonstige Schädigungseinwirkung gemindert wird.[40] Sie ist daher bei der Beurteilung der MdE stets mit 100 v. H. anzusetzen, auch wenn sie durch frühere Krankheit, Unfallfolgen usw. objektiv bereits gemindert war.

Maßgebend ist also nicht, inwieweit die Erwerbsfähigkeit gegenüber einer gesunden oder altersentsprechenden Vergleichsperson herabgesunken oder eine vorher bereits bestehende Einschränkung der Erwerbsfähigkeit durch das jetzige schädigende Ereignis weiter herabgesetzt worden ist, sondern in welchem Ausmaß die unmittelbar vor dem schädigenden Ereignis bestehende — ggf. bereits geminderte — individuelle Erwerbsfähigkeit durch dieses (weiter) vermindert worden ist.

War also z. B. ein Versicherter der ges. UV vor Eintritt des Arbeitsunfalls durch einen früheren Privatunfall (z. B. Armamputation, GdB: 70 v. H.) in seiner Erwerbsfähigkeit bereits erheblich gemindert und hat er durch den Arbeitsunfall zusätzlich ein Bein verloren (MdE: 60 v. H.), so ist die individuelle Erwerbsfähigkeit unmittelbar vor dem Arbeitsunfall trotz der aufgrund des Privatunfalls bestehenden erheblichen Behinderung mit 100 v. H. anzusetzen mit der Folge, daß die Arbeitsunfallfolge — wie bei jedem Gesunden auch — mit einer MdE um 60 v. H. zu bewerten ist. Insbesondere darf nicht von der jetzt bestehenden Gesamt-MdE (100 v. H.) die Vorschaden-MdE (70 v. H.) abgezogen werden (Unfall-MdE hiernach: 30 v. H.) oder die Bewertung gar nach folgenden Überlegungen vorgenom-

men werden: Durch den Armverlust als Vorschaden hatte bei Eintritt des nunmehrigen Arbeitsunfalls nur noch eine geminderte Erwerbsfähigkeit von $(100 - 70 =)$ 30 v. H. vorgelegen, die durch den jetzigen Arbeitsunfall um weitere 60 v. H. gemindert worden ist, so daß die unfallbedingte MdE jetzt (60 v. H. von 30 v. H. =) 18 v. H. beträgt.

Die abstrakten Bewertungsmaßstäbe der allgemeinen Erfahrungswerte gelten jedoch nur für den Normalfall und schließen daher — mit Ausnahme der privaten UV — die Feststellung einer individuell höheren oder geringeren MdE in besonders gelagerten Einzelfällen nicht aus.

So kann von den allgemeinen Erfahrungswerten nach oben u. a. abgewichen werden, wenn sich die Funktionsverhältnisse im Verletzungsbereich im Einzelfall als besonders ungünstig darstellen.[41] Sind z. B. nach einer Oberschenkelamputation (Normal-MdE in der ges. UV: 60 v. H.; im sozEntschR: 70 v. H.) die Stumpfverhältnisse besonders ungünstig, neigt der Stumpf z. B. zu rezidivierenden Entzündungen oder Neurombildungen und kann deswegen die Prothese nicht oder nur gelegentlich getragen werden, kann dies Veranlassung geben, die MdE individuell höher zu bewerten als normal. Dies gilt auch, wenn es im Verletzungsbereich durch ungünstige Narbenverhältnisse, Nervenverletzungen oder Neurombildungen zu außergewöhnlichen Schmerzen oder sonstigen Funktionsbeeinträchtigungen kommt, die von der Normal-MdE erkennbar nicht mitumfaßt werden. Eine höhere Bewertung kommt ferner in Betracht, wenn sich die Unfall- bzw. Schädigungsfolgen mit den Auswirkungen eines Vorschadens funktionell überlagern und deswegen die Erwerbsfähigkeit des Betroffenen stärker als normal beeinträchtigen (S. 51).

Besonders günstige Funktionsverhältnisse gestatten eine niedrigere Bewertung der MdE dagegen i. d. R. nicht. Die Erfahrungswerte gelten als Mindestsätze, die nicht unterschritten werden sollen. Eine niedrigere Bewertung der MdE kommt daher allenfalls in Betracht, wenn die substantielle und/oder funktionelle Einbuße im Ausnahmefall erheblich geringer ist als im Normalfall[42], insbesondere, wenn das schädigende Ereignis den Gesundheitsschaden nicht hervorgerufen, sondern nur verschlimmert hat (S. 43) oder wenn sich die Unfall- bzw. Schädigungsfolgen wegen eines Vorschadens deutlich geringer auswirken (S. 51).

Trotz des Prinzips der abstrakten Schadensberechnung liegt es auf der Hand, daß der gleiche Gesundheitsschaden verschiedene Verletzte unterschiedlich stark betreffen kann. Die Notwendigkeit der individuellen Bewertung der MdE macht es daher gelegentlich erforderlich, auch den Beruf bzw. ein **besonderes berufliches Be-**

---

[40] Einhellige Meinung; vgl. u. a. BSG 5, 232; 9, 104; 43, 208; BSG SozR 2200 § 580 Nr. 5, § 622 Nr. 21; Brackmann (S. 568 b); Erlenkämper (S. 39); Lauterbach § 581 Anm. 5

[41] so z. B. auch Anhaltspunkte 1983 (S. 107) Nr. 26.18
[42] vgl. z. B. Anhaltspunkte 1983 (S. 107) Nr. 26.18

troffensein zu berücksichtigen. Die Einzelgesetze sehen daher z. T. die Möglichkeit zur Erhöhung der MdE aus diesem Grunde vor.

So bestimmt § 581 Abs. 2 RVO für die *ges. UV*, daß Nachteile, die der Verletzte dadurch erleidet, daß er bestimmte von ihm erworbene besondere berufliche Kenntnisse und Erfahrungen infolge des Unfalls nicht mehr oder nur noch in vermindertem Umfang nutzen kann, bei der Bemessung der MdE zu berücksichtigen sind, soweit sie nicht durch sonstige Fähigkeiten, deren Nutzung ihm zugemutet werden kann, ausgeglichen werden.

Für das *sozEntschR* bestimmt § 30 Abs. 2 BVG, daß die MdE höher zu bewerten ist, wenn der Beschädigte durch die Art der Schädigungsfolgen in seinem vor der Schädigung ausgeübten, begonnenen oder nachweisbar angestrebten oder in dem Beruf besonders betroffen ist, den er nach Eintritt der Schädigung ausgeübt hat oder noch ausübt.

Die *private UV* gestattet die Berücksichtigung eines solchen beruflichen Betroffenseins hingegen nicht. Hier bestimmen die AUB, daß die festen Invaliditätsgrade an Gliedmaßen und Sinnesorganen „unter Ausschluß des Nachweises einer höheren oder geringeren Invalidität" gelten und die übrigen Unfallfolgen „unter ausschließlicher Berücksichtigung medizinischer Gesichtspunkte" zu bewerten sind, § 7.I.2.a bzw. c AUB 88.

Die Höherbewertung der MdE aus dem Gesichtspunkt des besonderen beruflichen Betroffenseins ist im übrigen ausschließliche Aufgabe der Verwaltung bzw. der Gerichte, nicht des ärztlichen Gutachters.

Der begutachtende Arzt sollte aber ggf. auf das Vorliegen eines solchen Sachverhalts hinweisen, vor allem, wenn dem medizinischen Laien das Vorliegen eines solchen Betroffenseins nicht ohne weiteres erkennbar ist.

Die **Bemessung der MdE** erfolgt in Prozentsätzen, die i. d. R. durch 10 teilbar sein sollten. Ausnahmen gelten in der ges. UV für die Sätze 15 und 25 v. H., vereinzelt auch noch 33 1/3 und 66 2/3 v. H.

Eine exakte Bemessung der MdE ist auch dann erforderlich, wenn diese normalerweise keinen Rentenanspruch auslöst (Mindest-MdE in der ges. UV unter 20 v. H.; im sozEntschR: unter 30 bzw. — infolge Aufrundung — 25 v. H.), aber größer als 10 v. H. ist. Denn auch eine solche MdE kann rechtliche Bedeutung erlangen, einmal durch die Verbindlichkeit der Feststellung nach § 4 Abs. 2 SchwbG (S. 127), zum anderen, weil diese als sog. **Stütz-MdE** in der ges. UV zur Begründung eines Rentenanspruchs auch bei geringerer MdE beitragen kann.

Denn nach § 581 Abs. 3 RVO ist für jeden — früheren oder späteren — Arbeitsunfall Rente zu gewähren, wenn die Erwerbsfähigkeit des Verletzten infolge *mehrerer Arbeitsunfälle* gemindert ist, die MdE für den einzelnen Arbeitsunfall wenigstens 10 und zusammen wenigstens 20 v. H. erreicht (S. 96). Dabei stehen Arbeitsunfälle gleich Unfällen oder Entschädigungsfällen nach den Beamtengesetzen, dem sozEntschR und entsprechenden Gesetzen (z. B. BEG). Auch wenn die nunmehrigen Unfallfolgen nur eine MdE unter 20 v. H. bewirken, können sie in Verbindung mit derartigen früheren Schädigungen ggf. zu einer oder auch mehreren Unfallrenten führen. Liegt eine solche frühere Schädigung nicht vor, sind derartige Feststellungen für einen späteren Versicherungsfall — schon wegen der Möglichkeit zwischenzeitlicher Änderungen — zwar nicht rechtsverbindlich, sondern müssen ggf. neu eingeschätzt werden; sie geben aber zumindest einen Hinweis auf das mögliche Vorliegen einer solchen Stütz-MdE.

In die Bewertung einzubeziehen sind nur **Dauerschäden**, keine vorübergehenden Zustände.

In der ges. UV erhält der Verletzte Rente i. d. R. nur, wenn die zu entschädigende MdE über die 13. Woche nach dem Unfall hinaus andauert, § 580 Abs. 1 RVO. Im sozEntschR sind vorübergehende, den Zeitraum von 6 Monaten nicht überdauernde Gesundheitsstörungen oder Verschlimmerungen bei der Bemessung der MdE nicht zu berücksichtigen, § 30 Abs. 1 Satz 3 und 4 BVG.

Bei rasch und/oder häufig **wechselnden Befunden**, die eine Bewertung nach getrennten Zeitabschnitten nicht möglich machen (z. B. bei chronischer Osteomyelitis), ist die MdE nach einem Durchschnittswert zu bemessen, der dann einheitlich gilt.[43]

Dieser Durchschnittswert darf aber nicht zu gering angesetzt werden. Dies gilt vor allem, wenn die Zeiten mit starker Beeinträchtigung der Erwerbsfähigkeit überwiegen, aber auch, wenn in den symptomarmen Zeiten eine lohnbringende Verwertung der dann gegebenen Erwerbsfähigkeit praktisch nicht möglich ist.

Die Bewertung der MdE darf — vor allem bei Nachuntersuchungen — nicht allein auf das Argument gestützt werden, nach **gesicherter ärztlicher Erfahrung** aus einer Vielzahl gleichgelagerter Fälle müsse der Schluß gezogen werden, daß die unfall- bzw. schädigungsbedingten Beschwerden nach einer gewissen Zeit abklingen und daher auch im streitigen Fall nicht mehr vorliegen können und etwaigen dennoch fortbestehende Beschwerden somit in unfallunabhängigen (z. B. anlage- oder degenerativ bedingten) Umständen begründet sein müßten.[44]

---

[43] LSG Stuttgart Breith 1979, 689; vgl. auch Anhaltspunkte 1983 (S. 25) Nr. 18
[44] BSG SozR 3200 § 81 Nr. 3

Soll der Wegfall von unfall- bzw. schädigungsbedingten Beschwerden und der hierdurch ursprünglich bewirkten MdE rechtlich haltbar begründet werden, bedarf es des Beweises, daß dies nicht nur erfahrungsgemäß allgemein, sondern auch *individuell* bei *diesem* Betroffenen der Fall ist. Die allgemeine ärztliche Erfahrung kann hierbei ein wichtiges Indiz sein, ersetzt den rechtlich schlüssigen Beweis jedoch nicht.[45] Kann daher in dem objektiven Zustands- bzw. Beschwerdebild eine wesentliche Änderung nicht überzeugend bewiesen werden, darf eine Herabsetzung der MdE nur vorgenommen werden, wenn sich eine Änderung der Wesensgrundlage des Leidens (S. 40) nachweisen läßt.

Die **definitive Feststellung** der MdE in ihrer für die Rentenleistung maßgebenden Höhe ist zuletzt nicht Aufgabe des ärztlichen Gutachter, sondern des Leistungsträgers bzw. der Gerichte.

Denn die Frage, welche MdE vorliegt, ist nicht ausschließlich medizinischer Natur[46], vor allem nicht bei Vorliegen eines besonderen beruflichen Betroffenseins. Die ärztliche Schätzung ist selbstredend eine wichtige und durchweg unverzichtbare Grundlage für die definitive Entscheidung, von der ohne wichtigen Grund abgewichen werden darf. Liegen aber z. B. unterschiedliche MdE-Schätzungen verschiedener Gutachter vor, sind Verwaltung bzw. Gericht gehalten, die MdE unter Berücksichtigung des Gesamtergebnisses des Verfahrens definitiv zu bewerten. Das gleiche gilt, wenn die ärztlichen Schätzungen erkennbar auf unrichtigen oder unvollständigen Bewertungsgrundlagen beruhen, wenn also z. B. nicht alle rechtlich erheblichen Umstände gewürdigt worden sind oder unrichtige Erwägungen rechtlicher oder medizinischer zugrunde gelegt worden sind.[47]

Gesamt-MdE

Hat ein Arbeitsunfall mehrere in sich selbständige Gesundheitsstörungen (z. B. Patellafraktur u. Nervenschädigung einer Hand) bewirkt oder sind — wie z. B. im sozEntschR, nach dem SchwbG oder dem BEG — mehrere vorliegende Gesundheitsschäden in ihrer Gesamtwirkung zu bewerten, ist eine sog. Gesamt-MdE aller vorliegenden Unfall- bzw. Schädigungsfolgen bzw. ein Gesamt-GdB aller Behinderungen zu bilden.

Dies kann — abgesehen von der privaten UV — nicht einfach durch eine Addition der für die einzelnen Gesundheitsschäden maßgebenden MdE-Grade (sog. Einzel-MdE's) geschehen. Entscheidend ist vielmehr, in welchem Maß die

Summe aller Auswirkungen der entschädigungspflichtigen Gesundheitsschäden die Erwerbsfähigkeit des Betroffenen mindert und in welchem Ausmaß eine Erwerbsfähigkeit trotz der Unfall- bzw. Unfall- bzw. Schädigungsfolgen noch erhalten ist. Die auf diese Weise zu bestimmende Gesamt-MdE kann höher, wird im allgemeinen aber niedriger sein als das Additionsergebnis der Einzel-MdE's.

Betreffen diese mehreren Gesundheitsschäden verschiedene ärztliche Fachgebiete (z. B. Unfallchirurgie/Orthopädie und Neurologie), und beurteilt jeder Gutachter — zumindest — nur die vorliegenden Gesundheitsschäden seines Fachgebiets, muß eine Gesamtbeurteilung herbeigeführt werden. Dies kann dadurch geschehen, daß ein fachübergreifender Hauptgutachter (z. B. Arbeitsmediziner) bestellt wird, der die Gesamt-MdE unter Verwertung der Ergebnisse der Gutachten der einzelnen Fachgebiete zusammenfassend beurteilt. Gelegentlich empfiehlt es sich, daß der Gutachter, in dessen Fachbereich die schwerwiegendsten Gesundheitsschäden fallen, zum Hauptgutachter bestellt, mit der Beiziehung von Zusatzgutachten über die anderen, nicht so schwerwiegenden Gesundheitsschäden sowie mit der Bewertung der MdE seines Fachbereichs *und* der Gesamt-MdE beauftragt wird.

Bei der **Bewertung der Gesamt-MdE** kommt es auf eine Gesamtschau aller maßgebenden Unfall- bzw. Schädigungsfolgen oder Behinderungen an. Die Gesamt-MdE ist daher nach den Auswirkungen der Funktionsbeeinträchtigungen in ihrer Gesamtheit unter Berücksichtigung ihrer wechselseitigen Beziehungen festzustellen.[48]

Entscheidend ist insoweit:[49]

— inwieweit die Auswirkungen der einzelnen Gesundheitsstörungen voneinander unabhängig sind und verschiedene Funktionsbereiche des Körpers und damit verschiedene für die Erwerbsfähigkeit bedeutsame Bereiche treffen,

— inwieweit sich ein Gesundheitsschaden auf den anderen besonders nachteilig auswirkt (z. B. bei paarigen Organen),

— inwieweit sich die Auswirkungen der Gesundheitsschäden überschneiden,

— inwieweit sich das Ausmaß eines Gesundheitsschadens durch andere hinzutretende Gesundheitsschäden verstärkt,

— in welchem Ausmaß eine Erwerbsfähigkeit trotz der Summe der berücksichtigungsfähigen Gesundheitsschäden erhalten bleibt.

Die Frage, ob sich mehrere Unfall- oder Schädigungsfolgen gegenseitig verstärken (z. B. bei paarigen Organen) oder überdecken (z. B. bei mehrfacher Schädigung

---

[45] BSG SozR 3200 § 81 Nr. 3
[46] BSG SozR 2200 § 581 Nr. 5; Brackmann (S. 570a)
[47] BSG SozR 2200 § 581 Nr. 9

[48] so ausdrücklich § 4 Abs. 3 SchwbG
[49] vgl. Anhaltspunkte 1983 (S. 27) Nr. 19

eines Organs), ist dabei nur einer von mehreren Gesichtspunkten. Vielfach wird es zweckmäßig sein, von dem Schaden mit der größten Einzel-MdE auszugehen und zu prüfen, ob und inwieweit diese MdE durch die übrigen Gesundheitsschäden weiter erhöht wird.[50]

In der **ges. UV** gibt es eine *Gesamtrente* seit 1963 nicht mehr. Hier wird jeder Unfall gesondert bewertet und berentet, selbst wenn derselbe Versicherungsträger zuständig ist.

Hier dürfen daher Einzel-MdE's aus verschiedenen Arbeitsunfällen – anders als im sozEntschR – nicht zu einer Gesamt-MdE zusammengezogen werden, und zwar auch dann nicht, wenn ein Organ nacheinander von mehreren Arbeitsunfällen betroffen wird.[51] Das kann im Einzelfall dazu führen, daß bei mehreren Arbeitsunfällen die Summe der MdE-Grade aus den einzelnen Unfällen die Grenze von 100 v. H. überschreitet.[52] Hat dagegen *ein* Arbeitsunfall zu *mehreren*, in sich selbständigen Gesundheitsschäden (z. B. Verlust eines Auges und einer Hand) geführt, sind *alle* Folgen dieses Unfalls in *einer* Gesamt-MdE zusammenzufassen.

Im **sozEntschR** ist dagegen selbst dann, wenn mehrere – auch zeitlich weit auseinander liegende – Schädigungsereignisse vorliegen oder z. B. zu einer alten Schädigung nach dem BVG, SVG oder ZDG jetzt ein Unfall aus Anlaß einer Heilbehandlung (§ 1 Abs. 2.e oder f BVG, S. 112), ein Impfschaden (S. 115) oder eine Schädigung i. S. des OEG (S. 115) hinzutritt, stets aus *allen* bestehenden Schädigungsfolgen *eine gemeinsame Gesamt-MdE* zu bilden.[53]

Die neu hinzutretende Schädigungsfolge bewirkt somit eine Änderung der Verhältnisse i. S. des § 48 SGBX, die zu einer Neufeststellung des einheitlichen Entschädigungsanspruchs und damit zu einer Neueinschätzung der durch alle nunmehrigen Schädigungsfolgen bedingten Gesamt-MdE zu führen hat, keinen neuen, selbständigen „Entschädigungsfall".

Entsprechend gilt bei einer wesentlichen Änderung der Verhältnisse durch Besserung oder Wegfall einzelner Schädigungsfolgen.

Auch das **Schwerbehindertenrecht** mit seinem (neuen) GdB kennt, wenn mehrere Einzelbehinderungen vorliegen oder hinzutreten, nur einen (Gesamt-) GdB, § 4 Abs. 3 SchwbG.

Daher ist auch hier, wenn wesentliche Änderungen in den Verhältnissen eintreten, z. B. Behinderungen

hinzutreten oder wegfallen, ein neuer Gesamt-GdB nach Maßgabe der eingetretenen Änderung der Verhältnisse zu bilden.

In der **privaten Unfallversicherung** sind dagegen dann, wenn durch denselben Unfall mehrere körperliche oder geistige Funktionen beeinträchtigt sind, die Invaliditätsgrade, die sich nach § 7.I.2.a – c AUB 88 ergeben (S. 66), im Wege der Addition zusammenzurechnen; der Gesamtinvaliditätsgrad darf allerdings 100 v. H. nicht übersteigen, § 7.I.2.d AUB 88.

Dieses gilt jedoch nur für den jeweiligen Einzelunfall, nicht auch, wenn mehrere (versicherte) Unfälle stattgefunden haben.

Bezugszeitpunkt der Bewertung

Bezugszeitpunkt für die MdE-Bewertung ist regelmäßig der Zeitpunkt, in dem der Gesundheitsschaden eingetreten ist bzw. erstmals ein zumindest einstweilen abgeschlossener Dauerzustand vorliegt. Das wird regelmäßig der Zeitpunkt des Wegfalls von Arbeitsunfähigkeit oder, wenn der Wiedereintritt von Arbeitsfähigkeit nicht zu erwarten ist, der Abschluß der Heilbehandlung sein.[54]

Denn maßgebend für die Feststellung des Schadens sind die Verhältnisse, die bei Eintritt der Schädigung bestanden haben; durch sie allein wird der Schaden bestimmt und begrenzt.[55]

Liegt bei der erstmaligen Feststellung der MdE das schädigende Ereignis bereits länger zurück, ist die MdE daher zunächst zurückzubeziehen auf den Zeitpunkt, in dem die Unfall- bzw. Schädigungsfolgen in diesem Sinne erstmalig abgeschlossen vorgelegen haben; sodann ist zu prüfen, ob und ggf. welche Veränderungen sich seitdem ergeben haben, vor allem, ob etwaige spätere Verschlimmerungen oder sonstige Folgeschäden ursächlich noch auf die frühere Schädigung zurückzuführen sind oder nicht mehr und inwieweit dementsprechend der heutige Zustand in seiner Gesamtheit (noch) unfall- bzw. schädigungsbedingt ist.

Grad der Invalidität
im Sinne der privaten Unfallversicherung

In der **privaten Unfallversicherung** richtet sich die Höhe der Leistung nicht nach dieser MdE, sondern nach einem eigenen **„Grad der Invalidität"**, § 7.I.2 AUB 88 (S. 116 u. 298).

---

[50] vgl. u. a. Anhaltspunkte 1983 (S. 27) Nr. 19
[51] BSG SozR RVO § 581 Nr. 5, 16; SozR 2200 § 581 Nr. 21
[52] vgl. hierzu das Beispiel Erlenkämper (S. 40)
[53] so ausdrücklich z. B. § 84 Abs. 3 SVG, 47 Abs. 8 ZDG, § 54 Abs. 1 BSeuchG, § 3 Abs. 1 OEG

[54] so ausdrücklich § 580 Abs. 2 u. 3 RVO für die ges. UV
[55] so u. a. BSG 17, 114; 19, 201; 22, 82

Hier gelten für den Verlust oder die Funktionsunfähigkeit bestimmter Gliedmaßen und Sinnesorgane — unter Ausschluß des Nachweises einer höheren oder geringeren Invalidität — feste Invaliditätsgrade[56], § 7.I.2.a AUB 88. Bei Teilverlust oder Funktionsbeeinträchtigung eines dieser Körperteile oder Sinnesorgane wird der entsprechende Teil des Prozentsatzes angenommen[57], § 7.I.2.b AUB 88. Werden durch den Unfall Körperteile oder Sinnesorgane betroffen, deren Verlust oder Funktionsunfähigkeit in der vorstehenden „Gliedertaxe" nicht ausdrücklich geregelt ist, so ist maßgebend, inwieweit die normale körperliche oder geistige Leistungsfähigkeit unter ausschließlicher Berücksichtigung medizinischer Gesichtspunkte beeinträchtigt ist, § 7.I.2.c AUB 88. Sind durch denselben Unfall mehrere körperliche oder geistige Funktionen beeinträchtigt, so werden die Invaliditätsgrade, die sich nach § 7.I.2 ergeben, zusammengerechnet, aber nur bis zu 100 v. H., § 7.I.2.d AUB 88.

Wird durch den Unfall eine körperliche oder geistige Funktion betroffen, die schon vorher dauernd beeinträchtigt war, so wird ein Abzug in Höhe dieser Vorinvalidität vorgenommen, die nach § 7.I.2 zu bemessen ist, § 7.I.3 AUB 88. Haben Krankheiten oder Gebrechen bei der durch ein Unfallereignis hervorgerufenen Gesundheitsschädigung oder deren Folgen mitgewirkt, so wird die Leistung — im Gegensatz zu den Regeln des Sozialrechts — entsprechend dem Anteil der Krankheit oder des Gebrechens gekürzt, wenn dieser Anteil mindestens 25 v. H. beträgt, § 8 AUB 88.

Haben mehrere (versicherte) Unfälle stattgefunden, sind diese einzeln und unabhängig voneinander zu entschädigen. In einem solchen Fall ist es auch hier denkbar, daß die Einzelgrade die Summe von 100 v. H. überschreiten. Allerdings ist die Vorschrift des § 7.I.3 AUB 88 zu beachten, nach der, wenn durch den (konkreten) Unfall eine körperliche oder geistige Funktion betroffen wird, die schon vorher dauernd beeinträchtigt war, ein Abzug in Höhe dieser Vorinvalidität nach Maßgabe des § 7.I.2. AUB 88 vorzunehmen ist.

Bestimmte Gesundheitsschädigungen — u. a. (mit Ausnahmen) Infektionen und Vergiftungen, ferner Bauch- und Unterleibsbrüche, sofern sie nicht durch einen versicherten Unfall entstanden sind, Schädigungen an Bandscheiben[58], sofern nicht ein versichertes Unfallereignis die überwiegende Ursache ist — sowie psychische Reaktionen gleich welcher Ursache sind nach den AUB 88 von der Versicherung ausgeschlossen, § 2.II. – IV. AUB 88 (S. 65).

---

[56] vgl. die Synopse S. 220
[57] vgl. S. 66 u. die Synopse S. 220
[58] Nach den alten AUB galten Bandscheibenvorfälle nicht als ausgeschlossen; sie wurden von dem Begriff „durch Kraftanstrengungen hervorgerufen ... Zerreißungen an (der) Wirbelsäule" umfaßt: BGH VersR 1989, 73

2.7.   Dienstunfähigkeit

Dienstunfähigkeit i. S. des Beamtenrechts liegt vor, wenn der Beamte infolge eines körperlichen Gebrechens oder wegen Schwäche seiner körperlichen oder geistigen Kräfte zur Erfüllung seiner Dienstpflichten dauernd unfähig ist oder infolge einer Erkrankung innerhalb von sechs Monaten mehr als drei Monate keinen Dienst getan hat und keine Aussicht besteht, daß volle Dienstfähigkeit innerhalb weiterer sechs Monate eintreten wird, § 42 Bundesbeamtengesetz. Gleiches gilt über § 26 des Beamtenrechts-Rahmengesetzes auch für die Beamten der Länder, Gemeinden und sonstigen öffentlich-rechtlichen Körperschaften bzw. Anstalten.

Gegenüber der Berufs- und Erwerbsunfähigkeit der ges. RV fehlt der Bezug auf eine bestimmte Leistungsgrenze und die Verweisungsmöglichkeit auf andere Tätigkeiten. Dienstunfähigkeit bedeutet daher keinesfalls gleichzeitig auch Berufs- oder gar Erwerbsunfähigkeit. Sie ist eher einer dauernden Arbeitsunfähigkeit vergleichbar.

Zur Dienstunfähigkeit von Soldaten s. S. 290.

2.8.   Gebrechlichkeit

Den Begriff der Gebrechlichkeit kennt sowohl das Sozial- wie auch das bürgerliche (Zivil-) Recht, wenn auch mit völlig unterschiedlichen Folgen.

Im Sozialrecht bewirkt Gebrechlichkeit u. a., daß Waisenrenten, Kinderzuschüsse bzw. -zuschläge und Kindergeld über die normalen Endtermine hinaus weitergewährt werden, wenn das Kind wegen körperlicher oder geistiger Gebrechen außerstande ist, sich selbst zu unterhalten.

Das gilt — wenn auch z. T. in unterschiedlicher Weise — für die Waisenrenten (§§ 44 AVG, 1267 RVO, a. F.) und Kinderzuschüsse (§§ 39 AVG, 1262 RVO a. F.) der ges. RV, Waisenrenten (§ 595 RVO) und Kinderzulage (§ 583 RVO) der ges. UV, Waisenrente (§ 45 BVG) und Kinderzuschlag (§ 33 b BVG) des sozEntschR sowie für das Kindergeld (§ 2 Abs. 2 BKGG).

Im Zivilrecht ist die frühere Gebrechlichkeitspflegschaft ebenso wie die Vormundschaft u. a. wegen Geisteskrankheit (§§ 1896 ff. BGB a. F.) seit dem 01. 01. 1992 entfallen. Nach dem zu diesem Zeitpunkt in Kraft getretenen Betreuungsgesetz kann nunmehr für einen Volljährigen, der aufgrund einer psychischen Krankheit oder einer körperlichen, geistigen oder seelischen Behinderung seine Angelegenheiten ganz oder teilweise nicht besorgen kann, vom Vormundschaftsgericht auf Antrag oder von Amts wegen ein Betreuer bestellt werden (§§ 1896ff. BGB n. F.).

2.9. Behinderung, Schwerbehinderung

Das Gesetz verwendet den Begriff der Behinderung zwar vielfach, hat ihn aber nur im SchwbG näher definiert.

Behinderung ist hiernach die Auswirkung einer nicht nur vorübergehenden Funktionsbeeinträchtigung, die auf einem regelwidrigen körperlichen, geistigen oder seelischen Zustand beruht, § 3 Abs. 1 SchwbG, und die die Erwerbsfähigkeit oder die Fähigkeit zur Eingliederung in Arbeit, Beruf und Gesellschaft dauerhaft und in erheblichem Umfang beeinträchtigt.

Dieser Begriff gilt auch sonst im Sozialrecht.[59]

Schwerbehinderte sind Behinderte mit einem GdB (S. 12) von wenigstens 50 v. H., § 1 SchwbG.

Den Schwerbehinderten stehen gleich Schwerbeschädigte des sozEntschR (§ 31 BVG, S. 121) und Schwerverletzte der ges. UV (§ 583 RVO, S. 96), § 3 Abs. 1 Satz 3 SchwbG.

Behinderte mit einem GdB von weniger als 50, aber wenigstens 30 v. H., können unter bestimmten Voraussetzungen einem Schwerbehinderten gleichgestellt werden, § 2 SchwbG (S. 127).

Nach dem SchwbG gilt als Behinderung aber nur eine Regelwidrigkeit, die von dem für das Lebensalter typischen Zustand, der altersphysiologischen Norm,[60] abweicht, § 3 Abs. 1 Satz 2 SchwbG. Diese Einschränkung gilt aber primär nur für das Schwerbehindertenrecht, nicht auch für die ges. RV und den dort z. B. in den (neuen) §§ 43, 44 SGB VI verwendeten Begriff der Behinderung.

Im Rahmen **Sozialhilfe** wird Eingliederungshilfe (S. 268) Personen gewährt, die nicht nur vorübergehend körperlich, geistig oder seelisch wesentlich behindert sind; den Behinderten stehen gleich Personen, die von einer Behinderung bedroht sind, § 39 BSHG.

In der hierzu ergangenen EinglHVO sind zahlreiche typische körperliche, geistige und seelische Behinderungen aufgezählt, §§ 1–5 EinglHVO.

Im **Zivilrecht** kann das Vormundschaftsgericht für Behinderte, die aufgrund einer psychischen

Krankheit oder einer körperlichen, geistigen oder seelischen Behinderung ihre Angelegenheiten ganz oder teilweise nicht selbst besorgen können, einen Betreuer bestellen (§§ 1896ff BGB i. d. F. durch das Betreuungsgesetz).

2.10. Pflegebedürftigkeit, Schwerpflegebedürftigkeit, Hilflosigkeit

Pflegebedürftigkeit und Hilflosigkeit sind Voraussetzung u. a. für die Gewährung von Pflege, Pflegegeld und Pflegezulage aus der ges. UV (§ 558 RVO, S. 94), dem sozEntschR (§ 35 BVG, S. 123) und der Sozialhilfe (§§ 68, 69 BSHG; S. 133 u. S. 275). Schwerpflegebedürftigkeit löst seit Inkrafttreten der Gesundheitsreform (01. 01. 1989) unter bestimmten weiteren Voraussetzungen ab 1991 einen Anspruch auf häusliche Pflegehilfe als Leistung der ges. KrV aus (§§ 53ff. SGB V, S. 83).

Pflegebedürftigkeit liegt vor, wenn der Betroffene so hilflos ist, daß er nicht ohne fremde Wartung und Pflege sein kann, §§ 558 Abs. 1 RVO, 68 Abs. 1 BSHG.

Schwerpflegebedürftigkeit i. S. des § 53 SGB V liegt vor, wenn der Versicherte nach ärztlicher Feststellung wegen einer Krankheit oder Behinderung so hilflos ist, daß er für die gewöhnlichen und regelmäßig wiederkehrenden Verrichtungen im Ablauf des täglichen Lebens auf Dauer in sehr hohem Maße der Hilfe bedarf.

Die Spitzenverbände der Krankenkassen beschließen Richtlinien zur genaueren Abgrenzung des Personenkreises der Schwerpflegebedürftigen; ggf. kann auch der BMA durch Rechtsverordnung entsprechende Abgrenzungen vornehmen, § 53 Abs. 3 und 4 SGB 5.

Hilflosigkeit als qualifizierte Anspruchsvoraussetzung für Pflegegeld, Pflegezulage und häusliche Pflegehilfe besteht, wenn der Betroffene für die gewöhnlichen und regelmäßig wiederkehrenden Verrichtungen im Ablauf des täglichen Lebens in erheblichem Umfang fremder Hilfe dauernd bedarf, §§ 35 Abs. 1 BVG, 69 Abs. 3 BSHG (vgl. auch S. 276). Der Begriff gilt auch für die ges. UV.[61] Für die häusliche Pflegehilfe der ges. KrV nach § 53 SGB V muß hinzutreten, daß die Hilflosigkeit auf Dauer und in sehr hohem Maße besteht.

---

[59] BSG Breith 1982, 2; LSG Celle Breith 1983, 156
[60] Anhaltspunkte 1983 (S. 24) Nr. 18

[61] Brackmann (S. 560hI)

Zu den **gewöhnlichen, regelmäßig wiederkehrenden Verrichtungen** im Ablauf des täglichen Lebens gehören z. B. An- und Auskleiden, Waschen, Rasieren und Frisieren, Essen und Trinken, Verrichten der Notdurft, die zur Erholung notwendige Bewegung, ferner — für die eigene Person, nicht zur Versorgung anderer — das Zubereiten der täglichen Mahlzeiten, Spülen, Wäschewaschen, Bettenmachen usw.[62] Gröbere Hausarbeiten, Reparatur- und Renovierungsarbeiten, Berufstätigkeit oder gar die Versorgung eines ganzen Haushalts gehören nicht zu diesen Verrichtungen.

Die Verrichtungen müssen zum regelmäßigen Ablauf **des täglichen Lebens** gehören. Die Unfähigkeit zu Verrichtungen, die nur gelegentlich anfallen oder in größeren Abständen wiederkehren, begründen für sich allein Hilflosigkeit daher noch nicht. Selbst (Heim-) Dialysepatienten gelten i. d. R. nicht als hilflos.[63]

Die fremde Hilfe muß **in erheblichem Umfang** benötigt werden, also für zahlreiche, häufig wiederkehrende Verrichtungen; Hilfsbedürftigkeit bei nur vereinzelten Verrichtungen (z. B. nur Rasieren, Frisieren, Erneuern von Verbänden) reicht nicht aus.[64] Andererseits muß die Hilfeleistung nicht ständig erforderlich sein; es genügt die Notwendigkeit ständiger Bereitschaft.[64a] Der Umstand, daß Ehefrau, Eltern oder Kinder die nötige Pflege leisten, steht der Annahme von Hilflosigkeit nicht entgegen.[65] Ständiges Krankenlager wird i. d. R. Hilflosigkeit bewirken.[66] Bei Kindern[67] ist nur der Teil der Hilflosigkeit zu berücksichtigen, der den Umfang der Hilfsbedürftigkeit eines gleichaltrigen gesunden Kindes übersteigt.[68]

Die Hilflosigkeit muß ferner ein **Dauerzustand** sein. Vorübergehend kurze oder nur gelegentliche Zustände der Hilfsbedürftigkeit reichen nicht aus.[69] Dies gilt besonders für die Schwerpflegebedürftigkeit der ges. KrV nach § 53 SGB V. Etwas anderes kann aber für die Hilfe zur Pflege nach dem BSHG gelten (S. 275).

Die Hilflosigkeit muß durch Krankheit oder Behinderung bedingt sein, §§ 68 Abs. 1 BSHG, 53 SGB V.

Dies gilt auch für Kinder. Hier darf aber die Pflegebedürftigkeit — nach dem BSHG von Kindern nach Vollendung des 1. Lebensjahres, § 69 Abs. 3 Satz 1 BSHG — nicht allein mit der Begründung verneint werden, die Hilflosigkeit bestehe unbeschadet der vorliegenden Krankheiten oder Behinderungen schon aufgrund der altersbedingten „natürlichen" Hilflosigkeit.[70] Auch bei Kleinkindern kann infolge Krankheit

und Behinderung (z. B. Blindheit, Hirnschädigung) Hilflosigkeit bestehen.[71]

Nach dem BSHG fällt auch die Altersgebrechlichkeit unter den Begriff der Krankheit bzw. Behinderung.

In der ges. UV und im sozEntschR muß die Hilflosigkeit zudem „infolge" des Arbeitsunfalls (§ 558 RVG) bzw. der Schädigung (§ 35 BVG) eingetreten sein.

Unfall oder Schädigung müssen also zumindest eine wesentliche Teilursache i. S. der sozialrechtlichen Kausalitätslehre (S. 28) für die bestehende Hilflosigkeit bilden. Es ist aber nicht erforderlich, daß Unfall bzw. Schädigung die alleinige, allein wesentliche oder zeitlich letzte, die Hilflosigkeit auslösende Ursache sind.[72] Die Hilflosigkeit kann daher auch durch einen sog. Nachschaden (S. 57) ausgelöst werden, auch in der ges. UV.[73]

Hat z. B. der Betroffene durch einen Arbeitsunfall zunächst das eine und später durch eine unfallunabhängige Erkrankung die Sehkraft auch des anderen Auges verloren, so besteht die Hilflosigkeit „infolge eines Arbeitsunfalls", weil dieser zumindest eine wesentliche Teilursache für den Zustand der Hilflosigkeit bildet. Gleiches gilt, wenn der Betroffene durch einen Arbeitsunfall zunächst das eine, später durch einen Privatunfall auch das andere Bein verliert oder wenn Polyarthrosen das weitere Tragen von Prothese und Benutzen von Armstützen unmöglich machen. Auch Alterserscheinungen mit dem dadurch bewirkten Nachlassen der Kompensationskräfte können eine rechtlich relevante Hilflosigkeit auslösen, sofern die frühere Schädigung zumindest eine wesentliche Teilursache der entstandenen Hilflosigkeit bildet.[74]

Die Frage, ob Hilflosigkeit vorliegt, ist nicht allein aufgrund ärztlicher Schlußfolgerungen zu beantworten, sondern anhand der ärztlichen Befunde nach der allgemeinen Lebenserfahrung unter sorgfältiger Abwägung aller Umstände des Einzelfalls zu beurteilen.[75]

Hilflosigkeit kann i. d. R. auch ohne nähere ärztliche Prüfung angenommen werden bei u. a. Blindheit, Querschnittlähmung, Verlust von zwei oder mehr Gliedmaßen und bei nachgewiesener Notwendigkeit dauernden Krankenlagers.[76]

Besonders hohe Pflegebedürftigkeit[77] gilt stets als gegeben u. a. bei Querschnittgelähmten mit Blasen- und

---

[62] BSG SozR BVG § 35 Nr. 7, 14, 17

[63] BSG SozR 3875 § 3 Nr. 2

[64] BSG 20, 205; BSG Breith 1965, 681, 682

[64a] OVG Münster ZfS 1992, 20

[65] BSG SozR RVO § 558 Nr. 2; OVG Münster aaO

[66] Anhaltspunkte 1983 (S. 31) Nr. 21

[67] nach § 69 Abs. 3 BSHG: ab Vollendung des 1. Lebensjahres

[68] Anhaltspunkte 1983 (S. 31) Nr. 21

[69] BSG 8, 97; Anhaltspunkte 1983 (S. 30) Nr. 21

[70] BVerwG Buchholz 436. 0 § 69 Nr. 17

[71] Anhaltspunkte 1983 (S. 31) Nr. 22

[72] stdRspr; vgl. BSG 25, 49; Brackmann (S. 560o); Lauterbach § 548 Anm. 5, 6

[73] Brackmann (S. 560 p); Lauterbach § 558 Anm. 6

[74] Brackmann (S. 560 p mwN)

[75] BSG SozR BVG § 35 Nr. 7; BVerwG Buchholz 436.0 § 69 Nr. 3, 9; Anhaltspunkte 1983 (S. 30) Nr. 21

[76] Anhaltspunkte 1983 (S. 30) Nr. 21

[77] VV Nr. 4ff. zu § 35 BVG u. Anhaltspunkte 1983 (S. 158) Nr. 50: Pflegezulage nach Stufe V oder VI; ähnlich § 69 Abs. 4 i. V. m. § 24 Abs. 2 BSHG: Erhöhtes Pflegegeld

Mastdarmlähmungen, Hirnbeschädigten mit schweren psychischen und physischen Störungen und Gebrauchsbehinderungen mehrerer Gliedmaßen, Ohnhändern mit Verlust beider Beine im Oberschenkel, Blinden und Gleichgestellten mit Verlust beider Beine im Oberschenkel, beider Hände oder Verlust eines Oberarms und eines Oberschenkels.

Allein die Feststellung des gesundheitlichen Merkmals „H" (= hilflos) gemäß § 4 Abs. 4 SchwbG durch das Versorgungsamt (S. 128) begründet noch keinen Anspruch auf Pflegegeld nach § 69 Abs. 3 und 4 BSHG.[78]

Auch die **private Krankenversicherung** versichert seit 1986 das Risiko der Pflegebedürftigkeit. Sie leistet im Versicherungsfall in vertraglichem Umfang Ersatz von Aufwendungen für Pflege oder ein Pflegetagegeld, § 1 Abs. 1 MB/PV.

Versicherungsfall ist die Pflegebedürftigkeit einer versicherten Person. Pflegebedürftigkeit i. S. dieser Bedingungen liegt vor, wenn die versicherte Person so hilflos ist, daß sie nach objektivem medizinischem Befund für die Verrichtungen im Ablauf des täglichen Lebens in erheblichem Umfang täglich der Hilfe einer anderen Person bedarf, § 1 Abs. 2 MB/PV. Als Verrichtungen im Ablauf des täglichen Lebens gelten hier nur Aufstehen und Zubettgehen, An- und Auskleiden, Waschen, Kämmen und Rasieren, Einnehmen von Mahlzeiten und Getränken, Stuhlgang und Wasserlassen, § 1 Abs. 3 MB/PV.

In der **privaten UV** besteht dagegen ein Leistungsausschluß für pflegebedürftige Personen, § 3 AUB 88.

Nicht versicherbar und trotz Beitragszahlung nicht versichert sind hier u. a. dauernd pflegebedürftige Personen, § 3.I. AUB 88; ein ursprünglich bestehender Versicherungsschutz erlischt, sobald der Versicherte infolge Eintritts von Pflegebedürftigkeit nicht mehr versicherbar ist, § 3.II AUB 88.

Pflegebedürftig in diesem Sinne ist, wer für die Verrichtungen des täglichen Lebens überwiegend fremder Hilfe bedarf, § 3.I Abs. 2 AUB 88.

2.11. Arbeitslosigkeit, Verfügbarkeit

Der Begriff der Arbeitslosigkeit ist von Bedeutung vor allem in der Arbeitslosenversicherung (S. 75) als Leistungsvoraussetzung für Arbeitslosengeld (Alg) und Arbeitslosenhilfe (Alhi).

Arbeitslos i. S. des AFG ist, wer zum Kreis der Arbeitnehmer gehört, aber vorübergehend nicht in einem Beschäftigungsverhältnis steht oder nur eine kurzzeitige Beschäftigung (weniger als

---

[78] BVerwG Buchholz 436.0 § 69 Nr. 17

18 Wochenstunden, § 102 AFG) ausübt, § 101 Abs. 1 Satz 1 AFG. Anspruch auf Alg bzw. Alhi hat darüber hinaus nur der Arbeitslose, der u. a. für die Arbeitsvermittlung **verfügbar** ist, § 100 Abs. 1 AFG.

Eine solche *Verfügbarkeit* (S. 76) liegt insbesondere nur vor, wenn der Arbeitslose eine Beschäftigung unter den üblichen Bedingungen des allgemeinen Arbeitsmarktes ausüben kann und darf, wenn er bereit ist, jede zumutbare Beschäftigung anzunehmen und für das Arbeitsamt täglich erreichbar ist, § 103 Abs. 1 AFG.

Bei der Beurteilung der *Zumutbarkeit* einer Beschäftigung sind die Interessen des Arbeitslosen und die der Gesamtheit der Beitragszahler gegeneinander abzuwägen, § 103 Abs. 2 AFG. Insbesondere bei längerdauernder Arbeitslosigkeit erweitert sich der Kreis der Tätigkeiten, in die der Arbeitslose zumutbar vermittelt werden kann.

Hat der Arbeitslose ohne wichtigen Grund das bisherige Arbeitsverhältnis gelöst, durch vertragswidriges Verhalten Anlaß für eine Kündigung des Arbeitgeber gegeben oder eine ihm angebotene Arbeit nicht angenommen oder nicht angetreten, ruhen Alg und Alhi i. d. R. für die Dauer von acht, bei besonderer Härte von vier Wochen (sog. *Sperrzeit*, S. 76), § 119 AFG.

Im Interesse der Nahtlosigkeit der Sozialleistungen gilt auch derjenige weiterhin als arbeitslos, der wegen einer nicht nur vorübergehenden **Minderung seiner Leistungsfähigkeit** eine Beschäftigung unter den üblichen Bedingungen des Arbeitsmarktes nicht ausüben kann, und zwar solange weder Berufs- noch Erwerbsunfähigkeit i. S. der ges. RV festgestellt worden ist, § 105a AFG.

Die Feststellung, ob Berufs- oder Erwerbsunfähigkeit vorliegt, trifft aber der zuständige RV-Träger, nicht das Arbeitsamt, § 105a Abs. 1 Satz 2 AFG.

Hält das Arbeitsamt oder der Arbeitsamtsarzt den Arbeitslosen aus gesundheitlichen Gründen für nicht mehr verfügbar, soll es ihn daher unverzüglich auffordern, innerhalb eines Monats einen Antrag auf Maßnahmen zur Rehabilitation bei dem zuständigen RV-Träger zu stellen (der gem. §§ 116 Abs. 2 SGB VI, 18d Abs. 3 AVG, 1241d Abs. 3 RVO a. F. als Rentenantrag gilt). Stellt der Arbeitslose diesen Antrag nicht, ruht der Anspruch auf Alg bzw. Alhi, § 105a Abs. 2 AFG.

Tritt während der Arbeitslosigkeit **Arbeitsunfähigkeit** i. S. der ges. KrV ein, wird Alg oder Alhi seit 1981 (entsprechend der Lohnfortzahlung im Arbeitsrecht) bis zu einer Dauer von sechs Wochen weitergewährt, § 105b AFG.

Nach Ablauf der sechs Wochen wird ggf. Krankengeld gewährt. Dieses ruht jedoch, wenn auch Alg bzw. Alhi wegen Verhängung einer Sperrzeit (s. oben) ruhen würde, § 49 Nr. 3 SGB V.

2.12 Rehabilitation

Nach dem 2. Weltkrieg, besonders seit der ersten großen Rentenreform 1957 und dem Rehabilitationsangleichungsgesetz von 1974, ist das Bewußtsein über die vorrangige Notwendigkeit von Rehabilitation — der dauerhaften Wiedereingliederung Behinderter in Arbeit, Beruf und Gesellschaft — und der alte Grundsatz „Rehabilitation geht vor Rente" verstärkt in das öffentliche Bewußtsein gerückt.

Rehabilitation ist nicht allein Aufgabe des Staates oder der karitativen Organisationen.

Zwar stellt der Staat Gesetze, Einrichtungen und Sozialleistungen zur Verfügung. Ob und inwieweit diese Möglichkeiten in der Praxis genutzt werden, hängt dagegen weitgehend von der Hilfe der Gesellschaft und ihrer Glieder ab. Denn die Rehabilitation wird dadurch erschwert, daß der Betroffene sich seiner neu eingetretenen Behinderung vielfach zunächst hilflos ausgesetzt fühlt, und zwar umsomehr, je länger das eigentliche Krankheitsgeschehen und die dadurch bedingte Arbeitsunfähigkeit dauern, je schwerer die zurückbleibenden Behinderungen sind und je länger er dadurch dem aktiven Erwerbsleben entfremdet wird. Vor allem wird er die nach dem Rehabilitationsrecht möglichen Hilfen selbst nicht kennen und, zumal er mit der psychischen Bewältigung der Behinderung voll beschäftigt sein wird, die hier gebotenen Chancen ohne Rat und Hilfe von außen nicht erfassen.

Besondere Verantwortung für eine rechtzeitige **Aufklärung und Beratung** trifft daher den Arzt in Klinik und Praxis.

Denn er ist es ja zumeist, der Art, Schwere und Tragweite einer eingetretenen oder drohenden Behinderung als erster erkennt. Die möglichst frühzeitige Aufklärung und Beratung des Behinderten — ggf. auch der Angehörigen und bei Kindern der Eltern — über die Behinderung sowie die Möglichkeiten und Notwendigkeiten der medizinischen und beruflichen Rehabilitation und die frühzeitige Ausrichtung von Einsicht und Willen aller Beteiligten auf diese Rehabilitation sind Aufgaben von ganz eminenter ethischer und sozialer Bedeutung. Es ist ja eine gesicherte Erfahrung der Praxis, daß die (Wieder-)Eingliederung eines Behinderten in Beruf und Arbeit umso schwieriger wird, je später diese Beratung und die Einleitung der notwendigen Maßnahmen einsetzt und je länger dadurch das Insuffizienzbewußtsein in ihm wachsen kann.

Das Gesetz begründet daher zur Sicherung der notwendigen Rehabilitation **Beratungs- und Meldepflichten** des Arztes.

Nach den §§ 72 ff SGB V und den hierzu ergangenen Verträgen und Richtlinien sind die behandelnden Ärzte verpflichtet, den Behinderten über die nach Art und Schwere der Behinderung geeigneten Rehabilitationsmaßnahmen ärztlich zu beraten insbesondere mit dem Ziel, bei dem Behinderten die Einsicht in die Notwendigkeit einer Rehabilitation zu wecken und zu fördern; die Krankenkassen haben hierzu ein Merkblatt entwickelt. Der Krankenkasse ist Mitteilung von einer eingetretenen oder drohenden Behinderung zu machen, wenn spezielle medizinische Rehabilitationsmaßnahmen, insbesondere in klinischen, Kur- oder Spezialeinrichtungen, angezeigt sind und/oder berufsfördernde und/oder ergänzende Leistungen zu Rehabilitation in Frage kommen, sofern der Patient nicht ausdrücklich widerspricht.

Auch nach § 125 Abs. 1 BSHG sind Ärzte verpflichtet, Behinderte bzw. deren Eltern oder Vormünder über die nach Art und Schwere der Behinderung geeigneten ärztlichen und sonstigen Eingliederungsmaßnahmen zu beraten oder sie auf die Möglichkeit der Beratung durch das Gesundheitsamt und, wenn berufliche Eingliederungsmaßnahmen in Betracht kommen, durch das Arbeitsamt hinzuweisen; sie haben ihnen hierzu ein amtliches Merkblatt auszuhändigen, das über die möglichen Eingliederungsmaßnahmen unterrichtet. Lassen Eltern bzw. Vormünder trotz wiederholter Aufforderung durch den Arzt die zur Eingliederung notwendigen ärztlichen Maßnahmen nicht durchführen oder werden diese vernachlässigt, so hat der Arzt das Gesundheitsamt zu benachrichtigen, § 125 Abs. 3 BSHG.

Derartige Mitteilungspflichten bestehen, und zwar so früh wie möglich:
— bei nicht nur vorübergehender erheblicher Beeinträchtigung der Bewegungsfähigkeit, die auf dem Fehlen oder auf Funktionsstörungen von Gliedmaßen oder auf anderen Ursachen beruht,
— bei Mißbildungen, Entstellungen und Rückgratverkrümmungen, wenn die Behinderung erheblich ist,
— bei nicht nur vorübergehender erheblicher Beeinträchtigung der Seh-, Hör- und Sprachfähigkeit,
— bei nicht nur vorübergehender erheblicher Beeinträchtigung der körperlichen, geistigen oder seelischen Kräfte,
— bei drohenden Behinderungen dieser Art,
sowie ferner
— bei Berufskrankheiten (§§ 4, 5 BKVO).

Gesetzliche Grundlagen; Zuständigkeit

Leider gibt es für die Rehabilitation Behinderter noch kein eigenes, die Materie abschließend regelndes Gesetz und keine einheitliche Zuständigkeit, obwohl gerade Rehabilitation eigentlich „aus einem Guß" betrieben werden müßte. Immerhin ist 1974 das **Rehabilitationsangleichungsgesetz** (RehaG) in Kraft getreten, das die medizinischen, berufsfördernden und ergänzenden Leistungen zur Rehabilitation in der Sozialversicherung, nach dem Arbeitsförderungsgesetz und im sozEntschR weitgehend vereinheitlicht hat. Leider noch nicht einbezogen in diese Angleichung sind die Leistungen der Sozialhilfe.

Das RehaG hat aber keine völlig einheitlichen Anspruchsnormen und vor allem keine übergreifenden Organisationsformen für die Rehabilitation geschaffen. Für die Ansprüche des einzelnen Behinderten bleiben daher weiterhin die — lediglich angeglichenen — Vorschriften der jeweiligen Einzelgesetze und die danach begründeten Zuständigkeiten maßgebend.

So sind weiterhin zuständig:
- die Krankenkassen für die medizinische Rehabilitation im Rahmen der ges. KrV, §§ 40ff. SGB V, sofern kein anderer Leistungsträger zuständig ist,
- die Unfallversicherungsträger für die medizinische und berufliche Rehabilitation nach Arbeitsunfällen und bei Berufskrankheiten, §§ 556ff. RVO,
- die Rentenversicherungsträger für die medizinische und berufliche Rehabilitation ihrer Versicherten, § 9 SGB VI (bisher: §§ 13ff. AVG, 1236ff. RVO), aber nur unter weiteren Voraussetzungen (§§ 10, 11 SGB VI, S. 100),
- die landwirtschaftlichen Krankenkassen und Alterskassen für die medizinische und berufliche Rehabilitation ihrer Versicherten, §§ 8ff. KVLG 1989, 6ff. GAL,
- die Arbeitsämter für die berufliche Rehabilitation, soweit kein anderer Träger zuständig ist, §§ 56ff. AFG,
- die Versorgungsämter für die medizinische Rehabilitation der nach dem sozEntschR berechtigten Personen im Rahmen der Heil- und Krankenbehandlung sowie der orthopädischen Versorgung, §§ 10ff. und 13ff. BVG,
- die Träger der Kriegsopferfürsorge für die berufliche Rehabilitation der nach dem sozEntschR berechtigten Personen, §§ 25ff. BVG,
- die Sozialhilfeträger für die medizinische und berufliche Rehabilitation der Behinderten, die weder aus der Sozialversicherung noch nach dem AFG oder dem BVG Anspruch auf entsprechende Leistungen haben, insbesondere also Kinder und Jugendliche, §§ 39ff. BSHG.

Grundzüge der Rehabilitation

Ziel und Zweck aller Maßnahmen und Leistungen zur Rehabilitation ist es, den körperlich, geistig oder seelisch Behinderten oder von Behinderung Bedrohten möglichst auf Dauer in Arbeit, Beruf und Gesellschaft einzugliedern, §§ 1 RehaG, 39 Abs. 3 BSHG.

Renten wegen Minderung der Erwerbsfähigkeit sollen daher i. d. R. erst bewilligt werden, wenn zuvor Maßnahmen zur Rehabilitation durch-

geführt worden sind oder wenn ein Erfolg solcher Maßnahmen nicht zu erwarten ist, § 7 Abs. 1 RehaG (**„Rehabilitation vor Rente").**

Die Rehabilitationsträger haben u. a. dem Behinderten alle sachdienlichen Auskünfte über die Rehabilitationsmöglichkeiten zu erteilen und ihn im Rahmen ihrer Zuständigkeit rechtzeitig und umfassend zu beraten, § 3 Abs. 2 RehaG. Sie sind zu enger Zusammenarbeit verpflichtet, § 5 Abs. 1 RehaG.

Sie haben u. a. auf die frühzeitige Einleitung und zügige Durchführung der gebotenen Maßnahmen hinzuwirken, bei Einleitung, während der Durchführung und nach Abschluß von medizinischen Maßnahmen jeweils zu prüfen, ob und ggf. welche (weiteren) berufsfördernden Maßnahmen in Betracht kommen und ggf. dem zuständigen Träger entsprechende Mitteilung zu machen § 4 Abs. 2 und 3 RehaG, und in geeigneten Fällen einen Gesamtplan zur Rehabilitation aufzustellen, § 5 Abs. 3 RehaG.

Bei **Unklarheit über die Zuständigkeit** oder wenn die unverzügliche Einleitung der erforderlichen Maßnahmen aus anderen Gründen gefährdet ist, hat in Fällen von medizinischen Maßnahmen der zuständige Rentenversicherungsträger, in Fällen berufsfördernder Maßnahmen das zuständige Arbeitsamt **vorläufige Leistungen** zu erbringen, § 6 Abs. 2 RehaG.

Alle Maßnahmen der Rehabilitation bedürfen der **Zustimmung des Behinderten,** § 4 Abs. 1 RehaG.

Er ist verpflichtet, bei ihrer Durchführung nach Kräften mitzuwirken, §§ 4 Abs. 1 Satz 2 RehaG, 63 bis 65 SGB I. Ihm könnten daher bei Verletzung seiner Mitwirkungspflichten andere Leistungen (z. B. Renten) ganz oder teilweise versagt oder entzogen werden, § 66 SGB I (S. 74).

Maßnahmen und Leistungen zur Rehabilitation

Die **Leistungen zur Rehabilitation** umfassen:

- medizinische Leistungen,
- berufsfördernde Leistungen und
- ergänzende Leistungen.

Die Maßnahmen zur Rehabilitation sind durchweg **Sachleistungen.** Art, Umfang und Durchführung der Maßnahmen sowie die Rehabilitationseinrichtung bestimmt der Leistungsträger unter Beachtung der Grundsätze von Wirtschaftlichkeit und Sparsamkeit i. d. R. nach pflichtgemäßem Ermessen. Der Behinderte hat also i. d. R. keinen unbedingten Rechtsanspruch auf Durchführung von Rehabilitationsmaßnahmen, insbesondere nicht von bestimmten Maßnahmen oder in bestimmten Einrichtungen. Vor allem in der Sozialversicherung *kann* der Leistungsträger solche

Maßnahmen gewähren, *muß* dies aber nicht unbedingt und nicht in jedem Fall. Führt der Behinderte solche Maßnahmen ohne vorherige Zustimmung des Rehabilitationsträgers selbst durch, kann er eine nachträgliche Erstattung der Kosten i. d. R. nicht verlangen.

Die **medizinischen Maßnahmen zur Rehabilitation** sollen alle Hilfen umfassen, die erforderlich sind, um drohenden Behinderungen vorzubeugen, bestehende Behinderungen zu beseitigen, zu bessern oder eine Verschlimmerung zu verhüten, § 10 RehaG, insbesondere:

— ärztliche Behandlung,
— Arznei- und Verbandmittel,
— Heilmittel einschließlich Krankengymnastik, Bewegungs-, Sprach- und Beschäftigungstherapie,
— Ausstattung mit Körperersatzstücken, orthopädischen und anderen Hilfsmitteln einschließlich der Anpassung, notwendigen Änderungen, Instandhaltung, Ersatzbeschaffung sowie der Ausbildung im Gebrauch,
— Belastungserprobung und Arbeitstherapie,

auch in Krankenhäusern, Kur- und Spezialeinrichtungen einschließlich der erforderlichen Unterkunft und Verpflegung.

Die **berufsfördernden Maßnahmen zur Rehabilitation** sollen alle Hilfen umfassen, die erforderlich sind, um die Erwerbsfähigkeit des Behinderten entsprechend seiner Leistungsfähigkeit zu erhalten, zu bessern, herzustellen oder wiederherzustellen und ihn hierdurch möglichst auf Dauer beruflich einzugliedern, § 11 RehaG.

Bei der Auswahl der berufsfördernden Maßnahmen sind Eignung, Neigung und bisherige Tätigkeit des Behinderten angemessen zu berücksichtigen. Hilfen können auch zum beruflichen Aufstieg erbracht werden.

Berufsfördernde Maßnahmen sind insbesondere:

— Hilfen zur Erhaltung oder Erlangung eines Arbeitsplatzes einschließlich Leistungen zur Förderung der Arbeitsaufnahme sowie Eingliederungshilfen an Arbeitgeber,
— Berufsfindung und Arbeitserprobung, Berufsvorbereitung einschließlich einer wegen der Behinderung erforderlichen Grundausbildung,
— berufliche Anpassung, Fortbildung, Ausbildung und Umschulung, einschließlich eines zur Teilnahme an diesen Maßnahmen erforderlichen schulischen Abschlusses,
— sonstige Hilfen der Arbeits- und Berufsförderung, um Behinderten eine angemessene und geeignete Erwerbs- oder Berufstätigkeit auf dem allgemeinen Arbeitsmarkt oder in einer Werkstatt für Behinderte zu ermöglichen,

einschließlich der erforderlichen Kosten für Unterkunft und Verpflegung, wenn eine auswärtige Unterbringung notwendig ist.

Als **ergänzende Leistungen** sollen erbracht werden, § 12 RehaG:

— (Versorgungs-)Krankengeld, Verletztengeld oder Übergangsgeld,
— Beiträge zur ges. KrV, UV, RV und Arbeitslosenversicherung,
— Übernahme weiterer erforderlicher Kosten, u. a. für Prüfungsgebühren, Lernmittel, Arbeitskleidung, Arbeitsgeräte,
— Übernahme der erforderlichen Reisekosten, auch für Familienheimfahrten,
— Behindertensport in Gruppen unter ärztlicher Betreuung,
— Haushaltshilfe, wenn der Behinderte wegen der Teilnahme an einer Maßnahme außerhalb des eigenen Haushalts untergebracht ist und ihm deshalb die Weiterführung seines Haushalts nicht möglich ist, eine andere Person des Haushalts diesen nicht weiterführen kann und in dem Haushalt ein Kind lebt, das das 12. Lebensjahr noch nicht vollendet hat oder das behindert und auf Hilfe angewiesen ist,
— sonstige Leistungen, die unter Berücksichtigung von Art oder Schwere der Behinderung erforderlich sind, um das Ziel der Rehabilitation zu erreichen oder zu sichern.

Zu den berufsfördernden Maßnahmen, ggf. zu den ergänzenden Leistungen, gehört auch die **Kraftfahrzeughilfe.** Diese wird gewährt, wenn der Behinderte infolge seiner Behinderung nicht nur vorübergehend auf die Benutzung eines Kfz angewiesen ist, um seinen Arbeits- oder Ausbildungsort zu erreichen, oder wenn er infolge seiner Behinderung nur auf diese Weise beruflich eingegliedert werden kann, § 3 KfzHV.

Hierzu ist 1987 die **Kraftfahrzeughilfeverordnung** (KfzHV) ergangen, die die bis dahin geltenden, z. T. unterschiedlichen Richtlinien der einzelnen Rehabilitationsträger ersetzt.

Gefördert werden die Beschaffung (auch Ersatzbeschaffung) und die behindertengerechte Zusatzausstattung des Kfz, ggf. auch die Erlangung der Fahrerlaubnis. Die Hilfe wird i. d. R. als Zuschuß nach Maßgabe des Einkommens des Behinderten gewährt; die Kosten für die behindertengerechte Zusatzausstattung und deren Reparatur werden stets voll übernommen. Die Kosten des Betriebs und der Instandhaltung sind vom Behinderten jedoch stets selbst zu tragen.

Für Verletzte der ges. UV gelten die ergänzenden Bestimmungen der VO über die orthopädische Versorgung Unfallverletzter (§ 6), für Beschädigte des sozEntschR die der VO über die orthopädische Versorgung (§§ 2 ff.) ergänzend fort. Hiernach sind nicht nur weitergehende Zuschüsse und Darlehen zur (Wieder-) Beschaffung, sondern ggf. auch zu den Kosten für Instandhaltung und Garage möglich.

Literatur

Bley, H., W. Gitter u. a.: Sozialgesetzbuch, Sozialversicherung (Gesamt-Kommentar), Chmielorz, Wiesbaden 1989

Brackmann, K.: Handbuch der Sozialversicherung einschließlich des SGB. 11. Aufl. Asgard, Bonn 1988

Bundesministerium für Arbeit und Sozialversicherung: Anhaltspunkte für die ärztliche Gutachtertätigkeit im sozialen Entschädigungsrecht und nach dem Schwerbehindertengesetz 1983

Erlenkämper, A.: Sozialrecht — Leitfaden für die Praxis. 2. Aufl. Heymanns, Köln 1988

Krauskopf, D.: Soziale Krankenversicherung. 3. Aufl. Beck, München 1990

Lauterbach, H., F. Watermann: Gesetzliche Unfallversicherung. 3. Aufl. Kohlhammer, Stuttgart 1990

Wilke, G.: Soziales Entschädigungsrecht. 6. Aufl. Stutz, München 1987

3. Gemeinsame Rechtsgrundlagen

3.1. Ursächlicher Zusammenhang

Zahlreiche Ansprüche im Rechtsleben — im Sozialrecht ebenso wie im Zivil- und Strafrecht und in der privaten UV — hängen davon ab, ob ein bestimmter Erfolg — im hier interessierenden Bereich vorwiegend ein Gesundheitsschaden — ursächlich auf einem bestimmten Ereignis beruht.

So muß z. B. im Zivilrecht der Schaden aus einer Vertragverletzung oder einer unerlaubten Handlung ursächlich auf solchen Handlungen, im Strafrecht der strafbare Erfolg (Körperverletzung, Vermögensschaden beim Betrug usw.) ursächlich auf einem entsprechenden Handeln des Täters beruhen.

Im Sozialrecht bestehen z. B. Ansprüche auf Verletztenrente aus der ges. UV nur für Körperschäden, die „infolge des Arbeitsunfalls" (§ 581 RVO) eingetreten sind, oder auf Beschädigtenrente des sozEntschR nur, wenn der Gesundheitsschaden z. B. „durch eine militärische usw. Dienstverrichtung . . ." (§ 1 Abs. 1 BVG) bzw. „durch eine Wehrdienstverrichtung . . ." (§ 81 Abs. 1 SVG) verursacht worden ist.

Auch in der privaten UV ist Voraussetzung, daß der Unfall zu einer Invalidität „geführt", diese also verursacht hat.

Dieser Ursachenzusammenhang muß i. d. R. in zweifacher Hinsicht gegeben sein, als *haftungsbegründende* und *haftungsausfüllende* Kausalität.[1] Beide Kausalketten müssen gegeben sein, soll ein bestehender Gesundheitsschaden als Unfall- bzw. Schädigungsfolge anerkannt werden und eine Entschädigung hierfür gewährt werden.

Die **haftungsbegründende Kausalität** betrifft den ursächlichen Zusammenhang zwischen der geschützten Tätigkeit (z. B. in der ges. UV die versicherte Tätigkeit oder der geschützte Weg, im Versorgungsrecht die militärische Dienstverrichtung usw.) und der schädigenden Einwirkung (z. B. Unfall). Nur wenn das schädigende Ereignis ursächlich auf der geschützten Tätigkeit beruht, kann ein Arbeitsunfall, eine Berufskrankheit oder eine Schädigung i. S. des BVG in Betracht kommen.

Die **haftungsausfüllende Kausalität** betrifft den weiterhin erforderlichen Kausalzusammenhang zwischen der schädigenden Einwirkung (Unfall usw.) und dem Gesundheitsschaden, um den es geht. Eine Entschädigungsleistung kommt nur in Betracht, wenn der streitige Gesundheitsschaden auch tatsächlich auf dem Schädigungsereignis beruht und nicht durch andere Ursachen bewirkt ist.

Ursache (auch: Mit-, Teilursache, S. 29) im logischen — oder, wie es gelegentlich ausgedrückt wird, im naturwissenschaftlich-philosophischen — Sinne ist jede Bedingung, die nicht hinweggedacht werden kann, ohne daß gleichzeitig der Erfolg entfiele, die sog. **conditio sine qua non**.

So muß im Rahmen der haftungsbegründenden Kausalität eine rechtlich geschützte Tätigkeit und bei der haftungsausfüllenden Kausalität ein relevantes Schädigungsereignis stets eine solche conditio sine qua non des streitigen Schadens bilden, soll eine Anerkennung und Entschädigung als Unfall- bzw. Schädigungsfolge überhaupt in Betracht kommen.

Kann die geschützte Tätigkeit bzw. das Schädigungsereignis hinweggedacht werden, ohne daß gleichzeitig der streitige Körperschaden entfallen würde, läßt sich also schon nicht feststellen, daß versicherte Tätigkeit bzw. Schädigungsereignis für den streitigen Schaden *überhaupt* ursächlich sind, erübrigen sich alle weiteren Überlegungen.

Andererseits kann nicht jede *irgendwie* geartete kausale Verknüpfung zwischen der geschützten Tätigkeit, dem Schädigungsereignis und dem bestehenden Gesundheitsschaden genügen, um den Entschädigungsanspruch auszulösen. Denn das würde zu einer kaum abgrenzbaren Ausdehnung des Haftungsumfangs und damit zu Ergebnissen führen, die von der Rechtsordnung nicht gewollt sind und mit einem vernünftigen Rechtsempfinden nicht in Einklang stünden.

Denkt z. B. ein in der ges. UV versicherter Arbeitnehmer während seines Sonntagsspaziergangs so lebhaft über betriebliche Probleme nach, daß er auf Bodenunebenheiten nicht achtet, stolpert und sich ein Bein bricht, so bildet die versicherte Tätigkeit sicherlich eine conditio sine qua non für den erlittenen Unfallschaden. Ebenso sicher ist aber, daß dieser ursächliche Zusammenhang nicht ausreichen kann, eine Unfallentschädigung auszulösen.

Aus der Vielzahl der möglichen Bedingungen muß daher eine Auswahl getroffen werden, eine

---

[1] Brackmann (S. 479h); Erlenkämper (S. 72); Lauterbach § 548 Anm. 5; Palandt Anm. 5 vor § 249

Auswahl derjenigen Bedingungen, die zu dem eingetretenen Schaden in einer dem Schutzzweck des jeweiligen Gesetzes entsprechenden besonderen Beziehung stehen.

Für die einzelnen Rechtsgebiete haben Rechtsprechung und Rechtslehre zu diesem Zweck – leider – unterschiedliche Maßstäbe für die Beurteilung des ursächlichen Zusammenhangs entwickelt.

Diese verschiedenen Kausalitätslehren und ihre unterschiedlichen Denkansätze erschweren nicht zuletzt die medizinische Begutachtung. Gutachter, die diese Unterschiede nicht kennen, erliegen leicht der Gefahr, Begriffe und Beurteilungsmaßstäbe zu verwechseln und falsch einzusetzen. Das zeigt die Beschäftigung mit der sozialmedizinischen Literatur und den dort entwickelten Beurteilungsmaßstäben einzelner Krankheiten und Verletzungsfolgen immer wieder.

Daher ist es von besonderer Bedeutung, daß jeder gutachterlich tätig werdende Arzt diese Unterschiede genau kennt und seine Beurteilung nach den jeweils maßgebenden Kausalitätsbegriffen und -maßstäben ausrichtet.

Strafrechtliche Kausalitätslehre

Im Strafrecht gilt die sog. **Äquivalenzlehre**. Nach ihr gilt grundsätzlich jede conditio sine qua non als Ursache im Rechtssinne.[2] Der Täter ist jedoch nur strafbar, wenn sein den strafbaren Erfolg verursachendes Handeln auch rechtswidrig und schuldhaft war.

Zivilrechtrechtliche Kausalitätslehre

Im Zivilrecht gilt dagegen die sog. **Adäquanzlehre**. Hiernach gilt nur diejenige conditio sine qua non als Ursache im Rechtssinne, die dem Schaden adäquat, d. h. erfahrungsgemäß allgemein geeignet ist, einen derartigen Schaden herbeizuführen.[3]

Adäquat i. S. dieser Lehre ist eine conditio sine qua non nur, wenn sie allgemein und nicht nur unter besonders eigenartigen Umständen geeignet war, einen Erfolg wie den eingetretenen herbeizuführen.[4] Ob dies der Fall ist, muß aufgrund einer objektiven nachträglichen Prognose beurteilt werden. Auch hier ist die Haftung für den eingetretenen Erfolg darüber hinaus vielfach durch die weiterhin erforderliche Rechtswidrigkeit und Schuld des Verursachers weiter eingegrenzt.

Besteht ein adäquater Kausalzusammenhang, ist es unerheblich, wenn der Schaden nicht allein durch das streitige Ereignis herbeigeführt worden ist, zur Entstehung des Schadens vielmehr notwendig ein anderes Ereignis erforderlich war (Fall der konkurrierenden Kausalität, im Zivilrecht auch Gesamtkausalität genannt).[5]

Die zivilrechtliche Adäquanzlehre gilt – wenn auch mit Modifikationen – gleichfalls für die **private Unfallversicherung**.

Daher genügt es für die Bejahung eines rechtserheblichen Ursachenzusammenhanges, wenn die dem Versicherungsschutz unterliegende Ursache nur *eine* von mehreren Bedingungen ist, sofern diese dem Schaden adäquat ist.

Haben jedoch Krankheiten oder Gebrechen bei der durch ein Unfallereignis hervorgerufenen Gesundheitsschädigung oder deren Folgen mitgewirkt, so wird die Leistung entsprechend dem Anteil der Krankheit oder des Gebrechens gekürzt, wenn er wenigstens 25 v. H. beträgt, § 8 AUB 88 (S. 65).

Entschädigungsrechtliche Kausalitätslehre

Auch für das Entschädigungsrecht gilt im Grundsatz die zivilrechtliche Adäquanzlehre.[6]

Diese hat allerdings Modifikationen erfahren. So muß der Schaden verfolgungseigentümlich sein, d. h. er muß aus einer besonderen, gegenüber Nichtverfolgten erhöhten Gefahrenlage erwachsen sein.[7] Vor allem für die Beurteilung der wesentlichen Mitverursachung anlagebedingter Leiden (S. 41) gelten weitgehend dieselben Grundsätze[8] wie im Sozialrecht (S. 137).

Sozialrechtliche Kausalitätslehre

Für den Bereich des Sozialrechts, hier insbesondere für die ges. UV und das sozEntschR, hat das Bundessozialgericht in Fortführung der Rechtsprechung des früheren Reichsversicherungsamts und des Reichversorgungsgerichts die **Kausalitätslehre von der wesentlichen Bedingung** entwickelt.

Als Ursache im Rechtssinne sind hiernach nicht *alle* Bedingungen eines Erfolges zu werten, einerlei mit welcher Art und Schwere sie zu ihm beigetragen haben, sondern unter Abwägung ihres verschiedenen Wertes nur – aber auch alle –

[2] Dreher, StGB, 42. Aufl. Anm. 17 vor § 13 StGB mwN
[3] Palandt Anm. 5 vor § 249 mwN
[4] Palandt aaO

[5] Palandt aaO
[6] Blessin/Giessler, BEG-Schlußgesetz, § 1 Anm. III
[7] Blessin/Giessler aaO Anm. III. 3.b.bb
[8] Blessin/Giessler aaO § 28 Anm. 3.b mwN

die Bedingungen, die wegen ihrer besonderen Beziehung zum Erfolg zu dessen Eintritt *wesentlich* mitgewirkt haben.[9] Dieser Rechtsprechung ist auch die sozialrechtliche Literatur einhellig gefolgt.[10]

Nach der sozialrechtlichen Kausalitätslehre kommt es somit — anders als im Zivilrecht und der dort geltenden Adäquanzlehre — nicht darauf an, ob der bestehende Gesundheitsschaden eine adäquate Folge des Schädigungsereignisses ist.

3.2. Sozialrechtliche Kausalitätslehre

Wesentliche Bedingung

Für die **wesentliche Bedingung** — genauer: für die Voraussetzungen, unter denen eine Bedingung als wesentlich zu werten ist oder nicht — gibt es eine klarere, konkretere Definition nicht. Die Rechtsprechung hat eine solche auch mit Vorbedacht vermieden; so wünschenswert eine genauere Abgrenzung, eine stärkere Konkretisierung von Kriterien gerade auch für den Sozialmediziner sein mag, wäre eine solche bei der unüberschaubaren Vielfalt denkbarer Schädigungssachverhalte letztlich doch nie möglich und deswegen auch garnicht erstrebenswert. Die Entscheidung darüber, ob eine bestimmte Bedingung zum Erfolg wesentlich beigetragen hat oder nicht und ob sie daher eine Ursache im Rechtssinne bildet oder nicht, ist letztlich immer eine Wertentscheidung im Einzelfall und kann als solche nicht generell und abstrakt getroffen werden, sondern nur konkret anhand der Umstände des jeweiligen Einzelfalls durch eine vernünftige, lebensnahe Würdigung des gesamten maßgebenden Sachverhalts unter Berücksichtigung des Schutzzweckes des anzuwendenden Normen.[11]

Insbesondere im Rahmen der *haftungsbegründenden Kausalität* hat sich hierzu eine z. T. recht kasuistische Rechtsprechung herausgebildet, die immer wieder Modifikationen aufgrund der besonderen Umstände

des jeweiligen Einzelfalls erfährt. Im Rahmen der *haftungsausfüllenden Kausalität* und damit im sozialmedizinisch relevanten Bereich bestehen diese Schwierigkeiten nicht im selben Maße. Hier liegt die praktische Problematik mehr darin, daß sich die im sozial*medizinischen* Schrifttum vertretenen Begutachtungsmaßstäbe mit den von der sozial*gerichtlichen* Rechtsprechung entwickelten Grundsätzen nicht immer ganz decken.

Entscheidend für die Frage der Wesentlichkeit ist die *Qualität* der mitwirkenden Bedingungen, nicht ihre *Quantität* oder gar ihre zeitliche Reihenfolge.

Daher kann im Sozialrecht — anders als in der privaten UV (S. 66) — auch eine quantitativ (prozentual) relativ unbedeutende Bedingung für den Eintritt des Erfolges doch von qualitativ erheblicher und damit rechtlich wesentlicher Bedeutung sein.[12] Es kommt somit weder darauf an, ob die Einwirkungen aus dem geschützten Risikobereich zu 30, 50 oder 70 v. H. an der Entstehung des Schadens beteiligt noch darauf, ob sie die zeitlich letzte, den Schaden auslösende Ursache waren.

Im Sozialrecht ist es daher auch — im Gegensatz zu zahlreichen sozial*medizinischen* Veröffentlichungen — nicht von Bedeutung, ob ein bestimmtes (Unfall-) Ereignis **generell geeignet** war, den bestehenden Gesundheitsschaden zu bewirken, und schon gar nicht, einen entsprechenden Schaden bei einem vorher Gesunden hervorzurufen.

Eine solche generalisierende, auf *allgemeine* Erfahrungen gestützte Betrachtung, die auf die Adäquanz zwischen dem schädigenden Ereignis und dem eingetretenen Schaden abhebt, ist typisch für das Zivilrecht und für die dort gewollte Beschränkung der Haftung auf adäquate Schäden. Dem Sozialrecht ist sie dagegen wesensfremd; sie wäre nicht mit dem Gebot der individualisierenden Prüfung vereinbar.[13] Hier kommt es gerade nicht darauf an, ob ein bestimmter Kausalverlauf *generell* geeignet war, den eingetretenen Schaden hervorzurufen, sondern ob *im konkreten Einzelfall* Einwirkungen aus dem geschützten Risikobereich hierbei als conditio sine qua non mitgewirkt und eine — u. a. unter Beachtung des Schutzzweckes des Gesetzes — wesentliche Bedingung hierfür gesetzt haben. Anders als im Zivilrecht sind daher im Sozialrecht auch außergewöhnliche Wirkungsmechanismen und anomale Geschehnisabläufe zu berücksichtigen.

Die entscheidende Hilfe bei der Beurteilung der rechtlichen Wesentlichkeit einer Bedingung gibt der **Schutzzweck des Gesetzes**.[14]

---

[9] stdRspr; u. a. BSG 1, 72; 1, 150; 1, 268; 3, 240; 7, 53; 11, 50; 12, 242; 38, 127; 42, 42

[10] Brackmann (S. 480e); Erlenkämper (S. 74); Lauterbach § 548 Anm. 8; Wilke § 1 Anm. V. 3, jeweils mwN

[11] vgl. u. a. BSG 1, 71; 11, 50; BSG SozR 2200 § 548 Nr. 35, 42; § 550 Nr. 14, 26; Brackmann (S. 480h); Erlenkämper (S. 74)

[12] BSG SozR RVO § 589 Nr. 6; Brackmann (S. 480gI) mwN

[13] stdRspr, vgl. u. a. BSG SozR 3200 § 81 Nr. 3 mwN

[14] Brackmann (S. 480i) mwN

Die verschiedenen Bereiche des Sozialrechts – hier insbesondere die ges. UV und das sozEntschR – haben zur Aufgabe, für die bei Ausübung einer versicherten oder sonstwie geschützten Tätigkeit erlittenen Gesundheitsschäden die vom Gesetz vorgesehenen Leistungen zu gewährleisten.

Dieser Aufgabenstellung ist also das Grundprinzip immanent, daß jeder Körperschaden, der durch einen Arbeitsunfall oder eine sonstige rechtlich geschützte Tätigkeit verursacht worden ist, auch tatsächlich entschädigt wird. Arbeitsunfälle oder sonstige schädigende Einwirkung aus einer rechtlich geschützten Tätigkeit, die eine conditio sine qua non für einen solcherweise verursachten Körperschaden bilden, sind daher in aller Regel auch als eine *wesentliche* Bedingung zu werten, wenn nicht Besonderheiten des Einzelfalls die rechtliche Wesentlichkeit dieses Zusammenhangs ausnahmsweise ausschließen.

Weiterhin gehört zu den zwar ungeschriebenen, aber tragenden Grundsätzen des Sozialrechts, daß der einzelne Betroffene durch die Rechtsordnung in dem Gesundheitszustand geschützt wird, in dem er sich bei Eintritt des schädigenden Ereignisses befunden hat.[15]

In den Schutz des Sozialrechts eingeschlossen sind daher auch alle im Schädigungszeitpunkt bereits bestehenden Krankheiten, Gebrechen und sonstigen Vorschädigungen, alle Anlagen, Krankheitsdispositionen und konstitutionell oder degenerativ bedingten Schäden oder Schwächen. Auch – und gerade – der minderbelastbare Mensch, der infolge früherer Krankheit, konstitutioneller Schwäche oder degenerativer Vorschädigung der Gefahr einer Schädigung leichter erliegt als der „normale", robuste Gesunde, bedarf ja des Schutzes der Solidargemeinschaft, wenn er schädigenden Einwirkungen aus Beruf, Wehrdienst usw. ausgesetzt wird und dadurch zu Schaden kommt. Dann soll er den Schutz des Gesetzes *erfahren*, nicht davon *ausgeschlossen* werden.

Im Sozialrecht kann daher im Rahmen der haftungsausfüllenden Kausalität einer Schädigungseinwirkung die Bedeutung einer rechtlich wesentlichen Teilursache nicht generell mit der Begründung abgesprochen werden, infolge vorbestehender Krankheit, degenerativer Vorschädigung oder in der individuellen Konstitution begründeter Disposition (Anlage) des Betroffenen habe das Ereignis keine wesentliche Bedingung für den eingetretenen Schaden gebildet. Die Frage, ob das Ereignis den Schaden wesentlich bedingt hat, ist vielmehr im Gegenteil auf dem Boden der individuellen Konstitution des konkret Betroffenen und somit danach zu beurteilen, ob bei *diesem* Betroffenen angesichts *seiner* individuellen Konstitution das Ereignis für die Entstehung des Schadens von wesentlicher ursächlicher Bedeutung gewesen ist.

Von zentraler Bedeutung ist die Frage nach der Wesentlichkeit einer dem geschützten Risikobereich entstammenden Ursache in Fällen der konkurrierenden Kausalität (s. unten) mit ihren für die sozialmedizinische Begutachtung wichtigsten Anwendungsbereichen, der Beurteilung von Gelegenheitsursachen (S. 32) sowie von degenerativen und Anlageleiden (S. 41).

Konkurrierende Kausalität

Häufig wird die dem gesetzlich geschützten Tätigkeitsbereich entspringende Ursache erkennbar die allein wesentliche Bedingung für den Eintritt des Schadens bilden. Vielfach – auch im haftungsausfüllenden und damit sozialmedizinisch relevanten Bereich – bilden die schädigenden Einwirkungen aus der geschützten Tätigkeit aber nicht die alleinige conditio sine qua non für die Entstehung des streitigen Körperschadens; Einwirkungen aus dem unversicherten Privatleben (z. B. Sport, Urlaub, Hobbytätigkeiten), aber auch schädigungsunabhängige konstitutionsoder anlagebedingte Faktoren, Auswirkungen früherer Krankheiten, degenerative Vorschädigungen usw. können zu der Entstehung des streitigen Körperschadens in gleichfalls wesentlichem Ausmaß mit beitragen. In solchen Fällen bilden die schädigenden Einwirkungen aus dem gesetzlich geschützten Risikobereich nur eine **Teilursache** des Schadens, eine Mitursache neben anderen – den sog. schädigungs- (unfall-) unabhängigen – Ursachen.

Man spricht dann von **konkurrierender Kausalität** (auch: multikausaler oder plurikausaler Kausalität). Bei einer solchen Konstellation erhebt sich die Frage nach dem rechtlichen Verhältnis solcher mitwirkender schädigungsunabhängiger Kausalfaktoren zu den schädigungsbedingten Einwirkungen.

Hierfür gelten nach der Rechtsprechung des Bundessozialgerichts folgende Grundsätze: Das Vorhandensein mitwirkender schädigungs- (unfall-) unabhängiger Ursachenfaktoren steht einer rechtlichen Bewertung der schädigenden Einwirkungen aus den geschützten Risikobereichen als einer wesentlichen Ursache i. S. der sozialrechtlichen Kausalitätslehre nicht grundsätzlich

---

[15] BSG 5, 232; 9, 104; BSG SozR 3100 § 1 Nr. 3; BSG Breith 1964, 850; BSG 22. 03. 1983 -2 RU 22/81-; Erlenkämper (S. 81); Lauterbach § 581 Anm. 5

entgegen. Als rechtserheblich, als wesentlich sind alle Bedingungen anzusehen, die wegen ihrer besonderen Beziehungen zum Erfolg zu dessen Eintritt wesentlich mitgewirkt haben; sonstige Kausalreihen sind hingegen auszuscheiden. Haben mehrere Kausalreihen zu einem Erfolg wesentlich beigetragen, so sind sie rechtlich gleichwertig nebeneinander stehende **Mitursachen (Teilursachen)**, wenn sie in ihrer Bedeutung und Tragweite für den Eintritt des Erfolges annähernd gleichwertig sind. Kommt einer der Kausalreihen gegenüber den anderen eine überragende Bedeutung zu, so ist sie allein Ursache im Rechtssinne.[16] Dabei ist „annähernd gleichwertig" nicht als quantitatives Maß zu sehen; auch eine prozentual geringer einzuschätzende Bedingung kann doch für den Erfolg von erheblicher qualitativer Bedeutung und somit eine rechtlich wesentliche Ursache sein.[17]

Man kann diese etwas abstrakte und dadurch nicht leicht verständliche Definition praxisgerechter etwa so umschreiben:

Für die Bejahung eines rechtlich wesentlichen ursächlichen Zusammenhangs ist nicht erforderlich, daß die schädigenden Einwirkungen aus dem geschützten Risikobereich (z. B. Arbeitsunfall i. S. der ges. UV Dienstunfall oder andere schädigende Einwirkungen bei einem Soldaten) die alleinige, die überwiegende oder doch allein wesentliche Ursache des Schadens bilden. Für ihre Qualifizierung als wesentliche Ursache i. S. der sozialrechtlichen Kausalitätslehre genügt es, daß sie eine **wesentliche Teilursache** (Mitursache) bilden. Es können also durchaus andere, schädigungsunabhängige Ursachen (z. B. Sport, degenerative Vorschädigung, konstitutionelle Minderbelastbarkeit) an dem Eintritt des Schadens mitbeteiligt sein, und zwar nicht nur entfernt, sondern – für sich betrachtet – gleichfalls wesentlich, ohne daß dadurch die rechtliche Relevanz der Kausalität aus dem geschützten Risikobereich ausgeschlossen oder beeinträchtigt wird. Nur wenn diese schädigungsunabhängigen Kausalfaktoren an Bedeutung und Tragweite für den Eintritt des Schadens so eindeutig überwiegen, daß sie die in Wahrheit allein bedeutsame Ursache des Schadens bilden, sind sie auch rechtlich als die allein wesentliche Bedingung i. S. der sozialrechtlichen Kausalitätslehre zu werten; dann – aber nur dann – verdrängen sie den zwar i. S. der conditio sine qua non weiterhin bestehenden, rechtlich aber nicht mehr wesentlichen ursächlichen Zusammenhang mit dem schädigenden Ereignis.

Sind also mehrere – teils schädigungsbedingte, teils schädigungsunabhängige – Kausalfaktoren an der Entstehung des Schadens beteiligt ge-

wesen, müssen diese verschiedenen Kausalreihen hinsichtlich ihrer Bedeutung und Tragweite für die Entstehung des Schadens erfaßt und abgewogen werden.

Erste und – eigentlich – selbstverständliche Voraussetzung für die Annahme eines Falles der konkurrierenden Kausalität ist, daß die verschiedenen Kausalreihen, deren ursächliche Beteiligung in Erwägung gezogen wird, in ihren **tatsächlichen Grundlagen** i. S. des sog. Vollbeweises (S. 45) feststehen.

Das gilt einmal für die schädigungs*bedingten* (sog. anspruchsbegründenden) Tatsachen im Bereich sowohl der haftungsbegründenden wie auch der haftungsausfüllenden Kausalität. So muß u. a. das Unfallereignis im Rahmen einer geschützten Tätigkeit stets i. S. eines solchen Vollbeweises nachgewiesen sein.

Dieser Nachweis ist i. d. R. aber nicht Aufgabe des begutachtenden Arztes, sondern von Verwaltung bzw. Gericht. Dem Gutachter sollten Art und Ausmaß der schädigenden Einwirkungen mit den hierfür sozialmedizinisch relevanten Einzelheiten als sog. Anknüpfungstatsachen vorgegeben werden. Ist dies nicht geschehen, sollte der Gutachter die hierzu erforderlichen Feststellungen nicht selbst treffen, sondern von Verwaltung bzw. Gericht anfordern. Es ist grundsätzlich nicht seine Aufgabe, z. B. die Glaubwürdigkeit der Angaben des Betroffenen und ggf. von Zeugen zum Unfallhergang usw. zu beurteilen und zu würdigen. Andererseits sollte der Gutachter diese Vorgaben auf ihre sozialmedizinische Schlüssigkeit überprüfen, ggf. also z. B. vor abschließender Erstattung des Gutachtens dartun, daß das Unfallereignis in der festgestellten Weise aus medizinischen oder biomechanischen Gründen so nicht stattgefunden haben kann oder doch erhebliche Zweifel bestehen.

Einer Feststellung der tatsächlichen Grundlagen i. S. des Vollbeweises bedürfen aber auch alle schädigungs- bzw. unfall*unabhängigen* Kausalfaktoren, deren ursächliche Mitwirkung bei der Entstehung des Schadens in Betracht gezogen wird.

Auch sie müssen also i. S. dieses Vollbeweises nachgewiesen sein. Annahmen, Vermutungen oder Hypothesen vermögen den erforderlichen Beweis nicht zu ersetzen, auch nicht ein Rückgriff auf allgemeines ärztliches Erfahrungswissen,[18] wenn es sich nicht auf nachgewiesene Befunde des konkreten Einzelfalls stützt. Läßt sich das Vorliegen solcher schädigungsunabhängigen Faktoren schon vom Tatsächlichen her nicht ausreichend sicher feststellen und überzeugend nachweisen, darf sich gar nicht erst die Frage erheben, ob sie Ursache im Rechtssinne sein könnten.[19]

---

[16] stdRspr seit BSG 1, 157; vgl. VV Nr. 3 zu § 1 BVG
[17] BSG SozR RVO § 589 Nr. 6; Brackmann (S. 480gI) mwN

[18] vgl. hierzu BSG SozR 3200 § 81 Nr. 3
[19] so ausdrücklich BSG 24. 02. 1987 – 2 RU 20/87 –; ähnlich BSG 20. 08. 1987 – 5a RKnU 1/86 –

Wird also z. B. bei einer Kniescheibenluxation erwogen, daß eine habituelle Bandinstabilität an dem Eintritt der Verrenkung wesentlich mitgewirkt hat, so bedarf es grundsätzlich des Vollbeweises, daß und in welchem Ausmaß der Bandapparat des konkret Betroffenen tatsächlich vorgeschädigt war (S. 305). Gleiches gilt bei Annahme anderer Vorschädigungen und Anlagen (z. B. Meniskopathie infolge Sport, Osteoporose bei Knochenbrüchen, degenerative Vorschädigungen bei Muskel- und Sehnenrissen, Bandscheibenvorfällen,[20] anlagebedingte Bindegewebsschwäche usw.).

Die Logik dieser rechtlichen Systematik liegt auf der Hand: In einer Vielzahl von Fällen kann die *Möglichkeit* nicht ausgeschlossen werden, daß auch derartige schädigungsunabhängige Faktoren an dem Eintritt des Schadens ursächlich beteiligt waren. Aus Gründen der Rechtsstaatlichkeit dürfen aber Erwägungen über die kausale Mitwirkung schädigungsunabhängiger Faktoren in die Kausalbeurteilung nur einfließen, soweit diese in ihren tatsächlichen Grundlagen für den konkreten Einzelfall voll bewiesen sind. Mit Recht hat das Bundessozialgericht daher ausdrücklich entschieden, daß ein nur *möglicher* Kausalfaktor in die Kausalitätsprüfung gar nicht erst einbezogen werden darf, solange er in seinen tatsächlichen Grundlagen nicht i. S. dieses Vollbeweises nachgewiesen ist.[21]

Stehen die mitwirkenden Kausalreihen – die schädigungsbedingten wie die schädigungsunabhängigen – von den tatsächlichen Grundlagen her fest, ist weiter zu fragen, ob sie – jede für sich – mit ausreichender Wahrscheinlichkeit (S. 43) eine **conditio sine qua non** für den Eintritt des Schadens bilden, d. h. ob sie nicht hinweggedacht werden können, ohne daß der Erfolg – der streitige Körperschaden – entfallen würde.

Haben Faktoren – schädigungsbedingte wie schädigungsunabhängige – zwar *möglicherweise* bei der Entstehung des Schadens mitgewirkt, läßt sich aber nicht mit *hinreichender Wahrscheinlichkeit* feststellen, daß sie tatsächlich eine conditio sine qua non für seine Entstehung gebildet haben, erhebt sich gleichfalls gar nicht erst die Frage, ob sie eine wesentliche Teilursache gebildet haben könnten, auch dann nicht, wenn sie in ihren tatsächlichen Grundlagen i. S. des Vollbeweises nachgewiesen sind. Kann nämlich nicht hinreichend wahrscheinlich gemacht werden, daß sie eine unersetzliche Bedingung für den Eintritt des Schadens gesetzt haben, wäre der Schaden vielmehr auch dann eingetreten, wenn sie nicht vorhanden gewesen wären,

bilden sie keine conditio sine qua non und können daher als (mögliche) wesentliche Teilursache nicht diskutiert werden.

Hat z. B. ein Sturz aus großer Höhe zu einer Wirbelfraktur geführt, besteht aber gleichzeitig eine Osteoporose der Wirbelsäule, wird diese Osteoporose wahrscheinlich keine conditio sine qua non für den Wirbelbruch bilden; der Wirbelbruch wäre angesichts von Art und Schwere der Unfalleinwirkung auch ohne diese eingetreten. In solchen Fällen bedarf es keiner Diskussion der Bedeutung der Osteoporose.

Sind die an der Entstehung des Schadens mitwirkenden Kausalfaktoren als tatsächlich vorliegend nachgewiesen und bilden sie auch mit hinreichender Wahrscheinlichkeit eine conditio sine qua non für den Eintritt des streitigen Körperschadens, so ist weiterhin zu fragen, ob sie auch — für sich gesehen — eine **wesentliche Bedingung** i. S. der sozialrechtlichen Kausalitätslehre für den Eintritt des Schadens bilden.

Hierfür ist erforderlich, daß sie zu dem eingetretenen Erfolg in einer besonders engen Beziehung stehen. Es genügt also nicht, daß sie zu dem Schaden *irgendwie* beigetragen haben. Sie müssen vielmehr ihrerseits eine *wesentliche* Bedingung für den Eintritt des Körperschadens gesetzt haben. Kausalfaktoren, die zwar als conditio sine qua non mitgewirkt, zur Entstehung des Schadens aber nicht *wesentlich* beigetragen haben, scheiden aus der Kausalitätsprüfung daher aus. Das gilt für die schädigungsbedingten wie die schädigungsunabhängigen Kausalfaktoren gleichermaßen.

Haben zur Entstehung des Schadens nach alledem mehrere Kausalreihen — teils schädigungsbedingte, teils schädigungsunabhängige — mit hinreichender Wahrscheinlichkeit wesentlich beigetragen, muß eine **Abwägung von Bedeutung und Tragweite** dieser einzelnen Kausalreihen für den Eintritt des Erfolges vorgenommen werden. Insbesondere muß geprüft werden, ob diese verschiedenen Kausalreihen in ihrer ursächlichen Bedeutung „annähernd gleichwertig" sind oder ob eine von ihnen an Bedeutung so eindeutig überwiegt, daß sie als die in Wahrheit allein wesentliche Ursache gewertet werden muß.

Dieser Abwägung dürfen keine praxisfernen Hypothesen und erst recht keine an einseitigen Meinungen oder Interessen ausgerichteten Maßstäbe zugrunde gelegt werden. Sie hat vielmehr nach einer an Inhalt und Schutzzweck der maßgebenden gesetzlichen Vorschriften orientierten objektiven, vernünftigen, an der ärztlichen wie an der praktischen Erfahrung des Arbeitslebens anknüpfenden Betrachtungsweise zu erfolgen.[22]

---

[20] vgl. hierzu Erlenkämper (S. 133 ff.)
[21] BSG 24. 02. 1987 -2 RU 20/87-; 20. 08. 1987 -5a RKnU 1/86-

[22] Brackmann (S. 480h); Erlenkämper (S. 80), jeweils mwN

Von besonderer Bedeutung ist auch — und gerade — hier der Schutzzweck des Gesetzes[23] (S. 28), der gerade in schwierigen Grenzfällen den Ausschlag geben sollte.

Ergibt diese Abwägung, daß ein eindeutiges Überwiegen einer der mitwirkenden Kausalreihen nicht sicher festgestellt bzw. überzeugend begründet werden kann, so müssen alle Kausalreihen als rechtlich gleichwertig, als „annähernd gleichwertige Mitursachen" (S. 30) gewertet werden.

Haben also schädigungsbedingte und schädigungsunabhängige Ursachen an der Entstehung des Schadens mitgewirkt, ohne daß das eindeutige Überwiegen der schädigungsunabhängigen Faktoren festgestellt werden kann, hat dies daher zur Folge, daß die ursächliche Beteiligung solcher schädigungsunabhängigen Faktoren die Rechtserheblichkeit der gleichfalls bestehenden schädigungsbedingten Kausalität nicht ausschließt; denn die letztere bildet dann zumindest eine für die Entschädigung des Schadens ausreichende wesentliche Teilursache. Nur wenn die schädigungsunabhängigen Faktoren die Einwirkungen aus dem geschützten Risikobereich bei der gebotenen objektiven, vernünftigen und lebensnahen Würdigung so eindeutig überwiegen, daß sie als die tatsächlich und rechtlich allein wesentliche Ursache des Schadens angesehen werden müssen, verdrängen sie die gleichwohl bestehende, dann aber rechtlich nicht mehr wesentliche Kausalität der schädigenden Einwirkungen mit der Folge, daß eine i. S. der sozialrechtlichen Kausalitätslehre rechtserhebliche schädigungsbedingte Kausalität nicht vorliegt.

In jedem Fall ist die Kausalität für den **gesamten Schaden** stets **einheitlich** zu beurteilen.

Vor allem ist, anders als z. B. in der privaten UV (§ 8 AUB 88, S. 66) und im zivilen Schadensersatzrecht (§ 254 BGB, S. 61), eine irgendwie geartete Schadensteilung — etwa prozentual nach Ausmaß oder Bedeutung der mitwirkenden Kausalfaktoren, durch Anerkennung oder Entschädigung nur eines Teils des Gesamtschadens, Berücksichtigung von mitwirkendem Verschulden oder durch die Wahl besonderer Verursachungsformen (Anerkennung „nur i. S. der Verschlimmerung") — im Bereich des Sozialrechts nicht zulässig. Daher ist auch dort, wo neben Einwirkungen aus den geschützten Risikobereichen andere, schädigungsunabhängige Kausalfaktoren oder eigenes Handeln zu dem Eintritt des Schadens mit beigetragen haben, dieser Schaden dennoch stets in vollem Umfang als Unfall- bzw. Schädigungsfolge anzuerkennen und zu entschädigen, sofern die schädigenden Einwirkungen aus den geschützten Risikobereichen zumindest eine wesentliche Teilursache gebildet haben.

Dies gilt für Berufskrankheiten in gleicher Weise.

Die **abschließende kausale Wertung** ist im übrigen — ähnlich wie bei der MdE — letztlich Aufgabe

der Leistungsträger bzw. Gerichte. Diese haben abschließend zu entscheiden, ob die tatsächlichen Grundlagen ausreichend nachgewiesen sind, die Wahrscheinlichkeit zutreffend beurteilt und die Abwägung der Bedeutung verschiedener mitwirkender Kausalreihen überzeugend erfolgt ist.

Da der Verwaltungsbeamte bzw. Richter in aller Regel über die im haftungsausfüllenden Bereich notwendigen medizinischen Kenntnisse für die Feststellung sowie die Abwägung und Beurteilung der mitwirkenden Kausalreihen selbst nicht verfügt, ist er bei der Entscheidung dieser wichtigen Grundfragen auf ärztliche Gutachten angewiesen. Diese Mitwirkung des Arztes setzt jedoch voraus, daß er die rechtlichen Grundlagen der Zusammenhangsbeurteilung beherrscht und seine Kenntnisse auch objektiv und sachgerecht einsetzt. Ob das geschehen ist, müssen Verwaltung bzw. Gerichte vor ihrer abschließenden Entscheidung nachprüfen. Daher kommt einer auch rechtlich schlüssigen und überzeugenden Begründung von Gutachten in diesem Teilbereich eine besonders hohe Bedeutung zu. Gutachten, die von unrichtigen Rechtsbegriffen ausgehen oder diese unrichtig anwenden oder die nicht ausreichend vollständig oder nicht überzeugend begründet sind, dürfen der Entscheidung nicht zugrunde gelegt werden. Auch müssen für den Fall, daß der streitige Anspruch durch Widerspruch, Klage oder Berufung weiterverfolgt wird, spätere Gutachter ersehen und nachvollziehen können, welche Tatsachen und welche rechtlichen Maßstäbe der Beurteilung bisher zugrunde gelegt worden sind.

Für das **sozialmedizinische Zusammenhangsgutachten** ist es daher unerläßlich, daß aus dem Gutachten selbst deutlich wird, von welchen tatsächlichen Grundlagen und welchen Kausalitätserwägungen der Gutachter ausgegangen ist, insbesondere aufgrund welcher Befunde usw. er die für den Vollbeweis erforderlichen Tatsachenfeststellungen getroffen, aus welchen Gründen er die Wahrscheinlichkeit und rechtliche Wesentlichkeit der verschiedenen mitwirkenden Kausalreihen bejaht oder verneint hat und welche Erwägungen ihn bei der Abwägung von Bedeutung und Tragweite dieser einzelnen Kausalreihen geleitet haben.

Gelegenheitsursache

Ist das Schädigungsereignis bzw. der darauf beruhende Gesundheitsschaden zwar anläßlich einer geschützten Tätigkeit eingetreten, bildet diese Tätigkeit aber nicht zumindest eine wesentliche Teilursache i. S. der sozialrechtlichen Kausalitätslehre hierfür, weil andere, schädigungsunabhängige Kausalfaktoren an Bedeu-

---

[23] Brackmann (S. 480i); Erlenkämper (S. 81), jeweils mwN

tung eindeutig überwiegen, spricht man von einer **Gelegenheitsursache**. [24]

Die schädigenden Einwirkungen aus dem geschützten Risikobereich sind zwar conditio sine qua non für den Schaden, weil sie nicht hinweggedacht werden können, ohne daß auch der Schaden entfiele. Andere, schädigungsunabhängige Kausalfaktoren überwiegen bei der nach den Grundsätzen der konkurrierenden Kausalität vorzunehmenden Abwägung (S. 31) an Bedeutung jedoch so eindeutig, daß sie als die rechtlich allein wesentliche Ursache des Schadens gewertet werden müssen. Der Schaden ist zwar „*bei Gelegenheit*" einer geschützten Tätigkeit entstanden, durch diese aber nicht wesentlich bedingt.

Der Begriff der Gelegenheitsursache erfordert in der Praxis einen sehr **behutsamen Umgang**, soll nicht der Schutzzweck des Sozialrechts, dem Betroffenen grundsätzlich Entschädigung für alle Gesundheitsschäden zu gewähren, die er bei einer rechtlich geschützten Tätigkeit erlitten hat (S. 28), vereitelt werden.

Schon im Bereich der **haftungsbegründenden Kausalität** ist daher Zurückhaltung geboten, wenn mit dem Argument gearbeitet werden soll, es handele sich um ein schädigendes Ereignis (Unfall usw.), das nur „bei Gelegenheit" der geschützten Tätigkeit eingetreten sei, aber − beliebig austauschbar − auch im privaten Leben hätte eintreten können. Denn viele schädigende Ereignisse, die bei einer geschützten Tätigkeit eintreten, sind solche, die auch im privaten Lebensbereich vorkommen.

So gehört z. B. das Heben und Tragen schwerer Lasten, Stolpern, Ausgleiten, Umknicken, Fallen, aber auch z. B. der Verkehrsunfall zu den Vorkommnissen, die sowohl bei einer geschützten Tätigkeit wie auch im privaten Leben eintreten können, sofern sie jeweils den Unfallbegriff (S. 4) erfüllen. Treten solche Ereignisse infolge der geschützten Tätigkeit ein, sind sie in aller Regel als Arbeits- bzw. Dienstunfall zu werten. Hier kann die rechtlich wesentliche Kausalität aus dem geschützten Risikobereich nicht generell mit der Argumentation ausgeschlossen werden, ein gleichartiges Ereignis hätte auch im privaten Lebensbereich eintreten können, die versicherte Tätigkeit sei daher nur Gelegenheitsursache. [25] Denn anderenfalls würde der sozialrechtliche Schutz für eine Vielzahl von Unfällen und anderen schädigenden Einwirkungen, die nach dem Schutzzweck des Gesetzes entschädigt werden sollen, auf diese Weise ausgeräumt werden können.

Gleiches gilt für den **haftungsausfüllenden** und damit für den **sozialmedizinischen Bereich**. Hier ergibt sich die Problematik vor allem, wenn eine

degenerative oder durch frühere Krankheit bedingte Vorschädigung, eine Anlage, konstitutionelle Schwäche oder sonstige Krankheitsdisposition bereits so stark ausgeprägt ist, daß es nur noch eines relativ geringfügigen Anstoßes bedarf, um den konkreten Gesundheitsschaden auszulösen. Erfolgt dieser Anstoß bei einer geschützten Tätigkeit, aber durch eine Belastung, wie sie − beliebig austauschbar − auch im nicht geschützten Alltagsleben vorkommt, ergibt sich die Frage, ob die geschützte Tätigkeit eine wesentliche Teilursache oder nur eine Gelegenheitsursache bildet.

Auch hier ist aber Behutsamkeit und Zurückhaltung bei der Beurteilung geboten, führt die Annahme einer Gelegenheitsursache noch dazu, daß der Betroffene von der Entschädigung für einen Schaden ausgeschlossen wird, den er durch eine grundsätzlich geschützte Tätigkeit erlitten hat.

Ohne jede rechtliche Relevanz ist auch in diesem Zusammenhang die Frage, ob die schädigenden Einwirkungen *generell geeignet* waren, den konkreten Schaden zu bewirken (S. 28).

Denn dem Sozialrecht ist − anders als im Zivilrecht mit der nur dort geltenden Adäquanzlehre − eine solche abstrahierende und generalisierende Betrachtung und Wertung von ursächlichen Zusammenhängen mit ihrer Folge einer Beschränkung der Haftung nur auf adäquate, generell zur Herbeiführung eines solchen Schadens geeignete Ursachen wesensfremd. [26] Hier kommt es vielmehr darauf an, ob die schädigenden Einwirkungen aus der geschützten Tätigkeit *im konkreten Einzelfall* mit seinen *individuellen* Gegebenheiten den Schaden tatsächlich verursacht, d. h. eine conditio sine qua non für seinen Eintritt gesetzt haben; dabei sind − anders als im Zivilrecht − nicht nur generell geeignete Ursachen, sondern auch außergewöhnliche Wirkungsmechanismen und anomale Geschehnisabläufe z. B. infolge konstitutioneller Minderbelastbarkeit zu berücksichtigen.

Bei der Beurteilung und Abwägung, ob die Einwirkungen aus dem geschützten Risikobereich (noch) eine wesentliche Teilursache oder (nur) eine Gelegenheitsursache bilden, ist auch hier vor allem der **Schutzzweck des Gesetzes** zu beachten (S. 28).

Hiernach hat das Sozialrecht die Aufgabe, dem Betroffenen, der bei Ausübung einer versicherten oder sonstwie geschützten Tätigkeit einen Unfall oder eine sonstige Schädigung erleidet, für den dadurch bewirkten Gesundheitsschaden die vorgesehenen Leistun-

---

[24] Brackmann (S. 480 kI); Erlenkämper (S. 85 u. 128); Lauterbach § 548 Anm. 10, jeweils mwN
[25] BSG Breith 1986, 387, 390; BSG 18. 02. 1987 -2 RU 22/86-

[26] BSG SozR 2200 § 548 Nr. 91; 3200 § 81 Nr. 3

gen zu gewährleisten. Denn dem Sozialrecht ist das Grundprinzip immanent, daß *jeder* Gesundheitsschaden, der durch eine geschützte Tätigkeit rechtlich wesentlich verursacht worden ist, auch tatsächlich entschädigt wird.

Weiterhin gehört es zu den tragenden Grundsätzen des Sozialrechts, daß der einzelne Betroffene durch die Rechtsordnung in dem Gesundheitszustand geschützt wird, in dem er sich beim Eintritt des schädigenden Ereignisses befunden hat. In diesen Schutz eingeschlossen sind daher auch alle in diesem Zeitpunkt bereits bestehenden Krankheiten, Gebrechen und sonstigen Vorschädigungen, alle Anlagen, Krankheitsdispositionen und konstitutionell oder degenerativ bedingten Schäden und Schwächen. Auch — und gerade — der minderbelastbare Mensch, der infolge früherer Krankheit, konstitutioneller Schwäche oder degenerativer Vorschädigung der Gefahr einer Schädigung leichter erliegt als der „normale", robuste Gesunde, bedarf ja des Schutzes des Gesetzes, wenn er schädigenden Einwirkungen aus Beruf, Wehrdienst usw. ausgesetzt wird und dadurch zu Schaden kommt.

Einer Schädigungseinwirkung aus den geschützten Risikobereichen darf daher die Bedeutung einer rechtlich wesentlichen Teilursache nicht generell mit der Begründung abgesprochen werden, der Schaden habe nur aufgrund der bestehenden Anlage, degenerativen Vorschädigung oder der in der individuellen Konstitution begründeten Disposition des Betroffenen eintreten können, wesentliche Bedingung für den eingetretenen Schaden bilde daher diese individuelle Disposition, nicht das schädigende Ereignis. Die Frage, ob das Ereignis den Schaden wesentlich bedingt hat, ist vielmehr im Gegenteil auf dem Boden der individuellen Konstitution des konkret Betroffenen und somit danach zu beurteilen, ob bei *diesem* Betroffenen angesichts *seiner* individuellen Konstitution das Ereignis für die Entstehung des Schadens von wesentlicher ursächlicher Bedeutung gewesen ist oder nicht.

Deswegen darf auch im haftungsausfüllenden Bereich eine Gelegenheitsursache nur angenommen werden, wenn schädigungsunabhängige Kausalfaktoren die Auswirkungen des schädigenden Ereignis an Bedeutung und Tragweite für den Eintritt des Gesundheitsschadens so eindeutig überwiegen, daß sie bei der gebotenen objektiven, vernünftigen und lebensnahen Würdigung als die allein wesentliche Ursache des Schadens angesehen werden müssen (S. 31), der Schaden also tatsächlich nur „bei Gelegenheit" der rechtlich geschützten Tätigkeit eingetreten ist. Und diese schädigungsunabhängigen Kausalfaktoren bedürfen stets des sog. *Vollbeweises* ihrer tatsächlichen Grundlagen (S. 45), soll sich überhaupt die Frage ihrer rechtlich wesentlichen Mitwirkung ergeben.[27]

Entgegen — trotz langjährig gefestigter Rechtsprechung und Rechtslehre — immer noch verbreiteter sozialmedizinischer Ansicht und Begut

achtungspraxis steht daher allein der Umstand, daß derartige Vorschädigungen, Anlagen oder sonstige Krankheitsdispositionen an der Entstehung des Schadens wesentlich beteiligt waren, der Annahme eines rechtlich wesentlichen Zusammenhangs mit der geschützten Tätigkeit nicht generell entgegen. Denn für die Bejahung eines rechtserheblichen Kausalzusammenhanges reicht es aus, daß die Einwirkungen aus der geschützten Tätigkeit eine — neben anderen, schädigungsunabhängigen Kausaleinwirkungen — wesentliche *Teilursache* des Schadens bilden (S. 30); es ist nicht erforderlich, daß diese Einwirkungen die alleinige oder allein wesentliche Ursache sind.

Eine Gelegenheitsursache darf deswegen nur angenommen werden, wenn die biomechanischen Einwirkungen aus dem konkreten Unfallereignis so geringfügig waren, daß sie bei der gebotenen Abwägung (S. 31) gegenüber der aus der Vorschädigung usw. erwachsenden Krankheitsbereitschaft an Bedeutung völlig zurücktreten, oder wenn die aus der Vorschädigung usw. erwachsende Krankheitsdisposition nachweisbar bereits so stark ausgeprägt und so leicht ansprechbar war, daß der jetzt bestehende Gesundheitsschaden mit hinreichender Wahrscheinlichkeit auch ohne das schädigende Ereignis zu annähernd gleicher Zeit und in annähernd gleicher Schwere durch ein anderes — beliebig austauschbares — Ereignis des täglichen Lebens ausgelöst worden wäre.[28]

Für die Annahme einer Gelegenheitsursache reicht daher insbesondere nicht aus, daß der Schaden aufgrund der degenerativen Vorschädigung usw. auch durch beliebig austauschbare Belastungen des täglichen Lebens hätte ausgelöst werden *können*. Denn das besagt ja noch nichts zu der Frage, ob der Schaden ohne das konkrete schädigende Ereignis zu annähernd gleicher Zeit und in annähernd gleicher Schwere auch *tatsächlich eingetreten wäre* oder ob der Betroffene ohne das konkrete Schädigungsereignis nicht noch unabsehbar lange Zeit ohne den Schaden und die hierdurch bewirkten Beschwerden geblieben wäre.

Die Annahme einer Gelegenheitsursache kommt daher insoweit nur in Betracht, wenn die — nachzuweisende (S. 45) — Vorschädigung usw. bereits so stark ausgeprägt war, daß der Schaden durch beliebig austauschbare Belastungen des täglichen Lebens mit hinreichender Wahrscheinlichkeit auch ohne das konkrete schädigende Ereignis *zu annähernd gleicher Zeit und in annähernd gleich starker Ausprägung* eingetreten wäre.

---

[27] stdRspr; vgl. u. a. BSG SozR 2200 § 548 Nr. 84; BSG 24. 02. 1988 -2 RU 30/87-; BSG 06. 12. 1989 -2 RU 7/89-

[28] stdRspr; vgl. BSG Breith 1968, 823 mwN; BSG SozR 2200 § 589 Nr. 10; BSG 06. 12. 1989 -2 RU 7/89-; LSG Celle 17. 01. 1991 — L 6 U 40/89 —

Wird also z. B. eine Läsion der Rotatorenmanschette, ein Muskel- oder Sehnenriß, eine Meniskusverletzung oder ein Bandscheibenprolaps als Unfallfolge geltend gemacht, aber erwogen, daß der Unfall nur Gelegenheitsursache war, weil eine degenerative Vorschädigung die wesentliche oder gar überwiegende Bedingung für den Eintritt dieses Schadens ist, kann die Wesentlichkeit des Unfallereignisses für den Eintritt des Schadens nicht generell mit der Begründung verneint werden, z. B. eine Sehne reiße nach gesicherter ärztlicher Erfahrung nur, wenn eine entsprechend schwerwiegende degenerative Vorschädigung bestanden habe. Auch abgesehen davon, daß der Betroffene in diesem Gesundheitszustand ja gerade geschützt ist, muß das tatsächliche Bestehen einer solchen degenerativen Vorschädigung nach Art und Ausmaß zunächst ausreichend nachgewiesen sein[29] (S. 45). Kann dieser Nachweis nicht überzeugend geführt werden, darf sich erst gar nicht die Frage erheben, ob sie wesentliche oder gar überwiegende Bedingung war.

Auch wenn dieser Nachweis geführt werden kann, darf die Wesentlichkeit des Arbeitsunfalls usw. nicht mit der Begründung verneint werden, angesichts des nachgewiesenen Ausmaßes der Vorschädigung habe der Sehnenriß auch durch eine beliebig austauschbare Belastung des unversicherten Alltagslebens jederzeit eintreten können; denn das allein schließt nicht aus, daß der Schaden ohne das konkrete Unfallereignis in absehbarer Zeit tatsächlich nicht eingetreten wäre. Die Wesentlichkeit des Unfallereignisses darf in solchen Fällen vielmehr nur verneint werden, wenn hinreichend wahrscheinlich gemacht werden kann, daß die nachweislich bestehende Degeneration schon so weit fortgeschritten war, daß der Schaden auch ohne das konkrete Unfallereignis aufgrund normaler Alltagsbelastungen zu annähernd gleicher Zeit und in annähernd gleicher Art und Schwere eingetreten wäre.

Als wesentliches rechtliches **Kriterium** für die Feststellung, ob der streitige Gesundheitsschaden mit hinreichender Wahrscheinlichkeit auch ohne die angeschuldigte Einwirkung aus der versicherten Tätigkeit zu annähernd gleicher Zeit und in annähernd gleicher Schwere eingetreten wäre, ist einmal Art und Ausprägung der — nachzuweisenden (S. 46) — Vorschädigung usw., insbesondere das daraus erwachsende Ausmaß an Disposition für den Eintritt eines solchen Schadens zu sehen, zum anderen Art und Schwere der Einwirkungen aus der geschützten Tätigkeit: Je gravierender die Vorschädigung usw. und die dadurch begründete Krankheitsbereitschaft einerseits und je geringer und mit Belastungen auch aus dem unversicherten Alltagsleben vergleichbarer die schädigenden Einwirkungen aus der geschützten Tätigkeit andererseits sind, um so eher wird eine hinreichende Wahrscheinlichkeit

zu begründen sein, daß der streitige Körperschaden zu annähernd gleicher Zeit und in annähernd gleichem Ausmaß auch ohne die Einwirkungen des angeschuldigten Arbeitsunfalls eingetreten wäre. Umgekehrt wird eine Gelegenheitsursache um so eher zu verneinen sein, je geringer die Krankheitsbereitschaft aus der Vorschädigung entwickelt war und einen baldigen Eintritt des Schadens auch aufgrund alltäglicher Belastungen wahrscheinlich erscheinen läßt und je gravierender die angeschuldigten schädigenden Einwirkungen waren, je typischer sie für die geschützte Tätigkeit waren, je weniger sie nach Art und Schwere normalen alltäglichen Belastungen entsprachen und je weniger insgesamt wahrscheinlich ist, daß ein gleicher Schaden auch ohne die Einwirkungen aus der geschützten Tätigkeit alsbald eingetreten wäre.

Angesichts dieser hohen Anforderungen der Rechtsprechung bedarf es in jedem **sozialmedizinischen Gutachten** sorgfältiger Darlegungen dieser Wechselwirkungen und ihrer Bedeutung, soll eine Gelegenheitsursache angenommen und damit eine schädigungsbedingte wesentliche Kausalität verneint werden.

Zu beachten ist bei dieser Abwägung vor allem, daß nach den allgemeinen Grundsätzen Art und Ausmaß der Vorschädigung und die daraus erwachsende Krankheitsdisposition stets i. S. des sog. Vollbeweises nachgewiesen sein müssen, soll ihnen aufgrund derartiger Erwägung die Bedeutung der allein wesentlichen, den Zusammenhang mit der geschützten Tätigkeit ausschließenden Ursache für die Entstehung des Schadens beigemessen werden. Auch wenn an diesen Nachweis keine überzogenen, praktisch nicht erfüllbaren Anforderungen gestellt werden dürfen (S. 46), so reichen Vermutungen, Unterstellungen, Annahmen oder Hypothesen hier — wie stets im Sozialrecht — nicht aus. Können Vorschädigung bzw. Krankheitsdisposition nicht ausreichend überzeugend nachgewiesen werden, darf sich nach der Rechtsprechung des Bundessozialgerichts „nicht einmal die Frage erheben" (S. 46), ob sie überwiegende Ursache und die schädigungsbedingten Einwirkungen nur Gelegenheitsursache sind.

Entstehung und Verschlimmerung

Schädigende Einwirkungen i. S. der ges. UV oder des sozEntschR können Gesundheitsschäden in zweifacher Hinsicht verursachen: Sie können den Gesundheitsschaden erstmalig zur Entstehung bringen; sie können aber auch auf einen bereits

---

[29] sog. Bizepssehnenfall: BSG 06. 12. 1989 -2 RU 7/89-

vorhandenen Gesundheitsschaden treffen und diesen lediglich verschlimmern.[30]

So klar diese Unterscheidung vom Begrifflichen her erscheinen mag, so groß sind die praktischen Schwierigkeiten in ihrer Anwendung. Denn die **Grenze zwischen Entstehung und Verschlimmerung**, zwischen dem „Noch-Gesunden" und dem „Schon-Kranken" ist fließend und nicht immer leicht bestimmbar. Vor allem bei schleichenden Krankheitsverläufen und manchen sog. Anlageleiden kann die genaue Fixierung des Zeitpunktes, in dem die bloße medizinische Unregelmäßigkeit zur Krankheit auch im Rechtssinne wird, schwierig sein. Denn i. S. des Sozialrechts ist Krankheit (S. 6) nicht schon jede Veränderung, jede Regelwidrigkeit im medizinischen Sinne; Krankheit im sozialrechtlichen Sinne liegt nur bzw. erst dann vor, wenn der regelwidrige Zustand zu auch klinisch faßbaren Beschwerden und/oder funktionellen Beeinträchtigungen führt und dadurch Behandlungsbedürftigkeit und/oder eine Beeinträchtigung von Arbeits- oder Erwerbsfähigkeit auslöst.

Daher sind beginnende oder sonstwie geringfügige, funktionelle aber noch bedeutungslose und klinisch stumme pathologische Befunde, die mit den hochentwickelten Methoden der modernen medizinisch-technischen Diagnostik zwar schon erfaßbar sein mögen, aber noch keine „krankmachenden" Auswirkungen besitzen, noch keine Krankheit, kein Gesundheitsschaden im Rechtssinne; auf ihr Vorliegen kann daher die Annahme einer Kausalität nur i. S. der Verschlimmerung nicht gestützt werden. Krankheit i. S. des Sozialrechts beginnt erst dort, wo auch tatsächlich ein klinisch und/oder funktionell bedeutsamer „krankmachender" Gesundheitsschaden vorliegt.[31] Nur ein solcher Zustand rechtfertigt, wenn er vor dem schädigenden Ereignis bereits bestanden hat und durch dieses lediglich verschlimmert worden ist, die Annahme einer Kausalität i. S. der Verschlimmerung.

Eine **Kausalität i. S. der Entstehung** ist daher stets dort anzunehmen, wo im Zeitpunkt der Schädigung ein in diesem Sinne klinisch-funktionell bedeutsamer Gesundheitsschaden noch nicht nachweisbar vorgelegen hat, sondern durch die schädigenden Einwirkungen erstmalig hervorgerufen worden ist.

Eine **Kausalität i. S. der Verschlimmerung** besteht dagegen dann, wenn die schädigenden Einwirkungen auf einen im Zeitpunkt der Schädigung bereits nachweisbar vorhandenen, klinisch-funktionell in diesem Sinne manifesten Gesundheitsschaden — das sog. Grundleiden — stoßen und so einen bereits vorhandenen Schaden lediglich verschlimmern. In diesem Fall kann als Unfall-

bzw. Schädigungsfolge anerkannt und entschädigt werden nur der Schadensanteil, den die schädigenden Einwirkungen dem bereits vorhandenen Grundleiden hinzugefügt haben, der sog. Verschlimmerungsanteil.[32] Der Gesundheitsschaden ist dann als durch die schädigenden Einwirkungen verschlimmert als Unfall- bzw. Schädigungsfolge zu beurteilen und die MdE nur für den Verschlimmerungsanteil, nicht auch für das Grundleiden, zu schätzen.

Die Verschlimmerung ist begrifflich streng zu scheiden von dem mittelbaren Schaden (S. 37).

Eine *Verschlimmerung* liegt vor, wenn der Gesundheitsschaden bei gleichbleibender Identität und Qualität lediglich quantitativ vermehrt wird wie z. B. bei zunehmender Bewegungseinschränkung eines unmittelbar geschädigten Gelenks. Ein *mittelbarer Schaden* liegt hingegen vor, wenn neben den ursprünglichen, den Primärschaden, spätere ein neuer, anderer Gesundheitsschaden tritt, der zwar durch den Primärschaden verursacht ist, sich von diesem aber in Identität und Qualität unterscheidet (z. B. Sekundärarthrosen an benachbarten Gelenken, Osteomyelitis nach operativ versorgter Fraktur, sog. Spritzenhepatitis).

Voraussetzung für jede Anerkennung i. S. der Verschlimmerung ist — wie bei allen Zusammenhangsbeurteilungen — der **Nachweis des vorbestehenden Grundleidens** i. S. des sog. Vollbeweises (S. 45).

Erforderlich ist also der Nachweis, daß das Grundleiden im Zeitpunkt der Schädigung bereits als Krankheit im Rechtssinne — nicht nur als medizinische Regelwidrigkeit ohne klinisch-funktionelle Bedeutung — tatsächlich vorgelegen hat.[33] Auch hier können Annahmen, Hypothesen und Unterstellungen den erforderlichen Beweis nicht ersetzen, auch kein allgemeines ärztliches Erfahrungswissen, wenn es sich nicht auf konkrete — nachgewiesene — Fakten des Einzelfalls stützt.

Gleiches gilt für die Frage, wann eine unfallbedingte Verschlimmerung wieder behoben ist.

Auch hier ist stets der volle überzeugende Nachweis erforderlich, daß die unfallbedingte Verschlimmerung tatsächlich entfallen ist. Eine alleinige Argumentation dahin, daß nach ärztlicher Erfahrung aus einer Vielzahl gleichgelagerter Fälle die unfallbedingten Beschwerden nach einer gewissen Zeit abklingen, rechtfertigt nicht den Schluß, daß auch im hier vorliegenden konkreten Einzelfall die fortbestehenden Beschwerden nicht mehr unfallbedingt seien; sie kann den notwendigen Beweis

---

[30] stdRspr; vgl. u. a. BSG 6, 87; BSG SozR 3100 § 1 Nr. 3
[31] Erlenkämper (S. 89) mwN

[32] BSG 7, 53; 11, 161; Brackmann (S. 488v); Erlenkämper (S. 90); Lauterbach § 548 Anm. 28; Wilke § 1 Anm. 8
[33] Erlenkämper (S. 91)

einer wesentlichen Änderung (Besserung) daher nicht ersetzen. Denn eine solche generalisierende Betrachtungsweise verträgt sich nicht mit dem Gebot der konkreten Feststellung und individuellen Würdigung der Umstände des jeweiligen Einzelfalls, das wesentlicher Bestandteil der sozialrechtlichen Kausalitätslehre ist.[34]

Eine andere Frage ist auch hier, ob die geklagten anhaltenden Beschwerden in tatsächlicher Hinsicht noch feststellbar sind, ob sich also z. B. aus dem Fehlen von Schonhaltungen, Muskelatrophien usw. der Schluß ziehen läßt, daß wesentliche Beschwerden aus dem früheren Schädigungsereignis in Wahrheit nicht mehr vorliegen. Kann das Fortbestehen solcher Beschwerden jedoch nicht ausgeschlossen werden, darf die Kausalität nicht einfach mit der Begründung ausgeschlossen werden, unfallbedingte Beschwerden könnten zu diesem Zeitpunkt nach genereller ärztlicher Erfahrung nicht mehr vorliegen. Es bedarf dann schon des Beweises einer sog. Verschiebung der Wesensgrundlage des Leidens (S. 40).

In der sozialmedizinischen Literatur werden als **Verschlimmerungsformen** unterschieden die „vorübergehende", die „einmalig abgrenzbare" und die „richtunggebende" Verschlimmerung. Diese Unterscheidungen, die in der Medizin eine gewisse Berechtigung haben mögen, sollten in sozialrechtlich relevanten Bereichen tunlichst vermieden werden. Denn nach der Rechtsprechung des Bundessozialgerichts dürfen sie im Bereich des Sozialrechts wegen ihres prognostischen Inhalts nicht verwendet werden.[35] Etwas anderes gilt kraft ausdrücklicher – an die weitere Rechtsentwicklung offenbar nicht mehr angepaßter – Regelung nur noch für das Entschädigungsrecht (S. 137).

Eine **vorübergehende Verschlimmerung** liegt hiernach vor, wenn die Unfall- bzw. Schädigungsfolgen zeitlich begrenzt sind, also nach einer gewissen Zeit wieder abklingen, und der Zustand wiederhergestellt wird, der vorher bestanden hat oder ohne das Schädigungsereignis bestanden hätte. Auf die rechtliche Problematik einer – zumeist auf die ärztliche Erfahrung gestützten – Einschätzung einer Verschlimmerung als vorübergehend ist vorstehend schon hingewiesen worden.

Von einer **einmalig abgrenzbaren Verschlimmerung** wird gesprochen, wenn das Grundleiden durch die Schädigung eine einmalige, dauerhafte, gleichbleibende Zunahme erfahren hat, ohne daß also Verlaufsform und -richtung des Gesamtleidens wesentlich geändert worden sind.

Eine **richtunggebende Verschlimmerung** besteht, wenn das krankhafte Geschehen in seiner Verlaufstendenz grundlegend geändert worden ist, insbesondere aus

einer bisher stationären in eine progrediente Verlaufsform übergegangen ist.

Zur Problematik der Verschlimmerung anlagebedingter Leiden siehe auch S. 43.

Mittelbarer Schaden

Entschädigungspflichtig ist nicht nur der direkte, durch das Unfall- bzw. Schädigungsereignis unmittelbar ausgelöste Gesundheitsschaden (Primärschaden), sondern auch der **mittelbare Schaden** (Sekundärschaden). Ein solcher liegt vor, wenn das schädigende Ereignis zunächst nur *einen* Schaden, den Primärschaden, zur Folge hatte und dieser später einen *weiteren* Schaden, den Sekundärschaden, verursacht hat.[36]

Die Möglichkeiten einer solchen Verursachung sind vielfältig und bedürfen daher in der Praxis sorgfältiger Beachtung. Eine typische Fallgruppe im haftungsbegründenden Bereich ist die, daß die Behinderung aus dem Primärschaden (z. B. Oberschenkelamputation) eine wesentliche (Teil-)Ursache für einen erneuten Unfall bildet, z. B. durch Sturz oder dadurch, daß einer von außen kommenden Gefahr (z. B. im Straßenverkehr) nicht schnell genug ausgewichen werden kann. Eine weitere typische Fallgruppe liegt im haftungsausfüllenden Bereich, wenn es nämlich bei der Behandlung des Primärschadens z. B. durch Infektion, Lungenembolie zu sekundären Schäden kommt oder wenn infolge des Primärschadens später zusätzliche sekundäre Schäden am selben oder auch an anderen Organen entstehen (z. B. sekundäre Arthrosen, fixierte Skoliosen nach Amputation von Extremitäten).

Stets muß aber der Primärschaden zumindest eine wesentliche Teilursache i. S. der sozialrechtlichen Kausalitätslehre bilden. Beruht der Sekundärschaden überwiegend auf Kausalfaktoren, die unabhängig hiervon gewirkt haben, liegt ein entschädigungspflichtiger mittelbarer Schaden nicht vor.

Der mittelbare Schaden ist rechtssystematisch **keine Verschlimmerung** des Primärschadens. Zwischen diesen beiden Kausalitätsformen ist daher im sozialmedizinischen Gutachten sorgfältig zu trennen.

Eine *Verschlimmerung* (S. 36) liegt nur vor, wenn der Gesundheitsschaden bei gleichbleibender Identität und Qualität quantitativ vermehrt wird (z. B. zunehmende Bewegungseinschränkung eines unmittelbar geschädigten Gelenks). Ein *mittelbarer Schaden* liegt hingegen vor, wenn neben den ursprünglichen, den Primär-

---

[34] so weitgehend wörtlich BSG SozR 3200 § 81 Nr. 2
[35] so u. a. BSG 11, 161; BSG SozR 3100 § 1 Nr. 3; Erlenkämper (S. 92)

[36] Brackmann (S. 488 ff) mwN.; Lauterbach § 548 Anm. 11; Wilke § 1 Anm. V.10. Die Anhaltspunkte 1983 (S. 152 Nr. 47) benutzen für bestimmte Fallgruppierungen auch den Begriff „Folgeschaden"

schaden, später ein neuer, qualitativ anderer Gesundheitsschaden tritt, der zwar durch den Primärschaden verursacht ist, sich von diesem in Identität und Qualität aber unterscheidet (z. B. Sekundärarthrosen an geschädigten, aber auch an funktionell abhängigen Gelenken; fixierte Skoliosen nach Amputationen; Osteomyelitis nach operativ versorgter Fraktur; sog. Spritzenhepatitis).

Sonderfälle der Kausalität

Überholende Kausalität

Auch in der sozialmedizinischen Diskussion taucht gelegentlich der Begriff der **überholenden Kausalität** (auch verdrängende oder hypothetische Kausalität) auf. Dieser Begriff wird verwendet, wenn ein bestimmter, tatsächlich durch ein schädigendes Ereignis wesentlich verursachter Schaden später infolge eines anderen Ereignisses oder einer anderen Kausalreihe gleichfalls eingetreten wäre.[37]

Hierzu folgendes Beispiel: Ein Versicherter stirbt an den Folgen eines geschützten Verkehrsunfalls. Bei der anschließenden Obduktion stellt sich ein weit fortentwickeltes Karzinom heraus, das wenig später ohnehin zu Tode geführt hätte.

Hier könnte sich die Frage stellen, ob wegen der Karzinomerkrankung eine Entschädigung aus dem Verkehrsunfall überhaupt nicht oder doch nur bis zum Wirksamwerden der „überholenden Kausalität", nämlich des Todes infolge der Karzinomerkrankung, gezahlt werden soll.

Das Sozialrecht kennt eine solche überholende Kausalität nicht. Ist eine Einwirkung aus dem geschützten Risikobereich wesentliche Bedingung eines Schadens und damit Ursache im Rechtssinne, so ist der Kausalitätsablauf, der von dieser Bedingung bewirkt worden ist, später nicht deshalb anders zu beurteilen, weil sich nachträglich feststellen läßt, daß der Schaden zu einem späteren Zeitpunkt auch durch eine andere Bedingung und einen anderen Kausalitätsablauf ausgelöst worden wäre.[38]

Unterbrechung des Kausalzusammenhangs

Von einer **Unterbrechung des Kausalzusammenhangs** wird gesprochen, wenn eine rechtlich wesentliche Kausalreihe zwar nach dem Regelverlauf einen bestimmten Schaden herbeigeführt haben würde, dieser Erfolg aber vorher durch eine andere, schädigungsunabhängige Kausalreihe bewirkt wird.[39]

Auch hierzu ein Beispiel: Ein Versicherter leidet an einer schweren Berufskrankheit (z. B. Silikose); mit seinem baldigen Ableben ist zu rechnen. Kurz vorher verunglückt er bei einem privaten Verkehrsunfall tödlich.

Eine Erwägung etwa dahin, daß der private Verkehrsunfall den Kausalzusammenhang zwischen Berufskrankheit (BK) und Tod ja nur kurz unterbrochen habe, der Tod infolge der BK ohnehin alsbald eingetreten wäre und daher als Folge der BK entschädigt werden müsse, ist dem Sozialrecht gleichfalls fremd.[40] Denn die „unterbrochene Kausalität" (im Beispiel: die Silikose) ist in Wahrheit ja nicht mehr kausal, keine conditio sine qua non für den Tod; der Tod wäre auch eingetreten, wenn die Silikose nicht bestanden hätte.

Kein Fall einer solchen Unterbrechung des Kausalzusammenhangs, sondern der konkurrierenden Kausalität (S. 29) liegt dagegen vor, wenn vor Eintritt des Schadens zu einer ursprünglich ursächlich allein wirksamen Kausalreihe aus dem geschützten Risikobereich (im Beispiel: Silikose als BK) später ein anderer, schädigungsunabhängiger Kausalfaktor (z. B. Pneumonie) als conditio sine qua non hinzutritt und der Schaden nur durch das *Zusammenwirken* dieser beiden Kausalreihen eintritt (z. B. weil die Pneumonie nur infolge der Vorschädigung durch die Silikose tödlich verlaufen ist). Denn dann ist jede dieser beiden Kausalreihen (Silikose und Pneumonie) conditio sine qua non für den Eintritt des Todes; sie sind lediglich in ihrer Bedeutung für den Eintritt des Schadens (Tod) abzuwägen (S. 31). Auch wenn im Einzelfall die hinzugetretene schädigungsunabhängige Kausalreihe (Pneumonie) an Bedeutung eindeutig überwiegen sollte, *unterbricht* sie den Kausalzusammenhang zwischen Silikose und Tod nicht, denn die Silikose bleibt conditio sine qua non und damit ursächlich für den Eintritt des Todes; die hinzutretende Ursache (Pneumonie) bewirkt lediglich, daß die ursprünglich allein wirksame Kausalreihe (Silikose) nicht mehr rechtlich wesentliche Bedingung für den Eintritt des Todes ist.

Eine wirksame Unterbrechung des Kausalzusammenhangs tritt dagegen ein, wenn die Pneumonie nach Art und Verlaufsform den Tod unabhängig von der vorbestehenden Silikose bewirkt hat. Denn dann ist die Silikose keine conditio sine qua non für den Tod; sie kann hinweggedacht werden, ohne daß der Schaden (Tod) entfiele.

---

[37] Erlenkämper (S. 108) mwN
[38] so BSG 17, 157; BSG SozR BVG § 62 Nr. 11; Brackmann (S. 480d) mwN

[39] Erlenkämper (S. 109) mwN
[40] so u. a. BSG SozR BVG § 1 Nr. 58 u. § 5 Nr. 29; Brackmann (S. 480e) mwN

Mitwirkendes Handeln des Betroffenen; selbstgeschaffene Gefahr

Ein **mitwirkendes Verschulden** etwa i. S. des § 254 BGB (S. 61) kennt das Sozialrecht nicht.

Verschulden und Mitverschulden sind dem Sozialrecht sowohl im Rahmen der Anspruchsbegründung wie auch des Leistungsausschlusses oder der Leistungsbegrenzung i. d. R. fremd[41] (Ausnahme z. B. § 1 Abs. 1 OEG, S. 115). Daher ist es i. d. R. auch unbeachtlich, ob der Betroffene den Eintritt des schädigenden Ereignisses bzw. des Gesundheitsschadens fahrlässig oder gar vorsätzlich herbeigeführt hat[42] (S. 5). Leistungsansprüche sind nur dann ausgeschlossen, wenn der Betroffene (oder ein Hinterbliebener) die Schädigung absichtlich herbeigeführt hat, §§ 553, 1277 RVO, 1 Abs. 4 BVG. Selbst verbotswidriges Handeln schließt z. B. die Annahme eines Arbeitsunfalls nicht schlechthin aus, § 543 Abs. 3 RVO.

Dagegen kann sein **mitwirkendes Handeln**, sofern es zur Entstehung des Schadens wesentlich beigetragen hat, im Rahmen der kausalrechtlichen Beurteilung von rechtserheblicher Bedeutung sein.

Denn auch das eigene Handeln des Betroffenen ist vielfach conditio sine qua non für den Eintritt des Schadens, und es kann entsprechend den allgemeinen Grundsätzen über die konkurrierende Kausalität (S. 29) gegenüber den Kausaleinflüssen aus dem geschützten Risikobereich so überwiegen, daß es die tatsächlich und rechtlich allein wesentliche Ursache des Schadens bildet.

Rechtsprechung und Rechtslehre haben daher in diesem Zusammenhang den Begriff der **selbstgeschaffenen Gefahr** entwickelt.[43] Hierunter wird die bewußte Erhöhung der einer geschützten Tätigkeit innewohnenden Gefahr durch das eigene Handeln des Betroffenen verstanden, durch das ein zusätzliches, von der versicherten oder sonstwie geschützten Tätigkeit nicht mehr mitumfaßtes Risiko geschaffen wird. Wenn diese durch das Handeln des Betroffenen selbstgeschaffene zusätzliche Gefahr im Verhältnis zu dem der geschützten Tätigkeit entspringendem Risiko an Bedeutung eindeutig überwiegt, kann sie die rechtlich allein wesentliche Ursache des Schadens bilden.

Da aber das eigene Handeln des Betroffenen im Rahmen der versicherten oder sonstwie geschützten Tätigkeit im allgemeinen dem Versicherungsschutz gerade unterliegt und nach § 548 Abs. 3 RVO sogar verbotswidriges Handeln des Versicherten diesen Versicherungsschutz nicht ausschließt, ist bei der Anwendung dieses Rechtsinstituts größte Vorsicht und Zurückhaltung geboten.[44] Die schadenauslösende Handlung darf daher vom Versicherungsschutz nicht mehr gedeckt sein, die Gefahrerhöhung muß schon beträchtlich, das eigene Handeln des Betroffenen in hohem Maße unvernünftig und schadenträchtig gewesen sein und der Eintritt des Schadens mit hoher Wahrscheinlichkeit vorhersehbar gewesen sein, soll in dem eigenen Handeln des Betroffenen die überwiegende, den bestehenden Zusammenhang mit der geschützten Tätigkeit kausal ausschließende Ursache des Schadens gesehen werden. Insbesondere darf dem eigenen Handeln eine überwiegende ursächliche Bedeutung nicht beigemessen werden, wenn die schadenauslösende Handlung Gegenstand des geschützten Risikos (z. B. Kriegsdienst in der kämpfenden Truppe, Feuerwehrdienst, Hilfeleistung i. S. des § 539 Abs. 1 Nr. 8, 9, 12 RVO), der geschützten Tätigkeit sonstwie eigentümlich oder ihr doch als „betriebsdienlich" zuzurechnen ist. Die Rechtsprechung neigt hier zu einer sehr engen Auslegung der selbstgeschaffenen Gefahr.[45]

Lebensverkürzung um ein Jahr

Zu den Sonderfällen des Kausalitätsrechts gehört auch die sog. **Lebensverkürzung um ein Jahr.**[46]

Die Gewährung von Hinterbliebenenversorgung hängt sowohl in der ges. UV (S. 97) wie auch im sozEntschR (S. 125) davon ab, daß eine Schädigung aus dem geschützten Risikobereich zumindest eine wesentliche Teilursache des Todes bildet. Tritt der Tod sofort und unmittelbar durch das schädigende Ereignis ein, ist diese Feststellung i. d. R. unschwer zu treffen. Schwieriger kann sich die Beurteilung hingegen erweisen, wenn der Tod erst später und unter zusätzlicher Mitwirkung anderer, schädigungsunabhängiger Faktoren eintritt, vor allem aber, wenn primäre und nach allgemeinen Kausalitätsmaßstäben überwiegend wesentliche Ursache ein schädigungsunabhängiges Krankheitsgeschehen ist.

Auch hierzu ein Beispiel: Der Versicherte leidet seit langem an einer schweren Silikose mit erheblichen Funktionsausfällen als BK, die nach Art und Schwere das Ableben in absehbarer Zeit erwarten läßt. Später tritt schädigungsunabhängig hinzu ein Magenkarzinom, an dessen Folgen der Versicherte alsbald verstirbt.

---

[41] BSG SozR BVG § 1 Nr. 58; Brackmann (S. 480kII)
[42] BSG Breith 1982, 947
[43] Brackmann (S. 484f); Erlenkämper (S. 111); Lauterbach § 548 Anm. 52

[44] einhellige Meinung, vgl. Brackmann, Erlenkämper, Lauterbach, jeweils aaO
[45] vgl. Erlenkämper (S. 112) mwN u. Beispielen
[46] Erlenkämper (S. 115)

Der Tod wäre aber nicht zu diesem frühen Zeitpunkt eingetreten, wenn die Herzlungenfunktion durch die BK nicht so stark herabgesetzt gewesen wäre.

Haben in solchen Fällen die bestehenden Unfall- bzw. Schädigungsfolgen diesen schädigungsunabhängigen Krankheitsprozeß ungünstig beeinflußt und den letalen Ausgang erheblich beschleunigt, oder ist der durch den schädigungsunabhängigen Krankheitsprozeß verursachte Tod infolge einer schädigungsbedingten Herabsetzung der allgemeinen Resistenz- oder Belastungsfähigkeit deutlich früher eingetreten, erhebt sich zwangsläufig die Frage, ob dies nicht Auswirkungen auf die Beurteilung der Kausalität zwischen Schädigung und Tod haben muß.

Vielfach wird sich die Problematik durch eine lebensnahe, sachgerechte Abwägung hinsichtlich der ursächlichen Bedeutung der einzelnen mitwirkenden Kausalreihen im Rahmen der konkurrierenden Kausalität (S. 29) lösen lassen.

Für die Fallgruppen, in denen eine solche Lösung nicht möglich ist, hat das Bundessozialgericht sowohl für die ges. UV wie für das sozEntschR in ständiger Rechtsprechung entschieden: Hat neben den anerkannten Unfall- bzw. Schädigungsfolgen eine andere, schädigungsunabhängige Krankheit bestanden, die den Tod unmittelbar bewirkt hat, so bilden die Unfall- bzw. Schädigungsfolgen gleichwohl eine wesentliche (Teil-)Ursache für den Tod des Betroffenen, wenn sie den − grundsätzlich unfall- bzw. schädigungsunabhängigen − Tod um mindestens etwa ein Jahr beschleunigt bzw. früher herbeigeführt haben.[47]

Verschiebung der Wesensgrundlage eines Leidens

Zu den weiteren Besonderheiten der sozialrechtlichen Kausalitätslehre gehört die sog. **Verschiebung der Wesensgrundlage eines Leidens**.[48] Es handelt sich hier um die Konstellation, daß ein bisheriger Leidens*grund*, die sog. Wesensgrundlage des Leidens, als wesentliche Ursache wegfällt und durch eine andere schädigungsunabhängige, den Wesensgehalt des Leidens nunmehr bestimmende Ursache ersetzt wird, während das

Leidens*bild*, der objektive Leidenszustand, nach außen hin unverändert bleibt, also während dieses Vorgangs keine äußerlich erkennbare Veränderung des Zustandsbildes, insbesondere kein symptomfreies Intervall eintritt.

Auch hierzu ein Beispiel: Ein Arbeitsunfall hat eine neurogene Lähmung verursacht. Später bildet sich die organische Nervenschädigung nachweisbar zurück; die Lähmung bleibt indes bestehen, nach nervenärztlichem Urteil aufgrund unfallunabhängiger psychogener Mechanismen.

Hier geht es um die Rechtsfrage, ob ein solcher Sachverhalt eine wesentliche Änderung i. S. des § 48 SGB X (S. 149) begründen kann, obwohl das äußere Leidensbild unverändert fortbesteht und sich nur in seiner inneren Struktur geändert hat.

Aus rein rechtlicher Sicht ist die Anwendbarkeit des § 48 SGB X in Fällen dieser Art grundsätzlich zu bejahen. Hier liegt eine wesentliche Änderung der Verhältnisse i. S. dieser Vorschrift vor, es kann also die Entschädigung entzogen oder herabgesetzt werden, wenn die ursprüngliche unfall- bzw. schädigungsbedingte Kausalität weggefallen und durch eine andere, schädigungsunabhängige Kausalreihe ersetzt bzw. in ihrer Bedeutung entscheidend zurückgedrängt worden ist.[49]

Dagegen wird es in tatsächlicher Hinsicht i. d. R. wohl sehr schwierig sein zu beweisen, daß eine solche Wesensverschiebung tatsächlich stattgefunden hat.[50]

Eine Argumentation etwa in der Weise, daß „nach gesicherter ärztlicher Erfahrung aus einer Vielzahl gleichgelagerter Fälle" die Auswirkungen des Unfalls bzw. der sonstigen Schädigung abgeklungen sein, das objektiv unverändert fortbestehende Leidensbild daher jetzt auf anderen, schädigungsunabhängigen Ursachen beruhen müsse, vermag hier wie in allen vergleichbaren Situationen den erforderlichen Beweis nicht zu ersetzen (S. 36). Denn nach den Grundsätzen der sozialrechtlichen Kausalitätslehre kommt es nicht darauf an, ob ein gleicher Schaden bei einer Vielzahl *anderer* Personen behoben war, sondern ob überzeugend nachgewiesen werden kann, daß er auch bei *diesem* Betroffenen entfallen ist bzw. sich hier die Wesensgrundlage des Leidens verschoben hat.[51]

---

[47] BSG 2, 265; 12, 247; 13, 175; 22, 200; 25, 49; 40, 273; BSG SozR 3100 § 1 Nr. 21; 3200 § 1 Nr. 2; Brackmann (S. 489 eI); Erlenkämper (S. 115); Lauterbach § 548 Anm. 28 u. § 589 Anm. 2f

[48] Erlenkämper (S. 117) mwN

[49] BSG 18, 17 (unter Aufgabe früherer Rspr); Erlenkämper KOV 1963, 185

[50] Erlenkämper (S. 117)

[51] vgl. u. a. BSG SozR 3200 § 81 Nr. 3

Degenerative und Anlageleiden

Viele Gesundheitsschäden sind in ihrer Entstehung multikausaler Natur, das Produkt des Zusammenwirkens vielfältiger Ursachen aus dem endogenen wie dem exogenen Bereich. Die Erfahrung zeigt denn auch immer wieder, daß bestimmte exogene pathogene Einwirkungen, die eine Vielzahl von Personen treffen, nur bei einigen wenigen zur Entstehung einer Krankheit führen. Dies gilt nicht nur für Infektionen, sondern auch für Unfälle. Denn auch hier führen gleichartige äußere Einwirkungen nur bei einem Teil der Betroffenen zu Brüchen, Luxationen, Muskel-, Bänder- oder Sehnenschädigungen usw., bei anderen hingegen nicht. Es ist daher offensichtlich, daß in solchen Fällen neben den äußeren Einwirkungen eine in den individuellen konstitutionellen Verhältnissen liegende Krankheitsdisposition bei der Entstehung des Schadens mitwirkt, ohne die der Schaden nicht entstanden wäre.

Diese individuell erhöhte Krankheitsbereitschaft kann auf einer allgemeinen endogen bzw. konstitutionell vorgegebenen Veranlagung (z. B. Osteoporose, Bindegewebsschwäche) beruhen, sie kann Folge früherer Unfälle, anderer Erkrankungen oder degenerativer Prozesse sein, auf allgemeinen Einflüssen aus der Arbeits- oder der sonstigen Umwelt (z. B. Sport) beruhen oder durch die persönliche Lebensführung bedingt sein.

Die vielfältigen Verursachungsmöglichkeiten aus schädigungsunabhängigen Bereichen, Art und Ausmaß ihres Zusammenwirkens untereinander und mit den schädigenden Einwirkungen aus den geschützten Risikobereichen und die Mechanismen, die letztlich zur Auslösung des konkreten Krankheitsbildes führen, sind auch heute vielfach noch nicht voll erforscht und lassen so häufig nur Raum für Hypothesen hinsichtlich Art und Ausmaß ihrer ursächlichen Beteiligung, nicht aber für exakte, den juristischen Beweisanforderungen (S. 43) standhaltende Feststellungen über die im konkreten Einzelfall kausal wirksamen Tatsachen.

Daher ist erhöhte kritische Aufmerksamkeit geboten, wenn es um die Zusammenhangsbeurteilung derartiger Leidenskomplexe geht, vor allem, wenn bei der Abwägung im Rahmen der konkurrierenden Kausalität erwogen werden soll, daß derartigen schädigungsunabhängigen Kausalfaktoren die überwiegende kausale Bedeutung gegenüber den Einwirkungen aus den rechtlich geschützten Risikobereichen zukommt, das Schädigungsereignis also nur eine Gelegenheitsursache (S. 32) bildet.[52]

Denn für die Beurteilung auch der sog. Anlageleiden gelten die **allgemeinen Kausalitätsgrundsätze** (S. 28) uneingeschränkt.

Nach diesen Grundsätzen gilt die **Anlage** (als Globalbegriff für alle mitwirkenden endogenen Faktoren), einer ungezwungen-natürlichen Betrachtung folgend, nur als *Ursache* einer Krankheit, nicht als Krankheit selbst;[53] schon vom Wortsinne her ist sie ja nur etwas „Angelegtes", etwas Potentielles, das, um Krankheit zu werden, noch der Auslösung durch andere Faktoren bedarf. Erfolgt diese Auslösung durch eine Ursache aus einem geschützten Risikobereich, liegt daher ein Fall der **konkurrierenden Kausalität** (S. 29) vor: Die Anlage bildet eine (Teil-)Ursache neben den Einwirkungen aus dem geschützten Risikobereich. Bei der kausalrechtlichen Beurteilung ist daher zu prüfen, ob die auslösende Ursache aus dem geschützten Risikobereich zumindest eine wesentliche Teilursache i. S. der sozialrechtlichen Kausalitätslehre bildet, oder ob die Anlagefaktoren an Bedeutung für die Entstehung des Gesundheitsschadens so eindeutig überwiegen, daß sie die allein wesentliche Ursache des Schadens bilden und die auslösende Ursache aus dem geschützten Risikobereich nur als eine Gelegenheitsursache (S. 32) anzusehen ist.

Bei der Beurteilung der Frage, welche Bedeutung derartigen Anlagefaktoren zuzumessen ist, muß wiederum primär der **Schutzzweck des Gesetzes** (S. 28) beachtet werden, insbesondere der Gesichtspunkt, daß der einzelne Betroffene durch die Rechtsordnung in dem Gesundheitszustand geschützt wird, in dem er sich bei Eintritt des schädigenden Ereignisses befunden hat.[54]

Denn in diesen Schutz eingeschlossen sind u. a. auch alle in diesem Zeitpunkt bereits bestehenden Anlagen, Krankheitsdispositionen und konstitutionell oder degenerativ bedingten Vorschädigungen und Schwächen. Auch — und gerade — der minderbelastbare Mensch, der infolge anlagebedingter Schwäche oder degenerativer Vorschädigung der Gefahr einer Schädigung leichter erliegt als der „normale", robuste Gesunde, bedarf ja des Schutzes, wenn er schädigenden Ein-

---

[52] Erlenkämper (S. 119 u. S. 128)

[52] Erlenkämper (S. 119 u. S. 128)
[53] BSG 5, 232; 9, 104; BSG SozR 3100 § 1 Nr. 3; Brackmann (S. 488s); Erlenkämper (S. 118), jeweils mwN
[54] BSG 5, 232; 9, 104; BSG SozR 3100 § 1 Nr. 3; BSG Breith 1964, 850; BSG 22. 03. 1983 — 2 RU 22/81 —; Erlenkämper (S. 81); Lauterbach § 581 Anm. 5

wirkungen aus Beruf, Wehrdienst usw. ausgesetzt wird und dadurch zu Schaden kommt (S. 29).

Im Sozialrecht kann daher einer Schädigungseinwirkung aus den geschützten Risikobereichen die rechtliche Qualität einer wesentlichen Teilursache nicht generell mit der Begründung abgesprochen werden, der Gesundheitsschaden habe nur infolge einer in der individuellen Konstitution begründeten Anlage bzw. einer degenerativen Vorschädigung eintreten können; das Schädigungsereignis habe daher keine wesentliche Bedeutung für den eingetretenen Schaden. Die Frage, ob das Ereignis den Schaden wesentlich bedingt hat, ist vielmehr im Gegenteil auf dem Boden der individuellen Konstitution des konkret Betroffenen und somit danach zu beurteilen, ob bei *diesem* Betroffenen angesichts *seiner* individuellen Konstitution das Ereignis für die Entstehung des Schadens von wesentlicher ursächlicher Bedeutung gewesen ist.

Selbstverständliche Voraussetzung für die Diskussion einer wesentlichen oder gar überwiegenden (Mit-)Verursachung des streitigen Gesundheitsschadens durch solche Anlagefaktoren ist weiterhin auch hier, daß diese schädigungsunabhängigen Kausalfaktoren, deren ursächliche Beteiligung in Erwägung gezogen wird, in ihren **tatsächlichen Grundlagen** i. S. des sog. Vollbeweises feststehen (S. 45).

Selbst wenn diese Voraussetzung erfüllt ist, bereitet die kausalrechtlich zutreffende Einordnung vor allem der sog. **Anlageleiden** in der Praxis immer noch Schwierigkeiten und zwar Ärzten und Juristen gleicherweise. Das gilt vor allem, wenn die – nachzuweisende – Anlage oder degenerative Vorschädigung im Einzelfall in dem Bündel der verschiedenen Mitursachen dominiert, ohne den Unfall bzw. die sonstigen schädigenden Einwirkungen in der ursächlichen Bedeutung völlig zurückzudrängen.

In solchen Fällen ist auch heute noch gelegentlich die Neigung anzutreffen, einen solchen Gesundheitsschaden nur teilweise, insbesondere nur „im Sinne der Verschlimmerung" anzuerkennen und/oder die Entschädigungspflicht – ähnlich wie in der privaten UV (S. 66) – auf den mutmaßlich unfall- bzw. schädigungsbedingten Ursachenanteil des Leidens zu begrenzen. Das führt zu Ergebnissen, die dem geltenden Recht eindeutig nicht entsprechen.

Für die Beurteilung sog. Anlageleiden gelten vielmehr auch insoweit die allgemeinen Kausalitätsgrundsätze über die Anerkennung i. S. der Entstehung oder der Verschlimmerung (S. 35) uneingeschränkt. Ist daher das Anlageleiden durch die Schädigung hervorgerufen, erstmalig als Krankheit im Rechtssinne (S. 6) manifestiert worden, darf ausnahmslos nur eine

Anerkennung i. S. der Entstehung erfolgen. Bei der weiteren kausalrechtlichen Beurteilung ist nur zu prüfen, ob diese Ursache aus dem geschützten Risikobereich auch zumindest eine wesentliche Teilursache i. S. der sozialrechtlichen Kausalitätslehre bildet.

Kommt es daher durch schädigende Einwirkungen aus den geschützten Risikobereichen zur erstmaligen Manifestation eines Gesundheitsschadens als Krankheit im Rechtssinne und beruht dieser Gesundheitsschaden nicht ausschließlich auf diesen schädigenden Einwirkungen, sondern auch auf einer – nachweisbar bestehenden – Anlage, ist dieser Ursachenfaktor „Anlage" rechtlich nicht anders zu behandeln und zu bewerten wie jeder andere Kausalfaktor auch: Bei der Beurteilung der Kausalität ist er nach den Grundsätzen der konkurrierenden Kausalität (S. 29) in seiner Bedeutung für den Eintritt des Schadens abzuwägen gegen die anderen mitwirkenden Kausalfaktoren, insbesondere gegen die Einwirkungen aus den geschützten Risikobereichen.

Ohne konkrete rechtliche Bedeutung ist dabei der vielfach verwendete Begriff der *„Auslösung"* einer Anlage. Das Auslösen einer Anlage beschreibt nur einen bestimmten tatsächlichen Vorgang, enthält aus sich heraus aber keine Wertung. Ob der eine Anlage „auslösende" Kausalfaktor zumindest eine wesentliche Teilursache i. S. der sozialrechtlichen Kausalitätslehre darstellt oder nicht, bedarf vielmehr sorgfältiger Abwägung hinsichtlich der Bedeutung aller mitwirkenden Ursachen.

Führt diese Abwägung dazu, daß die schädigungsbedingten Kausalfaktoren zumindest eine wesentliche Teilursache i. S. der sozialrechtlichen Kausalitätsnormen bilden, muß auch ein derartig anlagebedingter Gesundheitsschaden als Unfall- bzw. Schädigungsfolge anerkannt und bewertet werden, und zwar in seiner Gesamtheit. Insbesondere ist auch hier – wie stets im Sozialrecht und anders als in der privaten UV (S. 66) – eine irgendwie geartete Schadensteilung je nachdem, inwieweit der Schaden auf den anlagebedingten und den schädigungsbedingten Ursachen beruht, nicht zulässig, weder bei der Wahl der Anerkennungsform (Entstehung oder Verschlimmerung) noch bei der MdE-Bewertung.

Führt diese Abwägung hingegen dazu, daß den Anlagefaktoren die eindeutig überwiegende Bedeutung für die Entstehung des Schadens zukommt, besteht insbesondere eine hohe Wahrscheinlichkeit, daß der streitige Schaden aufgrund der Anlage auch ohne die konkreten Einwirkungen aus dem rechtlich geschützten Bereich zu annähernd gleicher Zeit und in annähernd gleicher Schwere durch normale, beliebig austauschbare Belastungen des Alltagslebens entstanden wäre (S. 34), die Anlagefaktoren also die rechtlich allein wesentliche Ursache und die Einwirkungen aus der geschützten Tätigkeit nur eine Gelegenheitsursache (S. 32) bilden, schließt diese Feststellung eine rechtserhebliche Kausalität völlig aus. In solchen Fällen darf der Schaden überhaupt nicht als Unfall- bzw. Schädigungsfolge anerkannt und entschädigt werden, auch nicht „im Sinne der Verschlimmerung".

Eine **Anerkennung i. S. der Verschlimmerung** kommt auch hier − wie stets im Sozialrecht − nur dann in Betracht, wenn sich aufgrund der Anlage bereits physische (oder psychische) Veränderungen entwickelt hatten,[55] die Anlage sich also bereits als Krankheit im Rechtssinne (S. 6) manifestiert hatte und die schädigenden Einwirkungen dieses Krankheitsgeschehen lediglich verschlimmert haben (S. 36).

Ein Problem bei der Beurteilung der Anlageleiden bereitet zudem vielfach die **praktische Schwierigkeit**, die Kausalitätsformen der Entstehung oder Verschlimmerung im *tatsächlichen* Bereich abzugrenzen, also mit der erforderlichen Sicherheit (S. 45) festzustellen, ob der Prozeß schon vor Eintritt der Schädigung aus dem Stadium des nur Angelegten herausgetreten war und sich als Krankheit im Rechtssinne bereits manifestiert hatte. Denn eine Anerkennung i. S. der Verschlimmerung darf stets nur erfolgen, wenn nachgewiesen ist, daß das sog. Grundleiden bei Eintritt des schädigenden Ereignisses als Krankheit im Rechtssinne bereits manifest war (S. 36).

Die *Grenze zwischen Entstehung und Verschlimmerung*, zwischen dem „Noch-Gesunden" und dem „Schon-Kranken", ist jedoch häufig fließend und nicht immer leicht bestimmbar. Vor allem die gerade bei degenerativen und anlagebedingten Krankheiten häufig schleichenden Verläufe erschweren die genaue Fixierung des Zeitpunktes, in dem sich die bloße medizinische Unregelmäßigkeit zur Krankheit auch im Rechtssinne manifestiert hat. Im Sozialrecht ist Krankheit ja nicht schon jede Veränderung, jede Regelwidrigkeit im medizinischen Sinne; Krankheit im sozialrechtlichen Sinne liegt i. d. R. nur bzw. erst dann vor, wenn der regelwidrige Zustand zu auch klinisch faßbaren Veränderungen und/oder funktionellen Beeinträchtigungen geführt hat (S. 6). Daher sind erste beginnende oder sonstwie geringfügige, funktionell noch bedeutungslose und klinisch stumme pathologische Befunde, die mit den hochentwickelten Methoden der modernen medizinisch-technischen Diagnostik schon erfaßbar sein mögen, aber noch keine „krankmachenden" Auswirkungen besitzen, noch keine Krankheit, kein Gesundheitsschaden im Rechtssinne. Krankheit i. S. des Sozialrechts beginnt erst dort, wo auch tatsächlich ein klinisch und/oder funktionell manifester „krankmachender" Gesundheitsschaden vorliegt,[56] das Leiden also aus dem Stadium des nur Angelegten

bzw. des klinisch stummen Befundes herausgetreten ist.

Auch − und gerade − bei den sog. Anlageleiden darf daher eine Anerkennung i. S. der Verschlimmerung nur erfolgen, wenn tatsächlich mit der erforderlichen Sicherheit (S. 45) festgestellt werden kann, daß das streitige Leiden im Zeitpunkt des schädigenden Ereignisses bereits als Krankheit auch im Rechtssinne manifest bestanden hat und durch die schädigenden Einwirkungen wirklich nur verschlimmert worden ist.

Beweisanforderungen und Beweislast

Wahrscheinlichkeit des Ursachenzusammenhangs

Das Bestehen eines ursächlichen Zusammenhangs zwischen der versicherten oder sonstwie geschützten Tätigkeit und dem Schädigungsereignis (sog. haftungsbegründende Kausalität) sowie zwischen dem Schädigungsereignis und dem streitigen Gesundheitsschaden (sog. haftungsausfüllende Kausalität) gehört rechtlich zu den sog. anspruchsbegründenden Tatsachen. Deren Vorliegen muß normalerweise voll nachgewiesen sein, soll der Anspruch durchdringen.

Dieser sog. Vollbeweis − ein so hoher Grad an Gewißheit, daß begründbare Zweifel nicht mehr bestehen − kann für das Vorliegen solcher ursächlicher Zusammenhänge aber häufig nicht erbracht werden. Das Sozialrecht begnügt sich daher bei der Zusammenhangsbeurteilung durchweg mit einer **hinreichenden Wahrscheinlichkeit**. Für den Bereich des sozEntschR bestimmt dies § 1 Abs. 3 Satz 1 BVG ausdrücklich. Für die ges. UV[57] und das Entschädigungsrecht (BEG)[58] gilt nach gesicherter Rechtsprechung das gleiche.

Im sozialmedizinischen Bereich betrifft dies vor allem die Frage, ob ein bestimmtes Schädigungsereignis eine conditio sine qua non für den Eintritt des streitigen Gesundheitsschadens gebildet hat, d. h. ob es für den streitigen Schaden überhaupt ursächlich gewesen ist.

Vor allem in Fällen der konkurrierenden Kausalität (S. 29) ergibt sich vielfach die weitere Frage, inwieweit neben dem schädigenden Ereignis auch andere, schädigungsunabhängige Kausalfakto-

---

[55] BSG SozR 3100 § 1 Nr. 3; Erlenkämper (S. 120) mwN
[56] Erlenkämper (S. 89) mwN

[57] stdRspr; vgl. u. a. BSG SozR 2200 § 548 Nr. 38 u. § 550 Nr. 29; Brackmann (S. 2441 u. 480m); Erlenkämper (S. 96); Lauterbach § 548 Anm. 16
[58] BGH RzW 58, 20; Blessin/Giessler, BEG-Schlußgesetz, § 28 Anm. 2

ren an dem Eintritt des schädigenden Ereignisses bzw. des streitigen Gesundheitsschadens ursächlich (mit-)beteiligt waren. Auch hier reicht für die Zusammenhangsbeurteilung, d. h. für die Beantwortung der Frage, ob solche Faktoren eine conditio sine qua non für den Eintritt des Schadens gebildet haben, die Wahrscheinlichkeit aus.

Im sozialmedizinischen Bereich betrifft dies vor allem die Frage, inwieweit derartige schädigungsunabhängige — exogene oder endogene — Faktoren an der Entstehung des streitigen Gesundheitsschadens i. S. einer conditio sine qua non ursächlich mitbeteiligt waren.

Eine **hinreichende Wahrscheinlichkeit** des Ursachenzusammenhangs ist dann gegeben, wenn nach Feststellung, Prüfung und Abwägung aller bedeutsamen Umstände des Einzelfalls — im medizinischen Bereich auch unter Berücksichtigung der herrschenden medizinischen Lehrmeinungen — insgesamt mehr für als gegen das Bestehen des Ursachenzusammenhanges spricht.[59]

Ein „besonders hoher" oder gar „an Sicherheit grenzender" Grad der Wahrscheinlichkeit ist hier also nicht erforderlich; es genügt ein deutliches Überwiegen der *für* den Zusammenhang sprechenden Umstände. Daher schließt die allgemeine Möglichkeit, daß es auch anders gewesen sein könnte, die Bejahung der Wahrscheinlichkeit nicht aus, wie andererseits die (pure) Möglichkeit eines Ursachenzusammenhangs nicht ausreicht. Sprechen die Umstände des Einzelfalls teils für, teils gegen das Vorliegen des ursächlichen Zusammenhangs, darf die hinreichende Wahrscheinlichkeit nur bejaht werden, wenn nach sorgfältiger Feststellung (unten S. 45) und vernünftiger, lebensnaher Abwägung aller bedeutsamen Faktoren insgesamt mehr für als gegen den Zusammenhang spricht. Sprechen ebensoviel Umstände für wie gegen das Bestehen eines Zusammenhangs, liegt eine hinreichende Wahrscheinlichkeit nicht vor.

Die Beweiserleichterung der Wahrscheinlichkeit betrifft allerdings ausschließlich die Frage des *ursächlichen Zusammenhangs* zwischen feststehenden Tatsachen, nicht auch die übrigen Umstände, die im Rahmen der Gesamtbeurteilung der Kausalitätsfrage von rechtlicher Bedeutung sind.[60]

Daher müssen die *Tatsachen* — die schädigungsbedingten wie die schädigungsunabhängigen —, auf die die Zusammenhangsbeurteilung gestützt wird, i. S. des sog. Vollbeweises feststehen; für sie reicht die Wahr-

scheinlichkeit nicht aus (S. 45). Auch die Beurteilung, ob bestimmte Tatsachen *wesentliche* (Teil-)Ursache i. S. der sozialrechtlichen Kausalitätslehre sind, wird von dieser Beweiserleichterung nicht berührt; diese gilt nur für die Frage, ob die Tatsache überhaupt eine conditio sine qua non für den Eintritt des schädigenden Ereignisses bzw. des Gesundheitsschadens gebildet hat.

Geht es daher im sozialmedizinischen Bereich z. B. um die Frage, ob ein Drehsturz die wesentliche Ursache für eine Kniescheibenluxation gebildet hat oder ob diese überwiegend auf einer unfallunabhängigen habituellen Bandinstabilität beruht, reicht die Wahrscheinlichkeit nur für die Antwort auf die Frage aus, ob das Unfallereignis einerseits und die habituelle Bandinstabilität andererseits jeweils eine conditio sine qua non für den Eintritt des Schadens gebildet haben. Dagegen sind die dieser Beurteilung zugrunde liegenden Tatsachen — im Beispiel einerseits das Unfallereignis, andererseits das Bestehen einer habituellen Bandinstabilität — i. S. des sog. Vollbeweises nachzuweisen. Auch im Rahmen der weiteren Frage, inwieweit diese beiden Kausalreihen i. S. der sozialrechtlichen Kausalitätslehre *wesentlich* zu der Entstehung des Schadens beigetragen haben und ob ggf. die schädigungsunabhängige Kausalreihe an Bedeutung eindeutig überwiegt, ist für eine Beurteilung nach Gesichtspunkten der Wahrscheinlichkeit kein Raum. Hier hat lediglich noch eine *Abwägung* der ursächlichen Bedeutung von Kausalreihen stattzufinden, deren tatsächliche Grundlagen feststehen und ursächliche Beteiligung i. S. der conditio sine qua non wahrscheinlich ist; in diese Abwägung dürfen Überlegungen, wie sie bei der Wahrscheinlichkeitsprüfung angestellt werden, nicht einfließen.

Ist der ursächliche Zusammenhang zwischen möglicherweise ursächlich mitwirkenden Kausalfaktoren — schädigungsbedingten ebenso wie schädigungsunabhängigen — und dem bestehenden Körperschaden auch nach Ausschöpfung aller Erkenntnismöglichkeiten nicht ausreichend wahrscheinlich zu machen, so geht die Nichtfeststellbarkeit des ursächlichen Zusammenhangs, das „non liquet", nach den Grundsätzen über die Beweislast im sozialrechtlichen Verfahren (S. 47) i. d. R. zu Lasten dessen, der aus der nicht erweislichen Tatsache Rechte herleiten könnte.

Insbesondere gibt es hier — wie im gesamten Recht — keinen Grundsatz „in dubio pro aegroto", wie er gelegentlich von ärztlicher Seite in die Diskussion einzubringen versucht wird.

Ungewißheit der Genese

Nicht wenige Krankheiten sind hinsichtlich ihrer Genese auch in der medizinischen Wissenschaft von heute noch ungeklärt (z. B. die meisten Karzinomerkrankungen, Morbus Bechterew, multiple Sklerose). Mangels ausreichender

---

[59] so ausdrücklich die VV Nr. 9 zu § 1 BVG; vgl. auch BSG SozR 2200 § 548 Nr. 38 mwN; Brackmann (S. 244l)

[60] BSG SozR 2200 § 548 Nr. 84; BSG 24. 02. 1988 — 2 RU 30/87 —

Kenntnis der allgemeinen Pathogenese kann hier vielfach eine hinreichende Wahrscheinlichkeit dafür, daß schädigende Einwirkungen aus dem geschützten Risikobereich zumindest eine wesentliche Teilursache des streitigen Gesundheitsschadens bilden, nicht begründet werden; die Möglichkeit, daß der Gesundheitsschaden trotz engem zeitlichem Zusammenhang durch andere, bisher nicht erkannte exogene oder endogene Faktoren maßgebend verursacht worden ist, kann nicht hinreichend sicher ausgeschlossen werden.

Andererseits gibt es Krankheiten (u. a. bestimmte Karzinome), bei denen trotz fortbestehender Ungewißheiten über die allgemeine Pathogenese die Ursächlichkeit bestimmter Faktoren (z. B. Asbest, Benzol usw.) statistisch und experimentell so gesichert ist, daß hierauf die ausreichende Wahrscheinlichkeit des Ursachenzusammenhangs aufgebaut werden kann, wenn z. B. eine aureichend lange und intensive Exposition in tatsächlicher Hinsicht nachgewiesen ist.

Bei bestehender Ungewißheit der Genese kann in der **ges. UV** i. d. R. (mit Ausnahme bestimmter Berufskrankheiten) die hinreichende Wahrscheinlichkeit eines Kausalzusammenhangs mit bestimmten schädigenden Einwirkungen nicht begründet werden.

Einen irgendwie gearteten Härteausgleich oder eine sonstige Entschädigungsmöglichkeit etwa nach dem Ermessen des Leistungsträgers gibt es hier nicht. Ausnahmen können für einzelne Berufskrankheiten in Betracht kommen (§ 551 Abs. 2 RVO, S. 93).

Für das **sozEntschR** bestimmt § 1 Abs. 3 Satz 2 BVG hingegen, daß eine sog. **Kann-Versorgung** (S. 117) gewährt werden kann, wenn die zur Anerkennung der Gesundheitsstörung als Schädigungsfolge erforderliche Wahrscheinlichkeit nur deshalb nicht gegeben ist, weil über die Ursache des festgestellten Leidens in der medizinischen Wissenschaft Ungewißheit herrscht.

Hierzu gibt es Richtlinien des Bundesministers für Arbeit und Sozialordnung, die die für eine solche Kann-Versorgung in Betracht kommenden Krankheiten und z. T. besondere Voraussetzungen für die Anerkennung und Entschädigung festlegen.[61]

Feststellung der kausal wirksamen Tatsachen

Bei der Feststellung des ursächlichen Zusammenhangs gilt die Beweiserleichterung der Wahr-

scheinlichkeit hiernach nur für die Beurteilung der Zusammenhangsfrage selbst, also für die Frage, ob bestimmte – schädigungsbedingte oder schädigungsunabhängige – Kausalfaktoren eine conditio sine qua non für den Eintritt des Schadens gebildet haben; sie gilt dagegen nicht auch für die Feststellung der hierfür maßgebenden Tatsachen und Geschehnisabläufe. Diese bedürfen vielmehr stets des sog. **Vollbeweises**, also der Feststellung mit einem so hohen Grad an Gewißheit, daß bei vernünftiger, lebensnaher Würdigung kein begründbarer Zweifel an dem Vorliegen der Tatsache bzw. des Geschehnisablaufs besteht.[62]

Eine absolute, jeden erdenkbaren Zweifel ausschließende Gewißheit braucht indes auch beim Vollbeweis nicht vorzuliegen.[63] Es genügt letztlich, daß nach Ausschöpfung aller bestehenden Erkenntnismöglichkeiten, auch unter Würdigung sog. Indizien und sonstiger Beweisanzeichen, die volle Überzeugung von dem Vorliegen der streitigen Tatsache begründet ist. Dabei sind an die Beweiswürdigung und ihre Begründung umso höhere Anforderungen zu stellen, je schwächer die Beweisgrundlagen sind. Dagegen reicht selbst eine hohe Wahrscheinlichkeit nicht aus. Auf Vermutungen, Annahmen, Hypothesen oder sonstige Unterstellungen kann der erforderliche Vollbeweis daher erst recht nicht gestützt werden.[64]

Im Wege eines solchen Vollbeweises nachgewiesen sein müssen einmal die den Versicherungs- bzw. Versorgungsschutz auslösenden, die sog. **anspruchsbegründenden Tatsachen**, also die versicherte Tätigkeit bzw. Dienstverrichtung usw., das Schädigungsereignis bzw. die schädigenden Einwirkungen (Unfall, Einwirkungen von Lärm, Erschütterungen usw.) mit den diese kennzeichnenden Umständen, sowie das Bestehen eines Gesundheitsschadens.

Durch einen solchen Vollbeweis nachgewiesen sein müssen aber weiterhin auch die tatsächlichen Grundlagen aller sonstigen Umstände, die der Beurteilung der Kausalität zugrunde gelegt werden sollen, vor allem also auch die **schädigungsunabhängigen Kausalfaktoren**, deren ursächliche Mitwirkung an der Entstehung des Schadens erwogen werden soll.

Für die sozialmedizinische Beurteilung von besonderer Bedeutung sind diese rechtlichen An-

---

[61] Anhaltspunkte 1983 Nr. 39 (S. 144); Erlenkämper (S. 521) mwN

[62] stdRspr, vgl. u. a. BSG SozR 2200 § 548 Nr. 38, § 550 Nr. 29, § 55a Nr. 1; Erlenkämper (S. 98); Lauterbach § 548 Anm. 16
[63] BSG 45, 1, 9; BGHZ 53, 256
[64] BSG SozR RVO § 550 Nr. 29

forderungen an den Beweis vor allem dort, wo es bei der Kausalitätsbeurteilung im Rahmen der haftungsausfüllenden Kausalität um die Diskussion mitwirkender schädigungsunabhängiger Kausalfaktoren aus dem Bereich von Konstitution, Disposition oder (z. B. degenerativer) Vorschädigung geht.

Solche schädigungsunabhängigen Kausalfaktoren bedürfen, soll ihre kausale Bedeutung überhaupt diskutiert werden werden, vorab in ihren tatsächlichen Grundlagen eines solchen Vollbeweises. Denn die Wahrscheinlichkeit reicht nur für die Frage aus, ob ein derartiger — nachgewiesener — Kausalfaktor eine conditio sine qua non des streitigen Schadens bildet; die tatsächliche Grundlage dieser Wahrscheinlichkeitsprüfung, das tatsächliche Vorliegen eines derartigen Kausalfaktors nach Art und Ausmaß, bedarf dagegen des Vollbeweises. Gründe der Rechtssicherheit, der Durchsichtigkeit und Nachvollziehbarkeit der abschließenden Entscheidung verlangen es, daß jede Kausalitätsbeurteilung nur auf Umstände gestützt wird, die in ihren tatsächlichen Grundlagen voll nachgewiesen und dadurch jederzeit nachprüfbar sind.

Das Bundessozialgericht hat deswegen in seiner jüngeren Rechtsprechung verstärkt herausgestellt:

Die Prüfung der Kausalität hat in mehreren Schritten zu erfolgen. Zunächst sind die einzelnen Kausalreihen, der ursächliche Beteiligung an dem konkreten (Unfall-)Schaden erwogen wird, in ihren tatsächlichen Grundlagen festzustellen; hierzu müssen die Tatsachen, aus denen die jeweilige Kausalität abgeleitet wird, i. S. eines solchen Vollbeweises nachgewiesen sein. Kann eine — möglicherweise — in Betracht kommende Kausalreihe schon in ihren tatsächlichen Grundlagen nicht in diesem Sinne nachgewiesen werden, erhebt sich — so wörtlich — „nicht einmal die Frage", ob sie im konkreten Einzelfall Ursache im Rechtssinne sein könnte.[65] Eine schädigungsunabhängige Kausalreihe, die — theoretisch — eine schädigungsbedingte Kausalität ausschließen könnte, in ihren tatsächlichen Grundlagen aber nicht ausreichend sicher nachweisbar ist, kann daher eine solche Rechtsfolge niemals auslösen.[66]

Wird also z. B. bei einer durch einen Arbeitsunfall (z. B. Drehsturz) hervorgerufenen Luxation der Kniescheibe erwogen, daß eine vorbestehende habituelle Bandinstabilität an dem Eintritt des Schadens wesentlich oder sogar überwiegend mitgewirkt haben könnte, so bedarf es vorab des Nachweises der tatsächlichen Grundlagen, also des Nachweises, daß und in welchem Ausmaß eine solche Bandinstabilität vor dem Unfallereignis tatsächlich bereits bestanden hat. Kann dieser Nachweis nicht mit einer den Anforderungen des Vollbeweises genügenden Sicherheit geführt werden, darf die Frage, ob und inwieweit derartige habituelle Faktoren an dem Eintritt des Schadens kausal beteiligt

waren und welche Bedeutung ihnen ggf. zukommt, gar nicht erst diskutiert werden. Gleiches gilt bei Annahme anderer Vorschäden und Anlagen (z. B. Meniskopathie infolge Sport, Osteoporose bei Knochenbrüchen, degenerative Vorschädigung bei Läsionen der Rotatorenmanschette, Muskel- und Sehnenrissen, Bandscheibenvorfällen[67] usw., anlagebedingte Bindegewebsschwäche).

An den Beweis u. a. der unfall- bzw. schädigungsunabhängig mitwirkenden Kausalfaktoren dürfen jedoch andererseits keine überzogenen, praktisch nicht erfüllbaren Anforderungen gestellt werden.

So ist z. B. der eindeutige Nachweis von Art und Ausmaß klinisch bisher stummer degenerativer Vorschädigungen u. a. an Bandscheiben, Rotatorenmanschetten, Bändern, Muskeln oder Sehnen vielfach schwierig, wenn nicht praktisch ausgeschlossen. Daher sind hier bei der Beweisführung auch Rückgriffe auf andere Indizien des Einzelfalls in Verbindung mit gesicherten pathologisch-anatomischen Erkenntnissen und Erfahrungen möglich und zulässig.

Als **Kriterium** für die Feststellung von Art und Ausmaß bestehender Vorschädigungen können auch hier (S. 35) u. a. Art und Schwere der Einwirkungen aus der geschützten Tätigkeit herangezogen werden: Je sicherer die allgemeinen pathologisch-anatomischen Erkenntnisse über das Vorliegen einer solchen Vorschädigung und je geringer und mit normalen Belastungen bzw. Einwirkungen auch des unversicherten Alltagslebens vergleichbarer die schädigenden Einwirkungen aus der geschützten Tätigkeit sind, um so eher wird das Bestehen und eine wesentliche ursächliche Mitbeteiligung solcher degenerativer Vorschädigungen usw. auch im konkreten Einzelfall zu begründen sein. Umgekehrt sind an den Nachweis einer solchen Vorschädigung um so höhere Anforderungen zu stellen, je ungewisser auch nach den bestehenden allgemeinen pathologisch-anatomischen Erfahrungen Art, Ausmaß und ursächliche Beteiligung der möglicherweise bestehenden degenerativen Vorschädigungen im konkreten Einzelfall bleibt, je gravierender die schädigenden Einwirkungen aus dem Arbeitsunfall usw. waren, je typischer sie für die geschützte Tätigkeit sind und je weniger sie nach Art und Schwere normalen alltäglichen Belastungen entsprechen.

Auch und gerade eine solche Beweisführung muß aber geeignet sein, dem Leistungsträger bzw. Gericht die volle Überzeugung von dem Bestehen der rechtserheblichen Tatsache — im Beispiel: Art und Ausmaß der degenerativen Vorschädigung — zu vermitteln.

---

[65] BSG 24. 02. 1987 − 2 RU 20/87 −
[66] BSG SozR 2200 § 548 Nr. 27; BSG 20. 08. 1987 − 5a RKnU 1/86 −

[67] vgl. hierzu Erlenkämper (S. 133ff.)

Daher bedarf es, wenn eindeutige befundmäßige Nachweise einer solchen degenerativen Vorschädigung nicht zu erbringen sind, im sozialmedizinischen Gutachten in besonderem Maße einer schlüssigen, eingehend und überzeugend begründeten Beweisführung unter Anführung aller für die Würdigung bedeutsamen Umstände und Erkenntnisse des Einzelfalls, soll das Bestehen einer solchen degenerativen Vorschädigung trotz Fehlens konkreter Nachweise festgestellt und der weiteren Beurteilung zugrunde gelegt werden. Auch und gerade hier gilt der Satz, daß schlichte Behauptungen, reine Vermutungen, Annahmen oder Hypothesen den erforderlichen Beweis nicht ersetzen können. Vermag die Beweisführung des Gutachters dem Leistungsträger bzw. Gericht nicht die volle Überzeugung von Art und Schweregrad angeblich ursächlich mitwirkender unfall- bzw. schädigungsunabhängiger Kausalfaktoren zu vermitteln, dürfen diese bei der Entscheidung nicht berücksichtigt werden; es darf dann „nicht einmal die Frage" gestellt werden, ob sie wesentliche oder gar überwiegende Ursache im Rechtssinne sind.

Beweislast im Kausalrecht

Im Sozialrecht haben die Leistungsträger und ggf. die Gerichte den rechtserheblichen Sachverhalt von Amts wegen aufzuklären, §§ 20 SGB X, 103 SGG (S. 145, 146). Ähnlich wie in anderen Rechtsbereichen erhebt sich aber auch hier die Frage, wer die Folgen zu tragen hat, wenn rechtserhebliche Tatsachen von Amts wegen trotz einer alle Möglichkeiten ausschöpfenden Sachaufklärung nicht haben festgestellt werden können.

Auch im Sozialrecht gilt dann der Grundsatz der **objektiven Beweislast**. Danach hat die Folgen der objektiven Nichtfeststellbarkeit einer Tatsache stets derjenige zu tragen, der aus dieser Tatsache, wäre sie beweisbar, Rechte herleiten könnte.[68] Die Last des nichterbrachten Beweises trägt daher hinsichtlich der anspruchsbegründenden Tatsachen regelmäßig der Antragsteller (Versicherter, Versorgungsberechtigter, Hinterbliebener usw.), hinsichtlich der rechtshindernden, rechtshemmenden oder rechtsvernichtenden Tatsachen dagegen der Leistungsträger.

Diese Grundsätze gelten auch im Rahmen der sozialrechtlichen Kausalitätslehre.

Daher hat der Anspruchsteller die Beweislast zu tragen für das Bestehen eines rechtlich wesentlichen ursächlichen Zusammenhangs zwischen der geschützten Tätigkeit und dem schädigenden Ereignis (Unfall

usw.; sog. haftungsbegründende Kausalität) sowie zwischen dem schädigenden Ereignis und dem Gesundheitsschaden (sog. haftungsausfüllende Kausalität). Das gilt entsprechend im Falle der Behauptung einer wesentlichen Verschlimmerung anerkannter Unfall- oder Schädigungsfolgen.

In die Beweislast des Leistungsträger fällt dagegen der Nachweis für das Vorliegen und die kausale Mitwirkung schädigungsunabhängiger Kausalreihen, die, wenn sie erwiesen wären, schon ihrer überwiegenden Bedeutung für den Eintritt des Schadens die Wesentlichkeit der schädigungsbedingten Kausalketten nach den Grundsätzen der konkurrierenden Kausalität (S. 29) ausschließen könnten.[69] Der Leistungsträger hat die Beweislast ferner zu tragen, wenn er eine wesentliche Besserung anerkannter Unfall- bzw. Schädigungsfolgen behauptet.

Diese Beweislastverteilung hat auch für die **sozialmedizinische Zusammenhangsbeurteilung** erhebliche, nicht immer ausreichend beachtete Wirkungen.

Unproblematisch sind diese Rechtswirkungen in aller Regel, wenn sich ein ursächlicher Zusammenhang mit der versicherten oder sonstwie geschützten Tätigkeit im haftungsbegründenden oder haftungsausfüllenden Bereich entweder schon von den tatsächlichen Grundlagen her nicht nachweisen oder doch hinsichtlich der kausalen Beteiligung nicht hinreichend wahrscheinlich machen läßt. Hier liegt es auch sozialmedizinisch auf der Hand, daß ein Gesundheitsschaden als Unfall- oder Schädigungsfolge nicht anerkannt werden kann, wenn diese Voraussetzungen nicht gegeben sind.

Schwierigkeiten in der gutachtlichen Beurteilung bereiten dagegen nicht selten die Fälle, in denen die haftungsbegründende wie die haftungsausfüllende Kausalität durch schädigende Einwirkungen aus den rechtlich geschützten Risikobereichen bewiesen bzw. hinreichend wahrscheinlich ist, aber diskutiert werden soll, daß schädigungsunabhängige Kausalfaktoren an der Entstehung des Schadens mitbeteiligt waren, und zwar so überwiegend, daß sie nach den Grundsätzen der konkurrierenden Kausalität die Schädigungseinwirkungen in ihrer kausalen Bedeutung verdrängen könnten. In solchen Fällen greifen die sozialrechtlichen Beweisanforderungen und die Beweislastverteilung.

Besteht zwar die Vermutung oder sogar eine gewisse Wahrscheinlichkeit für die Annahme, daß derartige schädigungsunabhängige Kausalfaktoren an der Entstehung des Schadens wesentlich oder sogar überwiegend beteiligt waren, läßt sich ihr Vorliegen in den tatsächlichen Grundlagen jedoch nicht mit der erforderlichen Sicherheit nachweisen, hat die Last dieses nicht erbringbaren Beweises auch hier derjenige zu tragen, der aus diesen zwar möglicherweise vorliegenden, aber nicht überzeugend beweisbaren Tatsachen Rechte ableiten könnte, also der Leistungsträger.

---

[68] BSG 6, 70, 72; seitdem stdRspr

[69] BSG SozR 2200 § 548 Nr. 27; BSG 20. 08. 1987 – 5a RKnU 1/86 –

Bei der sozialmedizinischen Beurteilung dürfen daher, wenn – isoliert betrachtet – ein i. S. der sozialrechtlichen Kausalitätslehre wesentlicher Ursachenzusammenhang des streitigen Gesundheitsschadens mit schädigenden Einwirkungen aus geschützten Risikobereichen feststeht, auch noch so starke – medizinisch begründbare – Zweifel an der Wesentlichkeit der kausalen Bedeutung dieser Einwirkungen wegen einer wesentlichen Mitwirkung schädigungsunabhängiger Kausalfaktoren solange nicht zur Verneinung der Wesentlichkeit der schädigungsbedingten Kausalität führen, wie diese anderen Kausalfaktoren in ihren tatsächlichen Grundlagen nicht überzeugend nachgewiesen werden können.

Besteht also einerseits eine schädigungsbedingte Kausalität, drängen sich aber aus medizinischer Sicht Zweifel auf, ob diese Kausalität wegen der Mitwirkung schädigungsunabhängiger (z. B. anlage- oder degenerativ bedingter) Faktoren rechtlich wesentlich war, darf die Wahrscheinlichkeit eines ursächlich wesentlichen Zusammenhangs mit der schädigungsbedingten Kausalkette nicht vereint, nicht einmal diskutiert [70] werden, solange das Vorliegen solcher schädigungsunabhängiger Faktoren in tatsächlicher Hinsicht nicht überzeugend nachgewiesen ist. Ein Kausalfaktor, der theoretisch den Leistungsanspruch ausschließen könnte, in seinen tatsächlichen Grundlagen aber nicht nachweisbar ist, kann eine solche Rechtsfolge nicht auslösen; die Last des nicht erbrachten Beweises trägt in Fällen dieser Art stets der Leistungsträger, [71] nicht der Anspruchsteller.

Sozialmedizinische Zusammenhangsbeurteilung

Nach alledem empfiehlt es sich, in sozialmedizinischen Zusammenhangsgutachten die Prüfung der haftungsausfüllenden Kausalität etwa nach folgendem Schema vorzunehmen:

1. Körperschaden

1.1. Welche Gesundheitsstörungen (Diagnose und Funktion) haben – ggf. begrenzt auf das streitige Organ bzw. Organsystem – unmittelbar nach dem schädigenden Ereignis vorgelegen?

1.2. In welcher Weise und in welchem Ausmaß haben sich diese Gesundheitsstörungen in der Folgezeit verändert?

1.3. In welchem Ausmaß bestehen diese Gesundheitsstörungen im Zeitpunkt der Beurteilung noch?

2. Schädigendes Ereignis (bzw. schädigende Einwirkungen)

2.1. Welchem schädigenden Ereignis (bzw. sonstigen schädigenden Einwirkungen) werden die (noch) bestehenden Körperschäden zur Last gelegt?

2.2. Ist dieses schädigende Ereignis in seinem Hergang mit allen für die Beurteilung erheblichen Umständen i. S. des Vollbeweises (S. 45) nachgewiesen? Ggf.: Welcher Hergang bzw. welche Einwirkungen werden der Beurteilung zugrunde gelegt?

3. Kausalität des schädigenden Ereignisses

3.1. Bei welchen der noch bestehenden Körperschäden (1.3.) ist das schädigende Ereignis mit hinreichender Wahrscheinlichkeit (S. 43) i. S. einer conditio sine qua non (S. 26) an dem Eintritt ursächlich beteiligt?

3.2. Ist das schädigende Ereignis – für sich gesehen – für den Eintritt des Körperschadens wesentlich (S. 28) i. S. der sozialrechtlichen Kausalitätslehre?

4. Kausalität mitwirkender schädigungsunabhängiger Ursachen

4.1. Sind auch andere, unfall- bzw. schädigungsunabhängige Umstände (z. B. Anlage, Konstitution, Vorschädigungen aufgrund früherer Krankheiten, Unfälle, degenerativer Entwicklungen usw.) mit hinreichender Wahrscheinlichkeit an dem Eintritt des Körperschadens i. S. einer conditio sine qua non (S. 26) ursächlich mitbeteiligt?

4.2. Sind diese anderen Kausalfaktoren nach Art und Ausmaß in ihren tatsächlichen Grundlagen i. S. des Vollbeweises (S. 45) nachgewiesen?

4.3. Sind diese anderen Kausalfaktoren – für sich gesehen – für den Eintritt des Körperschadens wesentlich (S. 28) i. S. der sozialrechtlichen Kausalitätslehre?

5. Konkurrierende Kausalität

5.1. In welchem Verhältnis stehen das schädigende Ereignis und die anderen

[70] BSG 24. 02. 1987 – 2 RU 20/87 –
[71] BSG SozR § 548 Nr. 27; BSG 20. 08. 1987 – 5a RKnU 1/86 –

mitwirkendenKausalfaktoren in ihrer Bedeutung für den Eintritt des Körperschadens?
Insbesondere:

5.2. Bildet das schädigende Ereignis auch unter Berücksichtigung der anderen mitwirkenden Kausalfaktoren zumindest eine wesentliche Teilursache für den Eintritt des Schadens i. S. der sozialrechtlichen Kausalitätslehre (S. 30)?
Oder:

5.3. Überwiegen die anderen mitwirkenden Kausalfaktoren das schädigende Ereignis in seiner Bedeutung für den Eintritt des Körperschadens auch unter Berücksichtigung des Schutzzwecks des Gesetzes (S. 28) so eindeutig, daß sie als die allein wesentliche Ursache i. S. der Lehre über die konkurriernde Kausalität (S. 31) angesehen werden müssen?

Kommt nach Sachlage in Betracht, daß der Körperschaden bereits *vor* der schädigenden Einwirkung bestanden hat und durch diese lediglich verschlimmert worden ist, sollte der Prüfung folgendes Schema zugrunde gelegt werden:

1. Entstehung und Verschlimmerung

1.1. Ist der jetzt bestehende Körperschaden durch das schädigende Ereignis erstmalig als Krankheit im Rechtssinne (S. 36) hervorgerufen worden?
Oder:

1.2. Hat der jetzt bestehende Körperschaden als Vorschaden (sog. Grundleiden) im Zeitpunkt des schädigenden Ereignisses als Krankheit auch im Rechtssinne (S. 36) bereits vorgelegen?

1.3. Ist Bestehen und Ausmaß des Grundleidens im Zeitpunkt des schädigenden Ereignisses i. S. des Vollbeweises (S. 45) nachgewiesen?

2. Kausalität des schädigenden Ereignisses

2.1. Hat das schädigende Ereignis dieses Grundleiden mit hinreichender Wahrscheinlichkeit i. S. einer conditio sine qua non (S. 26) verschlimmert (S. 36)?

2.2 Ist das schädigende Ereignis – für sich gesehen – für den Eintritt der Verschlimmerung wesentlich (S. 28) i. S. der sozialrechtlichen Kausalitätslehre?

3. Konkurrierende Kausalität

3.1. Sind an dem Eintritt der Verschlimmerung neben dem schädigenden Ereignis auch noch andere, unfall- bzw. schädigungsunabhängige Umstände (z. B. schädigungsunabhängige Unfälle oder Erkrankungen, degenerative Vorgänge usw.) mit hinreichender Wahrscheinlichkeit i. S. einer conditio sine qua non (S. 26) ursächlich wesentlich (mit-) beteiligt?

3.2. Sind diese anderen Kausalfaktoren in ihren tatsächlichen Grundlagen i. S. des Vollbeweises (S. 45) nachgewiesen.

3.3. Bildet das schädigende Ereignis auch unter Berücksichtigung der anderen mitwirkenden Kausalfaktoren zumindest eine wesentliche Teilursache i. S. der sozialrechtlichen Kausalitätslehre (S. 30) für den Eintritt der Verschlimmerung?
Oder:

3.4. Überwiegen diese anderen mitwirkenden Kausalfaktoren das schädigende Ereignis in seiner Bedeutung für den Eintritt der Verschlimmerung so eindeutig, daß sie auch unter Berücksichtigung des Schutzzwecks des Gesetzes (S. 28) als die allein wesentliche Ursache i. S. der Lehre über die konkurrierende Kausalität (S. 31) angesehen werden müssen.?

Diese Schemata sind primär auf die Folgen von (Arbeits- bzw. Dienst-) Unfällen zugeschnitten. Für die kausale Beurteilung von Berufskrankheiten sowie Schädigungsfolgen des sozEntschR sind sie aber entsprechend anwendbar.

Sollen auch rechtlich zutreffende Ergebnisse erzielt werden, muß bei der Durchprüfung der einzelnen Punkte die im Schema vorgegebene Reihenfolge zumindest gedanklich eingehalten werden.

So darf z. B. die Frage der Wahrscheinlichkeit, ob bestimmte Kausalfaktoren i. S. einer conditio sine qua non an der Entstehung des Schadens ursächlich (mit-) beteiligt waren, erst geprüft werden, wenn das Vorhandensein dieser Kausalfaktoren in tatsächlicher Hinsicht nachgewiesen ist, und die Frage der Wesentlichkeit und der ursächlichen Bedeutung im Verhältnis zu anderen mitwirkenden Kausalfaktoren erst beurteilt werden, wenn die Wahrscheinlichkeit einer ursächlichen Beteiligung dieser Faktoren bejaht worden ist. Insbesondere dürfen die Fragen um den Nachweis der tatsächlichen Grundlagen der einzelnen mitwirkenden Kausalfaktoren, der Wahrscheinlichkeit ihrer Kausalität und der Würdigung ihrer wesentlichen bzw. überwiegenden Bedeutung für den streitigen Schaden nicht vermengt werden.

Vor allem darf die nicht selten an den ärztlichen Gutachter gestellte (alleinige) Beweisfrage, ob ein bestimmtes schädigendes Ereignis eine wesentliche (Teil-)Ursache für den streitigen Körperschaden gebildet habe, nicht aus einer globalen Sicht, sondern nur in der gedanklichen Reihenfolge der Schemata beantwortet werden.

Auch an dieser Stelle sei zudem nochmals (S. 28, 33) darauf hingewiesen, daß es auf die *generelle* Eignung oder Adäquanz bestimmter Kausalfaktoren im Sozialrecht nicht ankommt, sondern nur darauf, ob sie mit hinreichender Wahrscheinlichkeit eine conditio sine qua non für den Schaden gesetzt haben, diese Bedingung wesentlich i. S. der sozialrechtlichen Kausalitätslehre ist und welche Relation hinsichtlich ihrer Bedeutung für den Eintritt des Schadens zu den anderen mitwirkenden Ursachen besteht.

Bei konsequenter Durchprüfung anhand der vorstehenden Fragen und Einhaltung der Reihenfolge ist zumeist gewährleistet, daß alle für die sozialmedizinische Zusammenhangsbeurteilung rechtserheblichen Gesichtspunkte beachtet werden.

Die große Vielfalt der vorkommenden Lebenssachverhalte läßt es aber naturgemäß nicht zu, *alle* denkbaren Fallgestaltungen durch solche Schemata zu erfassen. Diese können daher keinen Anspruch auf Vollständigkeit erheben. Sie entheben somit nicht von der Prüfung und Beurteilung anderer, hiermit nicht erfaßbarer Sachverhalte.

3.3. Vorschaden, Parallelschaden, Folgeschaden, Nachschaden

Die Folgen eines Arbeitsunfalls oder einer Schädigung i. S. des sozEntschR sind häufig nicht die einzigen vorliegenden Gesundheitsstörungen, und die Einwirkungen aus den geschützten Risikobereichen nicht die einzigen Ursachen, die bei ihrer Entstehung mitgewirkt haben.

Andere Gesundheitsstörungen (Folgen früherer Unfälle, Krankheiten, Gebrechen, degenerative Veränderungen usw.) können schon vor dem schädigenden Ereignis bestanden haben (Vorschaden im weiteren Sinne), an dem Eintritt des jetzt streitigen Körperschadens ursächlich beteiligt sein (Fall der konkurrierenden Kausalität) und dessen funktionelle Auswirkungen verändern (Vorschaden im engeren Sinne). Schädigende Einwirkungen aus der privaten Lebenssphäre (z. B. Sport, Hobbyarbeiten) können neben den Ein-

wirkungen aus den geschützten Risikobereichen an dem Eintritt des Schadens mitgewirkt haben (Parallelschaden). Andere Gesundheitsstörungen können dem schädigenden Ereignis zeitlich nachfolgen (Folgeschaden) und sich ggf. in ihren funktionellen Auswirkungen mit den Unfall- bzw. Schädigungsfolgen mischen (Nachschaden).

Je nach ihrer Beziehung zu den Unfall- bzw. Schädigungsfolgen und dem Ausmaß der funktionellen Überschneidungen können sich Rechtsfolgen ergeben, die auch im sozialmedizinischen Gutachten beachtet werden müssen.

Vorschaden

Unfall- bzw. Schädigungsfolgen treffen nicht immer nur Gesunde. Häufig ergibt sich aus bereits vorliegenden ärztlichen oder sonstigen Unterlagen, Anamnese oder Befund, daß der Betroffene schon vor Eintritt des nunmehr streitigen Schädigungsereignisses durch vorausgegangene Krankheit, Folgen früherer Unfälle oder auch Auswirkungen allgemeiner degenerativer Prozesse vorgeschädigt war (Vorschaden im weiteren Sinne; auch: Vorerwerbsschaden, Vorerwerbsminderung, Vorerwerbsbeschränkung). Ein derartiger Vorschaden kann in den einzelnen Sozialrechtsbereichen unterschiedliche Bedeutung haben.

In der **ges. KrV** ist ein solcher Vorschaden i. d. R. ohne rechtliche Bedeutung. Die Krankenkasse hat grundsätzlich auch für Behandlungsbedürftigkeit und Arbeitsunfähigkeit aus solchen Gesundheitsschäden einzutreten, die schon vor Eintritt in die Versicherung bestanden haben.

In der **ges. RV** können Vorschäden, die bereits bei Eintritt in die Versicherung bestanden haben (z. B. angeborene, frühkindlich oder juvenil erworbene Schäden), als sog. *eingebrachte Leiden* für sich allein Berufs- oder Erwerbsunfähigkeit i. d. R. nicht bewirken (S. 105).

In der **ges. UV** und im **sozEntschR** kann ein solcher Vorschaden dagegen erhebliche rechtliche Konsequenzen bewirken.

Vorschaden und Kausalität

Im Rahmen der **Kausalitätsbeurteilung** kann der Vorschaden in mehrfacher Hinsicht von Bedeutung sein:

– Ein im Zeitpunkt des Unfalls bereits manifester Vorschaden kann ursächlich zu dem jetzt streitigen Körperschaden beigetragen haben; die Rechtsfolgen richten sich nach den Grundsätzen der konkurrierenden Kausalität

(S. 29) und ggf. des mittelbaren Schadens (S. 37).

– Durch das Unfallereignis kann ein im Zeitpunkt seines Eintritts bereits manifester Gesundheitsschaden (sog. Grundleiden) lediglich verschlimmert worden sein; die Rechtsfolgen bestimmen sich nach den Grundsätzen über Entstehung und Verschlimmerung (S. 35).

– Durch das Unfallereignis kann ein bis dahin klinisch-funktionell noch nicht manifester Vorschaden ausgelöst worden sein; die Rechtfolgen ergeben sich aus den Grundsätzen über die Beurteilung von Anlage- und Verschleißleiden (S. 41).

Vorschaden und MdE

Darüber hinaus ist der Vorschaden bei der **Bewertung der MdE** bestehender Unfall- bzw. Schädigungsfolgen zu beachten: Überlagern sich die funktionellen Auswirkungen der Unfall- bzw. Schädigungsfolgen mit denen eines Vorschadens, kann sich wegen der rechtlich gebotenen individuellen Bewertung der MdE (S. 13) die Notwendigkeit einer anderen – höheren oder geringeren – Einschätzung der MdE durch die Unfall- bzw. Schädigungsfolgen ergeben.[72] Das ist die Hauptproblematik des Vorschadens, der **Vorschaden im engeren Sinne**.[73]

Ohne unmittelbare rechtliche Bedeutung ist hier – anders als in der privaten UV (S. 67) – allerdings die Frage, ob und ggf. in welchem Ausmaß die Erwerbsfähigkeit des Betroffenen infolge des Vorschadens bereits *vor* Eintritt des schädigenden Ereignisses gemindert war. Denn insoweit ist dieser durch das Sozialrecht in dem Zustand geschützt, in dem er sich bei Eintritt des schädigenden Ereignisses befunden hat, so unter Einschluß aller früheren Krankheiten und ihrer Folgen, anlage- oder degenerativ bedingter Vorschädigungen usw. (S. 29). Es ist also auch dann, wenn seine Erwerbsfähigkeit infolge eines Vorschadens bereits deutlich gemindert war, bei der Bewertung der MdE aus den nunmehr streitigen Unfall- bzw. Schädigungsfolgen stets von dieser verminderten Erwerbsfähigkeit als der maßgebenden vollen Erwerbsfähigkeit auszugehen, so daß ein bestehender Vorschaden insoweit nicht zu einer geringeren Einschätzung der nunmehr streitigen MdE führen darf (S. 14).

Es wird aber ohne weiteres einleuchten, daß z. B. der unfall- bzw. schädigungsbedingte Verlust eines Armes oder Beines diese maßgebende Erwerbsfähigkeit des Betroffenen ungleich stärker beeinträchtigt als normal, wenn dieser zuvor infolge eines Vorschadens bereits den anderen Arm oder das andere Bein verloren hatte.

Aber auch in weniger spektakulären Fällen sind Überschneidungen von Funktionsausfällen aus Vorschäden und nunmehrigen Unfall- bzw. Schädigungsfolgen in Betracht zu ziehen und ggf. bei der Bewertung der MdE zu berücksichtigen. So kann z. B. der Verlust einzelner Finger, die (Teil-) Versteifung von Gelenken oder eine sonstige Beeinträchtigung der Funktion einer Hand als Vorschaden ebenso Anlaß für eine Höherbewertung einer Unfallverletzung an derselben oder der anderen Hand geben wie ein (auch degenerativ bedingter) Vorschaden an der Wirbelsäule für die unfallbedingte Verletzung des Achsenorgans im selben oder auch einem anderen Segment oder auch den Extremitäten, wenn sich die Unfallfolgen wegen der funktionellen Überlagerung mit den Auswirkungen des Vorschadens z. B. durch den Verlust sonst bestehender Kompensationsmöglichkeiten stärker auswirken. Auch Vorschäden an inneren Organen, zentrale oder periphere Nervenschädigungen und selbst Vorschäden im psychiatrischen Bereich (z. B. wenn infolge Debilität usw. eine sonst mögliche prothetische Versorgung scheitert) können Veranlassung zu einer Höherbewertung der MdE geben, wenn sich deswegen die Unfall- bzw. Schädigungsfolgen stärker auswirken als normal.[74]

Andererseits kann ein bestehender Vorschaden auch zu einer geringeren Bewertung der unfall- bzw. schädigungsbedingten MdE Anlaß geben oder gar die Annahme rechtfertigen, daß trotz weitergehender Beeinträchtigung der anatomischen Integrität eine (weitere) MdE durch die Unfall- bzw. Schädigungsfolgen nicht bewirkt worden ist.

War z. B. eine schädigungsbedingt amputierte Extremität infolge Kinderlähmung, Contergan-Schaden oder Folgen eines früheren Privatunfalls versteift oder sonstwie in ihrer Gebrauchsfähigkeit erheblich eingeschränkt, so liegt auch hier auf der Hand, daß sich die Einbuße an Substanz, Funktion und Erwerbsfähigkeit infolge der Schädigung geringer auswirkt als bei einem Gesunden.

In Extremfällen ist sogar denkbar, daß trotz eines solchen weiteren Substanzverlustes keine weitergehende MdE bewirkt wird als sie infolge des Vorschadens bereits bestanden hat. War z. B. die Extremität gebrauchsunfähig verkrüppelt und/oder die Funktion durch schmerzhafte Nervenläsionen erheblich beeinträchtigt, kann dem hinsichtlich der Funktion bedeutungslosen anatomischen Verlust durch die Amputation u. U. sogar ein Gewinn gegenüberstehen: Sind

---

[72] BSG 5, 232; 9, 104; 21, 63; BSG SozR BVG § 30 Nr. 21; Brackmann (S. 568c); Erlenkämper (S. 53); Lauterbach § 581 Anm. 5.b, jeweils mwN
[73] vgl. hierzu im einzelnen Erlenkämper (S. 53ff.)

[74] vgl. hierzu im einzelnen Erlenkämper (S. 53ff.); ders Orth Praxis 1975, 730

dadurch die früheren Nervenschmerzen behoben oder kann der Stumpf nunmehr prothetisch versorgt werden, so kann sich die Gesamtfunktin jetzt sogar günstiger darstellen als vor dem Schädigungsereignis. Wenn auch dem Sozialrecht der Gedanke eines Vorteilsausgleichs ansonsten fremd ist, kann eine solche Situation doch eine Einschätzung dahin rechtfertigen, daß hier die individuelle Erwerbsfähigkeit trotz des anatomischen Substanzverlustes nicht (weiter) vermindert worden ist.

Neben diesen Regelfällen des sog. **stabilen Vorschadens**, also eines im wesentlichen gleichbleibenden Befundes, gibt es noch die Fallgruppe des **labilen Vorschadens**. Von einem solchen spricht man, wenn der Vorschaden über den Zeitpunkt des schädigenden Vorgangs (Unfall usw.) bzw. der ersten Rentengewährung hinaus weiterwirkt, aber nicht konstant bleibt, sondern Änderungen unterworfen ist.[75] In Fällen dieser Art ergeben sich für verschiedene Fallgruppen unterschiedliche Konsequenzen für die MdE-Bewertung.

Bestehen stark wechselnde Befunde seitens des Vorschadens (z. B. bei chronischer Osteomyelitis) mit entsprechend wechselnden Auswirkungen auf die Erwerbsfähigkeit aus den Unfall- bzw. Schädigungsfolgen, ist die MdE — allgemeinen Grundsätzen entsprechend — nach einem einheitlich geltenden Durchschnittswert zu bestimmen (S. 15).

Erfährt der Vorschaden in der Zeit zwischen schädigendem Ereignis (Unfall usw.) und erster Rentenfeststellung eine schädigungsunabhängige Verschlimmerung (z. B. Refraktur), ist diese Verschlimmerung ein schädigungsunabhängiger Nachschaden (S. 57); bei der MdE-Bewertung darf nur das Ausmaß an Vorschaden berücksichtigt werden, das bei Eintritt des schädigenden Ereignisses bereits bestanden hat. Dies gilt erst recht, wenn sich der Vorschaden schädigungsunabhängig erst nach der ersten Rentenfeststellung verschlimmert.

Hat sich der Vorschaden, der ursprünglich zu einer höheren MdE-Bewertung Anlaß gegeben hätte, in der Zeit zwischen dem schädigenden Ereignis und der ersten Rentenfeststellung gebessert, ist das Ausmaß des Vorschadens und seiner funktionellen Wechselwirkungen mit den Unfall- bzw. Schädigungsfolgen bei Rentenbeginn maßgebend. Bessert sich der Vorschaden nach der ersten Rentenfeststellung und verringert sich dadurch das Ausmaß der funktionellen Überlagerung oder fällt diese sogar ganz weg, so kann dies rechtlich wegen der Auswirkungen auf die Höhe der schädigungsbedingten MdE und damit der Entschädigungsleistung eine wesentliche Änderung i. S. des § 48 SGB X (S. 149) bedeuten mit der Folge, daß eine Neufeststellung (Herabsetzung oder Entziehung) der Rente in Betracht kommen kann.

Die Möglichkeiten der funktionellen Überlagerung der Auswirkungen solcher Vorschäden mit

denen der Unfall- bzw. Schädigungsfolgen sind, wie schon die angeführten Beispiele zeigen, vielfältig[76] und bedürfen in der Praxis sorgfältiger Beachtung.

Insoweit obliegt dem begutachtenden Arzt eine besondere Verantwortung. Denn Leistungsträger und Gericht werden ohne die sachgerechte Mitwirkung der ärztlichen Gutachter häufig gar nicht erkennen können, daß derartige funktionelle Überlagerungen vorliegen.

Voraussetzung für jede andere — höhere oder geringere — Bewertung der schädigungsbedingten MdE wegen eines bestehenden Vorschadens ist aber stets, daß tatsächlich eine **funktionelle Überlagerung** zwischen den bestehenden Unfall- bzw. Schädigungsfolgen und dem Vorschaden besteht, diese ein erhebliches Ausmaß besitzt und tatsächlich dazu führt, daß sich die Unfall- bzw. Schädigungsfolgen wegen des bestehenden Vorschadens deutlich anders auswirken als bei einem vorher Gesunden.

Besteht eine solche funktionelle Überschneidung überhaupt nicht oder ist sie nur geringfügig, ergibt sich also infolge des Vorschadens keine deutlich andere — stärkere oder geringere — Beeinträchtigung der Erwerbsfähigkeit gegenüber einem vorher Gesunden, kommt eine andere Bewertung der MdE nicht in Betracht.

Stößt z. B. die unfallbedingte Amputation einer Extremität auf den Verlust eines Auges oder einer Niere, auf einen Herzfehler oder eine Lungen-Tbc als Vorschaden, so wird eine derartige funktionelle Überlagerung in aller Regel nicht gegeben sein mit der Folge, daß zu einer von den Normalsätzen abweichenden Bewertung der MdE kein Anlaß besteht. Auch dann, wenn sich die Auswirkungen aus Vor- und Unfallschaden nur geringfügig überlagern (z. B. Bewegungseinschränkung im Handgelenk als Vorschaden, Verlust eines Fingers als Unfallschaden) wird man im allgemeinen zu einer anderen Bewertung der MdE nicht kommen können.

Kommt nach diesen Grundsätzen eine andere — höhere oder niedrigere — MdE grundsätzlich in Betracht, so bereitet die zutreffende und gerechte **Einschätzung der MdE** aus den Unfall- bzw. Schädigungsfolgen nicht selten erhebliche Schwierigkeiten.

Auch dem ärztlichen Gutachter bietet sich bei der Untersuchung vielfach ja nur für das Ergebnis, die Summe der Funktionsstörungen aus Unfall- bzw. Schädigungsfolge *und* Vorschaden dar, eine häufig untrennbare Durchmischung der Auswirkungen schädigungsbedingter und schädigungsunabhägiger Genese. Aus diesem Gesamtbefund, der als solcher MdE-mäßig relativ

---

[75] Erlenkämper (S. 58 mwN)

[76] Eingehender: Erlenkämper aaO

leicht einzuschätzen sein wird, soll nur der unfall-
bzw. schädigungsbedingte Anteil an den bestehenden
Funktionsbeeinträchtigungen herausgefiltert und mit
einer MdE bewertet werden.

Hat z. B. bei dem Betroffenen eine völlige Versteifung eines Fußes (MdE: 30 v. H.) als Vorschaden bestanden und muß das Bein infolge eines Arbeitsunfalls
im Oberschenkel amputiert werden (Normal-MdE:
60 v. H.), wie soll dieser weitere Verlust an Substanz und Funktionsfähigkeit bewertet werden: Voll
(60 v. H.), mit 50, 40 oder gar nur mit 30 oder 25 v. H.?
Oder: Die Amputation eines Beines im Unterschenkel
als Unfallfolge (Normal-MdE: 40 v. H.) trifft auf eine
Versteifung im Hüftgelenk (MdE: 30 v. H) als Vorschaden. Der Unterschenkelverlust wird hier i. d. R.
wegen der größeren Schwierigkeiten bei der prothetischen Versorgung höher zu bewerten sein als normal.
Aber wie hoch: mit 50, 60 oder gar mit 70 oder 80 v. H.?

Sicherlich wird in einer Reihe von Fällen das
Ausmaß der unfall- bzw. schädigungsbedingten
MdE durch einen Vergleich mit gesicherten Bewertungen für ähnlich schwerwiegenden Funktionsbehinderungen zu ermitteln sein. Zahlreiche
andere Fälle, in denen ein solcher unmittelbarer
Vergleich nicht möglich ist, begründen die Gefahr, daß der gleiche Sachverhalt von verschiedenen Gutachtern infolge unterschiedlicher Ansatz-
punkte, Erwägungen und Beurteilungskriterien
verschieden bewertet wird, ohne daß sich die
Richtigkeit oder Unrichtigkeit der einen wie der
anderen Schätzung objektiv begründen oder gar
beweisen läßt. Daß derartige Unterschiede für
das Rechtsleben nicht tragbar sind, aus Gründen
der Rechtsstatlichkeit und der Gleichheit vor
dem Gesetz vielmehr gewährleistet werden muß,
daß gleiche Sachverhalte auch von verschiedenen
Gutachtern im wesentlichen — also im üblichen, unvermeidbaren Schwankungsbereich
aller Schätzungen — gleichbewertet werden,
bedarf keiner näheren Begründung. Als besonders geeignetes Hilfsmittel für die Ermittlung der
MdE bei funktionellen Überlagerungen von Un-
fall- bzw. Schädigungsfolgen mit Vorschäden
bietet sich nach wie vor die **Lohmüllersche Formel**[77] an. Diese lautet:

$$x = \frac{(y - z) \times 100}{a}$$

Dabei ist:
x = Grad der zu ermittelnden MdE
y = Grad der nach dem Unfall bestehenden Gesamt-
    MdE
z = Grad der MdE aufgrund des Vorschadens
a = Grad der vorherigen Erwerbsfähigkeit

Man kann es auch einfacher ausdrücken:

$$x = \frac{(\text{Gesamt-MdE} - \text{Vorschaden}) \times 100}{100 - \text{Vorschaden}}$$

Die Anwendung sei anhand früherer Beispiele
erläutert:

Trifft eine unfallbedingte Unterschenkelamputation
(MdE normal: 40 v. H.) auf eine Hüftgelenksversteifung
(MdE: 30 v. H.) als Vorschaden und besteht am
geschädigten Bein jetzt eine Gesamt-MdE um 70 v. H.,
so würde die unfallbedingte MdE nach Lohmüller
betragen:

$$x = \frac{(70 - 30) \times 100}{100 - 30} = \frac{4000}{70} = 57 \text{ v. H.}$$

In gleicher Weise bestimmt sich die MdE, wenn
der Vorschaden zu einer niedrigeren Einschätzung der MdE als normal Anlaß gibt:

Muß ein durch Versteifung im Knie- oder in beiden
Sprunggelenken vorgeschädigtes Bein (MdE: 30 v. H.)
unfallbedingt im Oberschenkel amputiert werden
(MdE: 60 v. H.), so beträgt die unfallbedingte MdE
nach Lohmüller:

$$x = \frac{(60 - 30) \times 100}{100 - 30} = \frac{3000}{70} = 43 \text{ v. H.}$$

Die Lohmüllersche Formel vermeidet die häufige
erhebliche Schwierigkeit, bei der Bewertung der
Unfall- bzw. Schädigungfolgen die anschließend
bestehende Summe an Funktionsstörungen danach trennen zu müssen, inwieweit sie durch
das schädigende Ereignis und inwieweit sie durch
den Vorschaden bewirkt sind. Ausgangspunkt für
ihre Anwendung sind Kriterien, die relativ
leicht zu schätzen und deren Bewertung leichter
nachvollziehbar ist: Die vor dem Unfall bestehende MdE bzw. die verbliebene Resterwerbs-
fähigkeit und jene „Gesamt-MdE", die jetzt
durch die Summationswirkung von Vorschäden
und Unfall- bzw. Schädigungsfolgen am Organ
bzw. Organsystem besteht.

Die Lohmüllersche Formel darf aber stets
nur als **Hilfsmittel** bei Bewertung der MdE
durch den ärztlichen Gutachter eingesetzt
werden.

Vor allem darf sich der Gutachter bei der
Anwendung der Lohmüllerschen Formel nicht mit
einer reinen Errechnung der MdE mittels der
Formel begnügen.[78] Vielmehr muß anhand der
gesamten Umstände des Einzelfalls kritisch überprüft werden, ob die Vorgabe aus der Formel den
tatsächlichen Verhältnissen gerecht wird oder ob
— über die ohnehin durchweg erforderliche Auf-
oder Abrundung hinaus — eine Korrektur erforderlich
ist.

[77] Lohmüller SV 1950, 128

[78] u. a. BSG 9, 104, 110; 21, 63

Richtig angewendet, erweist sich diese Formel als nützliche Hilfe für den Gutachter bei der schwierigen Aufgabe, in solchen Fällen die richtige unfall- bzw. schädigungsbedingte MdE zu schätzen und, wie es der Grundsatz der abstrakten Schadensberechnung (S. 13) ebenso gebietet wie Gleichbehandlungsgebot (Art. 3 GG) und Rechtsstaatprinzip (Art. 20 GG) des Grundgesetzes, die MdE bei gleichgelagerten Sachverhalten gleich hoch zu bewerten und die Grundlagen der Bewertung transparent und nachvollziehbar zu machen. Ihre Anwendung ermöglicht zudem nicht nur etwaigen späteren Gutachtern, sondern auch den Leistungsträgern und Gerichten, die Grundlagen der Bewertung nachzuprüfen und ihre Ergebnisse nachzuvollziehen.

Die Brauchbarkeit der Lohmüllerschen Formel und die Zulässigkeit ihrer Anwendung ist allerdings nicht unbestritten.[79]

Vor allem die Berufsgenossenschaften und die ihnen nahestehenden Ärzte und Autoren lehnen ihre Anwendung als „reine Errechnung" der MdE ab.[80]

Diese Haltung verdient jedoch keine Billigung. Denn die Lohmüllersche Formel erleichtert — ausreichend kritisch angewendet — in solchen Fällen nicht nur eine gerechte und vor allem gleichmäßige Bewertung gleicher Schäden erheblich, sondern macht auch die Beurteilungsmaßstäbe transparent und nachvollziehbar; sie vermeidet so Willkür bei der Beurteilung und ermöglicht die Nachprüfung der Bewertungskriterien wie auch der Ergebnisse durch die Leistungsträger und ihre Prüfärzte sowie ggf. durch die Gerichte und ihre Sachverständigen.

Ihre Anwendung schränkt die freie Beurteilung des Schadens durch den Gutachter im übrigen nicht mehr ein als z. B. die „Anhaltspunkte" oder andere gebräuchliche Literaturvorschläge für MdE-Bewertungen feststehender Gesundheitsschäden, von denen der Gutachter gleichfalls nicht ohne wichtigen Grund abweichen soll. Auch das Bundessozialgericht hat ihre Anwendung — entgegen vielfacher Behauptung — wiederholt gebilligt und die durch ihre Verwendung gewonnenen Beweisergebnisse unbeanstandet gelassen.[81] Ihre Anwendung wird daher von manchen Sozialgerichten mit der Beweisanordnung sogar ausdrücklich gefordert.

Auch unabhängig hiervon ist für die MdE-Beurteilung bei Vorschäden von besonderer Wichtigkeit, daß die Maßstäbe und Beurteilungskriterien, nach denen die MdE bewertet wird, transparent gemacht werden und das gewonnene Ergebnis eingehend begründet wird.

Das gilt vor allem, wenn das gewonnene Ergebnis von dem der Lohmüllerschen Formel abweicht, gleichgültig, ob diese zur Einschätzung der MdE herangezogen worden ist oder nicht.

Vorschaden in der privaten Unfallversicherung

Die **private UV** behandelt den Vorschaden demgegenüber völlig anders:

Nach § 7.I.3. AUB 88[82] wird, wenn durch den Unfall eine körperliche oder geistige Funktion betroffen wird, die schon vorher dauernd beeinträchtigt war, ein Abzug in Höhe dieser Vorinvalidität vorgenommen, die nach § 7.I.2. AUB 88 zu bemessen ist (S. 66).

Nach § 8 AUB[83] wird, wenn Krankheiten oder Gebrechen bei der durch ein Unfallereignis hervorgerufenen Gesundheitsschädigung oder deren Folgen mitgewirkt haben, die Leistung entsprechend dem Anteil der Krankheit oder des Gebrechens gekürzt, wenn dieser Anteil mindestens 25 v. H. beträgt (S. 66).

Im Rahmen der **Kausalitätsbeurteilung** ist hier also nicht zu fragen, ob der Vorschaden an der Entstehung des Unfallschadens wesentlich oder auch nur adäquat beteiligt war. Zunächst bedarf es auch hier der Feststellung im Wege des Vollbeweises (S. 45), daß ein entsprechender Vorschaden überhaupt vorgelegen hat und an der Entstehung des nunmehrigen Unfallschadens kausal beteiligt war. Steht eine solche Beteiligung fest, ist der Anteil — anders als im Sozialrecht — weiterhin zu quantifizieren: Beträgt der kausale Anteil des Vorschadens weniger als 25 v. H., ist er nicht rechtserheblich und kann außer Betracht bleiben; liegt er über 25 v. H., so ist die Leistung entsprechend dem quantitativen Anteil des Vorschadens an der Entstehung des streitigen Gesundheitsschadens zu kürzen. Aufgabe des ärztlichen Gutachters ist es insoweit aber nur, die kausale Beteiligung des Vorschadens überhaupt und ggf. das quantitative Ausmaß festzustellen (z. B. Beteiligung zu 10, 30, 50 oder 70 v. H.).

Bei der **Feststellung des Invaliditätsgrades** ist weiterhin nicht auf eine funktionelle Überlagerung von Vor- und Unfallschaden abzustellen. Insbesondere darf hier — anders als im Sozialrecht — der Invaliditätsgrad nicht deswegen höher bewertet werden, weil sich der Unfallschaden wegen eines Vorschadens stärker auswirkt als bei einem Gesunden.[84] Vielmehr ist, wenn die Funktion des unfallgeschädigten Organs oder Organsystems durch den Vorschaden bereits beeinträchtigt war, von dem nach den allgemeinen Grundsätzen

---

[79] vgl. u. a. Brackmann (S. 568c) mwN
[80] so u. a. Lauterbach § 581 Anm 5; Asanger, Heft 1 der Schriftenreihe des Berufsgenossenschaftlichen Forschungsinstituts für Traumatologie 1976 (S. 29) mwN
[81] so u. a. BSG 9, 104, 110; 21, 63

[82] ähnlich vorher § 10 Abs. 4 der alten AUB
[83] ähnlich früher § 10 Abs. 4 der alten AUB
[84] § 7.I.2. AUB 88. „. . . unter Ausschluß des Nachweises einer höheren oder geringeren Invalidität . . ."

(§ 7.I.2. AUB 88, S. 66) festzustellenden Invaliditätsgrad ein Abzug in Höhe der Vorinvalidität vorzunehmen. Der Gutachter sollte daher in diesem Zusammenhang zunächst den „normalen" Invaliditätsgrad nach § 7.I.2. AUB 88 und sodann den durch den Vorschaden bewirkten Invaliditätsgrad nach Maßgabe dieser Bestimmungen feststellen. Die Vornahme des Abzuges ist eigentlich Aufgabe der Versicherungsgesellschaft, nicht des Gutachters.

Parallelschaden

Nicht selten liegt zwischen dem Beginn der schädigenden Einwirkungen und dem Eintritt des Gesundheitsschadens eine nicht unerhebliche Zeitspanne, und es ist naheliegend, daß der Betroffene in dieser Zeit auch anderen exogenen Einflüssen oder endogenen Entwicklungen unterworfen ist. Das gilt vor allem bei Berufskrankheiten, die durch längerdauernde schädigende Einwirkungen der Arbeitswelt geprägt sind, aber auch für viele Schädigungsfolgen i. S. des sozEntschR. Fälle dieser Art werden als sog. Parallelschaden (auch: paralleler Vorschaden oder Nebenschaden) diskutiert.[85]

Ein im Bereich der Orthopädie typisches und praktisch bedeutsames Beispiel ist der „Meniskusschaden nach mehrjährigen andauernder oder häufig wiederkehrenden, die Kniegelenke überdurchschnittlich belastenden Tätigkeiten".[86] Hier werden vielfach neben den Einwirkungen aus der versicherten Tätigkeit solche aus der privaten Lebenssphäre parallel an der Entstehung des Schadens beteiligt sein: Neben endogenen – konstitutionell oder degenerativ bedingten – Entwicklungen kommen hier vor allem Einwirkungen aus unversicherter sportlicher Betätigung oder außerberuflicher Tätigkeit in Betracht.

Hier erhebt sich die Frage, wie die verschiedenen parallel wirkenden – teils schädigungsbedingten, teils schädigungsunabhängigen – Einwirkungen rechtlich einzuordnen und zu bewerten sind.

In Fällen dieser Art handelt es sich nicht um eigenständige parallele *Schäden*, sondern um parallel wirkende *Schädigungsursachen*. Die rechtliche Bewertung dieser Fälle hat daher den allgemeinen kausalrechtlichen Kriterien über die konkurrierende Kausalität (S. 29) bei der Beurteilung multifaktorell bedingter Gesundheitsschäden zu folgen. Der Parallelschaden ist daher – anders als der Vor- oder Nachschaden – kein Sonderfall im Rahmen der MdE-Bewertung, der eine von den allgemeinen Grundsätzen abweichende Beurteilung erfordert oder ermöglicht. Insbesondere unterliegt er auch den allgemeinen Grundsätzen u. a. über Entstehung und Verschlimmerung (S. 35) sowie über Beweisanforderungen und Beweislast (S. 36).

War der Versicherte im Beispiel des Meniskuschadens, bevor er den schädigenden Einwirkungen aus der kniebelastenden Tätigkeit ausgesetzt wurde, kniegesund oder läßt sich doch das vorherige Bestehen einer Meniskopathie als Krankheit im Rechtssinne (S. 6) nicht ausreichend sicher nachweisen (S. 36), so kommt stets nur eine Anerkennung der BK i. S. der Entstehung (S. 36) in Betracht. Eine Verschlimmerung (S. 36) ist nur zu diskutieren, wenn das Leiden – qualitativ identisch – bei Beginn der kniebelastenden Berufstätigkeit als Krankheit auch im Rechtssinne bereits nachweisbar bestanden und durch diese Berufstätigkeit tatsächlich (nur) eine Verschlimmerung erfahren hat.

Wird erwogen, daß an der Entstehung des Meniskusschadens neben den kniebelastenden Einwirkungen aus der versicherten Tätigkeit andere Faktoren (z. B. endogene oder degenerative Entwicklungen, Folgen früherer Krankheiten oder unversicherter Unfälle, Belastungen aus Sport oder sonstiger privater Betätigung) ursächlich beteiligt waren, so ist zunächst erforderlich, daß das Vorhandensein derartiger schädigungsunabhängiger Faktoren in tatsächlicher Hinsicht ausreichend sicher feststeht (S. 45). Kann ein solcher Nachweis nicht ausreichend sicher geführt werden, darf „nicht einmal die Frage" erhoben werden, ob insoweit eine kausal wesentliche ursächliche Beteiligung an der Entstehung des Meniskusschadens vorliegt (S. 46).

Steht das Vorhandensein derartiger schädigungsunabhängiger Einflüsse in tatsächlicher Hinsicht fest und ist deren ursächliche Beteiligung an der Entstehung des Schadens auch hinreichend wahrscheinlich (S. 43), sind diese in ihrer ursächlichen Bedeutung für den Eintritt der BK gegen die Einwirkungen aus der versicherten Tätigkeit abzuwägen (S. 31); dabei ist u. a. der Schutzzweck des Gesetzes (S. 28) zu beachten, vor allem, wenn die schädigungsunabhängigen Faktoren dem endogenen Bereich entstammen. Nur wenn die schädigungsunabhängigen Faktoren die Einwirkungen aus der versicherten Tätigkeit bei der gebotenen objektiven, vernünftigen und lebensnahen Würdigung an Bedeutung so eindeutig überwiegen, daß sie als die tatsächlich und rechtlich allein wesentliche Ursache für den Eintritt des Schadens gewertet werden müssen, können sie die gleichwohl bestehende, tatsächlich und rechtlich aber nicht bedeutsame Kausalität aus der versicherten Tätigkeit verdrängen (S. 32).

Ergibt die Abwägung hingegen, daß den Einwirkungen aus der versicherten Tätigkeit zumindest die Bedeutung einer wesentlichen Teilursache i. S. der Grundsätze über die konkurrierende Kausalität zukommt, ist im Beispiel des Meniskusschaden auch stets *in vollem*

---

[85] vgl. Gramberg-Danielsen BG 1981, 457

[86] BK-Nr 2102; die frühere Beschränkung auf mindestens dreijährige regelmäßige Tätigkeit unter Tage ist seit der Änderung der BKVO vom 22. 03. 1988 entfallen.

Umfang als BK anzuerkennen und MdE-mäßig zu bewerten (S. 32). Denn das Sozialrecht kennt — anders als die private UV — keine irgendwie geartete Aufteilung des Schadens nach dem Ausmaß der Beteiligung verschiedener Kausalfaktoren. Es ist daher weder zulässig, den Meniskusschaden als BK "nur i. S. der Verschlimmerung" zu beurteilen, wenn in Wahrheit die Voraussetzungen dieser Anerkennungsform (S. 36) nicht gegeben sind, noch die durch die BK tatsächlich bewirkte MdE danach aufzuteilen, inwieweit der Schaden durch die einen oder die anderen Schädigungseinflüsse bewirkt worden ist.

Folgeschaden
(Nachschaden im weiteren Sinn)

Sind Unfall- oder Schädigungsfolgen im Bereich der ges. UV oder des sozEntschR anerkannt, wird der Gesamt-Gesundheitszustand im weiteren Zeitablauf i. d. R. Änderungen unterworfen sein. Kommt es hierbei zu einem Mehr an Gesundheitsschaden, lassen sich hinsichtlich der sozialrechtlichen Auswirkungen folgende Gruppen unterscheiden:

— **Verschlimmerung der anerkannten Unfall- bzw. Schädigungsfolgen:** An dem durch die Schädigung betroffenen Organ bzw. Organsystem tritt eines Verschlimmerung des anerkannten Gesundheitsschadens ein, für die die frühere Schädigung zumindest eine wesentliche Teilursache bildet.
— **Mittelbarer Schaden** (S. 37): Neben die anerkannten Unfall- bzw. Schädigungsfolgen tritt ein weiterer, qualitativ mit dem bisherigen Schaden nicht identischer Gesundheitsschaden, für dessen Entstehung die frühere Schädigung oder ihre Folgen zumindest eine wesentliche Teilursache bildet.
— **Unfall- bzw. schädigungsunabhängiger Nachschaden:** Neben die anerkannten Unfall- bzw. Schädigungsfolgen tritt ein weiterer, mit diesen qualitativ nicht identischer Gesundheitsschaden, für dessen Entstehung die frühere Schädigung oder ihre Folgen keine oder keine wesentliche Teilursache bilden und dessen Auswirkungen sich auch mit den anerkannten Unfall- bzw. Schädigungsfolgen funktionell nicht überlagern (Nachschaden im weiteren Sinne).
— **Nachschaden im engeren Sinne** (S. 57): Neben die anerkannten Unfall- bzw. Schädigungsfolgen tritt ein weiterer, mit diesen qualitativ nicht identischer Gesundheitsschaden, für dessen Entstehung die frühere Schädigung zwar keine oder keine wesentliche Teilursache

gebildet hat, dessen Auswirkungen sich aber mit denen der anerkannten Unfall bzw. Schädigungsfolgen funktionell überlagern und so dazu führen, daß sich die Beeinträchtigung der Erwerbsfähigkeit aus diesen Unfall- bzw. Schädigungsfolgen jetzt stärker auswirkt als vor dem Eintritt des Nachschadens.

Die **Verschlimmerung anerkannter Unfall- oder Schädigungsfolgen** ist dabei rechtlich strikt zu trennen einmal von der Anerkennungsform (Kausalitätsform) „Verschlimmerung", zum anderen vom mittelbaren Schaden.

Die *Kausalitätsform „Verschlimmerung"* liegt vor, wenn bei Eintritt des Unfalls oder der sonstigen Schädigung an dem betroffenen Organ oder Organsystem der jetzt streitige Gesundheitsschaden bereits als Krankheit im Rechtssinne vorgelegen und das Schädigungsereignis den Leidensumfang lediglich vermehrt, eben verschlimmert hat (S. 36).

Bei der *Verschlimmerung anerkannter Unfall- oder Schädigungsfolgen* geht es dagegen um eine quantitative Veränderung von Gesundheitsschäden, deren Kausalität, Umfang und MdE bereits blindend festgestellt sind, die sich seitdem aber verschlimmert haben. In Abgrenzung zum mittelbaren Schaden liegt eine solche Verschlimmerung nur vor, wenn und soweit diese die anerkannte Unfall- oder Schädigungsfolge bei qualitativer Identität quantitativ vermehrt, also z. B. stärkere Funktionsstörungen des anerkannten Schadens bewirkt.

Kommt es dagegen infolge der früheren Schädigung bzw. ihrer Folgen zu Sekundärschäden, die mit den anerkannten Unfall- oder Schädigungsfolgen qualitativ nicht mehr identisch sind (z. B. sekundäre Arthrose des geschädigten Gelenks; Osteomyelitis nach offener Fraktur), liegt der Fall eines *mittelbaren Schadens* vor, nicht der einer Verschlimmerung, auch wenn sich das Gesamtbild der Folgen aus der früheren Schädigung dadurch „verschlimmert" hat.

Die Verschlimmerung anerkannter Unfall- oder Schädigungsfolgen wird i. d. R. zu einer Neufeststellung des Schadens, insbesondere der hierdurch bewirkten MdE und der davon abhängigen Rente nach § 48 SGB X (S. 149) führen.

Voraussetzung für eine solche Neufeststellung ist einmal, daß die eingetretene Verschlimmerung eine *wesentliche Änderung* der Verhältnisse i. S. des § 48 SGB X bewirkt hat. Das ist nicht der Fall, wenn die funktionellen Auswirkungen einer tatsächlich eingetretenen Verschlimmerung unbedeutend sind, insbesondere, wenn sie eine höhere MdE und damit eine höhere Rente nicht begründen.

Voraussetzung für eine solche Neufeststellung ist weiterhin, daß die frühere Schädigung bzw. ihre Folgen zumindest eine *wesentliche Teilursache* i. S. der sozialrechtlichen Kausalitätslehre (S. 30) für den Eintritt der Verschlimmerung bildet. Waren schädigungsunabhängige exogene Einwirkungen (z. B. erneuter Privatunfall) oder endogene Entwicklungen (z. B. schädigungsunabhängige Erkrankung, Arthrose degenerativer Genese) für den Eintritt der Verschlimmerung von so überragender Bedeutung, daß sie bei der gebotenen objektiven, vernünftigen und lebensnahen Würdigung als die allein wesentliche Ursache hierfür gewertet werden müssen (S. 32), kann die Verschlimmerung zu einer Neufeststellung nicht führen. Dies kann vor allem der Fall sein, wenn die Unfall- bzw. Schädigungsfolgen bereits nur i. S. der Verschlimmerung (als Kausalitätsform) anerkannt waren und sich das — ja nicht als Unfall- bzw. Schädigungsfolge anerkannte — sog. Grundleiden (S. 36) infolge schädigungsunabhängiger endogener oder exogener Einflüsse verschlimmert hat, die Schädigung aus dem geschützten Risikobereich an diesem Geschehen aber ursächlich nicht oder nicht mehr wesentlich beteiligt war.

Der **mittelbare Schaden** erfordert seinerseits eine sorgfältige begriffliche Scheidung von der Verschlimmerung, auch wenn sich das Gesamtbild als eine „Verschlimmerung" der ursprünglichen Unfall- bzw. Schädigungsfolge darstellen mag.

Der Eintritt einer Verschlimmerung wird häufig nur zu einer Neufeststellung der MdE bzw. der hiervon abhängigen Rente führen, nicht unbedingt auch zu einer Neufeststellung der bestehenden Unfall- bzw. Schädigungsfolgen, da sich diese ja nicht in ihrer qualitativen Identität, sondern nur in ihrer Quantität geändert haben (Ausnahme z. B. „Versteifung" statt bisher „Bewegungseinschränkung" eines geschädigten Gelenks).

Der Eintritt eines mittelbaren Schadens erfordert dagegen über die Neufeststellung von MdE und Rente hinaus eine Erweiterung in der Bezeichnung der bisher anerkannten Unfall- bzw. Schädigungsfolgen.

Im übrigen müssen auch für den mittelbaren Schaden das frühere schädigende Ereignis (Unfall usw.) bzw. die hierdurch bewirkten Folgen zumindest eine wesentliche Teilursache i. S. der sozialrechtlichen Kausalitätslehre (S. 30) sowohl im haftungsbegründenden wie auch im haftungsausfüllenden Bereich bilden. Auch hier ist aber nicht erforderlich, daß die frühere Schädigung die alleinige oder doch allein wesentliche Ursache für den Eintritt des mittelbaren Schadens bildet. Haben andere, schädigungsunabhängige Kausalfaktoren endogener oder exogener Art wesentlich mitgewirkt, schließen sie die rechtliche Wesentlichkeit der Kausalität aus der früheren Schädigung nur aus, wenn sie bei der gebotenen objektiven, vernünftigen und lebensnahen Würdigung in ihrer Bedeutung für den Eintritt des mittelbaren Schadens so eindeutig überwiegen, daß sie als dessen tatsächlich und rechtlich allein wesentliche Ursache gewertet werden müssen (S. 32).

Der **unfall- bzw. schädigungsunabhängige Folgeschaden** (Nachschaden im weiteren Sinne) hat keine Rechtswirkungen auf die anerkannten Unfall- bzw. Schädigungsfolgen oder die hierdurch bewirkte MdE.

Er kann insbesondere zu einer Neufeststellung wegen wesentlicher Änderung der Verhältnisse nach § 48 SGB X nicht führen. Denn hinsichtlich der Unfall- bzw. Schädigungsfolgen hat sich ja nichts geändert.

Überlagern sich jedoch die funktionellen Auswirkungen eines solchen schädigungsunabhängigen Nachschadens mit denen bestehender Unfall- bzw. Schädigungsfolgen, spricht man von einem **Nachschaden im engeren Sinne** (s. unten).

Nachschaden im engeren Sinn

In der ges. KrV und RV ist der Nachschaden ohne rechtliche Bedeutung, weil es in diesen Rechtsgebieten nicht um die kausale Abgrenzung von Krankheiten geht.

In der **ges. UV** und im **sozEntschR** führt der Nachschaden hingegen dann zu rechtlichen Problemen, wenn sich die Auswirkungen des neuen, unfall- bzw. schädigungsunabhängigen Schadens mit den früheren anerkannten Unfall- bzw. Schädigungsfolgen funktionell in der Weise überlagern, daß sich die Beeinträchtigung der Erwerbsfähigkeit aus diesen früheren Unfall- bzw. Schädigungsfolgen infolge dieser Überlagerung deutlich erhöht (Nachschaden im engeren Sinne).

Im Bereich der Orthopädie ist ein typisches Beispiel hierfür der Fall, daß der Betroffene nach unfall- bzw. schädigungsbedingtem Verlust des rechten Beines im Oberschenkel späterhin durch eine kausal hiervon unabhängige Erkrankung (z. B. Endangitis obliterans) oder einen Privatunfall, der keinen mittelbaren Schaden bildet, auch das linke Bein verliert. Hier liegt es auf der Hand, daß sich der unfall- bzw. schädigungsbedingte Verlust des rechten Beines durch das Hinzutreten des Nachschadens jetzt ungleich stärker auswirkt als vorher.

Als Problemlösung sollte sich hier — ähnlich wie beim Vorschaden — eine der Mehrbeeinträchtigung der Erwerbsfähigkeit entsprechende Höherbewertung der MdE aus den bestehenden Unfall- bzw. Schädigungsfolgen anbieten.

Eine solche Höherbewertung der MdE bei Eintritt von Nachschäden hat das Bundessozialgericht bisher jedoch in ständiger Rechtsprechung verworfen, in der ges. UV ebenso wie im sozEntschR.[87]

---

[87] BSG 17, 99; 17, 114; 19, 201; 23, 188; 27, 75; 27, 142; 41, 70; 47, 123; zuletzt BSG 06. 09. 1989 – 9 RV 26/88 – bei der Herabsetzung der Kompensationsfähigkeit durch altersbedingte Leiden

Es hat wiederholt entschieden, daß die MdE aus den Unfall- bzw. Schädigungsfolgen nicht höher zu bewerten sei, wenn nach der Schädigung ein neues, schädigungsunabhängiges Leiden als Nachschaden hinzutrete und die Schädigung sich deshalb jetzt stärker auswirke als z. Z. ihres Eintritts; insbesondere liege eine wesentliche Änderung der Verhältnisse (§ 48 SGB X; früher: §§ 622 RVO, 62 BVG) nur vor, wenn sich das durch Unfall- oder Schädigungseinflüsse hervorgerufene Leiden verschlimmere oder bessere, nicht aber, wenn in dem davon unabhängigen Zustand des Betroffenen eine Änderung eintrete. Deswegen rechtfertige z. B. bei dem Verlust eines Auges durch Wehrdienst oder Arbeitsunfall die spätere, davon unabhängige Erblindung auch des anderen Auges keine höhere Bewertung der MdE.

Diese Rechtsprechung ist im Schrifttum allerdings auf herbe Kritik und fast einmütige Ablehnung gestoßen.[88]

---

[88] u. a. Erlenkämper (S. 68); Gitter, Schadensausgleich im Arbeitsunfallrecht, 1969 (S. 137); Klink KOV 1964, 1; Müller SGb 1965, 537; Schmidt-Wolff KOV 1966, 1; Schreiber KOV 1969, 81

Sie berücksichtigt insbesondere nicht, daß — auch bei isolierter Betrachtung der Unfall- bzw. Schädigungsfolgen — die gesundheitlichen Auswirkungen der Schädigung, die entschädigt werden sollen, durchaus eine Änderung erfahren können, wenn nämlich die funktionellen Auswirkungen der bestehenden Unfall- bzw. Schädigungsfolgen durch diejenigen eines Nachschadens überlagert und verstärkt werden und dadurch das Maß der Beeinträchtigung der Erwerbsfähigkeit aus den früheren Unfall- bzw. Schädigungsfolgen wesentlich verändert wird.

Literatur

Bley, H., Gitter, W. u. a.: Sozialgesetzbuch, Sozialversicherung (Gesamt-Kommentar; Stand: 1989). Chmielorz, Wiesbaden

Brackmann, K.: Handbuch der Sozialversicherung einschließlich des SGB, 11. Aufl. Asgard, Bonn 1986

Erlenkämper, A.: Sozialrecht — Leitfaden für die Praxis, 2. Aufl. Heymanns, Köln 1988

Lauterbach, H., F. Watermann: Gesetzliche Unfallversicherung, 3. Aufl. Kohlhammer, Stuttgart 1990

Palandt, O.: BGB, 49. Aufl. Beck, München 1990

Wilke, G.: Soziales Entschädigungsrecht, 6. Aufl. Stutz, München

4.   Gesetzliche Grundlagen: Zivilrecht

Die gesetzlichen Grundlagen des Zivilrechts sind so umfangreich, vielseitig und differenziert, daß diese im hier gegebenen Rahmen auch nicht annähernd umfassend dargestellt werden können.

Aus dem gesamten Zivilrecht können daher hier nur einige Aspekte herausgegriffen werden, die für die Praxis auch der orthopädischen Begutachtung Bedeutung erlangen können, nämlich Ansprüche:

— nach dem Bürgerlichen Recht (BGB), insbesondere dem Haftpflichtrecht, aus Vertrag und unerlaubter Handlung,

— aus der Privatversicherung.

4.1.   Bürgerliches Recht (Haftpflichtrecht)

Haftpflicht ist eine Kurzbezeichnung für die zivilrechtliche Verpflichtung, für den einem anderen zugefügten Schaden Schadensersatz zu leisten (zu „haften").

Diese Verpflichtung kann u. a. aus einem Vertrag (bzw. dessen Verletzung), aus einer unerlaubten Handlung oder auch aus einer sog. Gefährdungshaftung – z. B. nach dem Straßenverkehrsgesetz (für den Kfz-Verkehr), der Eltern- (§ 832 BGB), Tierhalter- (§§ 833, 834 BGB), Gebäudehaftung (§§ 836 bis 838 BGB) – erwachsen. Vielfach treffen derartige Anspruchsgrundlagen auch gleichzeitig zu (z. B. Ansprüche aus Vertrag und unerlaubter Handlung).

Das Haftpflichtrisiko wird vielfach durch eine entsprechende private Versicherung abgedeckt (z. B. Privat-, Berufs-, Gebäudehaftpflichtversicherung usw.); für bestimmte besonders gefährdende Bereiche (u. a. Kfz-, Eisenbahn-, Luftverkehr) ist eine solche als Pflichtversicherung sogar gesetzlich vorgeschrieben.

Die Haftpflicht nach dem BGB und den entsprechenden Gesetzen geht aber gelegentlich weiter als der Schutz aus solchen Versicherungen. Maßgebend für die Beurteilung der *gesetzlichen* Haftpflicht sind daher nicht die Versicherungsbedingungen, sondern die gesetzlichen Regelungen.

Haftpflichtansprüche aus Verträgen können so vielgestaltig sein wie die Verträge selbst. Körper-

schäden infolge Vertragsverletzung werden allerdings relativ selten sein. Im ärztlichen Bereich liegt ein Hauptanwendungsgebiet im Arzt-Patienten-Vertrag mit seinem immanenten Risiko einer Vertragsverletzung durch einen ärztlichen Kunst- oder Beratungfehler. Haftpflichtansprüche von Arbeitnehmern wegen Körperverletzungen anläßlich der Erfüllung von Arbeitsverträgen werden weitgehend durch die – beitragsmäßig ja allein von den Arbeitgebern getragenen – gesetzliche Unfallversicherung abgedeckt.

Eine **unerlaubte Handlung** begeht u. a., wer vorsätzlich oder fahrlässig das Leben, den Körper, die Gesundheit, die Freiheit, das Eigentum oder ein sonstiges Recht eines anderen widerrechtlich verletzt, § 823 Abs. 1 BGB, gegen ein den Schutz eines anderen bezweckendes Gesetz verstößt, § 823 Abs. 2 BGB oder einem anderen in einer gegen die guten Sitten verstoßenden Weise vorsätzlich Schaden zufügt, § 826 BGB.

Unter den Oberbegriff „unerlaubte Handlung" fällt aber auch die Haftpflicht der Eltern und Aufsichtsberechtigten (§ 832 BGB), des Tierhalters und -aufsehers (§§ 833, 834 BGB), des Grundstücksbesitzers (§§ 836 bis 838 BGB) sowie die Amtshaftpflicht (§ 839 BGB).

Voraussetzungen des Haftpflichtanspruchs

Voraussetzung für derartige zivilrechtliche Schadenersatzansprüche ist i. d. R.:

— daß ein *Handeln* des Ersatzpflichtigen stattgefunden hat, das den streitigen Schaden *adäquat verursacht* (s. unten) hat. Dieses Handeln kann auch in einem Unterlassen bestehen, wenn eine Rechtspflicht zum Handeln (z. B. aus Vertrag, Fürsorgepflicht der Eltern, unterlassene Hilfeleistung) bestanden hat.[1]

— daß dieses Handeln (bzw. Unterlassen) *rechtswidrig* war, insbesondere also gegen Pflichten aus Gesetz oder Vertrag zu bestimmten Handlungen oder zum Unterlassen schädigender

---

[1] Palandt Vorbemerkung vor § 249 Anm. 5.B.i.

Handlungen verstoßen hat. Eine Rechtswidrigkeit liegt u. a. nicht vor, wenn der „Geschädigte" in die Tat eingewilligt hat (z. B. bei invasiven diagnostischen Maßnahmen, Operationen usw.) oder der „Täter" aus Notwehr (§ 227 BGB) oder Nothilfe (§ 228 BGB) gehandelt hat.

— daß der Ersatzpflichtige *schuldhaft*, d. h. vorsätzlich oder fahrlässig (s. unten) gehandelt hat, §§ 276, 823 BGB. Die Haftung für fahrlässiges Handeln kann durch Vertrag oder Gesetz (u. a. § 826 BGB, s. oben) ausgeschlossen sein; die Haftung wegen Vorsatz kann im voraus nicht erlassen werden, § 276 Abs. 2 BGB. In Fällen der sog. Gefährdungshaftung (u. a. nach dem Straßenverkehrsgesetz) kommt es hingegen auf Verschulden nicht an, hier genügt ein kausales und rechtswidriges Handeln.

Für die Beurteilung des **ursächlichen Zusammenhangs** zwischen dem Handeln (bzw. Unterlassen) der auf Schadenersatz in Anspruch genommenen Person und dem geltend gemachten Schaden gilt die **zivilrechtliche Adäquanzlehre**, die sich von der sozialrechtlichen Kausalitätslehre zumindest in Teilbereichen wesentlich unterscheidet.

Ähnlich wie im Sozialrecht muß der ursächliche Zusammenhang in zweifacher Hinsicht gegeben sein, als *haftungsbegründende* (z. B. zwischen dem Handeln des Schädigers und dem Zusammenstoß der Fahrzeuge) und als *haftungsausfüllende Kausalität* (z. B. zwischen Zusammenstoß und Körperschaden).[2]

Anders als im Sozialrecht ist rechtlich bedeutsam nur die Bedingung, nur die conditio sine qua non (S. 26), die mit dem eingetretenen Schaden in einem *adäquaten Zusammenhang* steht. Die Bedingung muß allgemein und nicht nur unter ganz besonderen unwahrscheinlichen und nach dem gewöhnlichen Verlauf der Dinge außer Betracht zu lassenden Umständen geeignet gewesen sein, einen Schaden wie den eingetretenen herbeizuführen. Nicht Ursache i. S. der Adäquanzlehre ist eine Bedingung u. a. also, wenn sie für die Entstehung des eingetretenen Schadens ihrer allgemeinen Natur nach gleichgültig oder ungeeignet war, wenn sie ihn also nur infolge einer ganz außergewöhnlichen Verkettung von Umständen herbeigeführt hat, die Möglichkeit eines Schadenseintritts daher so entfernt war, daß sie bei lebensnaher Betrachtung vernünftigerweise nicht in Betracht gezogen werden konnte, oder wenn der Schadenseintritt sonstwie außerhalb jeder Wahrscheinlichkeit gelegen hat.[3] Ob der Schaden nach Art und Entstehungsweise adäquat in den Bereich von Gefahren fällt, zu deren Verhinderung die verletzte Norm bzw. der Vertrag bestimmt war, richtet sich auch hier entscheidend nach dem *Schutzzweck des Gesetzes* bzw. des Vertrages.[4]

Bei *konkurrierender Kausalität* (S. 29), wenn also mehrere Ursachen zu dem Schaden beigetragen haben, gelten ähnliche Grundsätze wie im Sozialrecht. So ist es unerheblich, wenn die schädigende Handlung den Schaden nicht allein herbeiführen konnte, zur Entstehung des Schadens vielmehr notwendig eine weitere Bedingung erforderlich war.[5] Ein adäquater Kausalzusammenhang ist i. d. R. auch dann zu bejahen, wenn in die vom Schädiger in Gang gesetzte Ursachenkette durch einen Dritten oder sonstwie richtunggebend eingegriffen wird (z. B. ärztlicher Behandlungsfehler nach Verkehrsunfall, Infektion im Krankenhaus), es sei denn, daß es sich um einen ganz ungewöhnlichen, keinesfalls zu erwartenden Schadensverlauf handelt und die Folgen außerhalb jeder Erwartung stehen.[6]

Auch die sozialrechtlichen Grundsätze über die Beurteilung von *Anlage- und degenerativen Leiden* (S. 41) gelten weitgehend entsprechend, sofern der Kausalzusammenhang adäquat ist. Der adäquate Zusammenhang wird auch hier nicht ausgeschlossen, wenn das schädigende Ereignis auf eine entsprechende Disposition oder Konstitution trifft und der Schaden unter normalen Verhältnissen nicht oder nur gelinder eingetreten wäre; der Schädiger haftet daher auch dann, wenn der Schaden durch die Verletzung eines gesundheitlich Geschwächten eintritt.[7]

Ebenso wie im Sozialrecht gilt ferner auch hier als Schaden der *mittelbare Schaden* (S. 37), sofern der ursächliche Zusammenhang adäquat ist.[8]

Die Schadensersatzpflicht tritt i. d. R. nur bei **schuldhaftem Handeln** ein, aber nicht nur bei vorsätzlichem, sondern auch bei fahrlässigem Handeln: Der Schadensersatzpflichtige hat, sofern nichts anderes bestimmt ist, Vorsatz und Fahrlässigkeit zu vertreten, § 276 Abs. 1 BGB.

Vorsatz ist das Wissen und Wollen des rechtswidrigen Erfolges.

Der Handelnde muß den rechtswidrigen Erfolg vorausgesehen und in seinen Willen aufgenommen haben. Nicht erforderlich ist, daß der Erfolg erwünscht oder beabsichtigt war; es genügt, daß er für den Urheber vorhersehbar war und zumindest billigend in Kauf genommen worden ist[9] (sog. bedingter Vorsatz). Vor allem bei unerlaubten Handlungen muß sich der Vorsatz nicht unbedingt auch auf Art und Ausmaß des Schadens erstrecken; es genügt i. d. R. die bewußte und gewollte Verletzung des geschützten Rechtsguts.[10]

---

[2] Pallandt Vorbem. vor § 249 Anm. 5.A
[3] Palandt Vorbem. vor § 249 Anm. 5.A.c mwN

[4] Palandt Vorbem. vor § 249 Anm. 5.A.c
[5] Palandt Vorbem. vor § 249 Anm. 5.B
[6] Palandt Vorbem. vor § 249 Anm. 5.B.b u. f
[7] RGZ 169, 120; BGH 20, 139; Palandt Vorbem. vor § 249 Anm. 5.B.b
[8] Palandt Vorbem. vor § 249 Anm. 5.B.e.
[9] BGHZ 7, 311, 313
[10] Palandt § 276 Anm 3.a mwN

Kein Vorsatz, sondern Fahrlässigkeit liegt dagegen vor, wenn der Schädiger zwar mit dem möglichen Eintritt des schädigenden Erfolges gerechnet, aber (fahrlässig) darauf vertraut hat, der Schaden werde nicht eintreten.[11]

Fahrlässig handelt, wer die im Verkehr erforderliche Sorgfalt außer acht läßt, § 276 Abs. 1 Satz 2 BGB.

Für den *Begriff der Fahrlässigkeit* gilt — anders als im Strafrecht — kein individueller, auf Fähigkeiten, Kenntnisse, Erfahrungen, Einsichtsvermögen, Geschicklichkeit usw. des Schädigers abstellender, sondern ein objektiver Maßstab („im Verkehr erforderliche Sorgfalt"). Denn im Rechtsverkehr muß grundsätzlich jeder Teilnehmer darauf vertrauen dürfen, daß die übrigen Teilnehmer die für die Erfüllung ihrer Pflichten erforderlichen Fähigkeiten, Kenntnisse usw. besitzen.[12]

Fahrlässig handelt, wer den möglichen schädigenden Erfolg seines Handelns erkannt, aber darauf vertraut hat, der Schaden werde nicht eintreten (sog. bewußte Fahrlässigkeit), aber auch, wer den möglichen schädlichen Erfolg seines Handelns nicht erkannt hat, aber bei Anwendung der im Verkehr erforderlichen Sorgfalt hätte erkennen können (sog. unbewußte Fahrlässigkeit).[13]

Grob fahrlässig handelt, wer die im Verkehr erforderliche Sorgfalt in besonders schwerem Maße verletzt.[14] Das ist u. a. zu bejahen, wenn schon einfachste, ganz naheliegende Überlegungen nicht angestellt werden oder das nicht beachtet wird, was im gegebenen Fall jedem einleuchten mußte.[15]

In Fällen der sog. **Gefährdungshaftung** tritt die Haftung dagegen auch dann ein, wenn weder Vorsatz noch Fahrlässigkeit vorliegt.

Mitverschulden

Im Sozialrecht, das ein Verschulden als rechtsbegründendes wie auch als rechtshinderndes Merkmal ja nicht kennt, ist ein mitwirkendes Verschulden des Betroffenen an der Entstehung des Schadens i. d. R. ohne rechtliche Bedeutung. Zwar kann ein mitwirkendes Handeln des Betroffenen von wesentlicher ursächlicher Bedeutung sein (sog. selbstgeschaffene Gefahr, S. 39); auf ein Verschulden kommt es dabei aber i. d. R. nicht an.

Im Zivilrecht hängt dagegen die Haftung für einen verursachten Schaden i. d. R. von einem schuldhaften Handeln des Schädigers ab. Daher

kann es, wenn dem mitwirkenden Handeln des Geschädigten eine wesentliche mitursächliche Bedeutung zukommt, auch insoweit nur auf ein schuldhaftes Handeln des Betroffenen, auf sein **Mitverschulden** bei der Entstehung des Schadens ankommen.

Gemäß § 254 Abs. 1 und 2 BGB hängt daher, wenn bei der Entstehung des Schadens ein Verschulden des Geschädigten mitgewirkt hat, die Verpflichtung zum Ersatz sowie der Umfang des zu leistenden Ersatzes von den Umständen, insbesondere davon ab, inwieweit der Schaden vorwiegend von dem einen oder anderen Teil verursacht worden ist; dies gilt auch dann, wenn sich das Verschulden des Geschädigten darauf beschränkt, daß er es unterlassen hat, den Schädiger auf die Gefahr eines ungewöhnlich hohen Schadens aufmerksam zu machen, den der Schädiger weder kannte noch kennen mußte, oder daß er es unterlassen hat, den Schaden abzuwenden oder zu mindern.

Dabei ist zunächst zu prüfen, ob das Handeln des Schädigers auch angesichts des mitwirkenden Handelns (oder Unterlassens) des Geschädigten eine adäquate Ursache für die Entstehung des Schadens gebildet hat. Nur wenn diese Voraussetzung erfüllt ist und das Handeln des Schädigers auch rechtswidrig und schuldhaft war, kann es überhaupt zur Prüfung eines Mitverschuldens des Geschädigten kommen.

Für das Mitverschulden ist zunächst zu fragen, ob das Handeln bzw. Unterlassen des Geschädigten seinerseits für die Entstehung des Schadens adäquat kausal war. Nur wenn diese Voraussetzung erfüllt ist und auch das Handeln des Geschädigten rechtswidrig und schuldhaft war, dieser insbesondere seiner ihm generell obliegenden Verpflichtung zur Abwendung oder Minderung eines drohenden Schadens nicht nachgekommen ist, kann ein Mitverschulden und hierfür das Ausmaß von Verursachung und Verschulden des Schädigers einerseits und des Geschädigten andererseits geprüft und abgewogen werden.[16]

Liegen die Voraussetzungen des § 254 BGB vor, kommt es daher hier zu einer **Schadensteilung** bzw. einer *Kürzung* der Schadensersatzleistung.

Damit sind die Rechtsfolgen hier völlig anders als im Sozialrecht.

Im Sozialrecht hat der Leistungsträger stets für den *vollen* Schaden einzutreten, auch wenn an seiner Entstehung ein Handeln des Betroffenen selbst oder andere Ursachen kausal beteiligt sind. Fragen um Verschulden oder Mitverschulden stellen sich hier i. d. R. nicht. Daher ist dem Sozialrecht auch eine irgendwie geartete Schadensteilung je nachdem, inwieweit der Schaden auf

---

[11] Palandt § 276 Anm 4.A.a
[12] Palandt § 276 Anm. 4.B
[13] Palandt § 276 Anm. 4
[14] Palandt § 276 Anm. 4.A.c mwN
[15] Palandt § 277 Anm. 2

[16] Palandt § 254 Anm 3.a, 4.a mwN

dem geschützten Risiko und inwieweit er auf solchen anderen, schädigungsunabhängigen Ursachen beruht, grundsätzlich fremd (S. 32). Etwas anderes gilt dort nur, wenn den schädigungsunabhängigen Kausalfaktoren die rechtliche Bedeutung einer allein wesentlichen Ursache i. S. der sozialrechtlichen Kausalitätslehre zukommt (S. 39); dann wird eine Entschädigung aber überhaupt nicht gewährt, auch nicht teilweise.

Wegen der völlig andersartigen Rechtsstruktur ist es nicht zulässig, die im Zivilrecht geltenden Grundsätze über das Mitverschulden des Geschädigten und die daraus resultierende Kürzung des zivilrechtlichen Schadensersatzanspruchs auf das Sozialrecht zu übertragen und umgekehrt.

Beweisanforderungen und Beweislast

Für **Beweisanforderungen** und **Beweislast** gelten hier ähnliche Maßstäbe wie im Sozialrecht.

Die für die rechtliche Beurteilung maßgebenden Tatsachen, und zwar die rechtsbegründenden ebenso wie die rechtshindernden oder -vernichtenden, sind auch hier i. d. R. i. S. des sog. *Vollbeweises* (S. 45) nachzuweisen. Das gilt grundsätzlich auch für den ursächlichen Zusammenhang sowohl im haftungsbegründenden wie auch im haftungsausfüllenden Bereich. Soweit im medizinischen Bereich ein solcher Vollbeweis von der Natur der Sache her nicht geführt werden kann, reicht eine an Sicherheit grenzende oder doch überwiegende Wahrscheinlichkeit aus.[17]

Die *Beweislast* für die rechtsbegründenden Voraussetzungen des Schadensersatzanspruchs, insbesondere für das schädigende Handeln bzw. Ereignis, die adäquate Kausalität, die Rechtswidrigkeit und das Verschulden, trägt i. d. R. der Geschädigte,[18] für die rechtshindernden oder -vernichtenden Umstände, u. a. den Ausschluß von Rechtswidrigkeit oder Schuld, sowie Tatsache und Ausmaß des Mitverschuldens des Geschädigten der Schädiger.[19]

Weitergehend als das Sozialrecht kennt das Zivilrecht aber zahlreiche *Beweiserleichterungen*, u. a. den sog. Beweis des ersten Anscheins (vor allem bei typischen Geschehnisabläufen) und in bestimmten Bereichen (insbesondere im Vertragsrecht bei besonders groben Verletzungen von Vertragspflichten) eine Umkehr der Beweislast.[20]

Art und Höhe des Haftpflichtanspruchs

In Art und Höhe unterscheidet sich der zivilrechtliche Schadensersatzanspruch völlig von den Leistungsansprüchen des Sozialrechts.

Im gesamten Sozialrecht werden die Leistungen aus den einzelnen Rechtsbereichen weitgehend unabhängig von einem eingetretenen konkreten Schaden nach eigenständigen, u. a. von der sozialen Bedarfslage abhängigen Maßstäben gewährt. Auch dort, wo schädigende Ereignisse von außen wirksam waren (z. B. ges. UV und SozEntschR), wird der durch solche Ereignisse bewirkte Schaden nicht konkret, sondern nach abstrakten Maßstäben entschädigt (S. 13).

Für das Zivilrecht gilt dagegen der Grundsatz der **konkreten Entschädigung**, regelmäßig im Wege der **Naturalrestitution**: Der Schädiger hat grundsätzlich den Zustand herzustellen, der ohne das schädigende Ereignis bestanden hätte, § 249 BGB.

Der Vermögensschaden ist — anders als im Sozialrecht — grundsätzlich **konkret zu berechnen** und zu entschädigen. Abzustellen ist auf die Differenz zwischen der jetzigen Vermögenslage des Geschädigten und der, die ohne das schädigende Ereignis bestehen würde.[21]

Bei *Personenschäden* erfaßt die Schadensersatzpflicht neben dem Ersatz des Schadens aus (vorübergehendem) schädigungsbedingten Ausfall von Arbeits- oder sonstigem Erwerbseinkommen[22] u. a. die Kosten der notwendigen Heilbehandlung zu einer möglichst umfassenden Wiederherstellung der körperlichen Unversehrtheit und der Erwerbsfähigkeit einschließlich einer etwa notwendigen beruflichen Rehabilitation,[23] soweit sie nicht von Dritten (z. B. Privat- oder Sozialversicherung; dann aber ggf. Forderungsübergang oder Erstattungsanspruch) geleistet werden.

Besteht ein (dauerhafter) *Schaden an Körper oder Gesundheit*, ist der Schaden nicht nach abstrakten MdE-Sätzen, sondern konkret nach der tatsächlichen Vermögenseinbuße durch Verlust oder Minderung von Erwerbsfähigkeit und Erwerbseinkommen zu beurteilen.[24] Hierunter fällt u. a. auch die Arbeitstätigkeit im eigenen Haushalt.[25] Der Schadensersatzanspruch erstreckt sich ferner auf die schädigungsbedingt bestehenden vermehrten Bedürfnisse, z. B. durch notwendige Pflege, Haushaltshilfe, Kuren, auch durch höhere Miete für eine Erdgeschoßwohnung eines schwer Gehbehinderten usw.,[26] ggf. auch im beruflichen Bereich,[27] § 842 BGB.

Die *Höhe* der als Schadensersatz zu leistenden Geldrente (oder der an ihre Stelle tretenden Kapitalabfindung) ist gleichfalls konkret zu berechnen. Bei vollständigem Verlust der Erwerbsfähigkeit ist i. d. R. von dem entgehenden Brutto-Arbeitslohn (zuzüglich

---

[17] Palandt Vorbem. zu § 249 Anm. 8.c
[18] Palandt Vorbem. vor § 249 Anm. 8; § 823 Anm. 13
[19] Palandt § 254 Anm. 7
[20] vgl. hierzu Palandt Vorbem. zu § 249 Anm. 8

[21] Palandt Vorbem. zu § 249 Anm. 4
[22] Palandt § 249 Anm. 2.c
[23] Palandt § 249 Anm. 2.c
[24] Palandt § 843 Anm. 2
[25] Palandt § 843 Anm. 2 u. 4.A.d
[26] Palandt § 843 Anm. 3
[27] Palandt § 842 Anm. 2

der Arbeitgeberanteile zur Sozialversicherung) bzw. dem entgehenden Gewinn aus selbständiger Erwerbstätigkeit auszugehen.[28] Bei verminderter Erwerbsfähigkeit kommt es darauf an, inwieweit der Geschädigte die ihm verbliebene Erwerbsfähigkeit wirtschaftlich noch nutzen kann und inwieweit er infolge der verminderten Erwerbsfähigkeit tatsächlich eine Einbuße an Erwerbseinkommen erleidet.[29] Soweit Ausgleichsleistungen Dritter (z. B. Sozialleistungen, Beamtenversorgung) erfolgen, mindern sie zwar den Schadensersatzanspruch des Geschädigten, lösen i. d. R. aber einen Forderungsübergang oder Erstattungsanspruch des Dritten gegen den Schädiger aus.[30]

Auch die Höhe des sog. *Schmerzensgeldes* (§ 847 BGB) ist stets konkret zu bestimmen. Zu den nach dieser Vorschrift zu entschädigenden Folgen gehören nicht nur die umittelbaren körperlichen Schmerzen, sondern auch alle sonstigen nachteiligen Dauerfolgen in der körperlichen und seelischen Verfassung des Geschädigten u. a. infolge dauerhafter schwerer Behinderung z. B. durch Querschnittlähmung, Entstellung, Wesensänderung, Verlust oder wesentliche Beeinträchtigung von Greif-, Geh-, Seh-, Hörfähigkeit usw.[31] Insbesondere bei Dauerfolgen kommt nicht nur eine Kapitalentschädigung, sondern auch eine laufende Rente als Schadensersatzleistung in Betracht.[32]

Ärztliche Gutachten in Haftpflichtsachen

Wird ein Arzt als Gutachter in einer Haftpflichtsache tätig, muß er diese **fundamentalen Unterschiede** des zivilen Schadensersatzrechts zu den − ihm häufig geläufigeren − vergleichbaren Tatbeständen des Sozialrechts kennen und beachten.

U. a. ist die *Kausalität* nicht nach den Maßstäben der sozialrechtlichen Kausalitätslehre, sondern nach denen der zivilrechtlichen Adäquanzlehre zu beurteilen. Soweit dies für die medizinische Beurteilung von Bedeutung ist, muß beachtet werden, daß der Schädiger nach zivilrechtlichen Maßstäben nur für rechtswidriges und schuldhaftes Verhalten haftet und hierbei ggf. ein Mitverschulden des Geschädigten zu beachten ist.

Geht es um die dauerhafte Aufhebung oder Einschränkung der *Erwerbsfähigkeit* des Geschädigten und ggf. um seine infolge der Schädigung erhöhten Bedürfnisse i. S. des § 843 BGB, sind die sozialrechtlichen Maßstäbe über Arbeits-, Berufs- oder Erwerbsunfähigkeit, über die MdE sowie über Pflegebedürftigkeit und Hilflosigkeit rechtlich ohne Belang. Denn

Schadensersatz nach dieser Vorschrift ist nicht nach abstrakten Maßstäben zu leisten, sondern nur für einen konkreten, individuell zu ermittelnden Vermögensschaden, den der Betroffene durch das schädigende Ereignis tatsächlich erleidet.

Diese sozialrechtlich relevanten Begriffe dürfen daher in Gutachten in Haftpflichtsachen nicht verwendet werden. Insbesondere ist es bei geminderter Erwerbsfähigkeit hier fehl am Platz, diese in den für das Sozialrecht maßgebenden Prozentsätzen an MdE auszudrücken.

Ob die Erwerbsfähigkeit des Geschädigten zeitweilig oder dauerhaft aufgehoben ist, muß vielmehr *konkret* nach den Anforderungen der bisherigen Erwerbstätigkeit und unabhängig von dem Grad einer etwaigen sozialrechtlichen MdE beurteilt werden. Geht es um die Minderung dieser konkreten Erwerbsfähigkeit, hat sich der Arzt als Gutachter auf eine Beschreibung der bestehenden Funktionsstörungen und ihrer Auswirkungen auf die konkrete bisherige Erwerbstätigkeit zu beschränken; er hat lediglich darzutun, in welcher Weise, in welchem Umfang und ggf. in welchem zeitlichen Ausmaß durch das schädigende Ereignis diese bisherige Erwerbsfähigkeit behindert wird. Sind durch die Schädigung erhöhte Bedürfnisse i. S. dieser Vorschrift ausgelöst worden, sind auch diese nicht abstrakt zu beurteilen, sondern nach Art und Ausmaß konkret zu beschreiben. Denn Schadensersatz nach § 843 BGB ist nicht abstrakt für eine Verletzung der körperlichen Integrität, eine Einbuße an Erwerbsfähigkeit oder eine Erhöhung der Bedürfnisse zu leisten, sondern nur für einen konkreten Vermögensschaden infolge der Schädigung. Für Schäden und Nachteile, die nicht einen solchen Vermögensschaden begründen, haftet der Schädiger allenfalls im Rahmen des § 847 BGB (sog. Schmerzensgeld, s. oben).

Der Schadensersatzanspruch nach § 843 BGB hängt also nicht primär vom Ausmaß der medizinisch bestehenden Funktionsbeeinträchtigungen und schon gar nicht von einer abstrakten MdE ab, sondern allein von dem tatsächlichen Eintritt eines konkreten Vermögensschadens. Diesen zu bewerten, ist aber keinesfalls Aufgabe des ärztlichen Gutachters. Denn ein solcher Vermögensschaden hängt vielfach nur zu einem Teil von den medizinischen Folgen der Körperverletzung ab, häufig entscheidend mehr von den Voraussetzungen und Anforderungen der bisherigen Erwerbstätigkeit. So ist es eine vielfach beobachtete Regel, daß die durch eine Körperverletzung Geschädigten, deren MdE nach sozialrechtlichen Maß-

---

[28] Palandt § 843 Anm. 4.A.b
[29] Palandt § 843 Anm. 4.A.c
[30] Palandt Vorbem. zu § 249 Anm. 7.C
[31] Palandt § 847 Anm. 3
[32] Palandt § 847 Anm. 4

stäben 20, 40 oder gar mehr Prozent (z. B. arm- oder beinamputierter Kaufmann oder Beamter) betragen würde, nach Abschluß der Heilbehandlung wieder in ihre frühere oder eine gleichwertige Erwerbstätigkeit zurückkehren und dadurch einen konkreten Vermögensschaden i. S. eines dauerhaften Einkommensausfall, der nach § 843 BGB allein zu entschädigen wäre, gar nicht erleiden.

Soweit zwar keine Einkommenseinbuße, aber eine Vermehrung der Bedürfnisse i. S. des § 843 BGB infolge der Schädigung besteht, sind diese vom begutachtenden Arzt anhand der bestehenden Funktionsstörungen konkret darzulegen und nach Art und Ausmaß genau zu beschreiben.

Im übrigen begründet die Einbuße an körperlicher Integrität und — abstrakt gesehen — an Erwerbsfähigkeit keinen Schadensersatzanspruch nach § 843 BGB. Schäden dieser Art, die keinen Vermögensschaden auslösen, sind nur im Rahmen des § 847 BGB (sog. *Schmerzensgeld*) zu entschädigen. Ein Anspruch nach dieser Vorschrift besteht — entgegen dem geläufigen Ausdruck „*Schmerzens*geld" — allerdings nicht nur, soweit die Schädigung aktuelle Schmerzen verursacht hat, sondern auch, soweit aus der Schädigung Folgen zurückgeblieben sind, die das körperliche und seelische Wohlbefinden des Geschädigten dauerhaft und wesentlich beeinträchtigen (s. oben). Soweit ein solcher Anspruch streitig ist, hat sich der begutachtende Arzt auch hier auf die Darlegung von Art, Ausmaß, Schweregrad und Auswirkungen im privaten wie im beruflichen Leben sowie die Dauer derartiger Schadensfolgen zu beschränken. Ausführungen oder gar konkrete Feststellungen zur Höhe des „Schmerzensgeldes" obliegen ihm grundsätzlich nicht.

Literatur

Palandt, O.: BGB, 49. Aufl. Beck, München 1990

4.2. Privatversicherung

Private Versicherung gibt es gegen zahlreiche Risiken, z. B. Kranken-, Unfall-, Lebens-, Haftpflicht-, Kasko-, Feuerversicherungen usw.

Bei derartigen Versicherungen ist jedoch — auch mit Relevanz für das ärztliche Gutachten — zu unterscheiden zwischen den Versicherungen, die Person, Eigentum und Vermögen des Versicherten selbst betreffen, und solchen, die vor Haftpflichtansprüchen Dritter gegen den Versicherungsnehmer schützen sollen.

Aus Versicherungen, die Person, Eigentum und Vermögen schützen, wie z. B. Lebens-, Kranken-, Unfall-, Kasko- und Feuerversicherung, wird stets nur nach Maßgabe der jeweiligen Versicherungsbedingungen und des vereinbarten Haftungsumfangs geleistet.

Ärztliche Gutachten, die in einem solchen Zusammenhang angefordert werden, können sich also auf die medizinischen Grundlagen der vertraglich vereinbarten Leistungen nach Maßgabe der jeweiligen Versicherungsbedingungen beschränken.

Haftpflichtversicherungen decken dagegen jeweils nur einen Teilbereich der grundsätzlich möglichen Schadensersatzverpflichtungen des Versicherungsnehmers ab. So erfassen z. B. Berufs-, Gebäude-, Tierhalter- und Kfz-Haftpflichtversicherungen nur diese jeweiligen besonderen Risikobereiche, nicht auch alle übrigen denkbaren Haftpflichtansprüche; umgekehrt deckt die sog. Privathaftpflichtversicherung nur das allgemeine private Haftpflichtrisiko ab, nicht auch besondere Risiken z. B. der vorgenannten Art. Hinzu kommt, daß Haftpflichtversicherungen die möglichen Schadensersatzansprüche nicht immer in vollem Umfang absichern, sondern Beschränkungen u. a. nach Umfang und Höhe treffen.

Bei Haftpflichtansprüchen ist daher auch im Rahmen der ärztlichen Begutachtung von Bedeutung, ob es sich um die Feststellung der Schadensersatzpflicht des Schädigers nach allgemeinem zivilem Schadensersatzrecht (S. 59) oder um die Leistungspflicht eines Versicherers nach Maßgabe der geltenden Versicherungsbedingungen handelt. Denn im letzteren Fall kann der Anspruch nach Maßgabe der Versicherungsbedingungen eingeschränkt sein; im ersteren haftet der Schädiger hingegen voll, insbesondere also unabhängig davon, inwieweit eine Eintrittspflicht seines Haftpflichtversicherers besteht. Das kann auch für die ärztliche Beurteilung von Bedeutung sein.

Private Unfallversicherung

Die **private Unfallversicherung** bietet nach Maßgabe der Allgemeinen Unfallversicherungs-Bedingungen (AUB) Versicherungsschutz bei Unfällen, die dem Versicherten während der Wirksamkeit des Vertrages zustoßen, § 1.I AUB 88.

Diese AUB sind 1988 neu gefaßt (AUB 88) und gegenüber den bis dahin geltenden AUB auch inhaltlich z. T. erheblich geändert worden. Bei der ärztlichen Begutachtung ist daher zunächst darauf zu achten, ob für den jeweiligen Vertrag die alten oder die neuen AUB gelten. Denn nicht alle alten Verträge sind auf die neuen AUB umgestellt worden.

Hier werden jedoch nur die neuen AUB 88 besprochen. Zu den für die ärztliche Begutachtung wesentlichen Abweichungen von alten und neuen Bedingungen s. S. 292ff..

Versicherungsfall;
Ausschlüsse vom Versicherungsschutz

Ein **Unfall** (S. 4) liegt hier vor, wenn der Versicherte durch ein plötzlich von außen auf seinen Körper einwirkendes Ereignis (Unfallereignis) unfreiwillig eine Gesundheitsschädigung erleidet, § 1.III AUB 88.

Als Unfall gilt auch hier, wenn durch eine erhöhte Kraftanstrengung an Gliedmaßen oder Wirbelsäule ein Gelenk verrenkt wird oder Muskel, Sehnen, Bänder oder Kapseln gezerrt oder zerrissen werden, § 1.IV AUB 88.

Gegenüber dieser allgemeinen Begriffsbestimmung des Versicherungsfalls gibt es jedoch Ausnahmen vom Versicherungsschutz.

U. a. fallen — soweit für den ärztlichen Bereich von Bedeutung — nicht unter den Versicherungsschutz:

- Unfälle durch *Geistes- oder Bewußtseinsstörungen*, auch soweit diese auf Trunkenheit beruhen, sowie durch Schlagfälle, epileptische oder andere Krampfanfälle, die den ganzen Körper ergreifen, § 2.I.1 AUB 88.
  Versicherungsschutz besteht jedoch, wenn diese Störungen oder Anfälle durch ein unter diesen Vertrag fallendes Unfallereignis verursacht waren.
- Unfälle, die unmittelbar oder mittelbar durch *Kernenergie* verursacht sind, § 2.I.6 AUB 88.
- Gesundheitsschäden durch *Strahlen*, § 2.II.1 AUB 88.
- Gesundheitsschädigungen durch *Heilmaßnahmen* oder Eingriffe, die der Versicherte an seinem Körper vornimmt oder vornehmen läßt, § 2.II.2 AUB 88.
  Versicherungsschutz besteht jedoch, wenn die Eingriffe oder Heilmaßnahmen, auch strahlendiagnostische und -therapeutische, durch einen unter den Vertrag fallenden Unfall veranlaßt waren.
- *Infektionen*, § 2.II.3 AUB 88.
  Versicherungsschutz besteht jedoch, wenn die Krankheitserreger durch eine unter den Vertrag fallende Unfallverletzung in den Körper gelangt sind.
  Nicht als Unfallverletzung gelten dabei Haut- oder Schleimhautverletzungen, die als solche geringfügig sind und durch die Krankheitserreger sofort oder später in den Körper gelangen; für Tollwut und Wundstarrkrampf entfällt diese Einschränkung.
  Für Infektionen, die durch Heilmaßnahmen verursacht sind, besteht Versicherungsschutz jedoch, wenn sie durch einen unter den Vertrag fallenden Unfall veranlaßt waren.
- *Vergiftungen* infolge Einnahme fester oder flüssiger Stoffe durch den Schlund, § 2.II.4 AUB 88.
- *Bauch- oder Unterleibsbrüche*, § 2.III.1 AUB 88.
  Versicherungsschutz besteht jedoch, wenn sie durch eine unter den Vertrag fallende gewaltsame von außen kommende Einwirkung entstanden sind.
- Schädigungen an *Bandscheiben* sowie *Blutungen* aus inneren Organen und Gehirnblutungen, § 2.III.2 AUB 88.
  Versicherungsschutz besteht jedoch, wenn ein unter den Vertrag fallendes Unfallereignis i. S. des § 1.III AUB 88 die überwiegende Ursache ist.

- Krankhafte Störungen infolge *psychischer Reaktionen*, gleichgültig, wodurch diese verursacht sind, § 2.IV. AUB 88.

Darüber hinaus sind nicht versicherbar und trotz Beitragszahlung nicht versichert *dauernd pflegebedürftige Personen* sowie *Geisteskranke;* ein bisher bestehender Versicherungsschutz erlischt, sobald der Versicherte in diesem Sinne nicht mehr versicherbar ist, § 3.I. und II. AUB 88.

Als pflegebedürftig gilt hier, wer für die Verrichtungen des täglichen Lebens überwiegend fremder Hilfe bedarf, § 3.I Abs. 2 AUB 88.

Für die **Kausalität** insbesondere im haftungsausfüllenden Bereich gelten hier die Grundsätze der zivilrechtlichen Adäquanzlehre (S. 27).

Hiernach muß die Bedingung allgemein und nicht nur unter ganz besonderen, unwahrscheinlichen und nach dem gewöhnlichen Verlauf der Dinge außer Betracht zu lassenden Umständen geeignet gewesen sein, einen Schaden wie den eingetretenen herbeizuführen. Nicht Ursache i. S. der Adäquanzlehre ist eine Bedingung u. a. also, wenn sie für die Entstehung des eingetretenen Schadens ihrer allgemeinen Natur nach gleichgültig oder ungeeignet war, wenn sie ihn also nur infolge einer ganz außergewöhnlichen Verkettung von Umstände herbeigeführt hat, die Möglichkeit eines Schadenseintritts daher so entfernt war, daß sie bei lebensnaher Betrachtung vernünftigerweise nicht in Betracht gezogen werden konnte, oder wenn der Schadenseintritt sonstwie außerhalb jeder Wahrscheinlichkeit gelegen hat. Ob der Schaden nach Art und Entstehungsweise adäquat in den Bereich von Gefahren fällt, zu deren Verhinderung der Vertrag bestimmt war, richtet sich auch hier entscheidend nach dem *Schutzzweck des Vertrages*.

Für die **Beweisanforderungen** und die **Beweislast** gelten hier ähnliche Grundsätze wie im Sozialrecht (S. 43).

Insbesondere müssen auch hier die für die Beurteilung des Leistungsanspruchs *maßgebenden Tatsachen* — die anspruchsbegründenden ebenso wie die rechtshindernden bzw. rechtsvernichtenden — i. S. des sog. Vollbeweises (S. 45) feststehen. Für die Beurteilung der Kausalität, die im medizinischen Bereich dem Vollbeweis vielfach nicht zugänglich ist, reicht auch hier ggf. die überwiegende Wahrscheinlichkeit.

Die *Beweislast* für die anspruchsbegründenden Tatsachen liegt auch hier grundsätzlich beim Versicherten, für die rechtshindernden bzw. rechtsvernichtenden Tatsachen hingegen beim Versicherer.

So hat die Last des nicht erbrachten Beweises u. a. der Tatsache, daß ein Unfall stattgefunden und zu einer dauernden Beeinträchtigung der körperlichen oder geistigen Leistungsfähigkeit (Invalidität) geführt hat, der Versicherte zu tragen. Dagegen trägt der Versicherer die Beweislast u. a. für Umstände und Tatsachen, die geeignet sind, einen etwaigen Anspruch aus der Versicherung auszuschließen.

Leistungsarten

§ 7 AUB 88 sieht als Leistungsarten vor:

1. Invaliditätsleistungen,
2. Übergangsleistungen,
3. Tagegeld,
4. Krankenhaustagegeld,
5. Genesungsgeld,
6. Todesfalleistung.

Die vereinbarten Leistungsarten und deren Höhe (Versicherungssummen) ergeben sich aus dem jeweiligen Vertrag, § 7 AUB 88.

Gemeinsam für alle Leistungsarten gilt als **Einschränkung der Leistungen:** Haben Krankheiten oder Gebrechen bei der durch ein Unfallereignis hervorgerufenen Gesundheitsschädigung oder deren Folgen mitgewirkt, so wird die Leistung entsprechend dem Anteil der Krankheit oder des Gebrechens gekürzt, wenn dieser Anteil mindestens 25 v. H. beträgt, § 8 AUB 88 (früher ähnlich: § 10.1 der alten AUB).

Hierdurch wird die zivilrechtlichen Adäquanzlehre konkretisiert und mit dem Rechtsgedanken des Mitverschulden i. S. des § 254 BGB (S. 61) verbunden: Haben unfallunabhängige Krankheiten oder Gebrechen an der Entstehung des unfallbedingten Gesundheitsschadens ursächlich erheblich mitgewirkt, soll der Versicherer für den Schaden nicht voll, sondern nur zu einem den objektiven Kausalitätsrelationen entsprechenden Anteil einstehen müssen; es soll also eine Kürzung der vollen Leistung erfolgen, wenn solche unfallfremden Ursachen – ihrerseits adäquat – zu dem unfallbedingten Gesundheitsschaden beigetragen haben und dieser Anteil wenigstens 25 v. H. beträgt.

Damit gilt in der privaten UV für diesen Teilbereich der konkurrierenden Kausalität eine deutlich andere Regelung als im Sozialrecht (S. 32).

Bei **ärztlichen Gutachten** für die private UV sind diese wesentlichen Unterschiede für die Beurteilung von Kausalitätsfragen sorgfältig zu beachten; es ist sicherzustellen, daß es zu keiner Vermengung der Beurteilungsmaßstäbe kommt. Insbesondere verbietet sich eine – auch nur gedankliche – Übertragung der Leistungseinschränkungen des § 8 AUB 88 auf die Beurteilung sozialrechtlicher Leistungen, auch von Ansprüche aus der ges. UV. Umgekehrt ist in Gutachten für die private UV sorgfältig der Frage nachzugehen, ob und ggf. in welchem Ausmaß andere Krankheiten und Gebrechen an der Entstehung des streitigen Unfallschadens mitgewirkt haben.

1. Invaliditätsleistung (§ 7.I AUB 88)

Der **Anspruch** entsteht, wenn der Unfall zu einer dauernden Beeinträchtigung der körperlichen oder geistigen Leistungsfähigkeit (Invalidität) des

Versicherten führt; die Invalidität muß innerhalb eines Jahres nach dem Unfall eingetreten sowie spätestens vor Ablauf einer Frist von weiteren drei Monaten ärztlich festgestellt und geltend gemacht sein, § 7.I.1 AUB 88.

Hat der Versicherte bei Eintritt des Unfalls das 65. Lebensjahr vollendet, so wird die Leistung als Rente gemäß § 14 AUB 88 erbracht, § 7.I.1. Satz 2 AUB 88.

Die Höhe der Leistung richtet sich nach dem Grad der Invalidität, § 7.I.2 AUB 88.

Als feste Invaliditätsgrade gelten – unter Ausschluß des Nachweises einer höheren oder geringeren Invalidität – bei Verlust oder Funktionsunfähigkeit, § 7.I.2.a AUB 88:

– eines Armes im Schultergelenk	70 v. H.
– eines Armes bis oberhalb des Ellenbogengelenks	65 v. H.
– eines Armes unterhalb des Ellenbogengelenks	60 v. H.
– einer Hand im Handgelenk	55 v. H.
– eines Daumens	20 v. H.
– eines Zeigefingers	10 v. H.
– eines anderen Fingers	5 v. H.
– eines Beines über der Mitte des Oberschenkels	70 v. H.
– eines Beines bis zur Mitte des Oberschenkels	60 v. H.
– eines Beines bis unterhalb des Knies	50 v. H.
– eines Beines bis zur Mitte des Unterschenkels	45 v. H.
– eines Fußes im Fußgelenk	40 v. H.
– einer großen Zehe	5 v. H.
– einer anderen Zehe	2 v. H.
– eines Auges	50 v. H.
– des Gehörs auf einem Ohr	30 v. H.
– des Geruchs	30 v. H.
– des Geschmacks	5 v. H.

Bei Teilverlust oder Funktionsbeeinträchtigung eines dieser Körperteile oder Sinnesorgane wird der entsprechende Teil der vorstehenden Prozentsätze angenommen,[33] § 7.I.2.b AUB 88. Werden durch den Unfall Körperteile oder Sinnesorgane betroffen, deren Verlust oder Funktionsunfähigkeit vorstehend nicht geregelt ist, so ist für diese maßgebend, inwieweit die normale körperliche oder geistige Leistungsfähigkeit unter ausschließlicher Berücksichtigung medizinischer Gesichtspunkte beeinträchtigt ist,[34] § 7.I.2.c AUB 88.

Sind durch den Unfall mehrere körperliche oder geistige Funktionen beeinträchtigt, so werden die Invaliditätsgrade, die sich nach § 7.I.2 AUB 88 ergeben, zusammengerechnet; mehr als 100 v. H. werden jedoch nicht angenommen, § 7.I.2.d AUB 88.

Wird durch den Unfall eine körperliche oder geistige Funktion betroffen, die schon vorher

---

[33] vgl. hierzu die Synopse S. 220
[34] vgl. hierzu die Synopse S. 220

dauernd beeinträchtigt war (sog. **Vorschaden**), so wird ein Abzug in Höhe dieser Vorinvalidität vorgenommen, der seinerseits nach den vorstehenden Vorschriften zu bemessen ist, § 7.I.3. AUB 88.

Damit ist auch die Beurteilung des Vorschadens deutlich anderen Regelungen unterworfen als im Sozialrecht (S. 50).

Kommt es hier infolge funktioneller Überlagerungen von Vor- und Unfallschaden zu einer *höheren* als der normalen Funktionseinbuße, ist eine Höherbewertung des Grades der Invalidität ausgeschlossen; denn bei den ausdrücklich aufgeführten Gesundheitsschäden (§ 7.I.2.a AUB 88) gelten die dort genannten Invaliditätsgrade „unter Ausschluß des Nachweises einer höheren oder geringen Invalidität", und für die Bewertung der Erwerbsbeeinträchtigung anderer Schäden nach § 7.I.2.c AUB 88 haben ausschließlich medizinische Gesichtspunkte maßgebend zu sein. Andererseits sind die in § 7.I.2.a AUB 88 genannten Invaliditätsgrade z. T. deutlich höher als die entsprechenden Sätze in der ges. UV.[35]

Führt der Unfallschaden dagegen infolge eines Vorschadens zu einer *geringeren* als der normalen Funktionseinbuße, ist von der nach den allgemeinen Vorschriften bestehenden Invalidität ein Abzug in Höhe dieser Vorinvalidität vorzunehmen, der nach § 7.I.2 AUB 88 zu bemessen ist.

Tritt der Tod unfallbedingt innerhalb eines Jahres nach dem Unfall ein, so besteht kein Anspruch auf Invaliditätsleistung, § 7.I.4 AUB 88, sondern nur — soweit versichert — auf Todesfalleistung nach § 7.VI AUB 88. Stirbt der Versicherte aus unfallfremder Ursache innerhalb eines Jahres nach dem Unfall oder — gleichgültig aus welcher Ursache — später als ein Jahr nach dem Unfall und war ein Anspruch auf Invaliditätsleistung nach § 7.I.1. AUB 88 entstanden, so ist nach dem Invaliditätsgrad zu leisten, mit dem aufgrund der zuletzt erhobenen ärztlichen Befunde zu rechnen gewesen wäre, § 7.I.5 AUB 88.

2. Übergangsleistung (§ 7.II AUB 88)

Besteht nach Ablauf von sechs Monaten seit Eintritt des Unfalls ohne Mitwirkung von Krankheiten oder Gebrechen noch eine unfallbedingte Beeinträchtigung der normalen körperlichen oder geistigen Leistungsfähigkeit von mehr als 50 v. H. und hat diese Beeinträchtigung bis dahin ununterbrochen bestanden, so wird

— sofern im Vertrag vereinbart — eine **Übergangsleistung** erbracht, § 7.II AUB 88.

3. Tagegeld (§ 7.III AUB 88)

Führt der Unfall zu einer Beeinträchtigung der Arbeitsfähigkeit, so wird — sofern im Vertrag vereinbart — für die Dauer der ärztlichen Behandlung **Tagegeld** gezahlt, § 7.III.1 AUB 88.

Das Tagegeld wird nach dem Grad der Beeinträchtigung abgestuft. Für die Bemessung des Grades der Beeinträchtigung ist die Berufstätigkeit oder Beschäftigung des Versicherten maßgebend, § 7.II.1 AUB 88.

Das Tagegeld wird längstens für ein Jahr, vom Unfalltage an gerechnet, gezahlt, § 7.III.2 AUB 88.

4. Krankenhaustagegeld (§ 7.IV AUB 88)

Krankenhaustagegeld wird — sofern versichert — für jeden Kalendertag gezahlt, an dem sich der Versicherte wegen des Unfalls in medizinisch notwendiger vollstationärer Heilbehandlung befindet, längstens jedoch für zwei Jahre, vom Unfalltag an gerechnet, § 7.IV.1 AUB 88.

Das Krankenhaustagegeld entfällt bei einem Aufenthalt in Sanatorien, Erholungsheimen und Kuranstalten, § 7.IV.2 AUB 88.

5. Genesungsgeld (§ 7.V AUB 88)

Genesungsgeld wird — sofern versichert — für die gleiche Zahl von Kalendertagen gezahlt, für die Krankenhaustagegeld geleistet wird, längstens jedoch für 100 Tage, § 7.V.1 AUB 88.
Die Höhe beträgt:

für den 1. bis 10. Tag	100 v. H.
für den 11. bis 20. Tag	50 v. H.
für den 21. bis 100. Tag	25 v. H.

des Krankenhaustagegeldes, § 7.V.1 AUB 88.

Mehrere vollstationäre Krankenhausaufenthalte wegen desselben Unfalls gelten als ununterbrochener Krankenhausaufenthalt, § 7.V.2 AUB 88. Der Anspruch auf Genesungsgeld entsteht mit der Entlassung aus dem Krankenhaus, § 7.V.3 AUB 88.

6. Todesfalleistung (§ 7.VI AUB 88)

Führt der Unfall innerhalb eines Jahres zum Tode, so entsteht der Anspruch auf Leistung nach der für den Todesfall versicherten Summe, § 7.VI AUB 88.

Der Anspruch auf Todesfalleistung ist damit auf die Fälle beschränkt, in denen der Tod innerhalb eines Jahres nach dem Unfall eintritt; nach Ablauf des ersten Jahres nach dem Unfall erlischt dieser Anspruch daher.

Auch für die Todesfalleistung gilt die allgemeine Leistungseinschränkung des § 8 AUB 88 (S. 66). Auch

---

[35] vgl. u. a. Auge: 50 v. H.: Gehör einseitig: 30 v. H.: für die Haltungs- u. Bewegungsorgane: Synopse S. 301

hier ist daher die Leistung entsprechend zu kürzen, wenn unfallfremde Ursachen am Eintritt des Todes mitgewirkt haben und dieser Anteil mindestens 25 v. H. beträgt.

Stirbt der Versicherte aus unfallfremder Ursache innerhalb eines Jahres nach dem Unfall oder − gleichgültig, aus welcher Ursache − später als ein Jahr nach dem Unfall und war ein Anspruch auf Invaliditätsleistung (§ 7.I AUB 88) entstanden, aber noch nicht erfüllt worden, so ist diese Leistung nach dem Invaliditätsgrad zu erbringen, mit dem aufgrund des zuletzt erhobenen ärztlichen Befundes zu rechnen war, § 7.I.5 AUB 88.

Andere Versicherungen

Lebensversicherung

Die Lebensversicherung gewährt ihre Leistungen bei Tod des Versicherten. Sie wird vielfach mit einer Zusatzversicherung bei Unfalltod (S. 67), gelegentlich auch bei Berufs- oder Erwebsunfähigkeit gekoppelt.

Tritt der Tod in unmittelbarem oder mittelbarem Zusammenhang mit kriegerischen Ereignissen ein, wird nur das vorhandene Deckungskapital gezahlt, es sei denn, daß durch Gesetz oder Anordnung der Aufsichtsbehörde eine höhere Leistung vorgeschrieben ist, § 7 der Allgemeinen Versicherungsbedingungen für die Lebensversicherung (AVB).

Bei **Selbsttötung** des Versicherten bleibt − vorbehaltlich abweichender einzelvertraglicher Vereinbarungen − die Leistungspflicht des Versicherers in voller Höhe bestehen, wenn beim Ableben seit Zahlung des Einlösungsbeitrags oder Wiederherstellung der Versicherung drei Jahre verstrichen sind oder wenn nachgewiesen wird, daß die Tat in einem die freie Willensbestimmung ausschließenden Zustand krankhafter Störung der Geistestätigkeit begangen worden ist; anderenfalls ist (nur) ein etwa vorhandenes Deckungskapital auszuzahlen, § 8 AVB.

Erwerbsunfähigkeits-Zusatzversicherung

Erwerbsunfähig ist hier − ähnlich wie in der ges. RV − der Versicherte, der infolge Krankheit, Körperverletzung oder Kräfteverfalls, die ärztlich nachzuweisen sind, voraussichtlich dauernd eine Erwerbstätigkeit in gewisser Regelmäßigkeit nicht mehr ausüben oder nicht mehr als geringfügige Einkünfte durch Erwerbstätigkeit erzielen kann.

Erwerbsunfähigkeit liegt auch vor, wenn der Versicherte mindestens 6 Monate lang ununterbrochen infolge Krankheit, Körperverletzung oder Kräfteverfall, die ärztlich nachzuweisen sind, außerstande gewesen ist, eine Erwerbstätigkeit in gewisser Regelmäßigkeit auszuüben oder mehr als nur geringfügige Einkünfte durch Erwerbstätigkeit zu erzielen und dieser Zustand im Zeitpunkt der Feststellung fortbesteht.

Berufsunfähigkeits-Zusatzversicherung

Vollständige Berufsunfähigkeit liegt vor, wenn der Versicherte infolge Krankheit, Körperverletzung oder Kräfteverfalls, die ärztlich nachzuweisen sind, voraussichtlich dauernd außerstande ist, seinen Beruf oder eine andere Tätigkeit auszuüben, die aufgrund seiner Ausbildung und Erfahrung ausgeübt werden kann und seiner bisherigen Lebensstellung entspricht.

Teilweise Berufsunfähigkeit liegt vor, wenn die vorstehend genannten Voraussetzungen nur in einem bestimmten Grad voraussichtlich dauernd erfüllt sind.

Ist der Versicherte mindestens 6 Monate lang ununterbrochen infolge Krankheit, Körperverletzung oder Kräfteverfall, die ärztlich nachzuweisen sind, außerstande gewesen, seinen Beruf oder eine andere Tätigkeit auszuüben, die aufgrund seiner Ausbildung und Erfahrung ausgeübt werden kann und seiner bisherigen Lebensstellung entspricht, so gilt die Fortdauer dieses Zustandes als vollständige oder teilweise Berufsunfähigkeit.

Private Krankenversicherung

Die private KrV bietet Versicherungsschutz für die Folgen von Krankheit, Unfällen und ggf. Pflegebedürftigkeit. Sie versichert nach Maßgabe des Einzelvertrages insbesondere die Risiken der Behandlungskosten (ambulant und stationär), der krankheitsbedingten Arbeitsunfähigkeit und der Aufwendungen für eine notwendige (Dauer-)Pflege.

Die **Krankheitskostenversicherung** gewährt Ersatz von Aufwendungen für die Heilbehandlung (ambulant und stationär) und sonst vereinbarte Leistungen, die **Krankenhaustagegeldversicherung** Krankenhaustagegeld bei stationärer Behandlung, § 1 Abs. 1 MB/KK 76.

Versicherungsfall ist die medizinisch notwendige Heilbehandlung einer versicherten Person wegen Krankheit oder Unfallfolgen, § 1 Abs. 2 MB/KK 76.

Der Versicherungsfall beginnt mit Eintritt einer medizinisch notwendigen Heilbehandlung und endet, wenn nach medizinischem Befund Behandlungsbedürftigkeit nicht mehr besteht. Muß die Heilbehandlung auf eine Krankheit oder Unfallfolge ausgedehnt werden, die mit der bisher behandelten nicht ursächlich zusammenhängt, so entsteht insoweit ein neuer Versicherungsfall, § 1 Abs. 2 MB/KK 76. Als Versicherungsfall gelten auch, § 1 Abs. 2 Satz 3 MB/KK 76:

— Untersuchungen und medizinisch notwendige Behandlungen wegen Schwangerschaft und Entbindung,
— ambulante Untersuchungen zur Früherkennungen von Krankheiten nach gesetzlich eingeführten Programmen (gezielte Vorsorgeuntersuchungen),
— Tod, soweit hierfür Leistungen vereinbart sind.

Unter den niedergelassenen approbierten *Ärzten* steht der versicherten Person die Wahl frei; auch Heilpraktiker dürfen i. d. R. in Anspruch genommen werden, § 4 Abs. 2 MB/KK 76. Arznei-, Heil- und Hilfsmittel müssen von den genannten Behandlern verordnet, Arzneimittel aus der Apotheke bezogen sein, § 4 Abs. 3 MB/KK 76.

Bei medizinisch notwendiger *stationärer Heilbehandlung* hat die versicherte Person freie Wahl unter den öffentlichen und privaten *Krankenhäusern*, die unter ständiger ärztlicher Aufsicht stehen, über ausreichende diagnostische und therapeutische Möglichkeiten verfügen, nach wissenschaftlich allgemein anerkannten Methoden arbeiten und Krankengeschichten führen, § 4 Abs. 4 MB/KK 76. Für die medizinisch notwendige stationäre Heilbehandlung in Krankenanstalten, die auch Kuren bzw. Sanatoriumsbehandlungen durchführen oder Rekonvaleszenten aufnehmen, im übrigen aber die Voraussetzungen des Abs. 4 erfüllen, werden die tariflichen Leistungen nur gewährt, wenn der Versicherer diese vor Beginn der Behandlung schriftlich zugesagt hat; (nur) bei Tbc-Erkrankungen wird in vertraglichem Umfang auch für die stationäre Behandlung in Tbc-Heilstätten und -Sanatorien geleistet, § 4 Abs. 5 MB/KK 76.

Keine Leistungspflicht besteht, § 5 Abs. 1 MB/KK 76, sofern der Einzeltarif nichts anders vorsieht, u. a.:

— für solche Krankheiten einschließlich ihrer Folgen sowie für Folgen von Unfällen und für Todesfälle, die durch Kriegsereignisse verursacht oder als Wehrdienstbeschädigung anerkannt und nicht ausdrücklich in den Versicherungsschutz eingeschlossen sind,
— für auf Vorsatz beruhende Krankheiten und Unfälle einschließlich deren Folgen sowie für Entziehungsmaßnahmen einschließlich Entziehungskuren,
— für Kur- und Sanatoriumsbehandlungen sowie für Rehabilitationsmaßnahmen der gesetzlichen Rehabilitationsträger,
— für ambulante Heilbehandlung in einem Heilbad oder Kurort, es sei denn, daß der Versicherte dort seinen ständigen Wohnsitz hat oder während eines vorübergehenden Aufenthalts durch eine von dem Aufenthaltszweck unabhängige Erkrankung oder einen dort eingetretenen Unfall Heilbehandlung notwendig wird,
— für wissenschaftlich nicht allgemein anerkannte Untersuchungs- oder Behandlungsmethoden und Arzneimittel,

— für eine durch Pflegebedürftigkeit oder Verwahrung bedingte Unterbringung.

Übersteigt eine Heilbehandlung oder sonstige Maßnahme, für die Leistungen vereinbart sind, das medizinisch notwendige Maß, so kann der Versicherer seine Leistungen auf einen angemessenen Betrag herabsetzen, § 5 Abs. 2 MB/KK 76.

Besteht auch Anspruch auf Leistungen aus der ges. UV oder der ges. RV, auf eine gesetzliche Heil- oder Unfallfürsorge, so ist der Versicherer, unbeschadet von Ansprüchen auf Krankenhaustagegeld, nur für die Aufwendungen leistungspflichtig, welche trotz der gesetzlichen Leistungen notwendig bleiben, § 5 Abs. 3 MB/KK 76.

Die **Krankentagegeldversicherungen** bietet Versicherungsschutz gegen Verdienstausfall als Folge von Krankheiten oder Unfällen, soweit dadurch Arbeitsunfähigkeit verursacht wird; im Versicherungsfall wird für die Dauer der Arbeitsunfähigkeit ein Krankentagegeld in vertraglichem Umfang geleistet, § 1 Abs. 1 MB/KT 78.

Versicherungsfall ist hier die medizinisch notwendige Heilbehandlung wegen Krankheit oder Unfallfolgen, in deren Verlauf Arbeitsunfähigkeit festgestellt wird, § 1 Abs. 1 MB/KT 78.

Der Versicherungsfall beginnt mit der Heilbehandlung und endet, wenn nach medizinischem Befund keine Arbeitsunfähigkeit und keine Behandlungsbedürftigkeit mehr bestehen; eine während der Behandlung neu eingetretene und behandelte Krankheit oder Unfallfolge, in deren Verlauf Arbeitsunfähigkeit ärztlich festgestellt wird, begründet nur dann einen neuen Versicherungsfall, wenn sie mit der ersten Krankheit oder Unfallfolge in keinem ursächlichen Zusammenhang steht. Wird Arbeitsunfähigkeit gleichzeitig durch mehrere Krankheiten oder Unfallfolgen hervorgerufen, so wird das Krankentagegeld nur einmal gezahlt, § 1 Abs. 2 MB/KT 78.

Arbeitsunfähigkeit i. S. dieser Bedingungen liegt vor, wenn die versicherte Person ihre berufliche Tätigkeit nach medizinischem Befund vorübergehend in keiner Weise ausüben kann, sie auch nicht ausübt und keiner anderweitigen Erwerbstätigkeit nachgeht, § 1 Abs. 3 MB/KT 78. Die Zahlung von Krankentagegeld setzt u. a. voraus, daß der Versicherte während der Dauer der Arbeitsunfähigkeit durch einen niedergelassenen approbierten Arzt bzw. im Krankenhaus behandelt wird, § 4 Abs. 5 MB/KT 78. Eintritt und Dauer der Arbeitsunfähigkeit sind durch Bescheinigung des behandelnden Arztes nachzuweisen, § 4 Abs. 7 MB/KT 78.

Für *Ärzte und Krankenhäuser* gelten die gleichen Bestimmungen wie bei der Krankenkostenversicherung (s. oben), § 4 Abs. 6 und 8 MB/KT 78; auch hier werden die tariflichen Leistungen bei notwendiger stationärer Heilbehandlung in Krankenanstalten, die auch Kuren bzw. Sanatoriumsbehandlungen durchführen oder Rekonvaleszenten aufnehmen, nur erbracht, wenn der Versicherer diese vor Beginn der Behandlung schriftlich zugesagt hat, § 4 Abs. 9 MB/KT 78.

Keine Leistungspflicht besteht, § 5 Abs. 1 MB/KT 78, sofern der Einzeltarif nichts anders vorsieht, u. a. bei Arbeitsunfähigkeit:

— wegen solcher Krankheiten einschließlich ihrer Folgen sowie wegen Folgen von Unfällen, die durch Kriegsereignisse verursacht oder als Wehrdienstbeschädigung anerkannt und nicht ausdrücklich in den Versicherungsschutz eingeschlossen sind,

— wegen auf Vorsatz beruhende Krankheiten und Unfälle einschließlich deren Folgen sowie für Entziehungsmaßnahmen einschließlich Entziehungskuren,

— wegen Krankheiten und Unfallfolgen, die auf eine durch Alkoholgenuß bedingte Bewußtseinsstörung zurückzuführen sind,

— wenn der Versicherte sich nicht an seinem Wohnsitz in Deutschland aufhält (mit Ausnahmen),

— während Kur- und Sanatoriumbehandlungen sowie Rehabilitationsmaßnahmen der gesetzlichen Rehabilitationsträger.

Während des Aufenthalts in einem *Heilbad oder Kurort* — auch bei einem Krankenhausaufenthalt — besteht keine Leistungspflicht, es sei denn, daß der Versicherte dort seinen ständigen Wohnsitz hat oder während eines vorübergehenden Aufenthalts durch eine von dem Aufenthaltszweck unabhängige akute Erkrankung oder einen dort eingetretenen Unfall arbeitsunfähig wird, solange dadurch nach medizinischem Befund die Rückkehr ausgeschlossen ist, § 5 Abs. 2 MB/KT 78.

Die **Pflegekrankenversicherung** leistet im Versicherungsfall in vertraglichem Umfang Ersatz von Aufwendungen für Pflege oder ein Pflegetagegeld, § 1 MB/PV.

Versicherungsfall die Pflegebedürftigkeit der versicherten Person, § 1 Abs. 2 MB/PV.

Pflegebedürftigkeit (S. 19) liegt hier vor, wenn die versicherte Person so hilflos ist, daß sie nach objektivem medizinischem Befund für die Verrichtungen im Ablauf des täglichen Lebens in erheblichem Umfang täglich der Hilfe einer anderen Person bedarf, § 1 Abs. 2 MB/PV; als Verrichtungen im Ablauf des täglichen Lebens gelten Aufstehen und Zubettgehen, An- und Auskleiden, Waschen, Kämmen und Rasieren, Einnehmen von Mahlzeiten und Getränken, Stuhlgang und Wasserlassen, § 1 Abs. 3 MB/PV. Der Versicherungsschutz erstreckt sich i. d. R. nur auf Pflege in der Bundesrepublik Deutschland; er kann durch Vereinbarung auf das Ausland ausgedehnt werden, § 1 Abs. 5 MB/PV.

Keine Leistungspflicht besteht, § 5 Abs. 1 MB/PV, soweit durch Einzeltarif nichts anderes vereinbart ist, u. a.:

— für Versicherungsfälle, die durch Kriegseinwirkung verursacht oder deren Ursachen als Wehrdienstbeschädigung anerkannt sind,

— für Versicherungsfälle, die auf Vorsatz oder Sucht beruhen,

— für Aufwendungen aus Pflege durch Ehegatten, Verwandte, Verschwägerte oder im Haushalt des Versicherten lebende Personen,

— während stationärer Heilbehandlung im Krankenhaus, Rehabilitationsmaßnahmen, Kur- oder Sanatoriumsbehandlungen und während Unterbringung aufgrund richterlicher Anordnung.

Übersteigt die Pflegemaßnahme das notwendige Maß oder ist die geforderte Vergütung nicht angemessen, kann der Versicherer seine Leistungen auf einen angemessenen Betrag herabsetzen, § 5 Abs. 2 MB/PV.

Besteht auch Anspruch auf Leistungen eines Sozialversicherungsträgers, auf eine gesetzliche Heil- oder Unfallfürsorge, so ist der Versicherer nur für die Aufwendungen leistungspflichtig, welche trotz der gesetzlichen Leistungen notwendig bleiben, § 5 Abs. 3 MB/PV.

5. Gesetzliche Grundlagen: Sozialrecht

Das Sozialrecht war früher – und ist z. T. auch heute noch – in einer Reihe von Einzelgesetzen verstreut geregelt. Seit Anfang der 70er Jahre versucht der Gesetzgeber, diesen Rechtsbereich in *einem* Gesetzeswerk, dem **Sozialgesetzbuch**, zusammenzufassen.

Das Sozialgesetzbuch umfaßt gegenwärtig aber erst folgende Teilbereiche:

- SGB I: Allgemeiner Teil,
- SGB IV: Gemeinsame Vorschriften für die Sozialversicherung,
- SGB V: Gesetzliche Krankenversicherung,
- SGB VI: Gesetzliche Rentenversicherung,
- SGB VIII: Kinder- und Jugendhilfe
- SGB X: Verwaltungsverfahren

In den restlichen Rechtsmaterien des Sozialrechts (u. a. ges. UV, sozEntschR, Familienlastenausgleich, Sozialhilfe) gelten bis zu ihrer Einordnung in das SGB noch die bisherigen Gesetze weiter.

5.1. Sozialgesetzbuch I (SGB I)

Aus dem Inhalt des SGB I werden hier nur einige Bestimmungen wiedergegeben, die auch für die sozialmedizinische Begutachtung Bedeutung gewinnen können.[1]

Soziale Grundrechte

In § 1 SGB I definiert das Gesetz sein Grundanliegen:

„Das Recht des Sozialgesetzbuchs soll zur Verwirklichung sozialer Gerechtigkeit und sozialer Sicherheit Sozialleistungen einschließlich sozialer und erzieherischer Hilfen gestalten. Es soll dazu beitragen:

- ein menschenwürdiges Dasein zu sichern,
- gleiche Voraussetzungen für die freie Entfaltung der Persönlichkeit, insbesondere für junge Menschen, zu schaffen,

- die Familie zu schützen und zu fördern,
- den Erwerb des Lebensunterhalts durch eine freigewählte Tätigkeit zu ermöglichen,
- besondere Belastungen des Lebens, auch durch Hilfe zur Selbsthilfe, abzuwenden und auszugleichen."

Zur Erfüllung dieser Aufgaben werden in den §§ 3 bis 10 SGB I **soziale Grundrechte** des einzelnen konstituiert.

Diese begründen aber keine unmittelbaren Rechtsansprüche gegen einen Sozialleistungsträger; sie haben rechtliche Wirkungen nur, soweit sie durch ein Gesetz konkretisiert worden sind. Sie sind aber bei der Auslegung der Einzelbestimmungen dieser Gesetze zu beachten, § 2 Abs. 2 SGB I.

Rechte und Pflichten in den einzelnen Sozialleistungsbereichen dürfen im übrigen nur begründet, festgestellt, geändert oder aufgehoben werden, soweit ein Gesetz dies vorschreibt oder zuläßt, § 31 SGB I.

Handlungsfähigkeit

Handlungsfähig i. S. des SGB ist (auch) ein Minderjähriger, wenn er das 15. Lebensjahr vollendet hat, § 36 Abs. 1 SGB I.

Er kann selbständig – also ohne Mitwirkung seines gesetzlichen Vertreters – Anträge stellen und Leistungen entgegennehmen, § 36 Abs. 1 Satz 1 SGB I.

Aufklärung, Auskunft, Beratung
sozialrechtlicher Herstellungsanspruch

Die Sozialleistungsträger und ihre Verbände sind zu **Aufklärung** und **Auskunft** verpflichtet, §§ 13 bis 15 SGB I.

Vor allem sind die nach Landesrecht zuständigen Stellen (Versicherungsämter der Gemeinden bzw. Landkreise, § 39 SGB IV) sowie insbesondere die Krankenkassen zur Auskunft über alle sozialen Angelegenheiten verpflichtet. Die Auskunftspflicht dieser Stellen erstreckt sich aber nur auf die Benennung des zuständigen Sozialleistungsträgers sowie auf Sach- und Rechtsfragen, die für den Auskunftsuchenden von Bedeutung sein können, soweit sie dazu imstande sind, § 15 Abs. 2 SGB I.

---

[1] vgl. zu den weiteren Einzelheiten: Erlenkämper (S. 177ff.)

Damit stehen den Berechtigten, die häufig Art und Umfang ihrer Ansprüche wie auch den zuständigen Leistungsträger nicht kennen, Anlaufstellen offen, in denen sie erste Hinweise erhalten.

Darüber hinaus hat jeder Anspruch auf **Beratung** über seine sozialen Rechte und Pflichten gegen den zuständigen Leistungsträger, § 14 SGB I.

Diese Beratungspflicht erstreckt sich – anders als die Auskunftspflicht – auch und gerade auf die Einzelheiten der Rechte und Pflichten. Sie ist damit ein ganz wesentlicher Bestandteil des Systems der sozialen Sicherung: Sie soll gewährleisten, daß der einzelne seine bestehenden Rechte auch tatsächlich wahrnehmen und in möglichst günstiger Weise gestalten kann.

Verletzt der zuständige Leistungsträger oder eine für ihn handelnde Behörde diese Beratungspflicht und kommt es dadurch bei dem Betroffenen zu einem Schaden, ist der Leistungsträger verpflichtet, diesen nach den Grundsätzen über den **sozialrechtlichen Herstellungsanspruch**[2] zu beseitigen, soweit dies nach dem geltenden Recht möglich und zulässig ist.

Anträge

Anträge auf Sozialleistungen sind grundsätzlich bei dem zuständigen Leistungsträger zu stellen, § 16 Abs. 1 SGB I.

Sie werden aber auch von allen anderen Leistungsträgern und von allen Gemeinden – bei Personen, die sich im Ausland aufhalten, auch von den amtlichen Vertretungen der Bundesrepublik im Ausland – entgegengenommen, § 16 Abs. 1 Satz 2 SGB I.

Anträge, die bei einem unzuständigen Leistungsträger gestellt werden, sind unverzüglich an den zuständigen Leistungsträger weiterzuleiten. Ist die Sozialleistung von einem Antrag abhängig, gilt der Antrag als in dem Zeitpunkt gestellt, in dem er bei der unzuständigen Stelle eingegangen ist, § 16 Abs. 2 SGB I.

Rechtsanspruch, Ermessen

Auf Sozialleistungen besteht ein **Rechtsanspruch**, soweit nicht nach den Einzelgesetzen der Leistungsträger ermächtigt ist, bei der Entscheidung über die Leistung nach seinem Ermessen zu handeln, § 38 SGB I.

Ist der Leistungsträger ermächtigt, bei der Entscheidung nach seinem **Ermessen**[3] zu handeln, hat er dieses Ermessen entsprechend dem Zweck der Ermächtigung auszuüben und die gesetzlichen Grenzen des Ermessens einzuhalten; auf eine solcherweise pflichtgemäße Ausübung des Ermessens besteht ein Rechtsanspruch, § 39 SGB I.

Im Gesetz werden derartige Ermessensermächtigungen i. d. R. durch das Wort „...kann..." zum Ausdruck gebracht; die Praxis spricht daher auch von sog. Kann-Bestimmungen und Kann-Leistungen. So *kann* z. B. der RV-Träger Leistungen zur medizinischen oder beruflichen Rehabilitation erbringen (§ 9 Abs. 2 SGB VI; bisher §§ 13 AVG, 1236 RVO a. F.) oder die Versorgungsverwaltung Leistungen auch für Gesundheitsschäden gewähren, über deren Ursache in der medizinischen Wissenschaft Ungewißheit besteht und für deren Kausalität daher eine ausreichende Wahrscheinlichkeit nicht begründet werden kann (§ 1 Abs. 3 Satz 2 BVG).

Verwaltungsakte, denen eine Ermessensausübung zugrunde liegt, bedürfen seiner besonders sorgfältigen **Begründung**.

Die Begründung von Ermessensentscheidungen[4] muß u. a. den Sachverhalt und die Gesichtspunkte erkennen lassen, von denen die Behörde bei der Ausübung des Ermessens ausgegangen ist, § 35 Abs. 1 Satz 2 SGB X. Denn der Betroffene hat nach dem Rechtsstaatsprinzip (Art. 20 GG) einen Anspruch darauf, die Gründe für die getroffene Entscheidung zu erfahren, damit er ggf. seine Rechtsposition angemessen verteidigen kann.

In **sozialmedizinischen Gutachten** und beratungsärztlichen Stellungnahmen, die Ermessensleistungen betreffen, genügt daher eine kurze Stellungnahme zu dem Anspruch (etwa: „...kann nicht befürwortet werden...") nicht; es muß vielmehr im einzelnen dargetan werden, von welchem Sachverhalt (u. a. Befund, Diagnose, ggf. Prognose) einschließlich aller sonstigen für die Entscheidung bedeutsamen (u. a. beruflichen, persönlichen oder sonstwie rechtserheblichen) Verhältnisse ausgegangen worden ist, welche Gesichtspunkte im einzelnen für und gegen die begehrte Leistung sprechen und auf welchen Gründen die Stellungnahme im einzelnen beruht.

Geht es z. B. um die Gewährung einer Maßnahme der medizinischen Rehabilitation, die im Ermessen des Leistungsträgers steht, genügt es nicht, etwa zu sagen: „Der Erfolg kann auch durch ambulante Maßnahmen der Krankenkasse erreicht werden"; es muß schon im einzelnen dargetan werden, welche Befunde berücksichtigt worden sind, welche Maßnahmen in welchem Umfang und mit welcher Belastung hier konkret indiziert sind (und welche ggf. nicht), welche persönlichen, familiären und beruflichen Verhältnisse bestehen und ob die erforderlichen Maßnahmen unter Berücksichtigung dieser konkreten Verhältnisse tatsächlich ambulant oder doch nur unter stationären Bedingungen mit der nötigen Erfolgsaussicht durchgeführt werden können.

Im gerichtlichen Verfahren kann die Ermessensausübung nur daraufhin überprüft werden, ob die gesetzlichen Grenzen des Ermessens eingehalten und von dem Ermessen in einer dem

---

[2] vgl. hierzu Erlenkämper (S. 143ff.) mwN
[3] vgl. hierzu im einzelnen Erlenkämper (S. 182ff.) mwN

[4] vgl. hierzu Erlenkämper (S. 183) mwN

Zweck der Ermächtigung entsprechenden Weise Gebrauch gemacht worden ist, §§ 54 Abs. 2 SGG, 114 VwGO.

Ist die Behörde indes von einem unvollständig oder unzutreffend festgestellten Sachverhalt ausgegangen, hat sie von dem ihr obliegenden Ermessen erkennbar keinen Gebrauch gemacht oder das ausgeübte Ermessen nicht sachgerecht begründet, unterliegt der Verwaltungsakt allein aus diesen Gründen der Aufhebung durch das Gericht; ein Nachschieben fehlender oder unvollständiger Begründungen von Ermessensentscheidungen ist im Klageverfahren nicht mehr zulässig.

Vorschüsse, vorläufige Leistungen

Vorschüsse hat der zuständige Leistungsträger auf Antrag des Berechtigten zu zahlen, wenn ein Anspruch auf Geldleistungen dem Grunde nach besteht und die Feststellung der Höhe voraussichtlich längere Zeit dauert; die Vorschußzahlung hat spätestens einen Kalendermonat nach Eingang des Antrags zu beginnen, § 42 SGB I.

Der Leistungsberechtigte ist also nicht mehr gezwungen, im Notfall zum Sozialamt zu gehen, wenn der Anspruch wenigstens dem Grunde nach feststeht.

Die Beantragung eines Vorschusses empfiehlt sich u. a. bei Anträgen auf Rentenleistungen der ges. RV, weil hier wegen der Feststellung der rechtserheblichen Versicherungszeiten nicht selten mehrere Monate vergehen.

Vorläufige Leistungen sind auf Antrag zu erbringen, wenn ein Anspruch auf Sozialleistungen besteht, aber zwischen mehreren Leistungsträgern streitig ist, wer von ihnen zur Leistung verpflichtet ist; diese hat ggf. der zuerst angegangene Leistungsträger zu erbringen, § 43 SGB I.

Im Rehabilitationsbereich hat darüber hinaus nach § 6 Abs. 2 RehaG, wenn ungeklärt ist, welcher Leistungsträger zuständig ist oder die unverzügliche Einleitung der erforderlichen Maßnahmen aus anderen Gründen gefährdet ist, vorläufige Leistungen zu erbringen:

- in Fällen medizinischer Rehabilitationsmaßnahmen: der RV-Träger, bei dem der Behinderte versichert ist, im übrigen die nach dem Wohnsitz zuständige LVA,
- in Fällen beruflicher Rehabilitationsmaßnahmen: die Bundesanstalt für Arbeit bzw. das örtlich zuständige Arbeitsamt.

Streiten sich also z. B. verschiedene Leistungsträger darüber, wer von ihnen die im Prinzip unstreitig zustehende Leistung zu erbringen hat (z. B. Zuständigkeit für einen Arbeitsunfall, eine Anschluß-Heilbehandlung oder für eine medizinische Rehabilitationsmaßnahme), so kann der Leistungsberechtigte auch hier die vorläufige Erbringung der Leistung von dem zuerst angegangenen – bzw. bei Rehabilitationsmaßnahme: dem vorläufig zuständigen – Leistungsträger verlangen; er braucht nicht zu warten, bis der Streit im übrigen ausgetragen ist.

Stellt sich später heraus, daß in Wahrheit nicht dieser, sondern ein anderer Träger zuständig war, so hat dieser einen Erstattungsanspruch gegen jenen, §§ 43 Abs. 2 SGB I, 102ff. SGB X.

Mitwirkungspflichten

Wer Sozialleistungen beantragt oder erhält, ist zu einer sachgerechten **Mitwirkung** verpflichtet, §§ 60ff. SGB I.

U. a. besteht die Verpflichtung,

- alle Tatsachen anzugeben, die für die Leistung erheblich sind, und auf Verlangen des zuständigen Leistungsträgers der Erteilung der erforderlichen Auskünfte (u. a. der behandelnden Ärzte und Krankenhäuser sowie bisher sozialrechtlich tätig gewordener Gutachter) zuzustimmen, § 60 Abs. 1 Nr. 1 SGB I,
- Änderungen in den Verhältnissen, die für die Leistung erheblich sind oder über die im Zusammenhang mit der Leistung Erklärungen abgegeben worden sind, unverzüglich mitzuteilen, § 60 Abs. 1 Nr. 2 SGB I,
- Beweismittel zu bezeichnen und auf Verlangen des zuständigen Leistungsträgers Beweisurkunden (z. B. auch ärztliche Befunde, Röntgenaufnahmen usw.) vorzulegen oder ihrer Vorlage zuzustimmen, § 60 Abs. 1 Nr. 3 SGB I,
- auf Verlangen des zuständigen Leistungsträgers u. a. zur mündlichen Erörterung des Antrags persönlich zu erscheinen, § 61 SGB I,
- sich auf Verlangen des zuständigen Leistungsträgers ärztlichen und psychologischen Untersuchungsmaßnahmen zu unterziehen, soweit diese für die Entscheidung über die Leistung erforderlich sind, § 62 SGB I,
- sich auf Verlangen des zuständigen Leistungsträgers einer Heilbehandlung zu unterziehen, wenn er Sozialleistungen wegen Krankheit oder Behinderung beantragt oder erhält und zu erwarten ist, daß sie eine Besserung seines Gesundheitszustandes herbeiführen oder eine Verschlechterung verhindern wird, § 63 SGB I,
- an berufsfördernden Maßnahmen teilzunehmen, wenn er Sozialleistungen wegen Minderung der Erwerbsfähigkeit oder Arbeitslosigkeit beantragt hat oder erhält und bei angemessener Berücksichtigung seiner beruflichen Neigung und Leistungs-

fähigkeit zu erwarten ist, daß sie seine Erwerbs- oder Vermittlungsfähigkeit auf Dauer fördern oder erhalten werden, § 64 SGB I.

Die Mitwirkungspflichten nach den §§ 60 bis 64 SGB I unterliegen jedoch gewissen Einschränkungen, § 65 Abs. 1 SGB I.

Mitwirkungspflichten nach diesen Vorschriften bestehen insbesondere nicht, § 65 Abs. 1 SGB I, soweit:
– ihre Erfüllung nicht in einem angemessenen Verhältnis zu der in Anspruch genommenen Sozialleistung steht,
– ihre Erfüllung dem Betroffenen aus einem wichtigen Grund nicht zugemutet werden kann,
– der Leistungsträger sich durch einen geringeren Aufwand als der Antragsteller oder Leistungsberechtigte die erforderlichen Kenntnisse selbst beschaffen kann (z. B. durch Beiziehung von Befundunterlagen der behandelnden Ärzte).

Darüber hinaus können Behandlungen und Untersuchungen abgelehnt werden, § 65 Abs. 2 SGB I:
– bei denen im Einzelfall ein Schaden für Leben oder Gesundheit nicht mit hoher Wahrscheinlichkeit ausgeschlossen werden kann,
– die mit erheblichen Schmerzen verbunden sind, oder
– die einen erheblichen Eingriff in die körperliche Unversehrtheit bedeuten.

Bei **fehlender Mitwirkung**, wenn also der Berechtigte seinen Mitwirkungspflichten nach den §§ 60ff. SGB I unbegründet nicht nachkommt, kann der Leistungsträger die Leistung bis zur Nachholung der Mitwirkung ganz oder teilweise versagen oder entziehen, § 66 SGB I.

Dies gilt einmal, wenn hierdurch oder durch sonstiges absichtliches Handeln die Aufklärung des Sachverhalts erheblich erschwert wird, § 66 Abs. 1 SGB I. Es gilt auch, wenn der Berechtigte eine Sozialleistung wegen Arbeitsunfähigkeit, Gefährdung oder Minderung der Erwerbsfähigkeit oder wegen Arbeitslosigkeit beantragt oder erhält und unter Würdigung aller Umstände mit Wahrscheinlichkeit anzunehmen ist, daß deshalb seine Arbeits-, Erwerbs- oder Vermittlungsfähigkeit beeinträchtigt oder nicht verbessert wird, § 66 Abs. 2 SGB I.

Sozialleistungen dürfen wegen fehlender Mitwirkung aber nur versagt oder entzogen werden, nachdem der Berechtigte auf diese Folge schriftlich hingewiesen worden ist und seiner Mitwirkungspflicht innerhalb einer ihm gesetzten angemessenen Frist nicht nachgekommen ist, § 66 Abs. 3 SGB I.

Wird die Mitwirkung nachgeholt und liegen die Leistungsvoraussetzungen vor, kann der Leistungsträger die Leistungen, die er nach § 66 SGB I versagt oder entzogen hat, nachträglich ganz oder teilweise doch noch erbringen, § 67 SGB I.

Literatur

Bley, H., W. Gitter u. a.: Sozialgesetzbuch, Sozialversicherung (Gesamt-Kommentar), Chmielorz, Wiesbaden 1989
Brackmann, K.: Handbuch der Sozialversicherung einschließlich des SGB, 11. Aufl. 1988, Asgard, Bonn
Erlenkämper, A.: Sozialrecht – Leitfaden für die Praxis, 2. Aufl. 1988, Heymanns, Köln

5.2. Arbeitsförderung und Arbeitslosenversicherung (AFG)

Aufgabe

Aufgabe der Arbeitsförderung ist es, die Chancengleichheit und soziale Gerechtigkeit im Bereich der Berufsausbildung und Berufsausübung zu sichern, einen hohen Beschäftigungsstand zu erzielen und aufrecht zu erhalten, die Beschäftigungsstruktur zu verbessern und damit das Wirtschaftswachstum zu fördern, § 1 AFG.

Zu diesem Zweck werden im einzelnen durchgeführt bzw. gewährt, § 3 AFG:
– Arbeits- und Berufsberatung, §§ 15, 25ff. AFG,
– Arbeitsvermittlung, §§ 13ff. AFG,
– Förderung der beruflichen Bildung (Ausbildung, Fortbildung, Umschulung, Förderung der Arbeitsaufnahme), §§ 33ff. AFG,
– Maßnahmen zur beruflichen Rehabilitation Behinderter, §§ 56ff. AFG,
– Leistungen zur Erhaltung und Schaffung von Arbeitsplätzen (einschließlich Kurzarbeitergeld und Winterbauförderung), §§ 63ff. AFG,
– Arbeitslosengeld, §§ 100ff. AFG,
– Arbeitslosenhilfe, §§ 134ff. AFG,
– Konkursausfallgeld, §§ 141aff. AFG.

Hier kann nur eine allgemeine Übersicht gegeben und nur auf einige wenige grundlegende, auch für den ärztlichen Bereich bedeutsame Bestimmungen eingegangen werden.[5]

Gesetzliche Grundlagen

Gesetzliche Grundlage ist das Arbeitsförderungsgesetz (AFG) vom 25.06.1969, das seitdem aber besonders häufigen, z. T. einschneidenden Änderungen unterzogen worden ist und wohl auch in der Zukunft – geboten durch die notwendige laufende Anpassung an die sich ändernden Verhältnisse der Arbeitswelt – häufiger geändert werden wird.

[5] vgl. hierzu im einzelnen Erlenkämper (S. 222ff.)

Ergänzend bestehen neben einigen Rechtsverordnungen zahlreiche sog. „Anordnungen" der Bundesanstalt für Arbeit, die — weitergehend als sonstige Verwaltungsvorschriften — als autonomes Satzungsrecht unmittelbare Rechtswirkungen haben, soweit sie mit dem Gesetz in Einklang stehen.

Träger

Träger der Arbeitsförderung und der Arbeitslosenversicherung ist die Bundesanstalt für Arbeit in Nürnberg.

Wahrgenommen werden die Aufgaben von den örtlichen Arbeitsämtern und Landesarbeitsämtern.

Arbeitsvermittlung, Arbeits- und Berufsberatung, Arbeitserlaubnis

Die Arbeitsämter **vermitteln** unparteiisch und gebührenfrei Arbeitsuchende in Arbeit und Arbeitgebern die erforderlichen Arbeitskräfte, §§ 13 ff. AFG.

Im Rahmen der **Arbeitsberatung** berät das Arbeitsamt Arbeitnehmer und Arbeitgeber auch unabhängig von der Arbeitsvermittlung u. a. über die Lage auf dem Arbeitsmarkt, die Entwicklung in den Berufen, die Notwendigkeit und die Möglichkeiten der beruflichen Bildung und deren Förderung, § 15 AFG.

Im Rahmen der **Berufsberatung** berät es auch Jugendliche und Erwachsene vor Eintritt in das Berufsleben und während des Berufslebens in allen Fragen der Berufswahl und des beruflichen Fortkommens, §§ 25 ff. AFG.

Einer besonderen **Arbeitserlaubnis** durch das zuständige Arbeitsamt bedürfen Ausländer, die nicht EWG-Angehörige sind, zur Ausübung einer Beschäftigung, auch einer solchen im Rahmen eines Ausbildungsverhältnisses, § 19 AFG.

Förderung der beruflichen Bildung und der Arbeitsaufnahme

Die Arbeitsverwaltung fördert durch geeignete Maßnahmen, §§ 33 ff. AFG:

- die berufliche Ausbildung, §§ 40 ff. AFG,
- die berufliche Fortbildung, §§ 41 ff. AFG,
- die berufliche Umschulung, §§ 47 ff. AFG,
- die Arbeitsaufnahme, § 53 ff. AFG.

Auf die Einzelheiten kann hier nicht eingegangen werden. [6]

Berufsfördernde Leistungen zur Rehabilitation

Die Arbeitsverwaltung gewährt als berufsfördernde Leistung zur Rehabilitation (S. 22) die Leistungen, die erforderlich sind, um die Erwerbsfähigkeit des Behinderten entsprechend seiner Leistungsfähigkeit zu erhalten, zu bessern oder (wieder-)herzustellen und ihn möglichst auf Dauer beruflich einzugliedern, § 56 AFG.

Die Leistungen der Arbeitsverwaltung sind aber nur subsidiär; sie dürfen nur gewährt werden, wenn kein anderer Rehabilitationsträger i. S. des RehaG — insbesondere also der ges. UV, RV oder des sozEntschR — zuständig ist, § 57 Abs. 1 AFG.

Im übrigen ist die Gewährung von Maßnahmen und Leistungen zur beruflichen Rehabilitation nach dem AFG nicht davon abhängig, daß der Berechtigte während bestimmter Zeiten vorher eine nach dem AFG beitragspflichtige Beschäftigung ausgeübt hat. Der Anspruch steht vielmehr **allen Behinderten** zu, § 58 Abs. 1 AFG.

Voraussetzung ist auch nicht, daß entsprechende Mittel aus eigenem Einkommen bzw. Vermögen oder aufgrund eines Unterhaltsanspruchs, z. B. gegen die Eltern, nicht zur Verfügung stehen. Daher haben u. a. *behinderte Jugendliche* auch dann einen Anspruch auf Maßnahmen und Leistungen zur Rehabilitation, wenn die Eltern unterhaltsfähig sind.

Arbeitslosenversicherung

Aus der Arbeitslosenversicherung werden insbesondere gewährt:

- Kurzarbeitergeld,
- Schlechtwettergeld,
- Maßnahmen zur Arbeitsbeschaffung (sog. ABM),
- Arbeitslosengeld (Alg),
- Arbeitslosenhilfe (Alhi),
- Konkursausfallgeld.

Einzelheiten können hier nur hinsichtlich Arbeitslosengeld und Arbeitslosenhilfe erörtert werden. [7]

---

[6] vgl. hierzu Erlenkämper (S. 227 ff.)
[7] vgl. im übrigen Erlenkämper (S. 240 ff.)

Arbeitslosengeld (Alg)

Anspruch auf **Arbeitslosengeld (Alg)** hat, § 100 AFG, wer:

— arbeitslos ist,
— der Arbeitsvermittlung zur Verfügung steht,
— die Anwartschaftszeit erfüllt,
— sich beim Arbeitsamt arbeitslos gemeldet hat,
— das Alg beantragt hat.

Arbeitslos ist, wer zum Kreis der Arbeitnehmer gehört und nur vorübergehend nicht in einem Beschäftigungsverhätnis steht oder nur eine kurzzeitige Beschäftigung ausübt, § 101 Abs. 1 AFG.

Der Arbeitsvermittlung **zur Verfügung** steht u. a. nur, § 103 Abs. 1 Satz 1 AFG, wer:
— eine längere als kurzzeitige Beschäftigung (18 Wochenstunden) unter den üblichen Bedingungen des allgemeinen Arbeitsmarktes ausüben kann und darf,
— bereit ist, jede zumutbare[8] Beschäftigung anzunehmen, die er ausüben kann und darf.

Der Arbeitsvermittlung **nicht zur Verfügung** steht, § 103 Abs. 1 Satz 3 AFG, wer:
— wegen häuslicher Bindungen Beschäftigungen nur zu bestimmten Arbeitszeiten ausführen kann (oder will),
— wegen seines Verhaltens nach der im Arbeitsleben herrschenden Auffassung für eine Beschäftigung als Arbeitnehmer nicht in Betracht kommt.

Wer allein wegen einer nicht nur vorübergehenden **Minderung seiner Leistungsfähigkeit** keine längere als eine kurzzeitige Beschäftigung unter den üblichen Bedingungen des allgemeinen Arbeitsmarktes ausüben kann, behält Anspruch auf Alg (und Alhi), solange der zuständige Rentenversicherungsträger (nicht: der Arbeitsamtsarzt) weder Berufs- noch Erwerbsunfähigkeit i. S. der ges. RV festgestellt hat, § 105a Abs. 1 AFG. Das Arbeitsamt kann den Arbeitslosen auffordern, innerhalb eines Monats einen Rehabilitationsantrag beim zuständigen RV-Träger zu stellen, § 105a Abs. 2 AFG, der ggf. als Rentenantrag gilt (§ 116 Abs. 2 SGB VI; bisher: Abs. 3 der §§ 18d AVG, 1241d RVO); stellt der Arbeitslose den Antrag nicht, ruhen Alg und Alhi bis zur Antragstellung, § 105a Abs. 2 Satz 3 AFG.

Wird der Arbeitslose während des Bezuges von Alg (oder Alhi) kurzzeitig **arbeitsunfähig krank**, verliert er dadurch seinen Anspruch auf Alg (bzw. Alhi) für die Dauer von 6 Wochen nicht (mehr), § 105b AFG.

Die **Anwartschaftszeit** erfüllt, wer innerhalb einer Rahmenfrist von i. d. R. drei Jahren vor der Arbeitslosmeldung mindestens 360 Kalendertage in einer beitragspflichtigen Beschäftigung gestanden hat, § 104 AFG. Der beitragspflichtigen Beschäftigung stehen bestimmte andere Zeiten (u. a. Wehr- und Zivildienst, Bezug von Kranken-, Verletzten-, Übergangsgeld usw.)

gleich, § 107 AFG, bei EWG-Angehörigen auch entsprechende Zeiten in anderen Mitgliedstaaten.

Die **Höhe des Arbeitslosengeldes** beträgt, § 111 AFG:
— für Arbeitslose, die (selbst oder der Ehegatte) ein Kind haben und nicht dauernd getrennt leben, 68 v. H.,
— für die übrigen Arbeitslosen 63 v. H.
des letzten durchschnittlichen Netto-Arbeitsentgelts.

Die **Dauer des Arbeitslosengeldes** beträgt i. d. R. mindestens 156 Kalendertage, § 106 AFG. Sie verlängert sich nach Maßgabe der Dauer der vorausgegangenen Beschäftigungen und des Lebensalters des Berechtigten bis auf 832 Tage.

Das Arbeitslosengeld **ruht** unter bestimmten Voraussetzungen,[9] u. a. bei Zusammentreffen mit Ansprüchen auf (nachgehendes) Arbeitsentgelt, Abfindungen oder anderen Sozialleistungen, bei Gewährung von Rente wegen Erwerbsunfähigkeit, §§ 117, 118 AFG, sowie bei Eintritt einer Sperrzeit, § 119 AFG.

Eine **Sperrzeit**, § 119 Abs. 1 AFG tritt u. a. ein, wenn der Arbeitslose, ohne einen wichtigen Grund[10] zu haben:
— das Arbeitsverhältnis gelöst oder durch vertragswidriges Verhalten Anlaß für die Kündigung des Arbeitgebers gegeben und dadurch seine Arbeitslosigkeit vorsätzlich oder grob fahrlässig herbeigeführt hat,
— eine vom Arbeitsamt angebotene Arbeit nicht angenommen oder angetreten hat,
— sich weigert, zur Verbesserung der Vermittlungsaussichten an zumutbaren Maßnahmen der beruflichen Ausbildung, Fortbildung, Umschulung oder Rehabilitation teilzunehmen, oder die Teilnahme an einer solchen Maßnahme abbricht.

Die **Dauer der Sperrzeit** beträgt i. d. R. 8 Wochen, § 119 Abs. 1 AFG, bei besonderer Härte 4 Wochen, in bestimmten Ausnahmefällen 2 Wochen, § 119 Abs. 2 AFG, gegenwärtig jedoch 12 Wochen, § 119a AFG. Hatte der Arbeitslose bereits einmal Anlaß für den Eintritt einer Sperrzeit von mindestens 8 (12) Wochen gegeben, so erlischt der Anspruch auf Alg vollständig, wenn der Arbeitslose erneut Anlaß für eine Sperrzeit von mindestens 8 (bzw. 12) Wochen gibt, § 119 Abs. 3 AFG.

Arbeitslosenhilfe (Alhi)

Die Arbeitslosenhilfe[11] (Alhi) ist dazu bestimmt, die soziale Sicherung des Arbeitslosen zu über-

---

[8] vgl. hierzu im einzelnen Erlenkämper (S. 249ff.)

[9] vgl. hierzu im einzelnen Erlenkämper (S. 255) mwN
[10] vgl. hierzu im einzelnen Erlenkämper (S. 258) mwN
[11] vgl. hierzu im einzelnen Erlenkämper (S. 260ff.)

nehmen, wenn der Anspruch auf Alg erschöpft ist oder — beschränkt allerdings auf wenige Personengruppen — mangels Erfüllung der Anwartschaftszeit (S. 76) nicht entstanden ist. Der Anspruch ist u. a. davon abhängig, ob der Berechtigte bedürftig ist, § 134 Abs. 1 AFG.

Bedürftigkeit i. S. des § 134 Abs. 1 AFG liegt vor, wenn der Arbeitslose seinen Lebensunterhalt und den seines Ehegatten und seiner Kinder, für die er Anspruch auf Kindergeld oder eine das Kindergeld ausschließende andere Leistung für Kinder hat, nicht auf andere Weise als durch Alhi bestreiten kann und anrechenbares Einkommen nicht erzielt.

Die **Höhe der Alhi** beträgt, § 136 Abs. 1 AFG:

— für Arbeitslose, die (selbst oder der Ehegatte) ein Kind haben und nicht dauernd getrennt leben, 58 v. H.,
— für die übrigen Arbeitslosen 56 v. H.

des letzten durchschnittlichen Netto-Arbeitsentgelts.

Literatur

Erlenkämper, A.: Sozialrecht — Leitfaden für die Praxis 2. Aufl. 1988, Heymanns, Köln
Hennig, W., H. Kühl, E. Heuer: Arbeitsförderungsgesetz. Luchterhand, Neuwied
Schönefelder, E., G. Kranz, R. Wanka: Kommentar zum Arbeitsförderungsgesetz. Kohlhammer, Stuttgart

5.3. Sozialgesetzbuch IV: Gemeinsame Vorschriften für die Sozialversicherung (SGB IV)

Das Sozialgesetzbuch IV mit seinen „Gemeinsamen Vorschriften für die Sozialversicherung" gilt nur für die eigentliche Sozialversicherung, also für die ges. KrV, UV und RV (einschließlich der Altershilfe für Landwirte), § 1 Abs. 1 SGB IV.

Es gilt — mit bestimmten Ausnahmen u. a. hinsichtlich der Versicherungsnummer, der Meldepflichten des Arbeitgebers und des Gesamtsozialversicherungsbeitrags — also insbesondere nicht für das gesamte Arbeitsförderungsrecht einschließlich der Arbeitslosenversicherung, das im AFG abschließend geregelt ist, § 1 Abs. 2 SGB IV, ebenfalls nicht für das Sozialhilferecht.

Das SGB IV enthält zahlreiche, ins einzelne gehende gemeinsame Bestimmungen u. a. über den versicherten Personenkreis, Geltungsbereich und Umfang der Versicherung, Beschäftigung (einschließlich geringfügiger Beschäftigung) und selbständige Tätigkeit, Arbeitsentgelt und sonstiges Einkommen, Leistungen und Beiträge, Meldepflichten, Gesamtsozialversicherungsbeitrag und über die Sozialversicherungsträger und ihre Verfassung.

Diese Vorschriften[12] können hier nicht referiert werden, da sie für die ärztliche Gutachtertätigkeit kaum von Bedeutung sind. Erwähnt seien jedoch folgende Bestimmungen:

Eine **geringfügige Beschäftigung** liegt vor, § 8 SGB IV, wenn:

— die Beschäftigung regelmäßig weniger als 15 Stunden in der Woche ausgeübt wird und das Arbeitsentgelt regelmäßig im Monat weniger als ein Siebtel der monatlichen Bezugsgröße[13], bei höherem Arbeitsentgelt ein Sechstel des Gesamteinkommens nicht übersteigt, Nr. 1, oder
— die Beschäftigung innerhalb eines Jahres seit ihrem Beginn auf längstens 2 Monate oder 50 Arbeitstage nach ihrer Eigenart begrenzt zu sein pflegt oder im voraus vertraglich begrenzt ist, es sei denn, daß die Beschäftigung berufsmäßig ausgeübt wird und ihr Entgelt die in Nr. 1 genannten Grenzen übersteigt.

Mehrere geringfügige Beschäftigungen sind dabei zusammenzurechnen.

Die in zahlreichen anderen Bestimmungen (u. a. des SGB V und VI) erwähnte **Bezugsgröße** ist das aufgerundete durchschnittliche Arbeitsentgelt aller Versicherten der ges. RV im vorvergangenen Kalenderjahr, § 18 SGB IV.

Sie wird jährlich neu festgesetzt. Sie beträgt ab 01. 01. 1992:
In den alten Bundesländern (Bezugsgröße West):
Jährlich 42 000, —, monatlich 3 500, — DM;
In den neuen Bundesländern (Bezugsgröße Ost):
Jährlich 25 200, —, monatlich 2 100, — DM.

Literatur

Bley, H., W. Gitter u. a.: Sozialgesetzbuch, Sozialversicherung (Gesamt-Kommentar), Chmielorz, Wiesbaden 1989
Brackmann, K.: Handbuch der Sozialversicherung einschließlich des SGB, 11. Aufl. 1988, Asgard, Bonn
Erlenkämper, A.: Sozialrecht — Leitfaden für die Praxis. 2. Aufl. 1988, Heymanns, Köln

---

[12] vgl. hierzu weiterführend Erlenkämper (S. 275ff.)
[13] 1992: in den alten Bundesländern: 500, — DM; in den neuen Bundesländern: 300, — DM

5.4. Gesetzliche Kranken-
versicherung (SGB V)

Aufgabe

Die ges. KrV hat die Aufgabe, die Gesundheit der Versicherten zu erhalten, wiederherzustellen oder den Gesundheitszustand zu bessern, § 1 SGB V. Sie gewährt dem Versicherten und seiner Familie Hilfe bei Krankheit und krankheitsbedingter Arbeitsunfähigkeit sowie bei Schwangerschaft und Geburt und schützt durch Maßnahmen zur Vorsorge und zur Früherkennung.

Gesetzliche Grundlagen

Die ges. KrV ist seit dem 01. 01. 1989 nicht mehr in der Reichsversicherungsordnung (RVO) geregelt. In Vollzug der Absicht des Gesetzgebers, das gesamte Sozialrecht in einem Gesetzbuch, dem Sozialgesetzbuch, zusammenzufassen (S. 71), sind die hierfür geltenden Vorschriften in der Fassung des Gesundheits-Reformgesetzes vom 20. 12. 1988 nunmehr in das **Sozialgesetzbuch V (SGB V)** übernommen und z. T. im Wortlaut, z. T. auch inhaltlich gegenüber dem bisher geltenden Recht geändert worden.

In der RVO verblieben sind lediglich die Bestimmungen über Leistungen bei **Schwangerschaft und Mutterschaft** sowie die „Sonstigen Hilfen" (ärztliche Beratung zur Empfängnisregelung, Leistungen bei Sterilisation und Schwangerschaftsabbruch), die §§ 195 bis 200g RVO. Hier handelt es sich ja auch nicht um Leistungen in Zusammenhang mit Krankheit.

Zum Zwecke vergleichender Übersicht verweisen die nachfolgenden Ausführungen z. T. ergänzend noch auf die alten Vorschriften der RVO. Diese sind aber – das sei nochmals betont – nicht mehr geltendes Recht.

Versicherungsträger

Träger der ges. KrV sind, §§ 143ff. SGB V:
– die Ortskrankenkassen,
– die Betriebskrankenkassen,
– die Innungskrankenkassen,
– die Seekrankenkasse,
– die landwirtschaftlichen Krankenkassen,
– die Bundesknappschaft,
– die Ersatzkassen.

Versicherter Personenkreis

Versicherungspflichtig sind, § 5 SGB V (früher: §§ 165ff. RVO), z. T. unter weiteren Voraussetzungen:

– Arbeiter, Angestellte und zu ihrer Berufsausbildung Beschäftigte, die gegen Arbeitsentgelt beschäftigt sind (sofern die Jahresarbeitentgeltsgrenze nicht überschritten wird, s. unten), Nr. 1,
– Leistungsempfänger nach dem AFG, Nr. 2,
– Landwirte, ihre mitarbeitenden Familienangehörigen und Altenteiler nach Maßgabe des KVdL[14], Nr. 3,
– Künstler und Publizisten nach Maßgabe des KSVG[15], Nr. 4,
– Personen, die in einer Einrichtung der Jugendhilfe für eine Erwerbstätigkeit befähigt werden sollen, Nr. 5,
– Teilnehmer an berufsfördernden Maßnahmen zur Rehabilitation, sofern diese nicht nach dem BVG erbracht werden, Nr. 6,
– Behinderte, die in Werkstätten für Behinderte, Anstalten, Heimen usw. tätig sind, Nr. 7 und 8,
– Studenten, die an Hochschulen usw. eingeschrieben sind, Nr. 9,
– Personen, die eine vorgeschriebene berufspraktische Tätigkeit verrichten, sowie zur Berufsausbildung ohne Entgelt Beschäftigte, Nr. 10,
– Personen, die die Voraussetzungen für den Anspruch auf eine Rente aus der ges. RV erfüllen und diese Rente beantragt haben, Nr. 11 und 12.

Versicherungsfrei sind u. a. § 6 SGB V (früher: §§ 168ff. RVO):

– Angestellte und (jetzt auch) Arbeiter, deren regelmäßiges Jahresarbeitsentgelt 75 v. H. der Beitragsbemessungsgrenze nach § 159 SGB VI[16] übersteigt,
– u. a. Beamte und andere Beschäftigte im öffentlichen Dienst, wenn sie nach beamtenrechtlichen Vorschriften oder Grundsätzen Anspruch auf Fortzahlung der Bezüge bei Krankheit oder Ruhegehalt bzw. vergleichbare Bezüge und auf Beihilfe oder Heilfürsorge haben,
– Studenten für eine Beschäftigung während ihres Studiums.

---

[14] vgl. hierzu Erlenkämper (S. 477)
[15] vgl. hierzu Erlenkämper (S. 485)
[16] Jahresarbeitentgeltgrenze in der KrV ab 01. 01. 1992:
In den alten Bundesländern:
Jährlich 61 200,–, monatlich 5100,– DM;
in den neuen Bundesländern:
Jährlich 35 100,–, monatlich 2925,– DM.

Versicherungsfrei ist ferner, wer eine **geringfügige Beschäftigung** (S. 77) ausübt, § 7 SGB V (früher: § 168 RVO).   Unter bestimmten Voraussetzungen ist auch weiterhin auf Antrag **Befreiung von der Versicherungspflicht** möglich, § 8 SGB V (früher: §§ 173 ff. RVO).

Bestimmte Personengruppen können darüber hinaus der **Versicherung (freiwillig) beitreten**, § 9 SGB V (früher: §§ 167 ff. RVO).

Versichert sind (auch) der Ehegatte und die Kinder von Mitgliedern (sog. **Familienversicherung**), § 10 SGB V (früher: §§ 205 ff. RVO).

Die Familienversicherung unterliegt jedoch zahlreichen Beschränkungen, u. a. bei Wohnsitz der Familienangehörigen außerhalb der Bundesrepublik, eigenem Einkommen, bei Kindern auch hinsichtlich des Alters.

Leistungen: Allgemein

Die Versicherten haben Anspruch auf Leistungen, § 11 SGB V:

— zur Förderung der Gesundheit, § 20 SGB V,
— zur Verhütung von Krankheiten, §§ 21 ff. SGB V,
— zur Früherkennung von Krankheiten, §§ 25 ff. SGB V,
— zur Behandlung von Krankheiten, §§ 27 ff. SGB V,
— bei Schwerpflegebedürftigkeit, §§ 53 ff. SGB V,
— auf Sterbegeld, §§ 58 ff. SGB V

sowie gemäß der weitergeltenden Vorschriften der §§ 195 ff. RVO auf:

— Leistungen bei Schwangerschaft und Mutterschaft,
— ärztliche Beratung zur Empfängnisregelung,
— Leistungen bei nicht rechtswidriger Sterilisation und nicht rechtswidrigem Schwangerschaftsabbruch.

Zu den Leistungen gehören jetzt auch medizinische und ergänzende Leistungen zur **Rehabilitation**, wenn sie notwendig sind, um einer drohenden Behinderung vorzubeugen, eine Behinderung zu beseitigen, zu bessern oder eine Verschlimmerung zu verhüten oder um Pflegebedürftigkeit zu vermeiden oder zu mindern, § 11 Abs. 2 SGB V.

Kein Anspruch besteht (mehr) auf Leistungen, wenn sie **als Folge eines Arbeitsunfalls oder einer Berufskrankheit** i. S. der ges. UV zu erbringen sind, § 11 Abs. 4 SGB V. Nach bisherigem Recht war die ges. KrV vorleistungspflichtig, sofern der Versicherte dort versichert war, § 565 RVO a. F.

Die **Leistungen** müssen ausreichend, zweckmäßig und wirtschaftlich sein; sie dürfen das Maß des Notwendigen nicht überschreiten. Leistungen, die nicht notwendig oder unwirtschaftlich sind, können Versicherte nicht beanspruchen, dürfen die Leistungserbringer nicht bewirken und die Krankenkassen nicht bewilligen, § 12 SGB V.

Die Leistungen der ges. KrV sind i. d. R. **Sach- bzw. Dienstleistungen**, § 2 Abs. 2 SGB V. Die Krankenkasse darf anstelle dieser Sach- oder Dienstleistungen i. d. R. **keine Kostenerstattung** leisten, es sei denn, sie hat eine unaufschiebbare Leistung nicht rechtzeitig erbringen können (z. B. privatärztliche Notfallbehandlung) oder zu Unrecht abgelehnt, § 13 SGB V. Die Krankenkasse kann durch Satzung aber zur Erprobung für bestimmte Bereiche eine Kostenerstattung anstelle von Sachleistungen zeitlich begrenzt vorsehen, § 64 SGB V.

Ärztliche oder zahnärztliche Behandlung wird (nur) von Ärzten oder Zahnärzten erbracht; die selbständige und eigenverantwortliche Behandlung durch Nichtärzte (z. B. Heilpraktiker, Chiropraktiker, Psychologen usw.) bleibt auch weiterhin ausgeschlossen.[17] Sind Hilfeleistungen anderer Personen (z. B. Physiotherapeuten, Krankengymnasten usw.) erforderlich, dürfen sie nur erbracht werden, wenn sie vom Arzt angeordnet und von ihm verantwortet werden, § 15 Abs. 1 SGB V.

Die Versicherten haben dem Arzt vor Beginn der Behandlung ihre **Krankenversicherungskarte** oder einen Krankenschein vorzulegen, § 15 Abs. 2 SGB V. Für die Inanspruchnahme anderer Leistungen (z. B. orthopädische oder andere Hilfsmittel) stellt die Krankenkasse Berechtigungsscheine aus, die vor Inanspruchnahme der Leistung dem Leistungserbringer auszuhändigen sind, § 15 Abs. 3 SGB V.

Leistungen zur Förderung der Gesundheit und zur Verhütung von Krankheiten

Versicherte haben u. a. Anspruch auf ärztliche Behandlung und Versorgung mit Arznei-, Verband-, Heil- und Hilfsmitteln, § 23 SGB V, wenn diese notwendig sind, um:

— eine Schwächung der Gesundheit, die in absehbarer Zeit voraussichtlich zu einer Krankheit führen würde, zu beseitigen,
— einer Gefährdung der gesundheitlichen Entwicklung eines Kindes entgegenzuwirken oder
— Pflegebedürftigkeit zu vermeiden.

Reichen diese Leistungen nicht aus, kann die Krankenkasse weitere Maßnahmen in Form einer **Vorsorgekur** erbringen, und zwar entweder *ambulant* („freie Kur" mit einem Kostenzuschuß von 15,— DM täglich) oder *stationär* mit Unterkunft und Verpflegung in einer Vertragseinrichtung (mit einer Zuzahlung von 10,— DM täglich; andererseits wird i. d. R. Krankengeld gewährt, S. 82), § 23 Abs. 2 bis 4 SGB V.

---

[17] vgl. Erlenkämper (S. 296, 297) mwN

Leistungen zur Früherkennung von Krankheiten

Versicherte, die das 25. Lebensjahr vollendet haben, haben jedes zweite Jahr Anspruch auf eine **ärztliche Gesundheitsuntersuchung** zur Früherkennung von Krankheiten, insbesondere zur Früherkennung von Herz-, Kreislauf- und Nierenerkrankungen sowie der Zuckerkrankheit, § 25 Abs. 1 SGB V.

Zur Früherkennung von Krebskrankheiten haben die Versicherten weiterhin einmal jährlich Anspruch auf Untersuchung, § 25 Abs. 2 SGB V, und zwar:

– Frauen frühestens vom Beginn des 20. Lebensjahres,
– Männer frühestens vom Beginn des 45. Lebensjahres an.

Versicherte Kinder haben bis zur Vollendung des 6. Lebensjahres Anspruch auf Untersuchung zur Früherkennung von Krankheiten, die ihre körperliche oder geistige Entwicklung in nicht geringfügigem Maße gefährden, § 26 SGB V.

Leistungen bei Krankheit

Krankheit i. S. der ges. KrV (S. 6) ist ein regelwidriger Körper- oder Geisteszustand, der die Notwendigkeit einer ärztlichen Heilbehandlung oder – zugleich oder allein – Arbeitsunfähigkeit begründet.[18]

Damit ist Krankheit i. S. der ges. KrV nicht jede Krankheit im medizinischen Sinne, nicht jeder regelwidrige Körper- oder Geisteszustand, sondern nur ein solcher, der entweder ärztliche Behandlung erfordert oder Arbeitsunfähigkeit bewirkt. Andererseits ist der Versicherungsfall der Krankheit nicht auf ein einzelnes Leiden, auf ein isoliertes medizinisches Krankheitsbild zu beziehen oder zu beschränken; entscheidend ist vielmehr der gesamte „Zustand des Krankseins". Daher begründet ein neu hinzutretendes Leiden keinen neuen Versicherungsfall, wenn noch Behandlungsbedürftigkeit oder Arbeitsunfähigkeit wegen eines früheren Leidens bestanden hat, und dementsprechend keinen neuen Anspruch auf Krankengeld, § 48 Abs. 1 Satz 2 SGB V (früher: § 183 Abs. 2 Satz 2 RVO).

Auf die **Ursache der Krankheit** kommt es i. d. R. nicht entscheidend an. Eine anspruchsbegründende Krankheit liegt auch dann vor, wenn sie angeboren ist,[19] vorsätzlich (z. B. durch Schlägerei, Selbstverstümmelung, Suicidversuch) herbeigeführt wurde oder bei einer strafbaren Handlung entstanden ist; in den letzteren Fällen kann die Krankenkasse den Versicherten jedoch ggf. an den Kosten der Leistungen in angemessener

Höhe beteiligen und das Krankengeld ganz oder teilweise für die Dauer dieser Krankheit versagen und zurückfordern, § 52 SGB V (früher: § 192 RVO).

Die Ursache kann aber dann von Bedeutung sein, wenn eine Zuständigkeit anderer Leistungsträger (z. B. der ges. UV, § 11 Abs. 4 SGB V) in Betracht kommt.

Notwendigkeit einer Heilbehandlung ist gegeben, § 27 Abs. 1 SGB V, wenn durch sie der regelwidrige Körper- oder Geisteszustand erkannt, behoben, gebessert oder seine Verschlimmerung verhütet werden kann, wenn Schmerzen oder sonstige Krankheitsbeschwerden gelindert werden können oder das Leben – wenn auch nur begrenzte Zeit – verlängert werden kann.[20]

Arbeitsunfähigkeit (S. 7) ist, wer infolge einer Erkrankung nicht oder nur mit der Gefahr, seinen Zustand zu verschlimmern, seine bisherige Erwerbstätigkeit weiterverrichten kann.[21]

Krankenbehandlung

Versicherte haben Anspruch auf **Krankenbehandlung**, wenn sie notwendig ist, um eine Krankheit zu erkennen, zu heilen, ihre Verschlimmerung zu verhüten oder Krankheitsbeschwerden zu lindern, § 27 Abs. 1 SGB V.

Die Krankenbehandlung umfaßt, § 27 Abs. 1 Satz 2 SGB V:

– ärztliche Behandlung,
– zahnärztliche Behandlung einschließlich Versorgung mit Zahnersatz,
– Versorgung mit Arznei-, Verband-, Heil- und Hilfsmitteln,
– häusliche Krankenpflege und Haushaltshilfe,
– Krankenhausbehandlung,
– medizinische und ergänzende Leistungen zur Rehabilitation sowie Belastungserprobung und Arbeitstherapie.

Die **ärztliche Behandlung** umfaßt die Tätigkeit des Arztes, die zur Verhütung, Früherkennung und Behandlung von Krankheiten nach den Regeln der ärztlichen Kunst ausreichend und zweckmäßig ist; zur ärztlichen Behandlung gehört auch die Hilfeleistung anderer Personen (z. B. Physiotherapeuten, Krankengymnasten usw.), die von dem Arzt angeordnet und von ihm zu verantworten ist, § 28 SGB V (früher: § 182 Abs. 1 Nr. 1.a RVO). Nach wie vor besteht kein Anspruch auf unmittelbare Behandlung durch Nichtärzte (Heilpraktiker, Psychologen usw.).[22]

Versicherte haben Anspruch auf Versorgung mit **Arznei-, Verband- und Heilmitteln**, soweit sie nicht kraft Gesetzes (§ 34 Abs. 1 SGB V: u. a. Arzneimittel gegen Erkältungskrankheiten und Reisekrankheit, Abführ-

---

[18] stdRspr, BSG 13, 134; 28, 214; 33, 202; 35, 10; 39, 167; Brackmann (S. 383ff.); Erlenkämper (S. 293); Krauskopf § 182 RVO Anm. 2, jeweils mwN
[19] BSG SozR 2200 § 368d Nr. 4

[20] Erlenkämper (S. 293) mwN
[21] stdRspr; Brackmann (S. 390 c); Erlenkämper (S. 23); Krauskopf § 182 RVO Anm. 2, jeweils mwN
[22] vgl. Erlenkämper (S. 296f.)

mittel) oder durch zu erlassende Rechtsverordnungen (§ 34 Abs. 2 bis 4 SGB V) ausgeschlossen sind, §§ 31, 32 SGB V (früher: § 182 Abs. 1 Nr. 1.b RVO). Versicherte, die das 18. Lebensjahr vollendet haben, haben zu den Kosten der Arznei- und Verbandmittel, für die ein Festbetrag nach § 35 SGB V nicht festgesetzt ist, i. d. R. eine **Zuzahlung** von 3,– DM, ab 01. 07. 1993 von 15 v. H., höchstens 15,– DM je Mittel, zu leisten, § 31 Abs. 3 SGB V, zu den Kosten der Heilmittel eine Zuzahlung von 10 v. H., § 32 Abs. 2 SGB V.

Versicherte haben weiterhin Anspruch auf Versorgung mit **Hilfsmitteln**[23], u. a. Seh- und Hörhilfen, Körperersatzstücken, orthopädischen und anderen Hilfsmitteln, die im Einzelfall erforderlich sind, um den Erfolg der Krankenbehandlung zu sichern oder eine Behinderung auszugleichen, soweit die Hilfsmittel nicht als allgemeine Gebrauchsgegenstände des täglichen Lebens anzusehen sind oder durch besondere Rechtsverordnung (§ 34 Abs. 4 SGB V) ausgeschlossen sind; der Anspruch umfaßt auch die notwendige Änderung, Instandsetzung und Ersatzbeschaffung von Hilfsmitteln sowie die Ausbildung in ihrem Gebrauch, § 33 SGB V (früher: §§ 182 Abs. 1 Nr. 1.c, 182b RVO). Die Krankenkasse kann den Versicherten die erforderlichen Hilfsmittel auch leihweise überlassen und die Bewilligung davon abhängig machen, daß die Versicherten sich das Hilfsmittel anpassen oder sich in seinem Gebrauch ausbilden lassen, § 33 Abs. 5 SGB V. Bei Hilfsmitteln sieht das Gesetz eine Zuzahlung des Versicherten nicht vor; sie trägt aber nur die Kosten der festgesetzten Festbeträge bzw. der vertraglich vereinbarten Preise, § 33 Abs. 2 SGB V.

Eine **Leistungspflicht der Krankenkasse** besteht aber nur für solche Hilfsmittel, die notwendig und unmittelbar darauf gerichtet sind, eine fehlende oder gestörte Funktion (z. B. Greifen, Gehen, Hören) zu beheben oder auszugleichen, und nur, wenn der Versicherte (auch unter Berücksichtigung der Prinzipien von Notwendigkeit, Zweckmäßigkeit und Wirtschaftlichkeit, § 12 SGB V) zwangsläufig gerade auf dieses Hilfsmittel angewiesen ist. Ein Anspruch gegen die Krankenkasse besteht dagegen nicht, wenn das Hilfsmittel lediglich die Auswirkungen der Behinderung in einzelnen (z. B. beruflichen, gesellschaftlichen oder privaten) Lebensbereichen beheben oder mildern soll.[24] Soweit eine Leistungspflicht der Krankenkasse nicht besteht, sind evtl. weitergehende Ansprüche gegen einen Rehabilitationsträger (z. B. zum Zwecke der beruflichen Rehabilitation, S. 24ff.) oder den Sozialhilfeträger (z. B. im Wege der Eingliederungshilfe, §§ 39ff. BSHG, S. 271) in Betracht zu ziehen.

Festbeträge können für bestimmte Gruppen von Arznei-, Verband- und Hilfsmitteln festgesetzt werden, §§ 35, 36 SGB V.

Häusliche Krankenpflege durch geeignete Pflegekräfte erhalten Versicherte in ihrem Haushalt oder ihrer Familie neben der ärztlichen Behandlung, wenn Kran-

kenhausbehandlung geboten, aber nicht ausführbar ist, oder wenn sie durch die häusliche Krankenpflege vermieden oder verkürzt wird, § 37 SGB V (früher: § 185 RVO). Die häusliche Krankenpflege umfaßt die im Einzelfall erforderliche Grund- und Behandlungspflege sowie hauswirtschaftliche Versorgung, § 37 Abs. 1 Satz 2 SGB V. Der Anspruch besteht bis zu vier Wochen je Krankheitsfall; in begründeten Ausnahmefällen kann die häusliche Krankenpflege für einen längeren Zeitraum bewilligt werden, § 37 Abs. 1 Satz 3 und 4 SGB V. Durch Satzung kann bestimmt werden, daß häusliche Krankenpflege auch dann erbracht werden kann, wenn sie zur Sicherung des Ziels der ärztlichen Behandlung erforderlich ist, § 37 Abs. 2 SGB V. Der Anspruch besteht nur, soweit eine im Haushalt lebende Person den Kranken in dem erforderlichen Umfang nicht pflegen und versorgen kann, § 37 Abs. 3 SGB V. Kann die Krankenkasse keine Kraft für die häusliche Krankenpflege stellen oder besteht Grund, davon abzusehen, sind den Versicherten die Kosten für eine selbstbeschaffte Kraft in angemessener Höhe zu ersetzen, § 37 Abs. 4 SGB V.

Haushaltshilfe erhalten Versicherte, wenn ihnen wegen Krankenhausbehandlung, häuslicher Krankenpflege oder wegen einer Leistung u. a. als Vorsorge- oder Rehabilitationskur nach §§ 23 Abs. 2 oder 4, 24, 37, 40 oder 41 SGB V die Weiterführung des Haushalts nicht möglich ist und in dem Haushalt ein Kind lebt, das das 12. Lebensjahr noch nicht vollendet hat oder das behindert und auf Hilfe angewiesen ist; die Satzung kann bestimmen, daß die Krankenkasse auch in anderen Fällen Haushaltshilfe erbringt, wenn Versicherten wegen Krankheit die Weiterführung des Haushalts nicht möglich ist, § 38 Abs. 1 und 2 SGB V (früher: § 185b RVO). Der Anspruch besteht nur, soweit eine im Haushalt lebende Person diesen nicht weiterführen kann, § 38 Abs. 3 SGB V. Kann die Krankenkasse keine Haushaltshilfe stellen oder besteht Grund, davon abzusehen, sind dem Versicherten die Kosten für eine selbstbeschaffte Haushaltshilfe in angemessener Höhe zu erstatten, i. d. R. aber nicht für Verwandte oder Verschwägerte, § 38 Abs. 4 SGB V.

Anspruch auf **Krankenhausbehandlung** in einem zugelassenen Krankenhaus haben Versicherte, wenn die Aufnahme (oder Weiterführung[25]) erforderlich ist, weil das Behandlungsziel nicht durch ambulante Behandlung einschließlich häuslicher Krankenpflege erreicht werden kann, § 39 SGB V (früher: § 184 RVO). Die Krankenhausbehandlung wird voll- oder teilstationär erbracht. Sie umfaßt alle Leistungen, die im Einzelfall nach Art und Schwere der Krankheit für die medizinische Versorgung des Versicherten notwendig sind, insbesondere ärztliche Behandlung, Krankenpflege, Versorgung mit Arznei-, Heil- und Hilfsmitteln, Unterkunft und Verpflegung, § 39 Abs. 1 SGB V. Versicherte, die das 18. Lebensjahr vollendet haben, haben i. d. R. vom Beginn der Krankenhausbehandlung an innerhalb eines Kalenderjahres für längstens 14 Tage eine **Zuzahlung** von 5,– DM, ab 01. 01. 1991 von

---

[23] vgl. hierzu Erlenkämper (S. 298)

[24] vgl. hierzu im einzelnen und mit zahlreichen Beispielen aus der Rechtsprechung Erlenkämper (S. 299ff.); Krauskopf § 182b RVO Anm. 2 und 5

[25] wegen der Abgrenzung zum Pflegefall vgl. Erlenkämper (S. 304)

10,— DM je Kalendertag an das Krankenhaus zu leisten; das gilt nicht für teilstationäre Behandlung, § 39 Abs. 4 SGB V. Andererseits wird bei stationärer Krankenhausbehandlung i. d. R. Krankengeld gewährt (s. unten).

Medizinische Rehabilitationsmaßnahmen kann die Krankenkasse in Form einer **ambulanten Rehabilitationskur** („freie Kur") gewähren, wenn bei Versicherten eine ambulante Krankenbehandlung einschließlich ambulanter Rehabilitationsmaßnahmen nicht ausreicht; die Satzung der Krankenkasse kann einen Zuschuß zu den übrigen Kosten der Kur bis zu 15,— DM täglich vorsehen, § 40 Abs. 1 SGB V (früher: § 187 RVO).

Reicht eine solche Maßnahme nicht aus, kann die Krankenkasse **stationäre Behandlung** mit Unterkunft und Verpflegung in einer Rehabilitationseinrichtung erbringen, § 40 Abs. 2 SGB V (früher: § 184a RVO); stationäre Leistungen, die nicht anstelle einer sonst erforderlichen Krankenhausbehandlung erbracht werden, dürfen von der Krankenkasse nur durchgeführt werden, wenn sie von anderen Sozialversicherungsträgern nach den für diese geltenden Vorschriften nicht erbracht werden können, § 40 Abs. 4 SGB V. Versicherte, die das 18. Lebensjahr vollendet haben, haben i. d. R. eine **Zuzahlung** von 10,— DM je Kalendertag an die Einrichtung zu entrichten, § 40 Abs. 5 SGB V; andererseits wird bei stationären Vorsorge- und Rehabilitationskuren i. d. R. Krankengeld gewährt (s. unten). Ambulante Rehabilitationsleistungen sollen für längstens vier Wochen erbracht werden; ambulante und (vor allem) stationäre Leistungen dürfen nicht vor Ablauf von drei Jahren nach Durchführung solcher oder ähnlicher Leistungen erbracht werden, es sei denn, eine vorzeitige Leistung ist aus gesundheitlichen Gründen dringend erforderlich, § 40 Abs. 2 SGB V.

Versicherte haben Anspruch auf **Belastungserprobung und Arbeitstherapie**, wenn solche Leistungen von anderen Sozialversicherungsträgern nach den für diese geltenden Vorschriften nicht erbracht werden können, § 42 SGB V (früher: § 182d RVO).

Die Krankenkasse kann als **ergänzende Leistung zur Rehabilitation**, § 43 SGB V:

— den Rehabilitationssport fördern, der Versicherten ärztlich verordnet und in Gruppen unter ärztlicher Betreuung ausgeübt wird,

— solche Leistungen zur Rehabilitation erbringen, die unter Berücksichtigung von Art oder Schwere der Behinderung erforderlich sind, um das Ziel der Rehabilitation zu erreichen oder zu sichern, aber nicht zu den berufsfördernden Leistungen zur Rehabilitation oder den Leistungen zur allgemeinen sozialen Eingliederung gehören, wenn zuletzt die Krankenkasse Krankenbehandlung geleistet hat oder leistet.

Können arbeitsunfähige Versicherte nach ärztlicher Feststellung ihre **bisherige Tätigkeit teilweise verrichten** und können sie durch **stufenweise Wiederaufnahme** ihrer Tätigkeit voraussichtlich besser wieder in das Erwerbsleben eingegliedert werden, soll der Arzt auf der Bescheinigung über die Arbeitsunfähigkeit Art und Umfang der möglichen Tätigkeit angeben und dabei in geeigneten Fällen die Stellungnahme des Betriebsarztes oder mit Zustimmung der Krankenkasse die Stellungnahme des Medizinischen Dienstes (§ 275 SGB V, S. 85) einholen, § 74 SGB V.

Krankengeld

Versicherte haben Anspruch auf **Krankengeld**, wenn die Krankheit sie arbeitsunfähig (S. 7) macht oder sie auf Kosten der Krankenkasse stationär in einem Krankenhaus, einer Vorsorge- oder Rehabilitationseinrichtung behandelt werden, § 44 Abs. 1 SGB V (früher: §§ 182 Abs. 1 Nr. 2, Abs. 3 bis 9, 183 Abs. 2 bis 8, 186 RVO).

Versicherte haben Anspruch auf Krankengeld i. d. R. auch, wenn es nach ärztlichem Zeugnis erforderlich ist, daß sie zur Beaufsichtigung, Betreuung oder Pflege ihres **erkrankten** und mitversicherten **Kindes** der Arbeit fernbleiben, eine andere in ihrem Haushalt lebende Person das Kind nicht betreuen kann und das Kind das 12. Lebensjahr noch nicht vollendet hat, § 45 Abs. 1 SGB V (früher: § 185c RVO). Der Anspruch besteht für 10, bei Alleinerziehenden für 20 Tage, insgesamt jedoch für höchstens 25 bzw. 50 Arbeitstage im Kalenderjahr, § 45 Abs. 2 SGB V.

Keinen Anspruch auf Krankengeld haben u. a. Rehabilitanden, Studenten, Praktikanten und Familienversicherte, § 44 Abs. 1 Satz 2 SGB V, ferner Versicherte, § 50 Abs. 1 SGB V, vom Beginn u. a. von Rente wegen Erwerbsunfähigkeit oder Altersrente aus der ges. RV oder Ruhegehalt nach beamtenrechtlichen Vorschriften oder Grundsätzen an.

Der Anspruch auf Krankengeld **entsteht** bei Krankenhausbehandlung oder (stationärer) Behandlung in einer Vorsorge- oder Rehabilitationseinrichtung von ihrem Beginn an, im übrigen von dem Tag an, der auf den Tag der ärztlichen Feststellung der Arbeitsunfähigkeit folgt, § 46 SGB V.

Die **Höhe des Krankengeldes** beträgt i. d. R. 80 v. H. des (zuletzt) erzielten regelmäßigen Arbeitsentgelts und Arbeitseinkommens, soweit es der Beitragsberechnung unterliegt; es darf das (letzte) Nettoarbeitsentgelt nicht übersteigen, § 47 SGB V.

Die **Dauer des Krankengeldes** ist (theoretisch) nicht begrenzt; für den Fall der Arbeitsunfähigkeit wegen derselben Krankheit wird Krankengeld jedoch für längstens 78 Wochen (1,5 Jahre) innerhalb einer sog. **Blockfrist** von 3 Jahren, gerechnet vom Beginn der Arbeitsunfähigkeit an, gezahlt, § 48 Abs. 1 Satz 1 SGB V (früher: § 183 Abs. 2 RVO sog. Aussteuerung). Für Versicherte, die im letzten Dreijahreszeitraum wegen derselben Krankheit für 78 Wochen Krankengeld bezogen haben, besteht nach Beginn eines neuen Dreijahreszeitraums (Blockfrist) ein neuer Anspruch auf Krankengeld wegen derselben Krankheit nur, § 48 Abs. 2 SGB V, wenn sie bei Eintritt der erneuten

Arbeitsunfähigkeit mit Anspruch auf Krankengeld versichert sind und in der Zwischenzeit zumindest 6 Monate nicht wegen dieser Krankheit arbeitsunfähig und erwerbstätig waren oder der Arbeitsvermittlung zur Verfügung standen.

Der Anspruch auf Krankengeld **ruht** (z. T. unter weiteren Voraussetzungen bzw. Ausnahmen), § 49 SGB V, u. a.:

— soweit und solange Versicherte beitragspflichtiges Arbeitsentgelt oder Arbeitseinkommen erhalten (z. B. infolge Lohnfortzahlung),
— solange Versicherte u. a. Verletzten-, Übergangs- oder Arbeitslosengeld bzw. Arbeitslosenhilfe beziehen oder der Anspruch wegen einer Sperrzeit nach dem AFG ruht (S. 76), und zwar auch insoweit, als das Krankengeld höher ist als diese Leistungen,
— solange die Arbeitsunfähigkeit der Krankenkasse nicht gemeldet wird, sofern die Meldung nicht innerhalb einer Woche nach Beginn der Arbeitsunfähigkeit erfolgt.

Gekürzt wird das Krankengeld u. a. um eine Rente wegen Berufsunfähigkeit, wenn diese von einem Zeitpunkt nach Beginn der Arbeitsunfähigkeit oder der stationären Behandlung zuerkannt wird, § 50 Abs. 2 SGB V.

Sind Versicherte nach ärztlichem Gutachten **als erwerbsunfähig** anzusehen, kann ihnen die Krankenkasse eine **Frist von 10 Wochen** setzen, innerhalb der sie einen Antrag auf Rehabilitation (der ggf. als Antrag auf Rente gilt, § 116 Abs. 2 SGB VI) zu stellen haben, § 51 Abs. 1 SGB V (früher: § 183 Abs. 7 RVO). Dasselbe gilt, wenn Versicherte die Voraussetzungen für den Bezug der Regelaltersrente (§ 35 SGB VI), für die Beantragung dieser Leistungen, § 51 Abs. 2 SGB V, erfüllen. Stellen Versicherte diese Anträge nicht, entfällt der Anspruch auf Krankengeld mit Ablauf der Frist, § 51 Abs. 3 SGB V.

Können arbeitsunfähige Versicherte nach ärztlicher Feststellung ihre **bisherige Tätigkeit teilweise verrichten** (noch oder wieder) und können sie durch **stufenweise Wiederaufnahme** ihrer Tätigkeit voraussichtlich besser wieder in das Erwerbsleben eingegliedert werden, soll der Arzt auf der Bescheinigung über die Arbeitsunfähigkeit Art und Umfang der möglichen Tätigkeit angeben und dabei in geeigneten Fällen die Stellungnahme des Betriebsarztes oder mit Zustimmung der Krankenkasse die Stellungnahme des Medizinischen Dienstes (§ 275 SGB V, S. 85) einholen, § 74 SGB V.

Leistungen bei Schwangerschaft und Mutterschaft; Sonstige Hilfen

Die diesbezüglichen gesetzlichen Regelungen finden sich weiterhin in der RVO. Sie sind in das SGB V nicht übernommen worden.

Bei Schwangerschaft und Mutterschaft besteht Anspruch, § 195 RVO, auf:

— ärztliche Betreuung und Hebammenhilfe,
— Versorgung mit Arznei-, Verband- und Heilmitteln,
— stationäre Entbindung,
— häusliche Pflege,
— Haushaltshilfe,
— Mutterschaftsgeld, Entbindungsgeld.

Für die Leistungen gelten die Vorschriften des SGB V über die Krankenbehandlung weitgehend entsprechend, § 195 Abs. 2 RVO.

Leistungen bei Schwerpflegebedürftigkeit

Versicherte, die nach ärztlicher Feststellung wegen einer Krankheit oder einer Behinderung so hilflos sind, daß sie für die gewöhnlichen und regelmäßig wiederkehrenden Verrichtungen im Ablauf des täglichen Lebens auf Dauer in sehr hohem Maße der Hilfe bedürfen (**Schwerpflegebedürftige**, S. 19), erhalten ab 01. 01. 1991 häusliche Pflegehilfe, § 53 SGB V.

Der Anspruch entfällt, soweit ein Anspruch auf häusliche Krankenpflege nach § 37 SGB V besteht, § 53 Abs. 2 SGB V.

Die Spitzenverbände der Krankenkassen beschließen gemeinsam und einheitlich Richtlinien zur Abgrenzung des Personenkreises der Schwerpflegebedürftigen; auch der BMA kann durch Rechtsverordnung Vorschriften zur Abgenzung des Personenkreises erlassen, § 53 Abs. 3 und 4 SGB V.

Versicherte erhalten häusliche Pflegehilfe i. d. R. (nur), wenn sie seit der erstmaligen Aufnahme einer Erwerbstätigkeit bis zur Feststellung der Schwerpflegebedürftigkeit mindestens 9/10 der 2. Hälfte dieses Zeitraums und in den letzten 60 Kalendermonaten vor Feststellung der Schwerpflegebedürftigkeit mindestens 36 Kalendermonate Mitglied der ges. KrV oder familienversichert (§ 10 SGB V, S. 79) waren, § 54 Abs. 1 SGB V. Bei Versicherten, die keine Erwerbstätigkeit ausgeübt haben, tritt an die Stelle der erstmaligen Aufnahme einer Erwerbstätigkeit der Tag der Geburt; für versicherte Kinder gelten die Voraussetzungen als erfüllt, wenn ein Elternteil sie erfüllt, § 54 Abs. 2 SGB V.

Die **häusliche Pflegehilfe** soll die Pflege und Versorgung schwerpflegebedürftiger Versicherter in ihrem Haushalt oder dem der Familie ergänzen, § 55 SGB V.

Sie ist darauf auszurichten, daß Pflegebedürftige möglichst dort verbleiben können und stationäre Pflege vermieden wird. Sie umfaßt die im Einzelfall notwendige

Grundpflege und hauswirtschaftliche Versorgung bis zu einer Stunde je Pflegeeinsatz und bis zu 25 Pflegeeinsätze je Kalendermonat, § 55 Abs. 1 Satz 2 SGB V.

Kann die Pflege und Versorgung schwerpflegebedürftiger Versicherter wegen Erholungsurlaubs oder anderweitiger Verhinderung der Pflegeperson zeitweise nicht erbracht werden, so wird die häusliche Pflege für längstens 4 Wochen im Kalenderjahr über diesen Rahmen hinaus erbracht, wenn die Pflegeperson den Schwerpflegebedürftigen vor der Verhinderung mindestens 12 Monate gepflegt hat, § 56 Satz 1 SGB V. Werden die Versicherten während dieser Zeit außerhalb ihres Haushalts oder ihrer Familie gepflegt, übernimmt die Krankenkasse die dadurch entstehenden Kosten in begrenzter Höhe, § 56 Satz 2 bis 3 SGB V.

Auf Antrag der schwerpflegebedürftigen Versicherten kann die Krankenkasse ihnen anstelle der häuslichen Pflegehilfe einen Geldbetrag von 400,– DM je Kalendermonat zahlen, wenn die Schwerpflegebedürftigen die Pflege durch eine Pflegeperson in geeigneter Weise und in ausreichendem Umfang selbst sicherstellen und die Pflegeperson auch bei Ausübung einer Erwerbstätigkeit zu einer ausreichenden Pflege in der Lage ist, § 57 SGB V.

Sterbegeld

Beim Tod eines Versicherten wird ein Zuschuß zu den Bestattungskosten (Sterbegeld) gezahlt, wenn der Verstorbene am 01. 01. 1989 versichert war, § 58 SGB V.

Das Sterbegeld beträgt, § 59 SGB V:

- beim Tod eines Mitglieds: 2100,– DM,
- beim Tod eines Familienversicherten (§ 10 SGB V): 1050,– DM.

Fahrtkosten

Die Krankenkasse übernimmt Kosten für Fahrten einschließlich der Transporte durch Rettungsdienste usw. (§ 133 SGB V) nach Maßgabe der folgenden Bestimmungen, wenn sie in Zusammenhang mit einer Leistung der Krankenkasse notwendig sind, § 60 SGB V.

Die Krankenkasse übernimmt die Fahrtkosten in Höhe des 20,– DM übersteigenden Betrages, § 60 Abs. 2 Satz 1 SGB V:

- bei Leistungen, die stationär erbracht werden,
- bei Rettungsfahrten zum Krankenhaus auch dann, wenn eine stationäre Behandlung nicht erforderlich ist,
- bei anderen Fahrten von Versicherten, die während der Fahrt einer fachlichen Betreuung oder der besonderen Einrichtungen eines Krankenkraftwagens bedürfen oder bei denen dies aufgrund ihres Zustandes zu erwarten ist (Krankentransport).

Im übrigen übernimmt die Krankenkasse die Fahrtkosten (nur), wenn der Versicherte durch sie unzumutbar belastet würde (§ 61 SGB V, s. unten) oder soweit § 62 SGB V (s. unten) dies vorsieht.

Härtefälle

Die Krankenkasse hat Versicherte **zu befreien** u. a. von der Zuzahlung zu Arznei-, Verband- und Heilmitteln sowie zu stationären Vorsorge- und Rehabilitationsleistungen, und hat die im Zusammenhang mit einer Leistung der Krankenkasse notwendigen Fahrtkosten von Versicherten zu übernehmen, wenn die Versicherten hierdurch **unzumutbar belastet** würden, § 61 SGB V.

Eine unzumutbare Belastung liegt vor, § 61 Abs. 2 SGB V, wenn:

- die monatlichen Bruttoeinnahmen zum Lebensunterhalt des Versicherten 40 v. H. (mit Erhöhungen für Familienangehörige, Abs. 4) der monatlichen Bezugsgröße nach § 18 SGB IV[26] nicht überschreiten,
- der Versicherte Hilfe zum Lebensunterhalt nach dem BSHG oder im Rahmen der Kriegsopferfürsorge nach dem BVG, Arbeitslosenhilfe, Ausbildungsförderung nach dem BAFöG oder dem AFG erhält, oder
- die Kosten der Unterbringung in einem Heim oder einer ähnlichen Einrichtung von einem Träger der Sozialhilfe oder der Kriegsopferfürsorge getragen werden.

Als Einnahmen zum Lebensunterhalt der Versicherten gelten auch die Einnahmen der im gleichen Haushalt lebenden Angehörigen, jedoch nicht die Grundrenten der Beschädigten u. a. nach dem BVG sowie Renten und Beihilfen nach dem BEG für Schäden an Körper und Gesundheit bis zur Höhe der vergleichbaren Grundrente nach dem BVG, § 61 Abs. 3 SGB V.

Die Krankenkasse hat die dem Versicherten während eines Kalenderjahres entstehenden notwendigen Fahrtkosten und Zuzahlungen zu übernehmen, soweit sie die **Belastungsgrenze überschreiten**, § 62 SGB V.

Die Belastungsgrenze beträgt bei jährlichen Bruttoeinnahmen zum Lebensunterhalt bis zur Höhe der Jahresarbeitsverdienstgrenze[27] 2 v. H., bei höheren Bruttoeinnahmen 4 v. H. dieser Einnahmen, § 62 Abs. 1 Satz 2 SGB V. Bei der Ermittlung der Zuzahlungen und Fahrtkosten sowie der Belastungsgrenze sind auch hier die entsprechenden Kosten und Einnahmen der im gleichen Haushalt lebenden Familienangehörigen zu berücksichtigen, § 62 Abs. 1 Satz 4, Abs. 2 und 3 SGB V.

---

[26] s. S. 77
[27] s. S. 78

Bei regelmäßig entstehenden Fahrtkosten und Zuzahlungen kann die Krankenkasse die Kostenübernahme in kürzeren Zeitabständen vorsehen, § 62 Abs. 1 Satz 3 SGB V.

Erprobungsregelungen

Die Krankenkasse kann neue Leistungen, Maßnahmen und Verfahren u. a. zur Kostenerstattung, Beitragsrückzahlung, Gesundheitsförderung und Rehabilitation für längstens fünf Jahre vorsehen, §§ 63 ff. SGB V.

Weitere Vorschriften

Das SGB V enthält darüber hinaus zahlreiche weitere Regelungen u. a. über die Beziehungen der Krankenkassen zu den Leistungserbringern (einschließlich Kassenarztrecht), die Konzertierte Aktion im Gesundheitswesen sowie zur Organisation der Krankenkassen und ihrer Verbände, die Finanzierung usw., auf die in diesem Rahmen nicht eingegangen werden kann.

Von Bedeutung sind jedoch noch die nachfolgenden Regelungen:

Medizinischer Dienst der Krankenversicherung

Die nunmehrigen Aufgaben des **Medizinischen Dienstes** der Krankenkassen nach §§ 275 ff. SGB V sind bisher vom **Vertrauensärztlichen Dienst** (§ 369 b RVO) wahrgenommen worden.

Dieser war organisatorisch den Landesversicherungsanstalten angeschlossen, obwohl er im wesentlichen Aufgaben der Krankenversicherung wahrgenommen hatte.

Nunmehr ist der Medizinische Dienst wieder der Krankenversicherung angeschlossen.

Die Krankenkassen sind in den gesetzlich bestimmten Fällen oder wenn es nach Art, Schwere, Dauer oder Häufigkeit der Erkrankung oder nach dem Krankheitsverlauf angezeigt ist, verpflichtet, eine **gutachtliche Stellungnahme** des Medizinischen Dienstes einzuholen, § 275 SGB V. Dies gilt allgemein, § 275 Abs. 1 SGB V:

– bei Erbringung von Leistungen, insbesondere zur Prüfung von Voraussetzungen, Art und Umfang der Leistung,

– zur Einleitung von Maßnahmen zur Rehabilitation, insbesondere zur Aufstellung eines Gesamtplans

nach § 5 Abs. 3 RehaG, im Benehmen mit dem behandelnden Arzt,

– bei Arbeitsunfähigkeit zur Sicherung des Behandlungserfolges, insbesondere zur Einleitung von Maßnahmen zur Wiederherstellung der Arbeitsfähigkeit, und zur Beseitigung begründeter Zweifel an der Arbeitsunfähigkeit, auch auf Verlangen des Arbeitgebers, wenn er begründete Zweifel an der Arbeitsunfähigkeit darlegt.

Darüber hinaus *haben* die Krankenkassen durch den Medizinischen Dienst prüfen zu lassen, § 275 Abs. 2 SGB V:

– die Notwendigkeit medizinischer Vorsorge- und Rehabilitationsleistungen (§§ 23, 24, 40, 41 SGB V, S. 79 u. 82) unter Zugrundelegung eines ärztlichen Behandlungsplans vor Bewilligung und bei beantragter Verlängerung, insbesondere bei sog. Anschlußheilbehandlungen,

– ob Schwerpflegebedürftigkeit i. S. des § 53 SGB V (S. 83) vorliegt,

– bei Antrag auf Kostenübernahme einer Behandlung außerhalb der Bundesrepublik, ob die Behandlung der Krankheit nur dort möglich ist,

– ob und für welchen Zeitraum häusliche Krankenpflege länger als vier Wochen erforderlich ist.

Ferner *können* die Krankenkassen in geeigneten Fällen durch den Medizinischen Dienst prüfen lassen, § 275 Abs. 3 SGB V:

– die medizinischen Voraussetzungen für die Durchführung der kieferorthopädischen Behandlung,

– vor Bewilligung eines Hilfsmittels, ob das Hilfsmittel erforderlich ist (§ 33 SGB V, S. 81); der Medizinische Dienst hat hierbei den Versicherten zu beraten und mit den Orthopädischen Versorgungsstellen zusammenzuarbeiten,

– bei Dialysebehandlung.

Die Ärzte des Medizinischen Dienstes sind bei der Wahrnehmung ihrer medizinischen Aufgaben nur ihrem ärztlichen Gewissen unterworfen; sie sind nicht berechtigt, in die ärztliche Behandlung einzugreifen, § 275 Abs. 5 SGB V.

Der Medizinische Dienst hat dem behandelnden Arzt und ggf. sonstigen beteiligten Leistungserbringern und der Krankenkasse das Ergebnis der Begutachtung und die erforderlichen Angaben über den Befund mitzuteilen. Der Versicherte kann der Befundmitteilung an die Leistungserbringer widersprechen, § 277 Abs. 1 SGB V.

Die Krankenkasse hat, solange ein Anspruch auf Fortzahlung des Arbeitsentgelts besteht, dem Arbeitgeber und dem Versicherten das Ergebnis des Gutachtens des Medizinischen Dienstes über die Arbeitsunfähigkeit mitzuteilen, wenn das Gutachten mit der Bescheinigung des Kassenarztes im Ergebnis nicht übereinstimmt; die Mitteilung darf keine Angaben über die Krankheit des Versicherten enthalten, § 277 Abs. 2 SGB V.

Verfahrensrechtliches

Für das Verfahren gelten die Vorschriften des SGB I und des SGB X.

Die Leistungen der ges. KrV sind überwiegend Sachleistungen und werden weitgehend ohne besonderen Antrag gewährt.

Für die **ambulante ärztliche Behandlung** erhält der Versicherte eine Krankenversicherungskarte oder einen Krankenschein, § 15 Abs. 2 SGB V. Die Versicherten können unter den zur kassenärztlichen Versorgung zugelassenen Ärzten, den ermächtigten Ärzten und den ermächtigten ärztlich geleiteten Einrichtungen frei wählen; andere Ärzte dürfen nur in Notfällen in Anspruch genommen werden, § 76 Abs. 1 SGB V.

Für die **Inanspruchnahme anderer Leistungen** (u. a. Verordnung von Hilfsmitteln, häusliche Pflege usw.) stellt die Krankenkasse Berechtigungsscheine aus, § 15 Abs. 3 SGB V.

Krankengeld wird i. d. R. aufgrund der Arbeitsunfähigkeitsbescheinigung des behandelnden Arztes gewährt, sofern die übrigen Leistungsvoraussetzungen feststehen.

Verweigert die Krankenkasse eine beantragte Leistung oder besteht sonstwie Streit über Inhalt oder Umfang der Leistung, kann der Versicherte einen schriftlich begründeten Verwaltungsakt verlangen, §§ 33, 35 SGB X.

Verwaltungsakte der Krankenkassen sind vor Erhebung einer Klage hinsichtlich ihrer Rechtmäßigkeit und Zweckmäßigkeit in einem **Vorverfahren** (Widerspruchsverfahren) nachzuprüfen, § 78 Abs. 1 SGG.

Der **Rechtsweg** gegen den Widerspruchsbescheid (Klage, Berufung, Revision) führt zu den Gerichten der Sozialgerichtsbarkeit, § 51 SGG.

Die **Fristen** für die Einlegung von Widerspruch, Klage, Berufung und Revision betragen i. d. R. einen Monat nach Zustellung bzw. Bekanntgabe der anzufechtenden Entscheidung.

Literatur

Bley, H., W. Gitter u. a.: Sozialgesetzbuch, Sozialversicherung (Gesamt-Kommentar) Chmielorz, Wiesbaden 1989

Brackmann, K.: Handbuch der Sozialversicherung einschließlich des SGB, 11. Aufl. 1988, Asgard, Bonn

Erlenkämper, A.: Sozialrecht – Leitfaden für die Praxis 2. Aufl. 1988, Heymanns, Köln

Krauskopf, D.: Soziale Krankenversicherung 3. Aufl. 1990, Beck, München

5.5. Gesetzliche Unfallversicherung (§§ 537 ff. RVO)

Aufgabe

Aufgabe der ges. UV ist es, Arbeitsunfälle zu verhüten sowie den Versicherten und ggf. ihren Hinterbliebenen Schutz vor den gesundheitlichen und wirtschaftlichen Folgen von Arbeitsunfällen und Berufskrankheiten zu gewähren. In Erfüllung dieser Aufgabe sorgt sie für Unfallverhütungsvorschriften und deren Durchführung, gewährleistet Erste Hilfe und unfallmedizinische Versorgung, erbringt Leistungen der medizinischen und beruflichen Rehabilitation und gewährt Verletztengeld und -rente sowie ggf. Hinterbliebenenversorgung.

Ursprünglich primär zur Ablösung von Schadensersatzansprüchen der Unternehmer aus dem Arbeitsvertrag gedacht und konzipiert, ist die ges. UV durch Einbeziehung von Wegeunfällen und Berufskrankheiten sowie die Erstreckung des Versicherungsschutzes auf zahlreiche andere Personengruppen und Versicherungsfälle in den Status einer echten Sozialversicherung hineingewachsen. Die Finanzierung ausschließlich durch Umlagen von den Arbeitgebern bzw. Haftungsträgern weist aber auch heute noch auf das ursprüngliche Konzept hin.

Stärker noch als in anderen Zweigen der Sozialversicherung steht hier seit jeher die Prävention von Unfällen und Berufskrankheiten sowie die Rehabilitation im Vordergrund: Unfallverhütungsvorschriften, Sicherheitsbeauftragte in den Betrieben, regelmäßige Überwachung der Betriebe, wirksame Erste Hilfe in den Unternehmen, Aufbau eines dichten Netzes von Durchgangs- und H-Ärzten zur Versorgung der Unfallverletzten, Meldepflichten für Berufskrankheiten, eigene berufsgenossenschaftliche Krankenhäuser, Spezialkliniken und Sonderabteilungen, eine wirksame organisatorische Abstimmung aller Maßnahmen zur medizinischen und beruflichen Rehabilitation sowie umfassende Maßnahmen zur Verhütung von Eintritt oder Verschlimmerung von Berufskrankheiten waren hier schon Jahrzehnte vor Inkrafttreten des Rehabilitations-Angleichungsgesetzes (RehaG) von 1974 Selbstverständlichkeiten.

Gesetzliche Grundlagen

Geregelt ist die ges. UV in den §§ 537 ff., 1552 ff. RVO sowie in einigen ergänzenden Rechtsverordnungen, insbesondere in der Berufskrankheitenverordnung (BKVO) und der Verordnung über die orthopädische Versorgung Unfallverletzter.

Versicherungsträger

Entsprechend ihrer geschichtlichen Entwicklung ist die ges. UV stark gegliedert.

Die **Berufsgenossenschaften** sind Träger der ges. UV im gewerblichen Bereich, §§ 646 ff. RVO.

Gegliedert sind sie nicht primär regional, sondern nach Gewerbe- bzw. Industriebereichen.

Mitglieder der Berufsgenossenschaften sind – anders als z. B. in der ges. KrV und RV – allein die Unternehmer, nicht (auch) die Versicherten, § 658 RVO. Die Unternehmer tragen auch u. a. nach Maßgabe der Unfallhäufigkeit in den einzelnen Betrieben (Gefahrenklassen) die Beiträge zur ges. UV allein, §§ 723 ff. RVO.

Die **Bundesausführungsbehörde für Unfallversicherung** ist zuständig für alle von der Bundesrepublik betriebenen Behörden und Unternehmungen, u. a. Bundeswehr, -post und -bahn, das Deutsche Rote Kreuz und das Technische Hilfswerk, § 653 RVO, sowie für Arbeitsunfälle, die von der Bundesanstalt für Arbeit zu entschädigen sind, §§ 654, 766 ff. RVO.

Für Wasserstraßen, Bundesbahn und Bundespost gibt es jedoch besondere Ausführungsbehörden.

Die Länder und Gemeinden entschädigen Arbeitsunfälle aus ihren Zuständigkeitsbereichen über **Landesausführungsbehörden für Unfallversicherung, Gemeindeunfallversicherungsverbände** und in Großstädten durch sog. **Eigenunfallversicherungen**, §§ 655 ff., 766 ff. RVO.

Die **Landwirtschaftlichen Berufsgenossenschaften**, §§ 790, 776 ff. RVO, und die **See-Berufsgenossenschaft**, §§ 850, 835 ff. RVO, sind zuständig für die Entschädigung von Arbeitsunfällen in ihren Sonderbereichen.

Versicherter Personenkreis

Kraft Gesetzes in der ges. UV sind u. a. versichert, § 539 Abs. 1 RVO:

- alle Arbeitnehmer, also alle aufgrund eines Arbeits-, Dienst- oder Lehrverhältnisses Beschäftigten, Nr. 1,
- Heimarbeiter, Hausgewerbetreibende und dort mitarbeitende Personen, Nr. 2, Künstler, Artisten, Nr. 3, selbständige Landwirte und deren Ehegatten, Nr. 5, sowie Küstenschiffer und Küstenfischer unter bestimmten Voraussetzungen, Nr. 6,
- Personen, die nach dem AFG oder dem BSHG zur Erfüllung von Meldepflichten usw. bestimmte Stellen aufsuchen, Nr. 4,
- Personen, die im Gesundheits- oder Veterinärwesen oder in der Wohlfahrtspflege tätig sind, Nr. 7,

- Personen, die in einem Unternehmen zur Hilfe bei Unglücksfällen (z. B. Feuerwehr, DRK, Technisches Hilfswerk, DLRG, Bergwacht usw.) tätig sind, Nr. 8, Personen, die Luftschutzdienst leisten, Nr. 12, sowie Teilnehmer an entsprechenden Ausbildungsveranstaltungen einschließlich der Lehrenden,
- Personen, die bei Unglücksfällen oder gemeiner Gefahr oder Not Hilfe leisten oder andere Personen aus gegenwärtiger Gefahr für Leben, Körper oder Gesundheit zu retten unternehmen, Nr. 9.a,
- Personen, die Bediensteten von Bund, Ländern, Gemeinden oder sonstigen Körperschaften usw. (z. B. Polizei) auf Anordnung von Unterstützung Hilfe leisten, Nr. 9.b,
- Personen, die sich bei der Verfolgung oder Festnahme einer anderen Person, die einer rechtswidrigen strafbaren Handlung verdächtig ist, oder zum Schutz eines widerrechtlich Angegriffenen persönlich einsetzen, Nr. 9.c,
- Blutspender und Spender körpereigenen Gewebes, Nr. 10,
- Personen, die aufgrund von Arbeitsschutz- oder Unfallverhütungsvorschriften ärztlich untersucht oder behandelt werden, Nr. 11,
- ehrenamtlich Tätige für Bund, Länder, Gemeinden und Körperschaften usw. (z. B. ehrenamtliche Richter, Schöffen, Mitglieder von Gemeinde-, Stadt- oder Kreisräten, von Selbstverwaltungsgremien der Sozialversicherungsträger, Handwerks- und ähnlichen Kammern, Kirchenvorständen und Pfarrgemeinderäten, ehrenamtliche Organisten, Ministranten und Lektoren; aber nicht: ehrenamtlich Tätige in sonstigen Verbänden, Gewerkschaften, Parteien, Vereinen usw.) unter bestimmten Voraussetzungen, sowie Zeugen, Nr. 13,
- Kinder während des Besuchs von Kindergärten, Nr. 14.a,
- Schüler während des Besuchs allgemeinbildender Schulen, Nr. 14.b,
- Lernende während der beruflichen Aus- und Fortbildung sowie ehrenamtlich Lehrende in Arbeitsstätten, Lehrwerkstätten, berufsbildenden Schulen usw., Nr. 14.c,
- Studierende während der Aus- und Fortbildung an Hochschulen, Nr. 14.d,
- Personen, die beim Bau eines Familienheimes (Eigenheim, Kaufeigenheim, Kleinsiedlung), einer eigengenutzten Eigentums-, Kaufeigentums- oder Genossenschaftswohnung im Rahmen der Selbsthilfe tätig sind, wenn durch das Bauvorhaben öffentlich geförderte oder steuerbegünstigte Wohnungen geschaffen werden sollen, Nr. 15,
- Entwicklungshelfer, die im Ausland für begrenzte Zeit beschäftigt sind oder für eine solche Beschäftigung ausgebildet werden, Nr. 16,
- Personen, denen von einem Träger der ges. KrV, RV oder einer landwirtschaftlichen Alterskasse stationäre oder teilstationäre Behandlung in einem Krankenhaus oder in einer Kur-, Spezial-, Vorsorge- oder Rehabilitationseinrichtung gewährt wird, Nr. 17.a,

– Personen, die auf Kosten eines RV-Trägers oder des Arbeitsamts an einer berufsfördernden Maßnahme zur Rehabilitation teilnehmen, Nr. 17.b,
– Personen, die zur Vorbereitung solcher Maßnahmen auf Aufforderung bestimmte Stellen aufsuchen, Nr. 17.c,
– Teilnehmer an vorgeschriebenen Maßnahmen für die Aufnahme in Kindergärten, allgemeinbildende Schulen und Hochschulen, Nr. 18.

Gegen Arbeitsunfälle versichert sind ferner Personen, die wie ein nach § 539 Abs. 1 RVO Versicherter tätig werden, auch bei nur vorübergehender Tätigkeit, § 539 Abs. 2 RVO.

Soweit in § 539 Abs. 1 und 2 RVO weder eine Beschäftigung noch eine selbständige Tätigkeit vorausgesetzt wird, gelten diese Bestimmungen i. d. R. nur für Tätigkeiten, die im Bundesgebiet ausgeübt werden; § 539 Abs. 1 Nr. 9.a RVO (Hilfeleistung bei Unglücksfällen usw.) gilt aber auch für Personen, die außerhalb der Bundesrepublik tätig werden, wenn sie ihren Wohnsitz oder ständigen Aufenthalt im Inland haben, § 539 Abs. 3 RVO.

Kraft Gesetzes versichert sind weiterhin u. a.:
– Personen, die bei der Vorbereitung oder Durchführung von Maßnahmen der medizinischen oder beruflichen Rehabilitation der ges. UV (Heilbehandlung, Berufshilfe), bei der Wiederherstellung oder Erneuerung eines beschädigten Körperersatzstückes oder größeren orthopädischen Hilfsmittels, bei einer wegen eines Arbeitsunfalls zur Aufklärung des Sachverhalts angeordneten Vorsprache oder Untersuchung oder auf einem dazu notwendigen Weg einen Unfall erleiden, § 555 RVO,
– Personen, die als Leibesfrucht durch einen Arbeitsunfall der Mutter während der Schwangerschaft geschädigt worden sind, § 555a RVO,
– Personen, die während einer Freiheitsentziehung (z. B. Untersuchungs-, Strafhaft; auch: zwangsweise Unterbringung z. B. wegen Geistesschwäche oder Sucht, Fürsorgeerziehung usw.) wie ein nach § 539 Abs. 1 RVO Versicherter tätig werden, § 540 RVO.

Die Satzung des einzelnen UV-Trägers kann den Versicherungsschutz auch auf **Unternehmer** (ausgenommen u. a. Haushaltsvorstände) und die im Unternehmen tätigen Ehegatten, § 543 RVO, sowie auf bestimmte betriebsfremde Personen (z. B. Besucher) und auf die Mitglieder von Organen und Ausschüssen bei ihrer Tätigkeit in Organen und Ausschüssen der Verbände erstrecken, § 544 RVO.

Freiwillig beitreten können der ges. UV, sofern sie nicht schon kraft Gesetzes oder Satzung versichert sind, Unternehmer (ausgenommen auch hier u. a. Haushaltsvorstände) und ihre im Unternehmen tätigen Ehegatten, § 545 RVO.

Versicherungsfrei sind u. a., §§ 541, 542 RVO:
– Personen hinsichtlich solcher Unfälle im Rahmen eines Dienst- oder Arbeitsverhältnisses, für das

beamtenrechtliche Fürsorgevorschriften oder entsprechende Grundsätze gelten, ausgenommen Ehrenbeamte und ehrenamtliche Richter (vgl. oben § 539 Abs. 1 Nr. 13),
– Personen hinsichtlich solcher Arbeitsunfälle, für die ihnen Versorgung nach dem BVG oder sonstigen Gesetzen des sozEntschR (mit Ausnahme des OEG, § 3 Abs. 4 OEG) gewährt wird, es sei denn, daß der Arbeitsunfall zugleich Folge einer Schädigung i. S. dieser Gesetze ist,
– Mitglieder geistlicher Genossenschaften usw., wenn ihnen nach den Regeln ihrer Gemeinschaft lebenslange Versorgung gewährleistet ist,
– Ärzte, Heilpraktiker, Zahnärzte, Dentisten und Apotheker, soweit sie eine selbständige Tätigkeit ausüben,
– Kinder und Verwandte des Haushaltsvorstandes und seines Ehegatten bei unentgeltlicher Beschäftigung im Haushalt (Ausnahme: landwirtschaftliche UV, §§ 777, 776 RVO).

Arbeitsunfall

Ein **Arbeitsunfall** ist ein Unfall (S. 4), den ein Versicherter bei einer versicherten Tätigkeit erleidet, § 548 Abs. 1 Satz 1 RVO.

Die Rechtsprechung definiert den Arbeitsunfall als ein von außen einwirkendes, unfreiwilliges, zeitlich begrenztes, körperlich schädigendes Ereignis, das mit einer versicherten Tätigkeit in ursächlichem Zusammenhang steht und eine Gesundheitsschädigung bewirkt.[28]

Die Rechtsprechung legt den Unfallbegriff häufig weit aus und erstreckt den Versicherungsschutz über die von außen kommenden *Gewalt*einwirkungen hinaus auf zahlreiche sonstige schädigende Einwirkungen des Arbeitslebens, sofern sie zeitlich auf *eine* Arbeitsschicht begrenzt sind, so z. B. Ausgleiten, Umknicken, Stolpern, Fallen (mit allen Abstützungsversuchen), ferner Kraftanstrengungen wie z. B. Heben, Tragen oder Bewegen schwererer Lasten, und zwar auch dann, wenn es sich um betriebsübliche Belastungen handelt und die Einwirkung nicht unvorhergesehen eintritt (S. 4). Entsteht der Schaden dagegen infolge wiederholter derartige Einwirkungen in *mehreren* Arbeitsschichten, kommt nur eine Berufskrankheit (S. 91) in Betracht.

Der Unfall muß, soll er als Arbeitsunfall i. S. des § 548 RVO gelten, bei einer **versicherten Tätigkeit** eingetreten sein.

Als versichert gelten über die oben genannten Tätigkeiten hinaus auch, §§ 548, 549 RVO:
– das erstmalige Abheben eines Geldbetrages bei einem Geldinstitut, an das das Arbeitsentgelt überwiesen wird,

---

[28] stdRspr, vgl. u. a. BSG 23, 139; Brackmann (S. 479); Erlenkämper (S. 337); Lauterbach § 548 Anm. 3

– die mit einer der in den §§ 539, 540 und 543 bis 545 genannten Tätigkeiten zusammenhängenden Verwahrung, Beförderung, Instandhaltung und Erneuerung des Arbeitsgeräts, auch wenn es von dem Versicherten gestellt wird.

In der Binnenschiffahrt (§ 552 RVO) und in der See-Unfallversicherung (§ 838 RVO) gilt als Arbeitsunfall ferner u. a. ein Unfall, der eintritt:

– durch Elementarereignisse,
– im Hafengebiet durch die einem Hafen eigentümlichen Verhältnisse,
– bei der Beförderung von Land zum Fahrzeug oder vom Fahrzeug zum Land, oder
– beim Retten oder Bergen von Menschen oder Sachen.

Der Unfall muß, soll er als Arbeitsunfall anerkannt werden, mit hinreichender Wahrscheinlichkeit (S. 43) mit einer versicherten Tätigkeit in **ursächlichem Zusammenhang** stehen (sog. haftungsbegründende Kausalität).

Für die Beurteilung dieses ursächlichen Zusammenhangs gilt ausschließlich die **sozialrechtlichen Kausalitätslehre** (S. 28), nicht die zivilrechtliche Adäquanzlehre. Insbesondere gelten hier die Regelungen der privaten UV nicht.

Hiernach ist nicht erforderlich, daß die versicherte Tätigkeit die alleinige oder doch allein wesentliche Ursache des Unfalls ist; es genügt, daß sie – ggf. neben anderen, hiervon unabhängigen Faktoren – eine **wesentliche Teilursache** (S. 32) bildet,[29] sofern nicht diese anderen Faktoren an Bedeutung eindeutig überwiegen. Ein nur örtlicher oder zeitlicher Zusammenhang reicht nicht aus.

Eine sog. **Gelegenheitsursache** (S. 33) liegt vor, wenn der Unfall zwar *bei* („bei Gelegenheit") einer versicherten Tätigkeit eingetreten ist, diese aber keine wesentliche Bedingung für den Eintritt des Unfalls bildet, weil andere, der versicherten Tätigkeit nicht zurechenbare Faktoren an Bedeutung eindeutig überwiegen. Eine solche Gelegenheitsursache begründet keinen rechtlich wesentlichen Ursachenzusammenhang. Die Anwendung dieses Rechtsbegriffs bedarf aber großer Zurückhaltung (S. 33).

Die konkrete Handlung, die zum Unfall führt, muß in einem **inneren Zusammenhang** mit der versicherten Tätigkeit stehen; sie muß also betriebsbedingt oder doch betriebsdienlich sein und in der Absicht ausgeführt werden, die versicherte Tätigkeit zu fördern.[30] **Eigenwirtschaftliche Tätigkeiten**, die persönlichen Interessen dienen, erfüllen diese Voraussetzung auch dann

nicht, wenn sie während der Arbeitszeit oder unter Benutzung von Betriebseinrichtungen erfolgen.[31]

Nicht notwendig ist, daß die **unfallbringende Gefahr** auf der versicherten Tätigkeit beruht oder sonstwie betriebseigentümlich ist; auch unspezifische Gefahren (z. B. Anstoßen, Stolpern, Ausgleiten, Erschrecken; auf versicherten Wegen auch die allgemeine Verkehrsgefahr) sind vom Versicherungsschutz mitumfaßt.[32]

Ist der Unfall aufgrund einer sog. **inneren Ursache** (S. 4) eingetreten, hängt die Frage des rechtlich wesentlichen Zusammenhangs mit der versicherten Tätigkeit von den Umständen des Einzelfalls ab, insbesondere von der ursächlichen Bedeutung der verschiedenen mitwirkenden Kausalreihen für den Eintritt des Unfalls.

Das gilt auch für **Trunkenheit**. Kann der Versicherte trotz Alkoholgenuß noch ernsthafte, dem Unternehmen förderliche Arbeit leisten, bleibt der Versicherungsschutz i. d. R. erhalten;[33] kann er dies (z. B. infolge Volltrunkenheit) nicht mehr, besteht kein wesentlicher ursächlicher Zusammenhang mit der versicherten Tätigkeit mehr.[34] Entsprechendes gilt bei Medikamentenabusus.[35]

Selbstgeschaffene oder erhöhte Gefahren (S. 39, z. B. Leichtsinn wie Aufspringen auf fahrenden Zug, Abschalten oder Umgehen von Arbeitsschutzvorrichtungen, Nichttragen von Schutzkleidung usw.) schließen den ursächlichen Zusammenhang nicht grundsätzlich aus. Entscheidend ist hier, ob die versicherte Tätigkeit trotz der selbstgeschaffenen Gefahr noch zumindest eine wesentliche Teilursache des Unfalls gebildet hat oder ob das Verhalten in so hohem Maße vernunftwidrig gewesen ist und zu einer solch erheblichen zusätzlichen Gefährdung geführt hat, daß die versicherte Tätigkeit nicht mehr als wesentliche Bedingung des Unfalls gewertet werden kann.[36] Allein auf die Verbotswidrigkeit des Handelns kommt es dagegen nicht an, § 548 Abs. 3 RVO.

Als Arbeitsunfall gilt auch der **Wegeunfall**, d. h. ein Unfall auf einem Weg zur bzw. von der Arbeitsstätte, § 550 Abs. 1 RVO.

Versicherungsschutz besteht auch hier aber nur, wenn der zum oder vom Arbeitsplatz führende Weg in einem **inneren Zusammenhang** mit der versicherten Tätigkeit steht und die ihm innewohnende allgemeine Verkehrsgefahr so eine **wesentliche Bedingung** i. S. der sozialrechtlichen Kausalitätslehre für den Unfall bildet. Steht der Weg mit der betrieblichen Tätigkeit nicht in

---

[29] stdRspr; vgl. u. a. BSG SozR 2200 § 548 Nr. 17; Brackmann (S. 480n II); Erlenkämper (S. 338); Lauterbach § 539 Anm. 5ff.

[30] stdRspr; vgl. u. a. BSG SozR RVO § 543 a. F. Nr. 32, 54, 59; Brackmann (S. 485z); Erlenkämper (S. 341); Lauterbach § 550 Anm. 9

[31] stdRspr, vgl. u. a. Brackmann (S. 480p); Lauterbach § 548 Anm. 46 und § 550 Anm. 9, jeweils mwN

[32] Brackmann (S. 480n II); Erlenkämper (S. 339)

[33] BSG SozR 2200 § 548 Nr. 77

[34] stdRspr; vgl. u. a. BSG 20, 215, 218; BSG SozR 2200 § 548 Nr. 45 mwN; zur Trunkenheit im Verkehr S. 90

[35] BSG SozR 2200 § 548 Nr. 77

[36] BSG 14, 64; BSG SozR RVO § 542 a. F. Nr. 53, 55, 77; BSG SozR 2200 § 550 Nr. 5, 14, 21; Lauterbach § 548 Anm. 52

innerem Zusammenhang oder erliegt der Versicherte auf dem Weg einer betriebsfremden, insbesondere einer seiner privaten Lebenssphäre zuzurechnenden Gefahr, so ist er nicht geschützt. [37]

Ein rechtlich wesentlicher Kausalzusammenhang kann u. a. ausgeschlossen sein, wenn **Trunkenheit** (Alkohol im Verkehr) oder Medikamentenabusus die allein wesentliche Bedingung des Wegeunfalls bildet. [38] Aber selbst bei absoluter Fahruntüchtigkeit i. S. des Straßenverkehrsrechts (Blutalkoholkonzentration von jetzt 1,1‰ oder mehr) ist der Versicherungsschutz eines Kraftfahrers nicht von vornherein ausgeschlossen, sondern nur, wenn nach den Umständen des Einzelfalls nachgewiesen ist, daß der Alkohol die allein wesentliche Ursache des Unfalls gebildet hat. [39]

Beginn und Ende des Versicherungsschutzes nach § 550 RVO liegen an der Grenze des häuslichen Lebensbereichs, i. d. R. also an der Außentür des Gebäudes. [40]

In der **Wahl des Weges** ist der Versicherte grundsätzlich frei. Geschützt ist daher auch ein streckenmäßig längerer Weg, wenn er z. B. zu einer Verkürzung der Wegezeit oder einer Minderung des Verkehrsrisikos führt. [41]

Kein Versicherungsschutz besteht hingegen auf einem **Umweg**, der die unmittelbare Strecke des Arbeitsweges nicht unerheblich verlängert und für dessen Wahl allein oder überwiegend persönliche, dem privaten Lebensbereich zuzurechnende Gründe maßgebend sind. [42] Kein Versicherungsschutz besteht auch auf einem **Abweg**, d. h. wenn der Versicherte den normalen Arbeitsweg aus eigenwirtschaftlichen Gründen (z. B. für private Besorgungen) verläßt und anschließend auf den normalen Arbeitsweg zurückkehrt. [43] Das gilt aber kraft Gesetzes nicht für Um- oder Abwege, wenn der Versicherte sein Kind, das mit ihm in einem Haushalt lebt, wegen seiner oder seines Ehegatten beruflicher Tätigkeit in fremde Obhut gibt oder mit anderen berufstätigen oder versicherten Personen gemeinsam ein Fahrzeug für den Arbeitsweg benutzt, § 550 Abs. 2 RVO. Wird in den Arbeitsweg eine eigenwirtschaftliche **Unterbrechung** eingeschoben (z. B. Einkauf in einem Geschäft, Gaststättenbesuch), so wird i. d. R. auch der Versicherungsschutz für diese Zeit unterbrochen. [44] Hier lebt der Versicherungsschutz mit der Fortsetzung des Arbeitsweges aber nur wieder auf, wenn die Unter-

brechung den zeitlichen Rahmen von zwei Stunden nicht überschreitet. [45] Wird der Arbeitsweg für längere Zeit unterbrochen, tritt eine vollständige **Lösung** von der versicherten Tätigkeit einschließlich des Arbeitsweges ein. [46]

Diese Grundsätze gelten auch für die sog. **Familienheimfahrten**, § 550 Abs. 3 RVO.

Voraussetzung für das Vorliegen eines Arbeitsunfalls ist ferner, daß das Unfallereignis einen Gesundheitsschaden bewirkt hat (sog. haftungsausfüllende Kausalität). Dem Körperschaden steht der Verlust oder die Beschädigung eines Körperersatzstückes oder eines größeren orthopädischen Hilfsmittels gleich, § 548 Abs. 2 RVO.

Die Folge des bleibenden Gesundheitsschadens ist zwar dem Unfallbegriff als solchem nicht immanent. Ähnlich wie nicht jede Krankheit im medizinischem Sinne Bedeutung auch im Rechtsinne hat (S. 6), erlangt nicht jeder (Arbeits-) Unfall rechtliche Relevanz, sondern nur ein solcher, der auch zu einem bleibenden Körperschaden führt.

Ereignisse, die nur Sachschaden bewirken (z. B. an der Kleidung; bei Wegeunfällen am Auto), oder Bagatellereignisse, die keinen dauerhaften Gesundheitsschaden hinterlassen (z. B. unwesentliche Prellung, geringfügige Schnitt- oder Schürfverletzung), sind keine Arbeitsunfälle i. S. der ges. UV. Kommt es später durch eine Komplikation (z. B. Infektion der zunächst unbedeutenden Wunde) zu einem bleibenden Körperschaden, kann das ursprünglich irrelevante Ereignis nachträglich aber noch zum rechtlich wesentlichen Unfall erstarken.

Auch für die Beurteilung des ursächlichen Zusammenhangs zwischen dem Unfallereignis und dem Gesundheitsschaden gilt ausschließlich die sozialrechtlichen Kausalitätslehre (S. 28).

Ein nur örtlicher oder zeitlicher Zusammenhang mit dem Unfallereignis reicht auch hier nicht aus. Andererseits ist nicht erforderlich, daß der Arbeitsunfall (bzw. die von ihm ausgehenden schädigenden Einwirkungen) die alleinige oder doch allein wesentliche Bedingung ist; es genügt, daß er eine **wesentliche Teilursache** (S. 30) des bestehenden Gesundheitsschadens bildet. Daher können an der Entstehung des Gesundheitsschadens neben den schädigenden Einwirkungen des Arbeitsunfalls auch andere, unfallunabhängige Ursachen exogener wie endogener Art mitgewirkt haben (S. 30), ohne daß deswegen der rechtlich wesentlichere Kausalzusammenhang mit dem Unfallereignis von vornherein entfällt. Nur wenn derartige unfallunabhängige Ursachen an Bedeutung für den Eintritt des Schadens so sehr überwiegen, daß sie bei der gebotenen objektiven, vernünftigen und lebensnahen Betrachtung

---

[37] BSG SozR 2200 § 550 Nr. 37; Brackmann (S. 485k); Erlenkämper (S. 344); Lauterbach § 550 Anm. 4ff.

[38] Brackmann (S. 487l); Erlenkämper (S. 348); Lauterbach § 548 Anm. 69ff.

[39] stdRspr; vgl. u. a. BSG 12, 242; 13, 9; 43, 293; 45, 178; Brackmann (S. 487l); Erlenkämper (S. 348), jeweils mwN

[40] stdRspr; vgl. BSG SozR 2200 § 550 Nr. 22 mwN

[41] Brackmann (S. 487n); Lauterbach § 550 Anm. 19, jeweils mwN

[42] Brackmann (S. 486p); Erlenkämper (S. 345); Lauterbach § 550 Anm. 19, jeweils mwN

[43] stdRspr, vgl. BSG SozR RVO § 550 Nr. 6 mwN; Erlenkämper (S. 345); Lauterbach § 550 Anm. 19

[44] Brackmann (S. 486y); Erlenkämper (S. 345); Lauterbach § 550 Anm. 17, jeweils mwN

[45] stdRspr; vgl. BSG SozR RVO § 550 Nr. 7, 12, 41, 42; BSG Breith 1981, 945; 1982, 569

[46] BSG Breith 1981, 945; 1982, 569; Erlenkämper (S. 346)

als die allein wesentliche Ursache angesehen werden müssen, entfällt ein rechtlich wesentlicher Kausalzusammenhang zwischen Unfall und Körperschaden (S. 31). Für die Beurteilung der Frage, ob das versicherte Ereignis eine wesentliche Bedingung gebildet hat, ist vor allem der *Schutzzweck des Gesetzes* von Bedeutung (S. 28).

Haben an der Entstehung des Gesundheitsschadens neben dem Arbeitsunfall degenerative und andere **Vorschädigungen oder Anlagen** mitgewirkt, gelten die allgemeinen sozialrechtlichen Grundsätze für die Beurteilung von Anlage- oder degenerativ bedingten Leiden (S. 41). Danach ist der Versicherte grundsätzlich in dem Gesundheitszustand geschützt, in dem er sich bei Beginn der schädigenden Einwirkungen befunden hat. Die Frage, ob das Ereignis den Schaden wesentlich bedingt hat, ist daher auf dem Boden der individuellen Konstitution des konkret Betroffenen und somit danach zu beurteilen, ob bei *diesem* Betroffenen angesichts *seiner* individuellen Konstitution der Arbeitsunfall von wesentlicher ursächlicher Bedeutung für die Entstehung des Gesundheitsschadens war (S. 41).

Keine wesentliche Teilursache, sondern nur eine sog. **Gelegenheitsursache** (S. 32) liegt vor, wenn der Gesundheitsschaden zwar infolge eines Arbeitsunfalls eingetreten ist, dieser aber keine wesentliche Bedingung i. S. der sozialrechtlichen Kausalitätslehre hierfür bildet, weil andere, unfallunabhängige Kausaleinwirkungen an Bedeutung eindeutig überwiegen. Dieses Problem stellt sich vor allem, wenn eine durch Anlage, Degeneration oder sonstige Vorschädigung bedingte Krankheitsdisposition bereits so stark ausgeprägt ist, daß es nur noch eines relativ geringfügigen Anstoßes bedurfte, um den konkreten Gesundheitsschaden auszulösen. Ist dieser Anstoß durch einen Arbeitsunfall erfolgt, hätte er aber auch durch eine Belastung, wie sie im unversicherten Alltagsleben vorkommt, ausgelöst werden können, darf eine solche Gelegenheitsursache gleichwohl nur angenommen werden, wenn die aus der Vorschädigung usw. erwachsende Krankheitsdisposition nachweisbar bereits so stark ausgeprägt und so leicht ansprechbar war, daß der jetzt bestehende Gesundheitsschaden mit hinreichender Wahrscheinlichkeit auch ohne das schädigende Ereignis zu annähernd gleicher Zeit und in annähernd gleicher Schwere auch durch ein anderes – beliebig austauschbares – Ereignis des täglichen Lebens ausgelöst worden wäre (S. 34).

Ohne rechtliche Relevanz ist hingegen – entgegen verbreiteter unfallmedizinischer Meinung –, ob das versicherte Unfallereignis **generell geeignet** war, den Schaden zu verursachen (S. 28). Nach den Grundsätzen der sozialrechtlichen Kausalitätslehre kommt es – anders als nach der im Zivilrecht und in der privaten UV geltenden Adäquanzlehre – nicht darauf an, ob das Unfallereignis *zur Verursachung geeignet* war oder nicht, sondern ob es den Gesundheitsschaden mit hinreichender Wahrscheinlichkeit i. S. einer conditio sine qua non *tatsächlich verursacht* und ob diese conditio sine qua non zumindest eine wesentliche Teilursache gebildet hat (S. 30).

Der Arbeitsunfall kann den Gesundheitsschaden erstmalig hervorgerufen haben; er kann aber auch auf einen bereits als Krankheit im Rechtssinne bestehenden Gesundheitsschaden gestoßen sein und diesen lediglich verschlimmert haben. Auch für diesen Fall gelten ausschließlich die sozialrechtlichen Grundsätze über die Beurteilung von **Entstehung und Verschlimmerung** (S. 35).

Berufskrankheit

Berufskrankheit sind nicht alle Krankheiten, die durch eine versicherte Tätigkeit verursacht werden, sondern nur bestimmte Krankheiten, die in einer besonderen Rechtsverordnung, der **Berufskrankheiten-Verordnung** (BKVO), im einzelnen aufgeführt sind (sog. Listenerkrankungen) und die der Betroffene infolge Ausübung einer versicherten Tätigkeit erleidet, § 551 Abs. 1 Satz 1 und 2 RVO.

Zur Liste der gegenwärtig anerkannten Berufskrankheiten und zu den orthopädischen Aspekten s. S. 243.

Neu in die Liste der BKVO können nur solche Krankheiten aufgenommen werden, die nach den Erkenntnissen der medizinischen Wissenschaft durch besondere Einwirkungen verursacht werden, denen bestimmte Personengruppen durch ihre Arbeit in erheblich höherem Grade als die übrige Bevölkerung ausgesetzt sind, § 551 Abs. 1 Satz 3 RVO.

Eine tatsächlich vorliegende Listenerkrankung ist aber nicht allein deswegen als Berufskrankheit anzuerkennen, weil sie in der Liste aufgeführt ist. Sie muß auch, ebenso wie der eigentliche Arbeitsunfall, mit hinreichender Wahrscheinlichkeit (S. 43) durch eine versicherte Tätigkeit wesentlich verursacht sein, § 551 Abs. 1 Satz 2 RVO.

Bei zahlreichen Erkrankungen, die auch ohne besondere berufsspezifische Noxen häufig auftreten, ist die Anerkennung als Berufskrankheit zudem davon abhängig, daß bestimmte weitere Voraussetzungen (sog. Listenvorbehalte) erfüllt sind.

So kann z. B. der Meniskusschaden nur nach mehrjährigen andauernden oder häufig wiederkehrenden, die Kniegelenke überdurchschnittlich belastenden Tätigkeiten[47] anerkannt werden, eine Schleimbeutelerkrankung nur, wenn sie durch ständigen Druck hervorgerufen und chronisch geworden ist;[48] die Anerkennung zahlreicher anderer Erkrankungen ist davon abhängig, daß sie zum Unterlassen aller Tätigkeiten geführt haben, die für Entstehung, Verschlimmerung oder Wiederaufleben der Krankheit ursächlich waren oder sein können.[49]

---

[47] BK Nr. 2102 i. d. F. seit dem 01. 04. 1988
[48] BK Nr. 2105
[49] z. B. BK Nr. 2101, 2104, 4301, 4302, 5101

Andererseits ist eine Berufskrankheit als solche nicht erst anzuerkennen, wenn ein Leistungsfall i. S. des § 551 Abs. 3 Satz 2 RVO eintritt. Führt die Erkrankung über die bloße medizinische Regelwidrigkeit hinaus zu funktionellen Störungen, ist sie als Berufskrankheit auch dann förmlich festzustellen („anzuerkennen"), wenn sie keine Behandlungsbedürftigkeit oder Arbeitsunfähigkeit i. S. der ges. KrV bewirkt und auch keinen rentenberechtigenden MdE-Grad erreicht (sog. **Anerkennung dem Grunde nach**).[50]

Bei der sozialmedizinischen Beurteilung ist also nicht darauf abzustellen, ob eine „entschädigungspflichtige" Berufskrankheit vorliegt, sondern ob die Berufskrankheit als Krankheit im Rechtssinne (S. 6) bereits klinisch-funktionell manifest ist und — unabhängig vom Grad der MdE — Beschwerden oder eine Beeinträchtigung der Arbeits- oder Erwerbsfähigkeit bewirkt.

Für die Beurteilung des ursächlichen Zusammenhangs mit einer versicherten Tätigkeit gilt auch hier ausschließlich die **sozialrechtliche Kausalitätslehre** (S. 28).

Auch hier reicht daher ein nur örtlicher oder zeitlicher Zusammenhang mit der versicherten Tätigkeit nicht aus. Andererseits ist auch hier nicht erforderlich, daß die versicherten Tätigkeiten und die hiervon ausgehenden Noxen die alleinige oder doch allein wesentliche Bedingung der Erkrankung bilden; es genügt, daß derartige schädigende Einwirkungen eine **wesentliche Teilursache** (S. 30) bilden. Es können daher neben den Noxen aus der versicherten Tätigkeit auch außerberufliche, der privaten Lebenssphäre zuzuordnende Faktoren exogener (z. B. Sportausübung beim Meniskusschaden) oder endogener (z. B. anlagebedingter oder degenerativer) Art an der Entstehung der Krankheit mitwirken, ohne daß deswegen ein rechtlich wesentlicher Kausalzusammenhang mit der versicherten Tätigkeit entfällt. Nur wenn derartige außerberufliche Faktoren an Bedeutung so sehr überwiegen, daß sie bei der gebotenen objektiven, vernünftigen und lebensnahen Betrachtung als die allein wesentliche Ursache der Krankheit angesehen werden müssen, entfällt auch hier ein rechtlich wesentliche Ursachenzusammenhang (S. 32).

Vielfach wird allerdings der erste Anschein für die Wahrscheinlichkeit des ursächlichen Zusammenhangs mit der versicherten Tätigkeit sprechen, wenn eine Listenerkrankung vorliegt und die etwaigen besonderen Listenvorbehalte erfüllt sind. Beurteilungsschwierigkeiten können sich aber ergeben, wenn es sich um Erkrankungen handelt, die auch ohne Bindung an bestimmte Berufsgruppen oder Arbeitsplätze häufiger auftreten (u. a. Schleimbeutel-, Meniskus-, Sehnenscheidenerkrankungen; zahlreiche Infektionskrankheiten). Hier bedarf es im sozialmedizinischen Gutachten

dann sorgfältiger Feststellung (S. 45) und Prüfung aller maßgebenden Umstände, u. a. der Anamnese in medizinischer (z. B. Vorerkrankungen, Vorschädigungen u. a. degenerativer Art), beruflicher (Art, Dauer und Schwere der beruflichen Noxen, Infektionsrisiken usw.) und außerberuflicher (Einwirkungen und Risiken aus unversicherten Bereichen wie z. B. Sport, Hobby, Urlaub usw.) Hinsicht zwecks Erfassung und Abwägung der beruflichen und außerberuflichen Noxen und Risiken in ihrer Bedeutung für den Eintritt der Krankheit.

Nicht selten liegt zwischen dem Beginn der schädigenden Einwirkungen aus der beruflichen Tätigkeit und dem Beginn der Berufskrankheit als Krankheit im Rechtssinne (S. 6) ein längerer Zeitraum. Ist der Versicherte während dieser Zeit neben den beruflichen Noxen auch anderen schädigenden exogenen oder endogenen Einflüssen aus der unversicherten privaten Lebenssphäre ausgesetzt, spricht man von einem **Parallelschaden** (S. 55).

Hat der Versicherte z. B. neben einer die Kniegelenke überdurchschnittlich belastenden Berufstätigkeit i. S. der BK Nr. 2101 auch aktiven Sport mit entsprechender Belastung der Kniegelenke ausgeübt, erhebt sich die Frage, wie diese verschiedenen parallel wirkenden Einwirkungen rechtlich zu bewerten sind.

Auch hierfür gelten die Grundsätze der sozialrechtlichen Kausalitätslehre über die konkurrierende Kausalität (S. 29). Der Parallelschaden ist — anders als der Vor- oder Nachschaden — kein Sonderfall, der eine andere Beurteilung rechtfertigt. Auch hier genügt es also, daß die berufsbedingten Noxen eine wesentliche Teilursache für den Eintritt der Berufskrankheit bilden; eine rechtlich wesentliche Kausalität der beruflichen Noxen darf daher nur verneint werden, wenn die außerberuflichen Noxen an Bedeutung so sehr überwiegen, daß sie bei der gebotenen objektiven, vernünftigen und lebensnahen Betrachtung als die allein wesentliche Ursache der Krankheit angesehen werden müssen (S. 32).

Die beruflichen Noxen treffen gelegentlich auf Krankheitsdispositionen, degenerative und andere **Vorschädigungen oder Anlagen**, so daß sie nicht die alleinige Bedingung für die Entstehung der Berufskrankheit bilden. Auch für diese Fallgruppen gelten die allgemeinen sozialrechtlichen Grundsätze für die Beurteilung von Anlage- oder degenerativ bedingten Leiden (S. 41).

Danach ist der Versicherte grundsätzlich in dem Gesundheitszustand geschützt, in dem er sich bei Beginn der schädigenden Einwirkungen befunden hat. Treffen daher schädigende Noxen aus einer versicherten Tätigkeit auf eine anlagebedingte Krankheitsdisposition oder degenerative Vorschädigung und führen sie (nur) durch das Zusammenwirken mit derartigen berufsunabhängigen Kausalfaktoren zur Entstehung der Berufskrankheit, kann den schädigenden beruflichen

---

[50] BSG 27. 07. 1989 − 2 RU 54/88 − ; Erlenkämper (S. 359) mwN

Noxen die rechtliche Qualität einer wesentlichen Teilursache nicht generell mit der Begründung abgesprochen werden, der Gesundheitsschaden habe nur infolge der degenerativen Vorschädigung bzw. der anlagebedingten Krankheitsdisposition eintreten können. Die Frage, ob das Ereignis den Schaden wesentlich bedingt hat, ist vielmehr im Gegenteil auf dem Boden der individuellen Konstitution des konkret Betroffenen und somit danach zu beurteilen, ob bei *diesem* Betroffenen angesichts *seiner* individuellen Konstitution die beruflichen Noxen von wesentlicher ursächlicher Bedeutung für die Entstehung der Berufskrankheit gewesen sind (S. 41).

Auch Berufskrankheiten können i. S. der **Entstehung** oder i. S. der **Verschlimmerung** (S. 35) verursacht sein.

Auch insoweit gelten die allgemeinen Grundsätze der sozialrechtlichen Kausalitätslehre.

Berufskrankheit und Arbeitsunfall schließen sich i. d. R. wechselseitig aus.

Berufskrankheiten sind ganz überwiegend das Ergebnis längerdauernder Einwirkungen; der Arbeitsunfall setzt dagegen i. d. R. ein zeitlich eng — jedenfalls auf eine Arbeitsschicht — begrenztes Unfallereignis voraus. Die Übergänge können im Einzelfall jedoch fließend sein. So kann z. B. eine Vergiftung oder eine Infektion durchaus während einer bestimmten Arbeitsschicht eintreten und dadurch die Merkmale einer Berufskrankheit wie auch eines Arbeitsunfalls erfüllen oder eine Explosion (Unfall) mit Freisetzung giftiger Gase (Berufskrankheit) beide Tatbestände erfüllen.

In solchen Fällen finden die Vorschriften über die Berufskrankheit Anwendung.[51]

Andere Krankheiten als die in der Anlage zur BKVO aufgeführten sog. Listenerkrankungen können — und sollen — vom UV-Träger **wie eine Berufskrankheit** anerkannt und entschädigt werden, wenn sie nach neueren Erkenntnissen die allgemeinen Voraussetzungen für die Anerkennung von Berufskrankheiten — besondere berufsspezifische Einwirkungen, denen bestimmte Berufsgruppen in erheblich höheren Grade ausgesetzt sind, § 551 Abs. 1 Satz 3 RVO — erfüllen, § 551 Abs. 2 RVO (sog. Quasi-Berufskrankheiten).

Die Anwendung dieser Vorschrift erfordert jedoch Zurückhaltung. Die Voraussetzungen sind nur schwer zu erfüllen.[52] Denn die Erkenntnisse müssen *neuerer* Art sein, sie dürfen bei der letzten Änderung der

BKVO[53] noch nicht vorgelegen haben. Der Gesetzgeber darf also noch keine Gelegenheit gehabt haben, anhand dieser Erkenntnisse über die Voraussetzungen des § 551 Abs. 1 Satz 3 RVO zu entscheiden. Liegen derartige neuere Erkenntnisse vor, ist aber lediglich das Verfahren zur Anerkennung als Berufskrankheit noch nicht abgeschlossen, pflegt der Sachverständigenrat beim BMA entsprechende Empfehlungen zu geben.[54]

Daß die Berufsgenossenschaften diese Vorschrift gelegentlich als „Aufhänger" für die Entschädigung besonderer Grenz- oder Härtefälle benutzen, ist erfreulich, darf aber nicht darüber hinwegtäuschen, daß ein einklagbarer Anspruch nicht besteht, wenn die Voraussetzungen des § 551 Abs. 2 RVO nicht eindeutig erfüllt sind.

Für die **Entschädigung der Berufskrankheiten** gelten die für Arbeitsunfälle geltenden Vorschriften entsprechend, § 551 Abs. 3 Satz 1 RVO.

Von den allgemeinen Grundsätzen gelten jedoch einige Ausnahmen:

Als der — vor allem für den Beginn der Entschädigungsleistungen rechtserhebliche — **Zeitpunkt des Arbeitsunfalls** gilt der Beginn von Krankheit i. S. der ges. KrV (Beginn von Behandlungsbedürftigkeit und/oder Arbeitsunfähigkeit, S. 7) oder, wenn dies für den Versicherten günstiger ist, der Beginn einer MdE, § 551 Abs. 3 Satz 2 RVO.

Der **Tod eines Versicherten** steht nach § 589 Abs. 2 RVO dem Tod durch Arbeitsunfall auch dann gleich, wenn seine Erwerbsfähigkeit durch bestimmte Berufskrankheiten (Silikose u. a.) um 50 v. H. oder mehr gemindert war, es sei denn, es ist offenkundig, daß der Tod mit der Berufskrankheit nicht in ursächlichem Zusammenhang steht (z. B. Tod durch Autounfall).

Der Versicherte kann — ggf. auch neben den Regelleistungen — **Übergangsleistungen** wegen einer Berufskrankheit beanspruchen, insbesondere wenn er nach Aufforderung durch den UV-Träger die gefährdende

---

[51] Brackmann (S. 490m); Erlenkämper (S. 358); Lauterbach § 551 Anm. 2

[52] vgl. hierzu aber u. a. BVerfG SozR 2200 § 551 Nr. 19 u. BSG SozR 2200 § 551 Nr. 20

[53] gegenwärtig: 01. 04. 1988

[54] so z. B. seit 1992 die Anerkennung von:
„Diskopathien, Osteochondrose, Spondylose oder Spondylarthrose der LWS durch langjähriges Heben und Tragen schwerer Lasten oder durch langjährige Tätigkeiten in extremer Rumpfbeugehaltung, die zur Unterlassung aller Tätigkeiten gezwungen haben, die für die Entstehung, die Verschlimmerung oder das Wiederaufleben der Krankheit ursächlich waren oder sein können",
ferner von:
„Diskopathien, Osteochondrose, Spondylose oder Spondylarthrose der HWS durch langjähriges Tragen schwerer Lasten auf der Schulter, die zur Unterlassung aller Tätigkeiten gezwungen haben, die für die Entstehung, die Verschlimmerung oder das Wiederaufleben der Krankheit ursächlich waren oder sein können." (Rundschreiben Nr. VB 20/92 vom 17. 02. 1992 des Hauptverbandes der gewerblichen Berufsgenossenschaften).

Berufstätigkeit eingestellt hat und dadurch eine Verdienstminderung oder sonstige wirtschaftliche Nachteile erleidet, § 3 BKVO. Als Übergangsleistung wird ein einmaliger Betrag bis zur Höhe des Jahresarbeitsverdienstes oder eine monatlich wiederkehrende Zahlung bis zur Höhe der Vollrente (zumeist von Jahr zu Jahr abnehmend) längstens für die Dauer von fünf Jahren gewährt.

Für **Ärzte** und Zahnärzte besteht eine **gesetzliche Anzeigepflicht** bei begründetem Verdacht auf Vorliegen einer Berufskrankheit gegenüber dem zuständigen UV-Träger oder der für den medizinischen Arbeitsschutz zuständigen Stelle, § 5 BKVO.

Regelleistungen

Nach Eintritt eines Arbeitsunfalls gewährt der zuständige UV-Träger insbesondere, § 547 RVO:

— Heilbehandlung,
— Verletztengeld,
— Berufshilfe (berufliche Rehabilitation),
— Verletztenrente,
— Sterbegeld,
— Renten an Hinterbliebene,
— Rentenabfindungen.

Die **Heilbehandlung** umfaßt vor allem, § 557 Abs. 1 RVO:

— ärztliche und zahnärztliche Behandlung,
— Arznei- und Verbandmittel,
— Heilmittel einschließlich Krankengymnastik, Bewegungs-, Sprach- und Beschäftigungstherapie,
— Ausstattung mit Körperersatzstücken, orthopädischen und anderen Hilfsmittel, der notwendigen Änderung, Instandsetzung und Ersatzbeschaffung sowie der Ausbildung im Gebrauch (vgl. hierzu die VO über die orthopädische Versorgung Unfallverletzter, s. unten),
— Belastungserprobung und Arbeitstherapie,
— Gewährung von Pflege.

Die **Heilbehandlung** soll mit allen geeigneten Mitteln die durch den Arbeitsunfall entstandene Körperverletzung oder Gesundheitsstörung und eine hierdurch bewirkte Minderung der Erwerbsfähigkeit beseitigen oder bessern, Verschlimmerungen verhüten und die Auswirkungen der Unfallfolgen erleichtern, § 556 Abs. 1 RVO. Die UV-Träger haben daher alle Maßnahmen zu treffen, die eine möglichst bald nach dem Unfall einsetzende, schnelle und sachgemäße Heilbehandlung gewährleisten, § 557 Abs. 2 RVO.
Zu diesem Zweck haben die UV-Träger das **berufsgenossenschaftliche Heilverfahren** entwickelt, das u. a.

ein dichtes Netz von Durchgangs- und anderen Fachärzten, eigene Unfallkrankenhäuser sowie zur Behandlung Schwerverletzter zugelassene Krankenhausabteilungen umfaßt.
Art und Umfang der Heilbehandlung entspricht weitgehend der Krankenbehandlung i. S. ges. KrV (S. 80). Im Gegensatz zum bisher geltenden Recht besteht aber ab 01. 01. 1991 kein unmittelbarer Anspruch auf Leistungen aus der ges. KrV, wenn sie als Folge eines Arbeitsunfalls oder einer Berufskrankheit i. S. der ges. UV zu erbringen sind, § 11 Abs. 4 SGB V. Soweit die Krankenkassen die Leistungen gleichwohl erbringen (z. B. weil die Ursache nicht bekannt war oder umstritten ist), entsteht ggf. ein Erstattungsanspruch der Krankenkasse gegen den UV-Träger.
Daneben besteht auch hier Anspruch auf **ergänzende Leistungen** , § 569a RVO (u. a. auf erforderliche Reisekosten, Haushaltshilfe). Wegen der Einzelheiten s. S. 81.

In der Verordnung über die **orthopädische Versorgung Unfallverletzter** vom 18. 07. 1973 sind nähere Bestimmungen über Art und Umfang der orthopädischen Versorgung getroffen worden.

Sie regelt u. a. die Ausstattung mit Körperersatzstücken, orthopädischen und anderen Hilfsmitteln, die geeignet sind, den Erfolg der Heilbehandlung zu sichern, die Folgen der Verletzung zu verbessern oder die durch den Arbeitsunfall geschaffene Lage des Versicherten zu erleichtern, § 1 der VO. Hierzu haben die UV-Träger gemeinsame Richtlinien herausgegeben, die Art und Umfang der Versorgung im einzelnen regeln.
Zur orthopädischen Versorgung Unfallverletzter gehört unter bestimmten Voraussetzungen auch die Gewährung von **Kfz-Hilfe**, § 6 der VO, die hier z. T. abweichend von der Kfz-Hilfe im Rahmen der beruflichen Rehabilitation (S. 24) geregelt ist.
In der VO geregelt ist ferner auch der Anspruch auf **Entschädigung für außergewöhnlichen Verschleiß an Kleidung oder Wäsche**, § 564 RVO, § 7 der VO. Maßgebend sind die Vorschriften des § 15 BVG und der hierzu ergangenen Durchführungs-Verordnung (S. 120).

Daneben besteht **Anspruch auf Pflege**, solange der Verletzte infolge des Arbeitsunfalls so hilflos (S. 19) ist, daß er nicht ohne Wartung und Pflege sein kann; mit Zustimmung des Verletzten kann Pflege auch in anderen Fällen gewährt werden, § 558 RVO.

Die **Pflege** besteht, § 558 Abs. 2 RVO:

— in der Gestellung der erforderlichen Hilfe und Wartung durch Krankenpfleger bzw. -schwestern oder auf andere geeignete Weise (Hauspflege),
— in der Gewährung von Unterhalt und Pflege in einer geeigneten Anstalt (Anstaltspflege, z. B. in Pflegeheim).

Statt einer solchen Pflege kann ein **Pflegegeld** gewährt werden, das (ab 01. 07. 1991) monatlich zwischen 473,— und 1893,— DM beträgt, § 558 Abs. 3 RVO.

Übersteigen die Aufwendungen für fremde Wartung und Pflege den Betrag des Pflegegeldes, so kann dieses angemessen erhöht werden, § 558 Abs. 3 Satz 4 RVO.

Die **Pflegebedürftigkeit** muß aber „infolge des Arbeitsunfalls" bestehen (S. 20). Der Arbeitsunfall muß also auch hier zumindest eine wesentliche Teilursache i. S. der sozialrechtlichen Kausalitätslehre (S. 30) bilden.

Aufnahme in ein Alters- oder Pflegeheim kann der UV-Träger auf Antrag auch anstelle der Verletztenrente oder eines Teiles derselben gewähren, § 586 RVO. Bei Gewährung von Anstaltspflege kann er die Verletztenrente kürzen, aber höchstens um ein Drittel, § 585 RVO.

Verletztengeld (früher zeitweilig auch Übergangsgeld [55] genannt) erhält der Verletzte, solange er infolge des Arbeitsunfalls arbeitsunfähig i. S. der ges. KrV (S. 7) ist und keinen Anspruch auf Übergangsgeld aus Anlaß von Berufshilfemaßnahmen hat, § 560 RVO.

Voraussetzung ist auch hier, daß die Arbeitsunfähigkeit durch einen Arbeitsunfall verursacht worden ist, dieser also zumindest eine wesentliche Teilursache i. S. der sozialrechtlichen Kausalitätslehre (S. 31) bildet.

Das Verletztengeld **beginnt** i. d. R. mit dem Tage, an dem die Arbeitsunfähigkeit ärztlich festgestellt wird, § 560 Abs. 1 Satz RVO. Es ruht jedoch, solange der Verletzte Arbeitsentgelt oder -einkommen, Arbeitslosengeld bzw. -hilfe, Unterhalts-, Mutterschaftsgeld o. ä. bezieht, § 560 Abs. 1 RVO.

Für die **Höhe** des Verletztengeldes gelten bei Arbeitnehmern die Vorschriften zur Höhe des Krankengeldes (47 SGB V, S. 82). Bezieher von Arbeitslosengeld bzw. -hilfe erhalten Verletztengeld in Höhe dieser Leistungen (§§ 561 Abs. 2 RVO, 158 AFG), alle übrigen Verletzten in Höhe des 450. Teils des maßgebenden Jahresarbeitsverdienstes, § 561 Abs. 3 RVO.

Das Verletzungsgeld **fällt weg**, wenn der Verletzte wieder arbeitsfähig wird, sonst mit dem Tag, für den erstmalig Verletztenrente gewährt wird, § 562 Abs. 1 RVO. Schließt sich eine notwendige Berufshilfe aus Gründen, die der Verletzte nicht zu vertreten hat, nicht gleich an die Heilbehandlung an, so ist Verletztengeld bis zum Beginn der Berufshilfe weiterzugewähren, wenn der Verletzte seine bisherige Tätigkeit nicht weiter ausüben und ihm eine andere zumutbare Tätigkeit nicht vermittelt werden kann, § 568a Abs. 1 RVO.

Bei **Wiedererkrankung an Unfallfolgen** oder Durchführung von Maßnahmen der Heilbehandlung, durch die der Verletzte gehindert wird, einer Erwerbstätigkeit nachzugehen, wird auch Verletztengeld wiedergewährt, es sei denn, daß der Verletzte erwerbsunfähig i. S. des SGB VI (S. 107) ist. Hat ein RV-Träger Erwerbsunfähigkeit festgestellt, ist diese Feststellung für den UV-Träger bindend, § 562 Abs. 2 und 3 RVO.

Die **Berufshilfe** (berufliche Rehabilitation, S. 24) umfaßt insbesondere, § 567 RVO:

— Hilfen zur Erhaltung oder Erlangung eines Arbeitsplatzes und Leistungen zur Förderung der Arbeitsaufnahme,

— Berufsfindung, Arbeitserprobung und ggf. Berufsvorbereitung,

— berufliche Anpassung, Fortbildung, Ausbildung und Umschulung,

— sonstige Hilfen, um dem Verletzten eine angemessene und geeignete Berufs- oder Erwerbstätigkeit zu ermöglichen.

Zu den berufsfördernden Leistungen gehört auch die Übernahme der Kosten für Unterkunft und Verpflegung, wenn eine Unterbringung außerhalb des eigenen oder des elterlichen Haushalts notwendig ist. Maßnahmen in Einrichtungen der beruflichen Rehabilitation werden nur gefördert, wenn Art und Schwere der Verletzungen oder die Sicherung des Rehabilitationserfolges diese erforderlich machen, § 567 Abs. 1 a RVO.

Während einer Maßnahme der Berufshilfe erhält der Verletzte **Übergangsgeld**, wenn der arbeitsunfähig i. S. der ges. KrV (S. 7) oder wegen der Teilnahme an der Maßnahme gehindert ist, eine ganztägige Erwerbstätigkeit auszuüben, § 568 RVO, sowie ggf. **ergänzende Leistungen** (u. a. Übernahme von Lehrgangs-, Lernmittel-, Prüfungs- und Reisekosten, Haushaltshilfe usw.), § 569a RVO.

Verletztenrente erhält der Versicherte, wenn über die 13. Woche nach dem Arbeitsunfall hinaus eine entschädigungspflichtige MdE andauert, § 580 Abs. 1 RVO.

Die **Höhe der Verletztenrente** hängt einmal von dem maßgebenden Jahresarbeitsverdienstes, zum anderen von der bestehenden MdE (s. unten) ab. Sie beträgt zwei Drittel des maßgebenden Jahresarbeitsverdienstes, wenn der Versicherte seine Erwerbsfähigkeit verloren hat (MdE: 100 v. H.; sog. Vollrente [56]), bei geringerer MdE den Teil der Vollrente, der dem MdE-Grad entspricht, § 581 Abs. 1 RVO.

Als **Jahresarbeitsverdienst** gilt i. d. R. der Gesamtbetrag aller Arbeitsentgelte und Arbeitseinkommen des Verletzten im Jahr vor dem Arbeitsunfall, § 571 RVO. Daneben gibt es Sonderbestimmungen über den maßgebenden Jahresarbeitsverdienst u. a. bei Berufskrankheiten, bei Jugendlichen und Auszubildenden, bei Beamten und Soldaten, bei Hinterbliebenen, bei Wiedererkrankung an Unfallfolgen, über Mindest-und Höchstjahresarbeitsverdienste sowie über die Feststellung bei erheblicher Unbilligkeit, §§ 572ff. RVO. [57]

---

[55] Der Begriff „Übergangsgeld" wird jetzt in der ges. UV — anders als im sonstigen Rehabilitationsrecht — nur noch für Geldleistungen aus Anlaß *beruflicher* Rehabilitationsmaßnahmen verwendet.

[56] Die Rente ist lohn- bzw. einkommensteuerfrei; netto bewirkt die Vollrente daher einen weitgehend vollständigen Lohnausgleich.

[57] Einzelheiten s. Erlenkämper (S. 368)

Schwerverletzte — also Verletzte mit einer MdE-Summe von 50 v. H. oder mehr aus allen entschädigungspflichtigen Unfällen, § 583 Abs. 1 RVO — erhalten eine **Schwerverletztenzulage** in Höhe von 10 v. H. der Verletztenrente, wenn sie infolge des Arbeitsunfalls einer Erwerbstätigkeit nicht mehr nachgehen, aber eine Rente aus der ges. RV nicht erhalten, § 582. Die frühere **Kinderzulage** für Schwerverletzte ist seit 1984 für neue Renten entfallen; insoweit wird aber jetzt Kindergeld gewährt.

Mehrere Dauerrenten dürfen zwei Drittel des maßgebenden Jahresarbeitsverdienstes nicht überschreiten; sonst werden sie anteilig gekürzt, § 584 RVO. Beim **Zusammentreffen** eine Unfallrente mit einer **Rente aus der ges. RV** wird letztere gekürzt, wenn beide Renten zusammen gewisse Grenzbeträge überschreiten, § 93 SGB VI (bisher: §§ 55 AVG, 1278 RVO).

Ist der Verletzte infolge des Arbeitsunfalls **ohne Arbeitseinkommen** bzw. -entgelt und erreichen Rente und Arbeitslosengeld bzw. -hilfe zusammen nicht den Betrag des Übergangsgeldes (S. 95), hat der UV-Träger die Rente für längstens zwei Jahre nach ihrem Beginn um diesen Unterschiedsbetrag zu erhöhen, § 587 RVO.

Auf Antrag kann der UV-Träger dem Verletzten statt der Verletztenrente oder eines Teiles derselben **Aufnahme in ein Alters- oder Pflegeheim** gewähren, § 586 RVO. Ferner kann er bei Anstaltspflege i. S. des § 558 Abs. 2 RVO (s. oben) die Verletztenrente bis zu einem Drittel kürzen, § 585 RVO.

Verletztenrente ist i. d. R. nur zu gewähren, wenn eine **MdE** (S. 12) um mindestens 20 v. H. („... wenigstens ein Fünftel ...") besteht, § 581 Abs. 1 Nr. 2 RVO.

Etwas anderes gilt nur, wenn der Verletzte mehrere Arbeitsunfälle erlitten hat und die MdE-Sätze der einzelnen Unfallfolgen zusammen wenigstens 20 v. H. erreichen; dann ist für jeden — also auch für einen früheren, bisher nicht entschädigten — Arbeitsunfall Verletztenrente zu gewähren, soweit die MdE wenigstens 10 v. H. beträgt (sog. **Stütz-MdE**, S. 15); dabei stehen Arbeitsunfällen gleich Unfälle oder Entschädigungsfälle u. a. nach den Beamtengesetzen, dem BVG, SVG, ZDG, OEG und BEG.

Dabei ist der UV-Träger an die Feststellung der MdE durch die anderen Verwaltungsträger (z. B. Versorgungsamt) i. d. R. gebunden; selbst feststellen darf er die MdE nur, wenn insoweit noch keine verbindliche Entscheidung vorliegt.[58] Das ist von Bedeutung u. a. im Verhältnis zum sozEntschR, weil dort z. T. höhere MdE-Sätze als in der ges. UV gelten.[59]

Bei der sozialmedizinischen Begutachtung ist die Höhe der tatsächlich bestehenden MdE daher stets auch dann ausdrücklich festzustellen, wenn diese ein rentenberechtigendes Ausmaß nicht erreicht, aber 10 v. H. oder mehr beträgt.[60]

Für die ersten zwei Jahre nach dem Unfall kann der UV-Träger die Verletztenrente als **vorläufige Rente** feststellen; spätestens nach Ablauf von zwei Jahren ist jedoch die **Dauerrente** festzustellen, § 1585 Abs. 1 und 2 RVO. Geschieht dies nicht, gilt die vorläufige Rente als Dauerrente, § 622 Abs. 2 RVO.

Von der Möglichkeit, zunächst nur eine vorläufige Rente zu gewähren, machen die UV-Träger vielfach Gebrauch, vor allem wenn Heilung, Stabilisierung oder Gewöhnung noch nicht voll abgeschlossen sind. Denn die vorläufigen Renten haben einen ganz wesentlichen praktischen Vorzug: Der UV-Träger ist bei der später notwendigen Festsetzung der Dauerrente u. a. an die vorläufig festgestellte MdE nicht gebunden, sie setzt — anders als bei der Neufeststellung von Dauerrenten — nicht den Nachweis einer wesentlichen Änderung voraus, § 1585 Abs. 2 Satz 2 RVO. Das ermöglicht eine schnelle und unbürokratische Feststellung der vorläufigen Rente auch in schwierigen Fällen, aber auch eine gewisse Großzügigkeit bei der Bemessung der MdE in diesem Rahmen.

Bei der sozialmedizinischen Begutachtung sollte daher bei der Beurteilung der MdE sorgfältig unterschieden werden, ob es sich um eine vorläufige oder Dauerrente handelt.

Die Verletztenrente **beginnt** i. d. R. mit dem Tag nach Wegfall der Arbeitsunfähigkeit i. S. der ges. KrV (S. 7), § 580 Abs. 2 RVO.

War der Verletzte nicht arbeitsunfähig oder hat er bei Beginn der Arbeitsunfähigkeit Arbeitsentgelt oder Arbeitseinkommen nicht erzielt, beginnt die Rente mit dem Tage nach dem Arbeitsunfall, § 580 Abs. 4 RVO.

Ist mit dem Wiedereintritt von Arbeitsfähigkeit nicht zu rechnen, beginnt die Rente mit dem Tag, an dem entweder die Heilbehandlung oder Berufshilfe soweit abgeschlossen ist, daß der Verletzte eine geeignete (andere) Berufs- oder Erwerbstätigkeit aufnehmen kann, sofern nicht weiterhin Verletzten- bzw. Übergangsgeld zu gewähren ist, oder zu übersehen ist, daß der Verletzte auch durch weitere Heil- oder Berufshilfemaßnahmen beruflich nicht mehr eingegliedert werden kann, jedoch frühestens nach Ende einer stationären Behandlung, § 580 Abs. 3 RVO.

Hinterbliebenenversorgung

Als Leistungen der Hinterbliebenenversorgung werden insbesondere gewährt:

— Sterbegeld, § 589 Abs. 1 Nr. 1 RVO,

— Überführungskosten, § 589 Abs. 1 Nr. 2 RVO,

— Witwen- und Witwerrenten (Wi-Renten), § 590 RVO,

— sog. Geschiedenenrenten (Renten an früheren Ehegatten), § 592 RVO,

— Waisenrenten, § 595 RVO,

— Elternrenten, § 596 RVO,

---

[58] BSG SozR 2200 § 581 Nr. 14, 15
[59] S. 13; vgl. auch die Synopse S. 220
[60] BSG SozR 2200 § 581 Nr. 20

– Verschollenheitsrenten, 597 RVO,
– Hinterbliebenbeihilfen, §§ 600 ff. RVO.

Allen Leistungen (mit Ausnahme der Beihilfen) ist gemeinsam, daß sie nur gewährt werden, wenn der Tod des Versicherten mit hinreichender Wahrscheinlichkeit (S. 43) **Folge eines Arbeitsunfalls** ist, § 589 RVO.

Für die Beurteilung der Kausalität ist auch hier die sozialrechtliche Kausalitätslehre (S. 28) maßgebend. Hiernach ist nicht erforderlich, daß der Arbeitsunfall die alleinige oder doch allein wesentliche Ursache des Todes gebildet hat; es genügt, wenn er – ggf. neben anderen, unfallunabhängigen Faktoren – eine **wesentliche Teilursache** (S. 30) war, sofern nicht unfallunabhängige Faktoren an Bedeutung eindeutig überwiegen. Ein rechtserheblicher Ursachenzusammenhang besteht auch dann, wenn der Arbeitsunfall zu einer **Lebensverkürzung um wenigstens ein Jahr** (S. 39) geführt hat.

Anders als im sozEntschR (S. 125) gilt hier aber der Tod nicht schon dann als Unfallfolge, wenn der Verletzte an einem Leiden stirbt, das als Unfallfolge bzw. als Berufskrankheit anerkannt war; hier ist stets zu prüfen, ob die anerkannten Unfallfolgen tatsächlich zumindest wesentliche Teilursache des Todes waren.[61] Etwas anderes gilt nur bei bestimmten Berufskrankheiten (u. a. Silikose, Asbestose) mit einer MdE um 50 v. H. oder mehr, § 589 Abs. 2 RVO.

Witwen- bzw. Witwerrente (W-Renten) erhalten Witwe bzw. Witwer bis zu ihrem Tode oder ihrer Wiederverheiratung, wenn der Tod durch einen Arbeitsunfall oder eine Berufskrankheit eingetreten ist, § 590 RVO.

Die **Höhe der W-Rente** beträgt i. d. R. als sog. **kleine W-Rente.** 30 v. H. (drei Zehntel) des für den Versicherten maßgebenden Jahresarbeitsverdienstes (S. 95), § 590 Abs. 2 Satz 1 RVO.

Sie erhöht sich auf die sog. **große W-Rente,** § 590 Abs. 2 Satz 2 RVO, und damit auf 40 v. H. (zwei Fünftel) des Jahresarbeitsverdienstes:
– wenn der Berechtigte das 45. Lebensjahr vollendet hat
– solange er berufs- oder erwerbsunfähig i. S. der ges. RV (S. 103 ff.) ist, oder
– mindestens ein waisenrentenberechtigtes Kind erzieht oder für ein Kind sorgt, das wegen körperlicher oder geistiger Gebrechen Waisenrente erhält.

Witwen- und Witwerrenten werden seit 1986 unter gleichen Voraussetzungen und in gleicher Höhe gewährt. Allerdings wird jetzt eigenes Erwerbs- oder Erwerbsersatzeinkommen auf die Rente angerechnet, soweit dieses bestimmte Grenzen übersteigt, § 590 Abs. 3 RVO.

Waisenrente erhält jedes Kind des durch Arbeitsunfall verstorbenen Versicherten, § 595 Abs. 1 RVO.

Die **Höhe** der Waisenrente beträgt bei Vollwaisen 30, bei Halbwaisen 20 v. H. des maßgebenden Jahresarbeitsverdienstes, § 595 Abs. 1 RVO.

Anspruch auf Waisenrente besteht nur bis zur Vollendung des 18. Lebensjahres, § 595 Abs. 1 RVO, darüber hinaus i. d. R. nur, §§ 595 Abs. 2, 583 Abs. 3 RVO, wenn das Kind:
– sich in Schul- oder Berufsausbildung befindet und keine Bezüge erhält, die bestimmte Grenzen überschreiten,
– ein freiwilliges soziales Jahr leistet oder
– infolge körperlicher oder geistiger Gebrechen außerstande ist, sich selbst zu unterhalten.

Rentenabfindungen

Renten können unter bestimmten Voraussetzungen abgefunden werden, §§ 603 ff. RVO.

Mit einer sog. **Gesamtvergütung** können Verletztenrenten abgefunden werden, wenn nur eine vorläufige Rente zu erwarten ist, § 603 RVO.

Dauerrenten nach einer MdE um weniger als 30 v. H. können auf Antrag des Verletzten mit einem Kapitalbetrag abgefunden werden, § 604 RVO, höhere Dauerrenten sowie W-Renten nur unter besonderen Voraussetzungen, u. a. zum Zwecke des Erwerbs von Grundbesitz, §§ 607 ff. RVO.

Als sog. **Heirats-Abfindung** wird der Witwe bzw. dem Witwer bei Wiederheirat eine Abfindung in Höhe des 24fachen des letzten durchschnittlichen Monatsbetrages der W-Renten gewährt, § 615 Abs. 1 RVO.

Verfahrensrechtliches

Für das Verfahren gelten die Vorschriften des SGB I und X. Die Leistungen der ges. UV setzen i. d. R. – anders als z. B. in der ges. RV – **keinen förmlichen Antrag** des Berechtigten voraus.

Der Unfall ist i. d. R. nicht vom Verletzten, sondern vom Betriebsunternehmer binnen drei Tagen nach Bekanntwerden durch eine förmliche **Unfallanzeige** zu melden, § 1552, 1553 RVO. Ggf. veranlaßt auch der Durchgangsarzt eine entsprechende Meldung. Hat der Unternehmer keine unmittelbare Kenntnis (z. B. bei Wegeunfällen), sollte der Versicherte den Unfall dem Unternehmer möglichst sofort melden.

Gehört der Versicherte keinem Unternehmen an (z. B. bei Hilfeleistungen nach § 539 Abs. 1 Nr. 9 RVO), sollte der Versicherte den Unfall bei dem zuständigen UV-Träger (oder beim Versicherungsamt oder einem anderen Leistungsträger, § 16 SGB I, S. 72) selbst anzeigen. Der erstbehandelnde Arzt sollte den Versicherten baldmöglichst an einen Durchgangsarzt überweisen.

Beansprucht der Versicherte wegen Änderung der Verhältnisse die **Erhöhung oder Wiedergewährung einer Rente,** so hat er seinen Anspruch bei dem zuständigen Versicherungsträger oder dem Versicherungsamt anzumelden, § 1584 RVO.

---

[61] BSG 29. 03. 1984 – 2 RU 23/83 –

Über die Frage, ob ein Arbeitsunfall bzw. eine Berufskrankheit vorliegt, welche Gesundheitsstörungen Unfallfolge sind und welche nicht, sowie ggf. über die Höhe der zustehenden Verletztenrente entscheidet der UV-Träger durch **förmlichen Bescheid**, §§ 1569a, 1583 RVO.

Verwaltungsakte (Bescheide) der Versicherungsträger sind vor Erhebung einer Klage hinsichtlich ihrer Rechtmäßigkeit und Zweckmäßigkeit in einem **Vorverfahren** (Widerspruchsverfahren) nachzuprüfen, § 78 Abs. 1 SGG.

Der **Rechtsweg** gegen Bescheid bzw. Widerspruchsbescheid (Klage, Berufung, Revision) führt zu den Gerichten der Sozialgerichtsbarkeit, § 51 SGG.

Die **Fristen** für die Einlegung von Widerspruch, Klage, Berufung und Revision betragen i. d. R. einen Monat nach Zustellung bzw. Bekanntgabe der anzufechtenden Entscheidung.

Verwaltungsakte, gegen die ein Rechtsbehelf nicht oder erfolglos eingelegt wird, werden für die Beteiligten **in der Sache bindend**, § 77 SGG.

Eine spätere **Änderung oder Aufhebung** („Neufeststellung") eines bindend gewordenen Verwaltungsakts mit Dauerwirkung (z. B. Rentenbescheid) kann nur erfolgen, soweit in den tatsächlichen oder rechtlichen Verhältnissen, die beim Erlaß des Verwaltungsakts vorgelegen haben, nachträglich eine **wesentliche Änderung** eintritt, § 48 SGB X (S. 149).

Ist ein bindend gewordener **nicht begünstigender Verwaltungsakt** schon bei seinem Erlaß rechtwidrig gewesen, so ist er zugunsten des Berechtigten zurückzunehmen, wenn sich erweist, daß bei seinem Erlaß das Recht unrichtig angewandt oder von einem unrichtigen Sachverhalt ausgegangen worden ist und deshalb u. a. Sozialleistungen zu Unrecht nicht erbracht worden sind, § 44 SGB X (S. 147).

Ein schon bei seinem Erlaß rechtswidriger **begünstigender Verwaltungsakt** kann zu Ungunsten des Betroffenen nur unter sehr engen Voraussetzungen und nur innerhalb bestimmter Fristen zurückgenommen werden, § 45 SGB X (S. 148).

Literatur

Bley, H., W. Gitter u. a.: Sozialgesetzbuch, Sozialversicherung (Gesamt-Kommentar), Chmielorz, Wiesbaden 1989
Brackmann, K.: Handbuch der Sozialversicherung einschließlich des SGB, 11. Aufl. 1988, Asgard, Bonn
Erlenkämper, A.: Sozialrecht — Leitfaden für die Praxis 2. Aufl. 1988, Heymanns, Köln
Lauterbach, H., F. Watermann, Gesetzliche Unfallversicherung 3. Aufl. 1990, Kohlhammer, Stuttgart

5.6. Gesetzliche Rentenversicherung (SGB VI)

Aufgabe

Die ges. RV schützt vor dem Risiko vorzeitiger krankheitsbedingter Berufs- oder Erwerbsunfähigkeit und gewährleistet die Altersversorgung des Versicherten sowie die Versorgung seiner Hinterbliebenen im Todesfall. Sie gewährt Leistungen der medizinischen und beruflichen Rehabilitation, Renten wegen verminderter Erwerbsfähigkeit, wegen Alters (bisher: Altersruhegeld) und wegen Todes (Hinterbliebenenrenten).

Gesetzliche Grundlagen

Die ges. RV ist ein Sammelbegriff für verschiedene Versicherungszweige, die gleiche Zwecke verfolgen und bisher rechtlich weitgehend gleich, aber in verschiedenen Gesetzen (u. a. AVG, RVO, RKG) geregelt waren.

Das **Rentenreformgesetz 1992** (RRG 92) vom 18. 12. 1989 hat die Regelungen für die einzelnen Versicherungszweige völlig neu geordnet und in *einem* Gesetz, dem SGB VI, zusammengefaßt, das nunmehr für alle Versicherungszweige einheitlich gilt. Das SGB VI ist in seinen wesentlichen Teilen am 01. 01. 1992 in Kraft getreten.

Für vorher eingetretene Versicherungsfälle gilt das alte Recht fort. Da sich die medizinisch relevanten Bestimmungen inhaltlich nicht wesentlich geändert haben, wird hier weitgehend das neue Recht dargestellt; auf die alten Bestimmungen wird aber i. d. R. hingewiesen.

Versicherungszweige und -träger

Die ges. RV gliedert sich in:

— die **Rentenversicherung der Arbeiter**, §§ 127ff. SGB VI (bisher: §§ 1226ff. RVO).
   Träger der Versicherung sind i. d. R. die Landesversicherungsanstalten, für die Arbeiter der Bundesbahn die Bundesbahn-Versicherungsanstalt, für die in der Seefahrt beschäftigten Arbeiter die Seekasse in Hamburg, § 128 SGB VI.

— die **Angestelltenversicherung**, §§ 132ff. SGB VI (bisher: §§ 1ff. AVG, die bis auf geringfügige Ausnahmen mit den Bestimmungen der RVO über die Rentenversicherung der Arbeiter wörtlich übereinstimmen).

Träger der Versicherung ist die Bundesversicherungsanstalt für Angestellte in Berlin, § 132 SGB VI, für in der Seefahrt beschäftigte Angestellte die Seekasse, § 135 SGB VI, für knappschaftlich versicherte Angestellte die Bundesknappschaft, § 137 SGB VI.

- die **Knappschaftliche Rentenversicherung**, §§ 136 ff. SGB VI (bisher: §§ 28 ff. RKG, die bis auf einige Ausnahmen mit den Bestimmungen der RVO über die Rentenversicherung der Arbeiter wörtlich übereinstimmen). *Träger der Versicherung* ist die Bundesknappschaft in Bochum, § 136 SGB VI.
- die **Handwerkerversicherung**, bisher geregelt im Handwerkerversicherungsgesetz. Dieses tritt mit dem Inkrafttreten des SGB VI außer Kraft (Art. 83 Nr. 20 RRG 92). Die Handwerker sind nunmehr unmittelbar nach dem SGB VI in der Rentenversicherung der Arbeiter versichert (§ 2 Nr. 8 SGB VI).
- die **Altershilfe für Landwirte**, geregelt im Gesetz über eine Altershilfe für Landwirte (GAL). Dieses Gesetz bleibt auch weiterhin in Kraft. Die Leistungen des GAL weichen aber in allen wesentlichen Bereichen von denen des SGB VI ab. *Träger dieser Versicherung* sind die Landwirtschaftlichen Alterskassen.

Versicherter Personenkreis

Versicherungspflichtig sind, § 1 SGB VI (bisher: §§ 2, 3 AVG, 1227 RVO):

- Personen, die (unabhängig von der Höhe) gegen Arbeitsentgelt oder zu ihrer Berufsausbildung beschäftigt sind, Nr. 1,
- Behinderte, die in anerkannten Werkstätten für Behinderte usw. oder in Anstalten, Heimen oder gleichartigen Einrichtungen in gewisser Regelmäßigkeit Leistungen in bestimmtem Umfang erbringen, Nr. 2,
- Personen, die in Einrichtungen der Jugendhilfe, in Berufsbildungswerken oder ähnlichen Einrichtungen für Behinderte für eine Erwerbstätigkeit befähigt werden sollen, Nr. 3,
- Mitglieder geistlicher Genossenschaften usw. während ihres Dienstes für die Gemeinschaft und während der außerschulischen Ausbildung, Nr. 4.

Versicherungspflichtig sind ferner (z. T. unter weiteren Voraussetzungen), § 2 SGB VI, u. a. die als

Selbständige tätigen:
- Lehrer und Erzieher, Nr. 1,
- Pflegepersonen, die in der Kranken-, Wochen-, Säuglings- oder Kinderpflege tätig sind, Nr. 2,
- Hebammen und Entbindungspfleger, Nr. 3,
- Künstler und Publizisten nach näherer Bestimmung des Künstlersozialversicherungsgesetzes, Nr. 5,
- Handwerker, die in die Handwerksrolle eingetragen sind, Nr. 8.

Versicherungspflichtig sind darüber hinaus u. a. Personen in der Zeit, für die sie von einem Leistungsträger Kranken-, Verletzten-, Versorgungskranken-, Übergangs-, Unterhalts-, Arbeitslosengeld oder Arbeitslosenhilfe beziehen, wenn sie im letzten Jahr vor Beginn der Leistung zuletzt versicherungspflichtig waren, § 3 SGB VI.

Versicherungspflichtig auf Antrag sind u. a. Personen, die nicht nur vorübergehend selbständig sind, wenn sie die Versicherungspflicht innerhalb von 5 Jahren (bisher: innerhalb von 2 Jahren) nach Aufnahme der selbständigen Tätigkeit beantragen, § 4 SGB VI.

Versicherungsfrei sind u. a., § 5 SGB VI (bisher: §§ 4, 6 AVG, 1228, 1229 RVO):
- Beamte, Richter, Berufssoldaten sowie andere Beschäftigte im öffentlichen Dienst, wenn ihnen nach beamtenrechtlichen Vorschriften oder Grundsätzen Anwartschaft auf Versorgung bei verminderter Erwerbsfähigkeit und im Alter sowie auf Hinterbliebenenversorgung gewährleistet ist, Abs. 1 Nr. 1 und 2,
- Personen, die geringfügige Beschäftigungen oder selbständige Tätigkeiten i. S. des § 8 SGB IV (S. 77) ausüben, Abs. 2 Nr. 1 und 2,
- Beschäftigungen oder selbständige Tätigkeiten von Studenten während der Dauer ihres Studiums, Abs. 3,
- Personen, die eine Vollrente wegen Alters (S. 103; bisher: Altersruhegeld) oder eine Altersversorgung nach beamtenrechtlichen Vorschriften usw. erhalten, Abs. 4.

Unter bestimmten Voraussetzungen erfolgt weiterhin auf Antrag **Befreiung von der Versicherungspflicht**, § 6 SGB VI (bisher: §§ 7, 8 AVG, 1230, 1231 RVO). Unter diese Vorschrift fallen u. a. Angestellte oder selbständig Tätige, die aufgrund einer durch Gesetz angeordneten oder auf Gesetz beruhenden Verpflichtung Mitglieder einer öffentlich-rechtlichen Versicherungseinrichtung oder Versorgungseinrichtung ihrer Berufsgruppe (berufsständischer Versorgungseinrichtungen, z. B. ärztlicher Versorgungswerke) sind.

Freiwillig versichern können sich Personen, die nicht versicherungspflichtig sind, für Zeiten von der Vollendung des 16. Lebensjahres an, § 7 SGB VI.

Personen, die (z. B. als Beamte usw.) versicherungsfrei oder von der Versicherungspflicht befreit sind, können sich nur dann freiwillig versichern, wenn sie die allgemeine Wartezeit (§ 50 SGB VI: 5 Jahre) erfüllt haben; das gilt nicht für geringfügig Beschäftigte und Studenten, § 7 Abs. 2 SGB VI. Nach bindender Bewilligung einer Vollrente wegen Alters ist eine freiwillige Versicherung nicht zulässig, § 7 Abs. 3 SGB VI.

Nachversichert werden u. a. Personen, die als Beamte usw. versicherungsfrei oder von der Versicherungspflicht befreit worden waren, wenn sie aus der Beschäftigung ohne Anspruch oder Anwartschaft auf Versorgung ausgeschieden sind, § 8 SGB VI.

Die frühere Möglichkeit zur **Höherversicherung** ist im SGB VI nicht mehr vorgesehen.

Für früher geleistete Beiträge zur Höherversicherung werden jedoch auch weiterhin Steigerungsbeiträge zur Rente geleistet, § 269 SGB VI.

Beiträge

Die **Beiträge zur ges. RV** werden nach einem Prozentsatz der Beitragsbemessungsgrundlage erhoben, die aber nur bis zur Beitragsbemessungsgrenze berücksichtigt wird, § 157 SGB VI.

Der **Beitragssatz** beträgt gegenwärtig 18,7 v. H. Er wird durch Rechtsverordnung jeweils für die Zeit vom 01. 01. des folgenden Jahres neu festgesetzt, § 160 SGB VI.

Beitragsbemessungsgrundlage sind u. a. für Versicherungspflichtige die beitragspflichtigen Einnahmen bis zur Höhe der Beitragsbemessungsgrenze (§ 157 SGB VI), § 161 Abs. 1 SGB VI, für freiwillig Versicherte jeder Betrag zwischen der Mindestbeitragsbemessungsgrundlage (§ 167 SGB VI: 1/7 der Bezugsgröße i. S. des § 18 SGB IV[62]) und der Beitragsbemessungsgrenze.[63]

Die **Beitragsbemessungsgrenze**[64] wird — wie der Beitragssatz — jeweils für die Zeit vom 01. 01. des folgenden Jahres an durch Rechtsverordnung neu festgesetzt, §§ 159, 160 SGB VI.

Die **Beiträge** werden bei Personen, die gegen Arbeitsentgelt oder zu ihrer Berufsausbildung beschäftigt werden, i. d. R. von den Versicherten und den Arbeitgebern je zur Hälfte getragen, § 168 SGB VI, und zusammen mit den übrigen Beiträgen in einem **Gesamtsozialversicherungsbeitrag** vom Arbeitgeber abgeführt, § 28d SGB IV.

Freiwillige Beiträge sind nur wirksam, wenn sie spätestens bis zum 31. 03. des folgenden Jahres (bisher: 31. 12. desselben Jahres) entrichtet werden, § 197 Abs. 2 SGB VI.

Leistungen zur Rehabilitation

Die Rentenversicherung erbringt medizinische, berufsfördernde und ergänzende Leistungen zur Rehabilitation (S. 23), § 9 Abs. 1 SGB VI, um:

— den Auswirkungen einer Krankheit oder einer körperlichen, geistigen oder seelischen Behinderung auf die Erwerbsfähigkeit der Versicherten entgegenzuwirken oder sie zu überwinden, Nr. 1, und
— dadurch Beeinträchtigungen der Erwerbsfähigkeit der Versicherten oder ihr vorzeitiges Ausscheiden aus dem Erwerbsleben zu verhindern oder sie möglichst dauerhaft in das Erwerbsleben einzugliedern, Nr. 2.

Die Leistungen zur Rehabilitation haben Vorrang vor Rentenleistungen, die bei erfolgreicher Rehabilitation nicht oder voraussichtlich erst zu einem späteren Zeitpunkt zu erbringen sind, § 9 Abs. 1 Satz 2 SGB VI („Rehabilitation vor Rente", S. 23). Die Versicherten sind verpflichtet, an der Rehabilitation aktiv mitzuwirken, § 9 Abs. 2 Satz 2 SGB VI.

Die Leistungen *können* (s. unten) erbracht werden, wenn die persönlichen und versicherungsrechtlichen Voraussetzungen dafür erfüllt sind, § 9 Abs. 2 Satz 1 SGB VI.

Die **persönlichen Voraussetzungen**, § 10 SGB VI, erfüllen diejenigen Versicherten:

— deren Erwerbsfähigkeit wegen Krankheit oder körperlicher, geistiger oder seelischer Behinderung erheblich gefährdet oder gemindert ist, Nr. 1, und
— bei denen durch die Leistungen voraussichtlich, Nr. 2,
  a) bei erheblicher Gefährdung der Erwerbsfähigkeit eine Minderung der Erwerbsfähigkeit abgewendet werden kann,
  b) bei geminderter Erwerbsfähigkeit diese wesentlich gebessert oder wiederhergestellt werden kann oder der Eintritt von Erwerbsunfähigkeit, Berufsunfähigkeit oder im Bergbau verminderter Berufsfähigkeit abgewendet werden kann.

Die **versicherungsrechtlichen Voraussetzungen**, § 11 Abs. 1 SGB VI, erfüllen Versicherte, die bei Antragstellung:

— die Wartezeit von 15 Jahren erfüllt haben, Abs. 1 Nr. 1,
— eine Rente wegen verminderter Erwerbsfähigkeit beziehen, Abs. 1 Nr. 2,
— als überlebende Ehegatten Anspruch auf die große Witwen- bzw. Witwerrente wegen verminderter Erwerbsfähigkeit haben, Abs. 3.

Für **medizinische Leistungen** haben Versicherte die versicherungsrechtlichen Voraussetzungen auch erfüllt, § 11 Abs. 2 SGB VI, die:

— in den letzten 2 Jahren vor der Antragstellung 6 Kalendermonate mit Pflichtbeitragszeiten haben, Abs. 2 Nr. 1, oder
— innerhalb von 2 Jahren nach Beendigung einer Ausbildung eine versicherungspflichtige Beschäftigung oder Tätigkeit aufgenommen und bis zum

---

[62] Mindestbeitrag 1992 monatlich:
  In den alten Bundesländern 88,50 DM;
  in den neuen Bundesländern 53,10 DM.
[63] Höchstbeitrag 1992 monatlich in den alten und neuen Bundesländern (§ 279b SGB VI): 1203,60 DM
[64] Beitragsbemessungsgrenze 1992:
  In den alten Bundesländern:
  Jährlich 81.600,—, monatlich 6800,— DM;
  in den neuen Bundesländern:
  Jährlich 57.600,—, monatlich 4800,— DM.

Antrag ausgeübt haben oder nach einer solchen Beschäftigung oder Tätigkeit bis zum Antrag arbeitsunfähig oder arbeitslos gewesen sind, Abs. 2 Nr. 2, oder
— vermindert erwerbsfähig sind oder bei denen dies in absehbarer Zeit zu erwarten ist, wenn sie die allgemeine Wartezeit (§ 50 SGB VI: 5 Jahre) erfüllt haben, Abs. 2 Nr. 3.

Leistungen zu Rehabilitation **werden nicht erbracht**, § 12 Abs. 1 SGB VI, für Versicherte, die:

— wegen eines Arbeitsunfalls, einer Berufskrankheit oder einer Schädigung i. S. des sozEntschR gleichartige Leistungen eines anderen Rehabilitationsträgers erhalten können, Nr. 1,
— eine Rente wegen Alters (bisher: Altersruhegeld) von wenigstens zwei Dritteln der Vollrente beziehen oder beantragt haben, Nr. 2,
— eine Beschäftigung ausüben, aus der ihnen nach beamtenrechtlichen oder entsprechenden Vorschriften Anwartschaft auf Versorgung gewährleistet ist, Nr. 3,
— als Bezieher einer Versorgung wegen Erreichens einer Altersgrenze versicherungsfrei sind, Nr. 4, oder
— sich in Haft usw. befinden, Nr. 5.

Medizinische Leistungen werden ferner **nicht vor Ablauf von drei Jahren** nach Durchführung solcher oder ähnlicher Leistungen zur Rehabilitation erbracht, deren Kosten aufgrund öffentlich-rechtlicher Vorschriften getragen oder bezuschußt worden sind; dies gilt nicht, wenn vorzeitige Leistungen aus gesundheitlichen Gründen dringend erforderlich sind, § 12 Abs. 2 SGB VI.

Eine **Zuzahlung** haben Versicherte, die das 18. Lebensjahr vollendet haben und (stationäre) medizinische Leistungen in Anspruch nehmen, i. d. R. in Höhe von 10,— DM für jeden Kalendertag dieser Leistungen zu erbringen; die Zuzahlung beträgt 5,— DM und ist — unter Anrechnung von Zuzahlungen an den KrV-Träger — für längstens 14 Tage zu erbringen, wenn die stationäre Heilbehandlung der Krankenhausbehandlung vergleichbar ist oder sich an diese anschließt, § 32 SGB VI.

Für die **Leistungsgewährung** gilt nunmehr[65] folgendes:

Der RV-Träger prüft zunächst, ob neben den versicherungsrechtlichen die *persönlichen Voraussetzungen der Leistungsgewährung* i. S. des § 10 SGB VI erfüllt sind. Dazu gehört in medizinischer Hinsicht vor allem die Prüfung, ob die Erwerbsfähigkeit wegen Krankheit oder Behinderung erheblich gefährdet oder gemindert ist und durch die Leistungen voraussichtlich eine Minderung der Erwerbsfähigkeit abgewendet bzw. eine geminderte Erwerbsfähigkeit wesentlich gebessert oder wiederhergestellt werden oder der Eintritt von Berufs- oder gar Erwerbsunfähigkeit abgewendet werden kann. Werden diese Voraussetzungen bejaht, entscheidet der RV-Träger nach seinem Ermessen (§ 9

---

[65] vgl. zum bisherigen Recht Erlenkämper (S. 151 ff., 170)

Abs. 2: „... können ...") über das „Ob" der Leistungsgewährung. Dem Ermessen sind hier wegen der Nähe zu den Pflichtleistungen jedoch enge Grenzen gesetzt, wenn die persönlichen Voraussetzungen für die Leistungsgewährung erfüllt sind.

Hat er das „Ob" bejaht, bestimmt er für den Einzelfall unter Beachtung der Grundsätze der Wirtschaftlichkeit und Sparsamkeit *Art, Dauer, Umfang, Beginn und Durchführung* dieser Leistungen sowie die Rehabilitationseinrichtung nach pflichtgemäßem Ermessen, § 13 Abs. 1 SGB VI.

Keine medizinischen Leistungen erbringt der RV-Träger (bzw. nur nach Maßgabe näherer Vereinbarungen mit den Spitzenverbänden der Krankenkassen), § 13 Abs. 2 bis 4 SGB VI:

— in der Phase akuter Behandlungsbedürftigkeit einer Krankheit, es sei denn, die Behandlungsbedürftigkeit tritt während der medizinischen Leistungen zur Rehabilitation ein,
— anstelle einer sonst erforderlichen Krankenhausbehandlung;
— die dem allgemein anerkannten Stand medizinischer Erkenntnisse nicht entsprechen.

Die **medizinischen Leistungen** zur Rehabilitation umfassen insbesondere, § 15 Abs. 1 SGB VI:

— Behandlung durch Ärzte und Angehörige anderer Heilberufe, soweit deren Leistungen unter ärztlicher Aufsicht oder auf ärztliche Anordnung durchgeführt werden, einschließlich der Anleitung der Versicherten, eigene Abwehr- und Heilungskräfte zu entwickeln, Nr. 1,
— Arznei- und Verbandmittel, Heilmittel einschließlich Krankengymnastik, Bewegungs-, Sprach- und Beschäftigungstherapie, Nr. 2,
— Belastungserprobung und Arbeitstherapie, Nr. 3,
— Körperersatzstücke, orthopädische und andere Hilfsmittel einschließlich der notwendigen Änderung, Instandsetzung und Ersatzbeschaffung sowie der Ausbildung im Gebrauch der Hilfsmittel, Nr. 4.

Die medizinischen Leistungen werden vor allem stationär einschließlich der erforderlichen Unterkunft und Verpflegung in Einrichtungen erbracht, die i. d. R. unter ständiger ärztlicher Verantwortung und unter Mitwirkung von besonders geschultem Personal entweder von dem RV-Träger selbst betrieben werden oder mit denen ein Vertrag besteht, § 15 Abs. 2 SGB VI. Die Leistungen einer solchen Einrichtung müssen nach Art und Schwere der Krankheit *erforderlich* sein, § 15 Abs. 2 Satz 3 SGB VI.

Die **berufsfördernden Leistungen** zur Rehabilitation umfassen insbesondere, § 16 Abs. 1 SGB VI:

— Leistungen zur Erhaltung oder Erlangung eines Arbeitsplatzes, einschließlich Leistungen zur Förderung der Arbeitsaufnahme, Nr. 1,
— Berufsvorbereitung, einschließlich einer wegen einer Behinderung erforderlichen Grundausbildung, Nr. 2,
— berufliche Anpassung, Fortbildung, Ausbildung und Umschulung, einschließlich eines zur Inanspruch-

nahme dieser Leistungen erforderlichen schulischen Abschlusses, Nr. 3,
— Arbeits- und Berufsförderung im Eingangsverfahren und im Arbeitstrainingsbereich einer anerkannten Werkstatt für Behinderte, Nr. 4.

Bei der *Auswahl* der berufsfördernden Leistungen sind Eignung, Neigung und bisherige Tätigkeit angemessen zu berücksichtigen; das Verfahren zur Auswahl der Leistungen schließt, soweit erforderlich, eine Berufsfindung oder Arbeitserprobung ein, § 16 Abs. 2 SGB VI.

Die berufsfördernden Leistungen zur Rehabilitation werden stationär in *Einrichtungen der beruflichen Rehabilitation* erbracht, wenn dies wegen Art und Schwere der Behinderung oder zur Sicherung des Erfolges der Rehabilitation erforderlich ist und mit der Einrichtung ein Vertrag über die Ausführung dieser Leistungen besteht; sie umfassen die erforderliche Unterkunft und Verpflegung, wenn die Inanspruchnahme der Leistung eine Unterbringung außerhalb des eigenen oder elterlichen Haushalts erfordert, § 16 Abs. 3 SGB VI.

Die berufsfördernden Leistungen zur Rehabilitation werden *für die Zeit* erbracht, die vorgeschrieben oder allgemein üblich ist, um das angestrebte Berufsziel zu erreichen; Leistungen für die berufliche Umschulung und Fortbildung sollen i. d. R. nur erbracht werden, wenn die Leistung bei ganztägigem Unterricht nicht länger als zwei Jahre dauert, es sei denn, daß der Versicherte nur durch eine länger dauernde Leistung eingegliedert werden kann, § 19 SGB VI.

Versicherte haben i. d. R. Anspruch auf **Übergangsgeld**, wenn sie von einem RV-Träger berufsfördernde Leistungen nach § 16 Abs. 1 Nr. 2 bis 4 oder stationär medizinische oder sonstige Leistungen zur Rehabilitation erhalten, § 20 SGB VI.

Der Anspruch auf Übergangsgeld ist von zahlreichen weiteren Voraussetzungen abhängig, § 20 SGB VI. Diese und die umfangreichen Vorschriften über Höhe und Berechnung (§§ 21 bis 27 SGB VI) können in diesem Rahmen nicht dargestellt werden.

Als **ergänzende Leistungen zur Rehabilitation** können außer dem Übergangsgeld erbracht werden, § 28 SGB VI:

— Haushaltshilfe (nach Maßgabe des § 29 SGB VI; vgl. auch S. 81), Nr. 1,
— Reisekosten (nach Maßgabe des § 30 SGB VI), Nr. 2,
— ärztlich verordneter Rehabilitationssport in Gruppen unter ärztlicher Betreuung, Nr. 3,
— Übernahme der Kosten, die mit den berufsfördernden Leistungen in unmittelbarem Zusammenhang stehen, insbesondere Lehrgangskosten, Prüfungsgebühren, Lernmittel, Arbeitskleidung und Arbeitsgeräte, Nr. 4,

— sonstige Leistungen zur Rehabilitation, § 31 SGB VI.

Rentenarten

Renten werden geleistet, § 33 Abs. 1 SGB VI:
— wegen Alters,
— wegen verminderter Erwerbsfähigkeit oder
— wegen Todes.

Darüber hinaus werden von der ges. RV auch weiterhin (die eigentlich versicherungsfremden) Leistungen für Kindererziehung an Mütter erbracht, die vor dem 01. 01. 1921 geboren sind, § 294 SGB VI.

Rente wegen Alters wird geleistet, § 33 Abs. 2 SGB VI, als:
— Regelaltersrente,
— Altersrente für langjährig Versicherte,
— Altersrente für Schwerbehinderte, Berufs- und Erwerbsunfähige,
— Altersrente wegen Arbeitslosigkeit,
— Altersrente für Frauen,
— Altersrente für langjährig unter Tage beschäftigte Bergleute.

Rente wegen verminderter Erwerbsfähigkeit wird geleistet, § 33 Abs. 3 SGB VI, als:
— Rente wegen Berufsunfähigkeit,
— Rente wegen Erwerbsunfähigkeit,
— Rente für Bergleute.

Rente wegen Todes wird geleistet, § 33 Abs. 4 SGB VI, als:
— Witwen- oder Witwerrente (W-Rente),
— Erziehungsrente,
— Waisenrente,
— sog. Geschiedenenrente (Witwen- und Witwerrenten) für frühere Ehegatten, deren Ehe vor dem 01. 07. 1977 geschieden worden ist, § 243 SGB VI (bisher: §§ 42 AVG, 1265 RVO).

Leistungen für Kindererziehung an Mütter, die vor dem 01. 01. 1921 geboren sind, werden in Höhe von 75 v. H. des jeweils für die Berechnung von Renten maßgebenden aktuellen Rentenwerts (§ 68 SGB VI) für jedes Kind gewährt, das sie im Bundesgebiet (oder u. a. im früheren Reichsgebiet) lebend geboren haben, § 294 SGB VI.

Bei Müttern, die ab 1921 geboren sind, werden Kindererziehungszeiten als Beitrags- bzw. Berücksichtigungszeiten angerechnet.

Versicherte und Hinterbliebene haben Anspruch auf Rente, wenn die für die jeweilige Rente erforderliche Mindestversicherungszeit **(Wartezeit)** erfüllt ist und die jeweiligen **besonderen versicherungsrechtlichen und persönlichen Voraus-**

setzungen vorliegen, § 34 Abs. 1 SGB VI. Eine Rente wegen Alters wird vor Vollendung des 65. Lebensjahres zudem nur geleistet, wenn die Hinzuverdienstgrenzen nicht überschritten werden, § 34 Abs. 2 und 3 SGB VI.

Die **Hinzuverdienstgrenze**[66] beträgt, § 34 Abs. 3 SGB VI, i. d. R.[67]:

– bei einer Rente wegen Alters als Vollrente: 1/7 der monatlichen Bezugsgröße (§ 18 SGB IV[68]),
– bei einer Rente wegen Alters als Teilrente (§ 42 SGB VI, s. unten): Unterschiedliche Werte nach Maßgabe des aktuellen Rentenwerts (§ 68 SGB VI) und der Entgeltpunkte (§ 66 SGB VI) und je nachdem, in welcher Höhe die Teilrente in Anspruch genommen wird.[69]

Renten wegen Alters

Die Altersrenten (früher: Altersruhegeld) haben andere Bezeichnungen erhalten und werden z. T. nur unter veränderten Voraussetzungen gewährt.

Regelaltersrente (bisher: normales Altersruhegeld,[70] Abs. 5 der §§ 25 AVG, 1248 RVO) erhalten Versicherte, § 35 SGB VI, wenn sie:

– das 65. Lebensjahr vollendet haben und
– die allgemeine Wartezeit (§ 50 SGB VI: 5 Jahre) erfüllen.

Altersrente für langjährig Versicherte (bisher: sog. flexibles Altersruhegeld,[71] Abs. 1 der §§ 25 AVG, 1248 RVO), wird Versicherten gewährt, § 36 SGB VI, wenn sie:

– das 63. Lebensjahr vollendet haben und
– eine Wartezeit von 35 Jahren erfüllen.

Altersrente für Schwerbehinderte, Berufs- und Erwerbsunfähige (bisher: sog. flexibles Altersruhegeld,[72] Abs. 1 der §§ 25 AVG, 1248 RVO), erhalten Versicherte, § 37 SGB VI, wenn sie:

– das 60. Lebensjahr vollendet haben,
– bei Beginn der Altersrente als Schwerbehinderte (§ 1 SchwbG, S. 127) anerkannt oder berufs- bzw. erwerbsunfähig sind und
– eine Wartezeit von 35 Jahren erfüllen.

Anspruch auf **Altersrente wegen Arbeitslosigkeit** (bisher:[73] Abs. 2 der §§ 25 AVG, 1248 RVO) besteht für Versicherte, § 38 SGB VI, wenn sie:

– das 60. Lebensjahr vollendet haben,
– innerhalb der letzten 1 1/2 Jahre insgesamt 52 Wochen arbeitslos waren und noch sind,
– in den letzten 10 Jahren (verlängert um bestimmte Zeiten) 8 Jahre pflichtversichert waren,
– eine Wartezeit von 15 Jahren erfüllen.

Altersrente für Frauen (bisher:[74] Abs. 3 der §§ 25 AVG, 1248 RVO) erhalten Frauen, § 39 SGB VI, die:

– das 60. Lebensjahr vollendet haben,
– nach Vollendung des 40. Lebensjahres mehr als 10 Jahre Pflichtbeitragszeiten haben und
– eine Wartezeit von 15 Jahren erfüllen.

Die **Altersgrenzen** unterhalb des 65. Lebensjahres werden stufenweise auf das 65. Lebensjahr angehoben, § 41 SGB VI.

Die Altersrenten können nunmehr als **Vollrente** oder **als Teilrente** in Anspruch genommen werden, § 42 SGB VI.

Renten wegen verminderter Erwerbstätigkeit

Rente wegen Berufsunfähigkeit

Versicherte haben bis zur Vollendung des 65. Lebensjahres Anspruch auf **Rente wegen Berufsunfähigkeit** (bisher: §§ 23 AVG, 1246 RVO, 46 RKG[75]), § 43 SGB VI, wenn sie:

– berufsunfähig sind, Nr. 1,
– in den letzten fünf Jahren vor Eintritt der Berufsunfähigkeit drei Jahre Pflichtbeitragszeiten haben, Nr. 2, und
– vor Eintritt der Berufsunfähigkeit die allgemeine Wartezeit (§ 50 SGB VI: 5 Jahre) erfüllt haben, Nr. 3.

Der Anspruch auf Rente wegen Berufsunfähigkeit entsteht also – wie schon nach bisherigem Recht seit 1984 – nicht schon dann, wenn der Versicherte berufsunfähig ist und die Wartezeit erfüllt, sondern nur, wenn er als weitere **versicherungsrechtliche Voraussetzung** in den letzten 5 Jahren vor Eintritt der Berufsunfähigkeit *mindestens 3 Jahre versicherungspflichtig beschäftigt* war. Die Rente wegen Berufs-

---

[66] Die Hinzuverdienstgrenzen sind jetzt bei allen Altersvollrenten einheitlich; die bisherigen unterschiedlichen Hinzuverdienstgrenzen für vorgezogenes und flexibles Altersruhegeld (vgl. hierzu Erlenkämper S. 426) fallen ab 1992 weg; für Rentenansprüche vor 1992 gelten jedoch Übergangsregelungen, § 236 SGB VI

[67] vgl. hierzu auch § 236 SGB VI

[68] s. S. 77

[69] Die Höhe dieser subjektiven Zuverdienstgrenzen, von denen vielfach auch die Entscheidung über das Ausmaß der weiteren Arbeit und der Höhe der Teilrente abhängen wird, kann von dem zuständigen RV-Träger erfragt werden

[70] zum bisherigen Recht: Erlenkämper (S. 426)

[71] zum bisherigen Recht: Erlenkämper (S. 426)

[72] zum bisherigen Recht: Erlenkämper (S. 426)

[73] zum bisherigen Recht: Erlenkämper (S. 426)

[74] zum bisherigen Recht: Erlenkämper (S. 426)

[75] Die Voraussetzungen des SGB VI stimmen mit denen des bisher geltenden Rechts überein, vgl. Erlenkämper (S. 423)

unfähigkeit hat Lohnersatzfunktion; sie soll also i. d. R. nur gezahlt werden, wenn dem Versicherten durch den Eintritt der Berufsunfähigkeit tatsächlich Erwerbseinkommen verloren geht.

Der Zeitraum von 5 Jahren vor Eintritt der Minderung der Erwerbsfähigkeit i. S. des Abs. 1 Nr. 2 verlängert sich allerdings (ähnlich auch schon nach bisherigem Recht, Abs. 2a Satz 2 der §§ 23 AVG, 1246 RVO[76]), § 43 Abs. 3 SGB VI, um sog. **Streckungszeiten**

- Anrechnungszeiten (§ 58 SGB VI, S. 110) und Zeiten des Bezuges einer Rente wegen verminderter Erwerbsfähigkeit, Nr. 1,
- Berücksichtigungszeiten (§ 57 SGB VI, S. 110), soweit während dieser Zeiten eine mehr als geringfügige selbständige Tätigkeit nicht ausgeübt worden ist, Nr. 2, und
- Zeiten, die nur deshalb keine Anrechnungszeiten sind, weil durch sie eine versicherungspflichtige Beschäftigung oder selbständige Tätigkeit nicht unterbrochen ist, wenn in den letzten 6 Kalendermonaten vor Beginn dieser Zeit wenigstens ein Pflichtbeitrag oder eine Zeit nach Nr. 1 oder 2 vorliegt, Nr. 3,
- Ersatzzeiten (§ 250 SGB VI und Zeiten des Bezuges einer Knappschaftsausgleichsleistung vor dem 01. 01. 1992, § 240 Abs. 1 SGB VI,

die nicht auch Pflichtbeitragszeiten sind.

Derartige Pflichtbeitragszeiten vor Eintritt der Berufsunfähigkeit sind nicht erforderlich, wenn der Versicherungsfall vor dem 01. 01. 1984 eingetreten ist oder wenn vor dem 01. 01. 1984 die allgemeine Wartezeit erfüllt war und jeder Kalendermonat vom 01. 01. 1984 bis zum Eintritt der Berufs- bzw. Erwerbsunfähigkeit mit (freiwilligen) Beitrags- oder bestimmten anderen Zeiten belegt ist, §§ 240, 241 SGB VI.

Eine Pflichtbeitragszeit von 3 Jahren i. S. des Abs. 1 Nr. 2 ist ferner nicht erforderlich, wenn die Minderung der Erwerbsfähigkeit aufgrund eines Tatbestandes eingetren ist, durch den die allgemeine Wartezeit vorzeitig erfüllt ist (S. 110), § 43 Abs. 4 SGB VI.

Berufsunfähig (S. 10) sind Versicherte, § 43 Abs. 2 SGB VI,[77] deren Erwerbsfähigkeit wegen Krankheit oder Behinderung auf weniger als die Hälfte derjenigen von körperlich, geistig und seelisch gesunden Versicherten mit ähnlicher Ausbildung und gleichwertigen Kenntnissen und Fähigkeiten gesunken ist. Der Kreis der Tätigkeiten, nach denen die Erwerbsfähigkeit von Versicherten zu beurteilen ist, umfaßt alle Tätigkeiten, die ihren Kräften und Fähigkeiten entsprechen und ihnen unter Berücksichtigung der Dauer und des Umfangs ihrer Ausbildung sowie ihres bisherigen Berufs und der besonderen Anforderungen an die

bisherige Berufstätigkeit zugemutet werden können.

Zumutbar ist stets eine Tätigkeit, für die die Versicherten durch Leistungen zur beruflichen Rehabilitation mit Erfolg ausgebildet oder umgeschult worden sind, § 43 Abs. 2 Satz 3 SGB VI.

Berufsunfähig[78] ist nach altem wie nach neuem Recht also — entgegen einer auch in ärztlichen Kreisen immer noch verbreiteten Meinung — ein Versicherter nicht schon dann, wenn er seine bisherige Berufstätigkeit infolge Krankheit oder Behinderung dauerhaft nicht mehr ausüben kann; Anspruch auf Rente wegen Berufsunfähigkeit entsteht — auch bei Erfüllung der sonstigen Voraussetzungen — nur, wenn der Versicherte weder seinen bisherigen Beruf noch eine sonstige — ggf. auch berufsfremde — Tätigkeit ausüben kann, auf die er mit Rücksicht auf seinen bisherigen Beruf sozial zumutbar verwiesen werden kann (S. 110).

Ursache der Berufsunfähigkeit können nach dem Wortlaut des Gesetzes nur Krankheiten oder Behinderungen sein.[79] Der Begriff der Behinderung ist hier im allgemeinen, nicht im besonderen Sinne des SchwbG zu sehen (S. 19); er umfaßt daher auch — entsprechend dem Wortlaut der bisherigen §§ 24 AVG, 1247 RVO — die (altersphysiologische) Schwäche der körperlichen und geistigen Kräfte. Andere Ursachen, wie z. B. das Lebensalter schlechthin, fehlende Wettbewerbsfähigkeit,[80] persönliche Gründe wie Bindungen an Haus, Wohnung oder Familie, Inanspruchnahme durch Betreuung von Kindern oder pflegebedürftigen Angehörigen,[81] wirtschaftliche Einflüsse wie Konjunktur- oder Strukturverhältnisse des allgemeinen oder des örtlichen Arbeitsmarktes, hierdurch oder durch mangelnde Motivation des Versicherten bedingte Schwierigkeiten bei der Arbeitsvermittlung, können dagegen Berufsunfähigkeit nicht begründen.

Krankheit (S. 6) und **Behinderung** (S. 19) bedeuten auch hier einen regelwidrigen körperlichen, geistigen oder seelischen Zustand. Sie müssen funktionell manifest sein (S. 6) und die Erwerbsfähigkeit des Versicherten nicht nur kurzzeitig oder geringfügig, sondern dauerhaft und erheblich beeinträchtigen;[82] auf Behandlungsbedürftigkeit oder Arbeitsunfähigkeit kommt es nicht an (S. 11).

So begründen z. B. auch erhebliche Wirbelsäulen- oder Gelenkbeschwerden, die aber nur gelegentlich oder kurzzeitig auftreten und dann ggf. Arbeitsunfähigkeit bewirken, keine solche dauerhafte Einschränkung der Erwerbsfähigkeit.[83] Andererseits kann ein an sich nicht schwerwiegendes Krankheitsbild dann Berufsunfähigkeit bewirken, wenn eine weitere Erwerbstätigkeit die

---

[76] vgl. hierzu Erlenkämper (S. 423)

[77] Die neue Vorschrift ist nahezu wortgleich mit den bisherigen Regelungen des Abs. 2 der §§ 23 AVG, 1246 RVO, vgl. Erlenkämper (S. 399)

[78] vgl. hierzu in Einzelheiten Erlenkämper (S. 399ff.)

[79] so § 43 SGB VI; bisheriger Wortlaut: „... Krankheiten, Gebrechen oder Schwächen der körperlichen oder geistigen Kräfte ..."

[80] BSG SozR RVO § 1246 Nr. 9, 14, 43

[81] vgl. hierzu aber § 69 Abs. 2 BSHG, S. 277

[82] BSG SozR 2200 § 1246 Nr. 62, 65, 66

[83] vgl. u. a. BSG SozR RKG § 46 Nr. 11

unmittelbare Gefahr der Verschlimmerung bewirken würde[84] oder nur unter unzumutbaren Schmerzen oder Beschwerden möglich wäre.

Auch **seelische Krankheiten oder Behinderungen** können den Versicherungsfall der Berufsunfähigkeit auslösen. Hierzu gehören nicht nur Prozesse organ-neurologischer Genese und sog. Kernneurosen, sondern auch alle sonstigen psychischen Krankheiten, Schwächen, Fehlhaltungen und sonstige Störungen von Krankheitswert wie z. B. (larvierte) Depressionen, Phobien, Hypochondrien, psychosomatische und psychoreaktive Störungen, ferner (echte) Alkohol- und Drogenabhängigkeit. Derartige Störungen müssen aber aus eigener Kraft unüberwindbar, d. h. so eingeschliffen und fixiert sein, daß sie sich einer Steuerung durch den Willen entziehen. Die Simulationsnähe vieler solcher Fehlhaltungen erfordert es, an den Nachweis strenge Anforderungen zu stellen.[85] Andererseits sollte auch in orthopädischen bzw. unfallchirurgischen Gutachten auf das Vorliegen solcher seelischen Störungen hingewiesen werden, wenn sie bei der Untersuchung erkennbar werden, bisher aber nicht beachtet worden sind.

Maßgebend für die Frage, ob Berufsunfähigkeit vorliegt, ist nicht die einzelne Krankheit, sondern die Summe aller vorliegenden Gesundheitsstörungen und ihre Auswirkungen auf die Erwerbsfähigkeit des Versicherten, der gesamte **„Zustand des Krankseins"**[86]. Die Erwerbsfähigkeit darf daher, wenn Krankheiten oder Behinderungen auch aus anderen Fachbereichen vorliegen, abschließend nicht allein aus der Sicht eines einzelnen Fachgebietes (z. B. internistisch oder orthopädisch) beurteilt werden, sondern stets aus einer Gesamtschau aller Krankheiten bzw. Behinderungen mit allen ggf. bestehenden Überlagerungen und Wechselwirkungen auf die Erwerbsfähigkeit seitens der einzelnen Fachgebiete.

Bei der **sozialmedizinischen Begutachtung** muß daher, wenn die Erhebungen im eigenen Fachbereich das Bestehen rechtserheblicher Krankheiten oder Behinderungen in anderen Fachbereichen vermuten lassen, auf einen solchen Sachverhalt hingewiesen und eine entsprechende Zusatzbegutachtung und eine zusammenfassende Beurteilung angeregt werden.

Sog. **eingebrachte Leiden**, d. h. angeborene, frühkindlich oder juvenil erworbene Krankheiten oder Behinderungen (z. B. Poliomyelitis, Conterganschaden, infantile zerebrale Paresen usw.), die schon vor Eintritt in das Erwerbsleben bestanden haben, können für sich allein Berufsunfähigkeit nicht begründen.[87]

Anspruch auf Rente besteht nicht für Personen, die die für die Rentenleistung erforderliche gesundheitliche Beeinträchtigung **absichtlich herbeigeführt** haben, § 103 SGB VI (bisher: §§ 54 AVG, 1277 RVO). Alkohol-, Nikotin- oder Drogenabusus, übermäßige Ernährung wie auch ein fehlgeschlagener Suizidversuch fallen i. d. R. aber nicht unter diese Vorschrift, weil die erforderliche Absicht einer Herbeiführung der gesundheitlichen Beeinträchtigung fehlen wird.

Den **Umfang der Leistungsminderung**, der Berufsunfähigkeit bewirkt, bestimmt das Gesetz dahin, daß die Erwerbsfähigkeit des Versicherten auf weniger als die Hälfte derjenigen von körperlich, geistig und seelisch gesunden vergleichbaren Versicherten herabgesunken sein muß.

Dieses Herabsinken ist nicht abstrakt, sondern konkret zu bewerten (sog. **konkrete Betrachtungsweise**).[88] Insbesondere sind hier nicht allein medizinische Kriterien (z. B. ergometrischer Art) maßgebend. Die Berufsunfähigkeitsrente hat Lohnersatzfunktion, sie soll also eine krankheitsbedingte dauerhafte Einbuße an Erwerbsfähigkeit und damit an der Fähigkeit, Erwerbseinkommen zu erzielen, ausgleichen.

Bei der **sozialmedizinischen Begutachtung** ist daher das Ausmaß der Leistungsminderung konkret nach den realen Gegebenheiten und Anforderungen der Arbeitswelt zu beurteilen. Es ist also nicht entscheidend darauf abzustellen, ob der einzelne Versicherte z. B. am Fahrradergometer noch leichte Arbeiten verrichten kann, sondern darauf, ob er auch unter ständiger Arbeitsbelastung üblichen Anforderungen insbesondere an Quantität, Qualität und Regelmäßigkeit der Arbeitsleistung über eine volle Arbeitsschicht hinweg noch gewachsen ist und so seine (restliche) Erwerbsfähigkeit tatsächlich (noch) in Erwerbsarbeit und damit in Erwerbseinkommen umsetzen kann.

Bei der **Beurteilung der Erwerbsfähigkeit** kommt es im übrigen — im Gegensatz etwa zu den Bewertungskriterien für die MdE in der ges. UV, im sozEntschR oder nach dem SchwbG — nicht entscheidend darauf an, inwieweit die Erwerbsfähigkeit gemindert, sondern darauf, inwieweit sie noch erhalten ist, d. h. inwieweit der Versicherte trotz einer geminderten Erwerbsfähigkeit noch arbeiten und Erwerbseinkommen erzielen kann.

Insbesondere vermag eine bestehende oder auch förmlich anerkannte **MdE** (bzw. ein GdB) um 50 v. H. oder mehr für sich allein Berufsunfähigkeit nicht zu begründen, wie auch sonst die Höhe wegen der völlig unterschiedlichen Bewertungsmaßstäbe ohne jede rechtliche Bedeutung ist und in Gutachten für die ges. RV daher nicht bewertet werden sollte. So leuchtet es sicherlich ein, daß z. B. ein kaufmännischer Angestellter, dem ein Bein im Oberschenkel amputiert werden mußte (GdB nach dem SchwbG: 70 v. H.), der nach abgeschlossener Rekonvaleszenz seine frühere Berufstätigkeit aber wieder aufgenommen hat, ebenso wenig berufsunfähig ist wie selbst ein erblindeter Arbeiter (GdB: 100 v. H.), der mit Erfolg zum Telefonisten oder Phonotypisten umgeschult worden ist. Andererseits kann z. B. ein Uhrmacher, Schlosser, Mechaniker oder Elektriker mit einem Verlust der Finger 1 und 2 (MdE bzw. GdB: 30 v. H.) durchaus berufsunfähig sein, wenn er damit weder seinen bisherigen Beruf noch eine zumutbare Verweisungstätigkeit ausüben kann.

---

[84] BSG SozR RVO § 1247 Nr. 17
[85] BSG SozR 2200 § 1246 Nr. 62, 65, 66
[86] Erlenkämper (S. 16 u. 403)
[87] vgl. hierzu Erlenkämper (S. 404) mwN

[88] BSG Großer Senat SozR RVO § 1246 Nr. 79 u. SozR 2200 § 1246 Nr. 13

Die **gesetzliche Lohnhälfte** — früher einmal wichtiges Kriterium für die Beurteilung der Berufsunfähigkeit — hat heute ihre Bedeutung weitgehend verloren.[89]

Die **Kriterien der Berufsunfähigkeit** werden heute nach der stdRspr des Bundessozialgerichts[90] von folgenden Faktoren bestimmt:

— von dem qualitativen Wert des bisherigen Berufs des Versicherten und dem dadurch begründeten sog. Berufsschutz,
— von der Frage, ob der Versicherte diesen Beruf — ganz oder beschränkt auf Teilbereiche[91] — noch ausüben kann,
— ggf. von der Frage nach zumutbaren Verweisungstätigkeiten, jenen — ggf. auch berufsfremden[92] — Tätigkeiten also, die der Versicherte unter Berücksichtigung seines bisherigen Berufs und des darin erworbenen Berufsschutzes nach seinen Kräften und Fähigkeiten[93] noch zumutbar verrichten kann.

Die Frage, ob ein Versicherter berufsunfähig ist oder nicht, ist somit *nicht primär eine medizinische*, sondern eine Rechtsfrage, die abschließend nicht vom Arzt, sondern vom Versicherungsträger bzw. Gericht entschieden wird. Die dazu erforderlichen sozialmedizinischen Feststellungen bilden nur eine Teilgrundlage für diese Entscheidung. Daher sollte ein Arzt in Bescheinigungen, Berichten oder Gutachten nicht zum Ausdruck bringen, der Patient sei berufsunfähig.

Unter dem **bisherigen Beruf** des Versicherten ist die Berufstätigkeit zu verstehen, die sein versicherungspflichtiges Erwerbsleben entscheidend geprägt hat. Das wird regelmäßig der zuletzt ausgeübte Beruf sein, vor allem dann, wenn er der qualitativ höchste gewesen ist.[94]

Hat sich der Versicherte von einem früheren Beruf endgültig abgewandt (z. B. Aufgabe des früher erlernten Berufs, Aufnahme einer anderen Tätigkeit), so tritt dadurch eine auch versicherungsrechtlich relevante **Lösung vom bisherigen Beruf** ein mit der Folge, daß dieser nicht mehr den „bisherigen Beruf" i. S. des Gesetzes bildet; dies gilt aber dann nicht, wenn sich der Versicherte von dem bisherigen Beruf aus gesundheitlichen Gründen hat lösen müssen.[95]

Berufsunfähigkeit kommt überhaupt nur in Betracht, wenn der Versicherte diesen seinen **bisherigen Beruf nicht mehr ausüben** kann. Entscheidend ist dabei nicht, ob er den Anforderungen seines *bisherigen Arbeitsplatzes* im Beruf noch gewachsen ist, sondern ob er *den Beruf* überhaupt nicht mehr — auch nicht auf anderen Arbeitsplätzen oder in Teilbereichen[96] — ausüben kann.

So ist z. B. nicht berufsunfähig ein gelernter Elektriker, der zwar in der Hausinstallation oder als Betriebselektriker gesundheitlich nicht mehr einsetzbar ist, aber als Reparaturelektriker oder im Gerätebau qualifizierte Elektrikerarbeiten noch verrichten kann, eine Krankenschwester nicht, die noch als EKG-Schwester oder in Rehabilitations-Kliniken vollwertig arbeiten kann, ein Arzt nicht, der zwar nicht mehr operieren, aber als niedergelassener oder beratender Arzt (z. B. bei Versicherungsträgern) entsprechend tätig sein kann.

Andererseits reicht es für das Bestehen von Berufsunfähigkeit nicht aus, daß der Versicherte diesen seinen bisherigen Beruf nicht mehr ausüben kann. Berufsunfähig ist ein Versicherter nur, wenn er weder sein.en bisherigen Beruf noch eine ihm sozial zumutbare sog. **Verweisungstätigkeit** ausüben kann.

Zur Feststellung des qualitativen Wertes des bisherigen Berufs und möglicher Verweisungstätigkeiten hat das Bundessozialgericht für die RV der Arbeiter in stdRspr ein **Mehrstufenschema** entwickelt, das durch vier *Leitberufe* gekennzeichnet ist:[97]

— Meister und Vorarbeiter mit Vorgesetztenfunktion; besonders hoch qualifizierter Facharbeiter,
— Facharbeiter,
— angelernte Arbeiter,
— ungelernte Arbeiter.

Für die Angestelltenversicherung gelten — jedoch nach oben hin offen — vergleichbare Stufen.[98]

Zumutbar verwiesen werden können[99] die einzelnen Versicherten jeweils nur auf Tätigkeiten der gleichen oder der nächstniedrigeren Stufe des Schemas, also z. B. der (normale) Facharbeiter auf andere Facharbeitersowie auf angelernte Tätigkeiten, der angelernte Arbeiter auch auf ungelernte Tätigkeiten.

Voraussetzung für eine solche Verweisung ist, daß die in Aussicht genommene Verweisungstätigkeit den *Kräften und Fähigkeiten* des Versicherten entspricht, daß er also sowohl den ihm verbliebenen gesundheitlichen Kräften wie auch seinen beruflichen Kenntnissen und Fähigkeiten nach die in Aussicht genommene Verweisungstätigkeit verrichten kann. Bei Versicherten mit qualifiziertem Berufsschutz muß im Rentenverfahren i. d. R. zumindest *eine* Berufstätigkeit konkret benannt werden, die diesen Anforderungen entspricht.[100] Andererseits kommt es *nur* auf diese Merkmale an, nicht auch darauf, ob der einzelne Versicherte z. B.

---

[89] vgl. hierzu Erlenkämper (S. 406)
[90] vgl. aus jüngerer Zeit u. a. BSG SozR 2200 § 1246 Nr. 70, 107, 126, 137, 149, jeweils mwN; vgl. Erlenkämper (S. 407ff.)
[91] vgl. hierzu u. a. BSG SozR 2200 § 1246 Nr. 82, 114
[92] vgl. u. a. BSG SozR 2200 § 1246 Nr. 4, 71, 110
[93] vgl. u. a. BSG SozR 2200 § 1246 Nr. 98 mwN
[94] BSG SozR 2200 § 1246 Nr. 163 mwN
[95] vgl. u. a. BSG SozR 2200 § 1246 Nr. 130, 158

[96] vgl. hierzu u. a. BSG SozR 2200 § 1246 Nr. 82, 114
[97] vgl. zu den Einzelheiten Erlenkämper (S. 409) mwN
[98] BSG SozR 2200 § 1246 Nr. 107, 126, 161 mwN
[99] vgl. hierzu Erlenkämper (S. 412) mwN
[100] stdRspr, vgl. u. a. BSG SozR 2200 § 1246 Nr. 30, 109; vgl. Erlenkämper (S. 414)

wegen familiärer Bindungen gehindert ist, eine solche Tätigkeit aufzunehmen, oder ob er mit Rücksicht auf die konjunkturelle Lage des Arbeitsmarktes einen entsprechenden Arbeitsplatz erlangen kann. Entspricht eine solche Verweisungstätigkeit seinen Kräften und Fähigkeiten, kann er einen entsprechenden Arbeitsplatz aber nicht erhalten, ist er nach der stdRspr des BSG ggf. arbeitslos, aber nicht berufs- oder gar erwerbsunfähig.[101]

Bei der **sozialmedizinischen Begutachtung** der Erwerbsfähigkeit darf daher – jedenfalls nicht primär – auf die Frage abgestellt werden, ob der Versicherte seine zuletzt verrichtete konkrete Berufstätigkeit weiter ausüben kann oder nicht mehr. Sofern hierauf überhaupt eingegangen wird, ist – zumindest ergänzend – festzustellen, ob und in welchem Umfang andere Tätigkeiten innerhalb des bisherigen Berufs noch verrichtet werden können. Im übrigen ist primär ein positives und negatives Leistungsbild zu erstellen, d. h. konkret darzulegen, welche Arbeiten (z. B. körperliche leichte/mittelschwere/schwere) der Versicherte noch verrichten kann bzw. nicht mehr und welche weiteren qualitativen Einschränkungen (z. B. kein schweres Heben/Tragen, nicht oder nicht ständig im Sitzen/Gehen/Stehen usw.) bestehen. Denn nur anhand eines solchen konkreten Leistungsbildes können Versicherungsträger und Gerichte – ggf. mit Hilfe berufskundiger Sachverständiger – entscheiden, ob und ggf. welche Arbeiten der einzelne Versicherte im Rahmen seines bisherigen Berufs oder zumutbarer Verweisungstätigkeiten noch leisten kann.

Nicht verwiesen werden kann ein Versicherter auf Tätigkeiten, für die ihm der **Arbeitsmarkt praktisch verschlossen** ist. Diese Voraussetzung ist u. a.[102] erfüllt, wenn der Versicherte **nicht mehr vollschichtig** arbeiten kann. Das gilt nur dann nicht, wenn er einen zumutbaren Teilzeitarbeitsplatz tatsächlich innehat oder doch erlangen könnte.

Bei der **sozialmedizinischen Begutachtung** bedarf die Feststellung, daß der Versicherte – auch mit qualitativen Einschränkungen – *nicht mehr vollschichtig* arbeiten kann, jedoch einer überzeugenden und nachvollziehbaren Begründung anhand der Befunde des konkreten Einzelfalls. Andererseits muß bei entsprechend schwerwiegenden Befunden oder einer Summation schwerer Funktionsstörungen verschiedener Organe bzw. Organbereiche überzeugend dargelegt werden, daß und aus welchen Gründen der Versicherte trotz dieser Befunde noch vollschichtig arbeiten kann. Auch – und gerade – diese Frage darf zudem nicht nach abstrakten, von den realen Anforderungen der Arbeitswelt losgelösten medizinischen Kriterien beurteilt werden, sondern – insbesondere bei Versicherten, die schon länger arbeitsunfähig und damit beruflich nicht mehr belastet sind – u. a. danach, ob sie auch unter ständiger Arbeitsbelastung üblichen Anforderungen insbesondere an Quantität, Qualität und Regelmäßigkeit der Arbeitsleistung über eine volle Arbeitsschicht hinweg tatsächlich noch gewachsen sind. Andererseits sind auch hier diese Anforderungen nicht allein auf einzelne spezielle Berufstätigkeiten zu beziehen, sondern auf die *generellen* Anforderungen des bisherigen Berufs – auch in anderen Teilbereichen – und ggf. der in Aussicht genommenen Verweisungstätigkeiten.

Rente wegen Erwerbsunfähigkeit

Versicherte haben bis zur Vollendung des 65. Lebensjahres Anspruch auf **Rente wegen Erwerbsunfähigkeit** (bisher: §§ 24 AVG, 1247 RVO, 47 RKG[103]), § 43 SGB VI, wenn sie:

— erwerbsunfähig sind, Nr. 1,
— in den letzten 5 Jahren vor Eintritt der Berufsunfähigkeit 3 Jahre Pflichtbeitragszeiten haben, Nr. 2, und
— vor Eintritt der Berufsunfähigkeit die allgemeine Wartezeit (§ 50 SGB VI: 5 Jahre) erfüllt haben, Nr. 3.

Auch der Anspruch auf Rente wegen Erwerbsunfähigkeit entsteht also – wie schon nach bisherigem Recht seit 1984 – nicht schon dann, wenn der Versicherte erwerbsunfähig ist und die Wartezeit erfüllt ist, sondern nur, wenn er als weitere **versicherungsrechtliche Voraussetzung** in den letzten 5 Jahren vor Eintritt der Erwerbsunfähigkeit *mindestens 3 Jahre versicherungspflichtig beschäftigt* war.[104] Die Rente wegen Erwerbsunfähigkeit hat – mehr noch als die Rente wegen Berufsunfähigkeit – Lohnersatzfunktion; sie soll also nur gezahlt werden, wenn dem Versicherten durch den Eintritt des Versicherungsfalls tatsächlich Erwerbseinkommen verloren geht.

Pflichtbeitragszeiten vor Eintritt der Erwerbsunfähigkeit sind nicht erforderlich, wenn der Versicherungsfall vor dem 01. 01. 1984 eingetreten ist oder wenn vor dem 01. 01. 1984 die allgemeine Wartezeit erfüllt war und jeder Kalendermonat vom 01. 01. 1984 bis zum Kalendermonat vor Eintritt der Erwerbsunfähigkeit mit Anwartschaftserhaltungszeiten belegt ist, § 242 SGB VI.

Erwerbsunfähig (S. 8) sind Versicherte, § 44 Abs. 2 SGB VI,[105] die wegen Krankheit oder Behinderung auf nicht absehbare Zeit außerstande sind, eine Erwerbstätigkeit in gewisser Regelmäßigkeit auszuüben oder Arbeitsentgelt oder Arbeitseinkommen zu erzielen, das 1/7 der monatlichen Bezugsgröße übersteigt.

Erwerbsunfähig ist nicht, wer eine selbständige Erwerbstätigkeit ausübt, § 44 Abs. 2 Satz 2 SGB VI

---

[101] vgl. u. a. BSG Großer Senat SozR 2200 § 1246 Nr. 13
[102] wegen weiterer Einzelheiten s. S. 108

[103] Die Voraussetzungen des SGB VI stimmen mit denen des bisher geltenden Rechts überein, vgl. Erlenkämper (S. 423)
[104] vgl. hierzu im einzelnen oben S. 103
[105] Die neue Vorschrift ist nahezu wortgleich mit den bisherigen Regelungen des Abs. 2 der §§ 24 AVG, 1247 RVO, vgl. Erlenkämper (S. 399)

(bisher: Abs. 2 Satz 3 der §§ 24 AVG, 1247 RVO).[106]

Versicherte, die bereits vor Erfüllung der allgemeinen Wartezeit (§ 50 Abs. 1 SGB VI: 5 Jahre) erwerbsunfähig waren und seitdem ununterbrochen erwerbsunfähig sind, haben Anspruch auf Rente wegen Erwerbsunfähigkeit, wenn sie (z. B. durch Tätigkeit in einer Werkstatt für Behinderte oder an einem sonstigen beschützten Arbeitsplatz) eine besondere Wartezeit von 20 Jahren erfüllen, § 44 Abs. 3 SGB VI.

Ursache der Erwerbsunfähigkeit können nach dem Wortlaut des Gesetzes auch hier nur Krankheiten oder Behinderungen sein (S. 104).

Auch für die Frage, ob Erwerbsunfähigkeit vorliegt, ist maßgebend nicht die einzelne Krankheit, sondern die Summe aller vorliegenden Gesundheitsstörungen und ihrer Auswirkungen auf die Erwerbsfähigkeit des Versicherten, der gesamte **„Zustand des Krankseins"** (S. 105).

Sog. **eingebrachte Leiden** (S. 106) können auch hier für sich allein Erwerbsunfähigkeit nicht begründen.[107]

Der **Umfang der Leistungsminderung**, der Erwerbsunfähigkeit bewirkt, muß hier größer sein als bei der der Berufsunfähigkeit. Das Gesetz bestimmt ihn dahin, daß der Versicherte infolge Krankheit oder Behinderung auf nicht absehbare Zeit außerstande sein muß, eine Erwerbstätigkeit mit gewisser Regelmäßigkeit auszuüben oder nicht mehr als nur geringfügige (s. oben) Einkünfte aus Erwerbstätigkeit zu erzielen.

Die **Erwerbsfähigkeit** ist auch hier nicht abstrakt, sondern konkret zu bewerten.[108] Insbesondere sind nicht allein medizinische Kriterien (z. B. ergometrischer Art) maßgebend. Die Erwerbsunfähigkeitsrente hat noch mehr als die Berufsunfähigkeitsrente Lohnersatzfunktion, sie soll also den krankheitsbedingten dauerhaften Verlust an Erwerbsfähigkeit und damit an der Fähigkeit, Erwerbseinkommen zu erzielen, ausgleichen.

Bei der **sozialmedizinischen Begutachtung** ist daher das Ausmaß der Leistungsminderung auch hier konkret nach den realen Gegebenheiten und Anforderungen der Arbeitswelt zu beurteilen (S. 105).

Als erwerbsunfähig gilt auch ein Versicherter, der zwar bei abstrakter Betrachtung noch erwerbstätig sein könnte, der aber **nicht mehr vollschichtig** arbeiten kann.[47] Denn für solcherweise behin-

derte Versicherte gibt es i. d. R. Arbeitsplätze, auf denen sie ihre restliche Erwerbsfähigkeit noch lohnbringend verwerten könnten, in der Arbeitswelt nicht in ausreichender Zahl. Etwas anderes gilt nur für solche Berufe und Tätigkeiten, für die im täglich erreichbaren Umkreis ein offener Teilzeitarbeitsmarkt tatsächlich existiert.

Nach stdRspr des BSG ist ein Versicherter, der allein wegen seines Gesundheitszustandes noch Teilzeitarbeit verrichten könnte, erwerbsunfähig, wenn er einen Teilzeitarbeitsplatz nicht innehat und ihm weder der RV-Träger noch das zuständige Arbeitsamt innerhalb eines Jahres nach Stellung des Rentenantrags einen für ihn in Betracht kommenden Arbeitsplatz im täglich erreichbaren Umkreis hat anbieten können[110]; gleiches gilt, wenn das Arbeitsamt erklärt, daß gegenwärtig und für das kommende Jahr eine entsprechende Vermittlungsmöglichkeit nicht besteht. Die RV-Träger bejahen daher durchweg das Vorliegen von Erwerbsunfähigkeit, wenn feststeht, daß der Versicherte nicht mehr vollschichtig arbeiten kann und er einen Teilzeitarbeitsplatz nicht ausnahmsweise innehat.

Darüber hinaus ist der Arbeitsmarkt nach der stdRspr des BSG i. d. R. auch dann als **praktisch verschlossen** anzusehen,[111] wenn der Versicherte zwar — abstrakt gesehen — noch vollschichtig arbeiten könnte, aber:
— seine Erwerbsfähigkeit durch eine schwere spezifische Leistungsbehinderung oder eine Summierung ungewöhnlicher Leistungsbehinderungen so eingeschränkt ist, daß er seine verbliebene Erwerbsfähigkeit praktisch nicht mehr lohnbringend realisieren kann,
— der Versicherte nur noch Tätigkeiten unter nicht betriebsüblichen Arbeitsbedingungen verrichten kann,
— der Versicherte aus gesundheitlichen Gründen Arbeitsplätze nicht mehr aufsuchen kann, d. h. i. d. R. Fußwege von und zum Arbeitsplatz bzw. von und zu öffentlichen Verkehrsmitteln von mehr als 500 m nicht mehr regelmäßig bewältigen kann.[112]

Voraussetzung ist, daß der Versicherte wegen solcher **atypischer Leistungseinschränkungen** einer regelmäßigen Erwerbstätigkeit tatsächlich nicht mehr nachgehen kann, er also keinen Arbeitsplatz innehat oder erhalten kann, den er gleichwohl noch ausfüllen kann,[113] bei Beeinträchtigung der Wegefähigkeit weiterhin, daß den Arbeitsplatz auch nicht mit einem Kraftfahrzeug (ggf. mit Hilfe entsprechender Leistungen zur Rehabilitation, S. 24) erreichen kann.[114]

---

[106] vgl. hier Erlenkämper (S. 422)
[107] vgl. hierzu Erlenkämper (S. 404) mwN
[108] BSG Großer Senat SozR RVO § 1246 Nr. 79 u. SozR 2200 § 1246 Nr. 13
[109] stdRspr seit BSG Großer Senat SozR 2200 § 1246 Nr. 13

[110] BSG Großer Senat a a O
[111] vgl. hierzu Erlenkämper (S. 421)
[112] vgl. u. a. BSG SozR 2200 § 1246 Nr. 137, 139 mwN
[113] BSG SozR 2200 § 1247 Nr. 30
[114] vgl. hierzu u. a. BSG SozR 2200 § 1246 Nr. 47, 53, 56

Will der Versicherungsträger oder das Gericht den Versicherten trotz Vorliegens solcher Gründe nicht für erwerbsunfähig erachten, muß zumindest *eine* Tätigkeit konkret bezeichnet werden, die der Versicherte trotz derartiger erheblicher Einschränkungen seiner Erwerbsfähigkeit noch ausüben kann.[115]

Bei der **sozialmedizinischen Begutachtung** ist daher auch hier der Frage, ob ein Versicherter – wenn auch mit qualitativen Einschränkungen – noch *vollschichtig* arbeiten kann oder nicht mehr, besondere Beachtung zu widmen.

Die Feststellung, daß der Versicherte nicht mehr vollschichtig arbeiten kann, bedarf einer überzeugenden und nachvollziehbaren Begründung anhand der Befunde des konkreten Einzelfalls. Ebenso muß bei entsprechend schwerwiegenden Befunden oder einer Summation schwerer Funktionsstörungen verschiedener Organe bzw. Organbereiche überzeugend dargelegt werden, daß und aus welchen Gründen der Versicherte trotz dieser Befunde noch vollschichtig arbeiten kann (S. 107). Darüber hinaus ist – auch ohne besondere Fragestellung – stets zu prüfen und festzuhalten, ob bei dem Versicherten aus medizinischer Sicht Gründe vorliegen, die eine praktische Verschlossenheit des Arbeitsmarktes auch bei sonst noch vollschichtigem Leistungsvermögen bewirken.

Rente für Bergleute

Versicherte haben bis zur Vollendung des 65. Lebensjahres Anspruch auf **Rente für Bergleute** (bisher: Bergmannsrente wegen verminderter bergmännischer Berufsfähigkeit, § 45 RKG), § 45 SGB VI, wenn sie:

– im Bergbau vermindert berufsfähig sind,
– in den letzten 5 Jahren vor Eintritt der im Bergbau verminderten Berufsfähigkeit 3 Jahre knappschaftliche Pflichtbeitragszeiten haben und
– vor Eintritt der im Bergbau verminderten Berufsfähigkeit die allgemeine Wartezeit (§ 50 SGB VI: 5 Jahre) in der knappschaftlichen RV erfüllt haben.

Im **Bergbau vermindert berufsfähig** sind Versicherte, die wegen Krankheit oder Behinderung (S. 104) weder imstande sind, die von ihnen bisher ausgeübte knappschaftliche Beschäftigung noch eine andere wirtschaftlich im wesentlichen gleichwertige knappschaftliche Beschäftigung auszuüben, die von Personen mit ähnlicher Ausbildung sowie gleichwertigen Kenntnissen und Fähigkeiten ausgeübt wird; nicht im Bergbau vermindert berufsfähig sind Versicherte, die eine in diesem Sinne gleichwertige Beschäftigung außerhalb des Bergbaus ausüben, § 45 Abs. 2 SGB VI.

Anspruch auf Rente für Bergleute haben auch Versicherte, die das 50. Lebensjahr vollendet haben, im Vergleich zu der von ihnen bisher ausgeübten knappschaftlichen Beschäftigung eine wirtschaftlich gleichwertige Beschäftigung nicht mehr ausüben und die Wartezeit von 25 Jahren erfüllt haben, § 45 Abs. 3 SGB VI.

Renten auf Zeit; Befristung

Renten wegen verminderter Erwerbsfähigkeit werden i. d. R. (nur) **auf Zeit** geleistet, § 102 Abs. 2 Satz 1 SGB VI (bisher: §§ 53 AVG, 1276 RVO[116]), wenn:

– begründete Aussicht besteht, daß die Minderung der Erwerbsfähigkeit in absehbarer Zeit behoben sein kann, Nr. 1,
– der Anspruch auch von der jeweiligen Arbeitsmarktlage (z. B. hinsichtlich Teilzeitarbeit für Behinderte) abhängig ist, Nr. 2.

Dies gilt entsprechend für die **große W-Rente wegen Minderung der Erwerbsfähigkeit** (§ 46 SGB VI, s. unten), § 102 Abs. 2 Satz 2 SGB VI.

Befristete Renten wegen verminderter Erwerbsfähigkeit werden nicht vor Beginn des 7. Kalendermonats nach dem Eintritt der Minderung der Erwerbsfähigkeit geleistet, § 101 SGB VI.

Die **Befristung** gilt für längstens 3 Jahre nach Rentenbeginn. Sie kann wiederholt werden, darf jedoch bei sich anschließenden Befristungen nach § 102 Abs. 2 Satz 1 Nr. 1 SGB VI die Gesamtdauer von 6 Jahren nicht übersteigen, § 102 Abs. 2 Satz 3 SGB VI.

Befristete Renten enden mit Ablauf der Frist (also ohne daß es einer ausdrücklichen Entziehung bedarf); dies schließt eine vorherige Änderung oder ein Ende der Rente aus anderen Gründen nicht aus, § 102 Abs. 1 SGB VI.

Renten wegen Todes (Renten an Hinterbliebene)

Als Renten von Todes wegen werden gewährt:

– Witwen- und Witwerrenten (W-Renten), § 46 SGB VI,
– sog. Geschiedenenrenten (Renten an frühere Ehegatten, wenn die Ehe vor dem 01. 07. 1977 geschieden worden ist), § 243 SGB VI,
– Waisenrenten, § 48 SGB VI,
– Erziehungsrente für geschiedene Ehegatten, wenn die Ehe nach dem 30. 06. 1977 geschieden worden ist und der geschiedene Ehegatte verstorben ist, § 47 SGB VI,
– Verschollenheitsrenten, § 49 SGB VI.

---

[115] stdRspr, vgl. u. a. BSG SozR 2200 § 1246 Nr. 104, 109, 117, 136; § 1247 Nr. 21, 33

[116] vgl. zum bisherigen Recht Erlenkämper (S. 457)

W-Rente[117] wird normalerweise als sog. **kleine W-Rente** gewährt, § 46 Abs. 1 SGB VI (bisher: §§ 41, 45 AVG, 1264, 1268 RVO).

Anspruch auf die sog. **große W-Rente**, § 46 Abs. 2 SGB VI, haben Witwen und Witwer, wenn sie:

- ein eigenes Kind oder ein Kind des versicherten Ehegatten erziehen, das das 18. Lebensjahr noch nicht vollendet hat, oder
- das 45. Lebensjahr vollendet haben, oder
- berufs- oder erwerbsunfähig sind.

Witwen- und Witwerrenten werden (wie schon seit 1986 nach altem Recht[118]) i. d. R. unter gleichen Voraussetzungen und in gleicher Höhe gewährt. Allerdings wird jetzt eigenes Erwerbs- oder Erwerbsersatzeinkommen auf die Rente angerechnet, soweit dieses bestimmte Grenzen übersteigt, § 97 SGB VI.

Anspruch auf **Waisenrente**[119] besteht nur bis zur Vollendung des 18. Lebensjahres, § 48 Abs. 4 SGB VI, darüber hinaus i. d. R. nur, wenn die Waise:

- sich in Schul- oder Berufsausbildung befindet und keine Zuwendungen erhält, die eine bestimmte Höhe übersteigen,
- ein freiwilliges soziales Jahr leistet oder
- wegen körperlicher, geistiger oder seelischer Behinderung außerstande ist, sich selbst zu unterhalten.

Berechnung der Renten

Die Rentenberechnung ist ein äußerst komplexer Vorgang, der auch durch das RRG 92 nicht übersichtlicher geworden ist.

Im hier gegebenen Rahmen kann daher nur auf einige wenige Grundzüge eingegangen werden, die auch für den sozialmedizinischen Gutachter von Bedeutung sein können.[120]

Wartezeiten

Für alle Rentenansprüche aus der ges. RV ist die Erfüllung bestimmter **Wartezeiten** Voraussetzung für die Gewährung von Leistungen.

Die *allgemeine Wartezeit*, § 50 SGB VI, beträgt 5 Jahre. Auf sie und die besonderen Wartezeiten von 15 bzw. 20 Jahren werden (nur noch) Beitragszeiten (§ 55 SGB VI) angerechnet, § 51 Abs. 1 SGB VI (bisher: auch Ersatzzeiten, §§ 26, 27 AVG, 1249, 1250 RVO).

Die allgemeine Wartezeit ist *vorzeitig erfüllt* (sog. fiktive Wartezeiterfüllung), wenn der Versicherte u. a. wegen eines Arbeitsunfalls oder einer Wehr- bzw. Zivildienstbeschädigung vermindert erwerbsfähig geworden oder gestorben ist, § 53 SGB VI[121] (bisher: §§ 29 AVG, 1252 RVO).

Rentenrechtliche Zeiten

Rentenrechtliche Zeiten (bisher: Versicherungszeiten) sind, § 54 SGB VI:

- Beitragszeiten,
- beitragsfreie Zeiten,
- Berücksichtigungszeiten.

Beitragszeiten sind insbesondere Zeiten, für die nach Bundesrecht Pflichtbeiträge (Pflichtbeitragszeiten) oder freiwillige Beiträge gezahlt worden sind oder nach besonderen Vorschriften als gezahlt gelten, § 55 SGB VI (bisher: §§ 27 AVG, 1258 RVO[122]). Als Beitragszeiten gelten auch **Kindererziehungszeiten** (§ 56 SGB VI).

Beitragsfreie Zeiten sind Kalendermonate, die mit Anrechnungszeiten (§ 58 SGB VI: bisherige Ausfallzeiten[123]), einer Zurechnungszeit (§ 59 SGB VI[124]), oder mit Ersatzzeiten (§ 250 SGB VI[125]) belegt sind, wenn für diese nicht auch Beiträge gezahlt worden sind, § 54 Abs. 4 SGB VI.

Berücksichtigungszeiten sind u. a. Zeiten der Kindererziehung bis zum 10. Lebensjahr und Zeiten einer nicht erwerbsmäßigen Pflege von Pflegebedürftigen unter bestimmten weiteren Voraussetzungen, § 57 SGB VI.

Auf die Einzelheiten kann in diesem Rahmen nicht eingegangen werden.

Höhe der Rente

Die Höhe der Rente richtet sich vor allem nach der Höhe der während des Versicherungslebens durch Beiträge versicherten Arbeitsentgelte und Arbeitseinkommen, § 63 Abs. 1 SGB VI.

Auf die Darstellung der Einzelheiten der Rentenberechnung muß hier verzichtet werden.

Bei **Zusammentreffen von Renten** aus eigener Versicherung mit anderen Rentenansprüchen u. a. aus der ges. UV, mit Arbeitsentgelt oder Arbeitslosengeld kommt es unter bestimmten Voraussetzungen zu einem – völligen oder teilweisen – Ruhen der Rente, §§ 89 ff. SGB VI (bisher: §§ 55 ff. AVG, 1278 ff. RVO)[126]. Dies gilt vor allem für Hinterbliebenenrenten, § 97 SGB VI.

Verfahrensrechtliches

Für das Verfahren gelten die Vorschriften des SGB I und X.

Versicherten- und Hinterbliebenenrenten werden i. d. R. **nur auf Antrag** des Berechtigten gewährt, § 99 SGB VI (bisher: §§ 67 AVG, 1290 RVO).

---

[117] zum bisherigen Recht: Erlenkämper (S. 429)
[118] zum bisherigen Recht: Erlenkämper (S. 430)
[119] zum bisherigen Recht vgl. Erlenkämper (S. 433)
[120] wegen der Rentenberechnung nach bisherigem Recht vgl. Erlenkämper (S. 440 ff.)
[121] zu Versicherungsfällen vor 1992 vgl. §§ 245, 305 SGB VI

[122] zum bisherigen Recht: Erlenkämper (S. 442)
[123] zum bisherigen Recht: Erlenkämper (S. 449)
[124] zum bisherigen Recht: Erlenkämper (S. 453)
[125] zum bisherigen Recht: Erlenkämper (S. 443)
[126] vgl. hierzu Erlenkämper (S. 459 ff.)

Es **beginnt**, § 99 SGB VI (bisher: §§ 67 AVG, 1290 RVO[127]),

— eine **Rente aus eigener Versicherung**, Abs. 1:

   a) wenn die Rente bis zum Ende des 3. Kalendermonats nach Ablauf des Monats beantragt wird, in dem die Anspruchsvoraussetzungen erfüllt sind, von dem Kalendermonat an, zu dessen Beginn die Anspruchsvoraussetzungen für die Rente erfüllt sind,

   b) bei späterer Antragstellung von dem Kalendermonat an, in dem die Rente beantragt wird;

— eine **Hinterbliebenenrente**, Abs. 2:

   a) vom Todestage des Versicherten an, wenn an den Versicherten im Sterbemonat eine Rente nicht zu leisten war,

   b) sonst von dem Kalendermonat an, zu dessen Beginn die Anspruchsvoraussetzungen erfüllt waren.

   Eine Hinterbliebenenrente wird aber nicht für mehr als 12 Monate vor dem Monat, in dem die Rente beantragt wird, geleistet.

   Zeitrenten (S. 109) beginnen frühestens mit Beginn des 7. Kalendermonats nach Eintritt des Versicherungsfalls, § 101 Abs. 1 und 2 SGB VI.

Ändern sich aus tatsächlichen oder rechtlichen Gründen die **Voraussetzungen** für die Höhe einer Rente nach ihrem Beginn, wird die Rente in neuer Höhe i. d. R. von dem Beginn des Kalendermonats an geleistet, zu dessen Beginn die Änderung wirksam ist, § 100 Abs. 1 SGB VI.

   Höhere Renten werden i. d. R. von diesem Zeitpunkt an nur geleistet, wenn sie bis zum Ende des 3. Kalendermonats beantragt worden sind, sonst vom Antragsmonat an, § 100 Abs. 2 SGB VI.

   Bei Wegfall der Anspruchsvoraussetzungen aus tatsächlichen oder rechtlichen Gründen endet die Rentenzahlung mit Beginn des Kalendermonats, zu dessen Beginn der Wegfall wirksam ist, bei Besserung nach einer Leistung zur Rehabilitation jedoch erst mit Beginn des 4. Monats nach Besserung der Erwerbsfähigkeit, bei früherer Aufnahme einer mehr als geringfügigen Beschäftigung oder Tätigkeit jedoch schon mit Beginn des (früheren) Monats, zu dessen Beginn die Beschäftigung oder Tätigkeit ausgeübt wird, § 100 Abs. 3 SGB VI.

   Befristete Renten enden mit Ablauf der Frist; dies schließt eine vorherige Änderung oder ein Ende der Rente aus anderen Gründen nicht aus, § 102 Abs. 1 SGB VI.

   Bei Tod des Berechtigten werden Renten bis zum Ende des Kalendermonats geleistet, in dem der Berechtigte gestorben ist, § 105 Abs. 5 SGB VI.

Über Anträge auf Leistungen aus der ges. RV entscheidet der zuständige Versicherungsträger durch schriftlichen Verwaltungsakt **(Bescheid)**, § 117 SGB VI.

Verwaltungsakte der Versicherungsträger sind vor Erhebung einer Klage hinsichtlich ihrer Rechtmäßigkeit und Zweckmäßigkeit in einem **Vorverfahren** (Widerspruchsverfahren) nachzuprüfen, § 78 Abs. 1 SGG.

Der **Rechtsweg** gegen Bescheid bzw. Widerspruchsbescheid (Klage, Berufung, Revision) führt zu den Gerichten der Sozialgerichtsbarkeit, § 51 SGG.

   Die Fristen für die Einlegung von Widerspruch, Klage, Berufung und Revision betragen i. d. R. einen Monat nach Zustellung oder Bekanntgabe der anzufechtenden Entscheidung.

Verwaltungsakte, gegen die ein Rechtsbehelf nicht oder erfolglos eingelegt wird, werden für die Beteiligten **in der Sache bindend**, § 77 SGG.

   Eine spätere **Änderung oder Aufhebung** („Neufeststellung") eines bindend gewordenen Verwaltungsakts mit Dauerwirkung (z. B. Rentenbescheid) kann nur erfolgen, soweit in den tatsächlichen oder rechtlichen Verhältnissen, die beim Erlaß des Verwaltungsakts vorgelegen haben, nachträglich eine **wesentliche Änderung** eintritt, § 48 SGB X (S. 149; vgl. auch § 100 SGB VI, s. oben).

   Ist ein bindend gewordener **nicht begünstigender Verwaltungsakt** schon bei seinem Erlaß rechtswidrig gewesen, so ist er zugunsten des Berechtigten zurückzunehmen, wenn sich erweist, daß bei seinem Erlaß das Recht unrichtig angewandt oder von einem unrichtigen Sachverhalt ausgegangen worden ist, und deshalb u. a. Sozialleistungen zu Unrecht nicht erbracht worden sind, § 44 SGB X (S. 147).

   Ein rechtswidriger **begünstigender Verwaltungsakt** kann zuungunsten des Betroffenen nur unter sehr engen Voraussetzungen und nur innerhalb bestimmter Fristen zurückgenommen werden, § 45 SGB X (S. 148).

Literatur

Bley, H., W. Gitter u. a.: Sozialgesetzbuch, Sozialversicherung (Gesamt-Kommentar), Chmielorz, Wiesbaden 1989

Eicher, H., W. Haase, F. Rauschenbach: Die Rentenversicherung der Arbeiter und Angestellten, 7. Aufl. 1983, Jehle, München

Erlenkämper, A.: Sozialrecht — Leitfaden für die Praxis 2. Aufl. 1988, Heymanns, Köln

Kommentar zum Recht der Gesetzlichen Rentenversicherung, Verband Deutscher Rentenversicherungsträger, Beltz, Weinheim

---

[127] zum bisherigen Recht vgl. Erlenkämper (S. 464ff.)

5.7. Soziales Entschädigungsrecht

Aufgabe

Das sozEntschR umfaßt das Recht der Kriegsopferversorgung (KOV) sowie eine Reihe von Gesetzen bzw. Gesetzesteilen, die die Entschädigung von Gesundheitsschäden aus anderen Ursachen nach den Grundsätzen der KOV regeln. Dier hier maßgebenden Gesetze sind:

- das Bundesversorgungsgesetz (BVG);
  es regelt die Entschädigung für Gesundheitsschäden durch (früheren) Wehrdienst und Krieg;
- das Soldatenversorgungsgesetz (SVG);
  es regelt die Entschädigung für Wehrdienstbeschädigungen von Wehrpflichtigen und Soldaten auf Zeit der Bundeswehr;
- das Zivildienstgesetz (ZDG);
  es regelt die Entschädigung von Gesundheitsschäden aufgrund von Zivildienst;
- das Opferentschädigungsgesetz (OEG);
  es regelt die Entschädigung der Opfer von Gewalttaten;
- das Bundesseuchengesetz (BSeuchH);
  es regelt die Entschädigung von Impfschäden.
- das Unterhaltsbeihilfegesetz (UHG);
  es hat nach 1950 die Versorgung der Angehörigen von Kriegsgefangenen geregelt;
- das Häftlingshilfegesetz (HHG);
  es regelt die Entschädigung von Gesundheitsschäden, die nach 1945 infolge politischer Haft in Ostblockländern erlitten wurden.

Gesetzliche Grundlagen

Die KOV ist geregelt im Bundesversorgungsgesetz (BVG)[128] sowie in einigen ergänzenden Rechtsverordnungen. Daneben bestehen Verwaltungsvorschriften, die die gesetzlichen Tatbestände und ihre Anwendung erläutern.

Ergänzend hat das Bundesministerium für Arbeit und Sozialordnung „Anhaltspunkt für die ärztliche Gutachtertätigkeit im sozEntschR und nach dem Schwerbehindertengesetz" (Anhaltspunkte 1983) herausgegeben, die weitere Hinweise für die Beurteilung und Bewertung der medizinisch relevanten Sachverhalte für ärztliche Gutachter enthalten.

Die übrigen genannten Gesetze regeln nur allgemein die jeweiligen besonderen Anspruchs-

---

[128] hier i. d. F. durch das KOV-Strukturgesetz 1990 vom 23. 03. 1990

voraussetzungen; Umfang und Höhe der Leistungen richten sich weitgehend nach dem BVG.

Träger

Die Durchführung des sozEntschR ist weitgehend Angelegenheit der Länder. Wahrgenommen werden die Aufgaben von den regional zuständigen Versorgungs- und Landesversorgungsämtern, bei Zivildienstbeschädigungen durch das Bundesamt für den Zivildienst, in Angelegenheiten der Kriegsopferfürsorge von den Gemeinden bzw. Landesfürsorgestellen.

Geschützter Personen- und Risikobereich

Kriegsopferversorgung (BVG)

Anspruch auf Versorgung haben Personen, die durch eine militärische oder militärähnliche Dienstverrichtung, durch Unfall (S. 4) während der Ausübung solchen Dienstes oder durch die diesem Dienst eigentümlichen Verhältnisse eine gesundheitliche Schädigung erlitten haben, § 1 Abs. 1 BVG; ist der Beschädigte an den Folgen der Schädigung verstorben, erhalten seine Hinterbliebenen auf Antrag Versorgung, § 1 Abs. 5 BVG.

Die Tatbestände des BVG erfassen nicht die militärische Dienstverrichtung in der Bundeswehr; diese ist im Soldatenversorgungsgesetz (SVG; s. unten) geregelt.

Einer solchen Schädigung stehen gleich, §§ 1 Abs. 2, 8a BVG, Gesundheitsschäden, die herbeigeführt worden sind u. a. durch:

- unmittelbare Kriegseinwirkung,
- Kriegsgefangenschaft,
- Internierung im Ausland oder in den nicht unter deutscher Verwaltung stehenden deutschen Ostgebieten,
- einen Unfall (S. 4), den der Beschädigte oder ein sonstiger Berechtiger oder Leistungsempfänger auf einem Hin- oder Rückweg erleidet, der notwendig ist, um eine Maßnahme der Heilbehandlung, eine Badekur, Versehrtenleibesübungen als Gruppenbehandlung oder berufsfördernde Maßnahmen zur Rehabilitation nach § 26 BVG durchzuführen oder um auf Verlangen eines zuständigen Leistungsträgers oder eines Gerichts wegen der Schädigung persönlich zu erscheinen,
- einen Unfall, den der Beschädigte bei der Durchführung einer solchen Maßnahme erleidet,

sowie ferner:

- eine Schädigung, die eine nicht nach § 539 Abs. 1 Nr. 1 oder 7 RVO (S. 87) versicherte Begleitperson durch einen Unfall bei einer wegen der Folgen der Schädigung notwendigen Begleitung des Beschädigten auf einem solchen Weg oder während der Durchführung einer solchen Maßnahme erleidet, § 8a BVG,[130]
- durch einen Unfall, den ein Hinterbliebener aus einem solchen Anlaß erleidet, § 39 BVG.

Militärischer Dienst ist jeder nach deutschem Wehrrecht geleistete Dienst als Soldat oder Wehrmachtsbeamter sowie der Dienst im Deutschen Volkssturm, in der Feldgendamerie und in den Heimatflakbatterien, § 2 Abs. 1 BVG.

Als **militärähnlicher Dienst** gelten, § 3 BVG, u. a.[131]:

- das von einer Dienststelle der Wehrmacht angeordnete Erscheinen zur Feststellung der Wehrtauglichkeit usw.,
- der aufgrund einer Einberufung durch eine militärische Dienststelle geleistete freiwillige oder unfreiwillige Dienst,
- der Dienst der Wehrmachtshelfer und Wehrmachtshelferinnen,
- der Dienst des Personals der Freiwilligen Krankenpflege bei der Wehrmacht im Kriege,
- der Reichsarbeitsdienst,
- der Dienst in Wehrertüchtigungslagern.

Zum militärischen bzw. militärähnlichen Dienst gehören auch, § 4 BVG:

- der Weg des Einberufenen zum Gestellungsort und der Heimweg nach Beendigung des Dienstverhältnisses,
- Dienstreisen, Dienstgänge und die dienstliche Tätigkeit am Bestimmungsort,
- das Zurücklegen des mit dem Dienst zusammenhängenden Weges zu und von der Dienststelle einschließlich der Familienheimfahrten,
- die Teilnahme an dienstlichen Veranstaltungen.

Als **unmittelbare Kriegseinwirkung** gelten, § 5 BVG, wenn sie in Zusammenhang mit einem der beiden Weltkriege stehen, u. a.[132]:

- Kampfhandlungen und damit unmittelbar zusammenhängende militärische Maßnahmen, insbesondere die Einwirkung von Kampfmitteln,
- Einwirkungen, denen der Beschädigte durch die besonderen Umstände der Flucht vor einer aus kriegerischen Vorgängen unmittelbar drohenden Gefahr für Leib oder Leben ausgesetzt war,
- schädigende Vorgänge, die infolge einer mit der militärischen Besetzung deutschen oder ehemals deutsch besetzten Gebietes oder mit der zwangsweisen Umsiedlung oder Verschleppung zusam-

menhängenden besonderen Gefahr eingetreten sind,
- nachträgliche Auswirkungen kriegerischer Vorgänge, die einen kriegseigentümlichen Gefahrenbereich hinterlassen haben.

Durch **wehrdiensteigentümliche Verhältnisse** ist eine Schädigung herbeigeführt worden, wenn sie den besonderen, von den Verhältnissen des zivilen Lebens abweichenden und diesen i. d. R. fremden Verhältnissen des militärischen oder militärähnlichen Dienstes zuzurechnen sind, VV Nr. 3 zu § 1 BVG.

Diese „wehrdiensteigentümlichen Verhältnisse" gestatten in einer Vielzahl von Fällen die Berücksichtigung besonderer Gefahren, die mit dem Wehrdienst zusammenhängen, ohne von ihm unmittelbar erfaßt zu werden. Es muß sich dabei aber um Verhältnisse bzw. Gefahren handeln, die sich von denen des zivilen Lebens grundsätzlich unterscheiden, die also gerade für den militärischen bzw. militärähnlichen Dienst typisch und mit ihm i. d. R. zwangsläufig verbunden sind.[133] So fallen u. a. Unfälle bei offiziellen Freizeitangeboten i. d. R. unter die wehrdiensteigentümlichen Verhältnisse.[134]

Zu den wehrdiensteigentümlichen Verhältnissen zählen ferner u. a. die Besonderheiten der Heilfürsorge durch den Sanitätsdienst von Wehrmacht oder Bundeswehr[135]; Schädigungen, die infolge derartiger Besonderheiten (z. B. Behandlungsfehler, pflichtwidriges Unterlassen der notwendigen Überweisung an einen Facharzt) entstehen, sind daher grundsätzlich zu entschädigen.[136]

Soldatenversorgung (SVG)

Auf **Berufssoldaten**, die wegen Dienstunfähigkeit infolge eines Dienstunfalls (vorzeitig) in den Ruhestand versetzt werden, finden die Vorschriften der Beamtenversorgung u. a. hinsichtlich des sog. Unfallruhegehalts entsprechende Anwendung, § 27 Abs. 1 SVG.

Die allgemeinen Ansprüche auf Versorgung wegen einer Wehrdienstbeschädigung nach dem SVG (§§ 80ff. SVG, s. unten) bestehen zwar grundsätzlich gleichfalls; sie ruhen aber in Höhe des Unterschiedsbetrages zwischen der allgemeinen beamtenrechtlichen Versorgung des Berufssoldaten und dem Unfallruhegehalt, § 84 Abs. 6 SVG.

Dienstunfall (vgl. auch S. 4) ist ein auf äußerer Einwirkung beruhendes, plötzliches, örtlich und zeitlich bestimmbares, einen Körperschaden

---

[130] i. d. F. durch das KOV-Strukturgesetz; bisher: § 42 Abs. 3 BVG

[131] weitere Einzelheiten vgl. Erlenkämper (S. 510)

[132] weitere Einzelheiten vgl. Erlenkämper (S. 511)

[133] stdRspr, vgl. u. a. BSG SozR 3100 § 1 Nr. 15; 3200 § 81 Nr. 1, 6, 7, 9, 11, 14, 21

[134] BSG SozR 3200 § 81 Nr. 19

[135] BSG SozR 3200 § 80 Nr. 2

[136] vgl. u. a. BSG SozR 3200 § 81 Nr. 15, 20.

verursachendes Ereignis, das in Ausübung oder infolge des Dienstes eingetreten ist, § 27 Abs. 2 SVG.

Ein **Dienstunfall** liegt – vergleichbar mit den Berufskrankheiten der ges. UV (S. 91) – auch vor, wenn ein Berufssoldat, der nach Art seiner dienstlichen Verrichtung der Gefahr der **Erkrankung an bestimmten Krankheiten** besonders ausgesetzt ist, an einer solchen Krankheit erkrankt, es sei denn, daß er sich die Erkrankung außerhalb des Dienstes zugezogen hat; die Erkrankung gilt stets dann als Dienstunfall, wenn sie durch gesundheitsschädigende Verhältnisse verursacht worden ist, denen der Berufssoldat am Ort seines dienstlich angeordneten Aufenthalts im Ausland besonders ausgesetzt war, § 27 Abs. 4 SVG.

Krankheiten in diesem Sinne sind die auch in der BKVO (S. 91 und 244) genannten Krankheiten mit den dort im einzelnen bezeichneten Maßgaben (sog. Listenvorbehalten), § 1 der DVO zu § 27 BVG.

Dem **Dienstunfall gleichzusetzen** ist, wenn der Berufssoldat einen Körperschaden erleidet, weil er außerhalb seines Dienstes im Hinblick auf sein pflichtgemäßes dienstliches Verhalten oder wegen seiner Eigenschaft als Berufssoldat angegriffen wird, § 27 Abs. 5 SVG. Gleichzusetzen ist ferner ein Körperschaden, den der Berufssoldat im Ausland erleidet, wenn er bei Kriegshandlungen, Aufruhr oder Unruhen an seinem dienstlich angeordneten Aufenthaltsort angegriffen wird, § 27 Abs. 5 Satz 2 SVG.

Versorgung kann einem Berufssoldaten auch gewährt werden, der zur Wahrnehmung öffentlicher Belange oder im dienstlichen Interesse beurlaubt wird und dabei einen Körperschaden erleidet, § 27 Abs. 6 SVG.

Ein **Soldat der Bundeswehr** (Wehrpflichtiger, auch Zeitsoldat; zum Berufssoldaten s. oben) hat Anspruch auf Versorgung für die gesundheitlichen und wirtschaftlichen Folgen einer Wehrdienstbeschädigung, § 80 SGG.

Wehrdienstbeschädigung ist eine gesundheitliche Schädigung, die durch eine Wehrdienstverrichtung, durch einen während der Ausübung des Wehrdienstes erlittenen Unfall (S. 4) oder durch die dem Wehrdienst eigentümlichen Verhältnisse (S. 113) herbeigeführt worden ist, § 81 Abs. 1 SVG.

Wehrdienstbeschädigung ist auch eine gesundheitliche Schädigung, die herbeigeführt worden ist, § 81 Abs. 2 SVG, durch:

– einen Angriff auf den Soldaten wegen seines pflichtgemäßen dienstlichen Verhaltens, wegen seiner Zugehörigkeit zur Bundeswehr oder bei Kriegshandlungen, Aufruhr oder Unruhen, denen er am Ort seines dienstlich angeordneten Aufenthalts im Ausland besonders ausgesetzt war,

– einen Unfall, den er bei Maßnahmen der Heilbehandlung, Badekuren, Versehrtenleibesübungen, berufsfördernden Maßnahmen zur Rehabilitation nach § 26 BVG, Untersuchungen oder sonstigen

Vorsprachen zur Aufklärung des Sachverhalts erleidet, wenn sein Erscheinen angeordnet war, sowie auf den Wegen zu und von solchen Maßnahmen.

Zum **Wehrdienst** gehören auch, § 81 Abs. 3 SVG:

– die Teilnahme an einer dienstlichen Veranstaltung i. S. des § 4 Wehrpflichtgesetz,

– die mit dem Wehrdienst zusammenhängenden Dienstreisen, Dienstgänge und die dienstliche Tätigkeit am Bestimmungsort,

– die Teilnahme an dienstlichen Veranstaltungen.

Als **Wehrdienst** gilt ferner, § 81 Abs. 4 SVG:

– das Erscheinen zur Feststellung der Wehrtauglichkeit, zu einer Eignungsprüfung oder zur Wehrüberwachung auf Anordnung der zuständigen Dienststelle,

– das Zurücklegen des mit dem Wehrdienst zusammenhängenden Weges zu und von der Dienststelle (einschließlich der sog. Familienheimfahrten, s. unten),

– das Abheben eines Geldbetrages bei einem Geldinstitut, an das der Dienstherr die Dienstbezüge des Soldaten überweist oder zahlt, wenn der Soldat erstmalig nach Überweisung der Dienstbezüge das Geldinstitut persönlich aufsucht.

Der **Zusammenhang mit dem Wehrdienst** gilt als nicht unterbrochen, wenn der Soldat von dem unmittelbaren Weg zwischen Wohnung und Dienststelle in vertretbarem Umfang abweicht, § 81 Abs. 4 Satz 2 SVG, weil:

– er sein Kind (§ 2 BKGG), das mit ihm in einem Haushalt lebt, wegen des Wehrdienstes oder wegen der beruflichen Tätigkeit seines Ehegatten fremder Obhut anvertraut,

– er mit einem anderen Soldaten oder mit berufstätigen oder in der ges. UV versicherten Personen gemeinsam ein Fahrzeug für den Weg zu und von der Dienststelle benutzt.

Hat der Soldat wegen der Entfernung seiner ständigen Familienwohnung vom Dienstort oder wegen der Kasernierungspflicht am Dienstort oder in dessen Nähe eine Unterkunft, so gelten diese Vorschriften auch für den Weg zu und von der Familienwohnung (sog. **Familienheimfahrten**, vgl. S. 89), § 81 Abs. 4 Satz 3 SVG.

Versorgung kann darüber hinaus auch einem Soldaten bzw. seinen Hinterbliebenen gewährt werden, der zur Wahrnehmung öffentlicher Belange oder im dienstlichen Interesse beurlaubt wird und dabei eine Gesundheitsschädigung erleidet, § 81a SVG.

Zu den **wehrdiensteigentümlichen Verhältnissen** s. oben S. 113.

Zivildienstversorgung (ZDG)

Ein Zivildienstleistender hat Anspruch auf Versorgung für die gesundheitlichen und wirtschaftlichen Folgen einer Zivildienstbeschädigung, § 47 Abs. 1 ZDG.

Zivildienstbeschädigung ist eine gesundheitliche Schädigung, die durch eine Dienstverrichtung, durch einen während der Ausübung von Zivildienst erlittenen Unfall (S. 4) oder durch die dem Zivildienst eigentümlichen Verhältnisse (S. 113) herbeigeführt worden ist, § 47 Abs. 2 ZDG.

Auf die **Zivildienstbeschädigung** finden die für die Wehrdienstbeschädigung i. S. des SVG (s. oben) geltenden Vorschriften weitgehend entsprechend Anwendung, §§ 47 Abs. 3 bis 5, 47a ZDG.

Opferentschädigung (OEG)

Wer im Bundesgebiet oder auf einem deutschen Schiff oder Luftfahrzeug infolge eines **vorsätzlichen rechtswidrigen tätlichen Angriffs** gegen seine oder eine andere Person oder durch dessen rechtmäßige Abwehr eine gesundheitliche Schädigung erleidet, erhält wegen der gesundheitlichen und wirtschaftlichen Folgen dieser Schädigung auf Antrag Versorgung in entsprechender Anwendung des BVG, § 1 Abs. 1 OEG; dasselbe gilt für Hinterbliebene eines solchen Geschädigten, § 1 Abs. 5 OEG.

Gleichgestellt sind dem tätlichen Angriff, § 1 Abs. 2 OEG:

— die vorsätzliche Beibringung von Gift,
— die wenigstens fahrlässige Herbeiführung einer Gefahr für Leib und Leben eines anderen durch ein mit gemeingefährlichen Mitteln begangenes Verbrechen.

Gleichgestellt ist ferner eine Schädigung, die durch einen Unfall i. S. des § 1 Abs. 2.e oder g BVG (in Zusammenhang mit Heilbehandlung, Vorsprachen usw.) oder bei der unverzüglichen Erstattung der Strafanzeige erleidet, § 1 Abs. 3 OEG.

Der „**vorsätzliche tätliche Angriff**" setzt ein Handeln voraus, das in feindseliger Willensrichtung unmittelbar auf eine bestimmte Person zielt und auf diese einwirken soll.[137]

Bleibt der Täter unbekannt, müssen wenigstens die äußeren Tatumstände überzeugende Hinweise auf eine solche Zielrichtung geben.[138] Das OEG macht die Entschädigung grundsätzlich davon abhängig, daß ein vorsätzlicher tätlicher Angriff nachgewiesen und nicht nur wahrscheinlich ist; die Schwierigkeit, die feindselige Haltung eines unbekannten Täters nachzuweisen, rechtfertigt keine Beweiserleichterung.[139] Das gilt z. B. für die Verletzung durch einen Revolverschuß, der nicht nachweisbar auf einen vorsätzlichen tätlichen Angriff zurückzuführen ist; ein solcher Vorgang ist auch nicht ohne weiteres als wenigstens fahrlässige Schädigung

durch ein gemeingefährliches Mittel (§ 1 Abs. 2 Nr. 2 OEG) zu werten.[140] Für die Frage, ob der Täter vorsätzlich gehandelt hat, reicht der natürliche Vorsatz aus; auf Schuldausschließungsgründe kommt es nicht an.[141]

Zu versagen sind Leistungen, wenn der Geschädigte die Schädigung selbst verursacht hat oder wenn es aus sonstigen, insbesondere in dem eigenen Verhalten des Anspruchstellers liegenden Gründen unbillig wäre, Entschädigung zu gewähren, § 2 Abs. 1 OEG. Leistungen können auch versagt werden, wenn der Geschädigte es unterlassen hat, das ihm Mögliche zur Aufklärung des Sachverhalts und zur Verfolgung des Täters beizutragen, insbesondere unverzüglich Strafanzeige zu erstatten, § 2 Abs. 2 OEG.

Ob der Geschädigte die Schädigung i. S. des § 2 Abs. 1 OEG selbst verursacht hat, bestimmt sich nach den Grundsätzen der sozialrechtlichen Kausalitätslehre (S. 28); danach ist eine Ursache wesentlich, wenn sie in ihrer Bedeutung und Tragweite für den Erfolg im Verhältnis zu den übrigen Umständen zumindest gleichwertig ist.[142] Leistungen sind insbesondere nicht deshalb zu versagen, weil der Geschädigte einem rechtswidrigen Angriff in Notwehr oder Nothilfe („... gegen sich oder einen anderen ...") entgegengetreten ist.[143] Bei leichtfertiger Beteiligung an einer Schlägerei hat der Geschädigte dagegen keinen Anspruch auf Entschädigung.[144] Gewaltopferentschädigung ist jedoch nicht zu versagen, wenn das Opfer mit friedlichen Mitteln vergeblich versucht hat, Streit zu schlichten.[145] Eine Unbilligkeit i. S. des § 2 Abs. 1 OEG liegt aber vor, wenn der Geschädigte einer Gefahr, insbesondere einer Selbstgefährdung zum Opfer gefallen ist, der er sich bei einem Mindestmaß an Selbstverantwortung hätte entziehen können.[146]

Entschädigung von Impfschäden (BSeuchG)

Wer durch eine **Impfung**, § 51 Abs. 1 BSeuchG, die:

— gesetzlich vorgeschrieben ist, Nr. 1, oder
— aufgrund des BSeuchG angeordnet worden ist, Nr. 2, oder
— von einer zuständigen Behörde öffentlich empfohlen und in ihrem Bereich vorgenommen worden ist, Nr. 3, oder

---

[137] BSG SozR 3800 § 1 Nr. 4
[138] BSG SozR 3800 § 1 Nr. 4
[139] BSG Breith 1989, 488

[140] BSG SozR 3800 § 1 Nr. 13
[141] LSG Darmstadt Breith 1983, 810
[142] BSG SozR 3800 § 2 Nr. 1
[143] BSG SozR 3800 § 2 Nr. 3
[144] BSG SozR 3800 § 2 Nr. 2
[145] BSG 06. 12. 1989 — 9 RVg 2/89 —
[146] BSG SozR 3800 § 2 Nr. 5; BSG SozSich 1985, 128

– aufgrund der Verordnung zur Ausführung der Internationalen Gesundheitsvorschriften durchgeführt worden ist, Nr. 4,

einen Impfschaden erlitten hat, erhält wegen der gesundheitlichen und wirtschaftlichen Folgen des Impfschadens auf Antrag Versorgung in entsprechender Anwendung des BVG; das gilt auch für die Hinterbliebenen eines Impfgeschädigten; § 51 Abs. 4 BSeuchG.

Versorgung erhält unter bestimmten weiteren Voraussetzungen ferner, wer als Deutscher außerhalb des Bundesgebietes einen Impfschaden durch eine Impfung erlitten hat, zu der er aufgrund des Impfgesetzes von 1874 bei einem Aufenthalt im Bundesgebiet verpflichtet gewesen wäre, § 51 Abs. 2 BSeuchG.

Ein **Impfschaden** ist ein über das übliche Ausmaß einer Impfreaktion hinausgehender Gesundheitsschaden, § 52 Abs. 1 BSeuchG.

Eine Impfung i. S. des BSeuchG liegt schon dann vor, wenn der Impfstoff in den Körper der Betroffenen eingebracht worden ist, eine immunologische Auseinandersetzung des Körpers gehört nicht zum gesetzlichen Begriff der Impfung; ein Impfschaden liegt daher auch dann vor, wenn dieser nicht auf einer immunologischen Reaktion, sondern auf einer anderen Schädigung durch die Impfung beruht.[147] Im Rahmen der Impfschadenversorgung müssen entsprechend den allgemeinen Grundsätzen (S. 45) die schädigende Einwirkung (Impfung), die gesundheitliche Schädigung (unübliche Impfreaktion) und die Schädigungsfolge (Dauerleiden) nachgewiesen, nicht nur wahrscheinlich sein.[148]

Ein Impfschaden liegt auch vor, wenn mit lebenden Erregern geimpft worden ist und eine andere als die geimpfte Person durch diese Erreger einen Gesundheitsschaden erleidet, § 52 Abs. 1 Satz 2 BSeuchG. Als Impfschaden gilt ferner auch hier eine gesundheitliche Schädigung, die der Geschädigte u. a. bei Maßnahmen der Heilbehandlung und auf Wegen zu oder von solchen erleidet, § 52 Abs. 1 Satz 3 BSeuchG.

Schädigendes Ereignis; Schädigungsfolge; ursächlicher Zusammenhang

Versorgung nach dem BVG erhält nur, wer durch ein **schädigendes Ereignis** oder andere **schädigende Einwirkungen** i. S. des § 1 BVG bzw. der entsprechend anwendbaren Gesetze eine gesundheitliche Schädigung erlitten hat, § 1 Abs. 1 BVG.

Einer gesundheitlichen Schädigung i. S. des § 1 Abs. 1 BVG steht die Beschädigung eines am Körper ge-

tragenen Hilfsmittels, einer Brille sowie von Kontaktlinsen oder Zahnersatz gleich, § 8 b BVG.

Die schädigenden Einwirkungen sind hier nicht auf solche aus einen Unfall beschränkt; diese können auch aus anderen Einwirkungen des Dienstes bzw. der diensteigentümlichen Verhältnisse erwachsen.

Soweit es sich um Unfälle (auch: Wegeunfälle[149]) handelt, kann weitgehend auf den allgemeinen Unfallbegriff (S. 4) und die Grundsätze der ges. UV zum Arbeitsunfall (S. 88) zurückgegriffen werden.

Das schädigende Ereignis bzw. die schädigende Einwirkungen müssen als sog. anspruchsbegründende Tatsache i. d. R. nachgewiesen sein.

Das schädigende Ereignis bzw. die schädigenden Einwirkungen müssen, soll eine Schädigung i. S. des BVG und der entsprechend anwendbaren Gesetze in Betracht kommen, mit hinreichender Wahrscheinlichkeit (S. 43) mit dem militärischen Dienst usw. in **ursächlichem Zusammenhang** stehen (sog. haftungsbegründende Kausalität), § 1 Abs. 3 BVG.

Für die Beurteilung dieses ursächlichen Zusammenhangs gilt ausschließlich die **sozialrechtlichen Kausalitätslehre** (S. 28), nicht die zivilrechtliche Adäquanzlehre.

Hiernach ist nicht erforderlich, daß die Dienstverrichtung usw. die alleinige oder doch allein wesentliche Ursache des schädigenden Ereignisses ist; es genügt, daß sie – ggf. neben anderen, hiervon unabhängigen Faktoren – eine **wesentliche Teilursache** (S. 30) bildet, sofern nicht diese anderen Faktoren an Bedeutung eindeutig überwiegen. Ein nur örtlicher oder zeitlicher Zusammenhang reicht nicht aus.

Das schädigende Ereignis muß weiterhin einen gesundheitlichen Schaden, eine **Schädigungsfolge**, herbeigeführt haben (sog. haftungsausfüllende Kausalität).

Auch für diesen ursächlichen Zusammenhang gilt ausschließlich die **sozialrechtliche Kausalitätslehre** (S. 28).

Danach besteht ein rechtserheblicher Kausalzusammenhang auch insoweit immer – aber auch nur – dann, wenn die schädigenden Einwirkungen zumindest eine **wesentliche Teilursache** für den Eintritt des Gesundheitsschadens bilden. Auch hier ist also nicht erforderlich, daß sie die alleinige oder allein wesentliche Ursache des Schadens bilden; es genügt, wenn sie eine unter mehreren mitwirkenden **Teilursachen** sind, sofern die schädigungsunabhängigen Ursachen an Bedeutung nicht klar überwiegen (S. 30).

Auch im übrigen gelten die allgemeinen Grundsätze der sozialrechtlichen Kausalitätslehre (S. 32ff.).

Schädigungsfolgen können i. S. der **Entstehung**, aber auch nur i. S. der **Verschlimmerung** verursacht sein (S. 35).

---

[147] BSG SozR 3850 § 51 Nr. 8
[148] BSG SozR 3850 § 51 Nr. 9

[149] vgl. u. a. BSG SozR 3200 § 81 Nr. 18

Das Mitwirken einer **Anlage** (S. 41) an dem Eintritt des Gesundheitsschadens schließt einen rechtserheblichen Kausalzusammenhang ebenso wie das Mitwirken degenerativer oder sonstigen **Vorschädigungen** (S. 41) nur aus, wenn sie für den Eintritt des Schadens die rechtlich allein wesentliche Ursache (S. 32) bilden.

Eine **Gelegenheitsursache** darf auch hier nur angenommen werden, wenn die aus Anlage oder Vorschädigung erwachsende Krankheitsdisposition so leicht ansprechbar war, daß ein beliebig austauschbares Ereignis des täglichen Lebens den Gesundheitsschaden wahrscheinlich zu annähernd gleicher Zeit und in annähernd gleicher Schwere ausgelöst hätte (S. 32).

Zum entschädigungspflichtigen Gesundheitsschaden gehört auch der **mittelbare Schaden** (S. 37). Ein solcher kann z. B. bestehen, wenn der Beschädigte infolge einer schädigungsbedingten Seh- oder Bewegungsbehinderung stürzt oder einer Gefahr (z. B. herannahendes Auto) nicht rechtzeitig ausweichen kann,[150] aber auch, wenn — ggf. auch als Spätfolge — auf dem Boden der ursprünglichen Schädigungsfolge eine andere, eigenständige Krankheit eintritt (z. B. Osteomyelitis nach offener Knochenverletzung, sog. Spritzen-Hepatitis infolge Behandlung einer Schädigungsfolge usw.).

Sowohl für die haftungsbegründende wie auch für die haftungsausfüllende Kausalität genügt die **Wahrscheinlichkeit des ursächlichen Zusammenhangs**, § 1 Abs. 3 BVG.[151]

Wahrscheinlichkeit i. S. des § 1 Abs. 3 BVG liegt vor, wenn unter Berücksichtigung der herrschenden medizinisch-wissenschaftlichen Lehrmeinung mehr für als gegen den ursächlichen Zusammenhang spricht, VV Nr. 9 zu § 1 BVG.[152]

Die Beweiserleichterung der Wahrscheinlichkeit gilt jedoch auch hier nur für die Beurteilung der Zusammenhangsfrage selbst, nicht aber für die Feststellung der hierfür maßgebenden Tatsachen und Geschehnisabläufe; diese bedürfen vielmehr stets des sog. **Vollbeweises** (S. 45). Vor allem bei zeitlich weit zurückliegenden Schädigungsereignisse dürfen an diesen Beweis aber keine überhöhten Anforderungen gestellt werden.

Im Wege eines solchen Vollbeweises nachgewiesen sein müssen aber nicht nur die sog. anspruchsbegründenden Tatsachen, sondern auch alle anderen Tatsachen und Umstände, die der Beurteilung der Kausalität zugrunde gelegt werden sollen, vor allem also auch die **schädigungsunabhängigen Kausalfaktoren**, deren kausale Beteiligung an dem Eintritt des Schadens im Bereich der haftungsausfüllenden Kausalität und damit bei der sozialmedizinischen Beurteilung diskutiert werden soll (S. 45).

Ist die zur Anerkennung einer Gesundheitsstörung als Schädigungsfolge erforderliche Wahrscheinlichkeit nur deshalb nicht gegeben, weil

über die Ursache des festgestellten Leidens in der medizinischen Wissenschaft Ungewißheit besteht, *können* die Versorgungsbehörden mit Zustimmung des BMAuS die Gesundheitsstörung dennoch als Schädigungsfolge anerkennen und Versorgung gewähren (sog. **Kann-Versorgung**), § 1 Abs. 3 Satz 2 BVG.[153]

Bei dieser Vorschrift handelt es sich um eine echte sog. Kann-Bestimmung: Die Versorgungsverwaltung *kann* eine solche Anerkennung aussprechen und Versorgung gewähren, *muß* dies aber nicht; die Anerkennung steht vielmehr in ihrem pflichtgemäßen Ermessen (S. 72).[154]

Zu den allgemeinen Voraussetzungen für diese Kann-Versorgung gehört i. d. R. ein enger zeitlicher Zusammenhang zwischen bestimmten schädigenden Einwirkungen, deren Ursächlichkeit nach dem vorhandenen Wissensstand möglich, wegen der Ungewißheit der Ätiologie aber nicht wahrscheinlich zu machen ist, und der Manifestation des Leidens bzw. erster Frühsymptome.[155] Ungewißheiten bei der Feststellung des Sachverhalts, die unabhängig von der ätiologischen Unsicherheit bestehen, rechtfertigen eine Kann-Versorgung nicht.[156]

Nach den Richtlinien des BMAuS[157] kommt — durchweg unter weiteren besonderen Voraussetzungen — eine solche Kann-Versorgung u. a. in Betracht bei folgenden Krankheiten, die Berührung zum Haltungs- und Bewegungsapparat haben:

— Endangitis obliterans,
— Multiple Sklerose,
— Amyotrophische Lateralsklerose,
— Spastische Spinalparese,
— Spinale progressive Muskelatrophie,
— Syringomyelie,
— Progressive Muskeldystrophie,
— Chronische Polyarthritis (cP),
— Spondylarthritiden,
— Reitersche Krankheit,
— Idiopathische Polyneuropathie,
— Aseptische Knochen- und Knorpelnekrosen.

Als **Schädigungsfolge anerkannt** werden im sozEntschR — anders als in der ges. UV — nicht die Folgen eines *bestimmten* Unfalls oder sonstiger schädigender Einwirkungen, sondern *alle* Folgen schädigender Einwirkungen i. S. des BVG und der übrigen Gesetze des sozEntschR, und

---

[150] so z. B. BSG SozR 3100 § 1 Nr. 23 mwN
[151] ebenso §§ 81 Abs. 5 SVG, 47 Abs. 6 ZDG, 1 Abs. 7 OEG, 52 Abs. 2 BSeuchG
[152] vgl. auch Anhaltspunkte 1983 (S. 140)

[153] ebenso §§ 81 Abs. 5 Satz 2 SVG, 47 Abs. 6 Satz 2 ZDG, 1 Abs. 7 OEG, 52 Abs. 2 Satz 2 BSeuchG
[154] Anhaltspunkte 1983 (S. 141) Nr. 39; vgl. auch Rösner Med. Sach. 1990, 4
[155] vgl. VV Nr. 9 zu § 1 BVG; Anhaltspunkte 1983 (S. 145)
[156] BSG SozR 3100 § 1 Nr. 19; Anhaltspunkte 1983 (S. 142)
[157] vgl. hierzu Anhaltspunkte 1983 (S. 144)

zwar unabhängig davon, ob sie einem einzigen schädigenden Ereignis entspringen oder mehreren.

Anerkannt werden nur die *Folgen* solcher schädigenden Einwirkungen, nicht auch das Unfall- oder sonstige schädigende Ereignis als solches. Bei späterer Geltendmachung weiterer Folgen aus demselben schädigenden Ereignis kann die Versorgungsbehörde daher ohne Bindung an die frühere Feststellung erneut prüfen und entscheiden, ob dieses einen Schädigungstatbestand i. S. des BVG erfüllt oder nicht.[158]

Wenn **unzweifelhaft feststeht**, daß die Anerkennung von Schädigungsfolgen zu Unrecht erfolgt ist, weil die Gesundheitsstörung **nicht Folge einer Schädigung ist**, kann das Versorgungsamt die Anerkennung auch unabhängig von den allgemeinen Vorschriften der §§ 45, 48 SGB X (S. 147) die Anerkennung mit Wirkung für die Vergangenheit zurücknehmen; erbrachte Leistungen sind bei einer Rücknahme nach dieser Vorschrift jedoch nicht zu erstatten, § 1 Abs. 3 Satz 3 BVG.[159]

Die Rücknahme der Anerkennung ist hier jedoch — ebenso wie früher nach § 41 VerwVG — nur zulässig, wenn wirklich eindeutig feststeht, daß *jede* — auch fernliegende — Möglichkeit ausgeschlossen ist, daß es sich bei der anerkannten Gesundheitsstörung doch um eine Schädigungsfolge handeln könne.[160]

Umfang der Versorgung

Die Versorgung umfaßt, § 9 BVG:
- Heil- und Krankenbehandlung, Versehrtenleibesübungen,
- Leistungen der Kriegsopferfürsorge,
- Beschädigtenrente,
- Pflegezulage,
- Hinterbliebenenversorgung.

Die Versorgungsleistungen des BVG erhalten auch Personen, die durch die anderen Gesetze des sozEntschR (s. oben) erfaßt werden.

Heil- und Krankenbehandlung; Versehrtenleibesübungen

Heilbehandlung wird *Beschädigten* i. d. R. nur für Gesundheitsstörungen gewährt, die als Schädigungsfolge anerkannt oder durch eine anerkannte Schädigungsfolge verursacht sind, § 10 Abs. 1 BVG.

Schwerbeschädigten wird Heilbehandlung i. d. R. auch für Gesundheitsstörungen gewährt, die nicht als Schädigungsfolge anerkannt sind, § 10 Abs. 2 BVG.

Die Heilbehandlung soll die Gesundheitsstörungen oder die durch sie bewirkte Beeinträchtigung der Berufs- oder Erwerbsfähigkeit beseitigen oder bessern, eine Zunahme des Leidens verhüten, körperliche Beschwerden beheben, die Folgen der Schädigung erleichtern und den Beschädigten möglichst auf Dauer in Arbeit, Beruf und Gesellschaft eingliedern, § 10 Abs. 1 Satz 1 BVG.

Ist eine Gesundheitsstörung nur i. S. der Verschlimmerung als Schädigungsfolge anerkannt, wird Heilbehandlung für die gesamte Gesundheitsstörung gewährt, es sei denn, daß der als Schädigungsfolge anerkannte Anteil der Gesundheitsstörung auf den Zustand, der die Heilbehandlung erfordert, ohne Einfluß ist, § 10 Abs. 1 Satz 2 BVG.

Als **Krankenbehandlung** wird jene weitere Form der Heilbehandlung bezeichnet, die für nicht als Schädigungsfolge anerkannte Krankheiten gewährt wird, § 10 Abs. 4 BVG.

Krankenbehandlung wird — z. T. unter weiteren Voraussetzungen, § 10 Abs. 7 — gewährt, § 10 Abs. 4 BVG:
- dem Schwerbeschädigten für den Ehegatten und die Kinder sowie für sonstige Angehörige, die mit ihm in häuslicher Gemeinschaft leben und von ihm überwiegend unterhalten werden,
- dem Empfänger einer Pflegezulage für Personen, die seine unentgeltliche Wartung und Pflege nicht nur vorübergehend übernommen haben,
- den Witwen, Waisen und versorgungsberechtigten Eltern,

ferner, § 10 Abs. 5 BVG:
- Beschädigten mit einer MdE um weniger als 50 v. H. für sich und für die vorgenannten Angehörigen,
- den Witwen für die vorgenannten Angehörigen,

sofern der Berechtigte an einer berufsfördernde Maßnahme zu Rehabilitation teilnimmt und bestimmte Leistungen erhält.

Berechtigten, die die Voraussetzungen der Abs. 2, 4 oder 5 des § 10 BVG erfüllen, werden für sich und die Leistungsempfänger Leistungen auch zur Förderung der Gesundheit und zur Verhütung und Früherkennung von Krankheiten sowie Leistungen bei Schwangerschaft und Mutterschaft gewährt, § 10 Abs. 6 BVG.

Die **Heilbehandlung** umfaßt, § 11 Abs. 1 BVG:
- ambulante ärztliche und zahnärztliche Behandlung,
- Versorgung mit Arznei- und Verbandmitteln,
- Versorgung mit Heilmitteln einschließlich Krankengymnastik, Bewegungs-, Sprach- und Beschäftigungstherapie sowie mit Brillen und Kontaktlinsen,

---

[158] BSG SozR BVG § 1 Nr. 29, 84
[159] vgl. hierzu BSG SozR 3100 § 1 Nr. 38, 39, 41
[160] BSG SozR 3100 § 1 Nr. 41 mwN

– Versorgung mit Zahnersatz,
– stationäre Krankenhausbehandlung,
– stationäre Behandlung in einer Rehabilitationseinrichtung,
– häusliche Krankenpflege,
– Versorgung mit Hilfsmitteln,
– Belastungserprobung und Arbeitstherapie,
– Haushaltshilfe unter bestimmten Voraussetzungen (Abs. 4).

Für die **Krankenbehandlung** gilt § 11 Abs. 1 BVG entsprechend mit Ausnahme der (vollständigen) Versorgung mit Zahnersatz, § 12 Abs. 1 BVG; zu den Kosten des Zahnersatzes können den Berechtigten aber Zuschüsse gewährt werden, § 12 Abs. 2 BVG.

Die Leistungen der Heil- und Krankenbehandlung werden i. d. R. **als Sachleistungen** erbracht. Sie sind den Empfängern ohne Beteiligung an den Kosten (Ausnahme: Zahnersatz im Rahmen der Krankenbehandlung) zu gewähren; das gilt auch für den Ersatz der Fahrtkosten im Rahmen der Heil- und Krankenbehandlung durch die Krankenkassen, § 18 Abs. 1 BVG.[161]

Die Vorschriften für die Leistungen, zu denen die Krankenkassen ihren Mitgliedern verpflichtet sind (S. 79 ff.), gelten im übrigen entsprechend, §§ 11 Abs. 1 Satz 2, 12 Abs. 1 BVG.

Versehrtenleibesübungen werden in Übungsgruppen unter ärztlicher Betreuung und fachkundiger Leitung im Rahmen regelmäßiger örtlicher Übungsveranstaltungen geeigneter Sportgemeinschaften durchgeführt, § 11a BVG und die hierzu ergänzend ergangene Versehrtenleibesübungen-Verordnung.

Die **Versorgung mit Hilfsmitteln**, § 13 Abs. 1 BVG, umfaßt die Ausstattung mit Körperersatzstücken, orthopädischen und anderen Hilfsmitteln, Blindenführhunden und mit Zubehör der Hilfsmittel, die Instandhaltung und den Ersatz der Hilfsmittel und des Zubehörs sowie die Ausbildung im Gebrauch von Hilfsmitteln. Zur Ergänzung der Versorgung mit Hilfsmitteln können Beschädigte unter bestimmten Voraussetzungen als Ersatzleistung Zuschüsse erhalten, und zwar u. a. zur Beschaffung, Instandhaltung und Änderung von Motorfahrzeugen oder Fahrrädern anstelle bestimmter Hilfsmittel und für Abstellmöglichkeiten von Rollstühlen und Motorfahrzeugen, § 11 Abs. 3 BVG.

Die Hilfsmittel sind in erforderlicher Zahl aufgrund fachärztlicher Verordnung in technisch-wissenschaftlich anerkannter, dauerhafter Ausführung und Ausstattung zu gewähren; sie müssen in technischer Hinsicht den persönlichen und beruflichen Bedürfnissen des Berechtigten oder des Leistungsempfängers angepaßt sein und dem allgemeinen Entwicklungsstand der Technik entsprechen, § 13 Abs. 2 BVG. Die Bewilligung kann davon abhängig gemacht werden, daß der Berechtigte oder Leistungsempfänger sie sich anpassen läßt oder sich, um mit dem Gebrauch vertraut zu werden, einer Ausbildung unterzieht, § 13 Abs. 3 BVG. Anspruch auf Instandhaltung und Ersatz der Hilfsmittel besteht (nur), wenn ihre Unbrauchbarkeit oder ihr Verlust nicht auf Mißbrauch, Vorsatz oder grobe Fahrlässigkeit zurückzuführen ist, § 13 Abs. 4 BVG.

Bei der Versorgung u. a. mit Hilfsmitteln dürfen Sachleistungen auf Antrag in Umfang, Material oder Ausführung über das Maß des Notwendigen hinaus erbracht werden, wenn auch dadurch der Verwendungszweck erreicht wird und der Berechtigte die Mehrkosten übernimmt, § 18 Abs. 2 BVG.

Über die Einzelheiten ist die „Verordnung über die Versorgung mit Hilfsmitteln und über die Ersatzleistungen nach dem BVG" (**Orthopädieverordnung – OrthV –**) ergangen.

Nach § 2 Abs. 1 OrthV werden als **Körperersatzstücke** geliefert, und zwar in der Erstausstattung i. d. R. doppelt, u. a.:

– künstliche Glieder, Nr. 1,
– Ersatzstücke zum kosmetischen Ausgleich, Nr. 6.

Armamputierte können zusätzlich eine Kosmetikprothese oder eine Funktionsprothese erhalten, insgesamt jedoch nicht mehr als zwei gleichartige Armprothesen; soweit technisch möglich, ist anstelle der zusätzlichen Armprothese nur ein zusätzliches Handersatzstück zum Wechseln zu liefern, § 2 Abs. 3 OrthV. Beinamputierte können zusätzlich eine wasserfeste Prothese, Doppel-Oberschenkelamputierte zusätzlich auch ein Paar Kurzprothesen erhalten, § 2 Abs. 4 OrthV.

Orthopädische Hilfsmittel (S. 233 ff.) sollen korrigierend, stützend, ausgleichend oder schützend auf die Haltungs-und Bewegungsorgane wirken oder deren einzelne Funktionen ersetzen, § 3 OrthV. Geliefert werden im einzelnen:

– Stützapparate (§ 4 OrthV),
– orthopädisches Schuhwerk (§ 5 OrthV),
– Schuhe für Beinamputierte (§ 6 OrthV),
– Handschuhe (§ 7 OrthV),
– Gehhilfen (§ 11 OrthV),
– Rollstühle (§ 12 OrthV, s. unten),
– Hilfen zur Lagerung (§ 13 OrthV),
– schützende Hilfen (§ 14 OrthV).

Einen **Rollstuhl** erhält, wer wegen wesentlicher Einschränkung der Gehfähigkeit auf die Benutzung angewiesen ist; dem Ausmaß der Gehbehinderung entsprechend kann für den Haus- und für den Straßengebrauch je ein handbetriebener Rollstuhl geliefert werden, § 12 Abs. 1 OrthV.

Einen **faltbaren** Rollstuhl für den Straßengebrauch können zusätzlich erhalten Querschnittgelähmte, Vier-

---

[161] i. d. F. des KOV-Strukturgesetzes 1990

und Dreifachamputierte, Doppel-Oberschenkelamputierte sowie einseitig Beinamputierte, die dauernd außerstande sind, eine Beinprothese zu tragen und zugleich armamputiert sind, ferner Personen, die gleich schwer gehbehindert sind, § 12 Abs. 2 OrthV.

Ein **elektrisch betriebener** Rollstuhl kann anstelle eines der handbetriebenen Rollstühle geliefert werden, wenn dieser vom Behinderten nicht selbst bedient werden kann; wer dringend darauf angewiesen ist, kann ausnahmsweise für beide Verwendungszwecke je einen elektrisch betriebenen Rollstuhl erhalten, § 12 Abs. 3 OrthV.

Einen Rollstuhl für den Straßengebrauch erhält u. a. nicht, wer einen Zuschuß für Motorfahrzeuge nach § 23 OrthV (s. unten) in Anspruch genommen hat, § 12 Abs. 4 OrthV.

Zur **Ergänzung** der Versorgung mit Hilfsmitteln und als **Ersatzleistungen**, § 11 Abs. 3 BVG, können über die allgemeinen Bestimmungen über die Kraftfahrzeughilfe (S. 24) hinaus u. a. Zuschüsse zur Beschaffung eines Motorfahrzeugs gewährt werden, § 23 OrthV:

— bis zu 5800,— DM an Querschnittgelähmte, Vier- und Dreifachamputierte, Doppel-Oberschenkelamputierte und andere Beschädigte, die gleich schwer gehbehindert sind oder Pflegezulage (§ 35 BVG, S. 123) nach Stufe V oder VI erhalten, Nr. 1,

— bis zu 5000,— DM an Doppel-Unterschenkelamputierte und Hüftexartikulierte sowie an einseitig Beinamputierte, die dauernd außerstande sind, eine Beinprothese zu tragen, nur eine Beckenkorbprothese tragen können oder zugleich armamputiert sind, und an andere Beschädigte, die gleich schwer gehbehindert sind oder Pflegezulage (§ 35 BVG, S. 123) nach Stufe III oder IV erhalten, Nr. 2.

Verursachen die anerkannten Schädigungsfolgen einen **außergewöhnlichen Verschleiß an Kleidung oder Wäsche,** so sind die dadurch entstehenden Kosten mit einem monatlichen Pauschalbetrag von (ab 01. 07. 1991) 28,— bis 185,— DM zu ersetzen, § 15 BVG.

Auch hierzu ist eine besondere DVO ergangen, die auch für die ges. UV maßgebend ist (S. 94).

Die Höhe des konkreten Pauschalbetrages ergibt sich aus der Multiplikation der aufgrund der DVO zu § 15 BVG für den jeweiligen Verschleißtatbestand festgesetzten Bewertungszahl mit (ab 01. 07. 1990) 2,706 DM, § 15 Satz 2 BVG. Übersteigen in besonderen Fällen die tatsächlichen Aufwendungen die höchste Stufe des Pauschalbetrages, so sind sie erstattungsfähig, § 15 Satz 3 BVG.

Versorgungskrankengeld wird nach Maßgabe weiterer Vorschriften gewährt, § 16 BVG:

— Beschädigten, wenn sie wegen einer Gesundheitsstörung, die als Schädigungsfolge anerkannt oder durch eine anerkannte Schädigungsfolge verursacht ist, arbeitsunfähig i. S. der Vorschriften der ges. KrV (S. 7) werden; bei Gesundheitsstörungen, die nur i. S. der Verschlimmerung als Schädigungsfolge anerkannt sind, tritt an deren Stelle die gesamte

Gesundheitsstörung, es sei denn, daß der Verschlimmerungsanteil auf die Arbeitsunfähigkeit ohne Einfluß ist, Abs. 1.a,

— Beschädigten, wenn sie wegen anderer Gesundheitsstörungen arbeitsunfähig werden, sofern ihnen wegen dieser Gesundheitsstörung Heil- oder Krankenbehandlung zu gewähren ist, Abs. 1.b,

— Witwen, Waisen und versorgungsberechtigten Eltern, wenn sie arbeitsunfähig werden, sofern ihnen Krankenbehandlung zu gewähren ist, Abs. 1.c.

Als arbeitsunfähig ist auch der Berechtigte anzusehen, der:

— wegen der Durchführung einer stationären Behandlungsmaßnahme der Heil- oder Krankenbehandlung, einer Badekur, Abs. 2.a, oder

— ohne arbeitsunfähig zu sein, wegen einer anderen Behandlungsmaßnahme der Heil- und Krankenbehandlung, Abs. 2.b, oder

— wegen Zubilligung einer an eine stationäre Behandlungsmaßnahme der Heil- oder Krankenbehandlung oder an eine Badekur anschließenden Schonungszeit, Abs. 2.c,

keine ganztägige Erwerbstätigkeit ausüben kann.

Anspruch auf Versorgungskrankengeld besteht auch dann, wenn Heil- oder Krankenbehandlung vor Anerkennung des Versorgungsanspruchs nach § 10 Abs. 8 BVG gewährt oder eine Badekur durchgeführt wird, § 16 Abs. 3 BVG.

Der Anspruch auf Versorgungskrankengeld ruht bei Zusammentreffen mit bestimmten anderen Sozialleistungen, § 16 Abs. 4 und 5 BVG.

Die **Höhe des Versorgungskrankengeldes** beträgt i. d. R. 80 v. H. des erzielten regelmäßigen Entgelts bis zur Höhe der jeweils geltenden Leistungsbemessungsgrenze (Beitragsbemessungsgrenze in der RV der Arbeiter für Jahresbezüge[162]), § 16a bis 16h BVG.

Weiterhin kann eine **Beihilfe** — u. a. für selbständig Tätige, VV Nr. 2 zu § 17 BVG — in angemessener Höhe gewährt werden, wenn eine notwendige Maßnahme der Behandlung einer anerkannten Schädigungsfolge zu einer erheblichen Beeinträchtigung der Erwerbsgrundlage des Beschädigten führt, § 17 BVG.

Kriegsopferfürsorge

Aufgabe der Kriegsopferfürsorge ist es, sich der Beschädigten und ihrer Familienmitglieder sowie der Hinterbliebenen in allen Lebenslagen anzunehmen, um die Folgen der Schädigung oder des Verlustes des Ehegatten, Elternteils, Kindes oder Enkelkindes angemessen auszugleichen oder zu mildern, § 25 Abs. BVG.

---

[162] § 159 SGB VI; 1992:
   In den alten Bundesländern:
      Jährlich 81 600,—, monatlich 6800,— DM;
   in den neuen Bundesländern:
      Jährlich 57 600,—, monatlich 4800,— DM.

Leistungen der Kriegsopferfürsorge erhalten, § 25 Abs. 3 BVG:

– Beschädigte, die Grundrente (s. unten) beziehen oder Anspruch auf Heilbehandlung nach § 10 Abs. 1 BVG (S. 118) haben,
– Hinterbliebene, die Hinterbliebenenrente, Witwen- oder Waisenbeihilfe usw. beziehen.

Beschädigte erhalten Leistungen auch für Familienmitglieder, soweit diese den Bedarf nicht aus eigenem Einkommen oder Vermögen decken können und der Beschädigte den Lebensunterhalt der Familie überwiegend bestreitet, vor der Schädigung bestritten hat oder ohne die Schädigung bestreiten würde, § 25 Abs. 4 BVG.

Leistungen der Kriegsopferfürsorge werden gewährt, wenn und soweit die Beschädigten infolge der Schädigung und die Hinterbliebenen infolge des Verlustes des Ehegatten, Elternteils usw. nicht in der Lage sind, den anzuerkennenden Bedarf aus den übrigen Leistungen nach dem BVG und dem sonstigen Einkommen und Vermögen zu decken, § 25a BVG.

Leistungen der Kriegsopferfürsorge sind, § 25 b BVG.:

– Hilfen zur beruflichen Rehabilitation, §§ 26, 26a BVG,
– Krankenhilfe, § 26b BVG,
– Hilfe zur Pflege, § 26c BVG,
– Hilfe zur Weiterführung des Haushalts, § 26d BVG,
– Altenhilfe, § 26e BVG,
– Erziehungsbeihilfe, § 27 BVG,
– ergänzende Hilfe zum Lebensunterhalt, § 27a BVG,
– Erholungshilfe, § 27b BVG,
– Wohnungshilfe, § 27c BVG,
– Hilfe in besonderen Lebenslagen, § 27d BVG,
– Sonderfürsorge u. a. für Kriegsblinde, Ohnhänder, Querschnittsgelähmte, Empfänger von Pflegezulage, Hirnbeschädigte, § 27e BVG.

Die Hilfen zur beruflichen Rehabilitation entsprechen nach Inhalt und Umfang weitgehend denen des RehaG (S. 22), die übrigen den entsprechenden Hilfen nach den BSHG (S. 131). Die Einzelheiten sind in den §§ 25b bis 27i BVG und in einer ergänzenden Verordnung zur Kriegsopferfürsorge sowie in der Verordnung über Kraftfahrzeughilfe zur beruflichen Rehabilitation (KfzHV, S. 24) geregelt.

Beschädigtenrente;
Berufsschadensausgleich;
Pflegezulage

Das **System der Entschädigung** im sozEntschR entscheidet sich von dem der ges. UV trotz mancher Ähnlichkeit in der Ausgangssituation entscheidend:

In der *ges. UV* erhält der Verletzte Rente nach Maßgabe seines bisherigen Jahresarbeitsverdienstes

und der durch die Unfallfolgen bewirkten MdE; sie wird unabhängig davon gezahlt, ob der Verletzte infolge des Arbeitsunfalls eine konkrete Einkommenseinbuße erleidet oder nicht.

Im *sozEntschR* erhält dagegen jeder Beschädigte als Ausgleich für den Verlust an körperlicher Integrität und wegen der dadurch bedingten (abstrakten) Einbuße an Erwerbsfähigkeit zunächst nur eine – relativ niedrige – Grundrente ausschließlich nach Maßgabe der schädigungsbedingten MdE, insbesondere also unabhängig von jeglichen Einkommensverhältnissen. Ist sein Erwerbseinkommen durch die Schädigungsfolgen gemindert, erhält er daneben einen Berufsschadensausgleich und – wenn er Schwerbeschädigter ist und einer Erwerbstätigkeit nicht mehr oder nur beschränkt nachgehen kann – eine Ausgleichsrente. Ähnliches gilt für die Hinterbliebenenversorgung.

Gegenüber dem die tatsächlichen unfallbedingten Einkommenseinbußen weitgehend außer Betracht lassenden Entschädigungssystem der ges. UV besteht hier also ein sehr viel differenzierteres, die Auswirkungen der Schädigungsfolgen auf Erwerbsfähigkeit und Erwerbseinkommen sehr viel konkreter berücksichtigendes und dadurch sozial ausgeglicheneres System der Entschädigungsleistungen.

Grundrente

Beschädigte erhalten, § 31 BVG, eine monatliche **Grundrente** bei einer MdE um (Beträge ab 01. 07. 1991):

– um 30 v. H.   von 190,– DM,
– um 40 v. H.   von 258,– DM,
– um 50 v. H.   von 349,– DM,
– um 60 v. H.   von 442,– DM,
– um 70 v. H.   von 610,– DM,
– um 80 v. H.   von 739,– DM,
– um 90 v. H.   von 885,– DM,
– bei Erwerbsunfähigkeit   von 998,– DM.

Die Grundrente erhöht sich für Schwerbeschädigte, die das 65. Lebensjahr vollendet haben, § 31 Abs. 1 Satz 2 BVG,[163] bei einer MdE:

– um 50 und 60 v. H.   um 36,– DM,
– um 70 und 80 v. H.   um 48,– DM,
– um 90 v. H. und bei
  Erwerbsunfähigkeit   um 60,– DM.

Die vorstehend genannten MdE-Sätze stellen Durchschnittssätze dar; eine um 5 v. H. geringere MdE wird von ihnen mitumfaßt, § 31 Abs. 2 BVG. Damit wird faktisch Rente bereits ab einer MdE um 25 v. H. gewährt.

Schwerbeschädigter ist, wer in seiner Erwerbsfähigkeit um mindestens 50 v. H. beeinträchtigt ist; wer in seiner Erwerbsfähigkeit um mehr als 90 v. H. beeinträchtigt ist, gilt als erwerbsunfähig, § 31 Abs. 3 BVG.

---

[163] i. d. F. des KOV-Strukturgesetzes 1990

Beschädigte, bei denen Blindheit als Schädigungsfolge anerkannt ist, erhalten stets die Rente eines Erwerbsunfähigen; Beschädigte mit Anspruch auf Pflegezulage gelten stets als Schwerbeschädigte und erhalten mindestens eine Versorgung nach einer MdE um 50 v. H., § 31 Abs. 4 BVG.

Erwerbsunfähige Beschädigte, die durch die anerkannten Schädigungsfolgen **gesundheitlich außergewöhnlich betroffen** sind, erhalten eine monatliche Schwerstbeschädigtenzulage zwischen (ab 01. 07. 1991) 114,– und 709,– DM (Stufen I bis VI), § 31 Abs. 5 BVG. Die Einzelheiten über die Bemessung sind in einer DVO zu § 31 Abs. 5 BVG geregelt. Danach werden die einzelnen Stufen der Zulage nach Punktzahlen ermittelt, die sich aus den Einzel-MdE's der verschiedenen Schädigungsfolgen ergeben.

Die **Minderung der Erwerbsfähigkeit** (MdE, S. 12) ist nach der körperlichen und geistigen Beeinträchtigung im allgemeinen Erwerbsleben zu beurteilen; dabei sind seelische Begleiterscheinungen und Schmerzen zu berücksichtigen, § 30 Abs. 1 BVG.

Für die Beurteilung ist maßgebend, um wieviel die Befähigung zur üblichen, auf Erwerb gerichteten Arbeit und deren Ausnutzung im wirtschaftlichen Leben durch die anerkannten Schädigungsfolgen beeinträchtigt sind, § 30 Abs. 1 Satz 2 BVG. Vorübergehende Gesundheitsstörungen sind nicht zu berücksichtigen; als vorübergehend gilt ein Zeitraum bis zu 6 Monaten, § 30 Abs. 1 Satz 3 und 4 BVG. Auch bei jugendlichen Beschädigten ist die MdE nach dem Grad zu bemessen, der sich bei Erwachsenen mit gleicher Gesundheitsstörung ergibt, § 30 Abs. 1 Satz 5 BVG.

Für erhebliche äußere Körperschäden sind als Mindest-MdE-Sätze festgesetzt, § 30 Abs. 1 Satz 6, BVG, VV Nr. 5 (früher: Nr. 4) zu § 30 BVG, u. a. – soweit orthopädisch von Bedeutung – für:

– Rückenmarksverletzung mit schweren Funktionsstörungen	70 v. H.
– Verlust eines Armes im Schultergelenk oder mit sehr kurzem Oberarmstumpf	80 v. H.
– Verlust eines Armes im Oberarm oder im Ellenbogengelenk	70 v. H.
– Verlust eines Armes im Unterarm	50 v. H.
– Verlust einer ganzen Hand	50 v. H.
– Verlust aller Finger einer Hand	50 v. H.
– Verlust des ganzen Daumens einschließlich Mittelhandknochen einer Hand	30 v. H.
– Verlust eines Beines im Hüftgelenk oder mit sehr kurzem Oberschenkelstumpf	80 v. H.
– Verlust eines Beines im Bereich des Oberschenkels bis zur Kniehöhe (z. B. Amputation nach Gritti)	70 v. H.
– Verlust eines Beines im Bereich des Unterschenkels bei genügender Funktionstüchtigkeit des Stumpfes und der Gelenke	50 v. H.
– Verlust eines Beines im Bereich des Unterschenkels bei ungenügender Funktionstüchtigkeit des Stumpfes und der Gelenke	60 v. H.
– Verlust beider Beine im Bereich der Unterschenkel bei Funktionstüchtigkeit der Stümpfe und der Gelenke	80 v. H.
– Teilverlust des Fußes mit Erhalt der Ferse (Absetzung nach Pirogow) einseitig	40 v. H.
beidseitig	70 v. H.
– Teilverlust des Fußes (Absetzung nach Lisfranc und Sharp) einseitig	30 v. H.
beidseitig	50 v. H.
– Teilverlust des Fußes (Absetzung nach Chopart) einseitig	30 v. H.
beidseitig	60 v. H.
– Verlust aller Zehen beider Füße	30 v. H.

Diese anderen, gegenüber der ges. UV durchweg höheren MdE-Sätze haben ihre Grundlage in historischen Gegebenheiten, nicht in einem unterschiedlichen Begriff der MdE.[164]

Die Anhaltspunkte 1983 geben weitere wichtige Hinweise für die Beurteilung der MdE, die in der Synopse S. 220 ergänzt und vertieft werden.

Die MdE ist höher zu bewerten, wenn der Beschädigte durch die Art der Schädigungsfolgen in seinem vor der Schädigung ausgeübten oder begonnenen Beruf, in seinem nachweisbar angestrebten oder in dem Beruf besonders betroffen ist, den er nach Eintritt der Schädigung ausgeübt hat oder noch ausübt, sog. **besonderes berufliches Betroffensein**, § 30 Abs. 2 BVG.

Die Anwendung dieser Vorschrift wird in der Praxis von Versorgungsverwaltung und Gerichten i. d. R. deutlich großzügiger gehandhabt als die vergleichbare Vorschrift des § 581 Abs. 2 RVO in der ges. UV (S. 15).

Der Anspruch auf eine solche Höherbewertung entsteht jedoch, sofern Maßnahmen zur Rehabilitation erfolgversprechend und zumutbar sind, frühestens in dem Monat, in dem solche Maßnahmen abgeschlossen sind, § 29 BVG.

Die Feststellung von Art und Ausmaß eines solchen beruflichen Betroffenseins ist im übrigen alleinige Aufgabe der Versorgungsbehörden bzw. Gerichte, nicht des ärztlichen Gutachters. Dieser sollte jedoch auf das Vorliegen eines solchen Tatbestandes ggf. hinweisen.

Liegen mehrere Schädigungsereignisse i. S. des BVG und/oder der das BVG für entsprechend anwendbar erklärenden Gesetze vor oder tritt

---

[164] vgl. hierzu Erlenkämper (S. 43) u. Erlenkämper/ Rompe, Med. Sach. 1984, 112 u. 1985, 86

z. B. zu einer alten Schädigung nach dem BVG, SVG oder ZDG jetzt ein Unfall aus Anlaß einer Heilbehandlung (§ 1 Abs. 2.e oder f BVG), ein Impfschaden oder eine Schädigung i. S. des OEG hinzu, ist stets aus *allen* bestehenden Schädigungsfolgen *eine gemeinsame Gesamt-MdE* zu bilden (S. 16).[165]

Berufsschadensausgleich

Berufsschadensausgleich erhalten (jetzt) alle rentenberechtigte Beschädigte (früher: nur Schwerbeschädigte), deren Einkommen aus gegenwärtiger oder früherer Tätigkeit durch die Schädigungsfolgen gemindert ist, § 30 Abs. 3 bis 15 BVG.

Der Berufsschadensausgleich wird in Höhe von 42,5 v. H. des Einkommensverlustes oder in pauschalierter Form[166] gewährt, § 30 Abs. 3 BVG.

Einkommensverlust ist der Unterschiedsbetrag zwischen dem derzeitigen Bruttoeinkommen aus gegenwärtiger oder früherer Tätigkeit zuzüglich der Ausgleichsrente und dem höheren maßgebenden Vergleichseinkommen § 30 Abs. 4 Satz 1 BVG. Das Vergleichseinkommen bestimmt sich aus dem monatlichen Durchschnittseinkommen der Berufs- oder Wirtschaftsgruppe, der der Beschädigte ohne die Schädigung wahrscheinlich angehört hätte, § 30 Abs. 5 BVG.

Die weiteren Einzelheiten zum Berufsschadensausgleich sind in § 30 Abs. 4 bis 16 BVG sowie in einer besonderen Berufsschadensausgleichsverordnung geregelt.

Ausgleichsrente

Neben der Grundrente erhalten Schwerbeschädigte eine **Ausgleichsrente**, wenn sie infolge ihres Gesundheitszustandes, hohen Alters oder aus einem von ihnen nicht zu vertretenden sonstigen Grunde eine ihnen zumutbare Erwerbstätigkeit nicht oder nur in beschränktem Umfang oder nur mit überdurchschnittlichem Kräfteeinsatz ausüben können, § 32 Abs. 1 BVG.

Die volle Ausgleichsrente beträgt (ab 01. 07. 1991) monatlich, § 32 Abs. 2 BVG, bei einer MdE:

- um 50 und 60 v. H.   610,– DM,
- um 70 und 80 v. H.   739,– DM,
- um 90 v. H.   885,– DM,
- bei Erwerbsunfähigkeit   998,– DM.

Die Ausgleichsrente ist – anders als die Grundrente – **einkommensabhängig**; sie ist um das anzurechnende Einkommen zu mindern, § 33 Abs. 1 BVG. Die Ein-

zelheiten hierzu sind in § 33 Abs. 1 bis 5 BVG und in einer besonderen Ausgleichsrentenverordnung sowie in ergänzenden Anrechnungsverordnungen geregelt.

Für **jugendliche Schwerbeschädigte** mindert sich die Ausgleichsrente, es sei denn, daß sie ihren Lebensunterhalt allein bestreiten müssen, § 34 BVG.

Schwerbeschädigte erhalten – gleichfalls einkommensabhängig – einen **Ehegattenzuschlag** in Höhe von (ab 01. 07. 1991) 109,– DM; den Zuschlag erhalten auch Schwerbeschädigte, deren Ehe (durch Tod oder Scheidung) aufgelöst oder für nichtig erklärt worden ist, wenn sie im eigenen Haushalt für ein Kind sorgen, § 33a Abs. 1 BVG. Empfänger von Pflegezulage erhalten den vollen Zuschlag (also ohne Einkommensanrechnung), § 33a Abs. 2 BVG.

Schwerbeschädigte erhalten für jedes Kind einen **Kinderzuschlag** in Höhe des gesetzlichen Kindergeldes, es sei denn, für dasselbe Kind besteht bereits ein unmittelbarer Anspruch auf Kindergeld oder entsprechende Leistungen, § 33b BVG.

Pflegezulage

Pflegezulage wird gewährt, solange der Beschädigte infolge der Schädigung so hilflos ist, daß er für die gewöhnlichen und regelmäßig wiederkehrenden Verrichtungen im Ablauf des täglichen Lebens in erheblichem Umfang fremder Hilfe dauernd bedarf, § 35 Abs. 1 BVG.

Die **Höhe der Pflegezulage** beträgt im Regelfall (Stufe I) monatlich (ab 01. 07. 1991) 412,– DM, § 35 Abs. 1 Satz 1 BVG. Ist die Gesundheitsstörung so schwer, daß sie dauerndes Krankenlager oder dauernd außergewöhnliche Pflege erfordert, ist die Pflegezulage je nach Lage des Falles unter Berücksichtigung des Umfangs der notwendigen Pflege erforderlichen Aufwendungen auf Beträge zwischen 718,– DM (Stufe II) und 2097,– DM (Stufe VI) zu erhöhen, § 35 Abs. 1 Satz 2 BVG. Blinde erhalten mindestens die Pflegezulage nach Stufe III, erwerbsunfähige Hirnbeschädigte nach Stufe I, § 35 Abs.1 Satz 3 und 4 BVG (vgl. hierzu S. 319).

Wird *fremde Hilfe* von Dritten aufgrund eines Arbeitsvertrages geleistet und übersteigen die dafür aufzuwendenden angemessenen Kosten den Betrag der pauschalen Pflegezulage nach § 35 Abs. 1 BVG, wird die Pflegezulage um den übersteigenden Betrag erhöht, § 35 Abs. 2 Satz 1 BVG.[167] Lebt der Beschädigte mit seinem Ehegatten oder mit einem Elternteil in häuslicher Gemeinschaft, ist die Pflegezulage so zu erhöhen, daß er nur ein Viertel der ihm aufzuwendenden angemessenen Kosten aus der pauschalen Pflegezulage zu zahlen hat und ihm mindestens die Hälfte der Pflegezulage verbleibt, in Ausnahmefällen noch weiter, § 35 Abs. 2 Satz 2 bis 5 BVG.[168] Erhält der Beschädigte Leistungen bei Schwerpflegebedürftigkeit (§§ 55 bis 57 SGB V), wird die Geldleistung nach § 57 SGB V

---

[165] so ausdrücklich § 84 Abs. 3 SVG, 47 Abs. 8 ZDG, § 54 Abs. 1 BSeuchG, § 3 Abs. 1 OEG

[166] § 30 Abs. 6 bis 10 BVG i. d. F. des KOV-Strukturgesetzes 1990

[167] i. d. F. des KOV-Strukturgesetzes 1990

[168] i. d. F. des KOV-Strukturgesetzes 1990

i. d. R. auf die Pflegezulage angerechnet, § 35 Abs. 3 BVG.[169]

Während einer stationären Behandlung wird die Pflegezulage nach den Stufen I und II bis zum Ende des ersten, im übrigen bis zum Ablauf des zwölften auf die Aufnahme folgenden Kalendermonats in voller Höhe weitergezahlt, darüber hinaus nur zu einem Viertel und nur unter bestimmten weiteren Voraussetzungen, § 35 Abs. 4 und 5 BVG.[170]

Tritt Hilflosigkeit i. S. des § 35 Abs. 1 gleichzeitig mit der Notwendigkeit stationärer Behandlung oder während einer solchen ein, besteht vor dem Kalendermonat der Entlassung kein Anspruch auf Pflegezulage. Für diese Zeit wird eine **Pflegebeihilfe** in Höhe eines Viertels der pauschalen Pflegezulage nach Stufe I gezahlt, wenn der Beschädigte mit seinem Ehegatten oder einem Elternteil in häuslicher Gemeinschaft lebt; in begründeten Ausnahmefällen kann, soweit eine stärkere Beteiligung des Ehegatten, eines Elternteils oder die Beteiligung einer anderen nahestehenden Person an der Pflege medizinisch erforderlich ist, eine Pflegebeihilfe bis zur Höhe der pauschalen Pflegezulage nach Stufe I gezahlt werden § 35 Abs. 6 BVG.[171]

Für die einzelnen **Stufen der Pflegezulage** gibt es keine weiteren gesetzlichen Regelungen; die Einstufung hat unter Berücksichtigung von Art und Schwere des Leidens sowie dem Ausmaß der erforderlichen Pflege und der hierfür erforderlichen Aufwendungen zu erfolgen.[172]

Zum Begriff der **Hilflosigkeit** s. S. 19.

Die Hilflosigkeit muß stets „infolge der Schädigung" bestehen, d. h. die Hilflosigkeit muß in einem rechtlich wesentlichen ursächlichen Zusammenhang mit der Schädigung stehen. Auch hierfür gelten die Grundsätze der sozialrechtlichen Kausalitätslehre (S. 28). Es genügt auch hier, daß die Schädigung eine wesentliche *Teilursache* für den Eintritt der Hilflosigkeit bildet; nicht erforderlich ist also, daß die Schädigung die alleinige, allein wesentlich oder auch nur zeitlich letzte Ursache für den Eintritt der Hilflosigkeit war.[173] Die Frage der Hilflosigkeit ist nicht nach dem Zustand im Zeitpunkt der Schädigung zu beurteilen, sondern nach dem gegenwärtigen Gesamtzustand; daher sind auch etwaige nach der Schädigung eingetretene schädigungsunabhängige Erkrankungen, Unfälle, Degenerationsoder allgemeine Alterserscheinungen (Nachschäden, S. 57) bei der Prüfung zu berücksichtigen, ob Hilflosigkeit jetzt vorliegt.[174]

Hat der Beschädigte z. B. im letzten Weltkrieg ein Bein verloren und muß jetzt aus schädigungsunabhängigen Gründen (z. B. infolge einer Endangitis obliterans) auch das andere Bein amputiert werden,

so besteht die dadurch ggf. eintretende Hilflosigkeit „infolge der Schädigung", weil die Kriegsbeschädigung eine wesentliche Teilursache für den jetzigen Gesamtzustand bildet.[175] Etwas anderes gilt nach den allgemeinen Grundsätzen (S. 32) nur dann, wenn der Nachschaden im Verhältnis zur Schädigungsfolge die eindeutig überwiegende und damit rechtlich allein wesentliche Ursache der Hilflosigkeit bildet.[176]

Ob Hilflosigkeit vorliegt, ist im übrigen eine Tatfrage, die nicht allein nach den ärztlichen Befunden zu beurteilen ist, sondern nach der allgemeinen Lebenserfahrung unter Berücksichtigung aller Umstände des Einzelfalls.[177] Bei Säuglingen und Kleinkindern ist nur der Teil der Hilflosigkeit zu berücksichtigen, der den Umfang der Hilfsbedürftigkeit eines gesunden gleichaltrigen Kindes übersteigt.[178]

Kann geeignete Pflege sonst nicht sichergestellt werden, werden die Kosten einer nicht nur vorübergehenden Heimpflege, soweit sie Unterkunft, Verpflegung und Betreuung einschließlich notwendiger Pflege umfassen, unter Anrechnung auf die Versorgungsbezüge übernommen, § 35 Abs. 7 BVG.[179]

Dem Beschädigten ist jedoch zur Bestreitung seiner persönlichen Bedürfnisse ein Betrag in Höhe der Grundrente eines erwerbsunfähigen Beschädigten und den Angehörigen mindestens in Höhe der Hinterbliebenenbezüge zu belassen, die ihnen ggf. zustehen würden, § 35 Abs. 7 Satz 2 und 3 BVG.[180]

Hinterbliebenenversorgung

Als Leistungen der Hinterbliebenenversorgung werden u. a. gewährt:

— Bestattungsgeld, § 36 BVG,
— Sterbegeld, § 37 BVG,
— Versorgungsleistungen wie bei Beschädigten für bestimmte Unfälle (S. 112), § 39 BVG,
— Witwen- und Witwerrenten (W-Renten, §§ 38ff., 43 BVG),
— Waisenrenten (§§ 45ff. BVG).
— Witwen- und Waisenbeihilfen, § 48 BVG,
— sog. Geschiedenenrenten (Renten an frühere Ehegatten), § 42 BVG,
— Elternrenten, § 49 BVG,
— Verschollenheitsrenten, § 52 BVG.

Allen Leistungen der Hinterbliebenenversorgung
— mit Ausnahme von Witwen- und Waisenbei-

---

[169] i. d. F. des KOV-Strukturgesetzes 1990
[170] i. d. F. des KOV-Strukturgesetzes 1990
[171] i. d. F. des KOV-Strukturgesetzes 1990
[172] BSG SozR 3100 § 35 Nr. 3, 14, 19, 21; vgl. hierzu auch S. 319 sowie die VV Nr. 5 bis 10 zu § 35 BVG u. die Anhaltspunkte 1983 (S. 158ff.)
[173] stdRspr, vgl. u. a. BSG SozR 3100 § 35 Nr. 11 mwN
[174] BSG SozR 3100 § 35 Nr. 2

[175] vgl. BSG SozR BVG § 35 Nr. 9
[176] BSG SozR 3100 § 35 Nr. 11
[177] BSG SozR BVG § 35 Nr. 7; vgl. auch VV Nr. 1 zu § 35 BVG
[178] Anhaltspunkte 1983 (S. 31)
[179] i. d. F. des KOV-Strukturgesetzes 1990
[180] i. d. F. des KOV-Strukturgesetzes 1990

hilfen – ist gemeinsam, daß sie i. d. R. nur gewährt werden, wenn der Beschädigte **an den Folgen der Schädigung** verstorben ist, § 38 BVG. Anders als in der ges. UV (S. 97) gilt der **Tod als Folge der Schädigung** hier auch dann, wenn der Beschädigte an einem Leiden verstirbt, das als Schädigungsfolge rechtsverbindlich anerkannt und für das ihm im Zeitpunkt des Todes Rente zuerkannt war, § 38 Abs. 1 Satz 2 BVG.

Für die Beurteilung der Kausalität ist auch hier die sozialrechtliche Kausalitätslehre (S. 28) maßgebend. Hiernach ist nicht erforderlich, daß die Schädigung die alleinige oder doch allein wesentliche Ursache des Todes gebildet hat; es genügt, wenn sie – ggf. neben anderen, schädigungsunabhängigen Faktoren – eine **wesentliche Teilursache** (S. 30) war, sofern nicht die schädigungsunabhängigen Faktoren an Bedeutung eindeutig überwiegen.[181] Ein rechtserheblicher Ursachenzusammenhang besteht auch dann, wenn die Schädigung zu einer **Lebensverkürzung um wenigstens ein Jahr** (S. 39) geführt hat.[182]

Die Rechtsvermutung, daß der Tod als Folge der Schädigung gilt, wenn der Beschädigte an einem als Schädigungsfolge anerkannten Leiden verstorben ist, für das ihm Rente zuerkannt war, betrifft aber nur die Kausalität zwischen der Schädigung und dem Schädigungsleiden, nicht auch die Kausalität zwischen Schädigungsleiden und Tod. Die letztere Frage ist vielmehr in freier Beweiswürdigung unter Beachtung der Grundsätze der sozialrechtlichen Kausalitätslehre in jedem Fall besonders zu prüfen.[183]

Auch die W-Renten sowie die Waisenrenten werden als Grund- und Ausgleichsrente gewährt.

Ausgleichsrente erhalten Witwen und Witwer, § 41 BVG, die

– durch Krankheit oder andere Gebrechen nicht nur vorübergehend wenigstens die Hälfte ihrer Erwerbsfähigkeit verloren haben,
– das 45. Lebensjahr vollendet haben,
– für mindestens ein Kind des Verstorbenen oder ein eigenes Kind sorgen, das Waisenrente nach dem BVG bezieht, oder
– aus anderen zwingenden Gründen eine Erwerbstätigkeit nicht ausüben kann.

Waisenrente erhalten nach dem Tode des Beschädigten seine Kinder bis zur Vollendung des 18. Lebensjahres, § 45 Abs. 1 und 2 BVG, darüber hinaus nur eine Waise, § 45 Abs. 3 BVG, die:

– sich in einer Schul- oder Berufsausbildung befindet, die u. a. nicht mit Zuwendungen verbunden ist, die eine bestimmte Höhe überschreiten,
– ein freiwilliges soziales Jahr leistet oder
– infolge körperlicher oder geistiger Gebrechen spätestens bei Vollendung des 27. Lebensjahres außer-

stande ist, sich selbst zu unterhalten, solange der Zustand dauert, über die Vollendung des 27. Lebensjahres hinaus jedoch nur, wenn ihr Ehegatte außerstande ist, sie zu unterhalten.

Elternrente wird gewährt, wenn der Beschädigte an den Folgen einer Schädigung gestorben ist, § 49 BVG.

Verschollenheitsrente wird gewährt, wenn eine Person, deren Hinterbliebenen Versorgung zustehen würde, verschollen ist, § 52 BVG.

Härteausgleich

Sofern sich in einzelnen Fällen aus den Vorschriften des BVG besondere Härten ergeben, kann die Versorgungsverwaltung mit Zustimmung des BMAuS einen Ausgleich gewähren, den sog. **Härteausgleich**, § 89 BVG.

Bei dem Härteausgleich handelt es sich um eine echte sog. Kann-Bestimmung; die Gewährung liegt also im Ermessen (S. 72) der Versorgungsbehörden. Der Härteausgleich ist ein eigener, selbständiger Anspruch, der eines besonderen Antrags und einer selbständigen Entscheidung bedarf.[184]

Eine **besondere Härte** ist gegeben, wenn bei Würdigung des Gesamtinhalts des BVG (und der entsprechend anwendbaren anderen Gesetze des sozEntschR) der Ausschluß von Versorgung oder von einzelnen Versorgungsleistungen deren Sinn und Zweck widerspräche, VV Nr. 1 zu § 89 BVG.

Ein Hauptanwendungsbereich war die sog. Brautversorgung. Dagegen hat das Bundessozialgericht eine besondere Härte u. a. verneint für den Fall, daß ein Beschädigter nach dem schädigungsbedingten Verlust des einen Auges später aus schädigungsunabhängigen Gründen das Sehvermögen auch des anderen Auges verliert[185] (Fall des Nachschadens, S. 57) sowie für eine Brautversorgung nach einer Gewalttat i. S. des OEG.[186]

Verfahrensrechtliches

Für das Verfahren gelten die Vorschriften des SGB I und X.

Ergänzend gilt das „Gesetz über das Verwaltungsverfahren in der Kriegsopferversorgung" (VerwVG). Dieses ist allerdings durch die Einführung des SGB I und X inhaltlich in weiten Teilen überholt und außer Kraft gesetzt worden. Insbesondere gelten die früher wichtigen Bestimmungen dieses Gesetzes über die Berichtigung von Bescheiden (§§ 40ff. VerwVG) nicht mehr; sie sind durch die §§ 44ff. SGB X (S. 147) und § 1 Abs. 3 Satz 3 BVG (S. 118) ersetzt worden.

---

[181] BSG SozR BVG § 38 Nr. 12
[182] BSG SozR 3100 § 1 Nr. 21 mwN
[183] BSG SozR BVG § 38 Nr. 15, 17

[184] BSG SozR 3100 § 89 Nr. 2; vgl. Erlenkämper (S. 544)
[185] BSG SozR 3100 § 89 Nr. 7
[186] BSG 24. 04. 1991 – 9a RVg 2/90 –

Die Leistungen des sozEntschR werden grundsätzlich nur **auf Antrag** gewährt, vgl. u. a. § 1 Abs. 1 und 5 BVG.

Über die Frage, ob und ggf. in welchem Umfang Gesundheitsstörungen Schädigungsfolge sind bzw. ob der Tod als Folge einer Schädigung anzuerkennen ist, sowie über die Leistungen der Beschädigten- und Hinterbliebenenversorgung entscheiden die Versorgungsbehörden durch **schriftlichen Bescheid**, §§ 22 VerwVG, 31 SGB X.

Verwaltungsakte (Bescheide) der Versicherungsträger sind vor Erhebung einer Klage hinsichtlich ihrer Regelmäßigkeit und Zweckmäßigkeit in einem **Vorverfahren** (Widerspruchsverfahren) nachzuprüfen, § 78 Abs. 1 SSG.

Der **Rechtsweg** gegen Bescheid bzw. Widerspruchsbescheid (Klage, Berufung, Revision) führt i. d. R. zu den Gerichten der Sozialgerichtsbarkeit, § 51 SGG. Nur für Entscheidungen im Rahmen der Kriegsopferfürsorge (S. 120) ist der Rechtsweg zu den allgemeinen Verwaltungsgerichten gegeben.

Die **Fristen** für die Einlegung von Widerspruch, Klage, Berufung und Revision betragen i. d. R. einen Monat nach Zustellung bzw. Bekanntgabe der anzufechtenden Entscheidung.

Verwaltungsakte, gegen die ein Rechtsbehelf nicht oder erfolglos eingelegt wird, werden für die Beteiligten **in der Sache bindend**, § 77 SGG.

Eine spätere **Änderung oder Aufhebung** („Neufeststellung") eines bindend gewordenen Verwaltungsakts mit Dauerwirkung (insbesondere eines Bescheides über die Anerkennung von Schädigungsfolgen und die Gewährung von Versorgung) darf nur erfolgen, soweit in den tatsächlichen oder rechtlichen Verhältnissen, die beim Erlaß des Verwaltungsakts vorgelegen haben, nachträglich eine **wesentliche Änderung** eintritt, § 48 SGB X (S. 149). Ergänzend gelten die Bestimmungen des § 62 BVG. Hiernach darf u. a. die MdE eines rentenberechtigten Beschädigten i. d. R. nicht vor Ablauf von 2 Jahren nach Bekanntgabe des (letzten) Feststellungsbescheides herabgesetzt werden; bei Versorgungsberechtigten, die das 55. Lebensjahr vollendet haben, dürfen MdE und Schwerstbeschädigtenzulage wegen Besserung des Gesundheitszustandes i. d. R. nicht mehr herabgesetzt werden, wenn sie in den letzten 10 Jahren seit der (letzten) Feststellung unverändert geblieben sind.

Ist ein bindend gewordener **nicht begünstigender Verwaltungsakt** schon bei seinem Erlaß rechtswidrig gewesen, so ist er zugunsten des Berechtigten zurückzunehmen, wenn sich erweist, daß bei seinem Erlaß das Recht unrichtig angewandt oder von einem unrichtigen Sachverhalt ausgegangen worden ist, und deshalb u. a.

Sozialleistungen zu Unrecht nicht erbracht worden sind, § 44 SGB X (S. 147).

Ein rechtswidriger **begünstigender Verwaltungsakt** kann zu Ungunsten des Betroffenen nur unter sehr engen Voraussetzungen und nur innerhalb bestimmter Fristen zurückgenommen werden, § 45 SGB X (S. 148).

Ergänzend gilt hier aber die Bestimmung des § 1 Abs. 3 Satz 3 BVG, wonach die Anerkennung einer Schädigungsfolge (auch im Wege der sog. Kann-Versorgung, S. 118) und die hierauf beruhenden Verwaltungsakte mit Wirkung auch für die Vergangenheit zurückgenommen werden können, *wenn unzweifelhaft feststeht*, daß die Gesundheitsstörung nicht Folge einer Schädigung ist.

Literatur

Erlenkämper, A.: Sozialrecht − Leitfaden für die Praxis, 2. Aufl. 1988, Heymanns, Köln

Rohr, K., H. Strässer: Bundesversorgungsrecht mit Verfahrensrecht, 6. Aufl. (Stand 1990), Asgard, St. Augustin

Wilke, G.: Soziales Entschädigungsrecht, 6. Aufl. 1987, Beck, München

5.8. Schwerbehindertenrecht (SchwbG)

Aufgabe

Das Schwerbehindertengesetz will, wie sein offizieller Titel besagt, der „Sicherung der Eingliederung Schwerbehinderter in Arbeit, Beruf und Gesellschaft" dienen.

Gesetzliche Grundlagen

Maßgebend ist in erster Linie das **Schwerbehindertengesetz** (SchwbG). Die sonstigen Vergünstigungen für Behinderte sind in zahlreichen Einzelgesetzen verstreut enthalten (s. unten).

Das Schwerbehindertenrecht ist in der Vergangenheit mannigfachen Veränderungen unterworfen gewesen.

Von besonderer − wenn auch mehr deklaratorischer − Bedeutung ist, daß seit 1986 das Ausmaß von Behinderungen nicht mehr − wie früher − nach dem Grad der MdE, sondern nach einem eigenen **„Grad der Behinderung"** (GdB, S. 12) festgestellt wird. Damit sollte zum Ausdruck gebracht werden, daß es nach dem SchwbG nicht auf das Ausmaß einer Beeinträchtigung der *Erwerbsfähigkeit* ankommt, sondern auf das *generelle Ausmaß* regelwidriger Funktionsstörungen, das vom alterstypischen Zustand abweicht. An den allgemeinen Maßstäben zur Bewertung hat sich dadurch aber nichts geändert; für den GdB gelten die zu § 30 Abs. 1 BVG und damit für die MdE festgesetzten Maßstäbe weiterhin entsprechend, § 3 Abs. 3 SchwbG.

Für die sozialmedizinische Beurteilung von Behinderungen und GdB hat der BMAuS „Anhaltspunkte für die ärztliche Gutachtertätigkeit im sozEntschR und nach dem SchwbG" (Anhaltspunkte 1983) herausgegeben, die weitere Hinweise für die Beurteilung und Bewertung der medizinisch relevanten Sachverhalte für ärztliche Gutachter enthalten.

Träger des Schwerbehindertenrechts

Die Durchführung des SchwbG obliegt:

– hinsichtlich der Feststellung von Behinderungen, des GdB sowie der sonstigen Vergünstigungsmerkmale den Versorgungsämtern, § 3 Abs. 1 SchwbG,

– hinsichtlich u. a. der Erhebung von Ausgleichsabgaben, des Kündigungsschutzes und der nachgehenden Hilfen im Arbeitsleben den Hauptfürsorgestellen, § 31 SchwbG,

– hinsichtlich der Gleichstellung mit Schwerbehinderten, der Arbeits- und Berufsberatung Schwerbehinderter, ihrer Arbeitsvermittlung und der Überwachung der Beschäftigungspflicht den Arbeitsämtern, § 33 SchwbG.

Geschützter Personenkreis; Behinderung; Schwerbehinderung Schwerbehindertenausweis

Behinderung (vgl. auch S. 19) i. S. des SchwbG ist die Auswirkung einer nicht nur vorübergehenden Funktionsbeeinträchtigung, die auf einem regelwidrigen körperlichen, geistigen oder seelischen Zustand beruht; regelwidrig ist (nur) der Zustand, der von dem für das Lebensalter typischen abweicht, § 3 Abs. 1 SchwbG.

Als nicht nur vorübergehend gilt auch hier (vgl. § 30 Abs. 1 Satz 4 BVG, S. 122) ein Zeitraum von mehr als 6 Monaten, § 3 Abs. 1 Satz 2 SchwbG.

Schwerbehinderte i. S. des SchwbG sind Personen mit einem GdB von wenigstens 50, § 1 SchwbG.

Den **Schwerbehinderten gleichstellt** werden sollen auf ihren Antrag Personen mit einem GdB um weniger als 50, aber wenigstens 30, wenn sie infolge ihrer Behinderung ohne diese Hilfe einen geeigneten Arbeitsplatz nicht erlangen oder behalten können, § 2 SchwbG.

Die Gleichstellung wird vom Arbeitsamt, nicht vom Versorgungsamt vorgenommen, § 33 Abs. 1 Nr. 5 SchwbG, aber aufgrund der Feststellungen des Versorgungsamts. Die Gleichgestellten nehmen an allen Vergünstigungen des (echten) Schwerbehinderten teil mit Ausnahme des Zusatzurlaubs (§ 47 SchwbG) und der unentgeltlichen Beförderung Schwerbehinderter (§§ 59 ff. SchwbG).

Auf Antrag des Behinderten stellt das Versorgungsamt einen **Schwerbehindertenausweis** aus, der die Feststellungen über die Eigenschaft als Schwerbehinderter, den GdB sowie ggf. weitere Merkmale (sog. Vergünstigungsmerkmale, s. unten) enthält, § 4 Abs. 5 SchwbG.

Feststellung von Behinderung und GdB

Auf Antrag des Behinderten stellt das Versorgungsamt das Vorliegen von Behinderungen und den GdB fest, § 4 Abs. 1 SchwbG.

Eine solche Feststellung ist u. a. nicht zu treffen, wenn eine Feststellung über das Vorliegen einer Behinderung und den Grad der hierauf beruhenden MdE schon in einem Rentenbescheid oder einer entsprechenden Verwaltungs- oder Gerichtsentscheidung getroffen worden ist, es sei denn, daß der Behinderte ein Interesse an anderweitiger Feststellung nach dem SchwbG glaubhaft macht, § 4 Abs. 2 SchwbG.

Ein solches Interesse kann bestehen, wenn neben den in derartigen Entscheidungen festgestellten und bewerteten Gesundheitsschäden weitere Behinderungen vorliegen oder wenn z. B. die MdE in einem Bescheid der ges. UV aufgrund der dort anderen MdE-Sätze[187] niedriger festgestellt worden ist als nach den im SchwbR maßgebenden Grundsätzen.

Die Auswirkungen der Funktionsbeeinträchtigungen sind als **Grad der Behinderung (GdB**, S. 12), nach Zehnergraden abgestuft, von 20 bis 100 festzustellen, § 3 Abs. 2 SchwbG.

Für den GdB gelten die im Rahmen des § 30 Abs. 1 BVG festgelegten Maßstäbe für die MdE (S. 12) weitgehend entsprechend.[188]

Bei mehreren sich gegenseitig beeinflussenden Funktionsbeeinträchtigungen ist deren Gesamtauswirkung (S. 16) maßgeblich, § 3 Abs. 1 Satz 3 SchwbG, und der GdB nach den Auswirkungen der Funktionsbeeinträchtigungen in ihrer Gesamtheit unter Berücksichtigung ihrer wechselseitigen Beziehungen festzustellen, § 4 Abs. 3 SchwbG.

---

[187] vgl. hierzu die Synopse S. 220
[188] vgl. die Synopse S. 220

Feststellung von Nachteilsausgleichen

Sind neben dem Vorliegen einer Behinderung weitere gesundheitliche Merkmale (sog. **Vergünstigungsmerkmale**) Voraussetzung für die Inanspruchnahme von Nachteilsausgleichen, treffen die Versorgungsbehörden auch die insoweit erforderlichen Feststellungen, § 4 Abs. 4 SchwbG.

Zu diesen Vergünstigungsmerkmalen gehören insbesondere die Merkmale, die auch zu unentgeltlicher Beförderung im Nahverkehr (§ 59 SchwbG, s. unten) berechtigen, u. a. also die Merkmale „G" (= gehbindert), „aG" (= außergewöhnlich bewegungsbehindert), „H" (= hilflos), „B" (= Notwendigkeit ständiger Begleitung), „Bl" (= blind), ferner u. a. die Merkmale für die Benutzung der 1. Wagenklasse der Deutschen Bundesbahn mit Fahrausweisen der 2. Wagenklasse („1. Kl.", S. 130), die „erhebliche Gehbehinderung" i. S. des § 9 Abs. 2 Nr. 2 EStG (S. 130) und die „äußerlich erkennbare Einbuße der körperlichen Beweglichkeit" i. S. des § 33 Abs. 2 Nr. 1.b EStG (S. 129).[189]

Der früher mögliche Nachweis derartiger Merkmale insbesondere im Rahmen des Steuerrechts durch Bescheinigungen der behandelnden Ärzte oder des Gesundheitsamts ist nicht mehr zulässig; die entsprechenden Nachweise können nur noch über das Versorgungsamts erbracht werden.

Weitere Rechtswirkungen

Aus der Vielzahl von Bestimmungen, die den Schwerbehinderten im Arbeitsleben schützend begleiten sollen, können hier nur noch erwähnt werden:

Die **Kündigung des Arbeitsverhältnisses** eines Schwerbehinderten durch den Arbeitgeber bedarf der vorherigen Zustimmung der Hauptfürsorgestelle, §§ 15, 17 SchwbG.

Schwerbehinderte haben Anspruch auf bezahlten **zusätzlichen Urlaub** von 5 Arbeitstagen im Jahr, § 47 SchwbG.

Begleitende Hilfen im Arbeits- und Berufsleben

Die Hauptfürsorgestellen haben in enger Zusammenarbeit mit den Arbeitsämtern und den übrigen Trägern der Rehabilitation **begleitende Hilfe im Arbeits- und Berufsleben** zu leisten, § 31 Abs. 1 Nr. 3 und Abs. 2 SchwbG.

---

[189] Zu den Bewertungsmaßstäben vgl. Anhaltspunkte 1983 (S. 126ff. Nr. 28ff)

Diese Hilfen sollen dahin wirken, daß die Schwerbehinderten in ihrer sozialen Stellung nicht absinken, auf Arbeitsplätzen beschäftigt werden, auf denen sie ihre Kenntnisse und Fähigkeiten voll verwerten und weiterentwickeln können sowie durch Leistungen der Rehabilitationsträger und Maßnahmen der Arbeitgeber befähigt werden, sich am Arbeitsplatz und im Wettbewerb mit Nichtbehinderten zu behaupten; die Hauptfürsorgestelle soll außerdem darauf Einfluß nehmen, daß Schwierigkeiten bei der Beschäftigung verhindert oder beseitigt werden, § 31 Abs. 2 SchwbG.

Für die begleitende Hilfe kann die Hauptfürsorgestelle aus den ihr zur Verfügung stehenden Mitteln auch Geldleistungen gewähren, § 31 Abs. 3 SchwbG. Hierzu sind in der 2. DVO zum SchwbG (Ausgleichsabgaben VO) i. d. F. vom 28. 03. 1988 weitere Regelungen getroffen worden. Danach werden als Hilfen u. a. erbracht:

- laufende Zuschüsse bis zu 80 v. H. des Arbeits- bzw. Ausbildungsentgelts, §§ 4ff. der VO,
- Leistungen an Arbeitgeber zur Schaffung von Arbeits- und Ausbildungsplätzen, §§ 15ff., 26 der VO,
- Leistungen zur Beschaffung technischer Arbeitshilfen, § 19 der VO,
- Hilfen zum Erreichen des Arbeitsplatzes nach Maßgabe der KfzHV (S. 24), § 20 der VO,
- Hilfen zur wirtschaftlichen Selbständigkeit, § 21 der VO,
- Hilfen zur Beschaffung, Ausstattung und Erhaltung einer behinderungsgerechten Wohnung, § 22 der VO,
- Leistungen zur psychosozialen Betreuung, § 28 der VO.

Die (grundsätzlich vorrangigen) Verpflichtungen anderer, insbesondere der Rehabilitationsträger, bleiben durch diese Hilfen unberührt, § 31 Abs. 4 SchwbG. Ist ungeklärt, welcher Träger Leistungen zur begleitenden Hilfe im Arbeitsleben zu gewähren hat, oder ist die unverzügliche Einleitung der erforderlichen Maßnahmen aus anderen Gründen gefährdet, soll die Hauptfürsorgestelle vorläufig Leistungen gewähren, die von dem zuständigen Leistungsträger ggf. zu erstatten sind, § 31 Abs. 5 SchwbG.

Unentgeltliche Beförderung Schwerbehinderter

Schwerbehinderte, die infolge ihrer Behinderung in ihrer Bewegungsfreiheit im Straßenverkehr erheblich beeinträchtigt oder hilflos oder gehörlos sind, werden gegen Vorzeigen ihres entsprechend gekennzeichneten Schwerbehindertenausweises **im Nahverkehr unentgeltlich befördert**, § 59 Abs. 1 SchwbG.

Früher wurden *alle* Schwerbehinderten mit einem GdB um mindestens 80 v. H. oder anerkannter Behinderung ihrer Bewegungsfähigkeit im Straßenverkehr unentgeltlich befördert. Diese Vergünstigung ist 1984 reduziert worden auf den vorgenannten Personenkreis.

Voraussetzung ist zudem (seit 1984), daß der Schwerbehindertenausweis mit einer gültigen **Wertmarke** (Preis: 120,– DM jährlich) versehen ist, § 59 Abs. 1 Satz 2 SchwbG.

Nahverkehr ist der Verkehr u. a. mit Straßenbahnen, Omnibussen, S-Bahnen und der Bundesbahn im Umkreis von 50 km um den Wohnsitz oder gewöhnlichen Aufenthaltsort des Schwerbehinderten, § 61 Abs. 1 SchwbG.

Darüber hinaus besteht *auch ohne Wertmarke* Anspruch auf unentgeltliche Beförderung im Nah- und Fernverkehr, § 59 Abs. 2 SchwbG, für:

– die Begleitperson eines Schwerbehinderten i. S. des § 59 Abs. 1 SchwbG, sofern eine ständige Begleitung (s. unten) notwendig und dies im Schwerbehindertenausweis eingetragen ist (Merkmal „B"),

– das Handgepäck, einen mitgeführten Krankenfahrstuhl, soweit die Beschaffenheit des Verkehrsmittels es zuläßt, sonstiger orthopädischer Hilfsmittel und eines Führhundes.

In seiner **Bewegungsfähigkeit im Straßenverkehr**

(Vergünstigungsmerkmal „G" = gehbehindert) erheblich beeinträchtigt ist, wer infolge einer Einschränkung seines Gehvermögens, auch durch innere Leiden, oder infolge von Anfällen oder von Störungen der Orientierungsfähigkeit nicht ohne erhebliche Schwierigkeiten oder nicht ohne Gefahren für sich oder andere Wegstrecken im Ortsverkehr zurückzulegen vermag, die üblicherweise noch zu Fuß zurückgelegt werden, § 60 Abs. 1 SchwbG.[190]

Üblich ist hier eine Gehstrecke von ca. 2000 m bzw. eine Wegstrecke, die eine gesunde Vergleichsperson im Ortsverkehr mit einem Zeitaufwand bis zu 30 min zurücklegt; erhebliche Schwierigkeiten sind u. a. gegeben, wenn für einen Fußweg bis zu 2000 m ein unzumutbarer Zeitaufwand benötigt wird, der jedenfalls bei einer Verdopplung der normalen Gehzeit von 30 min zu bejahen ist.[191]

Ständige Begleitung (Vergünstigungsmerkmal „B" = ständige Begleitung) ist bei Schwerbehinderten notwendig, die bei Benutzung von öffentlichen Verkehrsmitteln infolge ihrer Behinderung zur Vermeidung von Gefahren für sich oder andere regelmäßig auf fremde Hilfe angewiesen sind, § 60 Abs. 2 SchwbG.[192]

Sonstige Vergünstigungen für Behinderte

Im **Einkommen**- und im **Lohnsteuerrecht** geltend vor allem folgende **Vergünstigungen**:

Wegen **außergewöhnlicher Belastungen**, die Körperbehinderten unmittelbar infolge ihrer Behinderung erwachsen, wird auf Antrag ohne Kürzung um die sog. zumutbare Belastung (§ 33 Abs. 3 EStG) vom steuerpflichtigen Einkommen ein **Pauschbetrag** abgezogen. Die Pauschbeträge erhalten, § 33b Abs. 2 EStG:

– Körperbehinderte, deren MdE (bzw. GdB) *auf mindestens 50 v. H.* festgestellt ist,

– Körperbehinderte, deren MdE (bzw. GdB) *auf weniger als 50 v. H.* aber mindestens 25 v. H. festgestellt ist, wenn

– dem Körperbehinderten wegen seiner Behinderung Renten oder andere laufende Bezüge zustehen, oder

– die Körperbehinderung zu einer äußerlich erkennbaren dauernden Einbuße der körperlichen Beweglichkeit geführt hat, oder

– die Körperbehinderung auf einer typischen Berufskrankheit beruht.

Die **Höhe der Pauschbeträge** (derzeit 600,– bis 2760,– DM) richtet sich nach MdE bzw. GdB, soweit diese nicht überwiegend auf Alterserscheinungen beruhen, § 33b Abs. 3 EStG. Der Nachweis der Voraussetzungen ist bei Behinderten mit Anspruch auf laufende Renten usw. durch den Bewilligungsbescheid des entsprechenden Leistungsträgers zu führen, bei den anderen Behinderten ausschließlich durch einen Feststellungsbescheid des Versorgungsamts nach § 4 Abs. 1 und 4 SchwbG.

Anstelle der Inanspruchnahme eines solchen Pauschalbetrages können die nachgewiesenen Aufwendungen infolge einer Behinderung auch im Rahmen der allgemeinen Bestimmungen über die Geltendmachung außergewöhnlicher Belastungen nach § 33 EStG abgesetzt werden.

Zu den absetzbaren außergewöhnlichen Belastungen gehört auch die Beschäftigung einer **Hausgehilfin** oder **Haushaltshilfe**, wenn der Steuerpflichtige oder sein Ehegatte das 60. Lebensjahr vollendet haben oder wenn er, sein Ehegatte, ein Kind oder eine sonstige zum Haushalt gehörige unterhaltene Person körperlich hilflos oder schwer körperbehindert (MdE bzw. GdB um 50 v. H. oder mehr) ist, die Beschäftigung einer Haushaltshilfe wegen Krankheit einer der genannten Personen erforderlich ist oder er oder sein Ehegatte **in einem Heim** oder dauernd zur Pflege untergebracht ist, § 33a Abs. 3 EStG.

Darüber hinaus können als außergewöhnliche Belastung nach § 33c EStG **Kinderbetreuungskosten** für *Alleinstehende* absetzbar sein, soweit die Aufwendungen u. a. durch Behinderung oder Krankheit des Steuerpflichtigen anfallen, ferner bei *Ehegatten*, soweit sie wegen Behinderung oder Krankheit eines Ehegatten erwachsen, wenn der andere Ehegatte erwerbstätig oder ebenfalls behindert bzw. krank ist.

---

[190] vgl. hierzu Anhaltspunkte 1983 (S. 127)
[191] LSG Essen Breith 1988, 758
[192] vgl. hierzu Anhaltspunkte 1983 (S. 129)

Kfz-Kosten können *für Fahrten zwischen Wohnung und Arbeitsstätte* abweichend von den normalen Werbungskosten (0,50 DM pro *Entfernungs*-km) in Höhe der nachgewiesenen tatsächlichen Aufwendungen oder pauschal mit 0,42 DM pro *gefahrenen* km (also 0,84 DM pro Entfernungs-km) geltend machen, § 9 Abs. 2 EStG:

- Behinderte mit einer MdE (bzw. GdB) um mindestens 70 v. H.
- Behinderte mit einer MdE (bzw. GdB) um mindestens 50 v. H. die erheblich gehbehindert sind (Merkzeichen „G").

Kfz-Kosten können *auch für Privatfahrten* — ggf. auch für ein behindertes Kind — darüber hinaus als außergewöhnliche Belastungen nach § 33 EStG in angemessenem Rahmen berücksichtigt werden, bei:

- einer MdE (bzw. GdB) um mindestens 80 v. H.,
- einer MdE (bzw. GdB) um mindestens 70 v. H., wenn zugleich eine erhebliche Beeinträchtigung der Bewegungsfähigkeit im Straßenverkehr vorliegt,
- einer MdE (GdB) um mindestens 50 v. H. wenn nachgewiesen wird, daß die Aufwendungen durch die Behinderung verursacht sind.

Als angemessen wird i. d. R. ein Aufwand für Privatfahrten im Umfang von jährlich 3000 km angesehen.[193]

Für die **Kfz-Steuer** gilt:

Von der Kfz-Steuer *befreit* ist das Halten von Kraftfahrzeugen, die für Schwerbehinderte mit den Vergünstigungsmerkmalen „H" (= hilflos), „Bl" (= blind) oder „aG" (= außergewöhnlich bewegungsbehindert) zugelassen sind, § 3a Abs. 1 KraftStG.

Die Kfz-Steuer *ermäßigt* sich um 50 v. H. für Kraftfahrzeuge, die für Schwerbehinderte mit dem Vergünstigungsmerkmal „G" (= gehbehindert) zugelassen sind, sofern das Recht zur unentgeltlichen Beförderung im Nahverkehr nach § 59 SchwbG (S. 128) nicht in Anspruch genommen wird.

Voraussetzung für die Steuerbefreiung und -ermäßigung ist aber, daß das Fahrzeug nur für Fahrten zur Fortbewegung des Behinderten oder zu seiner Haushaltsführung benutzt wird.

Darüber hinaus gewähren die **Kfz-Haftpflichtversicherungen** für Kraftfahrzeuge von Behinderten, die von der Kfz-Steuer ganz oder teilweise befreit sind, i. d. R. Beitragsnachlässe zwischen 12,5 und 25 v. H., z. T. auch bei der Kasko-Versicherung.

Parkerleichterungen durch Befreiung von den allgemeinen Vorschriften über Parkverbote erhalten Schwerbehinderte mit den Vergünstigungsmerkmalen „aG" (= außergewöhnlich bewegungsbehindert) oder „Bl" (= blind) sowie u. a. Ohnhänder, § 46 Abs. 1 StVO.[194]

Die Parkerleichterungen sind durch einen besonderen Ausweis, der gut sichtbar hinter der Windschutzscheibe anzubringen ist, nachzuweisen. Die Ausweise werden auf Antrag von den zuständigen Straßenverkehrsbehörden ausgestellt.

Die Straßenverkehrsbehörden können darüber hinaus für diesen Personenkreis besonders gekennzeichnete allgemeine Parkplätze (z. B. im Innenstadtbereich, vor Behörden usw.) einrichten sowie in Einzelfällen einen individuellen Parkplatz für einen bestimmten Schwerbehinderten (z. B. vor der Wohnung oder Arbeitsstelle) reservieren.

Bei der **Deutschen Bundesbahn** können neben den allgemeinen Vergünstigungen des § 59 SchwbG (s. oben) Schwerkriegsbeschädigte und Verfolgte i. S. des BEG mit einer MdE um mindestens 70 v. H. die **1. Wagenklasse** mit Fahrausweisen der 2. Wagenklasse benutzen, wenn ihr körperlicher Zustand bei Reisen die Unterbringung in der 1. Wagenklasse erfordert. Der Nachweis wird durch den Schwerbehindertenausweis mit dem Vergünstigungsmerkmal „1. Kl." geführt.

Die **Deutsche Lufthansa** und andere Luftverkehrsgesellschaften gewähren Schwerbeschädigten i. S. des BVG und des BEG, bei denen eine MdE um mindestens 50 v. H. bereits vor dem 01. 10. 1979 bestanden hat, auf innerdeutschen Fluglinien Flugpreisermäßigungen. Außerdem werden Begleitpersonen von Schwerbehinderten mit dem Vergünstigungsmerkmal „B" (= Notwendigkeit ständiger Begleitung) auf innerdeutschen Fluglinien kostenlos befördert.

Beim **Wohngeld** wird zugunsten von Schwerbehinderten mit einem GdB um 80 oder bei Pflegebedürftigkeit i. S. des § 69 Abs. 3 Satz 1 BSHG bei der Ermittlung des — für die Höhe des Wohngeldes mit maßgebenden — Jahreseinkommens ein Freibetrag von 2400,— DM abgesetzt, § 16 Abs. 2 WoGG.

Literatur

Bundesministerium für Arbeit und Sozialordnung: Anhaltspunkte für die ärztliche Gutachtertätigkeit im sozEntschR und nach dem SchwbG

Erlenkämper, A.: Sozialrecht — Leitfaden für die Praxis, 2. Aufl. 1988, Heymanns, Köln

Jung, K., H. Cramer: Das neue Schwerbehindertengesetz, 3. Aufl. 1987

Dörner, H. J.: Schwerbehindertengesetz, Schulz, Percha

---

[193] vgl. Abschnitt 194 Abs. 11 der Einkommensteuerrichtlinien

[194] vgl. hierzu Anhaltspunkte 1983 (S. 129) Nr. 31

5.9. Sozialhilferecht (BSHG)

Aufgabe

Die Sozialhilfe soll dem einzelnen Mitbürger die Führung eines Lebens ermöglichen, das der Würde des Menschen entspricht; die Hilfe soll ihn soweit wie möglich befähigen, unabhängig von ihr zu leben, § 1 BSHG.

Wer nicht in der Lage ist, u. a. aus eigenen Kräften seinen Lebensunterhalt zu bestreiten und auch von anderer Seite keine ausreichende Hilfe erlangen kann, hat ein Recht u. a. auf persönliche und wirtschaftliche Hilfe, die seinem besonderen Bedarf entspricht und ihm die Teilnahme am Leben der Gemeinschaft ermöglicht, § 9 SGB I.

Anders als nach früherem Fürsorgerecht besteht daher auf die Leistungen der Sozialhilfe ein echter Rechtsanspruch, § 4 BSHG; wer Sozialhilfe in Anspruch nimmt, ist daher kein Empfänger von „Wohlfahrt" oder „Fürsorge", von Almosen also, um die er betteln muß, sondern ein Sozialleistungsberechtigter mit Rechtsansprüchen wie jeder andere Empfänger von Sozialleistungen anderer Bereiche auch. Damit ist der modernen Sozialhilfe der früher ihr anhaftende Makel genommen: Keiner braucht sich zu schämen, der sein Recht auf Sozialhilfe in Anspruch nimmt.

Die moderne Sozialhilfe ist heute auch von ihrem Inhalt her weitaus mehr als eine Armenfürsorge. Sie gewährt Bedürftigen zwar auch Hilfe zum Lebensunterhalt. Im Vordergrund der Leistungen soll aber das Bemühen stehen, den Hilfesuchenden soweit wie möglich zu befähigen, unabhängig von weiterer Sozialhilfe zu leben, und ihn insbesondere in Arbeit, Beruf und Gesellschaft einzugliedern, § 1 Abs. 2 Satz 2 BSHG. Für die Erfüllung dieser Aufgaben stellt das Gesetz ein umfangreiches Instrumentarium von Maßnahmen und Leistungen bereit, wie es in keinem anderen Sozialleistungsgesetz so umfassend enthalten ist.

Rechtsquellen

Gesetzlich geregelt ist die Sozialhilfe im Bundessozialhilfegesetz (BSHG) sowie in ergänzenden Rechtsverordnungen (u. a. Eingliederungshilfeverordnung, DVO zu § 24 BSHG).

Träger der Sozialhilfe

Träger der Sozialhilfe sind die Länder sowie die Landkreise bzw. kreisfreien Gemeinden, § 96 BSHG. Wahrgenommen werden die Aufgaben ganz überwiegend von den Sozialämtern der Kreise bzw. Gemeinden, nur in besonderen Fällen von überörtlichen Trägern.

Anspruchsberechtigter Personenkreis

Sozialhilfe erhält, wer sich in den Einzelbereichen, für die Maßnahmen bzw. Leistungen vorgesehen sind, selbst nicht bzw. nicht zumutbar helfen kann und die erforderliche Hilfe auch nicht von anderen, insbesondere von Angehörigen oder Trägern anderer Sozialleistungen, erhält, § 2 BSHG.

Auf die Sozialhilfe besteht ein Rechtsanspruch, soweit im Gesetz nichts anderes bestimmt ist, § 4 Abs. 1 BSHG.

Art und Form der Sozialhilfe

Sozialhilfe wird gewährt, § 1 BSHG:

— als Hilfe zum Lebensunterhalt,
   als Hilfe in besonderen Lebenslagen.

Art, Form und Maß der Sozialhilfe richten sich nach den Besonderheiten des Einzelfalls, vor allem nach der Person des Hilfesuchenden, der Art seines Bedarfs und den örtlichen Verhältnissen, § 3 Abs. 1 BSHG. Hierüber entscheidet der Sozialhilfeträger nach pflichtgemäßem Ermessen, soweit das Gesetz nichts anderes bestimmt, § 4 Abs. 2 BSHG.

Den Wünschen des Hilfeempfängers soll entsprochen werden, soweit sie angemessen sind und keine unvertretbaren Mehrkosten erfordern; Wünschen auf Unterbringung in einem (Alters-)Heim oder einer ähnlichen Einrichtung soll nur entsprochen werden, wenn andere Hilfen nicht möglich sind oder nicht ausreichen, §§ 3 Abs. 2, 3a BSHG.

Der Anspruch auf Sozialhilfe ist **subsidiär** und u. a. gegenüber Unterhaltsansprüchen und anderen Sozialleistungsansprüchen nachrangig: Sozialhilfe erhält nicht, wer sich selbst helfen kann oder wer die erforderliche Hilfe von anderen, insbesondere von Angehörigen oder anderen Sozialleistungsträgern, erhält, § 2 Abs. 1 BSHG.

Die Sozialhilfe **setzt (erst) ein,** wenn dem zuständigen Träger oder den von ihm beauftragten Stellen bekannt wird, daß die Voraussetzungen zur Hilfegewährung vorliegen, § 5 BSHG.

Die Gewährung von Sozialhilfe ist i. d. R. **vom Einkommen abhängig**; sie wird also nur gewährt, soweit der Hilfesuchende die erforderlichen

Mittel aus eigenem Einkommen oder Vermögen bzw. durch Hilfe anderer Sozialleistungsträger oder seiner Angehörigen nicht oder nicht ausreichend beschaffen kann, §§ 2, 11, 28 BSHG.

Das gilt vor allem für die Hilfe zum Lebensunterhalt. Für die Hilfe in besonderen Lebenslagen bestehen dagegen bestimmte Einkommensgrenzen mit der Folge, daß dem Hilfesuchenden bzw. seinen Angehörigen die Aufbringung der Mittel nicht zugemutet wird, wenn das Nettoeinkommen unter diesen Grenzen liegt (S. 133).

Leistungen der Sozialhilfe

Hilfe zum Lebensunterhalt

Hilfe zum Lebensunterhalt erhält, wer seinen notwendigen Lebensunterhalt aus eigenen Kräften und Mitteln, vor allem aus seinem Einkommen und Vermögen, nicht oder nicht ausreichend beschaffen kann, § 11 BSHG.[195]

Jeder Hilfesuchende ist aber verpflichtet, seine Arbeitskraft zur Beschaffung des Lebensunterhaltes für sich und seine unterhaltsberechtigten Angehörigen einzusetzen, § 18 BSHG. Wer sich weigert, zumutbare Arbeit zu leisten, hat keinen Anspruch auf Hilfe zum Lebensunterhalt; ggf. kann die Hilfe in solchen Fällen auf das zum Lebensunterhalt Unerläßliche eingeschränkt werden, § 25 BSHG.

Bei nicht getrennt lebenden Ehegatten sind Einkommen und Vermögen beider Ehegatten zu berücksichtigen, bei minderjährigen unverheirateten Kindern, die im Haushalt der Eltern leben, i. d. R. auch das Einkommen und Vermögen der Eltern, § 11 Abs. 1 Satz 2 BSHG.

Der **notwendige Lebensunterhalt** umfaßt insbesondere Ernährung, Unterkunft, Kleidung, Körperpflege, Hausrat, Heizung und persönliche Bedürfnisse des täglichen Lebens, 12 BSHG.

Bei Unterbringung in einem **Heim, einer Anstalt oder gleichartigen Einrichtung** umfaßt die Hilfe zum Lebensunterhalt auch einen angemessenen Barbetrag zur persönlichen Verfügung („**Taschengeld**") in Höhe von mindestens 30 v. H. des Regelsatzes (s. unten) eines Haushaltungsvorstandes.

Hilfe zum Lebensunterhalt wird durch **einmalige und laufende Leistungen** gewährt, § 21 BSHG.

Einmalige Leistungen sind (auch) zu gewähren, wenn der Hilfesuchende zwar keine laufenden Leistungen benötigt, jedoch seinen Lebensunterhalt in einzelnen Bereichen (z. B. Kleidung, Hausrat, Heizung, Strom, Gas) aus eigenen Kräften oder Mitteln nicht voll beschaffen kann, § 21 Abs. 2 BSHG. Ggf. können insoweit die Leistungen auch (nur) als Darlehen gewährt werden, § 15 BSHG.

Laufende Leistungen zum Lebensunterhalt außerhalb von Anstalten, Heimen und gleichartigen Einrichtungen werden nach **Regelsätzen** gewährt, können aber abweichend bemessen werden, soweit dies nach den Umständen des Einzelfalls geboten ist, § 22 Abs. 1 BSHG. In der hierzu ergangenen Regelsatzverordnung sind weitere Einzelheiten geregelt. Danach wird in der Höhe der Regelsätze u. a. zwischen dem Haushaltsvorstand und anderen Haushaltsangehörigen — letztere gestaffelt nach Alter — unterschieden; laufende Leistungen für Unterkunft und Heizung werden in Höhe der tatsächlichen Aufwendungen zusätzlich gewährt.

Die **Höhe der Regelsätze** ist in den Ländern unterschiedlich; sie werden von den Ländern nach Maßgabe der tatsächlichen Lebenshaltungskosten und ihrer örtlichen Unterschiede festgesetzt.[196]

Die Regelsätze werden bei besonderem **Mehrbedarf** erhöht, §§ 23, 24 BSHG. Ein solcher Mehrbedarf ist u. a. anzuerkennen:

- bei Personen, die das 60. Lebensjahr vollendet haben,
- bei Personen unter 60 Jahren, die erwerbsunfähig i. S. der ges. RV sind,
- für Behinderte, die das 15. Lebensjahr vollendet haben und denen Eingliederungshilfe nach § 40 Abs. 1 Nr. 3 bis 5 BSHG gewährt wird,
- für erwerbstätige Blinde und gleichzuachtende Sehbehinderte,
- Behinderte, deren Behinderung so schwer ist, daß sie als Beschäftigte Pflegezulage gemäß § 35 Abs. 1 Satz 2 BVG (S. 123) nach den Stufen III bis VI erhielten,

sowie gemäß § 1 der VO zu § 24 BSHG[197] bei:

- Personen mit Verlust beider Beine im Oberschenkel, bei denen eine prothetische Versorgung nicht möglich ist oder die eine wesentliche weitere Behinderung haben, Nr. 1,
- Ohnhänder, Nr. 2,
- Personen mit Verlust dreier Gliedmaßen, Nr. 3,
- Personen mit Lähmungen oder sonstigen Bewegungsbehinderungen, wenn diese Behinderungen denjenigen der in den Nummern 1 bis 3 genannten Personen gleichkommen, Nr. 4,
- Hirnbeschädigte mit schweren körperlichen und schweren geistigen oder seelischen Störungen und Gebrauchsbehinderungen mehrerer Gliedmaßen, Nr. 5,
- Personen mit schweren geistigen oder seelischen Behinderungen, die wegen dauernder und außergewöhnlicher motorischer Unruhe ständiger Aufsicht bedürfen, Nr. 6,

---

[195] weitere Einzelheiten vgl. Erlenkämper (S. 594)

[196] 1991 durchschnittlich:

In den alten Bundesländern   475,– DM,
in den neuen Bundesländern   440,– DM,
in Berlin/Ost   468,– DM.

[197] auf den hier bestimmten Personenkreis beziehen sich auch andere Vorschriften des BSHG

— andere Personen, deren dauerndes Krankenlager erfordernder Leidenszustand oder deren Pflegebedürftigkeit so außergewöhnlich ist, daß ihre Behinderung der Behinderung der in den Nummern 1 bis 5 genannten Personen vergleichbar ist, Nr. 7.

Hilfe in besonderen Lebenslagen

Die **Hilfe in besonderen Lebenslagen** umfaßt, § 27 BSHG:

— Hilfe zum Aufbau oder zur Sicherung der Lebensgrundlage,
— vorbeugende Gesundheitshilfe,
— Krankenhilfe, Sonstige Hilfe und Hilfe zur Familienplanung,
— Hilfe für werdende Mütter und Wöchnerinnen,
— Eingliederungshilfe für Behinderte,
— Tuberkulosehilfe
— Blindenhilfe,
— Hilfe zur Pflege,
— Hilfe zur Weiterführung des Haushalts,
— Hilfe zur Überwindung besonderer sozialer Schwierigkeiten,
— Altenhilfe.

Sie wird nur gewährt, soweit dem Hilfesuchenden, seinem nicht dauernd getrennt lebenden Ehegatten und, wenn er minderjährig und unverheiratet ist, auch seinen Eltern die Aufbringung der Mittel aus dem Einkommen und Vermögen nach Maßgabe der §§ 76ff. BSHG (s. unten) nicht zuzumuten ist, §§ 28, 29 BSHG.

Auf die verschiedenen Hilfearten kann hier im einzelnen nicht eingegangen werden.[198]

Die für die Praxis auch der orthopädischen Begutachtung besonders bedeutsame **Eingliederungshilfe für Behinderte**[199] und die **Hilfe zur Pflege**[200] wird im medizinischen Teil eingehend behandelt (S. 268).

Einsatz von Einkommen und Vermögen

Sozialhilfe erhält i. d. R. nicht, wer sich selbst helfen kann oder wer die erforderliche Hilfe von anderen, insbesondere von Angehörigen, erhält, § 2 Abs. 1 BSHG. Daher ist der Hilfesuchende i. d. R. verpflichtet, sein eigenes Einkommen und Vermögen einzusetzen, bevor er Sozialhilfe in Anspruch nimmt.[201]

Dies gilt zunächst für den **Hilfesuchenden selbst,** seinen nicht getrennt lebenden Ehegatten und, wenn der Hilfesuchende minderjährig und unverheiratet ist, auch für seine Eltern, §§ 11, 28 BSHG.

Das gilt aber auch u. a. für die nach den Vorschriften des BGB **unterhaltspflichtigen Angehörigen** (Eltern und Kinder), die nicht mit dem Hilfeempfänger in häuslicher Gemeinschaft leben.

Hat ein Hilfeempfänger oder eine der vorgenannten Personen einen Anspruch gegen einen anderen, der kein Leistungsträger des Sozialrechts ist,[202] kann der Sozialhilfeträger durch schriftliche Anzeige an diesen anderen bewirken, daß der Anspruch bis zur Höhe seiner Aufwendungen für den Hilfeempfänger oder die genannten Personen auf ihn übergeht, § 90 BSHG. Das gilt auch für Unterhaltsansprüche. Der Übergang eines Unterhaltsanspruch darf allerdings nicht bewirkt werden, wenn der Unterhaltspflichtige mit dem Hilfeempfänger im zweiten oder entfernteren Grade verwandt ist,[203] § 91 Abs. 1 BSHG. Der Sozialhilfeträger soll jedoch davon absehen, einen Unterhaltspflichtigen in Anspruch zu nehmen, soweit dies eine Härte bedeuten würde; das gilt insbesondere für die Inanspruchnahme unterhaltspflichtiger Eltern, soweit einem Behinderten, einem von Behinderung Bedrohtem oder einem Pflegebedürftigen nach Vollendung des 21. Lebensjahres Eingliederungshilfe oder Hilfe zur Pflege gewährt wird, § 91 Abs. 3 BSHG.

Zum einzusetzenden **Einkommen** gehören alle Einkünfte in Geld oder Geldeswert, vermindert u. a. um Steuern und Sozialversicherungsbeiträge, mit Ausnahme der Leistungen nach dem BSHG selbst, der Grundrente nach dem BVG (S. 121) und der Renten oder Beihilfen, die nach dem BEG (S. 137) für Schaden am Leben sowie an Körper und Gesundheit gewährt werden, bis zur Höhe der vergleichbaren Grundrente nach dem BVG, § 76 BSHG, sowie bestimmter Leistungen, die aufgrund öffentlich-rechtlicher Vorschriften zu einem ausdrücklich genannten Zweck geleistet werden, soweit die Sozialhilfe nicht demselben Zweck dient, § 77 BSHG.

Von diesem Grundsatz gibt es jedoch Ausnahmen:

Allgemein ist bei der **Hilfe in besonderen Lebenslagen** dem Hilfesuchenden und seinem nicht getrennt lebenden Ehegatten die Aufbringung der Mittel nicht zuzumuten, § 79 Abs. 1 BSHG, wenn während der Dauer des Bedarfs ihr monatliches Einkommen zusammen

---

[198] vgl. hierzu Erlenkämper (S. 599)
[199] vgl. hierzu auch Erlenkämper (S. 601)
[200] vgl. hierzu auch Erlenkämper (S. 605)
[201] vgl. hierzu im einzelnen Erlenkämper (S. 607)

[202] Das kann auch ein Anspruch auf Rückgewähr einer Schenkung wegen Notbedarfs nach § 528 BGB sein
[203] vgl. hierzu § 1589 BGB: Also nicht über den Kreis der im ersten Grade Verwandten (Eltern — Kinder und umgekehrt) hinaus

eine Einkommensgrenze nicht übersteigt, die sich ergibt aus einem Grundbetrag in Höhe von (ab 01. 07. 1991) 900,— DM, den Kosten der Unterkunft sowie einem Familienzuschlag in Höhe von 80 v. H. des Regelsatzes eines Haushaltsvorstandes für den Ehegatten und für jede unterhaltsberechtigte Person.

Ist der Hilfesuchende minderjährig und unverheiratet, so ist ihm und seinen Eltern die Aufbringung der Mittel zuzumuten, § 79 Abs. 2 BSHG, wenn während der Dauer des Bedarfs das monatliche Einkommen des Hilfesuchenden und seiner Eltern zusammen eine Einkommensgrenze nicht übersteigt, die sich ergibt aus dem Grundbetrag von 900,— DM, den Kosten der Unterkunft sowie einem Familienzuschlag in Höhe von 80 v. H. des Regelsatzes eines Haushaltsvorstandes für einen (d. h. den anderen) Elternteil, den Hilfesuchenden und für jede andere unterhaltsberechtigte Person.

Bei bestimmten Hilfearten ist der Einsatz des Einkommens durch eine Erhöhung des Grundbetrages noch weiter beschränkt. Dieser beträgt (ab 01. 07. 1991) 1350,— DM, § 81 Abs. 1 BSHG:

— bei der Eingliederungshilfe für Behinderte nach § 39 Abs. 1 Satz 1 und Abs. 2 BSHG (S. 268), wenn die Hilfe in einer Anstalt, einem Heim oder einer gleichartigen Einrichtung oder in einer Einrichtung zur teilstationären Betreuung gewährt wird, Nr. 1 (vgl. ferner die Sonderregelung des § 43 BSHG, S. 274).
— bei ambulanter Behandlung dieser Personen sowie bei den durchzuführenden sonstigen ärztlichen oder ärztlich verordneten Maßnahmen i. S. des § 40 Abs. 1 Nr. 2 BSHG (S. 271), Nr. 2,
— bei der Versorgung dieser Personen mit Körperersatzstücken sowie mit größeren orthopädischen oder anderen Hilfsmitteln i. S. des § 40 Abs. 1 Nr. 2 BSHG (S. 271), Nr. 3,
— bei der Pflege (§ 68 BSHG, S. 275) in einer Anstalt, einem Heim oder einer gleichartigen Einrichtung, wenn sie voraussichtlich auf längere Zeit erforderlich ist, sowie bei der häuslichen Pflege (§ 69 BSHG), wenn der in § 69 Abs. 3 Satz 1 BSHG (S. 277) genannte Schweregrad der Hilflosigkeit besteht, Nr. 5,
— bei der Krankenhilfe unter bestimmten Voraussetzungen, Nr. 6.

Ein noch weiter erhöhter Grundbetrag von (ab 01. 07. 1991) 2701,— DM gilt bei der Blindenhilfe und beim Pflegegeld nach § 69 Abs. 4 Satz 2 BSHG (S. 278), § 81 Abs. 2 BSHG; in diesen Fällen erhöht sich auch der Familienzuschlag auf die Hälfte dieses (erhöhten) Grundbetrages, wenn jeder Ehegatte blind oder behindert i. S. des § 24 Abs. 1 oder 2 BSHG (S. 132) ist, § 81 Abs. 3 BSHG.

Auch soweit das zu berücksichtigende Einkommen die maßgebende Einkommensgrenze übersteigt, ist die Aufbringung der Mittel (nur) in angemessenem Umfang zuzumuten; bei der Prüfung, welcher Umfang angemessen ist, sind vor allem auf die Art des Bedarfs, die Dauer und Höhe der erforderlichen Aufwendungen sowie besondere Belastungen des Hilfesuchenden und

seiner unterhaltsberechtigten Angehörigen zu berücksichtigen, § 84 BSHG.

Andererseits kann die Aufbringung der Mittel auch dann verlangt werden, wenn das Einkommen unter der Einkommensgrenze liegt, u. a. wenn bei der Hilfe in einer Anstalt einem Heim oder einer gleichartigen Einrichtung oder in einer Einrichtung zur teilstationären Betreuung Aufwendungen für den häuslichen Lebensunterhalt erspart werden, § 85 BSHG.

Einzusetzen ist auch das gesamte verwertbare **Vermögen**, § 88 BSHG.

Die Gewährung von Sozialhilfe darf aber nicht abhängig gemacht werden, § 88 Abs. 2 BSHG, vom Einsatz oder der Verwertung u. a.:

— eines angemessenen Hausrats,
— von Gegenständen, die zur Aufnahme oder Fortsetzung der Berufsausbildung oder Erwerbstätigkeit unentbehrlich sind,
— von Familien- oder Erbstücken, deren Veräußerung eine besondere Härte bedeuten würde,
— eines angemessenen Hausgrundstückes, besonders eines Familienheims, wenn der Hilfesuchende diese allein oder zusammen mit Angehörigen ganz oder teilweise bewohnt,
— kleinerer Barbeträge oder sonstiger Geldwerte.

Die Sozialhilfe darf ferner nicht vom Einsatz oder Verwertung eines Vermögens abhängig gemacht werden, soweit dies für den, der das Vermögen einzusetzen hat, und für seine unterhaltsberechtigten Angehörigen eine Härte bedeuten würde, § 88 Abs. 3 BSHG.

Darüber hinaus kann der Sozialhilfeträger von anderen, vorrangig leistungspflichtigen Sozialleistungsträgern die Erstattung der zustehenden Sozialleistungen an sich verlangen, soweit er an deren Stelle geleistet hat, § 104 SGB X, sowie selbst — also unabhängig von dem eigentlich Berechtigten — die Feststellung einer Sozialleistung (z. B. aus der ges. KrV, UV, RV oder dem sozEntschR) betreiben und auch Rechtsmittel einlegen, § 91a BSHG.

Verfahrensrechtliches

Für das Verwaltungsverfahren nach dem BSHG gilt gleichfalls das SGB I und das SGB X.

Die Gewährung von Sozialhilfe setzt — anders als in den meisten anderen Sozialleistungsbereichen — **keinen förmlichen Antrag** voraus. Sozialhilfe setzt vielmehr erst — aber auch immer dann — ein, sobald dem Sozialhilfeträger oder den von ihm beauftragten Stellen bekannt wird, daß die Voraussetzungen für die Gewährung vorliegen, § 5 BSHG. Gleichwohl ist eine ausdrückliche, möglichst schriftliche Antragstellung häufig zweckmäßig, schon um den Zeitpunkt des Beginns der Kenntnis beweiskräftig festzuhalten.

Sozialhilfe wird grundsätzlich **nicht rückwirkend** gewährt, auch dann nicht, wenn die Voraussetzungen für die Gewährung schon vor einem solchen Antrag oder der sonstwie (z. B. durch Mitteilung von Nachbarn, Krankenhäusern, Pflegeheimen usw.) erlangten Kenntnis des Sozialhilfeträgers vorgelegen haben.[204]

Aus gleichen Gründen finden nach der bisherigen Rechtsprechung des Bundesverwaltungsgerichts u. a. auch die Regelungen des § 44 SGB X auf Verwaltungsakte des Sozialhilferechts keine Anwendung. Nach dieser Rechtsprechung können Leistungen der Sozialhilfe auch dann nicht rückwirkend gewährt werden, wenn feststeht, daß das geltende Recht früher unrichtig angewandt (z. B. ein Antrag auf zustehende Sozialhilfeleistungen zu Unrecht abgelehnt) oder von einem Sachverhalt ausgegangen worden ist, der sich als unrichtig erweist, und deshalb Leistungen der Sozialhilfe zu Unrecht nicht erbracht worden sind (so § 44 Abs. 1 SGB X, S. 147). Gegen diese Rechtsprechung bestehen jedoch grundsätzliche Bedenken; sie wird dem Charakter der Sozialhilfe und ihrem Wesen als Rechtsanspruch nicht (mehr) gerecht.[205]

---

[204] BVerwG Buchholz 436.0 § 5 Nr. 5
[205] vgl. Erlenkämper (S. 615)

Auch im Sozialhilferecht hat der Träger über das Bestehen oder Nichtbestehen von Ansprüchen i. d. R. durch einen **schriftlichen Verwaltungsakt (Bescheid)** zu entscheiden, § 31 SGB X.

Wird der Verwaltungsakt nicht schriftlich erlassen, kann der Betroffene bei berechtigtem Interesse jedoch die schriftliche Bestätigung des Verwaltungakts verlangen, § 33 Abs. 2 Satz 2 SGB X.

Der **Rechtsweg** gegen die Entscheidungen des Sozialhilfeträgers (Klage, Berufung, Revision) führt hier zu den Vewaltungsgerichten, nicht zu den Sozialgerichten.

Verwaltungsakte (Bescheide) der Sozialhilfeträger sind auch hier i. d. R. vor Erhebung einer Klage hinsichtlich ihrer Rechtmäßigkeit und Zweckmäßigkeit in einem **Vorverfahren** (Widerspruchsverfahren) nachzuprüfen, § 68 VwGO.

Literatur

Erlenkämper, A.: Sozialrecht — Leitfaden für die Praxis, 2. Aufl. 1988, Heymanns, Köln

Gottschick, H., D. Giese: Das Bundessozialhilfegesetz, 9. Aufl. 1985, Heymanns, Köln

Schellhorn, W., H. Jirasek, P. Seipp: Kommentar zum Bundessozialhilfegesetz, 13. Aufl. 1988

6. Gesetzliche Grundlagen: Sonstiges Recht

6.1. Bundesentschädigungs-gesetz (BEG)

Das BEG gewährt Entschädigung für Schäden durch nationalsozialistische Verfolgung. Entschädigt werden Schäden am Leben, an Körper und Gesundheit, Freiheit, Eigentum und Vermögen sowie im beruflichen und wirtschaftlichen Fortkommen.

Opfer nationalsozialistischer Verfolgung (**Verfolgter**) ist, wer aus Gründen politischer Gegnerschaft gegen den Nationalsozialismus oder aus Gründen der Rasse, des Glaubens oder der Weltanschauung durch nationalsozialistische Gewaltmaßnahmen verfolgt worden ist und hierdurch Schaden an Leben, Körper, Gesundheit, Freiheit, Eigentum, Vermögen oder in seinem beruflichen oder wirtschaftlichen Fortkommen erlitten hat, sowie verschiedene gleichgestellte Gruppen, § 1 BEG.

Nationalsozialistische Gewaltmaßnahmen sind solche Maßnahmen, die aus den Verfolgungsgründen des § 1 BEG auf Veranlassung oder mit Billigung einer Dienststelle oder eines Amtsträgers des Reiches, eines Landes oder einer sonstigen Körperschaft usw., der NSDAP, ihrer Gliederungen oder ihrer angeschlossenen Verbände gegen den Verfolgten gerichtet worden sind; der Annahme solcher Gewaltmaßnahmen steht nicht entgegen, daß sie auf gesetzlichen Vorschriften beruht haben oder in mißbräuchlicher Anwendung gesetzlicher Vorschriften gegen den Verfolgten gerichtet worden sind, § 2 BEG.

Die Durchführung der Entschädigung ist Sache der Länder. Wahrgenommen werden die Aufgaben von den Bezirksregierungen bzw. Regierungspräsidien oder besonderen Landesämtern für Entschädigung.

Die Anspruchsvoraussetzungen und die einzelnen Entschädigungsarten können hier im einzelnen nicht wiedergegeben werden. Für die orthopädische Begutachtung können jedoch auch heute noch die folgenden Bestimmungen von Bedeutung sein:

Schaden am Leben

Anspruch auf Entschädigung für **Schaden an Leben** besteht, wenn der Verfolgte getötet oder in den Tod getrieben worden ist, § 15 BEG.

Der Tod muß während der Verfolgung oder innerhalb von acht Monaten nach Abschluß der Verfolgung, die seinen Tod verursacht hat, eingetreten sein, § 15 Abs. 1 BEG. Es genügt, daß der ursächliche Zusammenhang zwischen Tod und Verfolgung wahrscheinlich (S. 43) ist, § 15 Abs. 1 Satz 2 BEG.

Für die Beurteilung des ursächlichen Zusammenhangs gilt hier die zivilrechtliche Adäquanzlehre mit gewissen Modifikationen (S. 27).

Ist der Verfolgte während der Deportation oder während einer Freiheitsentziehung i. S. dieses Gesetzes oder innerhalb von acht Monaten nach Beendigung von Deportation bzw. Freiheitsentziehung verstorben, wird der Zusammenhang vermutet, § 15 Abs. 2 BEG.

Schaden an Körper und Gesundheit

Anspruch auf Entschädigung wegen **Schaden an Körper und Gesundheit** besteht, wenn der Verfolgte an seinem Körper oder an seiner Gesundheit nicht unerheblich geschädigt worden ist, § 28 BEG.

Auch hier genügt es, daß der ursächliche Zusammenhang zwischen dem Schaden und der Verfolgung wahrscheinlich (S. 43) ist, § 28 Abs. 1 Satz 2 BEG.

Für die Beurteilung des ursächlichen Zusammenhangs ist die zivilrechtliche Adäquanzlehre mit gewissen Modifikationen maßgebend (S. 27), nicht die sozialrechtliche Kausalitätslehre. Vor allem für die Beurteilung der Mitverursachung anlagebedingter Leiden [1] sowie für die Abgrenzung zwischen Entstehung und Verschlimmerung [2] gelten aber weitgehend dieselben Grundsätze wie im Sozialrecht (S. 41 u. 35).

[1] Blessin/Giessler § 28 Anm. III.3.b mwN; s. auch weiter unten
[2] Blessin/Giessler § 28 Anm. 3.a u. c mwN; s. auch weiter unten

Die Vermutung des § 15 Abs. 2 BEG über den Zusammenhang bei Deportation und Freiheitsentziehung gilt entsprechend, § 28 Abs. 2 BEG; sie bezieht sich aber nur darauf, daß die seinerzeit eingetretene Schädigung auf Verfolgungsmaßnahmen beruht, nicht auch auf den ursächlichen Zusammenhang zwischen dieser Schädigung und dem derzeitigen Gesundheitszustand der Verfolgten, § 1 2. DVO-BEG. Sie ist zudem widerlegbar, wenn das Gegenteil mit an Sicherheit grenzender Wahrscheinlichkeit feststeht.[3]

Als unerheblich gilt eine Schädigung, die weder die geistige noch die körperliche Leistungsfähigkeit des Verfolgten nachhaltig beeinträchtigt hat und voraussichtlich auch nicht beeinträchtigen wird, § 28 Abs. 3 BEG. Nachhaltig ist die Beeinträchtigung der Leistungsfähigkeit, wenn mit Wahrscheinlichkeit anzunehmen ist, daß sie nicht nur vorübergehend bestanden hat oder nicht nur vorübergehend bestehen bleiben wird, § 5 2. DVO-BEG.

Darüber hinaus gibt die 2. DVO-BEG einige Begriffsdefinitionen, die von denen des Sozialrechts z. T. abweichen; sie müssen bei einer Begutachtung von Entschädigungsfällen nach dem BEG beachtet werden:

Eine **Verschlimmerung** liegt vor, wenn sich der Krankheitswert eines früheren Leidens durch nationalsozialistische Gewaltmaßnahmen erhöht hat, § 3 Abs. 1 2. DVO-BEG.

Eine *abgrenzbare Verschlimmerung* liegt vor, wenn die nationalsozialistischen Gewaltmaßnahmen den Krankheitswert des früheren Leidens erhöht haben, ohne dessen Verlaufsrichtung zu ändern; das Leiden ist dann nur in dem der Verschlimmerung entsprechenden Umfang ein Verfolgungsschaden, § 3 Abs. 2 2. DVO-BEG.

Eine *richtunggebende Verschlimmerung* liegt vor, wenn die nationalsozialistischen Gewaltmaßnahmen den Krankheitswert des früheren Leidens erhöht und dessen Verlaufsform geändert haben; das Leiden gilt dann in vollem Umfang als Verfolgungsschaden, § 3 Abs. 3 2. DVO-BEG.

Ein **anlagebedingtes Leiden** gilt als durch nationalsozialistische Gewaltmaßnahmen i. S. der Entstehung als verursacht, wenn es durch diese Gewaltmaßnahmen wesentlich mitverursacht worden ist, § 4 2. DVO-BEG. Als wesentlich eine Mitverursachung angesehen, wenn der verfolgungsbedingte Anteil an der gesamten, durch das konkrete Leiden verursachten Erwerbsminderung mindestens 25 v. H. beträgt.[4]

Ein **Härteausgleich** kann gewährt werden, wenn die Wahrscheinlichkeit des ursächlichen Zusammenhangs zwischen einem Schaden an Körper und Gesundheit und der Verfolgung nur deshalb nicht festzustellen ist, weil über die Ursache des Leidens in der ärztlichen Wissenschaft Ungewißheit besteht, § 171 Abs. 2.a BEG.

Für eine Anerkennung im Wege des Härteausgleichs kommen dieselben Leiden unter gleichen Voraussetzungen in Betracht wie nach § 1 Abs. 3 Satz 2 BVG (S. 117).[5]

Entschädigungsleistungen

Als **Entschädigungsleistungen** werden gewährt, § 29 BEG:

— Heilverfahren,
— Rente,
— Kapitalentschädigung,
— Hausgeld,
— Umschulungsbeihilfe,
— Versorgung der Hinterbliebenen.

Umfang und Erfüllung des Anspruchs auf **Heilverfahren** richten sich nach den Vorschriften über die Unfallfürsorge der Bundesbeamten, § 30 BEG.

Der Anspruch hängt nicht davon ab, daß eine MdE um mindestens 25 v. H. besteht; er besteht auch dann für den gesamten Schaden, wenn dieser nur abgrenzbar verschlimmert worden ist und der Verfolgungsschaden auf den Zustand, der die Heilbehandlung erfordert, nicht ohne Einfluß ist, § 8 2. DVO-BEG.

Das Heilverfahren umfaßt die notwendige ärztliche Behandlung, die notwendige Versorgung mit Arznei- und anderen Heilmitteln sowie Ausstattung mit Körperersatzstücken, orthopädischen und anderen Hilfsmitteln, die den Erfolg der Heilbehandlung sichern oder die Folgen der Schädigung erleichtern sollen, sowie die notwendige Pflege, § 9 2. DVO-BEG. Kuren in einer Heilanstalt, in einem Badeort, die Ausstattung mit Körperersatzstücken, orthopädischen oder anderen Hilfsmitteln sowie die psychotherapeutische Behandlung bedürfen der vorherigen Zustimmung der Entschädigungsbehörde, § 10 Abs. 2 2. DVO-BEG.

Rente steht dem Verfolgten im Falle und für die Dauer einer Beeinträchtigung der Erwerbsfähigkeit um mindestens 25 v. H. zu, § 31 Abs. 1 BEG.

Anspruch auf Rente besteht grundsätzlich nur, wenn und solange der Verfolgte wegen eines *verfolgungsbedingten* Körper- oder Gesundheitsschadens entsprechend beeinträchtigt ist.[6]

War der Verfolgte insgesamt mindestens ein Jahr in Konzentrationslagerhaft und ist seine Erwerbsfähigkeit im Zeitpunkt der Entscheidung[7] *insgesamt* (also unter Einbeziehung sämtlicher Gesundheitsschäden[8]) um 25 v. H. oder mehr gemindert, so wird für den

---

[3] Blessin/Giessler § 28 Anm. IV.3.c mwN
[4] stdRspr, vgl. BGH RzW 58, 196; 59, 91 u. 318; 62, 425; 64, 137; 65, 423; Blessin/Giessler § 28 Anm. 3.b.dd mwN

[5] Blessin/Giessler § 171 Anm. IV.1
[6] Blessin/Giessler § 31 Anm. II.1
[7] § 11a Abs. 1 2. DVO-BEG
[8] Blessin/Giessler § 31 Anm. II.2.a.bb

Anspruch auf Rente zu seinen Gunsten vermutet, daß die *verfolgungsbedingte* MdE 25 v. H. beträgt, § 31 Abs. 2 BEG. Auch diese Vermutung ist jedoch widerlegbar (z. B. bei angeborenen Leiden oder eindeutigem Nachschaden).[9] Sie schließt im übrigen eine höhere verfolgungsbedingte MdE nicht aus; jedoch muß der Ursachenzusammenhang dann nach den allgemeinen Grundsätzen wahrscheinlich sein.[10]

Der **Grad der MdE** („der Minderung und der Beeinträchtigung der Erwerbsfähigkeit") ist danach zu beurteilen, wie weit der Verfolgte im allgemeinen Erwerbsleben geistig und körperlich leistungsfähig ist; der vor dem Beginn der Verfolgung ausgeübte Beruf oder eine vor diesem Zeitpunkt bereits begonnene oder nachweisbar angestrebte Berufsausbildung ist zu berücksichtigen, § 33 Abs. 1 BEG. Stand der Verfolgte vor Beginn der Verfolgung wegen seines Alters noch nicht im Erwerbsleben, so sind die Minderung und die Beeinträchtigung der Erwerbsfähigkeit nach dem Grad zu bemessen, der sich bei Erwachsenen mit gleicher Schädigung an Körper oder Gesundheit ergeben würde, § 33 Abs. 2 BEG. Ist die Erwerbsfähigkeit des Verfolgten neben der Beeinträchtigung durch die verfolgungsbedingte Schädigung auch durch andere Ursachen gemindert, so wird bei der Bemessung der Höhe der Rente nur die durch die verfolgungsbedingte Schädigung herbeigeführte Beeinträchtigung der Erwerbsfähigkeit zugrunde gelegt, § 34 BEG.

Das BEG folgt damit weitgehend den Bestimmungen des § 30 Abs. 1 und 2 BVG; für den MdE-Begriff sind daher die dort geltenden Grundsätze (S. 12 u. 122) sowie die „Anhaltspunkte" heranziehen.[11]

Die **Rente** selbst richtet sich einmal nach der Höhe der MdE, zum anderen nach zahlreichen außermedizinischen, insbesondere persönlichen und wirtschaftlichen Verhältnissen, §§ 31 Abs. 3 bis 5, 32 BEG, §§ 12ff. 2. DVO-BEG. Sie wird i. d. R. nach einem Prozentsatz des Diensteinkommens eines vergleichbaren Bundesbeamten festgesetzt, § 31 Abs. 3 BEG. Für bestimmte MdE-Sätze wird die Rente jedoch in einer Mindesthöhe gewährt, § 32 BEG; beträgt die (Gesamt-) MdE mindestens 50 v. H. setzt der Anspruch auf die Mindestrente nicht voraus, daß die MdE ausschließlich auf der Verfolgung beruht, § 32 Abs. 2 Satz 2 BEG.

Für die Zeit vor dem 01. 11. 1953 stand dem Verfolgten vom Beginn der Beeinträchtigung seiner Erwerbsfähigkeit um mindestens 25 v. H. an eine **Kapitelentschädigung** zu, § 36 BEG.

Hausgeld steht dem Verfolgten zu, wenn er durch ein Heilverfahren einen Verdienstausfall erleidet, § 38 BEG.

Umschulungsbeihilfe kann dem Verfolgten gewährt werden, der zu einer Umschulung für einen anderen Beruf bereit ist, wenn mit Wahrscheinlichkeit zu erwarten ist, daß die Umschulung seine Leistungsfähigkeit wiederherstellen oder bessern wird, § 40 BEG.

Hinterbliebenenversorgung wird in gleicher Weise wie beim Schaden am Leben (s. oben) nach Maßgabe der Vorschriften über die Unfallversorgung der Bundesbeamten gewährt, wenn der Verfolgte später als acht Monate (sonst: Schaden am Leben, § 15 BEG, s. oben) nach Abschluß der Verfolgung, die seinen Tod verursacht hat, verstorben ist, § 41 BEG.

Auch hier genügt es, daß der ursächliche Zusammenhang (s. oben) zwischen dem auf der Verfolgung beruhenden Schaden an Körper oder Gesundheit und dem Tod wahrscheinlich ist; die Vermutung des § 31 Abs. 2 BEG findet hier keine Anwendung, § 41 Abs. 2 BEG.

Ist ein Verfolgter, der bis zum Tode eine Rente nach einer MdE um mindestens 70 v. H. bezogen hat, nicht an den Folgen der Schädigung gestorben, so erhalten für die Dauer der Bedürftigkeit die Witwe und ggf. die Kinder des Verfolgten eine **Beihilfe** in Höhe von zwei Dritteln der Witwen- bzw. Waisenrente, § 41a BEG.

Anspruch auf **Krankenversorgung** steht dem Verfolgten darüber hinaus zu, soweit ein Anspruch auf Rente wegen Schaden an Leben, Körper oder Gesundheit verbindlich festgestellt ist, solange er seinen Wohnsitz oder dauernden Aufenthalt in der Bundesrepublik hat, § 141a BEG.

Anspruch besteht auch für den Ehegatten und die Kinder des Verfolgten, solange für diese nach Beamtenrecht Kinderzuschläge gewährt werden können, wenn sie mit ihm in häuslicher Gemeinschaft leben oder von ihm überwiegend unterhalten werden, § 141a Abs. 2 BEG. Die Ansprüche sind jedoch ausgeschlossen, soweit ein entsprechender Anspruch gegen einen Sozialversicherungsträger, aus Vertrag (ausgenommen Ansprüche aus privater Kranken- oder Unfallversicherung) besteht oder das Einkommen des Verfolgten selbst bzw. des Ehegatten oder eines Kindes die für die ges. KrV maßgebende Jahresarbeitsverdienstgrenze (S. 78) übersteigt, § 141a Abs. 3 BEG.

Krankenversorgung wird nur gewährt, wenn eine Krankheit i. S. der Vorschriften der ges. KrV (S. 6 u. 80) vorliegt. Anspruch besteht nur auf solche Leistungen, die zur Heilung oder Linderung nach den Regeln der ärztlichen Kunst zweckmäßig und ausreichend sind; Leistungen, die für die Erzielung des Heilerfolges nicht notwendig oder unwirtschaftlich sind, kann der Verfolgte nicht beanspruchen, § 141b BEG.

Die Krankenversorgung umfaßt ambulante ärztliche und zahnärztliche Behandlung sowie Versorgung mit Arznei-, Verband- und kleineren Heilmitteln, § 141c

---

[9] Blessin/Giessler § 31 Anm. II.c
[10] Blessin/Giessler § 31 Anm. II.b.aa
[11] stdRspr, vgl. u. a. BGH RzW 57, 121; 58, 398; 59, 69; 661, 211; 65, 363; Blessin/Giessler § 33 Anm. I.1

Abs. 1 BEG. Anstelle der ambulanten ärztlichen oder zahnärztlichen Behandlung kann stationäre Behandlung in einem Krankenhaus gewährt werden, § 141c Abs. 2 BEG. Im übrigen finden die Vorschriften der ges. KrV Anwendung, § 141c Abs. 3 BEG; von der Verpflichtung, Gebühren für Verordnungsblatt und Krankenschein zu entrichten, ist er jedoch befreit, § 141c Abs. 4 BEG.

Verfahrensrechtliches

Entschädigung wird nur auf Antrag gewährt; der Antrag ist an die jeweils zuständige Entschädigungsbehörde zu richten, § 189 BEG.

Die **Fristen** für die (erstmalige) Beantragung von Entschädigung sind i. d. R. am 01. 04. 1958 abgelaufen, § 189 Abs. 1 Satz 2 BEG. Einzelne Ansprüche, die dabei nicht angemeldet waren, konnten noch bis zum 31. 12. 1965 nachgemeldet werden, § 189a Abs. 1 BEG. Seit dem 01. 01. 1966 kann ein weiterer Anspruch nur noch insoweit angemeldet werden, als er auf Tatsachen gestützt wird, die erst nach dem 31. 12. 1964 eingetreten sind; in diesem Fall ist der Anspruch innerhalb eines Jahres nach Eintritt dieser Tatsachen anzumelden, § 189a Abs. 2 BEG.

Die Entschädigungsbehörde entscheidet über die geltend gemachte Ansprüche durch Bescheid, § 195 BEG.

Der Rechtsweg führt nicht zu den Sozial- oder Verwaltungsgerichten, sondern zu den Zivilgerichten (Entschädigungskammern bzw. -senaten der Landgerichte, Oberlandesgerichte und des Bundesgerichtshof), § 208 BEG.

Ist ein Anspruch auf wiederkehrende Leistungen zuerkannt oder abgelehnt worden und haben sich die tatsächlichen Verhältnisse, die für die Zuerkennung oder Ablehnung maßgebend waren, wesentlich geändert, so ist die Entschädigungsbehörde befugt und auf Verlangen des Antragstellers verpflichtet, einen neuen Bescheid über den Anspruch zu erlassen, soweit die Änderung der tatsächlichen Verhältnisse eine neue Entscheidung notwendig macht, § 206 BEG.

Literatur

Blessin/Giessler, Bundesentschädigungs-Schlußgesetz, Beck 1967

6.2. Lastenausgleichsgesetz (LAG)

Das Lastenausgleichsgesetz (LAG) hat u. a. der Abgeltung von Schäden und Verlusten gedient, die sich infolge Vertreibung und Zerstörung in der Kriegs- und Nachkriegszeit ergeben haben, § 1 LAG. Auf die Einzelheiten des Gesetzes kann hier nicht eingegangen werden.

Für die orthopädische Begutachtung können jedoch auch heute noch die folgenden Bestimmungen von Bedeutung sein:

Kriegsschadenrente wird gewährt, wenn der Geschädigte in vorgeschrittenem Lebensalter steht oder infolge von Krankheit oder Gebrechen dauernd erwerbsunfähig ist oder ihm nach seinen Einkommensverhältnissen die Bestreitung des Lebensunterhalts nicht möglich oder nicht zumutbar ist, §§ 261 ff. LAG. Sie wird als *Unterhaltshilfe*, als *Entschädigungsrente* oder in beiden Formen gewährt, § 263 LAG.

Erwerbsunfähigkeit i. S. des LAG liegt vor, wenn der Geschädigte dauernd außerstande ist, durch eine Tätigkeit, die seinen Kräften und Fähigkeiten entspricht und ihm unter billiger Berücksichtigung seiner Ausbildung und seines bisherigen Berufs zugemutet werden kann, die Hälfte dessen zu erwerben, was ein körperlich und geistiger gesunder Mensch derselben Art mit ähnlicher Ausbildung in derselben Gegend durch Arbeit zu verdienen pflegt, § 265 Abs. 1 LAG. Einem Erwerbsunfähigen gleichgestellt wird unter bestimmten Voraussetzungen auch eine alleinstehende Frau, wenn sie für mehrere zu ihrem Haushalt gehörende Kinder zu sorgen hat, § 265 Abs. 2 LAG.

Der *Begriff der Erwerbsunfähigkeit* weicht hier somit von dem der ges. RV (S. 8) ab und entspricht eher dem der Berufsunfähigkeit (S. 10).

Die **Entschädigungsrente** (§§ 279 ff. LAG) ist im übrigen nur von außermedizinischen Voraussetzungen abhängig.

Unterhaltshilfe wird, sofern die allgemeinen Voraussetzungen für die Kriegsschadenrente erfüllt sind, gewährt, solange die Einkünfte bestimmte, u. a. vom Familienstand abhängige Einkommenshöchstbeträge nicht übersteigen, §§ 267 ff. LAG.

Der Einkommenshöchstbetrag erhöht sich u. a. um eine sog. **Pflegezulage**, wenn der alleinstehende Berechtigte oder bei nicht dauernd getrennt lebenden Ehegatten beide Ehegatten infolge körperlicher oder geistiger Gebrechen so hilflos (S. 19) sind, daß sie nicht ohne fremde Wartung und Pflege bestehen können; das gleiche gilt, wenn der eine Ehegatte infolge körperlicher Behinderung nicht in der Lage ist, die Wartung und Pflege des hilflosen anderen Ehegatten zu übernehmen, sofern eine Pflegeperson zur Verfügung steht, § 267 Abs. 1 Satz 2 und 3 LAG.

Daneben erhalten Empfänger von Unterhaltshilfe **Krankenversorgung** nach Art, Form und Maß der Leistungen nach dem BSHG, sofern nicht Ansprüche nach anderen Gesetzen bestehen, § 276 LAG.

7. Gesetzliche Grundlagen: Verfahrensrecht

Das Verfahrensrecht für das **gerichtliche Verfahren** gliedert sich vom Aufbau unserer Rechtsordnung her in drei große Gruppen:

- das Zivilrecht (Bürgerliches Recht und verwandte Rechtsgebiete) mit der Zivilprozeßordnung (ZPO) sowie das Arbeitsrecht mit dem besonderen Arbeitsgerichtsgesetz (ArbGG);

  Die Verfahren dienen primär der Sicherung und Durchsetzung privatrechtlicher Ansprüche von Privatpersonen untereinander, die sich rechtlich gleichrangig gegenüberstehen. Dazu gehören auch arbeitsrechtliche Ansprüche, die aber nicht vor den normalen Zivilgerichten (Amts-, Landgericht usw.), sondern vor den Arbeitsgerichten geltend zu machen sind. Von der ZPO erfaßt werden aber auch die Angelegenheiten der sog. freiwilligen Gerichtsbarkeit (u. a. Vormundschafts-, Nachlaß-, Register-, Grundbuchwesen), die weitgehend verwaltungsrechtliche Züge tragen.

  Unter die ZPO fallen ferner die Entscheidungen nach dem BEG, obwohl es sich dabei eindeutig um verwaltungsrechtliche Entscheidungen handelt.

  Die ZPO ist darüber hinaus von allgemeiner Bedeutung, weil u. a. VwGO und SGG an zahlreichen Stellen Bestimmungen der ZPO für entsprechend anwendbar erklären.

- das Strafrecht (Strafgesetzbuch und andere Gesetze) mit der Strafprozeßordnung (StPO);

  Das Strafverfahren ist dadurch gekennzeichnet, daß der Staat als Träger der Strafgewalt strafbare Handlungen durch die Staatsanwaltschaft als Ermittlungs- und Anklageorgan verfolgt und den Strafanspruch gegen den Angeklagten vor den Strafgerichten (Amts-, Land-, Oberlandesgerichte, BGH) geltend macht.

- das Verwaltungsrecht. Dieses gliedert sich wiederum in drei große Bereiche mit unterschiedlichen Gerichten und Prozeßordnungen:

  - das allgemeine Verwaltungsrecht mit der (allgemeinen) Verwaltungsgerichtsbarkeit und der Verwaltungsgerichtsordnung (VwGO),
  - das Sozialrecht mit den Sozialgerichten und dem Sozialgerichtsgesetz (SGG),

  - das Steuerrecht mit der Finanzgerichtsordnung (FGO).

Dem gerichtlichen Verfahren ist hier zudem ein gleichfalls rechtsförmlich ausgestaltetes Verwaltungsverfahren (s. unten) vorgeschaltet.

Das verwaltungsgerichtliche Verfahren ist dadurch gekennzeichnet, daß Maßnahmen und Entscheidungen der Behörden kraft der hoheitlichen Gewalt des Staates und seiner Organe durch Verwaltungsakte angefochten werden. Diese Verwaltungsakte werden für den Bürger verbindlich, wenn er hiergegen nicht bzw. nicht rechtzeitig (Frist i. d. R.: 1 Monat) vor den Verwaltungs-, Sozial- bzw. Finanzgerichten klagt und dort seine Ansprüche gegen den Staat erhebt bzw. sich gegen hoheitliche Eingriffe der Verwaltung zur Wehr setzt. Ansprüche der Behörden gegen den einzelnen Staatsbürger werden dagegen nicht durch Klage vor den Verwaltungsgerichten geltend gemacht, sondern durch Verwaltungsakt (s. unten).

Auch hier ist die Zuweisung einiger Zuständigkeiten sachlich nicht frei von Widersprüchen und nur historisch zu erklären. So ist für Klagen in Angelegenheiten der Ausbildungsförderung (BAFöG), der Kriegsopferfürsorge nach dem BVG, für Wohngeld, Jugend- und Sozialhilfe der Rechtsweg zu den (allgemeinen) Verwaltungsgerichten gegeben, obwohl es sich um Rechtsmaterien handelt, die ihrem Wesen nach Sozialrecht sind und im Sozialgesetzbuch geregelt bzw. zur Übernahme vorgesehen sind (§§ 5 ff., 18 ff. SGB I). Andererseits ist z. B. für Rechtsstreitigkeiten nach dem BEG der Rechtsweg zu den Zivilgerichten (Entschädigungskammern und -senate) gegeben, obwohl es sich von der Sache her um Verwaltungsentscheidungen handelt.

Für das **Verwaltungsverfahren**, das den Verwaltungsentscheidungen vorausgeht, gibt es ferner Verfahrensordnungen, die die Rechte und Pflichten sowohl der Verwaltungsbehörden wie auch des Staatsbürgers im Rahmen des Verwaltungsverfahrens regeln.

Dies sind (im hier interessierenden Bereich):
- das SGB X (S. 143) für den gesamten Bereich des Sozialrechts, auch für die Rechtsmaterien des SGB, die der Rechtsprechung der (allgemeinen) Verwaltungsgerichtsbarkeit unterliegen,
- die Verwaltungsverfahrensgesetze des Bundes (VwVfG, S. 143) und der Länder für die allgemeine Verwaltung.

7.1. Zivilprozeß (ZPO)

Auf die Einzelheiten des Verfahrens nach der ZPO kann hier nicht eingegangen werden. Dargestellt werden können nur einige wenige Grundzüge des Verfahrens, deren Kenntnis auch für den gutachtlich tätigen Arzt von Bedeutung ist.

Die Zivilgerichtsbarkeit gliedert sich in die

— Amtsgerichte (AG),
— Landgerichte (LG),
— Oberlandesgerichte (OLG),
— den Bundesgerichtshof (BGH).

Die Zuständigkeit der **Amtsgerichte** umfaßt u. a. Streitigkeiten über vermögensrechtliche Ansprüche bis zu einem Streitwert von 5000,— DM, alle familienrechtliche Streitigkeiten (Familiengericht; seit 1977 einschließlich der Ehescheidung) sowie die gesamte sog. freiwillige Gerichtsbarkeit (u. a. Vormundschafts-, Betreuungs-, Nachlaß-, Konkurs-, Register-, Grundbuchsachen).

Die Zuständigkeit der **Landgerichte** umfaßt erstinstanzlich u. a. alle übrigen vermögensrechtliche Streitigkeiten sowie Klagen nach dem BEG; es ist ferner Berufungs- und Beschwerdeinstanz gegenüber den Entscheidungen des Amtsgerichts.

Das **Oberlandesgericht** ist primär Berufungsinstanz gegen Urteile der Landgerichte, der **Bundesgerichtshof** Revisionsinstanz gegenüber den Urteilen der Oberlandesgerichte.

Das Verfahren vor den ordentlichen Gerichten (Amts- bzw. Landgericht) wird eingeleitet durch Erhebung der **Klage**. Über die Klage wird i. d. R. aufgrund (meist mehrerer) mündlicher Verhandlung(en) und ggf. nach Beweisaufnahme durch **Urteil** entschieden.

Die **Klage** bestimmt Inhalt und Umfang des Rechtsstreits, den sog. Streitgegenstand. Sie ist — anders als im verwaltungs- und sozialgerichtlichen Verfahren — an Fristen i. d. R. nicht gebunden.

Vor den Landgerichten und in allen höheren Rechtszügen müssen die Parteien sich durch einen bei dem Prozeßgericht zugelassenen Rechtsanwalt als Bevollmächtigten vertreten lassen (sog. **Vertretungszwang**), § 78 ZPO.

Eine Partei, die nach ihren persönlichen und wirtschaftlichen Verhältnissen die Kosten der Prozeßführung (insbesondere Gerichts- und Anwaltskosten) nicht, nur zum Teil oder nur in Raten aufbringen kann, erhält auf Antrag **Prozeßkostenhilfe**, wenn die beabsichtigte Rechtsverfolgung oder Rechtsverteidigung hinreichende Aussicht auf Erfolg bietet und nicht mutwillig erscheint, §§ 114ff. ZPO.

Das Gericht darf über den **Streitgegenstand** i. d. R. nur im Rahmen der von den Parteien gestellten Anträge entscheiden, § 308 ZPO, und es darf i. d. R. nur Beweismittel verwenden, die von einer Partei vorgebracht bzw.

beantragt worden sind (sog. **Verhandlungsmaxime**, § 282 ZPO, im Gegensatz zur sog. Amtsmaxime, die das verwaltungs- und insbesondere das sozialgerichtliche Verfahren beherrscht).

Das Gericht hat nach dem **Grundsatz der freien Beweiswürdigung** zu entscheiden, d. h. es hat unter Berücksichtigung des gesamten Inhalts der Verhandlungen und der Ergebnisse der Beweisaufnahme nach freier Überzeugung zu entscheiden, ob eine tatsächliche Behauptung für wahr zu erachten ist oder nicht, § 286 Abs. 1 ZPO.

Das Gericht ist daher an **keine festen Beweisregeln** gebunden, § 286 Abs. 2 ZPO. Das bedeutet u. a., daß das Gericht nicht an den Inhalt einer Zeugenaussage oder der Bekundungen eines Sachverständigen gebunden ist, wenn diese (z. B. durch fehlende rechtliche Schlüssigkeit, unzureichende Begründung der Beurteilung, aufgrund überzeugenderer anderer Beweisergebnisse oder der allgemeinen Lebenserfahrung) dem Gericht nicht die Überzeugung der Richtigkeit vermittelt. Daher sind — hier wie überall — an die Begründung der Beurteilung von Sachverständigengutachten hohe Anforderungen zu stellen; unzureichend begründete Gutachten können i. d. R. nicht die notwendige Überzeugung des Gerichts begründen, ihre Unzulänglichkeit geht daher i. d. R. zu Lasten der Partei, die den Sachverständigen benannt hat.

Im Falle der Nichterweislichkeit einer behaupteten Tatsache trägt die sog. **Beweislast**, die Last des nicht erbrachten Beweises, i. d. R. die Partei, die aus der behaupteten, aber nicht erweislichen Tatsache Rechte herleiten will.[1]

Förmlich geregelt ist in der ZPO des Beweisverfahren u. a. für:

— den Augenscheinsbeweis, §§ 371ff. ZPO,
— den Zeugenbeweis, §§ 373ff. ZPO,
— den Sachverständigenbeweis, §§ 402ff. ZPO,
— den Urkundenbeweis, §§ 415ff. ZPO,
— die Parteivernehmung, §§ 445ff. ZPO.

Von Bedeutung für die ärztliche Begutachtung sind hier insbesondere die Vorschriften über den Sachverständigenbeweis, zumal diese auch in der VwGO (§ 98) und im SGG (§ 118 Abs. 1) weitgehend entsprechende Anwendung finden.

Die ZPO kennt — ebenso wie VwGO und SGG — nur den Beweis durch **Sachverständige**, nicht durch sachverständige Institutionen. Sachverständige können daher stets nur *natürliche Personen* sein, nicht auch Institutionen wie z. B. Kliniken, Krankenhäuser oder Institute. Der Beweisbeschluß des Gerichts darf sich daher stets nur an eine natürliche Person richten, die namentlich bestimmt (oder doch eindeutig bestimmbar) sein muß. Im Gegensatz zu den gelegentlichen Wünschen vor allem größerer Kliniken ist es daher im

---

[1] Baumbach Anhang nach § 286 ZPO

gerichtlichen Verfahren nicht zulässig, Beweis durch Einholung eines Gutachtens von einer bestimmten Klinik (z. B. Orthopädische Universitätsklinik in ...) oder einer sonstigen Einrichtung (z. B. Institut für ...) zu erheben mit der Folge, daß diese Institution bestimmt, wer das Gutachten konkret erstattet; die Person des Sachverständigen muß vielmehr stets vom Gericht bestimmt werden oder doch unschwer bestimmbar[2] sein. Wegen der Notwendigkeit, daß eine bestimmte natürliche Person zum Sachverständigen bestellt wird, ist eine **Delegation des Gutachtenauftrags** (S. 166) an eine andere als die zum Sachverständigen bestimmte Person (z. B. Ober-, Assistenzarzt) i. d. R.[3] nicht zulässig.[4]

Die **Auswahl** der zuzuziehenden Sachverständigen erfolgt durch das Gericht; anstelle eines zunächst ernannten Sachverständigen kann es andere ernennen, § 404 Abs. 1 ZPO; einigen sich die Parteien über bestimmte Personen als Sachverständige, so hat das Gericht dieser Einigung Folge zu leisten, § 404 Abs. 4 ZPO.

Eine **Ablehnung** des Sachverständigen kann von den Parteien (nur) aus denselben Gründen erfolgen, die (auch) zur Ablehnung eines Richters berechtigen, § 404 ZPO, u. a. in Sachen eines Ehegatten oder Verwandten (§ 41 ZPO) oder bei Besorgnis der Befangenheit (§ 42 ZPO).

Der Sachverständige hat der Ernennung **Folge zu leisten**, wenn er zur Erstattung von Gutachten der erforderten Art öffentlich bestellt ist oder wenn er u. a. die Wissenschaft, deren Kenntnis Voraussetzung für die Begutachtung ist, öffentlich oder zum Erwerb ausübt oder wenn er zur Ausübung derselben öffentlich bestellt oder ermächtigt ist, § 407 ZPO.

Zur **Verweigerung des Gutachtens** berechtigen den Sachverständigen (nur) dieselben Gründe, die (auch) einen Zeugen zur Zeugnisverweigerung berechtigen, u. a. also Verlöbnis, Ehe bzw. nahe Verwandtschaft mit einer Partei (§ 383 ZPO), oder Fragen, deren Beantwortung dem Sachverständigen oder einem nahen Angehörigen einen unmittelbaren vermögensrechtlichen Schaden, Unehre oder die Gefahr strafrechtlicher Verfolgung einbringen würde (§ 384 ZPO).

Im Falle des **Nichterscheinens** oder der **Weigerung** eines zur Erstattung des Gutachtens verpflichteten Sachverständigen werden diesem die dadurch verursachten Kosten auferlegt; zugleich wird gegen ihn ein Ordnungsgeld verhängt, im Falle wiederholter Weigerung auch mehrmals, § 409 ZPO.

Der Sachverständige wird vor oder nach Erstattung des Gutachtens **beeidigt**[5]; die Eidesnorm geht dahin,

daß der Sachverständige das von ihm erforderte Gutachten unparteiisch und nach bestem Wissen und Gewissen erstatten werde oder erstattet habe; ist der Sachverständige für die Erstattung von Gutachten der betreffenden Art allgemein beeidigt, so genügt die Berufung auf den geleisteten Eid, § 410 ZPO.

Wird eine **schriftliche Begutachtung** angeordnet, so hat der Sachverständige das von ihm unterschriebene Gutachten auf der Geschäftsstelle niederzulegen[6]; das Gericht kann ihm hierzu eine **Frist** bestimmen, § 411 Abs. 1 ZPO. Versäumt ein zur Erstattung des Gutachtens verpflichteter Sachverständiger die Frist, so kann nach vorheriger Setzung einer Nachfrist gegen ihn ein Ordnungsgeld verhängt werden, im Falle wiederholter Fristversäumnis auch mehrfach, § 411 Abs. 2 ZPO. Das Gericht kann auch das persönliche Erscheinen des Sachverständigen anordnen, um sein schriftliches Gutachten zu erläutern, § 411 Abs. 3 ZPO.[7]

Die Parteien können in der mündlichen Verhandlung über den Streitgegenstand einen **Prozeßvergleich** abschließen. Dieser beendet den Prozeß, sofern er den Streitgegenstand vollständig erfaßt.[8]

Ist der Rechtsstreit zur (End-)Entscheidung reif, so hat das Gericht durch (End-) **Urteil** zu entscheiden, § 300 ZPO.

Erscheint der Kläger im Termin zur mündlichen Verhandlung nicht, so ist auf Antrag gegen ihn ein sog. **Versäumnisurteil** dahin zu erlassen, daß die Klage abgewiesen wird, § 330 ZPO. Erscheint der Beklagte im Termin zur mündlichen Verhandlung nicht, so ist das tatsächliche mündliche Vorbringen des Klägers als vom Beklagten zugestanden anzunehmen; soweit der Klageantrag dies rechtfertigt, ist Versäumnisurteil zu erlassen, § 331 ZPO.

Erkennt eine Partei den gegen sie geltend gemachten Anspruch in der mündlichen Verhandlung ganz oder teilweise an, so ist sie auf Antrag ihrem Anerkenntnis gemäß zu verurteilen (sog. **Anerkenntnisurteil**), § 307 ZPO.

Gegen die im ersten Rechtszug erlassenen (End-) Urteile findet die **Berufung** statt, § 511 ZPO.

In Rechtsstreitigkeiten über vermögensrechtliche Ansprüche ist die **Berufung nicht zulässig**, wenn der Wert des Beschwerdegegenstandes 700,– DM nicht übersteigt, § 511a ZPO. Ein Versäumnisurteil kann mit der Berufung nicht angefochten werden, § 513 ZPO.

Die **Berufungsfrist** beträgt i. d. R. einen Monat seit Zustellung des Urteils, § 516 ZPO. Die Berufung ist schriftlich zu begründen, und zwar i. d. R. innerhalb eines Monats nach Einlegung der Berufung, § 519 ZPO.

---

[2] z. B.: Direktor der Orthopädischen Universitätsklinik in ...; Sachverständiger ist dann aber nur der Direktor selbst!

[3] über Ausnahmen s. S. 166

[4] so jetzt ausdrücklich § 407a Abs. 2 ZPO

[5] Im sozialgerichtlichen Verfahren werden Sachverständige aber nur beeidigt, wenn das Gericht dies im Hinblick auf die Bedeutung des Gutachtens für die Entscheidung des Rechtsstreits für notwendig erachtet, § 118 Abs. 2 SGG

[6] Hier genügt i. d. R. die Übersendung durch die Post

[7] vgl. hierzu S. 167

[8] Baumbach, Anhang nach § 307 ZPO

Über die Berufung entscheidet das Berufungsgericht wiederum durch Urteil.

Gegen die in der Berufungsinstanz von den Ober-
landesgerichten erlassenen (End-) Urteile findet
die **Revision** statt, § 545 ZPO, aber nur, § 546
Abs. 1 ZPO:

— wenn das Oberlandesgericht sie in dem Urteil
  zugelassen hat, oder
— wenn in Rechtsstreitigkeiten über vermögensrechtliche Ansprüche der Wert des Beschwerdegegenstandes 40000,— DM übersteigt.

Die Revision kann nur darauf gestützt werden, daß
die Entscheidung auf der Verletzung u. a. einer Vorschrift des Bundesrechts beruht, § 549 ZPO. In bestimmten Fällen ist eine solche Gesetzesverletzung aber
stets anzunehmen, § 551 ZPO.
    Die **Revisionsfrist** beträgt einen Monat, § 552 ZPO.
Die Revision ist schriftlich zu begründen, und zwar
i. d. R. innerhalb eines Monats nach Einlegung der
Revision, § 554 ZPO.

Das Rechtsmittel der **Beschwerde** findet in den
im Gesetz besonders hervorgehobenen Fällen
statt sowie i. d. R. gegen Beschlüsse und sonstige
Entscheidungen des Gerichts, die kein Urteil
sind, § 567 ZPO.
    Die Beschwerde ist i. d. R. bei dem Gericht ein-
zulegen, das die angefochtene Entscheidung erlassen
hat, § 569 ZPO. Hilft dieses Gericht der Beschwerde
nicht ab, § 571 ZPO, hat hierüber das im Rechtszug
zunächst höhere Gericht zu entscheiden, § 568 ZPO.
Eine weitere Beschwerde ist i. d. R. nicht zulässig, § 568
Abs. 2 ZPO.
    Gegen die Entscheidung eines OLG ist eine Be-
schwerde nicht zulässig, § 567 Abs. 2 ZPO.

Literatur

Baumbach, A., u. a.: Zivilprozeßordnung, 48. Aufl.
    1990, Beck, München

7.2. Strafprozeß (StPO)

Auf die Regelungen der Strafprozeßordnung
kann in diesem Rahmen nicht eingegangen werden.

Orthopädische Gutachten werden in Ermitt-
lungs- und Strafverfahren nur selten anfallen.

7.3. Verwaltungsverfahren (SGB X; VwVfG)

Allgemeines

Das Verwaltungsverfahren — u. a. bei den So-
zialleistungsträgern (Versicherungsträgern bzw.
Behörden der Sozialverwaltung) — unterscheidet
sich ganz grundsätzlich und wesentlich von dem
Verfahren zur Durchsetzung privatrechtlicher
Ansprüche gegen private Kranken-, Lebens-,
Unfall- oder Haftpflichtversicherer.

    Im Privatversicherungsrecht stehen sich insoweit
zwei rechtlich gleichrangige Partner gegenüber. Ihre
Rechtsbeziehungen sind privatrechtlicher Natur, sie
sind durch weitgehend frei vereinbarte Verträge nach
Maßgabe rechtlicher Grundnormen (z. B. Vertragsrecht des BGB, Versicherungsvertragsgesetz) geregelt;
soweit allgemeine Versicherungsbedingungen (z. B.
AUB, MB/KK) vorliegen, sind diese Gegenstand des
einzelnen Vertrages.
    Ansprüche aus derartigen Versicherungsverträgen
hat der Berechtigte zunächst gegenüber dem Versicherer geltend zu machen. Verweigert der Versicherer
die beanspruchte Leistung ganz oder teilweise, kann der
Berechtigte Klage vor dem zuständigen ordentlichen
Gericht (Amts- bzw. Landgericht) erheben. Abgesehen
von den allgemeinen Verjährungs- oder besonderen
vertraglichen Ausschlußfristen ist die Geltendmachung
von Ansprüchen an Fristen nicht gebunden.

Im Verwaltungsrecht und damit auch im Sozialrecht ist die Rechtslage demgegenüber völlig
anders. Die Verwaltungsbehörden insbesondere
von Bund, Ländern und Gemeinden sind hier
ebenso wie die Sozialleistungsträger (z. B. Krankenkasse, BG, RV-Träger, Arbeits-, Versor-
gungs- oder Sozialamt) keine privatrechtlichen
Gesellschaften, sondern staatliche Körperschaften, Anstalten oder sonstige Behörden und damit
Organe der Staatsgewalt; sie werden tätig nicht
aufgrund vertraglich begründeter Verpflichtungen, sondern in Ausübung der ihnen vom Gesetz
übertragenen Aufgaben kraft hoheitlicher Gewalt. Rechte und Pflichten der Behörden wie der
Staatsbürger beruhen nicht auf frei vereinbarten
Verträgen, sondern auf einem durch Gesetz begründeten besonderen Verwaltungs- bzw. Sozialrechtsverhältnis öffentlich-rechtlicher Natur.
Die Handlungen und Entscheidungen der Behörden wie auch der Sozialleistungsträger voll-
ziehen sich nicht nach den Grundsätzen und
Normen des Privatrechts, sondern nach denen
des Verwaltungsrechts.

Hiernach wird u. a. der Sozialleistungsanspruch des einzelnen Berechtigten nicht unmittelbar durch die Sozialleistungsgesetze begründet; diese regeln nur abstrakt die Leistungsvoraussetzungen. Zur Konkretisierung der Rechte aus dem Sozialrechtsverhältnis bedarf es zusätzlich eines besonderen Verwaltungsakts (§§ 31 SGB X, 35 VwVfG), durch den für den jeweiligen Einzelfall konkretisiert und geregelt wird, welche unmittelbaren Rechtswirkungen (z. B. Krankengeld oder Rente in bestimmter Höhe) bestehen oder nicht bestehen. Anders als die insoweit unverbindliche „Entscheidung" eines privatrechtlichen Versicherers erwächst ein solcher Verwaltungsakt i. d. R. auch in der Sache in Bindung (S. 146), sofern er nicht innerhalb enger Fristen (i. d. R. 1 Monat) mit Erfolg angefochten wird, und aus ihm kann ggf. (z. B. aus Beitrags- und Erstattungsbescheiden) ähnlich wie aus einem gerichtlichen Urteil unmittelbar vollstreckt werden (§§ 66 SGB X, 1ff. Verwaltungsvollstreckungsgesetz).

Für dieses — u. a. einer Klage vor den Verwaltungs- und Sozialgerichten zwingend vorgeschaltete — Verwaltungsverfahren, für das früher weitgehend nur von Rechtslehre und Rechtsprechung entwickelte sog. „allgemeine Grundsätze des Verwaltungsrechts" galten, sind inzwischen Gesetze ergangen, die dieses Verfahren auf eine rechtsstaatlichen Erfordernissen entsprechende Grundlage stellen.

Ähnlich wie für die verschiedenen Bereiche des Prozeßrechts gibt es auch im Verwaltungsrecht unterschiedliche Verwaltungsverfahrensgesetze, insbesondere:

— für das allgemeine Verwaltungsrecht das Verwaltungsverfahrensgesetz des Bundes (VwVfG) sowie die wörtlich großenteils übereinstimmenden Verwaltungsverfahrensgesetze der Länder,
— für das Sozialrecht das 10. Buch des Sozialgesetzbuches — Verwaltungsverfahren — (SGB X),
— für das Steuerrecht die Abgabenordnung.

Wegen der überragenden Bedeutung für die ärztliche Begutachtung wird hier überwiegend auf **das SGB X** eingegangen, und auch das nur in einigen Grundzügen, deren Kenntnis auch für den ärztlichen Gutachter von Bedeutung ist. Jedoch wird auf die entsprechenden — vielfach gleichlautenden — Vorschriften des VwVfG ergänzend hingewiesen.

Das **SGB X** ist am 01. 01. 1981 in Kraft getreten.

Es hat — insbesondere für den Bereich der Rücknahme und Aufhebung von Verwaltungsakten infolge Rechtswidrigkeit oder wesentlicher Änderung der Ver-

hältnisse — die früher in den materiellen Vorschriften verstreuten verfahrensrechtlichen Bestimmungen (u. a. die §§ 622, 1300, 1744 RVO, 62 BVG, 40 bis 42 VerwVG) aufgehoben und durch die weitgehend einheitlich geltenden Bestimmungen des SGB X ersetzt. Jedoch enthalten manche der materiellen Gesetze auch heute noch Sonderbestimmungen verfahrensrechtlicher Art (vgl. u. a. § 1 Abs. 3 Satz 3 BVG, S. 118).

Verwaltungsverfahren

Verwaltungsverfahren ist die nach außen wirkende Tätigkeit der Behörden, d. h. jeder Stelle, die Aufgaben der öffentlichen Verwaltung wahrnimmt (§§ 1 SGB X, 1 VwVfG), die auf die Prüfung der Voraussetzungen, die Vorbereitung und den Erlaß eines Verwaltungsakts oder auf den Abschluß eines öffentlich-rechtlichen Vertrages gerichtet ist, §§ 8 SGB X, 9 VwVfG.

Zur **Beteiligung am Verwaltungsverfahren** und zur Vornahme von Verfahrenshandlungen sind fähig u. a. Personen, die nach bürgerlichem Recht geschäftsfähig sind oder durch Vorschriften des öffentlichen Rechts als handlungsfähig anerkannt sind, §§ 11 SGB X, 12 VwVfG.

Für den Bereich des Sozialrechts kann selbständig Anträge auf Sozialleistungen stellen sowie Sozialleistungen entgegennehmen, wer das 15. Lebensjahr vollendet hat; der Leistungsträger soll bei minderjährigen Antragstellern aber den gesetzlichen Vertreter über die Antragstellung und die erbrachten Sozialleistungen unterrichten, § 36 SGB I.

Ein Beteiligter kann sich durch einen Bevollmächtigten vertreten lassen und zu den Verhandlungen oder Besprechungen mit einem Beistand erscheinen, § 13 SGB X, 14 VwVfG.

Anträge — durch die ein Verwaltungsverfahren häufig in Gang gesetzt wird — sind bei dem zuständigen Leistungsträger zu stellen, § 16 SGB I.

Sie werden auch von allen anderen Leistungsträgern, von allen Gemeinden und bei Personen, die im Ausland wohnen, auch von den amtlichen Vertretungen der Bundesrepublik im Ausland entgegengenommen, § 16 Abs. 2 SGB I.

Anträge, die bei einer unzuständigen Behörde gestellt werden, sind von dieser unverzüglich an den zuständigen Leistungsträger weiterzuleiten; ist die Sozialleistung von einem Antrag abhängig, gilt der Antrag als zu dem Zeitpunkt gestellt, in dem er bei der unzuständigen Behörde eingegangen ist, § 16 Abs. 2 SGB I.

Die Leistungsträger sind verpflichtet, darauf hinzuwirken, daß die Anträge klar und sachdienlich gestellt werden, § 16 Abs. 3 SGB I, der Zugang zu den Sozialleistungen möglichst einfach gestaltet wird und jeder Berechtigte die ihm zustehenden Sozialleistungen in zeitgemäßer Weise und schnell erhält, § 17 SGB I. Hierbei sind die Leistungsträger zur sachgemäßen Beratung über die bestehenden Rechte und Pflichten verpflichtet, § 14 SGB I (S. 72).

Die Behörde ermittelt den **Sachverhalt von Amts wegen**, §§ 20 SGB X, 24 VwVfG.

Sie bestimmt Art und Umfang der Ermittlungen. Dabei ist sie an das Vorbringen und die Beweisanträge der Beteiligten nicht gebunden, hat aber alle für den Einzelfall bedeutsamen – auch die für den Beteiligten günstigen – Umständen zu berücksichtigen, §§ 20 SGB X, 24 VwVfG. Sie darf die Entgegennahme von Anträgen oder Erklärungen, die in ihre Zuständigkeit fallen, auch dann nicht verweigern, wenn sie diese in der Sache für unzulässig oder unbegründet hält, Abs. 3 der §§ 20 SGB X, 24 VwVfG.

Bei der Ermittlung des Sachverhalts sollen die **Beteiligten mitwirken**, insbesondere die ihnen bekannten Tatsachen und Beweismittel angeben, Abs. 2 der §§ 21 SGB X, 26 VwVfG.

Ein Beteiligter, der Sozialleistungen beantragt oder erhält, ist in bestimmtem Ausmaß **zur Mitwirkung verpflichtet**, §§ 61 ff. SGB I (S. 73); bei Verletzung dieser Mitwirkungspflichten kann eine vollständige oder teilweise Versagung der Sozialleistungen in Betracht kommen (S. 74).

Für **Zeugen und Sachverständige** besteht eine Pflicht zur Aussage oder zur Erstattung von Gutachten, zur Erstattung von Gutachten u. a. im Rahmen des § 407 ZPO (S. 142). Verweigern Zeugen oder Sachverständige ohne gesetzlichen Grund die Aussage oder die Erstattung des Gutachtens, so kann sie die Behörde durch das jeweils zuständige Sozial- oder Verwaltungsgericht vernehmen lassen, § 22 SGB X.

Auch für das Verwaltungsverfahren gilt der **Grundsatz der objektiven Beweislast**, wenn sich trotz umfassender Aufklärung des Sachverhalts das Vorliegen einer behaupteten rechtserheblichen Tatsache nicht beweisen läßt.[9]

Danach hat die Folgen der objektiven Beweislosigkeit oder Nichtfeststellbarkeit einer rechtserheblichen Tatsache stets derjenige zu tragen, der aus dieser Tatsache einen Anspruch oder eine ihn begünstigende Rechtswirkung herleiten will.

Die **Last des nicht erbrachten Beweises** trägt daher hinsichtlich der anspruchsbegründenden Tatsachen i. d. R. der Antragsteller, hinsichtlich anspruchshindernden oder -vernichtenden Tatsachen regelmäßig die Behörde.

Zu den Beweisanforderungen und der Beweislast im Rahmen der Kausalitätsbeurteilung s. S. 43.

Anhörung

Soll ein Verwaltungsakt, der in die **Rechte eines Beteiligten eingreift** (z. B. Herabsetzung oder Entziehung einer Sozialleistung, Heranziehung zu Erstattung oder Kostenersatz) erlassen werden, ist der Beteiligte vor Erlaß des Verwaltungsakts anzuhören; es ist ihm Gelegenheit zu geben, sich zu den für die Entscheidung erheblichen Tatsachen vor dem Erlaß des Verwaltungsakts zu äußern, §§ 24 SGB X, 28 VwVfG.[10]

Von der Anhörung darf nur in wenigen, gesetzlich genau bestimmten[11] Ausnahmefällen abgesehen werden, §§ 24 Abs. 2 SGB X, 28 Abs. 2 VwVfG.

Ist die Anhörung unterblieben, so unterliegt im Sozialrecht[12] der insoweit rechtswidrig ergangene Verwaltungsakt unabhängig von seiner materiellen Richtigkeit allein wegen dieses Fehlers der Aufhebung durch die Sozialgerichte.[13] Die unterbliebene Anhörung kann auch im Klageverfahren nicht mehr nachgeholt werden.[14]

Verwaltungsakt

Verwaltungsakt ist jede Verfügung, Entscheidung oder andere hoheitliche Maßnahme, die eine Behörde zur Regelung eines Einzelfalls auf dem Gebiet des öffentlichen Rechts trifft und die auf unmittelbare Rechtswirkungen nach außen gerichtet ist, §§ 31 SGB X, 35 VwVfG.

Im Sozialrecht ergehen Verwaltungsakte überwiegend in schriftlicher Form als sog. **Bescheide**. In vielen Leistungsbereichen (z. B. ges. UV und RV, sozEntschR) ist die Schriftform zwingend vorgeschrieben. Im übrigen können Verwaltungsakte aber auch mündlich oder in anderer Weise ergehen (z. B. Ablehnung eines Hilfsmittels usw. durch die Krankenkasse), § 33 Abs. 2 SGB X. Ein zulässigerweise mündlich erlassener Verwaltungsakt ist aber schriftlich zu bestätigen, wenn hieran ein berechtigtes Interesse besteht und der Betroffene dies unverzüglich verlangt, Abs. 2 Satz 2 der §§ 33 SGB X, 37 VwVfG.

Ein schriftlicher oder schriftlich bestätigter Verwaltungsakt bedarf stets einer **schriftlichen Begründung**, §§ 35 SGB X, 39 VwVfG.

Dies gilt insbesondere für **Ermessensentscheidungen** (S. 72), Abs. 1 Satz 3 der §§ 35 SGB X, 39 VwVfG. Vor allem ablehnende Ermessensentscheidungen (z. B. hinsichtlich medizinischer Rehabilitationsmaßnahmen)

---

[9] vgl. hierzu im einzelnen Erlenkämper (S. 642)

[10] vgl. hierzu im einzelnen Erlenkämper (S. 645)
[11] vgl. hierzu Erlenkämper (S. 647)
[12] Für das allgemeine Verwaltungsrecht gilt dies nicht
[13] stdRspr, vgl. Erlenkämper (S. 648 mwN)
[14] stdRspr, vgl. Erlenkämper (S. 647 mwN)

müssen in der Begründung klar erkennen lassen, von welchem Sachverhalt die Behörde ausgegangen ist, inwieweit die allgemeinen Tatbestandsvoraussetzungen des geltend gemachten Anspruchs gegeben sind oder nicht, ob die Behörde das ihr obliegende Ermessen erkannt und ausgeübt hat und welche Ermessensgesichtspunkte – positiv wie negativ – der Entscheidung zugrunde gelegen haben. Denn der Verwaltungsakt muß aus sich heraus dem Betroffenen und ggf. den Gerichten ermöglichen, die getroffene Entscheidung in vollem Umfang nachzuvollziehen. Ermessensentscheidungen, die diesen Voraussetzungen nicht genügen, unterliegen allein wegen dieses Fehlers der Aufhebung im Klageverfahren; ein Nachschieben von Ermessensgründen ist vor allem im sozialgerichtlichen Verfahren i. d. R. nicht mehr zulässig.[15]

Sozialmedizinische Gutachten, die der Vorbereitung einer solchen Ermessensentscheidung dienen, müssen daher entsprechend umfassend und sorgfältig begründet werden (S. 161).

Wirksamkeit und Bestandskraft von Verwaltungsakten

Ein Verwaltungsakt wird gegenüber demjenigen, für den er bestimmt ist oder der von ihm betroffen wird, grundsätzlich in dem Zeitpunkt wirksam, in dem er ihm bekannt gegeben wird; er bleibt wirksam, solange und soweit er nicht zurückgenommen, widerrufen oder anderweitig aufgehoben wird oder sich durch Zeitablauf oder in anderer Weise inhaltlich erledigt hat, §§ 39 SGB X, 43 VwVfG.

Verwaltungsakte, gegen die der Rechtsweg zu den Gerichten der Sozialgerichtsbarkeit gegeben ist, werden darüber hinaus für die Beteiligten auch **in der Sache bindend**, sofern der hiergegen gegebene Rechtsbehelf (Widerspruch, Klage) nicht oder erfolglos eingelegt worden ist, § 77 SGG.

Diese **Bindung in der Sache** bedeutet – ähnlich wie die Rechtskraft gerichtlicher Urteile – das Verbot, über den Regelungsgegenstand des Verwaltungsakts erneut zu entscheiden. Die Behörde darf daher nach Eintritt der Bindung über den bereits geregelten Anspruch nicht erneut entscheiden, und der Betroffene kann eine derartige erneute Entscheidung auch nicht verlangen, soweit durch Gesetz nicht ausdrücklich etwas anderes bestimmt ist.[16]

Das SGB X begründet durch die Bestimmungen der §§ 44 ff. aber relativ weit gefaßte Möglichkeiten, diese Bindungswirkung zu durchbrechen (s. unten).

---

[15] vgl. hierzu Erlenkämper (S. 651 mwN)
[16] vgl. hierzu Erlenkämper (S. 654 mwN)

Rechtsbehelfsverfahren

Gegen den von einer Behörde erlassenen Verwaltungsakt ist der Rechtsbehelf des **Widerspruchs** gegeben.

Ist der Rechtsweg zu den Gerichten der Sozialgerichtsbarkeit gegeben (S. 153), sind die Einzelheiten nicht im SGB X, sondern im SGG geregelt. Ist der Rechtsweg zu den (allgemeinen) Verwaltungsgerichten gegeben (S. 153), finden sich die entsprechenden Regelungen in der VwGO.

Sowohl nach dem SGG (§ 78 Abs. 1) wie auch nach der VwGO (§ 68 Abs. 1) sind **vor Erhebung der Anfechtungsklage** Rechtmäßigkeit und Zweckmäßigkeit des Verwaltungsakts i. d. R. in einem **Vorverfahren** (Widerspruchsverfahren) nachzuprüfen.

Das Vorverfahren beginnt mit der **Erhebung des Widerspruchs**, §§ 83 SGG, 69 VwGO.

Die **Widerspruchsfrist** beträgt einen Monat, nachdem der Verwaltungsakt dem Betroffenen bekannt gegeben worden ist, §§ 84 SGG, 70 VwGO.

Der **Widerspruch** kann schriftlich oder zur Niederschrift bei der Behörde eingelegt werden, die den Verwaltungsakt erlassen hat. Im Geltungsbereich des SGG gilt die Widerspruchsfrist auch dann gewahrt, wenn die Widerspruchsschrift u. a. bei einer anderen inländischen Behörde rechtzeitig eingeht, § 84 Abs. 2 SGG.

Die Frist für den Widerspruch beginnt nur dann zu laufen, wenn der Betroffene eine **schriftliche Rechtsmittelbelehrung** über den Rechtsbehelf sowie die zuständige Stelle und die einzuhaltende Frist erhalten hat; ist die Belehrung unterblieben oder unrichtig erteilt, ist die Einlegung des Rechtsbehelfs noch innerhalb eines Jahres nach Zustellung, Eröffnung oder Verkündung des Verwaltungsakts zulässig, §§ 66 SGG, 58 VwGO.

War jemand ohne Verschulden gehindert, die Widerspruchsfrist einzuhalten, ist ihm auf Antrag **Wiedereinsetzung in den vorigen Stand** zu gewähren, §§ 27 SGB X, 67 SGG, 60 VwGO.

In Angelegenheiten der Sozialversicherung kann die Widerspruchsstelle, sofern sie nicht abhelfen will, mit Zustimmung des Widerspruchsführers den **Widerspruch als Klage** dem zuständigen Sozialgericht zuleiten, § 85 Abs. 4 SGG.

Wird während des Vorverfahrens der angefochtene Verwaltungsakt aufgehoben oder abgeändert, wird im Geltungsbereich des SGG auch der neue Verwaltungsakt Gegenstand des Widerspruchsverfahrens, § 86 SGG.

Hält die Behörde bzw. die zuständige Widerspruchsstelle den Widerspruch für begründet, so ist ihm durch einen sog. **Abhilfebescheid** abzuhelfen; wird nicht abgeholfen, ist ein **Wider-**

spruchsbescheid zu erlassen, §§ 85 SGG, 72, 73 VwGO.

Soweit der Widerspruch erfolgreich war, hat die Behörde dem Widerspruchsführer auch die zur zweckentsprechenden Rechtsverfolgung oder -verteidigung **notwendigen Aufwendungen** zu erstatten, §§ 63 SGB X, 80 VwVfG.

Aufhebung von Verwaltungsakten

Für die Durchbrechung von Wirksamkeit und Bindung unanfechtbar gewordener Verwaltungsakte kennt das SGB X folgende Begriffe bzw. Rechtsinstitute:

– die **Rücknahme** für die Aufhebung eines *rechtswidrigen* Verwaltungsakts, §§ 44, 45 SGB X,
– den **Widerruf** für die Aufhebung eines *rechtsmäßigen* Verwaltungsakts, §§ 46, 47 SGB X,
– die **Aufhebung** von infolge wesentlicher Änderung der Verhältnisse späterhin rechtswidrig gewordenen Verwaltungsakten, § 48 SGB X.

Bei der **Rücknahme eines rechtswidrigen Verwaltungsakts** unterscheidet das Gesetz weiterhin zwischen

– der Rücknahme eines *nicht begünstigenden* (i. d. R. belastenden) Verwaltungsakts, § 44 SGB X, und
– der Rücknahme eines *begünstigenden* Verwaltungsakts, § 45 SGB X.

Ähnliches gilt für den – im Sozialrecht seltenen – Widerruf eines rechtmäßigen Verwaltungsakts, §§ 46, 47 SGB X, auf den hier nicht weiter eingegangen wird.

Im allgemeinen Verwaltungsverfahrensrecht gelten die gleichen Begriffe; die dort maßgebenden Bestimmungen unterscheiden sich von denen des SGB X jedoch in Einzelheiten, §§ 48 ff. VwVfG.

Leider sind diese Vorschriften so kompliziert ausgestaltet, daß sie – nicht nur für den juristischen Laien – nur schwer durchschaubar und nachvollziehbar sind. Wegen der Bedeutung auch im Rahmen der sozialmedizinischen Begutachtung müssen die entscheidenden Grundzüge aber dargestellt werden.

Rücknahme eines rechtswidrigen nicht begünstigenden Verwaltungsakts

Soweit sich im Einzelfall ergibt, daß bei Erlaß eines Verwaltungsakts das maßgebende Recht unrichtig angewandt oder von einem Sachverhalt ausgegangen worden ist, der sich als unrichtig erweist, und deshalb Sozialleistungen zu Unrecht nicht erbracht oder Beiträge zu Unrecht erhoben worden sind, ist der Verwaltungsakt, auch wenn er unanfechtbar geworden ist, mit Wirkung für die Vergangenheit zurückzunehmen, § 44 Abs. 1 SGB X.

Das gilt nicht, wenn der Verwaltungsakt auf Angaben beruht, die der Betroffene vorsätzlich in wesentlicher Beziehung unrichtig oder unvollständig gemacht hat, § 44 Abs. 1 Satz 2 SGB X.

Andere rechtswidrige nicht begünstigende Verwaltungsakte sind jedenfalls mit Wirkung für die Zukunft ganz oder teilweise zurückzunehmen; die Behörde kann sie nach ihrem Ermessen auch für die Vergangenheit zurücknehmen, § 44 Abs. 2 SGB X.

Der Verwaltungsakt, der zurückgenommen werden soll, muß hiernach **rechtswidrig** gewesen sein, und zwar schon **bei seinem Erlaß**; der Fall, daß der Verwaltungsakt zunächst rechtmäßig war, später aber aufgrund einer Änderung der Verhältnisse rechtswidrig geworden ist, regelt sich nicht nach dieser Vorschrift, sondern nach § 48 SGB X (s. unten).

Der Verwaltungsakt muß weiterhin **„nicht begünstigend"** gewesen sein. Mit dieser begrifflich nicht sehr glücklichen und klaren Definition sollte primär die Gruppe der **belastenden Verwaltungsakte** erfaßt werden, insbesondere also die Fallgruppen, daß eine beantragte Sozialleistung (ganz oder teilweise) zu Unrecht abgelehnt oder Beiträge, Erstattungsansprüche usw. zu Unrecht gegen den Betroffenen festgestellt worden sind.[17]

Sind diese Voraussetzungen gegeben, so „ist" der Verwaltungsakt zurückzunehmen.

Insoweit handelt es sich also um eine „Muß-Vorschrift", deren Erfüllung ggf. mit der Klage vor den Sozialgerichten erzwungen werden kann. Insbesondere steht der Behörde – anders als z. T. nach dem vor dem Inkrafttreten des SGB X geltenden Recht – in aller Regel kein Ermessen hinsichtlich der Frage zu, ob und inwieweit sie den früheren rechtswidrigen Verwaltungsakt zurücknehmen will oder nicht.[18]

Ist ein Verwaltungsakt über die Gewährung oder Nichtgewährung von Sozialleistungen für die Vergangenheit zurückgenommen (und hierüber neu und nunmehr rechtmäßig entschieden) worden, werden die zustehenden Sozialleistungen jedoch **längstens für einen Zeitraum bis zu vier Jahren rückwirkend** erbracht, § 44 Abs. 4 SGB X.

---

[17] vgl. hierzu im einzelnen Erlenkämper (S. 660 ff.)
[18] vgl. Erlenkämper (S. 662)

Bei dieser Vier-Jahres-Frist handelt es sich um eine Ausschluß-, nicht um eine Verjährungsfrist. Sie gilt also auch dann, wenn den Berechtigten an der früheren unrichtigen Entscheidung keinerlei Verschulden trifft und selbst dann, wenn diese auf einem offensichtlichen Fehlverhalten der Behörden beruht. Anders als bei den früher insoweit nur geltenden Verjährungsfristen kann der Berechtigte also nicht mehr geltend machen, daß die Berufung der Behörde auf die Verjährung eine Treu und Glauben widersprechende unzulässige Rechtsausübung sei.[19]

Rücknahme eines rechtswidrigen begünstigenden Verwaltungsakts

Soweit ein Verwaltungsakt, der ein Recht oder einen rechtlich wesentlichen Vorteil begründet oder bestätigt hat (begünstigender Verwaltungsakt) rechtswidrig ist, darf er, auch nachdem er unanfechtbar geworden ist, nur unter bestimmten engen Voraussetzungen zurückgenommen werden, § 45 Abs. 1 SGB X.

Ein rechtswidriger begünstigender Verwaltungsakt darf nicht zurückgenommen werden, soweit der Begünstigte auf den Bestand des Verwaltungsakts vertraut hat und sein Vertrauen unter Abwägung mit dem öffentlichen Interesse an einer Rücknahme schutzwürdig ist; das Vertrauen ist i. d. R. schutzwürdig, wenn der Begünstigte erbrachte Leistungen verbraucht oder eine Vermögensdisposition getroffen hat, die er nicht mehr oder nur unter unzumutbaren Nachteilen rückgängig machen kann, § 45 Abs. 2 Satz 1 und 2 SGB X.[20]

Auf Vertrauen kann sich der Begünstigte nicht berufen, § 45 Abs. 2 Satz 3 SGB X, soweit[21]

– er den Verwaltungsakt durch arglistige Täuschung, Drohung oder Bestechung erwirkt hat, Nr. 1,
– der Verwaltungsakt auf Angaben beruht, die der Begünstigte vorsätzlich oder grob fahrlässig in wesentlicher Beziehung unrichtig oder unvollständig gemacht hat, Nr. 2, oder
– er die Rechtswidrigkeit des Verwaltungsakts kannte oder infolge grober Fahrlässigkeit nicht kannte; grobe Fahrlässigkeit liegt vor, wenn der Begünstigte die erforderliche Sorgfalt in besonders schwerem Maße verletzt hat, Nr. 3.

Die Rücknahme rechtswidriger begünstigender Verwaltungsakte mit Dauerwirkung (z. B. Rentenbescheide der ges. UV und RV) ist darüber hinaus nur innerhalb bestimmter **Fristen** zulässig, § 45 Abs. 3 SGB X.

Die Rücknahme darf erfolgen[22]:
– im allgemeinen nur **innerhalb von zwei Jahren**, § 45 Abs. 3 Satz 1 SGB X,
– **innerhalb von zehn Jahren**, wenn die Voraussetzungen des § 45 Abs. 2 Satz 3 Nr. 2 oder 3 SGB X (falsche Angaben bzw. Kenntnis, s. oben) gegeben sind oder der Verwaltungsakt mit einem zulässigen Widerrufsvorbehalt erlassen worden war, § 45 Abs. 3 Satz 3 SGB X,
– **zeitlich unbegrenzt**, wenn Wiederaufnahmegründe nach § 580 ZPO vorgelegen haben, § 45 Abs. 3 Satz 2 SGB X, oder die Voraussetzungen des § 45 Abs. 2 Satz 3 Nr. 1 SGB X (Täuschung usw.) erfüllt sind,

in allen Fällen zudem nur:

– **innerhalb eines Jahres nach Kenntnis der Tatsachen**, die die Rücknahme des Verwaltungsakts für die Vergangenheit rechtfertigen, § 45 Abs. 4 Satz 2 SGB X.

Die Rücknahme eines rechtswidrigen begünstigenden Verwaltungsakts darf i. d. R. **nur für die Zukunft** erfolgen; mit Wirkung **auch für die Vergangenheit** darf der Verwaltungsakt nur in den Fällen des § 45 Abs. 2 Satz 3 (u. a. Täuschung, falsche Angaben, Kenntnis der Rechtswidrigkeit, s. oben) und des Abs. 3 Satz 2 SGB X (zeitlich unbegrenzte Rücknahme, s. oben) zurückgenommen werden, aber nur, wenn dies innerhalb eines Jahres nach Kenntnis der Rücknahmegründe geschieht, § 45 Abs. 4 SGB X.

Auch wenn der frühere begünstigende Verwaltungsakt nach all diesen Vorschriften rücknehmbar ist und auch alle Fristen eingehalten sind, steht die **Rücknahme im Ermessen** der Behörde; denn nach § 45 Abs. 1 SGB X „darf" sie den Verwaltungsakt zurücknehmen, muß dies aber nicht.[23]

Hat sie dieses Ermessen tatsächlich nicht erkennbar ausgeübt, unterliegt ein gleichwohl ergangener Rücknahmebescheid allein aus diesem Grund der Aufhebung im sozialgerichtlichen Verfahren.[24] Dementsprechend muß der Rücknahmebescheid erkennen lassen, daß die Behörde das ihr obliegende Ermessen gesehen und auch tatsächlich ausgeübt hat, und er muß in der notwendigen (S. 72 u. 145) Begründung des Bescheides den Sachverhalt und die Gesichtspunkte erkennbar machen, von denen sie bei der Ausübung des Ermessens ausgegangen ist.[25]

Im Rahmen ihres Ermessens hat die Behörde u. a. zu prüfen, ob sie von einem grundsätzlich (auch) **für**

---

[19] vgl. hierzu Erlenkämper (S. 664 mwN)
[20] vgl. hierzu Erlenkämper (S. 667 ff.)
[21] vgl. zu den Einzelheiten Erlenkämper (S. 669)

[22] vgl. zu den Einzelheiten Erlenkämper (S. 671)
[23] stdRspr; vgl. Erlenkämper (S. 673 mwN)
[24] stdRspr; vgl. Erlenkämper (S. 673)
[25] vgl. u. a. BSG SozR 1300 § 45 Nr. 19

die Vergangenheit bestehenden Rücknahmerecht Gebrauch macht oder die Rücknahme (nur) **auf die Zukunft** beschränkt, regelmäßig weiterhin auch, ob die Rücknahme des Verwaltungsakts für den Betroffenen eine besondere, **unzumutbare Härte** bedeutet.[29] Denn die wirksame Rücknahme eines solchen Verwaltungsakts bedeutet, daß die aufgrund des Verwaltungsakts erbrachten Leistungen i. d. R. uneingeschränkt — also ohne daß der Behörde insoweit noch ein Ermessen zusteht — zu erstatten sind (§ 50 SGB X, S. 151).

Aufhebung von Verwaltungsakten mit Dauerwirkung wegen wesentlicher Änderung der Verhältnisse

Soweit in den tatsächlichen oder rechtlichen Verhältnissen, die bei Erlaß eines Verwaltungsakts mit Dauerwirkung vorgelegen haben, nachträglich eine **wesentliche Änderung** eintritt, ist der Verwaltungsakt aufzuheben, § 48 Abs. 1 Satz 1 SGB X.

Verwaltungsakte mit Dauerwirkung sind alle Verwaltungsakte, die sich nicht in der Gewährung einer einmaligen Leistung oder einer sonstigen einmaligen Gestaltung der Rechtslage erschöpfen, sondern ein auf Dauer berechnetes oder in seinem Bestand vom Verwaltungsakt abhängiges Rechtsverhältnis begründen oder abändern.[27] Dazu gehören praktisch alle Bescheide des Sozialrechts, die über eine laufende, wiederkehrende Leistung entscheiden, insbesondere über Renten der ges. UV, RV und des sozEntschR, über Kranken-, Verletzten-, Übergangs-, Arbeitslosengeld usw.[28]

Die Aufhebung von Verwaltungsakten nach § 48 SGB X darf nur erfolgen, soweit in den tatsächlichen oder rechtlichen Verhältnissen nachträglich eine **wesentliche Änderung** eingetreten ist.

Ob in **tatsächlicher Hinsicht** eine solche Änderung eingetreten ist, muß durch einen Vergleich des gegenwärtigen Sachverhalts mit dem Sachverhalt festgestellt werden, der bei Erlaß des früheren Bescheides vorgelegen hat; denn nur „insoweit" darf eine Aufhebung erfolgen. Insbesondere berechtigt lediglich eine andere Beurteilung (z. B. der Kausalitätsverhältnisse, der MdE oder des Leistungsvermögens) eines nicht oder nur

unwesentlich veränderten Sachverhalts nicht zur Aufhebung eines Verwaltungsakts nach dieser Vorschrift; sie kann allenfalls zur Rücknahme nach den §§ 44, 45 SGB X führen.

Diese Änderung muß auch **nachträglich** eingetreten sein,[29] also *nach* dem Erlaß des letzten Verwaltungsakts, der den streitigen Anspruch geregelt hat. War die Änderung schon im Zeitpunkt des Erlasses des früheren Bescheides eingetreten, kommt i. d. R. nur eine Rücknahme nach den §§ 44, 45 SGB X in Betracht.

Die Aufhebung des früheren Verwaltungsakts darf auch stets nur in der **Richtung** und in dem **Ausmaß** erfolgen, in dem sich der dem früheren Verwaltungsakt zugrunde liegende Sachverhalt geändert hat („Soweit . . .").[30] § 48 SGB X bietet daher insbesondere keine Handhabe zu einer nachträglichen Korrektur fehlerhafter früherer Entscheidungen (z. B. von Fehldiagnosen, unrichtigen Kausalitätsbeurteilungen oder MdE-Bewertungen) aus Anlaß oder im Rahmen einer nach dieser Vorschrift aus anderem Anlaß gebotenen Neufeststellung. Die Behörde (und der für sie tätig werdende Gutachter) ist an die früheren Feststellungen für die Teilbereiche, die sachlich unverändert geblieben sind, gebunden, auch wenn sich erst jetzt zeigt, daß diese unrichtig waren; insoweit darf eine Korrektur allenfalls nach den Vorschriften der §§ 44, 45 SGB X erfolgen. Hat sich der Sachverhalt in mehreren Richtungen geändert (z. B. Besserung der einen, Verschlimmerung einer anderen rechtserheblichen Gesundheitsstörung), darf die Neufeststellung nur insoweit erfolgen, wie in dem jeweiligen Teilbereich eine Änderung eingetreten ist; vor allem bei der Gesamtbewertung (z. B. bei der MdE) darf eine Neufeststellung nur insoweit vorgenommen werden, wie tatsächlich insgesamt eine Änderung eingetreten ist.[31]

Bei inaktiven, nach ärztlicher Erfahrung aber zu Rückfällen neigenden Krankheiten (z. B. Tbc, Osteomyelitis) liegt eine wesentliche Änderung i. S. der sog. **Heilungsbewährung** auch dann vor, wenn sich zwar der objektive Krankheitsbefund seit der letzten Feststellung nicht mehr wesentlich geändert hat, aufgrund der länger andauernden Inaktivität jetzt aber eine weitgehend endgültige (Defekt-)Ausheilung angenommen werden kann.[32] Auch **Anpassung und Gewöhnung** (z. B. nach schwieriger prothetischer Versorgung) können zu einer wesentlichen Änderung der Verhältnisse ebenso führen wie eine nachweisbare sog. **„Verschiebung der Wesensgrundlage eines Leidens"** (S. 40).

Die Änderung muß sich stets auf den für den streitigen Anspruch rechtserheblichen Sachverhalt beziehen; Änderungen in anderen Lebensbereichen erfüllen diese Voraussetzung i. d. R. nicht. Eine solche rechtlich unerhebliche Änderung sieht das BSG z. B. bei dem sog. **Nachschaden** (S. 57) als gegeben an, auch wenn

---

[26] BSG SozR 1300 § 48 Nr. 26
[27] vgl. Erlenkämper (S. 677 mwN)
[28] Nach der stdRspr des BVerwG sollen die Verwaltungsakte der Sozialhilfe nicht hierzu zählen, auch wenn sie solche wiederkehrenden Leistungen (z. B. Hilfe zum Lebensunterhalt, Pflege-, Blindengeld usw.) gewähren, so u. a. BVerwG Buchholz 436.0 § 39 Nr. 5; § 69 Nr. 3, 5; vgl. hierzu Erlenkämper (S. 615)

[29] stdRspr, vgl. u. a. BSG SozR 1300 § 48 Nr. 11; 3200 § 81 Nr. 3
[30] stdRspr; vgl. Erlenkämper (S. 678 mwN)
[31] stdRspr; vgl. Erlenkämper (S. 678 mwN)
[32] stdRspr, u. a. BSG SozR BVG § 62 Nr. 17

sich hierdurch die Auswirkungen der in sich unverändert bestehenden Unfall- bzw. Schädigungsfolgen auf die Erwerbsfähigkeit deutlich geändert haben.

Die eingetretene Änderung muß auch **wesentlich** sein; eine nur geringfügige, unbedeutende Änderung der Verhältnisse berechtigt zur Aufhebung des früheren Verwaltungsakts nicht. U. a. muß die Änderung für den streitigen Anspruch von rechtserheblicher Bedeutung sein, also z. B. zu einer Veränderung der Leistungshöhe führen. Daher begründet eine Änderung der MdE um nur 5 v. H. eine wesentliche Änderung i. d. R. nicht; etwas anderes gilt nur, wenn hiervon die Schwerverletzten-, Schwerbeschädigten- oder Schwerbehinderteneigenschaft abhängt.[33]

Die wesentliche Änderung muß auch in tatsächlicher Hinsicht **nachgewiesen** (S. 45) sein. Im *medizinischen Bereich* gilt dies vor allem für (angebliche) Besserungen ursprünglicher Unfall- oder Schädigungsfolgen. Hierzu hat das BSG unmißverständlich klargestellt, daß die schlichte Argumentation, nach der ärztlichen Erfahrung aus einer Vielzahl gleichgelagerter Fälle klängen ursprünglich unfallbedingte Beschwerden dieser Art nach einer bestimmten Zeit ab, etwaige dennoch fortbestehende Beschwerden müßten daher unfallunabhängiger Genese sein, rechtlich nicht schlüssig ist und den notwendigen Nachweis einer wesentlichen Änderung nicht ersetzen könne.[34]

Die Aufhebung des Verwaltungsakts erfolgt i. d. R. mit Wirkung **nur für die Zukunft**, § 48 Abs. 1 Satz 1 SGB X.

Mit Wirkung von einem — in der Vergangenheit liegenden — **Zeitpunkt der Änderung** an soll der Verwaltungsakt jedoch aufgehoben werden, § 48 Abs. 1 Satz 2 SGB X, soweit[35]:

— die Aufhebung zugunsten des Betroffenen erfolgt, Nr. 1,
— der Betroffene einer Pflicht zur Mitteilung wesentlicher für ihn nachteiliger Änderungen der Verhältnisse (z. B. Bezug einer weiteren Rente oder sonstigen Leistung) vorsätzlich oder grob fahrlässig nicht nachgekommen ist, Nr. 2,
— nach Antragstellung oder Erlaß des Verwaltungsakts Einkommen oder Vermögen erzielt worden ist, das zum Wegfall oder zur Minderung des Anspruchs geführt haben würde, Nr. 3,
— der Betroffene wußte oder grobfahrlässig nicht wußte, daß der sich aus dem Verwaltungsakt ergebende Anspruch kraft Gesetzes zum Ruhen gekommen oder ganz oder teilweise weggefallen ist, Nr. 4.

Bei dieser Vorschrift handelt es sich jedoch um eine sog. Soll-Vorschrift; sie macht die rückwirkende Aufhebung zwar zur Regel, aber nicht zu einer Pflicht in jedem Fall. Die Behörde muß daher zunächst prüfen, ob insoweit ein Regel- oder ein atypischer Sonderfall vorliegt. Handelt es sich um einen Regelfall, ist die Behörde an das „Soll" gebunden. Liegt dagegen ein atypischer Sonderfall vor, kann die Behörde nach ihrem Ermessen von der rückwirkenden Aufhebung (und damit ggf. von der Erstattung, s. unten) absehen. Macht sie von dem ihr obliegenden Ermessen keinen Gebrauch, so unterliegt der Aufhebungsbescheid auch hier allein deswegen der Aufhebung durch die Sozialgerichte.[36]

War der frühere Verwaltungsakt ein **rechtswidriger begünstigender Verwaltungsakt**, der aber trotz Rechtswidrigkeit nach § 45 SGB X nicht (z. B. wegen bestehendem Vertrauensschutz) oder nicht mehr (z. B. wegen Ablauf der Fristen) zurückgenommen werden kann, darf bei einer Änderung der Verhältnisse zugunsten des Betroffenen die neu festzustellende Leistung nicht über den Betrag hinaus gehen, wie er sich der Höhe nach ohne die Bestandskraft des früheren Verwaltungsakts ergeben würde, § 48 Abs. 3 SGB X.

War z. B. in dem früheren Verwaltungsakt zu Unrecht eine Unfallfolge als solche anerkannt, die MdE zu hoch eingeschätzt, Berufs- oder Erwerbsunfähigkeit festgestellt oder aus anderen Gründen die Leistung zu hoch festgesetzt worden, kann dieser Verwaltungsakt aus den erwähnten Gründen aber nicht zurückgenommen und die Leistung den wirklichen Verhältnissen entsprechend neu festgestellt werden, tritt nunmehr aber eine zugunsten des Betroffenen wirkende wesentliche Änderung (z. B. Verschlimmerung der zu Unrecht als Unfallfolge anerkannten Gesundheitsstörung; aber auch: Erhöhung des Rentenanspruchs infolge einer Rentenanpassung) ein, so wird die zu Unrecht zu hoch gewährte Leistung solange „eingefroren", bis die tatsächlich zustehende Leistung den bisherigen Zahlbetrag erreicht.[37]

Die Aufhebung mit Wirkung für die Vergangenheit muß auch hier i. d. R. **innerhalb eines Jahres** nach Kenntnis der maßgebenden Tatsachen erfolgen, es sei denn, die Aufhebung wirkt zugunsten des Betroffenen, § 48 Abs. 4 iVm § 45 Abs. 2 SGB X.

Soweit die Aufhebung und Neufeststellung nach § 48 SGB X zuungunsten des Betroffenen wirkt und damit in seine Rechte eingreift, hat dem Erlaß eines solchen Bescheides die gesetzlich vorgeschriebene **Anhörung** nach § 24 SGB X (S. 145) vorauszugehen.

Wird die gebotene Anhörung unterlassen, unterliegt der Aufhebungsbescheid ohne Rücksicht auf seine materielle Richtigkeit allein wegen dieses schweren Verfahrensfehlers der Aufhebung durch die Sozialgerichte (S. 145).

---

[33] vgl. Erlenkämper (S. 679 mwN)
[34] BSG SozR 3200 § 81 Nr. 3; vgl. auch S. 36
[35] vgl. zu den Einzelheiten Erlenkämper (S. 680)

[36] vgl. hierzu eingehender Erlenkämper (S. 681)
[37] vgl. hierzu im einzelnen Erlenkämper (S. 682)

Die **Beweislast** für das Vorliegen eines Aufhebungsgrundes richtet sich auch hier nach den allgemeinen Grundsätzen.

Danach hat der Berechtigte die Last des nicht erbrachten Beweises zu tragen, wenn die Aufhebung zu seinen Gunsten wirken würde, die Behörde dagegen, wenn die Aufhebung zu einem Wegfall oder Herabsetzung der Leistung führen würde.

Erstattung zu Unrecht erbrachter Leistungen

Soweit ein Verwaltungsakt aufgehoben worden ist, sind bereits erbrachte Leistungen zu erstatten; Sach- und Dienstleistungen sind in Geld zu erstatten, § 50 Abs. 1 SGB X.

Die Erstattungspflicht tritt nunmehr — im Gegensatz zu dem früher geltenden Recht — direkt als Folge der Aufhebung des früheren Verwaltungsakts ein, sie folgt quasi automatisch. Dadurch bedarf es heute nicht mehr der früher komplizierten und häufig zu Streit Anlaß gebenden Prüfungen, ob die Leistung gutgläubig verbraucht worden ist oder nicht, ob die Überzahlung in den Verantwortungsbereich der Behörde oder des Empfängers fällt, ob der Empfänger wußte oder wissen mußte, daß ihm die Leistung nicht bzw. nicht in gezahlter Höhe zustand und ob die Rückforderung nach den wirtschaftlichen Verhältnissen des Betroffenen vertretbar ist oder nicht. Kriterien dieser Art sind jetzt bereits in die Vorschriften über die Aufhebbarkeit der Verwaltungsakte eingearbeitet und sind insbesondere im Rahmen der Ermessensausübung zu berücksichtigen. Soweit der frühere Verwaltungsakt nach diesen Vorschriften auch mit Wirkung für die Vergangenheit zulässigerweise aufgehoben wird, müssen die hiernach zu Unrecht erbrachten Leistungen nunmehr erstattet werden, ohne daß weitere Einwendungen vorgebracht werden können.

Soweit **Leistungen ohne Verwaltungsakt** zu Unrecht erbracht worden sind, sind diese gleichfalls zu erstatten; hier gelten aber die — die Rücknehmbarkeit von Verwaltungsakten einschränkenden — Bestimmungen der §§ 45, 48 SGB X entsprechend, § 50 Abs. 2 SGB X.[38]

Erstattungsansprüche der Leistungsträger untereinander

Gerade im Sozialrecht ergibt sich häufig, daß *ein* Leistungsträger zunächst Leistungen erbracht hat, sich später jedoch herausstellt, daß in Wahrheit nicht er, sondern *ein anderer* Träger zu Erbringung der Leistung verpflichtet war.

Fälle dieser Art kommen in der Praxis in großer Zahl vor. Hat z. B. die Krankenkasse zunächst Krankengeld geleistet, wird dem Versicherten aber anschließend eine Rente wegen Erwerbsunfähigkeit zugesprochen, kann die Krankenkasse Erstattung des Krankengeldes für die Zeit seit Rentenbeginn verlangen. Gleiches gilt, wenn die Krankenkasse zunächst Leistungen bei Krankheit erbracht hat, sich aber später herausstellt, daß es sich insoweit um Unfall- oder Schädigungsfolgen gehandelt hat, wenn der Sozialhilfeträger Leistungen erbracht hat, für die in Wahrheit ein anderer Sozialleistungsträger zuständig war, wenn ein zunächst angegangener Leistungsträger vorläufige Leistungen erbracht hat usw.

Das SGB X hat die Erstattungspflicht der Sozialleistungsträger untereinander zusammenfassend geregelt, und zwar für folgende Fallgruppen[39]:

— wenn ein Leistungsträger aufgrund gesetzlicher Bestimmungen (z. B. § 43 SGB I, S. 73, § 6 Abs. 2 RehaG, S. 23) **vorläufige Leistungen** erbracht hat, gegen den in Wahrheit verpflichteten, § 102 SGB X,

— wenn Sozialleistungen erbracht worden sind, der Anspruch aber nachträglich ganz oder teilweise **entfallen** ist, § 103 SGB X,

— für den **nachrangig** verpflichteten Leistungsträger gegen den vorrangig verpflichteten, § 104 SGB X,

— für den als **unzuständiger** leistenden Leistungsträger gegen den zuständigen, § 105 SGB X.

Soweit ein solcher Erstattungsanspruch besteht, gilt der Anspruch des Berechtigten gegen den zur Leistung verpflichteten Leistungsträger als erfüllt, § 107 SGB X.

Sonstige Bestimmungen[40]

Schutz von Sozialdaten

Jeder Staatsbürger hat Anspruch darauf, daß Einzelangaben über seine persönlichen und sachlichen Verhältnisse (personenbezogene Daten) von den Leistungsträgern als **Sozialgeheimnis** gewahrt und nicht unbefugt offenbart werden, § 35 SGB I.

Eine **Offenbarung von personenbezogenen Daten** ist nur zulässig, soweit der Betroffene im Einzelfall eingewilligt hat oder eine gesetzliche Offenbarungsbefugnis besteht, §§ 35 Abs. 2 SGB I, 67 bis 77 SGB X.

---

[38] vgl. zu den Einzelheiten Erlenkämper (S. 684)

[39] vgl. zu den Einzelheiten Erlenkämper (S. 693ff.)

[40] soweit für die sozialmedizinische Begutachtung von Bedeutung

Die Einwilligung des Betroffenen bedarf der Schriftform, soweit nicht wegen besonderer Umstände eine andere Form angemessen ist, § 67 Abs. 2 SGB X. Zur Erteilung der Einwilligung sind Personen, die Sozialleistungen beantragen oder erhalten, ggf. verpflichtet, § 60 Abs. 1 Nr. 1 SGB I (S. 73).

Soweit eine Offenbarung nicht zulässig ist, besteht keine Auskunfts- oder Zeugnispflicht und keine Pflicht zur Vorlegung oder Auslieferung von Schriftstücken, Akten und ähnlichen Unterlagen, § 35 Abs. 3 SGB I.

Gesetzliche Offenbarungsbefugnisse bestehen u. a., z. T. aber mit erheblichen weiteren Einschränkungen:

– im Rahmen der Amtshilfe, § 68 SGB X,
– für die Erfüllung der gesetzlichen Aufgaben nach dem SGB, § 69 SGB X,
– für die Erfüllung der gesetzlichen Aufgaben bei der Durchführung des Arbeitsschutzes, § 70 SGB X,
– zur Abwendung geplanter Straftaten i. S. des § 138 StGB[41], § 71 Abs. 1 Nr. 1 SGB X,
– zum Schutz der öffentlichen Gesundheit u. a. nach dem BSeuchG, § 71 Abs. 1 Nr. 2 SGB X,
– zur rechtmäßigen Erfüllung der Aufgaben des Verfassungsschutzes usw. sowie des Bundeskriminalamts, § 72 SGB X,
– auf richterliche Anordnung zur Aufklärung von Verbrechen und Vergehen, § 73 SGB X,
– zur Durchführung des Versorgungsausgleichs sowie zur Geltendmachung gesetzlicher oder vertraglicher Unterhaltsansprüche, § 74 SGB X,
– für die wissenschaftliche Forschung oder für die Planung im Sozialleistungsbereich, § 75 SGB X.

Die Offenbarung personenbezogener Daten, die z. B. einem Sozialleistungsträger u. a. **von einem Arzt** zugänglich gemacht worden sind, ist nur unter den Voraussetzungen zulässig, unter denen der Arzt selbst offenbarungsbefugt wäre, § 76 Abs. 1 SGB X. Das gilt nicht für personenbezogene Daten, die in Zusammenhang mit einer Begutachtung wegen der Erbringung von Sozialleistungen oder wegen der Ausstellung einer Bescheinigung zugänglich gemacht werden; der Betroffene kann der Offenbarung jedoch widersprechen, § 76 Abs. 2 SGB X.

Für den **Arzt selbst** gilt insoweit vor allem § 300 StGB. Danach macht sich strafbar, wer unbefugt ein fremdes Geheimnis offenbart, das ihm u. a.

in seiner Eigenschaft als Arzt anvertraut oder bekannt geworden ist.

Nicht unbefugt handelt der Arzt, wenn der Patient in die Offenbarung eingewilligt hat. Die Einwilligung bedarf auch hier regelmäßig der Schriftform. Zur Erteilung der Einwilligung sind Personen, die Sozialleistungen beantragen oder erhalten, aber verpflichtet, § 60 Abs. 1 Nr. 1 SGB I (S. 73).

Bitten Sozialleistungsträger oder Sozialgerichte um einen Befundbericht oder eine sonstige Auskunft des behandelnden Arztes, kann davon ausgegangen werden, daß eine entsprechende schriftliche Einwilligung vorliegt. Denn die Antragsformulare der Sozialleistungsträger enthalten i. d. R. eine solche Einwilligungserklärung, und die Gerichte fordern regelmäßig eine solche ausdrückliche Erklärung der Kläger an, bevor sie schriftliche Auskünfte von Ärzten anfordern.

Zusammenarbeit der Leistungsträger

Das SGB X enthält auch eine Reihe von Bestimmungen über die Zusammenarbeit der Leistungsträger untereinander und mit Dritten, §§ 86ff. SGB X. Von Bedeutung für die sozialmedizinische Begutachtung ist hier vor allem die nachfolgende Bestimmung:

Veranlaßt ein Leistungsträger eine **ärztliche Untersuchung** (oder eine psychologische Eignungsuntersuchung) im Rahmen der Feststellung, ob die Voraussetzuungen für eine Sozialleistung vorliegen, sollen die Untersuchungen in der Art und Weise vorgenommen und deren Ergebnisse so festgehalten werden, daß sie auch bei der Prüfung der Voraussetzungen anderer Sozialleistungen verwendet werden können, § 96 Abs. 1 SGB X.

Der Umfang der Untersuchungsmaßnahme richtet sich zwar nach der Aufgabe des Leistungsträgers, der die Untersuchung veranlaßt hat; die Untersuchungsbefunde sollen aber bei der Feststellung, ob die Voraussetzungen einer anderen Sozialleistung vorliegen, verwertet werden, § 96 Abs. 1 Satz 2 und 3 SGB X.

Durch Vereinbarungen haben die Leistungsträger sicherzustellen, daß Untersuchungen unterbleiben, soweit bereits verwertbare Untersuchungsergebnisse vorliegen. Für den Einzelfall sowie nach Möglichkeit für eine Vielzahl von Fällen haben die Leistungsträger zu vereinbaren, daß bei der Begutachtung der Voraussetzungen von Sozialleistungen die Untersuchungen nach einheitlichen und vergleichbaren Grundlagen, Maßstäben und Verfahren vorgenommen und die Ergebnisse der Untersuchungen festgehalten werden. Sie können darüber hinaus vereinbaren, daß sich der Umfang der Untersuchungsmaßnahme nach den Aufgaben der beteiligten Leistungsträger richtet; soweit sich die Untersuchungsmaßnahme hierdurch erweitert, ist die Zustimmung des Betroffenen erforderlich, § 96

---

[41] u. a. Hochverrat, Mord, Raub, erpresserische Entführung

Abs. 2 SGB X. Dagegen ist die Bildung einer Zentraldatei mehrerer Leistungsträger für Daten der ärztlich untersuchten Leistungsempfänger i. d. R. nicht zulässig, § 96 Abs. 3 SGB X.

Daß diese — seit 1983 in Kraft befindlichen — Bestimmungen bisher in größerem Ausmaß realisiert worden sind, ist allerdings nicht ersichtlich.

Literatur

Bley, H., W. Gitter u. a.: Sozialgesetzbuch, Sozialversicherung (Gesamt-Kommentar) Chmielorz, Wiesbaden

Erlenkämper, A.: Sozialrecht — Leitfaden für die Praxis, 2. Aufl. 1988, Heymanns, Köln

Hauck, K., H. Haines: SGB X (Stand: 1988) Schmidt, Berlin

Kopp, F.: VwVfG, 4. Aufl. 1986, Beck, München

7.4. Sozialgerichtliches und verwaltungsgerichtliches Verfahren (SGG; VwGO)

Aufbau und Rechtsweg

Die **Sozialgerichtsbarkeit** ist dreistufig aufgebaut:

Das **Sozialgericht** entscheidet im ersten Rechtszug grundsätzlich über alle Streitigkeiten, für die der Rechtsweg vor den Gerichten der Sozialgerichtsbarkeit offensteht, § 8 SGG. **Örtlich zuständig** ist i. d. R. das Sozialgericht, in dessen Bezirk der Kläger zur Zeit der Klageerhebung seinen Wohnsitz hat; steht er in einem Beschäftigungsverhältnis, so kann er auch vor dem für den Beschäftigungsort zuständigen Sozialgericht klagen, § 57 SGG. Die Kammern des SG sind mit einem Berufsrichter (dem Vorsitzenden) und zwei ehrenamtlichen Richtern besetzt, § 12 SGG.

Das **Landessozialgericht** entscheidet im zweiten Rechtszug über die Berufung gegen die Urteile und die Beschwerden gegen andere Entscheidungen der Sozialgerichte, § 29 SGG. Die Senate des LSG werden in der Besetzung mit einem Vorsitzenden, zwei weiteren Berufsrichtern und zwei ehrenamtlichen Richtern tätig, § 33 SGG.

Das **Bundessozialgericht** entscheidet über das Rechtsmittel der Revision, § 39 Abs. 1 SGG, sowie in einigen Sonderfällen in erster und letzter Instanz, § 39 Abs. 2 SGG. Die Senate des BSG entscheiden gleichfalls in die Besetzung mit einem Vorsitzenden, zwei weiteren Berufsrichtern und zwei ehrenamtlichen Richtern, § 40 SGG.

Der **Rechtsweg** zu den Gerichte der Sozialgerichtsbarkeit ist gegeben für alle öffentlich-rechtliche Streitigkeiten in Angelegenheiten der Sozialversicherung, der Arbeitslosenversicherung (einschließlich der übrigen Aufgaben der Bundesanstalt für Arbeit) und der Kriegsopferversorgung sowie über sonstige öffentlich-rechtliche Streitigkeiten, für die durch Gesetz der Rechtsweg vor diesen Gerichten eröffnet wird, § 51 SGG.

Von den hier behandelten Rechtsmaterien des SGB entscheiden somit die Gerichte der Sozialgerichtsbarkeit über die Streitigkeiten:

- nach dem Arbeitsförderungsgesetz,
- der ges. KrV,
- der ges. UV,
- der ges. RV,
- der Sozialversicherung von Landwirten, Handwerkern und Künstlern,
- nach dem BVG (ohne Kriegsopferfürsorge, s. unten)
- nach dem SVG, ZDG, BSeuchG, OEG,
- nach dem SchwbG (teilweise, vgl. § 4 Abs. 6 SchwbG).

Die **Verwaltungsgerichtsbarkeit** ist gleichfalls dreistufig aufgebaut:

Das **Verwaltungsgericht** entscheidet im ersten Rechtszug über alle Streitigkeiten, für die der Verwaltungsrechtsweg offensteht, § 45 VwGO, soweit keine ausschließliche Zuständigkeit der Oberverwaltungsgerichte oder des Bundesverwaltungsgerichts besteht. **Örtlich zuständig** ist i. d. R. das Gericht, in dessen Bezirk der Verwaltungsakt erlassen wurde, § 52 VwGO. Die Kammern des VG entscheiden in der Besetzung mit drei (Berufs-) Richtern und zwei ehrenamtlichen Richtern, § 5 VwGO.

Die **Oberverwaltungsgerichte** (in einigen süddeutschen Ländern Verwaltungsgerichtshöfe genannt) entscheiden über Berufungen gegen Urteile und über Beschwerden gegen sonstige Entscheidungen der Verwaltungsgerichte, § 46 VwGO, sowie in einigen Sonderfällen oder aufgrund besonderer landesrechtlicher Bestimmung auch in erster Instanz, §§ 47, 48 VwGO. Die Senate des OVG entscheiden i. d. R. in der Besetzung mit drei (Berufs-) Richtern; die Landesgesetzgebung kann vorsehen, daß die Senate in der Besetzung mit fünf Richtern entschieden, von denen zwei ehrenamtliche Richter sein können, § 9 VwGO.

Das **Bundesverwaltungsgericht** entscheidet insbesondere über das Rechtsmittel der Revision gegen Urteile der Oberverwaltungsgerichte, § 49 VwGO, sowie in einigen Sonderfällen in erster und letzter Instanz, § 50 VwGO. Die Senate des BVerwG entscheiden in der Besetzung mit fünf (Berufs-) Richtern, § 10 VwGO.

Der **Rechtsweg** zu den Gerichten der (allgemeinen) Verwaltungsgerichtbarkeit ist gegeben in allen öffentlich-rechtlichen Streitigkeiten, soweit diese nicht durch Bundes- oder Landesgesetz einem anderen Gericht ausdrücklich zugewiesen sind, § 40 VwGO.

Von den hier behandelten Rechtsmaterien des SGB entscheiden die Verwaltungsgerichte über die Streitigkeiten:

- aus der Kriegsopferfürsorge (§§ 25ff. BVG) und
- aus der Sozialhilfe (BSHG).

Rechtsschutz, Klagearten, Klage

Rechtsschutz wird auf Klage gewährt, §§ 53 SGG, 42 VwGO.

Durch eine solche Klage kann u. a. begehrt werden, §§ 54, 55 SGG, 42, 43 VwGO:

- die Aufhebung oder Abänderung eines Verwaltungsakts (Anfechtungsklage),
- die Verurteilung zum Erlaß eines abgelehnten Verwaltungsakts (Verpflichtungsklage),
- die Verurteilung zum Erlaß eines unterlassenen Verwaltungsakts (Vornahme-, Untätigkeitsklage),
- gleichzeitig mit der Anfechtungsklage die Verurteilung zu einer Leistung, auf die ein Rechtsanspruch besteht (verbundene Anfechtungs- und Leistungsklage),
- die Verurteilung zu einer Leistung, auf die ein Rechtsanspruch besteht, wenn ein Verwaltungsakt nicht zu ergehen hat (reine Leistungsklage),
- die Feststellung des Bestehens oder Nichtbestehens eines Rechtsverhältnisses, vor den Sozialgerichten auch die Feststellung, ob eine Gesundheitsstörung oder der Tod Folge eines Arbeitsunfalls, einer Berufskrankheit oder einer Schädigung i. S. des BVG ist oder welcher Versicherungsträger zuständig ist (Feststellungsklage).

Die **Anfechtungsklage** setzt voraus, daß der Kläger geltend macht, durch den Verwaltungsakt beschwert zu sein, d. h. behauptet, daß der Verwaltungsakt rechtswidrig ist, § 54 Abs. 2 SGG, bzw. durch den Verwaltungsakt in seinen Rechten verletzt werde, 42 Abs. 2 VwGO. Soweit die Behörde ermächtigt war, nach ihrem Ermessen zu handeln (S. 72), ist Rechtswidrigkeit auch gegeben, wenn die gesetzlichen Grenzen des Ermessens überschritten sind oder von dem Ermessen in einer dem Zweck der Ermächtigung nicht entsprechenden Weise Gebrauch gemacht worden ist, §§ 54 Abs. 2 SGG, 114 VwGO.

Die **Untätigkeitsklage** ist erst nach Ablauf von sechs Monaten seit dem Antrag auf Vornahme des Verwaltungsakts zulässig, §§ 88 SGG, 75 VwGO.

Die **Feststellungsklage** setzt voraus, daß der Kläger ein berechtigtes Interesse an der baldigen Feststellung hat, §§ 55 SGG, 43 VwGO.

Die **Klage** ist bei dem zuständigen Gericht schriftlich oder zur Niederschrift des Urkundsbeamten der Geschäftsstelle zu erheben, §§ 90 SGG, 81 VwGO. Nach der VwGO muß, nach dem SGG soll sie den Kläger, den Beklagten und den Streitgegenstand bezeichnen; sie soll ferner einen bestimmten Antrag enthalten und die zur Be-

gründung dienenden Tatsachen und Beweismittel abgeben, §§ 92 SGG, 82 VwGO.

Vor Erhebung der Anfechtungsklage sind Rechtmäßigkeit und Zweckmäßigkeit des Verwaltungsakts i. d. R. in einem Vorverfahren nachzuprüfen, §§ 78 SGG, 68 VwGO (S. 142).

Die **Klagefrist** beträgt i. d. R. einen Monat nach Zustellung bzw. Bekanntgabe des Verwaltungsakts, §§ 87 SGG, 74 VwGO.

Im Geltungsbereich des SGG gilt die Klagefrist auch dann als gewahrt, wenn die Klage innerhalb der Klagefrist u. a. bei einer anderen inländischen Behörde eingegangen ist, § 91 SGG.

Die Klagefrist beginnt nur zu laufen, wenn die anzufechtende Entscheidung mit einer zutreffenden **Rechtsmittelbelehrung** versehen war, der Betroffene also über die Klagemöglichkeit, das zuständige Gericht und die sonstigen Stellen, bei denen Klage eingereicht werden kann, sowie die einzuhaltende Frist schriftlich richtig und vollständig belehrt worden ist, §§ 66 SGG, 58 VwGO.

War der Kläger ohne Verschulden gehindert, die Klagefrist einzuhalten, so ist ihm auf Antrag **Wiedereinsetzung in den vorigen Stand** zu gewähren, §§ 67 SGG, 60 VwGO.

Eine zwingende Pflicht zu **Klagebegründung** kennen SGG und VwGO nicht, ebenso keine Begründungsfrist. Der Kläger muß aber dartun, daß und inwiefern er durch den Verwaltungsakt beschwert ist bzw. welches berechtigte Interesse er an der begehrten Feststellung hat.

Eine Partei, die nach ihren persönlichen und wirtschaftlichen Verhältnissen die Kosten der Prozeßführung (Gerichts- und notwendige Anwaltskosten) nicht, nur zum Teil oder nur in Raten aufbringen kann, erhält auf Antrag in entsprechender Anwendung der Vorschriften der ZPO **Prozeßkostenhilfe**, wenn die beabsichtigte Rechtsverfolgung oder Rechtsverteidigung hinreichende Ausssicht auf Erfolg bietet und nicht mutwillig erscheint, §§ 73a SGG, 166 VwGO.

Verfahren, Beweisaufnahme

Im Verfahren vor den Gerichten der Sozialgerichtsbarkeit und der (allgemeinen) Verwaltungsgerichtsbarkeit gilt — anders als im Zivilprozeß (S. 141) — die sog. **Amtsmaxime** (Untersuchungsgrundsatz): Das Gericht erforscht den gesamten Sachverhalt von Amts wegen unter Heranziehung der Beteiligten; es ist an das Vorbringen und die Beweisanträge der Beteiligten nicht gebunden, §§ 103 SGG, 86 VwGO.

Im vorbereitenden Verfahren hat das Gericht u. a. darauf hinzuwirken, daß Formfehler beseitigt, unklare Anträge erläutert, sachdienliche Anträge gestellt, ungenügende Angaben tatsächlicher Art ergänzt sowie alle für die Feststellung und Beurteilung des Sachverhalts wesentliche Erklärungen abgegeben werden, §§ 106 Abs. 1 SGG, 86 Abs. 3 VwGO.

Der Rechtsstreit soll möglichst in *nur einer* mündlichen Verhandlung entschieden werden, §§ 106 Abs. 2 SGG, 87 VwGO. Das Gericht hat daher bereits vor der mündlichen Verhandlung alle Maßnahmen zu treffen, die hierfür notwendig sind. Es kann hierzu u. a. vorab Krankenpapiere, Untersuchungsbefunde usw. beiziehen, Auskünfte jeder Art (auch z. B. Befundberichte der behandelnden Ärzte) einholen und die Begutachtung durch Sachverständige anordnen und durchführen, § 106 Abs. 2 SGG.

Soweit das SGG und die VwGO für das Verfahren keine besonderen Vorschriften enthalten, ist die ZPO entsprechend anzuwenden, wenn die grundsätzlichen Unterschiede der Verfahrensarten dies nicht ausschließen, §§ 202 SGG, 173 VwGO.

Insbesondere für die Durchführung der **Beweisaufnahme** gelten im wesentlichen die Vorschriften der ZPO (S. 141), §§ 118 Abs. 1 SGG, 98 VwGO.

Der **Beweis durch Sachverständige** wird i. d. R. durch Einholung schriftlicher Gutachten im vorbereitenden Verfahren durchgeführt. Auf die insoweit geltenden Bestimmungen der ZPO (S. 141), u. a. auf die Verpflichtung des Sachverständigen zu Erstattung von Gutachten und die Folgen von Weigerung oder Säumnis, wird Bezug genommen. Das Gericht kann auch hier die Vernehmung des Sachverständigen in der mündlichen Verhandlung anordnen oder sein Erscheinen zur Erläuterung eines schriftlichen Gutachtens anordnen.

Abweichend von den Beweisvorschriften anderer Prozeßordnungen muß in der Sozialgerichtsbarkeit auf Antrag des Leistungsberechtigten **ein bestimmter Arzt** („Arzt des Vertrauens") gutachtlich gehört werden, § 109 SGG, soweit die Beweisfrage, über die der Arzt sich gutachtlich äußern soll, rechtserheblich ist.

Das Gericht darf den Antrag nach § 109 SGG im übrigen nur ablehnen, wenn durch die Zulassung die Erledigung des Rechtsstreits verzögert würde und der Antrag nach der freien Überzeugung des Gerichts in der Absicht, das Verfahren zu verschleppen, oder aus grober Nachlässigkeit nicht früher gestellt worden ist, § 109 Abs. 2 SGG. Auch insoweit gelten die allgemeinen Vorschriften der ZPO, daß der Arzt – und zwar der benannte Arzt persönlich – verpflichtet ist, seiner Ernennung zum Sachverständigen Folge zu leisten, wenn kein spezielles Gutachtensverweigerungsrecht besteht (S. 142).

Das Gericht entscheidet in **freier Beweiswürdigung** nach seiner freien, aus dem Gesamtergebnis des Verfahrens gewonnenen Überzeugung, §§ 128 SGG, 108 VwGO.

Im Falle der Nichterweislichkeit einer behaupteten Tatsache trägt auch hier die sog. **Beweislast**, die Last des nicht erbrachten Beweises, i. d. R. der Beteiligte, der aus einer behaupteten, aber nicht erweislichen Tatsache Rechte herleiten will.[42]

Das Gericht ist auch hier an **keine festen Beweisregeln** gebunden, insbesondere nicht an das Ergebnis einer Zeugenaussage oder an Ausführungen eines Sachverständigen. Das Gericht darf im Gegenteil derartige Ausführungen nicht ungeprüft übernehmen, sondern muß sie kritisch überprüfen und würdigen, ob sie geeignet sind, die notwendige Überzeugung des Gerichts zu begründen.[43] Daher sind – hier wie überall – an die Begründung der Beurteilung von Sachverständigengutachten hohe Anforderungen zu stellen.

Vorbescheid, Klagerücknahme, Anerkenntnis, Vergleich

Erweist sich die Klage als unzulässig oder als offenbar unbegründet, kann sie das Gericht bis zur Anberaumung der mündlichen Verhandlung durch einen **Vorbescheid** mit Gründen abweisen, §§ 105 SGG, 84 VwGO.

Die Beteiligten können jedoch binnen eines Monats nach Zustellung des Vorbescheides mündliche Verhandlung beantragen, Abs. 2 der §§ 105 SGG, 84 VwGO. Wird der Antrag rechtzeitig gestellt, gilt der Vorbescheid als nicht ergangen; anderenfalls steht er einem rechtskräftigen Urteil gleich, Abs. 2 der §§ 105 SGG, 84 VwGO.

Die **Rücknahme der Klage** kann der Kläger bis zur Rechtskraft des Urteils erklären, §§ 102 SGG, 92 VwGO. Die Klagerücknahme kann ganz oder teilweise erfolgen.

Im *sozialgerichtlichen* Verfahren erledigt die Klagerücknahme den streitigen Anspruch in der Hauptsache unmittelbar, soweit sie reicht; diese Wirkung ist nur auf Antrag durch Beschluß auszusprechen, § 102 SGG.

Im *verwaltungsgerichtlichen* Verfahren stellt das Gericht in diesem Fall das Verfahren durch Beschluß ein und spricht in diesem auch die weiteren Rechtsfolgen der Zurücknahme (u. a. hinsichtlich der Kosten) aus, § 92 Abs. 2 VwGO.

Im Verfahren nach dem SGG kann zu dem streitigen Anspruch (von Seiten des Beklagten) ein **Anerkenntnis** abgegeben werden, § 101 Abs. 2 SGG.

Auch das Anerkenntnis kann den streitigen Anspruch ganz oder teilweise erfassen. Das Anerkenntnis bedarf jeweils der ausdrücklichen (schriftlichen oder zur Niederschrift des Gerichts) erklärten Annahme.

---

[42] Meyer-Ladewig § 103 Rdz 19; Kopp § 108 Rdz 13
[²43] so u. a. Meyer-Ladewig § 128 Rdz 7

Im *sozialgerichtlichen* Verfahren erledigt das angenommene Anerkenntnis den Rechtsstreit in der Hauptsache unmittelbar, ohne daß es eines besonderen Beschlusses bedarf, § 101 Abs. 2 SGG.

Das *verwaltungsgerichtliche* Verfahren kennt ein solches, den Rechtsstreit unmittelbar erledigendes Anerkenntnis nicht ausdrücklich. Jedoch kann auch hier ein Anerkenntnis des Beklagten zur Erledigung des Rechtsstreits in der Hauptsache führen.[44]

Der Rechtsstreit kann ggf. auch durch **Rücknahme des angefochtenen Verwaltungsakts** seine Erledigung finden, sofern der streitige Anspruch dadurch vollständig erledigt wird und die Beteiligten die Erledigung in der Hauptsache übereinstimmend erklären.

Um den geltend gemachten Anspruch vollständig oder zum Teil zu erledigen, können die Beteiligten zur Niederschrift des Gerichts einen **Vergleich** (sog. Prozeßvergleich) schließen, soweit sie über den Gegenstand der Klage verfügen können, §§ 101 SGG, 106 VwGO.

Auch der **Prozeßvergleich** erledigt im sozialgerichtlichen Verfahren den Rechtsstreit unmittelbar, soweit er reicht, ohne daß es eines besonderen Einstellungsbeschlusses bedarf, § 101 Abs. 1 SGG.

Ein Vergleich kann im sozialgerichtlichen Verfahren auch schriftsätzlich (z. B. Vergleichsangebot des Beklagten, Annahme durch den Kläger; Vergleichsvorschlag des Gerichts, Annahme durch die Beteiligten) geschlossen werden, sog. **außergerichtlicher Vergleich**. Auch dieser erledigt das Verfahren, sofern der Kläger damit gleichzeitig seine Klage zurücknimmt oder die Beteiligten übereinstimmend erklären, daß dadurch der Rechtsstreit in der Hauptsache erledigt ist.

Im verwaltungsgerichtlichen Verfahren kann gleichfalls ein Prozeßvergleich abgeschlossen werden, § 87 VwGO; jedoch wird das Verfahren erst durch einen entsprechenden Einstellungsbeschluß des Gerichts beendet.

Mündliche Verhandlung; Urteil; Beschluß

Das Gericht entscheidet, soweit nichts anderes bestimmt ist, **aufgrund mündlicher Verhandlung**, §§ 124 Abs. 1 SGG, 101 Abs. 1 VwGO. Der Vorsitzende des Spruchkörpers hat darauf hinzuwirken, daß der Rechtsstreit möglichst in *nur einer* mündlichen Verhandlung erledigt wird, §§ 106 Abs. 2 SGG, 87 VwGO.

Mit Einverständnis der Beteiligten kann das Gericht auch ohne mündliche Verhandlung entscheiden, §§ 124 Abs. 2 SGG, 101 Abs. 2 VwGO.

Das Gericht kann das **persönliche Erscheinen** eines (natürlichen) Beteiligten zur mündlichen Verhandlung

anordnen sowie **Zeugen und Sachverständige** laden, §§ 111 SGG, 95 VwGO.

In der **mündlichen Verhandlung** hat der Vorsitzende die Streitsache mit den Beteiligten in tatsächlicher und rechtlicher Hinsicht zu erörtern, §§ 112 SGG, 104 VwGO, und dahin zu wirken, daß sie sich über die rechtserheblichen Tatsachen vollständig erklären sowie angemessene und sachdienliche Anträge stellen, §§ 112 Abs. 2 SGG, 86 Abs. 3 VwGO.

Über die Klage wird, sofern nichts anderes bestimmt ist, insbesondere der Rechtsstreit nicht vorher schon anderweitig (z. B. durch Klagerücknahme, Anerkenntnis oder Vergleich) erledigt worden ist, durch **Urteil** entschieden, §§ 126 SGG, 107 VwGO.

Versäumnisurteile kennen SGG und VwGO nicht. Erscheint ein Beteiligter zur mündlichen Verhandlung nicht, so kann das Gericht auch ohne ihn (im sozialgerichtlichen Verfahren: sofern in der Ladung auf diese Möglichkeit hingewiesen worden ist) auf Antrag der übrigen Beteiligten **nach Lage der Akten** entscheiden, §§ 102 Abs. 2 VwGO, 126 SGG.

Entscheidungen des Gerichts, die keine Urteile sind, ergehen durch **Beschluß**, §§ 124 Abs. 3, 142 SGG, 122 VwGO.

Sie können i. d. R. ohne mündliche Verhandlung und ohne Mitwirkung der ehrenamtlichen Richter ergehen, §§ 142 SGG, 122 VwGO. Sie sind schriftlich zu begründen, wenn sie durch ein Rechtsmittel angefochten werden können oder über ein Rechtsmittel entscheiden, Abs. 2 der §§ 142 SGG, 122 VwGO.

Berufung

Gegen die Urteile der Sozialgerichte und Verwaltungsgerichte findet die **Berufung** statt, §§ 143 SGG, 124 VwGO.

Im **sozialgerichtlichen Verfahren** unterliegt die Berufung jedoch z. T. weitgehenden Einschränkungen, §§ 144 ff. SGG.

Allgemein nicht zulässig ist die Berufung u. a., § 144 SGG:

– bei Ansprüchen auf einmalige Leistungen,
– bei Ansprüchen auf wiederkehrende Leistungen für einen Zeitraum bis zu 13 Wochen (drei Monaten).

sowie, § 149 SGG:

– bei Ersatz- und Erstattungsstreitigkeiten zwischen Behörden und bei Streitigkeiten wegen der Erstattung von Leistungen, wenn der Beschwerdewert 1000,– DM nicht übersteigt.

Darüber hinaus ist die **Berufung nicht zulässig** hinsichtlich bestimmter Ansprüche der einzelnen Rechtsgebiete, § 145 ff. SGG, so u. a. in den meisten Rechtsgebieten, soweit Beginn oder Ende einer Leistung oder

---

[44] Kopp § 86 Rdz 16

nur Rente für bereits abgelaufene Zeiträume streitig ist, in der ges. UV und im SozEntschR zudem bei den meisten sog. MdE-Streitigkeiten.[45]

Ungeachtet dieser Ausschlußvorschriften ist die **Berufung jedoch zulässig**, § 150 SGG[46]:

— wenn das Sozialgericht im Urteil die Berufung zugelassen hat, Nr. 1,
— wenn ein wesentlicher Mangel des Verfahrens des Sozialgerichts gerügt wird, Nr. 2,
— wenn der ursächliche Zusammenhang einer Gesundheitsstörung oder des Todes mit einem Arbeitsunfall, einer Berufskrankheit oder einer Schädigung i. S. des BVG streitig ist oder das Sozialgericht eine Gesundheitsstörung als nicht feststellbar erachtet hat, Nr. 3.

Im **verwaltungsgerichtlichen Verfahren** kann die Zulässigkeit der Berufung durch (materielle) Einzelgesetze von einer besonderen Zulassung abhängig gemacht werden, § 131 VwGO.

In diesen Fällen ist die Berufung nur unter bestimmten Voraussetzungen zuzulassen, § 131 Abs. 2 VwGO.

Die Nichtzulassung der Berufung kann hier aber — anders als nach dem SGG — durch die sog. **Nichtzulassungsbeschwerde** angefochten werden, § 131 Abs 3. und 4 VwGO.

Die **Berufungsfrist** beträgt i. d. R. einen Monat, §§ 151 Abs. 1 SGG, 124 Abs. 2 VwGO.

Im **sozialgerichtlichen Verfahren** ist die Berufung beim *Landessozialgericht* einzulegen; die Berufungsfrist wird aber auch gewahrt, wenn die Berufung innerhalb der Frist beim Sozialgericht eingeht, § 151 Abs. 1 und 2 SGG.

Im **verwaltungsgerichtlichen Verfahren** ist die Berufung beim *Verwaltungsgericht* einzulegen; die Berufungsfrist wird jedoch gewahrt, wenn die Berufung innerhalb der Frist beim Oberverwaltungsgericht eingeht, § 124 Abs. 2 VwGO.

In beiden Gerichtszweigen ist die Berufung **schriftlich** einzulegen; sie kann aber auch zur Niederschrift des Urkundsbeamten der Geschäftsstelle erklärt werden, §§ 151 SGG, 124 VwGO.

Auch die Berufungsfrist beginnt nur zu laufen, wenn das anzufechtende Urteil mit einer zutreffenden **Rechtsmittelbelehrung** versehen war, §§ 66 SGG, 58 VwGO.

War der Kläger ohne Verschulden gehindert, die Klagefrist einzuhalten, so ist ihm auf Antrag **Wiedereinsetzung in den vorigen Stand** zu gewähren, §§ 67 SGG, 60 VwGO.

Auch für das Berufungsverfahren erhält ein Beteiligter auf Antrag **Prozeßkostenhilfe**, wenn die beabsichtigte Rechtsverfolgung oder Rechtsverteidigung hinreichende Aussicht auf Erfolg bietet und nicht mutwillig erscheint, §§ 73a SGG, 166 VwGO.

Eine zwingende Pflicht zu **Berufungsbegründung** kennen SGG und VwGO nicht, ebenso keine Begründungs-

frist. Die Berufungsschrift muß, § 124 Abs. 3 VwGO, bzw. soll, § 151 Abs. 3 SGG, aber das angefochtene Urteil bezeichnen, einen bestimmten Antrag enthalten und soll die zur Begründung dienenden Tatsachen und Beweismittel bezeichnen; außerdem muß dargetan werden, daß und inwiefern der Berufungskläger durch das Urteil beschwert ist.

Für das Verfahren gelten die Vorschriften über das Verfahren im ersten Rechtszug weitgehend entsprechend, §§ 153 SGG, 125 VwGO.

Revision

Gegen das Urteil eines Landessozialgerichts oder eines Oberverwaltungsgerichts steht den Beteiligten die **Revision** an das Bundessozialgericht bzw. Bundesverwaltungsgericht zu, i. d. R. aber nur, wenn sie von der vorhergehenden Instanz ausdrücklich zugelassen worden ist, §§ 160 SGG, 132 VwGO.

Die Nichtzulassung der Revision kann aber selbständig mit der sog. **Nichtzulassungsbeschwerde** angefochten werden, §§ 160a SGG, 132 Abs. 2 VwGO.

Gegen erstinstanzliche Urteile der Sozial- bzw. Verwaltungsgerichte steht den Beteiligten darüber hinaus die sog. **Sprungrevision** unter Umgehung der Berufungsinstanz zu, wenn der Rechtsmittelgegner zustimmt und sie von der ersten Instanz im Urteil oder durch besonderen Beschluß zugelassen worden ist, §§ 161 SGG, 134 VwGO.

Die Revision kann nur auf eine **Rechtsverletzung** gestützt werden, und zwar grundsätzlich nur auf die Verletzung von Bundesrecht (also nicht auch von Landesrecht), §§ 162 SGG, 137 Abs. 1 VwGO. An die im angefochtenen Urteil getroffenen **tatsächlichen Feststellungen** ist das Revisionsgericht i. d. R. gebunden, §§ 163 SGG, 137 Abs. 2 VwGO.

Damit unterliegt u. a. die Würdigung von Sachverständigengutachten durch das Berufungsgericht grundsätzlich nicht der Kontrolle durch das Revisionsgericht.

Die **Revisionsfrist** beträgt einen Monat nach Zustellung des Urteils oder des Beschlusses über die Zulassung der Revision, §§ 164 SGG, 139 VwGO.

Im **sozialgerichtlichen Verfahren** ist die Revision schriftlich beim Bundessozialgericht einzulegen, § 164 Abs. 1 SGG, im **verwaltungsgerichtlichen Verfahren** dagegen bei dem Gericht, dessen Urteil angefochten wird, § 139 Abs. 1 VwGO. Die Revision kann i. d. R. nur darauf gestützt werden, daß das angefochtene Urteil auf der Verletzung von Bundesrecht beruht, §§ 162 SGG, 137 VwGO.

---

[45] vgl. zu den Einzelheiten Erlenkämper (S. 717)
[46] vgl. zu den Einzelheiten Erlenkämper (S. 719)

Die Revision vor dem Bundesverwaltungsgericht muß innerhalb eines weiteren Monats, § 139 Abs. 1 VwGO, vor dem Bundessozialgericht innerhalb von zwei Monaten, § 164 Abs. 2 SGG, **schriftlich begründet** werden.

Im Revisionsverfahren besteht **Vertretungszwang**, d. h. die Beteiligten müssen sich vor dem Bundesverwaltungsgericht durch einen Rechtsanwalt oder einen Rechtslehrer an einer deutschen Hochschule, § 67 Abs. 1 VwGO, vor dem Bundessozialgericht durch einen Rechtsanwalt oder durch Mitglieder oder Angestellte von Gewerkschaften oder bestimmten anderen Verbänden, § 166 SGG, vertreten lassen.

Für das **Verfahren** gelten die Vorschriften über die Berufung im übrigen weitgehend entsprechend, §§ 165 SGG, 141 VwGO.

Beschwerde

Gegen die Entscheidungen der Sozial- und Verwaltungsgerichte, die nicht Urteile oder Vorbescheide sind, steht den Beteiligten die **Beschwerde** an das Landessozial- bzw. Oberverwaltungsgericht zu, §§ 172 SGG, 146 VwGO.

Die Beschwerde ist i. d. R. bei dem Gericht einzulegen, das die angefochtene Entscheidung erlassen hat, §§ 173 SGG, 17 VwGO. Hilft dieses Gericht der Beschwerde nicht ab, entscheidet hierüber das LSG bzw. OVG durch Beschluß, §§ 176 SGG, 150 VwGO. Die Entscheidung des Beschwerdegerichts können mit einer (weiteren) Beschwerde nicht mehr angefochten werden, §§ 177 SGG, 152 VwGO.

Damit können u. a. Entscheidungen der Landessozial- und Oberverwaltungsgerichte über die Höhe von Sachverständigenentschädigungen nicht mit einer weiteren Beschwerde an das BSG bzw. BVerwG angefochten werden, auch wenn eine solche zur Sicherung einer einheitlichen Praxis im gesamten Bundesgebiet wünschenswert wäre.

Literatur

Erlenkämper, A.: Sozialrecht – Leitfaden für die Praxis, 2. Aufl. 1988, Heymanns, Köln

Kopp, F.: VwGO, 8. Aufl. 1989, Beck, München

Meyer-Ladewig, J.: SGG, 4. Aufl. 1991, Beck, München

8. Rechtsstellung des Gutachters

8.1. Atteste, Befundberichte

Atteste, ärztliche Bescheinigungen

Von den behandelnden Ärzten in Praxis und Klinik verlangt der Patient nicht selten Bescheinigungen mit Angaben zu Krankheitsverlauf, Befunden und Auswirkungen sowie einer Stellungnahme zu bestimmten Fragenkomplexen wie z. B. Kausalität zu bestimmten Unfallereignissen oder sonstigen Schädigungseinflüssen, MdE bzw. GdB, Arbeits-, Berufs- oder Erwerbsunfähigkeit usw.

Soweit sich die erbetenen Angaben nur auf *erhobene Befunde* und den *Krankheitsverlauf* beziehen, bestehen keine Bedenken gegen die Ausstellung derartiger Atteste, sofern die Angaben korrekt und vollständig sind. Der Arzt muß sich jedoch darüber klar sein, daß der Patient solche Atteste regelmäßig als Beweismittel zur Geltendmachung bestimmter Ansprüche einsetzen will. Er muß sich also bewußt sein, daß er von dem Versicherer bzw. der Behörde (Versicherungsträger, Arbeits-, Versorgung- Sozialamt usw. bzw. Gericht) i. d. R. später um einen näheren Befundbericht ersucht, ggf. sogar als Zeuge gehört werden wird. Wenn die erbetene Bescheinigung erteilt wird, muß sie also korrekt und so abgefaßt sein, daß zu einem späteren wahrheitsgerechten Bericht keine Divergenzen entstehen können.

Schwieriger wird es, wenn der Arzt um *Stellungnahme zu bestimmten rechtlichen Fragenkomplexen* (z. B. Kausalität zu bestimmten Ereignissen, MdE bzw. GdB, Arbeits-, Berufs- oder Erwerbsunfähigkeit usw.) gebeten wird. Hier kann dem Arzt nur größte Zurückhaltung empfohlen werden. Auch abgesehen davon, daß es sich vielfach um Komplexe handelt, deren Beurteilung auch von zahlreichen außermedizinischen Umständen abhängt – z. B. bei der Arbeitsunfähigkeit von den Leistungsanforderungen des konkreten Arbeitsplatzes (S. 7); bei der Berufsunfähigkeit u. a. auch von bestehenden Ver-

weisungsmöglichkeiten (S. 10) – ist der behandelnde Arzt mangels genauer Kenntnis *aller* maßgebenden Umstände i. d. R. mit einer solchen Beurteilung überfordert. Im allgemeinen ist er daher gut beraten, wenn er sich über die konkreten Befunde hinaus ausschließlich zu bestehenden funktionellen Beeinträchtigungen äußert. Auch bei der Bewertung von geklagten Schmerzen und anderen Beschwerden sollte größte Zurückhaltung geübt werden, sofern diese nicht durch ganz konkrete Befunde eindeutig belegt sind.

Der vom Patienten angegebene Verwendungszweck (z. B. zur Vorlage beim Kranken-, Unfall-, Rentenversicherungsträger, beim Arbeits-, Versorgungs-, Sozialamt usw.) sollte in der Bescheinigung regelmäßig vermerkt werden, um einen Mißbrauch für andere Zwecke auszuschließen.

Befundberichte

Der behandelnde Arzt wird von den privaten oder öffentlichen Versicherungsträgern, Behörden und Gerichten häufig um einen Bericht (Befundbericht) ersucht. In diesem Ersuchen werden in aller Regel konkrete Fragen gestellt, zumeist durch Verwendung eines Formulars.

Jedenfalls soweit es um öffentlich-rechtliche Sozialleistungen geht, ist der Arzt i. d. R. rechtlich verpflichtet, einen entsprechenden Bericht zu erstatten.

Sofern der Arzt der Aufforderung zur Erstellung eines solchen Berichts nicht nachkommt, können die Gerichte ihn unmittelbar als Zeugen laden und persönlich vernehmen. Versicherungsträger und Behörden können ggf. die Vernehmung durch das Gericht beantragen (S. 145). Ein solches Verfahren ist für alle Beteiligten mit einem erheblichen Mehraufwand an Zeit und Geld verbunden; es sollte daher möglichst vermieden werden.

Es sollte ein nobile officium eines jeden Arztes sein, den angeforderten Bericht schnellstmöglich zu erstatten. Denn die anfordernde Stelle macht ihre weiteren Maßnahmen i. d. R. davon abhängig, daß zunächst die bereits anderweitig erhobenen Befunde zusammengetragen werden. Jede Verzögerung in der Beantwortung des Ersuchens verzögert daher die Entscheidung über den Anspruch des Patienten.

Daß ein solcher Bericht richtig und vollständig sein, insbesondere die gestellten Fragen − soweit möglich − richtig und vollständig beantworten muß, versteht sich von selbst. Eigene Befunde (z. B. Röntgen-, Laborbefunde usw.) sollten, um Rückfragen vorzubeugen, vollständig angeführt bzw. beigefügt werden, ebenso weitere vorhandene Befundunterlagen (z. B. Arztbriefe mitbehandelnder Kollegen).

Die gelegentlich zu hörende Meinung, daß solche Arztbriefe mitbehandelnder Kollegen nicht zur Verfügung gestellt werden sollten, weil dies gegen die kollegiale Rücksicht verstoße, kann nicht gebilligt werden. Versicherungsträger bzw. Behörden und Gerichte sowie die von ihnen bestellten Gutachter sind darauf angewiesen, die bisher vorliegenden Befunde sowie ggf. auch Angaben zur Anamnese möglichst frühzeitig und möglichst vollständig zu kennen, damit sachgerechte Maßnahmen zur (weiteren) Aufklärung des Sachverhalts getroffen werden können. Der Arzt, der seine Unterlagen − ggf. in Kopie − *vollständig* zur Verfügung stellt, hilft daher seinem Patienten bei der Klärung des Sachverhalts; er trägt dazu bei, daß wesentliche Gesichtspunkte mangels Kenntnis von Vorgeschichte und Vorbefunden nicht unberücksichtigt bleiben, und hilft Mehrfachuntersuchungen mit entsprechenden Belastungen zu vermeiden. Ausnahmen sind denkbar, wenn derartige Befundunterlagen Angaben über persönliche Umstände des Patienten oder Mitteilungen des Kollegen enthalten, die zu dem streitigen Anspruch erkennbar ohne sachliche Beziehung sind.

Sofern derartige Unterlagen Aussagen enthalten, die dem Patienten aus bestimmten Gründen (z. B. noch nicht mitgeteilter Karzinomverdacht, subtile Daten zur Psyche oder aus Vorgeschichte und Umfeld) nicht bekannt werden sollen, empfiehlt sich ein entsprechender auffallend markierter Hinweis an die anfordernde Stelle. Versicherungsträger, Behörden und Gerichte können dann die notwendigen Vorkehrungen treffen und bei Akteneinsicht durch den Patienten die entsprechenden Unterlagen von der Einsicht ausschließen.

8.2.   Privatgutachten

Ärzte werden häufig auch privat um Gutachten zum Nachweis bestimmter Ansprüche gegenüber privaten oder öffentlichen Versicherungen usw. gebeten, insbesondere wenn der betreffende Arzt sich zu konkreten medizinischen Fragen litera-

risch oder in Gutachten in einem bestimmten Sinne schon früher geäußert hat.

Solchen Ersuchen sollte der Arzt mit größter Zurückhaltung begegnen und sie nur in seltenen Ausnahmefällen erfüllen, auch wenn der Patient ihm entsprechendes Befundmaterial oder gar frühere Gutachten zur Verfügung stellt. Denn zu häufig wird dieses Material nicht alles enthalten, was zu dem streitigen Anspruch an Befunden oder sonstwie in tatsächlicher, medizinischer und auch rechtlicher Hinsicht bisher festgestellt und ausgeführt worden ist. Der Privatgutachter läuft daher Gefahr, wesentliche tatsächliche, medizinische oder rechtliche Aspekte sowie die bisher diskutierten Argumente und Gegenargumente nicht vollständig zu kennen und in seinem Gutachten dadurch nicht würdigen zu können.

Ist er dem Grunde nach bereit, sich zu dem streitigen medizinischen Fragenkomplex gutachtlich zu äußern, sollte er den Auftraggeber möglichst veranlassen, das Gutachten von dem Versicherungsträger usw. bzw. vom Gericht anfordern zu lassen. Denn spätestens im Gerichtsverfahren kann der Auftraggeber i. d. R. verlangen, daß der von ihm als Beweismittel angebotene Sachverständige auch gehört wird. Im sozialgerichtlichen Verfahren, in dem das Gericht − anders als im Zivilprozeß − nicht an die Beweisanträge und die darin benannten Beweismittel gebunden ist, wird dieses Recht durch die Vorschrift des § 109 SGG (S. 155) gewährleistet. Als Sachverständiger erhält er i. d. R. aber auch die kompletten Aktenvorgänge mit allen Vorbefunden, Gutachten und Stellungnahmen der Beteiligten hierzu und kann sich auf diese Weise besser und umfassender zum Gegenstand des Rechtsstreits äußern.

Erstattet der Arzt gleichwohl ein Privatgutachten, kann dieses im (späteren) Prozeß nicht als Sachverständigengutachten gewertet werden. Denn Sachverständigengutachten sind nur solche, die von einem vom Gericht prozeßförmlich bestellten Sachverständigen erstattet werden; allein dieser unterliegt ja ggf. dem Eideszwang (S. 142). Das Gericht *kann* das Privatgutachten als Parteivorbringen bei seiner Beweiswürdigung berücksichtigen, muß es aber nicht in jedem Fall. Dies gilt besonders, wenn das Privatgutachten nicht alle im Prozeß erörterten rechterheblichen Gesichtspunkte kennt und würdigt, sondern sich auf unvollständiges Tatsachen- und/oder Argumentationsmaterial stützt.

8.3.   Gutachten
im Verwaltungsverfahren
der Sozialleistungsträger

Soweit Sozialleistungsträger (Versicherungsträger der KrV, UV und RV, Arbeits-, oder Versorgungsamt usw.) im Rahmen eines anhängigen

Verwaltungsverfahrens um Erstattung eines Gutachtens ersuchen, ist der Arzt — der frei praktizierende ebenso wie der klinisch tätige — i. d. R. zur Erstattung des Gutachtens verpflichtet (S. 145).

Die Stellung des Gutachters im Verwaltungsverfahren und damit seine Rechte und Pflichten kommen denjenigen des gerichtlichen Sachverständigen recht nahe. Für ihn gelten die Vorschriften der ZPO über den Sachverständigenbeweis weitgehend entsprechend, § 21 Abs. 3 SGB X. In einem nachfolgenden gerichtlichen Verfahren gilt sein Gutachten nicht als Parteigutachten, sondern als Beweisergebnis des Verwaltungsverfahrens.

Insoweit kann daher auf die nachfolgenden Ausführungen zum gerichtlichen Sachverständigengutachten Bezug genommen werden.

Auch die Entschädigung des im Verwaltungsverfahren tätig werdenden Gutachters richtet sich nach dem Gesetz über die Entschädigung von Zeugen und Sachverständigen (GEZS, S. 111), sofern keine besonderen vertraglichen Vereinbarungen bestehen, wie z. B. mit den Berufsgenossenschaften und den Rentenversicherungsträgern.

8.4. Gerichtliche Sachverständigengutachten

Das ärztliche Sachverständigengutachten hat im gerichtlichen Verfahren eine große praktische und **rechtliche Bedeutung**. Formell ist es für das Gericht zwar nur Beweismittel, Hilfe bei der Entscheidung. Die faktische Bedeutung geht jedoch weiter. Der Richter besitzt in aller Regel keine eigenen ausreichenden medizinischen Fachkenntnisse. Er ist daher gehalten, sich bei der erforderlichen Feststellung und Würdigung medizinisch relevanter Tatsachen bzw. Tatsachenzusammenhänge und den daraus abgeleiteten rechtlichen Folgerungen auf Befunde und Beurteilungen ärztlicher Sachverständiger zu stützen. Das hat nicht selten zur Folge, daß diese ärztlichen Feststellungen unmittelbar in die gerichtlichen Entscheidungen „durchschlagen", zumal hier i. d. R. kein „Prüfarzt" zwischengeschaltet ist, der Richtigkeit und Vollständigkeit des Sachverständigengutachtens mit ärztlichem Sachverstand nochmals überprüfen und notfalls korrigierend eingreifen kann.

Das Gericht darf sich indes der Hilfe des Sachverständigen nur bei der notwendigen *Feststellung solcher Tatsachen und Erfahrungssätze* bedienen, die seiner eigenen Sachkunde nicht zugänglich sind, nicht dagegen auch bei der *Rechtsfindung*, der Rechtsanwendung auf die festgestellten Tatsachen. Diese Aufgabe ist allein dem Richter selbst vorbehalten.

So soll der ärztliche Sachverständige z. B. über den Gesundheitszustand, über Art, Ausmaß und Schweregrad von Krankheiten, Bestehen oder Nichtbestehen bestimmter Körperschäden oder sonstiger Gesundheitsstörungen aussagen, soll er ggf. dartun, welche Umstände zur Entstehung oder Verschlimmerung bestimmter Gesundheitsschäden beigetragen haben und welche Bedeutung die verschiedenen Kausalfaktoren aus ärztlicher Sicht besitzen, er soll sachverständig beurteilen, welche Funktionsstörungen die bestehenden Gesundheitsschäden bewirken und welche Arbeiten damit noch verrichtet werden können bzw. nicht mehr, welche MdE bzw. GdB oder Grad der Invalidität sie bewirken usw.

Nicht zu seiner Sachkunde und nicht zu seiner Aufgabe als Sachverständiger gehört es hingegen, sich abschließend über **Rechtsbegriffe** zu äußern, also z. B. zu der Frage, ob eine bestehende Gesundheitsstörung Krankheit in einem bestimmten Rechtssinne (z. B. i. S. der ges. KrV oder RV, Berufskrankheit usw.) ist, ob ein vorliegender Körperschaden Unfallfolge (Folge eines Arbeits- oder Dienstunfalls) oder eine Schädigungsfolge i. S. des sozEntschR ist oder ob die vorliegenden Krankheiten Berufs- oder Erwerbsunfähigkeit bewirken. Denn in diesen Rechtsfragen ist das Gericht selbst „sachverständig"; es benötigt hierzu, wenn ihm die erforderlichen medizinischen Tatsachen und Erfahrungssätze vermittelt worden sind, keine Entscheidungshilfe des Sachverständigen, es muß diese Rechtsanwendung selbst vornehmen.

Denn hier handelt es sich um Begriffe, die häufig nicht allein und nicht einmal überwiegend durch Umstände geprägt werden, die dem ärztlichem Wissen vorbehalten sind, sondern entscheidend von außermedizinischen Tatsachen und Erwägungen. Verwendet der Sachverständige derartige Begriffe gleichwohl, so besteht die Gefahr, daß er von Rechtsvorstellungen geleitet wird, die Rechtslehre und Rechtsprechung und ihrer weiteren Entwicklung nicht bzw. nicht mehr entsprechen. Die Rechtsbegriffe werden dadurch u. U. auf den medizinischen Sachverhalt unzutreffend angewendet; sein Gutachten wird so entwertet und die Rechtsfindung insgesamt nicht gefördert, sondern erschwert („. . . Der Doktor hat aber doch gesagt, . . .").

So geschieht es auch heute noch, daß ärztliche Sachverständige vom Vorliegen oder Nichtvorliegen von „Krankheit i. S. der ges. KrV" (oder gar „i. S. der RVO") sprechen, obwohl sie erkennbar Definition und Grenzen dieses Begriffs nicht voll übersehen, daß ein Körperschaden als Folge eines Arbeitsunfalls beurteilt wird, obwohl ein Arbeitsunfall aus außermedizinischen Gründen nicht gegeben ist, eine Gelegenheitsursache angenommen wird, ohne daß unfallfremden Kausalfaktoren nachgewiesen sind und/oder ihre Bedeutung gegenüber den unfallbedingten Einwirkungen im einzelnen genau abgewogen worden ist, Berufsunfähigkeit bejaht wird, ohne daß weitere Einsatzmöglichkeiten im bisherigen Beruf und/oder zumutbare Verweisungsmöglichkeiten geprüft sind, Erwerbsunfähigkeit verneint wird, obwohl dem Versicherten der Arbeitsmarkt praktisch verschlossen ist, oder daß Arbeitsunfähigkeit angenommen wird ohne den erforderlichen Bezug auf die maßgebende letzte Erwerbstätigkeit.

Oberstes **Leitprinzip bei der Erarbeitung eines Gutachtens** sollte es sein, dem Richter — also einem ärztlichen Laien — den medizinischen Sachverhalt so aufzubereiten, daß er seine Entscheidung möglichst unmittelbar und ohne weitere Rückfragen oder sonstige Nachforschungen treffen kann.

Hierzu muß sich der Sachverständige vorab vergewissern, um welche Ansprüche es geht und worauf es bei der Entscheidung in medizinischer Hinsicht ankommt. Denn hiervon hängen die weiteren Maßnahmen — u. a. Fragestellung bei der Erhebung von Anamnese und Beschwerdebild, Art und Umfang der Befunderhebungen und Untersuchungsmethoden, Diskussion der Ergebnisse im Rahmen der Beurteilung usw. — entscheidend ab.

Aus der Funktion des Sachverständigengutachtens — auch des ärztlichen — als Beweismittel folgt, daß das Gericht sich nicht darauf beschränken darf, die Ergebnisse des Gutachtens unmittelbar und ohne weitere eigene Prüfung zur Grundlage der Entscheidung zu machen. Das Gericht ist nicht nur berechtigt, sondern verpflichtet zu prüfen, ob ein vorliegendes Sachverständigengutachten die notwendige Überzeugung der Richtigkeit der darin gewonnenen Ergebnisse vermittelt.

Dazu gehört einmal, daß das Gericht Schlüssigkeit und Überzeugungskraft des Gutachtens in sich kritisch prüfen und würdigen muß. Das Gericht muß also u. a. prüfen, ob alle für die Beurteilung bedeutsamen anamnestischen Angaben und Befunde erhoben und diskutiert, die sonstigen medizinisch relevanten Umstände nachgewiesen und ausgewertet, die nach Sachlage erforderlichen Erwägungen (z. B. in differentialdiagnostischer Hinsicht, Diskrepanz zwischen Befunden und Klagen, Abwägung zwischen unfallbedingten und un-

fallfremden Kausalfaktoren, Art und Umfang der zumutbaren Arbeiten bzw. der zu beachtenden Einschränkungen usw.) angestellt und die gewonnenen Ergebnisse vollständig abgehandelt und bewertet worden sind. Das Gutachten muß also insgesamt in einer dem Richter einleuchtenden und nachvollziehbaren Weise begründet worden sein.

Dazu gehört weiterhin, daß das Gericht das Gutachten in seinem Beweiswert abwägen muß gegen Wert und Gewicht der übrigen vorliegenden Beweismittel (z. B. ärztlicher Gutachten aus dem vorausgegangenen Verwaltungsverfahren oder dem bisherigen Gerichtsverfahren, Bescheinigungen, Berichten und sonstigen Stellungnahmen der behandelnden oder sonstwie zu Wort gekommenen Ärzte usw.). Dies gilt vor allem, wenn sich das jetzige Gutachten mit den bereits vorliegenden Beweismittel nach Ergebnis oder Begründung nicht deckt und der Sachverständige zu den früheren abweichenden Beweisergebnissen nicht oder nicht ausreichend überzeugend Stellung genommen hat. Kollegiale Rücksichtnahme ist hier nur in der Form, nicht aber in der Sache geboten!

Ist das Gutachten ungenügend, kann das Gericht eine erneute Begutachtung — auch durch andere Sachverständige — anordnen, § 412 ZPO.

Das Gutachten muß also, soll es Grundlage der richterlichen Entscheidung bilden können, den gesamten **medizinischen relevanten Sachverhalt** vollständig aufarbeiten und dem Gericht unter Abwägung von Pro und Contra in allen Aspekten aufbereiten.

Dazu bedarf es zunächst einer guten und ausreichend vollständigen *Anamnese.* Diese muß umso sorgfältiger erhoben werden, je mehr es für die abschließende Beurteilung — u. a. bei der Prüfung von ursächlichen Zusammenhängen — auf frühere Krankheiten, Vorschäden oder sonstige Einflüsse ankommt. Die nunmehrigen anamnestischen Angaben sind dabei ggf. zu früheren Bekundungen des Untersuchten selbst in Anzeigen, Anträgen, Schriftsätzen oder anläßlich früherer Begutachtung, zu Zeugenaussagen, zu Berichten seiner behandelnden Ärzte usw. in Beziehung zu setzen.

Weiterhin müssen alle *Klagen und Beschwerden,* die bei der jetzigen Untersuchung, aber auch in vorausgegangenen Anträgen, Schriftsätzen, Gutachten und Attesten mitgeteilt worden sind, vollständig erfaßt und abgehandelt werden, auch solche, die jetzt nicht mehr vorgebracht werden oder für die entsprechende Befunde nicht mehr ersichtlich sind. Denn auch das Gericht muß diesen Fragen von Amts wegen nachgehen und in seiner Entscheidung begründen, daß weitere rechtserhebliche Krankheiten, Funktionsstörungen usw. nicht (mehr) vorliegen oder doch nicht nachweisbar sind, und es muß sich auch insoweit auf das Sachverständigengutachten stützen können.

Entsprechendes gilt für früher festgestellte *Befunde, Funktionsstörungen und (Verdachts-) Diagnosen.* Sind z. B. in früheren Gutachten oder sonstigen ärztlichen Unterlagen auffällige Befunde oder Funktionsstörungen beschrieben oder der Verdacht z. B. auf eine

Polyarthritis, eine Spondylitis ankylosans oder eine multiple Sklerose geäußert worden, so muß der Sachverständige, auch wenn jetzt entsprechende Klagen nicht mehr vorgebracht werden und diesbezügliche Befunde nicht vorliegen, zu diesen früheren Äußerungen Stellung nehmen und ggf. dartun, daß entsprechende Befunde, Symptome und Krankheiten nicht bzw. nicht mehr vorliegen und auf welchen Gründen (z. B. Besserung, unrichtige bzw. nicht ausreichend abgeklärte Vordiagnose) die nunmehrige Beurteilung beruht. Denn entsprechende Ausführungen muß auch das Gericht in seiner Entscheidung machen.

Die *Befunderhebung* muß dem streitigen Anspruch und den gestellten Beweisfragen entsprechend vollständig sein, sollte sich aber stets im Rahmen des objektiv Notwendigen halten. Soweit medizinisch-technische Befunde (z. B. Röntgen-, Labor-, Myelographie, CT-, Szintigraphiebefunde usw.) von anderen Ärzten bereits vorliegen, sollten sie möglichst verwertet werden; neue eigene Untersuchungen sollten insoweit nur durchgeführt werden, wie es zu Kontrollzwecken usw. notwendig ist. Ergibt sich aus Akten oder Anamnese, daß derartige Befunde bei anderer Gelegenheit erhoben worden sind, darf der Sachverständige sie grundsätzlich nicht selbst — insbesondere nicht verdeckt — beiziehen, sondern muß sie durch das Gericht beiziehen lassen (s. unten S. 165). Dasselbe gilt, wenn z. B. Angehörige oder andere Zeugen zu Einzelheiten der medizinischen Befundtatsachen gehört werden sollen. Sind ausnahmsweise Befundunterlagen aus dem eigenen Hause oder von dritten Stellen unmittelbar beigezogen worden, sind sie im Original dem Gutachten beizufügen.

Die *Beurteilung* muß erkennen lassen, daß der Sachverständige den gesamten medizinisch relevanten Sachverhalt vollständig gewürdigt hat. Dazu muß er die — medizinischen wie außermedizinischen — Tatsachen (z. B. zum Unfallgeschehen, zu Kausalfaktoren, zum bisherigen Beruf usw.), auf die er sich stützt, und die Erwägungen, die seine Beurteilung tragen, aber auch etwaige Zweifel, die verblieben, dem Gericht im einzelnen nachvollziehbar darstellen. Liegen bereits Gutachten desselben oder anderer Fachgebiete vor, muß er die Ergebnisse dieser Gutachten in seine Beurteilung einbeziehen und ggf. Abweichungen deutlich machen, da auch das Gericht seine Entscheidung auf das Gesamtergebnis des Verfahrens stützen muß.

Bestehen erhebliche *Diskrepanzen* zwischen Klagen und objektivierbaren Befunden, so ist auf die Gründe einzugehen, ggf. auch darzutun, daß und inwieweit sich die Klagen mit den eigenen Befunden nicht decken und ob ggf. Anhaltspunkte für eine Verursachung der Beschwerden durch Störungen seitens anderer Fachgebiete (z. B. neurologisch, psychisch oder psychosomatisch) bestehen. Ebenso ist darzutun, wenn objektive Befunderhebungen z. B. durch mangelnde Mitarbeit, Gegenspannen usw. erschwert oder unmöglich gemacht worden sind oder gar Anhaltspunkte für *Aggravation oder Simulation* bestehen. Soweit der Sachverständige – dies gilt besonders für Zusammenhangsgutachten – Schlußfolgerungen aus fremden medizinischen Fakten (z. B. Befunden in früheren Gutachten

oder Berichten der behandelnden Ärzte) oder außermedizinische (z. B. Angaben des Betroffenen, Zeugenaussagen, Krankenkassenauszügen usw.) zieht, muß er kritisch prüfen und dartun, inwieweit die maßgebenden Tatsachen durch diese Beweismittel tatsächlich voll bewiesen sind; denn insbesondere eine Zusammenhangsbeurteilung darf sich nur auf *nachgewiesene* Tatsachen stützen, aber nicht auf unbewiesene Vermutungen, Annahmen, Hypothesen oder sonstige Unterstellungen, auch wenn hierfür aus ärztlicher Sicht eine gute Möglichkeit besteht (S. 45).

Nicht sinnvoll und hilfreich ist es, wenn der Sachverständige sein *Gutachten aufbläht* durch eine Wiedergabe der gestellten Beweisfragen sowie lange Aktenauszüge und deren nochmalige Wiederholung in der Beurteilung. Beweisfragen und Akteninhalt sind dem Gericht gleichfalls bekannt. Es genügt daher, wenn er *in der Beurteilung* auf die dafür wesentlichen Fakten eingeht und sie in *diesem* Zusammenhang, soweit erforderlich, darstellt.

Sachverständigengutachten sollten auch nicht als Austragungsort *unterschiedlicher medizinisch-wissenschaftlicher Meinungen und Streitigkeiten* benutzt werden, wenn und soweit es nicht für den streitigen Einzelfall gerade auf diese Meinungsunterschiede ankommt.

Übersteigt die umfassende und abschließende Beantwortung der gestellten Beweisfragen die Fachkompetenz des Sachverständigen, sollte er das Gericht veranlassen, ein **Zusatzgutachten** von einem Arzt des maßgebenden anderen Fachbereichs einzuholen (vgl. auch unten S. 165).

Vielfach wird der Orthopäde und Unfallchirurg aber als ausreichend kompetent anzusehen sein, Befunde auch aus Nachbardisziplinen (z. B. Röntgenaufnahmen, eindeutige Befunde aus dem internistischen oder neurologischen Fachbereich) in seine Beurteilung von sich aus einzubeziehen. In schwierigen Grenzfällen oder bei unklarer Art bzw. Genese kann aber bei Gesundheitsstörungen des Haltungs- und Bewegungsapparats z. B. ein rheumatologisches, neurologisches, ggf. aber auch ein psychiatrisches bzw. psychosomatisches Zusatzgutachten zur vollständigen Klärung und abschließenden Beurteilung notwendig sein.

Das Zusatzgutachten darf der Sachverständige aber — auch wenn es von der Sache her zwingend erforderlich ist — nicht von sich aus beiziehen; denn der Zusatzgutachter erhält die prozeßrechtliche Stellung (und damit u. a. Anspruch auf eigene Entschädigung) als Sachverständiger nur, wenn er durch das Gericht zuvor als solcher förmlich ernannt worden ist. Gutachten, die von Ärzten erstellt worden sind, die nicht zuvor in dieser Weise förmlich zum Sachverständigen bestellt worden sind, dürfen im Verfahren jedenfalls als Sachverständigenbeweis nicht verwertet und i. d. R. auch nicht entschädigt werden. Die Ernennung zum Sachverständigen darf auch nicht später nachgeholt werden.

Der Zusatzgutachter sollte die gestellten Beweisfragen i. d. R. beschränkt auf sein Sachgebiet beantworten. Die abschließende Beurteilung und zusammenfassende Würdigung der Befunde aus Haupt- und Zusatzgutachten obliegt dagegen dem Hauptgutachter.

Im übrigen kann im Rahmen dieser Ausführungen Form, Aufbau und Inhalt sozialmedizinischer bzw. versicherungsrechtlicher Gutachten nicht im einzelnen erörtert werden. Hierzu muß auf die einschlägige Spezialliteratur verwiesen werden.

8.5. Verpflichtung zur Erstattung von Gutachten; Delegation von Gutachtenaufträgen

Verpflichtung zur Erstattung von Gutachten

Die Erstattung ärztlicher Sachverständigengutachten ist keine Nebentätigkeit, die je nach Einstellung als willkommener Nebenerwerb oder als lästige Begleiterscheinung der täglichen Berufsarbeit betrachtet werden darf. Der Sachverständige erfüllt — ähnlich wie der Zeuge — eine staatsbürgerliche Pflicht. Und ebenso wie der Zeuge kann und darf der approbierte Arzt die Erfüllung dieser Pflicht — von seltenen Ausnahmen z. B. wegen Verwandtschaft abgesehen — nicht verweigern oder ungebührlich verzögern. Die Erfüllung dieser Pflicht kann notfalls erzwungen werden.

Nach § 407 Abs. 1 ZPO — die Vorschriften gelten auch im verwaltungs- und sozialgerichtlichen Verfahren (S. 155) — hat der zum Sachverständigen Ernannte der Ernennung Folge zu leisten, wenn er zur Erstattung von Gutachten der erforderten Art öffentlich bestellt ist oder wenn er die Wissenschaft, die Kunst oder das Gewerbe, deren Kenntnis Voraussetzung der Begutachtung ist, öffentlich zum Erwerb ausübt oder wenn er zur Ausübung derselben öffentlich bestellt oder ermächtigt ist.

Zur **Verweigerung** des Gutachtens berechtigen den Sachverständigen (nur) dieselben Gründe, die auch einen Zeugen zur Zeugnisverweigerung berechtigen (§§ 409, 383, 384 ZPO, S. 142). Nach § 409 ZPO werden dem Sachverständigen im Falle seines Nichterscheinens oder seiner Weigerung die hierdurch entstandenen Kosten auferlegt; zugleich wird gegen ihn ein Ordnungsgeld (bis 1000,– DM) verhängt, im Falle wiederholter Weigerung auch mehrmals.

Das gilt nicht nur für das gerichtliche, sondern ebenso für das Verwaltungsverfahren der Sozialleistungsträger, § 21 Abs. 3 SGB X (S. 145). Im Falle der unberechtigten Verweigerung des Gutachtens kann die Behörde ein Ordnungsgeld allerdings nicht selbst verhängen, sondern nur das zuständige Verwaltungs- oder Sozialgericht um Vernehmung des Sachverständigen ersuchen. Auch hier ist die Erstattung von Gutachten also nicht nur nobile officium, sondern gesetzlich begründete Pflicht. Ablehnen darf der approbierte Arzt daher nur Gutachtenaufträge, die von nicht-öffentlicher Stellen (u. a. von Privatversicherungen) kommen.

In der Praxis werden die Dinge aber nicht so streng gehandhabt. Macht der Arzt glaubhaft Überlastung durch berufliche Arbeit geltend, werden Gericht bzw. Verwaltungsbehörde seine Bestellung zum Sachverständigen i. d. R. zurücknehmen und einen anderen Arzt ernennen. Überlastung usw. sollte aber nicht nur ein Vorwand sein, sich der manchmal lästigen Sachverständigenpflicht zu entziehen.

Der Sachverständige ist gehalten, unverzüglich nach Eingang des Gutachtenauftrags zu prüfen, ob dieser in seine Fachkompetenz fällt und ob die Hinzuziehung weiterer Sachverständiger (Zusatzgutachter) erforderlich ist; ggf. hat er das Gericht **unverzüglich** — also nicht erst später mit Beginn der eigentlichen Begutachtung — zu verständigen, § 407a Abs. 1 ZPO.

Der Sachverständige darf die Erstattung und Vorlage des Gutachtens nicht ungebührlich verzögern. Auch der **säumige Sachverständige** kann vom Gericht notfalls zur **fristgerechten Erstattung** des Gutachtens mit Zwangsmitteln angehalten werden.

Das Gericht kann dem Sachverständigen — von vornherein oder später — zur Vorlage des Gutachtens eine Frist setzen, § 411 Abs. 1 ZPO. Versäumt der zur Erstattung des Gutachtens verpflichtete Sachverständige die Frist, so kann das Gericht ihm eine Nachfrist setzen und, sofern es dies mit der Nachfristsetzung angedroht hat, nach Ablauf der Nachfrist gegen ihn ein Ordnungsgeld (bis 1000,– DM) verhängen; im Falle wiederholter Fristversäumnis kann das Ordnungsgeld nach Bestimmung einer weiteren Nachfrist erneut verhängt werden, § 411 Abs. 2 ZPO.

Die Sachverständigenpflicht umfaßt nicht nur die Erstellung eines Gutachtens schlechthin und dessen fristgerechte Vorlage, sondern auch die sachgerechte Erhebung von Anamnese und Befunden, eine sorgfältige sachentsprechende Beurteilung unter Würdigung des gesamten relevanten Sachverhalts und die vollständige **Beantwortung der gestellten Beweisfragen**.

Ist das Gutachten zu oberflächlich oder unvollständig, sind etwa die Befunde unzulänglich erhoben, in der Beurteilung nur Behauptungen ohne nachvollziehbare Begründung — insbesondere ohne eingehende Würdigung aller relevanten Tatsachen — aufgestellt, erforderliche Stellungnahmen zu Vorgutachten oder sonstigen Beweisergebnissen unterlassen oder die Beweisfragen des Gerichts nicht oder nicht vollständig beantwortet worden und ist das Gutachten daher praktisch nicht verwendbar, („ungenügend" i. S. des § 412 ZPO, s. oben), kann dies auch eine Verwirkung des Entschädigungsanspruchs zu Folge haben.

Im Gerichtsverfahren muß der Sachverständige damit rechnen, daß er — auch wenn er bereits ein schriftliches Gutachten erstattet hat — zur mündlichen Verhandlung geladen wird, um sein schriftliches **Gutachten mündlich zu erläutern**, § 411 Abs. 3 ZPO.

Von dieser Möglichkeit wird im Zivilprozeß häufiger, im verwaltungs- und sozialgerichtlichen Prozeß dagegen weniger Gebrauch gemacht. Sie hat aber auch hier zu erfolgen, wenn die Prozeßbeteiligten Einwendungen gegen das Gutachten erheben, die nur im Wege der mündlichen Erörterung geklärt werden können.

Vorzuladen ist in diesen Fällen grundsätzlich stets der zum Sachverständigen ernannte Arzt, und zwar auch dann, wenn er sich zur Durchführung der körperlichen und der medizinisch-technischen Untersuchungen der Hilfe eines ärztlichen Mitarbeiters bedient und dieser das Gutachten mit unterschrieben hat. Auch insoweit kann der Sachverständige seine Pflichten nicht auf ärztliche Mitarbeiter delegieren (s. unten).

Ist für das Gutachten ein **Kostenvorschuß** von einer Partei geleistet worden — im Zivilprozeß die Regel; im sozialgerichtlichen Verfahren nur in Fällen des § 109 SGG (S. 155) — sollte der Sachverständige strikt darauf achten, daß seine Gesamtkosten (also einschließlich aller Sachkosten sowie bei stationärer Untersuchung der Pflegesätze) den geleisteten Kostenvorschuß nicht übersteigen.

Wird bei Eingang des Auftrags oder in einem späteren Stadium der Begutachtung sichtbar, daß der Kostenvorschuß nicht ausreicht, etwa weil umfangreichere Untersuchungen (z. B. CT, Kernspintomographie usw.) erforderlich sind, ist dem Gericht sofort — ggf. telefonisch — entsprechende Nachricht zu geben und die Fortsetzung der Begutachtung von den Weisungen des Gerichts abhängig zu machen. Das liegt schon im eigenen Interesse des Sachverständigen. Denn er läuft sonst Gefahr, daß das Gericht seine eigene Liquidation kürzt, um zunächst die Sachkosten bezahlen zu können.

Hält der Sachverständige nach Durchsicht der Akten oder auch aufgrund der Anamnese bzw. der bisherigen Untersuchungsergebnisse die **Einholung weiterer Befundunterlagen** für notwendig (z. B. Befunde über frühere Röntgen-, CT-, Laboruntersuchungen; Krankenhaus- oder Operationsberichte usw.), darf er derartige Unterlagen

grundsätzlich nicht selbst beiziehen, sondern muß sie vom Gericht beiziehen lassen.

Insoweit handelt es sich um (weitere) Beweismittel, die als solche förmlich in das Verfahren eingeführt und den Parteien zur Kenntnis gegeben werden müssen, damit sie sich hierzu äußern können. Denn im gerichtlichen Verfahren dürfen im Interesse von Rechtssicherheit und Rechtsklarheit keine Beweismittel verwendet werden, die die Prozeßbeteiligten nicht kennen und zu denen sie keine Stellung haben nehmen können (Grundsatz des rechtlichen Gehörs).

Hat der Sachverständige derartige Befundunterlagen ausnahmsweise (z. B. Röntgenaufnahmen oder Laborbefunde anläßlich früherer Untersuchungen oder Behandlungen im eigenen Hause) unmittelbar beigezogen, so muß er diese Umstände im Gutachten kenntlich machen und die Unterlagen im Original (z. B. CT-, Röntgenaufnahmen) oder Kopie beifügen.

Hält der Sachverständige zur vollständigen Klärung des streitigen Sachverhalts die Beiziehung eines fachfremden (z. B. neurologischen, psychiatrischen oder auch röntgenologischen) **Zusatzgutachtens** für erforderlich, so darf er ein solches gleichfalls nicht von sich aus beiziehen, sondern muß dieses bei dem Gericht beantragen. Auch insoweit ist der Sachverständige gehalten, die Prüfung der Notwendigkeit eines solchen Zusatzgutachtens unverzüglich nach Eingang des Gutachtenauftrags vorzunehmen, und das Gericht **unverzüglich** — also nicht erst später mit Beginn der eigentlichen Begutachtung — zu verständigen, § 407a Abs. 1 ZPO.

Denn hierzu bedarf es einer Änderung bzw. Ergänzung des der Durchführung der Beweisaufnahme zugrunde liegenden Beweisbeschlusses bzw. der Beweisanordnung. Das Gericht muß, um das Zusatzgutachten als Sachverständigenbeweis werten zu können, auch den Zusatzgutachter zum gerichtlichen Sachverständigen bestellen und mit der Erstellung eines schriftlichen (Zusatz-)Gutachtens beauftragen. Zusatzgutachten, die ohne einen solchen ausdrücklichen gerichtlichen Auftrag erstattet werden, dürfen grundsätzlich im Prozeß nicht als Beweismittel verwendet und auch nicht entschädigt werden.

Es erleichtert und beschleunigt dieses Verfahren, wenn der Sachverständige dem Gericht einen Zusatzgutachter benennt, der zur Erstattung des Zusatzgutachtens bereit und fachlich in der Lage ist.

Keine Zusatzgutachten in diesem Sinne sind u. a. Röntgen-, Blut-, elektrophysiologische, raster-elektronische und ähnliche Untersuchungen, die der Sachverständige veranlaßt, auch wenn sie von einem anderen Arzt oder unter dessen Verantwortung durchgeführt werden und neben der Befundbeschreibung eine kurze gutachtliche Äußerung umfassen. Insbesondere werden derartige Leistungen nicht nach § 3 ZSEG (S. 168) entschädigt, sondern nach § 8 ZSEG (Ersatz notwendiger Aufwendungen für Hilfskräfte, S. 169) in Verbindung mit der Anlage zu § 5 ZSEG.

Hält der Sachverständige ausnahmsweise die Erstattung eines besonderen Zusatz*gutachtens* aus diesen Fachgebieten für erforderlich (z. B. zur nuklearmedizinischen Beurteilung komplizierter, sein eigenes Fachwissen überschreitender Befunde oder Zusammenhänge), so ist auch hier erforderlich, daß *vorher* die Bestellung des Zusatzgutachters zum Sachverständigen durch das Gericht erfolgt und der Beweisbeschluß entsprechend ergänzt wird.

Delegation von Gutachtenaufträgen

Gutachten sind grundsätzlich **von dem Arzt persönlich** zu erstatten, der zum Sachverständigen bestellt und an den der Gutachtenauftrag gerichtet ist.

Die ZPO und ihre auch im verwaltungs- und sozialgerichtlichen Prozeß anwendbaren Vorschriften über den Sachverständigenbeweis kennen als Sachverständige nur natürliche Personen, nicht auch Kliniken, Institute oder sonstige Einrichtungen. Beweisbeschlüsse oder -anordnungen der Gerichte dürfen sich daher stets nur an einen namentlich bestimmten Arzt richten, also nicht z. B. an eine Klinik (z. B. „Orthopädische Klinik ...") oder eine sonstige Institution (z. B. „Institut für ...").

Dementsprechend muß auch der im Beweisbeschluß bzw. -anordnung genannte Arzt das Gutachten stets *selbst* erstatten. Er selbst − nicht ein etwa beteiligter ärztlicher Mitarbeiter (s. unten) − muß ggf. beeiden, daß er das Gutachten „nach bestem Wissen und Gewissen" (§ 410 Abs. 1 ZPO) erstattet habe; er selbst ist es auch, der ggf. zur mündlichen Erläuterung seines Gutachtens vom Gericht geladen wird (§ 411 Abs. 3 ZPO) und der unter der Strafandrohung der §§ 153 ff. StGB (falsche uneidliche Aussage, Meineid) steht.[1] Das Gericht darf daher ein Gutachten, das erkennbar nicht von dem bestellten Sachverständigen, sondern einem anderen Arzt erstattet worden ist, im gerichtlichen Verfahren als Sachverständigenbeweis nicht verwerten und auch nicht entschädigen. Daher ist es rechtlich unzulässig und für den bestellten Sachverständigen auch gefährlich, den gerichtlichen Gutachtenauftrag an einen anderen Arzt weiterzugeben oder sich bei der Erstellung durch einen ärztlichen Mitarbeiter (Abteilungs-, Ober- oder Assistenzarzt) vertreten zu lassen.[2]

Dem vielfach geäußerten Wunsch vor allem großer, häufig mit Gutachtenaufträgen bedachter Kliniken dahin, den Gutachtenauftrag an die Klinik zu senden und

dem Direktor (oder einem von ihm bestellten leitenden Mitarbeiter) zu gestatten, den geeigneten Arzt für die Erstellung des konkreten Gutachtens zu bestimmen, ist also aus zwingenden verfahrensrechtlichen Gründen nicht zulässig.

Sieht sich der Klinikdirektor wegen seiner sonstigen beruflichen Beanspruchung − wie vielfach verständlich − nicht in der Lage, angesichts der Vielzahl der an ihn persönlich gerichteten Gutachtenaufträge diese sämtlich selbst auszuführen, so ist es notwendig, daß er dem Gericht seine Verhinderung unverzüglich anzeigt und mit dieser Anzeige den Hinweis auf einen ärztlichen Mitarbeiter verbindet, der persönlich bereit und fachlich geeignet ist, das Gutachten im konkreten Fall zu erstatten. Diese Anzeige hat aber auch wirklich unverzüglich nach Eingang des Gutachtenauftrags zu erfolgen, nicht erst Monate später.

Die Gerichte verkennen indes nicht, daß eine kompromißlose Anwendung dieser Rechtsprechung vor allem in großen Kliniken praktisch nicht möglich ist.

In der Praxis wird daher akzeptiert, wenn sich der vom Gericht bestellte Sachverständige bei der Erstattung des Gutachtens einer sog. *ärztlichen Hilfsperson* bedient,[3] wenn er also die allgemeine körperliche Untersuchung, die Erhebung und Auswertung der medizinisch-technischen Befunde und den Entwurf des Gutachtens von einem entsprechend qualifizierten ärztlichen Mitarbeiter ausführen läßt. Auch dann ist es aber unerläßlich, daß der ärztliche Mitarbeiter den Untersuchten mit allen Befunden *dem Sachverständigen selbst* vorstellt, dieser sich durch eine − wenn auch kurze und gezielte − eigene körperliche Untersuchung von den entscheidenden Befunden selbst überzeugt, anschließend die medizinisch-technischen Befunde und vor allem den Entwurf des Gutachtens einer kritischen Eigenwertung unterzieht und das Gutachten selbst unterschreibt. Auch der Gesetzgeber hat diesen Umständen inzwischen Rechnung getragen und gestattet nunmehr ausdrücklich, daß der bestellte Sachverständige bei Erstattung des Gutachtens Mitarbeiter heranzieht. § 407 a Abs. 2 Satz 2 ZPO bestimmt seit dem 01. 04. 1991 insoweit ausdrücklich: „Soweit er sich der Mitarbeit einer anderen Person bedient, hat er diese namhaft zu machen und den Umfang ihrer Tätigkeit anzugeben, falls es sich nicht um Hilfsdienste von untergeordneter Bedeutung handelt."

[1] so ausdrücklich BSG 28. 03. 1984 − 9a RV 29/83-
[2] stdRspr; vgl. u. a. BSG SozR SGG § 128 Nr. 71, 73, 81, 93; BSG SozR 1500 § 128 Nr. 24; BSG 28. 03. 1984 -9a RV 29/83- u. 29. 11. 1985 -4a RJ 97/84-; BVerwG Buchholz 310 § 98 VwGO Nr. 15, jeweils mwN

[3] vgl. u. a. BSG SozR SGG § 128 Nr. 73; BVerwG Buchholz 310 § 98 Nr. 9; BSG 28. 03. 1984 − 9a RV 29/83 −

Soweit der gerichtlich bestellte Sachverständige das Gutachten also nicht vollständig selbst bearbeitet, sondern sich z. B. bei der Erhebung der Anamnese, der klinischen und medizinisch-technischen Befunde, deren Auswertung sowie der Abfassung des Gutachten der Mitarbeit eines anderen (Ober-, Assistenz-)Arztes bedient, ist er nunmehr kraft Gesetzes verpflichtet, den ärztlichen Mitarbeiter und den Umfang seiner Mitarbeit richtig und vollständig anzugeben. Die Verantwortung für das Gutachten trägt er jedoch allein, und er hat das Gutachten auch ausschließlich selbst zu unterschreiben, und zwar ohne den früher geforderten Zusatz: „Nach eigener Überprüfung und Überzeugung einverstanden". Eine Unterschrift des ärztlichen Mitarbeiters unter das Gutachten ist jetzt nicht mehr erforderlich und auch nicht mehr zulässig; die Tatsache und das Ausmaß seiner Mitarbeit ist vielmehr nur noch im Text des Gutachtens − zweckmäßigerweise am Schluß − anzugeben.

Diese Möglichkeiten, ärztliche Mitarbeiter an der Erstellung des Gutachtens mitwirken zu lassen, dürfen jedoch nicht leichtfertig gehandhabt werden.

Ständig wiederkehrend rügen Kläger, daß sie nicht von dem zum Sachverständigen bestellten Arzt (Klinikdirektor usw.) untersucht und begutachtet worden seien, sondern von dem Mitarbeiter, und daß sie den vom Gericht ernannten Sachverständigen überhaupt nicht oder nur so kurz gesehen hätten, daß dieser keine eigene Beurteilung über ihn abgeben könne. Auch wenn Inhalt und Ergebnis des Gutachtens vielfach weniger von der körperlichen Untersuchung als von der Auswertung von Vorgeschichte, medizinisch-technischen Befunden usw. abhängen, geht es dabei nicht nur um Fragen von Stil und Optik. Das Gericht muß sich daher ggf. vergewissern, daß der von ihm bestellte Sachverständige jedenfalls die entscheidenden klinischen Befunde selbst kontrolliert und die technischen Befunde sowie die eigentliche Beurteilung überprüft hat. Rückfragen des Gerichts hierzu − für *alle* Beteiligten lästig − sind bei glaubhafter entsprechender Rüge des Klägers kaum zu vermeiden. Stellt sich die Behauptung des Klägers als zutreffend heraus, wird das Gericht zudem zu prüfen haben, ob es das Gutachten überhaupt verwerten (und entschädigen) darf.

Auch ein weiterer Gesichtspunkt sollte berücksichtigt werden: Der vom Gericht bestellte Sachverständige − nicht der Mitarbeiter − kann ggf. vom Gericht zur Erläuterung seines Gutachtens vorgeladen und hierauf vereidigt werden; er unterliegt aber, auch wenn er nicht vereidigt wird, der Strafdrohung der falschen uneidlichen Aussage nach § 153 StGB[4], wenn er Feststellungen

und Beurteilungen als eigene wiedergibt, die er nicht selbst getroffen hat.

Es liegt also im Interesse aller Beteiligten, daß der gerichtlich bestellte Sachverständige die ihm übertragene Aufgabe selbst wahrnimmt oder doch den vorstehend skizzierten Rahmen streng einhält. Ist er dazu nicht in der Lage, sollte er dies von vornherein dem Gericht mitteilen und einen Abteilungs- bzw. Oberarzt benennen, der zur selbständigen Erstattung des Gutachtens fähig und bereit ist, anstatt sich der Gefahr mannigfacher Schwierigkeiten auszusetzen und zudem die Beweisaufnahme des Gerichts zu verzögern.

Bei Gutachten von privater Seite (z. B. privaten UV-Trägern) gelten diese Beschränkungen nicht.

Auch die öffentlich-rechtlichen Versicherungsträger (BfA, LVA, BG usw.) werden i. d. R. wohl keine Einwendungen erheben, wenn statt des mit dem Gutachten beauftragten Chefarztes ein Oberarzt oder auch ein erfahrener Assistenzarzt das Gutachten in seiner Vertretung erstattet. Etwas anderes gilt natürlich, wenn aus dem Gutachtenauftrag oder sonstigen Umständen hervorgeht, daß im Einzelfall gerade die Stellungnahme des Chefarztes selbst eingeholt werden soll.

8.6. Entschädigung des Gutachters

Allgemeines

Wird ein Gutachten auftragsgemäß erstattet, hat der Gutachter Anspruch auf Vergütung für seine Leistung.

Der Vergütungsanspruch richtet sich nach der GOÄ, sofern nicht spezielle gesetzliche Bestimmungen bestehen oder vertragliche Vereinbarungen − allgemein oder für den Einzelfall − getroffen worden sind.

Als solche *besonderen gesetzlichen Bestimmungen* kommt vor allem das „Gesetz über die Entschädigung von Zeugen und Sachverständigen" (GEZS) in Betracht. Dieses gilt für alle gerichtlichen Sachverständigengutachten, aber auch für Gutachten, die im Verwaltungsverfahren der Versicherungsträger, Versorgungsbehörden usw. eingeholt werden (§ 21 Abs. 3 SGB X), soweit nicht wiederum spezielle vertragliche Vereinbarungen (§ 21 Abs. 3 letzter Halbsatz SGB X) bestehen.

Derartige *besondere vertragliche Vereinbarungen* bestehen u. a. mit den Berufsgenossenschaften und den Rentenversicherungsträgern. Auf sie kann hier aus Raumgründen nicht näher eingegangen werden.

---

[4] so ausdrücklich BSG 28. 03. 1984 − 9a RV 29/83 −

Entschädigung des gerichtlichen Sachverständigen nach dem GEZS

Nach dem GEZS werden Zeugen und Sachverständige entschädigt, die vom Gericht (bzw. einer Staatsanwaltschaft) zu Beweiszwecken herangezogen werden, § 1 GEZS. Das Gesetz gilt auch für die Entschädigung von Zeugen und Sachverständigen, die im Verwaltungsverfahren der Sozialleistungsträger herangezogen werden, § 21 Abs. 3 SGB X.

Grundsätzlich ist hierbei zu beachten, daß es sich bei dem Leistungsrahmen des GEZS um eine *Entschädigung für die Erfüllung einer staatsbürgerlichen Pflicht* (S. 164) handelt, nicht primär um eine angemessene Honorierung ärztlicher Tätigkeit. Der Sachverständige soll also – ähnlich wie der Zeuge, dessen Entschädigung gleichfalls in der Höhe begrenzt ist und nicht immer den vollen Verdienstausfall umfaßt – nicht unbedingt das erhalten, was er bei anderweitiger Verwertung seiner Arbeitskraft hätte erwerben können, sondern nur so viel, daß er für die Erfüllung seiner gesetzlichen Verpflichtung und den dadurch entstandenen Verdienstausfall oder Mehraufwand angemessen, aber für die Prozeßbeteiligten auch tragbar entschädigt wird. Denn jedenfalls im Zivilprozeß erfolgt die Beweisaufnahme ja auf Kosten der Parteien, nicht – wie i. d. R. im sozialgerichtlichen Verfahren – des Gerichts und damit des Staates.

Die Entschädigung des Sachverständigen wird i. d. R. nach Zeitaufwand bemessen, § 3 GEZS, bei besonderen, in einer Anlage bezeichneten Leistungen nach Maßgabe dieser Anlage, § 5 Abs. 1 GEZS. Weiterhin werden dem Sachverständigen notwendige Fahrtkosten, § 9 GEZS, ggf. auch Abwesenheitskosten, § 10 ZSEG, und die Kosten einer notwendigen Vertretung, § 11 GEZS, sowie die für die Vorbereitung und Erstattung des Gutachtens aufgewendeten Kosten ersetzt, § 8 GEZS. Ausländischen Sachverständigen kann erforderlichenfalls eine höhere Entschädigung gewährt werden, § 6 GEZS.

Im Zivilprozeß können sich die Parteien dem Gericht gegenüber mit einer bestimmten (höheren) Entschädigung des Sachverständigen einverstanden erklären, die zu gewähren ist, wenn ein ausreichender Kostenvorschuß geleistet worden ist, § 7 GEZS.

Mit Sachverständigen, die häufiger herangezogen werden, können die Landesbehörden eine Entschädigung im Rahmen der nach dem Gesetz zulässigen Entschädigung vereinbaren, § 13 GEZS.

Die **Entschädigung nach Zeitaufwand gemäß § 3 Abs. 2 GEZS** beträgt für jede Stunde der erforderlichen Zeit derzeit 40,– bis 70,– DM.

Für die **Bemessung des Stundensatzes** sind der Grad der erforderlichen Fachkenntnisse, die Schwierigkeit der Leistung, ein nicht anderweitig abzugeltender Aufwand für die notwendige Benutzung technischer Vorrichtungen und besondere Umstände maßgebend, unter denen das Gutachten zu erarbeiten ist. Der Stundensatz ist einheitlich für die gesamte erforderliche Zeit zu bemessen.

Die zu gewährende Entschädigung kann um bis zu 50 v. H. überschritten werden, § 3 Abs. 3 GEZS:

– für ein Gutachten, in dem der Sachverständige sich für den Einzelfall eingehend mit der wissenschaftlichen Lehre auseinanderzusetzen hat, oder

– nach billigem Ermessen, wenn der Sachverständige durch die Dauer oder Häufigkeit seiner Heranziehung einen nicht zumutbaren Erwerbsverlust erleiden würde, oder

– wenn er seine Berufseinkünfte im wesentlichen als gerichtlicher oder außergerichtlicher Sachverständiger erzielt.

Ärztliche Gutachten werden i. d. R. nach Stundensätze zwischen 50,– und 70,– DM entschädigt; die gelegentlich vertretene Meinung, der Arzt – insbesondere der Facharzt – müsse allein wegen seiner akademischen und weiteren Fachausbildung stets den höchsten Stundensatz erhalten, hat sich in der Praxis nicht durchgesetzt.

Die **Höhe des Stundensatzes** richtet sich auch nicht primär nach der fachlichen Qualifikation des Sachverständigen, sondern entsprechend dem klaren Wortlaut des Gesetzes nach den im Einzelfall *für dieses Gutachten erforderlichen* Fachkenntnissen und der Schwierigkeit der tatsächlich erbrachten Leistung. Daher müssen Abstufungen nach dem Schwierigkeitsgrad auch bei ärztlichen Gutachten möglich sein. Leider sind die Maßstäbe, die Gerichte der einzelnen Gerichtsbarkeiten und in den verschiedenen Bundesländern anwenden, unterschiedlich.

Einfache ärztliche Gutachten, die keinen Einsatz *besonderer* Fachkenntnisse erfordern, werden vielfach mit einem Stundensatz von 50,– DM entschädigt, schwierigere Gutachten, die gesteigerte Fachkenntnisse erfordern, mit einem Stundensatz um 60,– DM. Der Höchstsatz von 70,– DM bleibt i. d. R. besonders schwierigen Gutachten vorbehalten, die sehr hohe Fachkenntnisse bzw. besonderen Aufwand erfordern oder unter besonders erschwerten Umständen zu erarbeiten sind.[5]

Ein nicht anderweitig abzugeltender Aufwand für die notwendige *Benutzung technischer Vorrichtungen* wird bei einem Arzt nur in Betracht kommen, wenn ein

---

[5] LSG Mainz NJW 1971, 1255; LSG Celle Breith 1989, 80

besonderer, über die Standardausrüstung einer (Fach-) Arztpraxis deutlich hinausragender apparativer Aufwand für die Erstattung des speziellen Gutachtens erforderlich war und der Aufwand hierfür nicht z. B. nach § 5 GEZS (s. unten) ersetzt wird. Denn die Gemeinkosten der Praxis werden im übrigen von dem Stundensatz für den Zeitaufwand mitumfaßt.

Von der Erhöhungsmöglichkeit wegen *Auseinandersetzung mit der wissenschaftlichen Lehre* nach § 3 Abs. 3 GEZS machen die Gerichte in der Praxis nur sehr zurückhaltend Gebrauch. Kenntnis und Anwendung der wissenschaftlichen Lehre wird bei einem ärztlichen Gutachter ohnehin vorausgesetzt und kann daher einen erhöhten Anspruch nicht auslösen. I. d. R. wird diese Vorschrift nur zur Anwendung kommen können, wenn das Gericht ihn zu einer speziellen wissenschaftlichen Auseinandersetzung mit bestimmten Fragen bzw. Lehrmeinungen besonders beauftragt und diese auch tatsächlich in entsprechender Intensität und mit besonderem Aufwand erfolgt ist.

Um eine Überprüfung der angesetzten Zeit zu ermöglichen, verlangen die Gerichte vielfach, die aufgewendete Zeit getrennt anzugeben nach:

— Aktenstudium, sonstigen vorbereitenden Arbeiten,
— Erhebung der Anamnese, körperlicher Untersuchung,
— Auswertung von Eigen- und Fremdbefunden,
— Ausarbeitung des Gutachtens,
— Diktat, Korrektur und Durchsicht.

Entschädigt wird aber nur die *erforderliche* Zeit. Manche Gerichte lassen bei Zweifeln an der Notwendigkeit des geltend gemachten Zeitaufwands diesen durch besondere Sachverständige überprüfen. Um unwürdigen diesbezüglichen Auseinandersetzungen vorzubeugen,[6] sollte sich die Liquidation des Zeitaufwands daher in angemessenen Grenzen halten. Insbesondere ist die Geltendmachung eines überhöhten Zeitaufwands kein geeignetes Instrument, den vielfach als ungenügend empfundenen Stundensatz zu korrigieren.

Die besonderen Leistungen i. S. des § 5 GEZS sind in einer Anlage aufgeführt.

Hiernach werden u. a. entschädigt:

— für die Ausstellung eines Befundscheines oder Erteilung einer schriftlichen Auskunft ohne nähere gutachtliche Äußerung, Nr. 3:   10, — bis 30, — DM
bei außergewöhnlich umfangreicher Tätigkeit bis zu   60, — DM
— für ein Zeugnis über einen ärztlichen Befund mit kurzer gutachtlicher Äußerung oder für ein Formbogengutachten, Nr. 4:   45, — DM
bei außergewöhnlich umfangreicher Tätigkeit bis zu   90, — DM

— für sog. Laborleistungen (einschließlich der Sachkosten und einer kurzen gutachtlichen Äußerung), Nr. 6:   8, — bis 70, — DM
bei außergewöhnlich umfangreichen Untersuchungen bis zu   250, — DM
— für elektrophysiologische Untersuchungen, Nr. 7.a: 15, — bis 145, — DM
— für raster-elektronische Untersuchungen, Nr. 7.b: 15, — bis 365, — DM

Zur Ausfüllung der Rahmensätze der Ziffer 6 werden i. d. R. die einfachen, der Ziffern 7.a und 7.b die 1,1fachen[7] Gebührensätze der GOÄ herangezogen.

Röntgenleistungen — früher ein häufiger Streitpunkt bei der Sachverständigenentschädigung — und andere Leistungen der Strahlendiagnostik werden seit 1987 nicht mehr nach der Anlage zu § 5 Abs. 1 GEZS, sondern in Höhe des 1,1fachen Satzes der GOÄ entschädigt, § 5 Abs. 2 GEZS.

In dieser Vorschrift heißt es: Für Leistungen der in Abschnitt 0 des Gebührenverzeichnisses für ärztliche Leistungen (Anlage zur GOÄ) bezeichneten Art erhält der Sachverständige in entsprechender Anwendung dieses Gebührenverzeichnisses eine Entschädigung nach dem 1,1fachen Gebührensatz; § 1 Abs. 2, § 4 Abs. 2, 3 und 4 Satz 1, § 10 GOÄ gelten entsprechend. Im übrigen bleiben die Vorschriften der §§ 8 und 11 GEZS unberührt.

Nach § 5 Abs. 3 GEZS wird für die zusätzlich erforderliche Zeit der Auswertung eine Entschädigung in Höhe der Mindestentschädigung nach § 3 Abs. 2 GEZS (40, — DM) für jede Stunde gewährt. Wird die Tätigkeit zu außergewöhnlicher Zeit oder unter außergewöhnlichen Umständen notwendig, kann die Gesamtentschädigung nach § 5 Abs. 1 oder 2 GEZS um bis zu 50, — DM erhöht werden.

Die nach § 8 GEZS zu ersetzenden Aufwendungen umfassen:

— die für die Vorbereitung und Erstattung des Gutachtens aufgewendeten Kosten einschließlich der notwendigen Aufwendungen für Hilfskräfte, Nr. 1,
— die Schreibauslagen, Nr. 2, und zwar für das Original je angefangene Seite   4, — DM,
für angeforderte Abschriften und Ablichtungen sowie für eine Abschrift oder Ablichtung für die Handakten des Sachverständigen   0,30 DM,
— die auf seine Entschädigung entfallende Umsatzsteuer, sofern diese nach § 19 Abs. 1 UStG nicht unerhoben bleibt, Nr. 3.

---

[6] Ein Sozialgericht hat einmal einem Sachverständigen nachgewiesen, daß er innerhalb eines Monats täglich für mehr als 24 Stunden liquidiert hatte!

[7] LSG Nds 13. 04. 1989 — L 4 S (Vs) 129/88 —; Wiegand, Med. Sach. 1988, 133, 135

Ein auf Hilfskräfte (Nr. 1) entfallender Teil der Gemeinkosten des Sachverständigen kann durch einen Zuschlag bis zu 15 v. H. auf den Betrag abgegolten werden, der als notwendige Aufwendung für die Hilfskräfte zu ersetzen ist, § 8 Abs. 3 GEZS.

Unter die „Hilfskräfte" i. S. von Nr. 1 fallen u. a. auch Ärzte, die auf Veranlassung des Sachverständigen Maßnahmen diagnostischer Art ausführen, ohne selbst Sachverständige zu sein, wie z. B. Röntgenologen oder Laborärzte. Aufwendungen können diese Ärzte nicht nach Belieben liquidieren, sondern nur in dem Umfang, wie dem Sachverständigen eine Entschädigung zustehen würde, wenn er die Leistung selbst erbracht hätte, also nach Maßgabe der Anlage zu § 5 Abs. 1 GEZS oder nach § 5 Abs. 2 GEZS.[8] Insbesondere können solche Ärzte keine Entschädigung nach Zeitaufwand (§ 3 GEZS) für ein „Zusatzgutachten" liquidieren, wenn sie selbst vom Gericht nicht zum Sachverständigen bestellt und ausdrücklich mit der Erstellung eines Zusatzgutachtens beauftragt worden sind (s. unten).

Ist eine *stationäre Untersuchung* erfolgt, werden die Kosten insbesondere von labor- und röntgendiagnostischen Leistungen seit Inkrafttreten der neuen Bundespflegesatzverordnung vom 21. 08. 1985 nicht mehr automatisch von dem allgemeinen Pflegesatz umfaßt, sondern können dem Sachverständigen vom Krankenhaus gesondert in Rechnung gestellt werden, § 13 Abs. 3 Nr. 7 der Bundespflegesatzverordnung. Geschieht dies, kann der Sachverständige insoweit Ersatz seiner Aufwendungen nach § 8 Abs. 1 Nr. 1 GEZS verlangen.

Schreibauslagen werden nur nach Maßgabe des § 8 Abs. 1 Nr. 2 GEZS ersetzt, also unabhängig von den tatsächlich entstandenen Kosten. Wie alle Kosten müssen aber auch diese *notwendig* sein. Daher muß der Sachverständige (oder seine Schreibkraft) mit Kürzungen auf das notwendige Maß rechnen, wenn seitenlang die Beweisfragen usw. wiedergegeben werden, die einzelne Seite mit einem unvertretbar breiten linken und/oder rechten Rand bzw. mit sachlich nicht gebotenen großen Zeilenabständen oder geringen Zeilenzahlen beschrieben wird.

Anspruch auf Entschädigung hat stets nur der im gerichtlichen Beweisbeschluß (bzw. Beweisanordnung) namentlich bestimmte Sachverständige. Denn nur er ist Sachverständiger i. S. des GEZS.

Dem Gericht gegenüber nicht selbständig liquidationsberechtigt ist daher sowohl der Arzt, der als ärztliche Hilfsperson (S. 166) für den gerichtlich bestellten Sachverständigen Teile der Gutachtertätigkeit übernimmt, wie auch der Arzt, der — z. B. als Röntgen- oder Laborarzt — diagnostische Hilfeleistungen für den Sachverständigen erbringt.

Richtet ein solcher ärztlicher Mitarbeiter gleichwohl die Liquidation für seine Tätigkeit — statt an den Sachverständigen — unmittelbar an das Gericht, so wird dieses i. d. R. unterstellen, daß das im Einvernehmen mit dem Sachverständigen geschieht, und entsprechend entschädigen. Gleiches gilt u. a. für Sachkostenrechnungen von Krankenhäusern und Liquidationen der Schreibkräfte.

Die Entschädigung wird nur **auf Antrag** gewährt, § 15 GEZS.

Der Anspruch verjährt in zwei Jahren, §§ 15 Abs. 4 GEZS, 196 Abs. 1 Nr. 17 BGB.

Das Gericht kann darüber hinaus den Sachverständigen auffordern, seinen Anspruch innerhalb einer bestimmten Frist (mindestens zwei Monate) zu beziffern; der Anspruch des Sachverständigen erlischt, wenn er der Aufforderung nicht fristgerecht nachkommt, sofern er vorher über diese Folge belehrt worden ist, § 15 Abs. 3 GEZS. Die Frist kann aber auf (rechtzeitig vor Ablauf gestellten) Antrag des Sachverständigen verlängert werden, und der Sachverständige kann auch Wiedereinsetzung in den vorigen Stand (S. 154) innerhalb von zwei Wochen nach Beseitigung des Hindernisses beantragen, wenn er ohne Verschulden verhindert war, die Frist einzuhalten (z. B. eigener Krankenhaus-, längerer Auslandsaufenthalt), § 15 Abs. 3 Satz 4 und 6 GEZS.

Festgesetzt wird die Entschädigung i. d. R. von dem Urkundsbeamten der Geschäftsstelle des Gerichts (dem sog. Kostenbeamten).

Sie wird durch **gerichtlichen Beschluß** festgesetzt, wenn der Vertreter der Staatskasse oder der Sachverständige die richterliche Festsetzung beantragt — etwa weil sie mit der Entscheidung durch den Urkundsbeamten nicht einverstanden sind — oder das Gericht dies für angemessen hält, § 16 Abs. 1 GEZS.

Gegen die richterliche Festsetzung ist die **Beschwerde** (S. 158) zulässig, wenn der Beschwerdewert 100,— DM übersteigt, § 16 Abs. 2 GEZS. Die Beschwerde ist an eine Frist nicht gebunden. Sie wird bei dem Gericht eingelegt, das die angefochtene Entscheidung erlassen hat; dieses kann der Beschwerde ggf. abhelfen, § 16 Abs. 2 Satz 2 bis 4 GEZS. Im übrigen entscheidet das Beschwerdegericht durch Beschluß.

Die Beschwerde an einen obersten Gerichtshof des Bundes ist nicht zulässig, § 16 Abs. 2 Satz 3 GEZS. Die jeweiligen obersten Landesgerichte (OLG, OVG, LSG usw.) entscheiden daher i. d. R. endgültig. Auch zur — manchmal wünschenswerten — Herbeiführung einer einheitlichen Rechtsanwendung in allen Bundesländern ist daher eine Beschwerde z. B. an das Bundessozialgericht nicht zulässig.

---

[8] LSG Celle SozVers 1989, 135 mwN

8.7. Aufklärungspflichten des Gutachters

Auch der als Gutachter tätig werdende Arzt ist verpflichtet, den zu Begutachtenden vor der Untersuchung über die vorgesehenen diagnostischen Maßnahmen aufzuklären.[9] Denn auch die Diagnostik im Rahmen einer Begutachtung ist ggf. ein Eingriff in die körperliche Unversehrtheit und damit Körperverletzung und unerlaubte Handlung i. S. des § 823 BGB, wenn er nicht durch Einwilligung gerechtfertigt wird (S. 60).

Um rechtswirksam einwilligen zu können, muß der Betroffene aber über Art, evtl. Schmerzhaftigkeit und mögliche andere Folgen des Eingriffs umfassend und zutreffend aufgeklärt sein.

I. d. R. wird allerdings im Falle der Begutachtung die Einwilligung zu den notwendigen diagnostischen Maßnahmen unterstellt werden können, wenn sich diese auf das bei einer solchen Untersuchung zu erwartende Maß beschränken und der Betroffene sich der Begutachtung stellt. Wird jedoch bestimmten diagnostischen Maßnahmen (z. B. Röntgenuntersuchungen, Angiographie) widersprochen, muß dies auch der Gutachter respektieren. Soweit er dadurch die an ihn gestellten Fragen nicht beantworten kann, muß er dies im Gutachten klar zum Ausdruck bringen. Der Auftraggeber (Versicherungsträger, Behörde, Gericht) wird dann zu prüfen haben, ob und ggf. welche rechtlichen Folgerungen aus der Weigerung zu ziehen sind.

Die Anforderungen an die Aufklärung durch den Gutachter steigern sich jedoch, je invasiver der vorgesehene Eingriff ist, je schmerzhafter er für den Betroffenen sein könnte, je höher das damit verbundene gesundheitliche Risiko ist und je stärker er auch sonst in das Recht auf körperliche Unversehrtheit eingreift.

Die Aufklärungspflicht des Arztes wird durch die Mitwirkungspflichten des Betroffenen nach den §§ 60ff. SGB I (S. 73) nicht aufgehoben; Aufklärungs- und Miwirkungspflicht ergänzen sich vielmehr.

Nach § 62 SGB I hat sich den erforderlichen ärztlichen Untersuchungsmaßnahmen zu unterziehen, wer Sozialleistungen beantragt oder erhält (S. 73). Nach § 65 Abs. 2 SGB I können jedoch Untersuchungen abgelehnt werden, bei denen im Einzelfall ein Schaden für Leben oder Gesundheit nicht mit hoher Wahrscheinlichkeit ausgeschlossen werden kann, die mit erheblichen Schmerzen verbunden sind oder die einen erheblichen Eingriff in die körperliche Unversehrtheit bedeuten (S. 74).

Das Ablehnungsrecht des § 65 SGB I kann aber sinnvoll nur genutzt werden, wenn der Betroffene durch eine entsprechende vorherige Aufklärung Kenntnis vom Ausmaß der möglichen Schmerzen, des sonstigen Körperschadens oder Eingriffs in seine Unversehrtheit erhält.

8.8. Haftung des Gutachters

Haftung für Verletzungen bei der Untersuchung

Der Gutachter haftet grundsätzlich nach § 823 BGB (S. 59) für eine etwaige Körperverletzung des Untersuchten infolge diagnostischer Eingriffe, wenn diese rechtswidrig und schuldhaft erfolgt sind.[10] Denn auch die Diagnostik im Rahmen einer Begutachtung ist ggf. ein Eingriff in die körperliche Unversehrtheit und damit Körperverletzung und unerlaubte Handlung i. S. des § 823 BGB.

Rechtswidrigkeit liegt einmal vor, wenn der Gutachter den Betroffenen nicht pflichtgemäß (s. oben) aufgeklärt hat oder dieser nicht eingewilligt hat, zum anderen aber auch, wenn ihm ein Kunstfehler unterläuft, er also nicht entsprechend den gesicherten Erkenntnissen, Erfahrungen und Erfordernissen der Medizin gehandelt hat.

Der Gutachter, der von einem Sozialleistungsträger nach § 21 Abs. 3 SGB X beauftragt worden ist, haftet allerdings in aller Regel nicht persönlich. Denn seine persönliche Haftung nach § 823 wird i. d. R. durch die sog. Amtshaftung des Art. 34 GG ersetzt.

Nach dieser Vorschrift trifft die Verantwortlichkeit, wenn jemand in Ausübung eines ihm anvertrauten öffentlichen Amtes die ihm einem Dritten gegenüber obliegende Amtspflicht verletzt, grundsätzlich den Staat oder die Körperschaft, in deren Dienst er steht. Nur bei Vorsatz oder grober Fahrlässigkeit bleibt der Rückgriff vorbehalten.

Dieser Haftungsausschluß wirkt aber nur zugunsten der nach § 21 Abs. 3 SGB X tätig werdenden Gutachter, nicht auch für die gerichtlichen Sachverständigen; denn der gerichtliche Sachverständige übt bei der Erstellung des Gutachtens kein öffentliches Amt, keine hoheitliche Pflicht *des Staates* aus, sondern erfüllt eine Pflicht *gegenüber* dem Staat.[11]

Haftung für fehlerhaftes Gutachten

Der Gutachter haftet nach § 823 BGB grundsätzlich auch für einen etwaigen Schaden, den er rechtswidrig und schuldhaft durch fehlerhafte Erstattung eines Gutachtens verursacht.[12]

---

[9] vgl. hierzu eingehend von Maydell SGb 1987, 392 mwN

[10] Jessnitzer (S. 292)
[11] BGH NJW 1973, 554; Jessnitzer (S. 292)
[12] Jessnitzer (S. 289); von Maydell SGb 1987, 392 mwN

Auch hier ist die persönliche Haftung über Art. 34 GG ausgeschlossen, wenn der Gutachter nach § 21 Abs. 3 SGB X für einen Sozialleistungsträger tätig wird.

Die Schadensersatzpflicht für fehlerhafte Gutachten trifft besonders den gerichtlichen Sachverständigen dann, wenn er — auch unvereidigt, vgl. § 153 StGB — vorsätzlich ein falsches Gutachten erstattet, bei fahrlässigem Handeln aber auch dann, wenn er vereidigt wird (§§ 163, 154 StGB), die Richtigkeit unter Bezugnahme auf einen früher geleisteten Eid versichert (§ 155 StGB) oder eidesstattlich versichert (§ 156 StGB). Er hat dann dem Prozeßbeteiligten den Schaden zu ersetzen, der diesem — adäquat verursacht — durch das unrichtige Gutachten entstanden ist.

Der Bundesgerichtshof hat allerdings die Haftung des Sachverständigen für eine nur fahrlässige Fehlbeurteilung dann ausgeschlossen, wenn er nicht vereidigt worden ist.[13]

Literatur

Fritze, E.: Die ärztliche Begutachtung, 3. Aufl. 1989, Steinkopf, Darmstadt

Jessnitzer, K.: Der gerichtliche Sachverständige, 9. Aufl. 1988, Heymanns, Köln

Marx, H. H.: Medizinische Begutachtung, 5. Aufl. 1987, Thieme, Stuttgart

Meyer, P., A. Höfer: Gesetz über die Entschädigung von Zeugen und Sachverständigen, 17. Aufl. 1990, Heymanns, Köln

---

[13] BGH NJW 1974, 312, 314; Jessnitzer (S. 290)

Praxis der Begutachtung

9. Befunderhebung an den Gliedmaßen

H. Hess

9.1. Meßmethode

Gemessen wird nach der **Neutral-Null-Methode**, wobei als Bezugsstellung beziehungsweise Nullstellung eine Haltung eingenommen wird, wie sie der gesunde aufrecht stehende Mensch mit hängenden Armen und nach vorne gehaltenen Daumen mit parallelen Füßen einnehmen kann. Von dieser Stellung aus wird der Bewegungsausschlag der Gelenke mit dem Winkelmesser gemessen. Der gemessene Winkel entspricht direkt dem abgelesenen Bewegungsausschlag, und zwar für alle Bewegungen, gleichgültig, ob sie in der sagittalen, der frontalen, der Transversal- oder der Rotationsebene stattfinden.

Als Meßinstrumente haben sich durchsichtige Plastikwinkelmesser mit einer Gradeinteilung von 360 Grad bestens bewährt. Diese Plastikwinkelmesser werden mittlerweise in verschiedenen Größen hergestellt. Grundsätzlich sollte aus Gründen einer möglichst genauen Messung ein Winkelmesser mit langen Schenkeln benutzt werden. Für die Umfangmessungen bevorzugen wir schmale Bandmaße aus Plastik oder stoffüberzogenem Plastik, da Stahlbänder sich wesentlich schlechter der Haut anpassen.

Die Messung muß so genau wie möglich durchgeführt werden. Da jede Einzelmessung von Natur aus mit systematischen Fehlern belastet ist, sollten die zufälligen Fehler, welche durch Präzisionsmängel der Meßinstrumente, ungenaues Anlegen sowie Ungenauigkeiten bei der Beobachtung und Ablesung entstehen, vermieden werden. Beim Ablesen des Winkelmessers ist daher möglichst genau über die Extremitätenachse zu peilen und das Zentrum des Winkelmessers, wenn möglich, mit dem Bewegungszentrum des Gelenkes zur Deckung zu bringen. Selbstverständlich ergeben sich hier bei fettleibigen Patienten schon bei der Anlegung des Meßinstrumentes Schwierigkeiten. Um den Ablesefehler möglichst gering zu halten, sollte die Ablesung auf dem Winkelmesser auf ein Grad genau erfolgen. Bei der Notierung des gemessenen Wertes kann man auf die nächste Fünferstelle auf- oder abrunden.

Zur Protokollierung werden immer drei Ziffern eingetragen. Bei Gelenken, die über die Nullstellung hinaus in beiden Richtungen zu bewegen sind (z. B. Hüftgelenk: Auswärts- und Einwärtsdrehung), wird die 0 zwischen beide Ziffern gesetzt. Man solte sich angewöhnen, die vom Körper wegführenden Bewegungen als erste zu notieren, da praktisch sämtliche Meßanleitungen und vorgedruckten Meßbögen nach dieser Anordnung aufgebaut sind.

Ist ein Gelenk — wie zum Beispiel bei Kontrakturen — von der Nullstellung aus nur in einer Richtung zu bewegen, so wird die Zahl 0 vor oder nach der Angabe der Bewegungsendstellung gesetzt. So wird zum Beispiel bei einem Hüftgelenk, das infolge einer Rotationseinschränkung keine Innenrotationsfähigkeit mehr besitzt, vielmehr nur im Sinne der Außenrotation beweglich ist, die 0 hinter die beiden Zahlen gesetzt. Bei der Innenrotationskontraktur würde die 0 vor die beiden Zahlen gesetzt. Die Null schreiben wir immer als Zahl.

Bei Anklyosen werden nach der 0 oder vor der 0 zwei gleiche Zahlen eingesetzt, um anzuzeigen, daß eine Bewegung nicht möglich ist. Das folgende Meßprotokoll soll dies erläutern:

Hüftgelenk	rechts	links
Extension/Flexion	10-0-130	0-20-90
Abduktion/Adduktion	40-0-30	30-0-20
Außenrotation/Innen- rotation	30-0-45	30-0-0

Anmerkung: Das rechte Hüftgelenk ist frei beweglich. Das linke Hüftgelenk zeigt außer dem Wegfall der physiologischen Überstreckung von 10 Grad eine weitere Beugekontraktur von 20 Grad und läßt sich nur bis 90 Grad beugen. Die Abduktion und Adduktion sind konzentrisch eingeschränkt. Die Außenrotation ist normal, jedoch kann das Gelenk nur bis zur Nullstellung zurückgedreht werden, da die Innenrotation völlig aufgehoben ist.

Kniegelenk	rechts	links
Extension/Flexion	10-0-150	0-20-20

Anmerkung: Das rechte Kniegelenk ist normal beweglich. Das linke Kniegelenk ist in einer Beugestellung von 20 Grad versteift.

Zur besseren Dokumentation nach der Neutral-Null-Methode wurden Meßbögen entwickelt, welche wesentlich die Protokollierung der Untersuchungsbefunde erleichtern (Abb. 9.**1**, 9.**2**).

9.2   Schultergürtel und obere Extremitäten

Inspektion

Zunächst ist auf die Konturen der Schultern zu achten, wobei insbesondere auch umschriebene Atrophien der Schulterblattmuskulatur oder des M. deltoideus registriert werden müssen. Frische oder ältere Subluxationen oder Luxationen im Akromioklavikulargelenk sind durch den typischen Hochstand des lateralen Klavikulaendes zu erkennen, der durch eine Gewichtsbelastung des Armes noch verstärkt werden kann. Ferner ist die Höhe und Lagebeziehung der Schulterblätter bei beidbeinigem Barfußstand zu beurteilen. Differenzen in der Schulterblatthöhe und einseitig abstehende Schulterblätter sind nicht nur bei Skoliosen nachweisbar, sondern können auch Hinweise auf eine neurogene Schädigung sein. Umfangsdifferenzen der Arme sind nur sichtbar, wenn sie mehr als 1 cm betragen — also mehr als der physiologische Unterschied beim ausgeprägten Rechts- oder Linkshänder.

Palpation

Geprüft wird zunächst die Festigkeit der Gelenke am medialen und lateralen Schlüsselbeinanteil, also am Sternoklavikular- und Akromioklavikulargelenk. Eine veraltete Luxation in einem dieser Gelenke kann eine Behinderung der Funktion des Schultergürtels verursachen. Bei der Palpation ist ferner auf die Insertionstendopathien zu achten, die sich durch Druckempfindlichkeit im Ansatzbereich der Subskapularis- und der Supraspinatussehne dokumentieren. Gerade bei Einschränkungen der Schultergelenksbeweglichkeit sind oft diese typischen Stellen druckempfindlich. Auch der Verlauf der langen Bizepssehne im

Sulcus intertubercularis ist auf Druckempfindlichkeit zu prüfen. Insertionstendopathische Schmerzpunkte finden sich vielfach noch an der seitlichen Begrenzung des Akromion zur oberen Schultergelenkskapsel hin sowie am oberen Teil der Schultergräte und am medialen Skapularand im Ansatzbereich der Levatoren.

Weiter abwärts finden sich die typischen Insertionstendopathien im Ansatzbereich des M. deltoideus, seltener am Ansatz des M. triceps im Bereich der Olekranonspitze, weitaus am häufigsten jedoch im Ursprungsbereich der Hand- und Fingerstrecker bzw. Hand- und Fingerbeuger am Epicondylus lateralis und medialis.

Schultergelenke

Funktion

Zunächst ist die Funktionsprüfung des gesamten Schultergürtels durchzuführen. Die Beweglichkeit des Schultergürtels im Sinne der Hochhebung der Schulter bzw. des Vorwärts- und Rückwärtsführens der Schulter wird vom funktionellen Gesamteindruck her beurteilt, ist jedoch nicht zu vermessen. Bei der Prüfung der Beweglichkeit der Schultergelenke geht jedoch in die Gesamtbeweglichkeit außer dem Bewegungsausmaß der Schultergelenke selbst auch die Beweglichkeit des Schultergürtels mit ein. Es sollte eine gleichzeitige Beurteilung beider Schultergelenke durchgeführt werden, da andernfalls durch ein Ausweichen mit dem Oberkörper sich möglicherweise ein Meßfehler einschleicht. Gemessen wird nach der Neutral-Null-Methode, wobei als Bezugsstellung bzw. Nullstellung diejenige Armhaltung angenommen wird, bei der die Arme seitwärts am Körper herabhängen und der Daumen nach vorne zeigt.

Abduktion/Adduktion: Aus der Nullstellung heraus werden beide Arme seitwärts geführt, wobei bis zu einer Abduktion von 90 Grad das Schulterblatt nicht mitbewegt werden sollte. Über 90 Grad hinaus muß das Schulterblatt mit der Schultergelenkspfanne gekippt werden, wobei gleichzeitig auch eine gewisse Außendrehbewegung im Schultergelenk stattfindet. Durch Fixation mit der Hand kann bis 90 Grad die Mitbewegung des Schulterblattes verhindert werden. Die Adduktion des Armes im Schultergelenk wird vor dem Körper ausgeführt, läßt sich jedoch manchmal bei sehr dickleibigen Patienten nur ungenügend messen.

Meßblatt für obere Gliedmaßen (nach der Neutral-Null-Methode)

Name

Aktenzeichen

geb.

Untersuchungstag

☐ Rechtshänder (Abb. 12b)   ☐ Linkshänder

Rechts   Links

Schultergelenke:

Arm seitw./körperw. (Abb. 1) ....

Arm rückw./vorw. (Abb. 2) ....
Arm ausw./einw. drehen (Oberarm anliegend) (Abb. 3) ....
Arm ausw./einw. (Oberarm 90° seitw. abgeh.) (Abb. 4) ....

Ellenbogengelenke:

Streck./Beugg. (Abb. 5) ....

Unterarmdrehung:

ausw./einw. (Abb. 6) ....

Handgelenke:

handrückenw./hohlhandw. (Abb. 7) ....

ellenw./speichenw. (Abb. 8) ....

Fingergelenke:
Abstände in cm:
Nagelrand
/quere Hohlhandfalte (Abb. 9) ....
Nagelrand
/verl. Handrückenebene (Abb. 10) ....

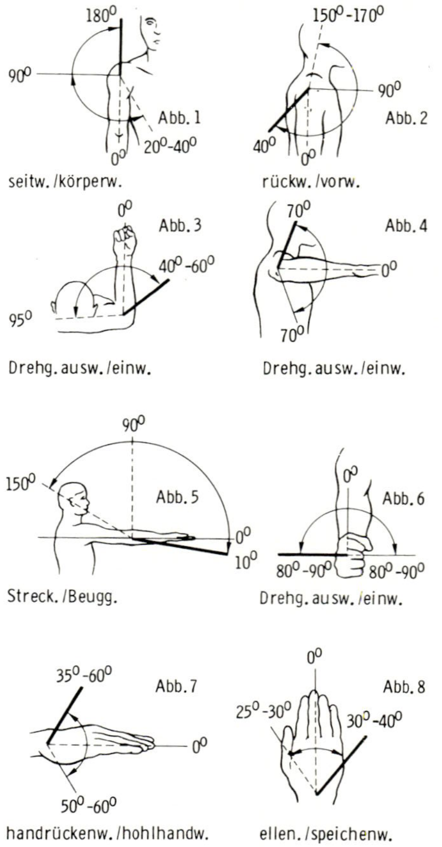

II   III   IV   V   V   IV   III   II

Abb. 1   180°   90°   0°   20°-40°

Abb. 2   150°-170°   90°   40°   rückw./vorw.

Abb. 3   40°-60°   0°   95°   Drehg.ausw./einw.   seitw./körperw.

Abb. 4   70°   0°   70°   Drehg.ausw./einw.

Abb. 5   150°   90°   0°   10°   Streck./Beugg.

Abb. 6   80°-90°   80°-90°   Drehg.ausw./einw.

Abb. 7   35°-60°   0°   50°-60°   handrückenw./hohlhandw.

Abb. 8   0°   25°-30°   30°-40°   ellen./speichenw.

Abb. 10

Abb. 12

Abb. 9

Abb. 11

	R	L
Führungshand:		
Kämmen		
Zähneputzen		
Brotschneiden		
Streichholzzünden		
Werfen		
Hämmern (nur M)		
Nähen (nur F)		
Schreiben		

Abb. 12b

Daumengelenke:

Streckung/Beugung:

Grundgelenk (Abb. 10b) ....

Endgelenk (Abb. 10c) ....

Abspreizung (Winkel zwischen 1. und 2. Mittelhandknochen)

an der Handebene (Abb. 11)   0   0

Rechtwinklig zur Handebene (Abb. 12)   0   0

Ankreuzen, welche Langfinger-kuppen mit der Daumenspitze erreicht werden können ....

II	III	IV	V	II	III	IV	V

Handspanne:

Größter Abstand in cm zwischen Daumen- und Kleinfingerkuppe ....

Umfangmaße in cm:

(Hängender Arm)

15 cm ob. äußerem Oberarm-Knorren ....

Ellenbogengelenk ....

10 cm unt. äußerem Oberarm-Knorren ....

Handgelenk ....

Mittelhand (ohne Daumen) ....

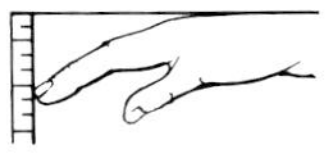

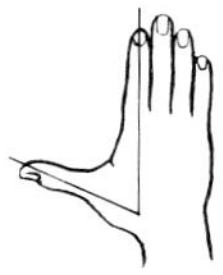

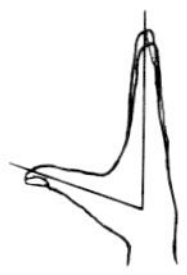

Armlänge in cm:

Schulterhöhe/Speichenende ....

Stumpflängen in cm:

Schulterhöhe/Stumpfende ....

Äuß. Oberarmknorren/Stumpfende ....

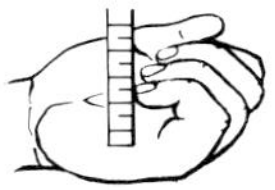

(Fortsetzung)

Meßblatt für obere Gliedmaßen (nach der Neutral-Null-Methode)

Rechts　　　　　　　　　　Links

II. Finger:

Grundgelenk ....

Mittelgelenk ....

Endgelenk ....

III. Finger:

Grundgelenk ....

Mittelgelenk ....

Endgelenk ....

IV. Finger:

Grundgelenk ....

Mittelgelenk ....

Endgelenk ....

V. Finger:

Grundgelenk ....

Mittelgelenk ....

Endgelenk ....

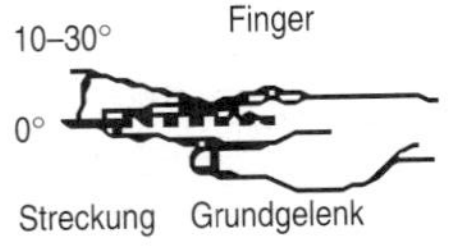

10–30° Finger

0°

Streckung   Grundgelenk

Abb. 13a

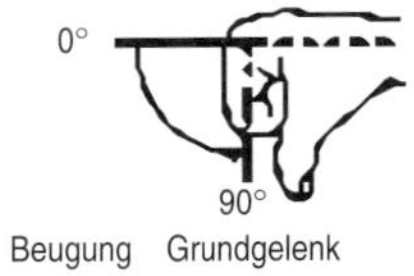

0°

90°

Beugung   Grundgelenk

Abb. 13b

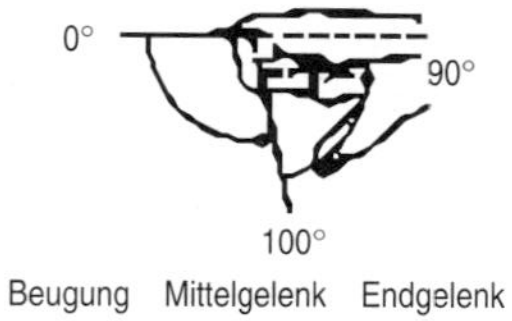

90°

0°

100°

Beugung   Mittelgelenk   Endgelenk

Abb. 13c

Abb. 9.**1**   Meßblatt für obere Gliedmaßen (nach der Neutral-Null-Methode)

Elevation nach vorwärts/rückwärts: Die Elevation nach vorne erfolgt wiederum aus der Nullstellung heraus, wobei über 90 Grad hinaus das Schulterblatt mitbewegt wird. Die Elevation nach rückwärts wird ebenfalls aus der Nullstellung heraus ausgeführt und gemessen.

Die Horizontalbewegung der Schultergelenke (bei seitwärts abgespreizten Armen um 90 Grad) nach vorwärts und rückwärts kann zwar zur weiteren Vervollkommnung der Elevation geprüft werden, ist jedoch als besonderer Bewegungsausschlag im Meßblatt nicht vorgesehen.

Außenrotation/Innenrotation: Als Standardverfahren sollte zur Messung der Oberarm anliegen und der Ellbogen rechtwinklig gebeugt sein. Dabei wird der Unterarm als Zeiger benutzt und über ihn mit dem Winkelmesser der Bewegungsausschlag angepeilt.

Bei dieser Messung mit hängendem Oberarm ist die Außenrotation deutlich verringert gegenüber dem zweiten Meßverfahren, bei dem der Oberarm um 90 Grad seitwärts abduziert und der Ellbogen rechtwinkelig gebeugt wird. Es empfiehlt sich dabei, zur besseren Führung mit der anderen Hand den Schultergürtel etwas zu fixieren. Bei 90 Grad abgespreiztem Arm sind die Bewegungsausmaße im allgemeinen etwas größer als bei anliegendem Arm, was insbesondere bei der Prüfung der Außenrotation auffällt. Gerade bei den bewegungseingeschränkten Schultergelenken ist es vorteilhaft, die Rotation in beiden Stellungen zu messen. Auf dem Meßbogen sind hierfür auch zwei Rubriken vorgesehen. Beim „Supraspinatussyndrom", der degenerativen Ruptur der Rotatorenmanschette und der Tendenitis calcarea besteht häufig ein sog. schmerzhafter Bogen (painful arc). Dieser ist charakterisiert durch einen schmerzhaften Bewegungsabschnitt zwischen 50/60 und 100/120 Grad bei aktiver und passiver Seitwärtshebung des Armes. Er wird hervorgerufen durch eine Kompression von Weichteilen (z. B. Supraspinatussehne, Bursa subdeltoidea und subacromialis) zwischen Oberarmkopf und Schulterhöhe. Abduktion gegen Widerstand verstärkt meist den Schmerz. Durch starke Außenrotation vor Beginn der Abduktion kann der Schmerz regelrecht „umgangen" werden, da jetzt das Tuberculum majus nach hinten ausweichen kann. Ein wichtiger Test für einen kompletten Riß der Supraspinatussehne ist das „drop-arm-sign". Der Patient kann den auf

90 Grad abduzierten Arm nicht halten, er fällt ihm herunter.

Kombinationsbewegungen: Klinisch wichtige Anhaltspunkte für Gesamtbeweglichkeit und Funktion bieten der Schürzengriff (Innenrotation mit Abduktion von etwa 30 Grad) und der Nackengriff (Außenrotation mit Abduktion von etwa 100 Grad). Die Bestimmung des Abstandes zwischen 7. Halswirbeldornfortsatz und Daumenkuppe erlaubt eine exakte Befunddokumentation.

Ellbogengelenke

Zunächst ist die Armachse in Streckstellung und bei Supination des Unterarmes zu beurteilen. Achsenabweichungen von maximal bis 10 Grad im Valgussinne können bei Männern noch als physiologisch angesehen werden. Bei Frauen geht die Valgusstellung oft über 10 Grad hinaus. In der Streckstellung des Ellbogengelenkes wird auch eine Prüfung des Bandapparates durchgeführt, wobei insbesondere eine Aufklappbarkeit im Valgussinne Ursache einer erheblichen Instabilität und Funktionsminderung sein kann. Durch Tastbefund werden Myotendopathien z. B. die radiale und ulnare Epicondylopathie festgestellt. Davon zu differenzieren sind die Nervenkompressionssyndrome des Nervus radialis (Supinator-Syndrom) des Nervus ulnaris (Rinnen-Syndrom) sowie des Nervus medianus (Pronator-teres-Syndrom). Gegebenenfalls ist Verifizierung durch EMG erforderlich.

Funktion

Die **Prüfung der Beweglichkeit** des Ellbogengelenks geht von der Nullstellung, also der Streckung aus. Eine Überstreckbarkeit von zu 15 Grad bei Frauen, bis zu 10 Grad bei Männern ist gelegentlich zu beobachten.

Flexion und Extension im Ellbogengelenk werden in typischer Weise am hängenden Arm geprüft. Die beste Gebrauchsstellung ist bei 90 Grad Flexionsstellung gegeben.

Pro- und Supination des Unterarmes werden bei hängendem Oberarm und 90 Grad gebeugtem Unterarm geprüft. Das Handgelenk muß dabei gestreckt bleiben. Der Daumen dient als Zeiger für den Bewegungsausschlag. Die Pronation ist für den täglichen Gebrauch wichtiger als die Supination!

Handgelenk

Die **Inspektion** läßt Fehlstellungen, z. B. nach Frakturen erkennen sowie Handgelenksganglien, die meist dorsal liegen. Die **Palpation** deckt eine Styloiditis ulnae oder radii auf sowie eine Tendovaginitis stenosans de Quervain. Letztere wird oft nicht diagnostiziert. Es handelt sich dabei um eine Stenose der Sehnenscheide um die Sehnen des M. abductor pollicis longus und M. extensor pollicis brevis. Hingegen ist bei der Styloiditis radii zwei Querfinger distal davon der Processus styloides radii als Insertion der Brachioradialissehne druckschmerzhaft.

Funktion

Das gestreckte Handgelenk gilt wiederum als Nullstellung. Von dieser Stellung aus werden die Dorsalextension und Volarflexion sowie die ulnare und radiale Abduktion gemessen. Üblicherweise und nach Übereinkunft erfolgt diese Messung in Pronationsstellung des Unterarmes, da in Supinationsstellung etwas andere Werte, insbesondere bezüglich der Ulnarabweichung, gefunden werden können.

Hand und Finger

Die **Inspektion** erfaßt Form, spontane Haltung der Hand, Hautfarbe, Beschwielung, Hautfeuchte und Zustand der Nägel.

Unphysiologische Stellungen von Daumen und Langfinger oder einzelnen Fingergelenken lassen häufig schon Rückschlüsse auf Sehnenverletzungen zu, die durch die Funktionsprüfung nachher abgeklärt werden können.

Die **Funktionsprüfung** der tiefen Beugesehne wird bei fixierten Mittelgelenken durch aktive Beugung der Endgelenke durchgeführt; die der oberflächlichen Beugesehnen III bis V durch Fixierung der benachbarten Finger in Streckstellung. Hierdurch wird die Funktion der tiefen Beugesehne aufgehoben, nur das Endgelenk ist locker. Nach Durchtrennung der oberflächlichen Beugesehne ist das Endgelenk durch den Zug der tiefen Sehne gebeugt. Beim Finger II wird durch festen Spitzgriff (Daumen/Zeigefingerkuppe) die Funktion geprüft.

Wichtig ist die Abgrenzung einer Beugesehnenverletzung von einem motorischen Funktionsausfall, z. B. durch Kontrakturen und Verwachsungen. Bei letzteren ändert sich die Bewegungseinschränkung je nach Stellung der Nachbargelenke. Arthrogen bedingte Bewegungseinschränkungen hingegen sind durch Stellungsänderungen vom Nachbargelenk nicht zu beeinflussen. Zusätzlich sind hier der aktive und passive Bewegungsumfang immer gleich groß.

Von den **Strecksehnenverletzungen** sind außer dem traumatisch bedingten Abriß am Endglied (Volleyballfinger) die Knopflochdeformität und die Schwanenhalsdeformität anzuführen. Bei der **Knopflochdeformität** des Mittelgelenkes kommt es durch Überdehnung oder nach Zerreißung des tractus intermedius (meist bei Rheumatikern, aber auch traumatisch z. B. durch Schnittverletzungen) zu einem Abgleiten der seitlichen Sehnenzügel nach palmar und dadurch zu einer Beugekontraktur des Mittelgelenkes sowie einer Überstreckung des Endgelenkes.

Am **Daumen** kommt es durch Zerreißung der Kapsel des Daumengrundgelenkes und der Sehne des Musculus extensor pollicis brevis zu einer ähnlichen Deformität. Hierbei führt dann die erhaltene Sehne des M. extensor pollicis longus zu einer Beugekontraktur des Grundgelenkes und einer Überstreckung des Endgelenkes (Ninety-to-ninety-Deformität).

Die **Schwanenhalsdeformität** entsteht umgekehrt durch Verkürzung des Strecksehnenmittelzügels und Verlagerung der Seitenzügel nach dorsal über die Gelenkachse. Hierdurch werden das Mittelgelenk überstreckt, Grund- und Endgelenk aber gebeugt. Die Ruptur des Flexor digitorum superficialis erzeugt ein ähnliches Bild.

Die **Stabilität** muß immer im Seitenvergleich geprüft werden. Außer der bekannten Instabilität des Daumengrundgelenkes durch Verletzungen des ulnaren Kollateralbandes (Skidaumen) gibt es auch Instabilitäten der Langfingergelenke nach Kollateralbandzerreißungen sowie pathologische Überstreckungen nach Verletzungen der palmaren Kapselplatte.

Folgende Fingergelenkbezeichnungen sind durch Abkürzungen international festgelegt:

DIP = distales Interphalangealgelenk (auch Fingerendgelenk),

PIP = proximales Interphalangealgelenk (Fingermittelgelenk),

MP = Metakarpophalangealgelenk (Fingergrundgelenk),

CM = Karpometakarpalgelenk (Daumensattelgelenk).

Bei der Prüfung der **Beweglichkeit** müssen zumindest von den betroffenen Fingern die aktiven und passiven Bewegungsumfänge mit Seitenvergleich festgehalten werden (s. Meßbogen).

Der Spitzgriff sollte nicht nur mit Daumen und Zeigefinger, sondern auch mit dem übrigen Langfingern geprüft werden.

Beim vollständigen **Faustschluß** sollen die Fingerendglieder „eingeschlagen" und die Fingerkuppen versteckt sein. Beim mangelnden Faustschluß durch Funktionsbehinderung einzelner oder aller Langfinger ist der Abstand vom Nagelende zur Hohlhandfalte in Millimetern zu messen und — aufgerundet auf den nächsten oberen oder nächst unteren Halb-Zentimeterwert — im Meßprotokoll zu protokollieren.

Zusätzlich sollten für das tägliche Leben wichtige Verrichtungen, wie Kämmen, Zähneputzen, Brotschneiden mit dem Messer, Streichholzanzünden, Schreiben, Umfassen eines Besen — oder Hammerstiels, Führen einer Nadel oder ähnliches geprüft werden.

9.3. Untere Extremitäten

Inspektion

Zu prüfen ist zunächst das Gangbild mit Schuhen und barfuß, wobei zusätzlich zum normalen Gehen noch Hackengang und Zehenspitzengang zu beobachten sind. Im Stehen wird die Horizontalachse des Beckens von hinten und vorne (Linie der vorderen Spinae) geprüft, wobei Beinlängendifferenzen durch definierten Brettchenausgleich zu equilibrieren sind. Zusätzlich wird die Beinlänge mit dem Maßband nachgemessen. Im Zweifelsfalle ergänzt eine Beckenübersichtsaufnahme im Stehen mit exakt durchgedrückten Kniegelenken die klinische Messung.

Der einbeinige Stand vermittelt zunächst einen groben Eindruck von der Kraft der Hüftabduktionsmuskulatur und ist insbesondere nach Traumen im Hüftbereich bzw. nach Operationen zu prüfen. Zu beachten sind auch „virtuelle" Beinverkürzungen durch Gelenkkontrakturen.

Die muskuläre Kontur der Ober. bzw. Unterschenkel ergibt wichtige Hinweise auf bestehende Funktionsstörungen der angrenzenden Gelenke. Es ist zu beachten, daß durch Muskelatrophien

Gelenkverdickungen oder sogar Achsfehlstellungen vorgetäuscht werden können. Im Zweifelsfalle ist deshalb die klinische Messung einer Valgus- oder Varusfehlstellung durch Innenknöchel- bzw. Femurkondylenabstand vorzunehmen oder die Achse durch eine lange Röntgenaufnahme genau zu vermessen.

Torsionsfehler am Oberschenkel (z. B. nach Nagelungen) dokumentieren sich durch Veränderungen der Hüftgelenksrotation. Torsionsfehler am Unterschenkel werden am besten im Sitzen mit gebeugtem Kniegelenk (z. B. an der Kante der Untersuchungsliege) in Neutralstellung der oberen Sprunggelenke gemessen. Gröbere Torsionsfehler führen nicht nur zu Störungen des Gangbildes, sondern auch zu Fehlbelastungen des Kniegelenkes.

Fersenstellung und Fußform, insbesondere Zustand des Fußlängs- und Fußquergewölbes sind ebenfalls Gegenstand der Inspektion bei beidbeinigem Barfußstand. Zu notieren sind ferner Zustand der Haut (einschließlich Narben, Pigmentierung, Ulzera und sonstigen Auffälligkeiten), des Fettgewebes sowie der oberflächlichen sichtbaren Venen.

Palpation

Geprüft wird zunächst der Zustand der Muskulatur und der Weichteile insbesondere in Gelenknähe. Weichteilverdickung des Kniegelenks und des oberen Sprunggelenks müssen nicht immer auf einen Erguß hinweisen, sondern sind gelegentlich nur Ausdruck einer Schwellung der Gelenkkapseln bzw. der unmittelbar daran angrenzenden Weichteile. Von derartigen Schwellungen ist am Kniegelenk nach Verletzungen und Operationen insbesondere der Hoffasche Fettkörper für lange Zeit betroffen, ohne daß noch ein wesentlicher Erguß im Kniegelenk vorhanden ist. Das gleiche gilt für die Weichteile des oberen Kniegelenkrezessus.

Insertionstendopathien mit entsprechender Druckempfindlichkeit finden sich insbesondere an der oberen und seitlichen Begrenzung des Trochanter major, am Adduktorenansatz, am oberen und unteren Patellapol, an der Tuberositas tibiae, an der Tibiakante und am Ansatz der Mm. tibialis posterior und anterior. Ligamentopathien äußern sich oft an den Bandursprüngen bzw. Bandansätzen, so z. B. am Skipunkt (im

Meßblatt für untere Gliedmaßen (nach der Neutral-Null-Methode)

NAME:

geb.:   Untersuchungstag:

Aktenzeichen: Standbein: Rechts/Links

Abb. 1a

Abb. 1b
Streck./Beugg.

0^0 12^0

130^0

Abb. 2
30^0–45^0 90^0 20^0–30^0

Abspreiz./Anführen

Abb.4
30^0–40^0 0^0 40^0–50^0
Abspreiz./Anführen

Abb. 3
30^0–45^0 40^0–50^0
Drehg. ausw./einw.

Abb. 5
15^0–10^0 0^0 120^0–150^0
Streck./Beugg.

Abb. 6
20^0–30^0 0^0 40^0–50^0
Heben/Senken

Rechts   Links

Hüftgelenke:

Streck./Beugg. (Abb. 1 a u. 1 b) ....

Abspreiz./Anführen (Abb. 2) ....
Drehg. ausw./einw. (Hüftgel. 90°
gebeugt) (Abb. 3) ....
Drehg. ausw./einw. (Hüftgel. gestreckt)
(Abb. 4) ....

Kniegelenke:

Streck./Beugg. (Abb. 5) ....

Obere Sprunggelenke:

Heben/Senken d. Fußes (Abb. 6) ....

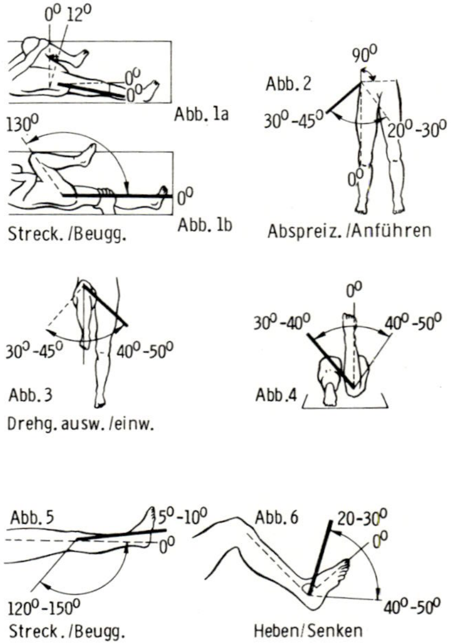

Abb. 7a   Abb. 7b

Gesamtbeweglichkeit

16° 0°   34° 0°

Abb. 8a   Abb. 8b

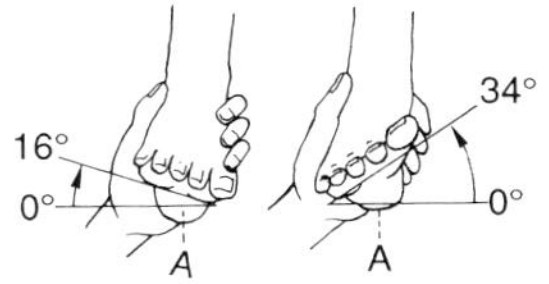

Teilbewegl. vord. Kammer

Untere Sprunggelenke:

Ges.-Beweglichk. (Fußaußenr. heb./senk.) (Abb. 7a/7b) ....

Teilbeweglichk. d. vord. Kamm. b. fix. Ferse (Abb. 8a/8b) ....

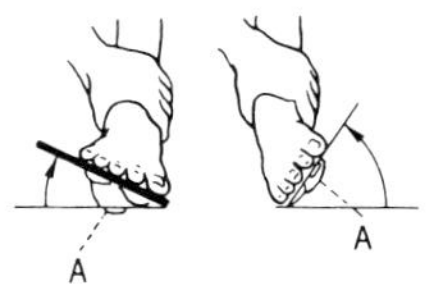

Teilbeweglichk. d. hint. Kammer bei fix. Vorfuß ....

Zehengelenke: ....
(in Bruchteilen der normalen Beweglichkeit)

Umfangmaße in cm:

20 cm ob. inn. Knie-Gelenkspalt ....

10 cm ob. inn. Knie-Gelenkspalt ....

Kniescheibenmitte ....

15 cm unterh. inn. Gelenkspalt ....

Unterschenkel, kleinster Umfang ....

Knöchel ....

Rist über Kahnbein ....

Vorfußballen ....

Beinlänge in cm:

Vord. oberer Darmbeinstachel – Außenknöchelsp. ....

Stumpflänge in cm:

Sitzbein – Stumpfende ....

Inn. Knie-Gelenkspalt – Stumpfende ......

Abb. **9.2**   Meßblatt für untere Gliedmaßen (nach der Neutral-Null-Methode)

Ursprungsbereich des Innenbandes), am Pes anserinus sowie im Bereich der Innen- und Außenbänder des oberen Sprunggelenks.

Eine weitere häufige Insertionstendopathie findet sich am Ansatz der Achillessehne und am vordersten medialen Fersenbeinrand. Das Gleitlager der Achillessehne ist als Ausdruck chronischer Entzündungszustände oft mit der Sehne verbacken. Die Sehne selbst weist dann vielfach knotige Verdickungen oder narbige Einziehungen auf, die druckempfindlich sind.

Funktion

Bezüglich der Messung gilt genau das gleiche wie schon unter 9.1. gesagt. Es kommt ausschließlich die Funktionsprüfung nach der Neutral-Null-Methode in Frage.

Hüftgelenke

Es müssen immer beide Seiten gemessen und verglichen werden. Die Lordose der Lendenwirbelsäule darf während der Messung nicht zu stark ausgeprägt werden. Sie entspricht normalerweise einer Beckenneigung von 12 Grad, wie durch den Thomasschen Handgriff überprüft werden kann. Bezugspunkte sind der Beckenkamm, die Spina iliaca und am Oberschenkel der Trochanter major sowie der laterale und mediale Femurkondylus.

Flexion/Extension: Die Prüfung kann in Rückenlage auf einer möglichst harten Unterlage oder auch in Seitenlage erfolgen. Bei der Prüfung in Rückenlage wird das Ausmaß der Lordose festgestellt und bei einer evtl. Flexionskontraktur das entsprechende Knie so weit angehoben und unterlegt, daß die Lordose einer Beckenkippung von ca. 12 Grad nach vorne entspricht. Von dieser Stellung aus wird dann die Flexion des Hüftgelenks gemessen. Die Beugefähigkeit ist erreicht, wenn das Becken mit der Beugebewegung mitgeht (Prüfung durch Fixierung des Beckens mit der Hand). Diese Methode ist zwar etwas umständlich, erlaubt jedoch eine relativ genaue Prüfung der Bewegungsausmaße.

Die Extension wird praktisch in gleicher Form geprüft. Nach Beugung des gegenseitigen Hüftgelenks bis zur Normalstellung des Beckens ist eine Extension bis zur Neutral-Null-Stellung dann möglich, wenn der Oberschenkel flach auf die Unterlage aufgelegt werden kann.

Bei der Prüfung in Seitenlage liegt der Patient auf der Gegenseite; das zu messende Hüftgelenk ist gestreckt. Die Lage des Beckens wird durch eine Hand kontrolliert und fixiert. Die andere Hand führt das Knie in Flexion- bzw. Extensionsstellung, bis das Becken mitgeht. Bewegungsgesunde Hüftgelenke lassen sich um etwa 10 – 12 Grad überstrecken. Die Beugefähigkeit ist bei gebeugtem Knie zu messen. Die Extension kann nur bei gestrecktem Kniegelenk voll erreicht werden.

Abduktion/Adduktion: Sie wird vorzugsweise in Streckstellung gemessen. Es gibt allerdings auch Untersucher, die zusätzlich eine Untersuchung bei 90 Grad Hüftbeugung für notwendig halten. Die beiden vorderen oberen Darmbeinstachel gelten als Bezugspunkte, deren Verbindungsgerade mit der Linie zwischen den Spinae und den lateralen Femurkondylen einen rechten Winkel bei der Neutral-Null-Stellung bildet. Es ist im Protokoll zu vermerken, wenn bei stärkerer Einschränkung der Beweglichkeit die Abduktion in Beugestellung gemessen werden muß. Bei Säuglingen ist die Abduktion grundsätzlich nur bei einer Beugestellung in den Hüftgelenken möglich.

Außen-/Innenrotation: Die Standardmessung erfolgt üblicherweise in einer Beugestellung von 90 Grad. Hierbei wird in Rückenlage gemessen. Hüft. und Kniegelenk sind rechtwinklig gebeugt. Ist zusätzlich eine Messung in Streckstellung erwünscht, so wird diese Messung in Bauchlage durchgeführt, wobei das Knie rechtwinklig angebeugt wird. Da gerade am Hüftgelenk die Rotationsausschläge in verschiedenen Beugestellungen verschieden groß sind, muß die Beugestellung im Protokoll vermerkt werden.

Kniegelenk

Bandfestigkeit. Die früher übliche Prüfung des medialen Seitenbandes in Streckstellung und des vorderen Kreuzbandes in 90 Grad Beugestellung entspricht nicht mehr den heutigen Erkenntnissen der Kniegelenksmechanik. Nach den grundlegenden Arbeiten, insbesondere von Nicholas mit Einteilung in einen medialen, lateralen, vorderen und hinteren Komplex spricht man heute von vier Komplexinstabilitäten:

1. anteromediale Rotationsinstabilität (häufigste Instabilität) nach Verletzung von vorderem Kreuzband, medialem Seitenband mit

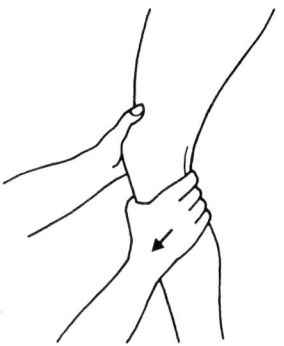

Abb. 9.**3**   Prüfung des Lachmann-Zeichens

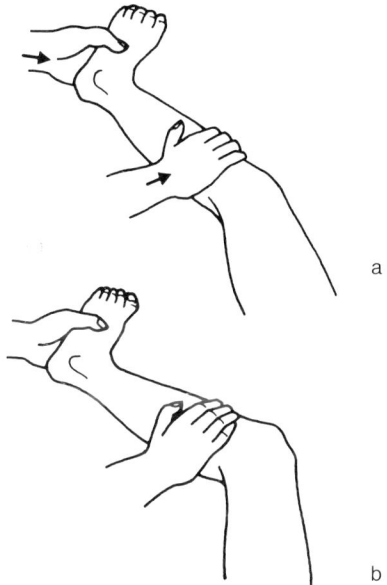

a

b

Abb. 9.**4**a u. b   Prüfung des Pivot-shift-Zeichens nach Macintosh

dorsomedialer Kapselschale und evtl. medialem Meniskus,

2. anterolaterale Rotationsinstabilität nach Verletzung von lateralem Seitenband, vorderem Kreuzband und Arkuatumkomplex,

3. posterolaterale · Rotationsinstabilität (meist nach direkten Traumen von vorn) nach Verletzung von Arkuatumkomplex und hinterem Kreuzband,

4. posteromediale Rotationsinstabilität (sehr selten), nach Verletzung von medialem Seiten-

band, hinterem Kreuzband und dorsomedialer Kapsel.

Massive Gewalteinwirkung führen oft zu noch ausgedehnteren Verletzungsmustern mit Kombination mehrerer dieser hier angeführten Gruppen.

Klinische Prüfung

Das Auslösen der „vorderen Schublade" in 90-Grad-Beugestellung wird leider immer noch als geeignete Stabilitätsprüfung für das vordere Kreuzband angesehen — sie ist es jedoch nicht! Gerade die so häufigen isolierten vorderen Kreuzbandrisse sind mit diesem Zeichen nicht festzustellen. Nur wenn bei gröberen Instabilitäten auch das Semimembranosuseck mitverletzt ist, wird die vordere Schublade in 90 Grad positiv.

Der wichtigste Test für dieses wichtigste Band und die vorderen Rotationsinstabilitäten ist der **„Lachmann-Test"**. Er wird in etwa 20 – 30-Grad-Flexion ausgelöst, indem eine Hand des Untersuchers den Oberschenkel knapp oberhalb des Kniegelenks fixiert und die andere Hand den Tibiakopf umfaßt und nach vorne zieht. (Abb. 9.**3**). Ein intaktes vorderes Kreuzband schlägt dabei hart, fast „knallend" an. Bei partiellen oder totalen Rupturen läßt sich jedoch der Tibiakopf weich, federnd und ohne Anschlag nach vorne durchziehen.

Die **Objektivierung** eines vom Patienten angegebenen Instabilitätsgefühls kann durch mehrere Prüfungen erfolgen, so durch den Lemaire-Test, den Pivot-shift-Test nach Macintosh, den Jerk-Test nach Hughston, den Slocum-Test, den Martens-Test und noch mehreren anderen. Man sollte immer versuchen, sich mit einem bis zwei dieser Tests genügend Erfahrung zu verschaffen. Der Versuch mit möglichst vielen Methoden zu untersuchen, führt nicht zu besseren Erkenntnissen, sondern nur zu mehr Verwirrung. Mit einiger Kenntnis läßt sich z. B. der Pivotshift-Test recht gut demonstrieren, indem das im Kniegelenk gestreckte Bein mit einer Hand unter der Ferse fixiert, innenrotiert und dabei mit dieser Hand durch axialen Druck nach oben im Kniegelenk langsam gebeugt wird. Die andere Hand drückt in Höhe des Tibiakopfes nach innen und führt sozusagen das Knie. Bei positivem Zeichen schnappt der zunächst nach vorn subluxierte Tibiakopf ab etwa 30 – 40-Grad-Flexion nach dorsal in seine Normalstellung (Wirkung des Tractus iliotibialis). (Abb. 9-4a u. b).

Der Jerk-Test ist praktisch ein umgekehrter Pivot-shift-Test und wird bei etwa 70 – 80 Grad Beugung begonnen. Bei Überführung in Strekkung subluxiert dann der Tibiakopf bei etwa 30 Grad nach vorne.

Wichtig für die Auslösung dieser Tests ist eine gute Führung des zu untersuchenden Patienten mit weitgehender muskulärer Entspannung.

Die Prüfung des medialen und lateralen Bänderhalts tritt gegenüber den Zeichen der Rotationsinstabilität in den Hintergrund.

Die **hinteren Rotationsinstabilitäten** sind sehr schwer zu objektivieren. Eine „chronische hintere Schublade" mit spontaner dorsaler Subluxation des Tibiakopfes in 90 Grad Beugung ist zwar oft zu sehen, jedoch läßt sich hieraus noch nicht der Schluß auf eine sichere dorsale Instabilität ziehen. Zunächst ist die hintere Schublade bei 90 Grad Flexion in Mittelstellung sowie Außen- und Innenrotation des Unterschenkels zu prüfen. Anschließend ist dieselbe Prüfung in 60 Grad Flexion zu wiederholen. Bei groben dorsalen Instabilitäten, wie sie oft nach Verkehrsunfällen zu sehen sind, spürt man dabei keinen dorsalen Anschlag. Hierbei kann auch manchmal der „reversed-Pivot-shift-Test" nach Jakob gelingen, bei welchem das Knie zunächst in Beugung und der Unterschenkel in Außenrotation gehalten werden. Unter Valgusstreß wie beim Pivot-shift-Test geht man dann langsam in die extensionsnahe Stellung über. Schwierig wird die Objektivierung allemal, wenn Komplexinstabilitäten in mehreren Ebenen vorliegen, und vielleicht auch noch das vordere Kreuzband zusätzlich insuffizient ist.

Diese manuelle Untersuchung **ist grundsätzlich die wichtigste Funktionsprüfung** und ausschlaggebend für die Beurteilung des Gelenkzustandes. Die **radiologische Diagnostik**, auch mit Hilfe apparativer Verfahren, ist zwar als zusätzliche Maßnahme von Bedeutung, kann jedoch die gute manuelle Untersuchung nicht ersetzen. Es kommt hinzu, daß leider der Informationsgehalt vieler sog. gehaltener Röntgenaufnahmen „gleich Null" ist, weil sie nur im a.-p. Strahlengang und ohne definierten Flexionsgrad gemacht wurden. Standardisierte, reproduzierbare, gehaltene Aufnahmen sind nur durch technisch sehr aufwendige Halteapparaturen (z. B. nach Scheuba,

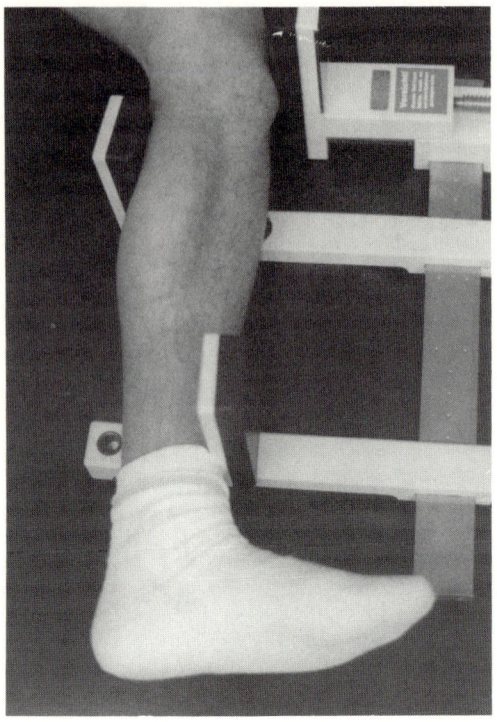

Abb. 9.**5** Lagerung im Halteapparat zur Prüfung der vorderen Knieinstabilität

Rippstein, Stedtfeld u. ä.) zu realisieren. (Abb. 9.**5**).

Der Trend der standardisierten Stabilitätsuntersuchung geht ohnehin in Richtung „nicht-radiologische" Meßapparate mit Computerauswertung der Instabilitätszeichen.

Der Untersucher darf jedoch nie den Fehler machen, die „quasistatischen" Zeichen bei der Bandprüfung gleichzusetzen mit entsprechenden Ausfällen unter Alltags- oder Sportbelastung. Nicht selten nämlich finden wir relativ wenig objektive Instabilitätszeichen, während über ein „Wegknicken" geklagt wird, und umgekehrt kann das Kniegelenk bei eindeutiger klinischer Insuffizienz subjektiv als stabil empfunden werden. Dieses „giving way" kann jedoch auch andere Ursachen, z. B. eine Chondropathia patellae haben.

Funktion

Kniegelenke können individuell überstreckbar sein, aber auch ein seitengleiches Streckdefizit aufweisen. Gemessen werden üblicherweise Streckung und Beugung, nicht jedoch die Rotation des Unterschenkels.

Oberes Sprunggelenk

Bandfestigkeit: Die laterale Sprunggelenksbandzerreißung ist die häufigste Bandverletzung beim Menschen. Bei der klinischen Untersuchung kann man oft schon bei Supination des Fußes mit dem Daumen der anderen Hand das „Aufgehen" des lateralen Gelenkspalts mit Vorschub der Taluskante fühlen. Bei ausgeprägter lateraler Instabilität ist auch immer eine vermehrte Supination des Gesamtfußes vorhanden. Objektiviert werden kann die Instabilität durch gehaltene a.-p. und Seitaufnahme in den entsprechenden Halteapparaten, wobei jedoch im Zweifelsfall immer der Seitenvergleich durchzuführen ist. Nicht selten stellt sich eine posttraumatische Instabilität bei näherer Prüfung als individuelle seitengleiche Bandlaxität heraus. (Abb. 9.**6**).

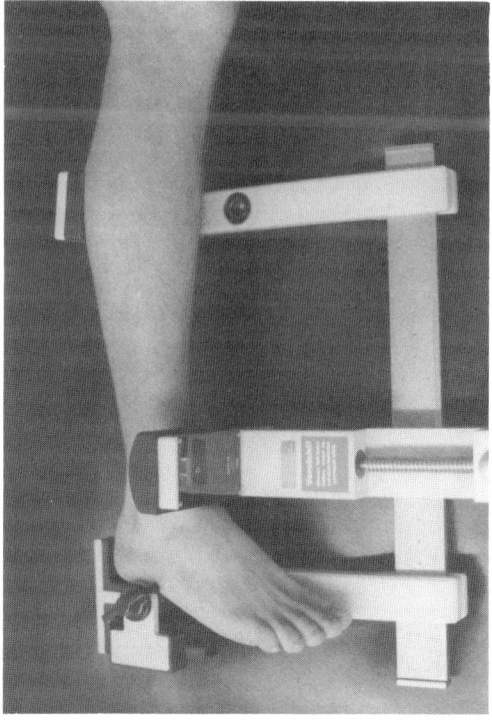

Abb. 9.**6** Lagerung im Halteapparat zur Prüfung der vorderen Talusschublade

Es ist ferner wichtig zu wissen, daß es auch posttraumatische **Instabilitäten der unteren Sprunggelenke** gibt, bei denen natürlich die Halteaufnahme des oberen Sprunggelenkes falsche negative Befunde ergeben muß.

Funktion

In der Nullstellung steht der Unterschenkel gegenüber dem Fuß rechtwinklig wie beim aufrechten Stand. Bezugspunkte sind die beiden Malleolen, die vordere Tibiakante sowie der laterale Fußrand. In der Plantarflexion sind eine geringe Seitenverschiebung und Rotation möglich. In der Dorsalextensionsstellung ist der Talus jedoch vollständig in der Malleolengabel fixiert. Es wird üblicherweise bei gebeugtem Kniegelenk gemessen, da dann die Fußmuskulatur besser entspannt ist.

Plantarflexion/Dorsalextension: Debrunner (1973) gibt eine sehr zweckmäßige Messung an, wobei der Fuß flach auf den Boden gesetzt wird und der Unterschenkel maximal nach vorne bzw. nach hinten gebeugt wird. An der Achse des Unterschenkels kann der Bewegungsausschlag gemessen werden. Typischerweise werden jedoch die Bewegungen im oberen Sprunggelenk durch eine Peilung über den lateralen Fußrand gemessen.

Untere Sprunggelenke

Die Bewegungen im unteren Sprunggelenk, im Chopart- und Lisfranc-Gelenk sind praktisch immer miteinander kombiniert. Es empfiehlt sich aber, die Bewegungen im unteren Sprunggelenk und die Bewegungen im Chopart- sowie Lisfranc-Gelenk auch isoliert zu betrachten und zumindest für den persönlichen Eindruck die Bewegungen des Mittelfußes von denen des Vorfußes und des Rückfußes abzugrenzen. Es ist bei einiger Übung durchaus möglich, das Quergewölbe des Fußes als Bezugsachse zu benutzen und die Bewegungsausschläge in Graden zu messen. Üblicherweise genügt jedoch für die Routinefunktionsprüfung die Angabe der Beweglichkeit in Bruchteilen der Norm. Es empfiehlt sich dabei, sowohl das gesamte Bewegungsausmaß (Eversion/Inversion) als auch die Teilbeweglichkeit der sog. vorderen Kammer des Fußes durch Fixation des Rückfußes und der hinteren Kammer durch Fixation des übrigen Fußes zu prüfen.

Zehengelenke

Die Großzehengelenke können im Bedarfsfall nach der Neutral-Null-Methode exakt vermessen werden, während dies bei den Zehen II–V normalerweise nicht üblich ist. In besonderen Fällen kann allerdings auch hier nach der Neutral-Null-Methode vorgegangen werden.

Umfangs- und Längenmessungen

Umfangsmessungen der Beine werden im Liegen durchgeführt. Die gefundenen Meßwerte sind aufgerundet auf die nächste Fünfmillimeterstelle im Meßblatt einzutragen. Die vorgesehenen Meßstellen sind im Meßblatt angegeben.

Messung der Beinlänge und evtl. Stumpflänge sollten ebenfalls so durchgeführt werden und protokolliert werden, wie es im Meßblatt vorgeschlagen ist.

10. Orthopädische Befunderhebung an Hals und Rumpf

G. Rompe

10.1. Vorbemerkung

Die dreistufige Ordnung des Achsenorganes mit seinen passiven Bauelementen, den energieliefernden Muskeln und den übergreifenden neuralen und vasalen Steuerungen und Versorgungen erfordert einen mehrstufigen Untersuchungsgang. Dabei hat der Gutachter Gelegenheit, sich durch eine geschickte und wechselvolle Untersuchung ein Bild zur Übereinstimmung von Beschwerdeangaben und Funktionsstörungen zu machen.

Es ist wichtig, Einzelbefunde in großer Zahl zu fixieren — auch wenn jeder einzelne Befund für sich allein nicht charakteristisch erscheint — und durch ausführliche Befundbeschreibungen, gegebenenfalls auch Foto- und Röntgendokumentation zu ergänzen. Nur so wird es gelingen, das Fundament zu einem ausreichend anschaulichen Gesamtbefund zu legen, anhand dessen später Besserungs- bzw. Verschlimmerungsmerkmale erörtert werden können.

10.2. Visuelle Prüfung

Um den Zeitaufwand ökonomisch zu gestalten, ist es zweckmäßig, die Inspektion, die Prüfung der aktiven Haltungsfähigkeit und die Prüfung der aktiven Wirbelsäulenbeweglichkeit gleichzeitig bei den einzelnen Untersuchungsgängen am Patienten vorzunehmen.

Die Befundaufzeichnung beginnt mit Angabe zu Alter, Größe, Gewicht und Konstitutionstyp.

Die Betrachtung von vorn erlaubt die Prüfung des Beckengeradstandes, der Rumpfsymmetrie, des Schultergleichstandes, der Brustkorbform und der Beschaffenheit der Bauchdecke.

Zur Prüfung des Beckengeradstandes am barfuß stehenden Probanden legt der Untersucher die Hände auf die Beckenkämme des Probanden oder besser noch seine Daumen an die untere Begrenzung des vorderen unteren Darmbeinstachels.

Diese manuelle Untersuchung hat selbstverständlich erhebliche Fehlerquellen, vor allem wegen des oft ausgedehnten Weichteilpolsters in dieser Region. In Zweifelsfällen ist eine Röntgenaufnahme der Lendenwirbelsäule und/oder des Beckens a.-p. im Stehen zur Befunddokumentation zu veranlassen.

Einem Beckenschiefstand liegen infolge der Hebelarme der beiden Beckenhälften nur $3/5$ der Beckenkammdifferenz als tatsächliche Beinlängendifferenz zugrunde (Roesler u. Rompe 1972).

Der Ausgleich einer Beinlängendifferenz wird deshalb am besten durch Brettchenunterlage unter das verkürzte Bein vorgenommen, bis die Verbindungslinie zwischen den beiden vorderen unteren Darmbeinstacheln horizontal ausgerichtet ist (Abb. 10.1). Die Höhe der Brettchenunterlage entspricht dem tatsächlich erforderlichen Beinlängenausgleich.

Am Brustkorb ist nicht nur auf Deformitäten im Sinne vertikal verlaufender Einziehungen und Ausstülpungen (Trichterbrust, Kielbrust) oder querverlaufende Einschnürungen (Glockenthorax, Harrison-Furche) zu achten, sondern auch eine Brustkorbasymmetrie (Rippenbuckel bei Skoliose) zu beschreiben.

Die Betrachtung von der Seite führt zu Aussagen über Gewohnheitshaltung, Fähigkeiten zur aktiven Aufrichtung des Beckens und der Wirbelsäule, über Ausdehnung der Brustkyphose und Lendenlordose und die Lage ihrer Scheitelwirbel sowie zur Feststellung der Beckenneigung (gemessen an der Abweichung der Linie zwischen dem hinteren oberen und dem vorderen oberen Darmbeinstachel zur Horizontalen, die physiologisch 10 – 15 Grad beträgt).

Bei der Betrachtung von hinten wird der Beckengeradstand durch Auflage der Hände des Untersuchers (oder eines Tasterzirkels mit Wasserwaage) auf die Beckenkämme des Probanden geprüft. Eine Asymmetrie der Michaelis-Raute oder — beim Vorwärtsbeugen — ein seitliches

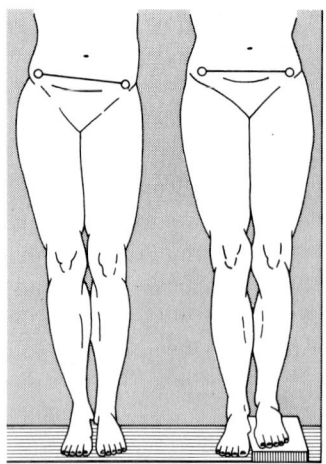

Abb. 10.**1** Messung des Beinlängenunterschiedes mit Hilfe der Verbindungslinie beider Spinae iliacae anteriores superiores (aus Chapchal, G.: Orthopädische Krankenuntersuchung, 2. Aufl. Enke, Stuttgart 1971)

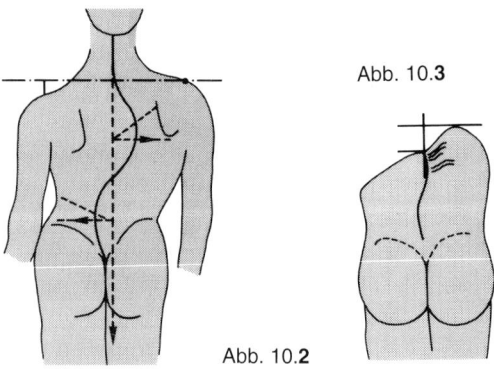

Abb. 10.**3**

Abb. 10.**2**

Abb. 10.**2** Höhendifferenz der Schultern und Schulterblätter und Asymmetrie der Taillendreiecke sind Kriterien der Skoliose (aus Debrunner, H. U.: Orthopädisches Diagnostikum Thieme Stuttgart, 5. Aufl. 1987)

Abb. 10.**3** Prüfung des Rippenbuckels bei Rumpfvorbeuge (nach Debrunner)

Gefälle des Kreuzbeinplateaus – sind Hinweise auf eine Beinlängendifferenz.

Der Verlauf der Dornfortsatzlinie ist im aufrechten Stand vor und nach Ausgleich eines Beckenschiefstandes sowie bei Rumpfvorbeuge

um 90 Grad (oder bei Rumpfauflage) zu prüfen. Bei Wirbelsäulenverbiegungen ist zu erwähnen, ob das Lot aus dem 7. Halswirbeldornfortsatz (Vertebra prominens, letzter Dornfortsatz, der Halsbewegungen folgt) den 5. Lendendornfortsatz trifft.

Die Symmetrie der Taillendreiecke, der unteren Schulterblattwinkel, der Schulterbreite und der Schulterkulisse ist zu prüfen (Abb. 10.**2**); sie fehlt bei Wirbelsäulenverbiegungen. Fast alle fixierten Skoliosen gehen mit konvexseitigem Rippenbuckel und Lendenwulst einher, die vor allem bei Vorwärtsbeugung neben der Abweichung der Dornfortsatzreihe und der Brustkorbasymmetrie auffallen (Abb. 10.**3**).

Bei Wirbelsäulenverbiegungen sind Zahl, Richtung und Scheitelpunkt jeder einzelnen Krümmung zu nennen. Wegen der oft erheblichen Diskrepanz zwischen klinischem und radiologischem Befund ist eine Röntgendokumentation anzustreben.

Geprüft werden:

Rechts-/Links-Seitneigung des Rumpfes	40-0-40 Grad
Rechts-/Links-Drehung	30-0-30 Grad

bei festgestelltem Becken sowie die Vorbeugung und Rückneigung der Wirbelsäule. Rumpfdrehungen werden an der Abweichung der queren Schulterachse zur queren Beckenachse gemessen, die Rumpfseitneigung an der maximalen Annäherung der Fingerkuppe zum Fußboden oder an der Abweichung der „Verbindungslinie 7. Halswirbeldornfortsatz/5. Lendenwirbeldornfortsatz" zur Vertikalen.

Die Vorbeugung wird an der maximalen Annäherung der Mittelfingerkuppe zum Fußboden festgestellt (FBA 10 cm).

Über die Entfaltbarkeit der Brustwirbelsäule gibt die Messung nach Ott Auskunft. Gemessen wird die Veränderung einer in Ruhehaltung vom 7. Halswirbeldornfortsatz (Vertebra prominens) nach kaudal aufgetragenen Distanz von 30 cm:

BWS-Vor-/Rückneigung   32-30-27 cm.

Über die Entfaltbarkeit der Lendenwirbelsäule unterrichtet das Maß nach Schober. Festgestellt wird die Veränderung einer in Ruhehaltung vom Dornfortsatz S 1 nach kranial aufgetragenen Distanz von 10 cm:

LWS-Vor-/Rückneigung   15-10-8 cm.

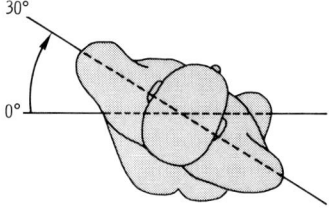

Abb. 10.**4** Messung der Rumpfdrehung (aus Debrunner, H. U.: Orthopädisches Diagnostikum, Thieme Stuttgart, 5. Aufl. 1987)

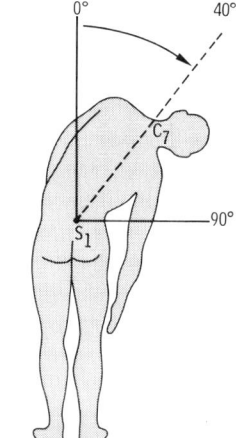

Abb. 10.**5** Messung der Seitneigbarkeit des Rumpfes (nach Debrunner)

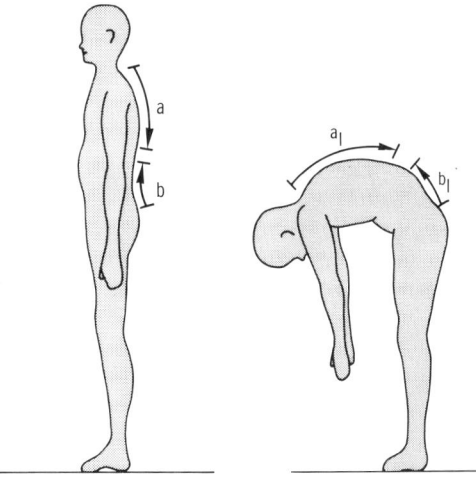

Abb. 10.**6** Über die Entfaltbarkeit der Brustwirbelsäule ($a - a_l$) gibt das Ottsche Maß, über die Entfaltbarkeit der Lendenwirbelsäule ($b - b_l$) das Schobersche Maß Auskunft (nach Debrunner)

Die Untersuchung der aktiven Rumpfvorbeuge ergibt recht brauchbare Hinweise auf die Kyphosierbarkeit und Rundung der Brust- und Lendenwirbelsäule; die Beobachtung der aktiven Wiederaufrichtung und der Rückneigung erlaubt das Ausmaß der Lordosierbarkeit zu beurteilen. Bei nicht fixierten Kyphosen gibt die Aufrichtung gegen leichten Widerstand der Handfläche des Untersuchers (als Hypomochlion unterhalb des Krümmungsscheitels) Auskunft über die Korrigierbarkeit des Rundrückens.

Die orientierende Funktionsuntersuchung der Halswirbelsäule kann ebenfalls am stehenden Probanden erfolgen und nach der Neutral-Null-Methode dokumentiert werden:

Prüfung aus Neutralstellung:

HWS-Beugung/-Streckung	45-0-45 Grad,
HWS-Rechts-/ Links-Neigung	45-0-45 Grad,
HWS-Rechts-/ Links-Drehung	80-0-80 Grad.

Prüfung aus maximaler Vorbeugung:

HWS-Rechts-/ Links-Drehung	45-0-45 Grad.

Prüfung aus maximaler Rückneigung:

HWS-Rechts-/ Links-Drehung	60-0-60 Grad.

Beugung und Streckung der Halswirbelsäule können auch verläßlich mit der Bestimmung des Kinn-/Brustbeinabstandes und die Seitneigung durch den Abstand Ohrläppchen/Schultereckgelenk in Zentimetern dokumentiert werden.

Bei Vorbeugung des Kopfes erfolgt die Drehung infolge Wirbelbandstraffung vorwiegend im Segment C 1/2. Bei ergiebiger Kopfrotation erfolgt die Nickbewegung fast ausschließlich im Segment C 0/C 1.

Die visuelle Untersuchung des Achsenorganes endet mit der Untersuchung in Rückenlage. Beim Gang (zum Untersuchungstisch) prüft der Arzt beidhändig die wechselseitige Entspannung der Lendenstreckmuskulatur. Beschrieben wird das Ausmaß der verbleibenden Brustkyphose (Rundrücken) mit Lendenlordose (Hohlkreuz) sowie eines eventuellen Hinterhauptunterlagenabstandes (Flêche) bei Rückenlage des Probanden auf ebener Untersuchungsliege, gefolgt von der Beschreibung eines eventuellen Rippenbuckels oder einer Seitausbiegung des Dornfortsatzverlaufes in Bauchlage (mit Hinweisen auf die Befund-

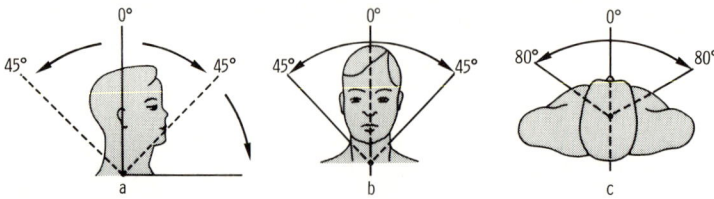

Abb. 10.7a−c Bewegungsausschläge der Hals-   links-Neigung (b) und Rechts-links-Drehung (c)
wirbelsäule bei Vor-Rück-Neigung (a), Rechts-   (nach Debrunner)

änderung gegenüber der Untersuchung im Stehen).

Vor allem im Bereich der Halswirbelsäule sollte das Ergebnis einer Bewegungseinschränkung am liegenden Patienten überprüft werden.

Viele dieser Befunde − auch die Bewegungsausschläge − lassen sich durch Fotografien im übrigen besser als durch Worte dokumentieren.

10.3. Manuelle Untersuchung

Die manuelle Untersuchung informiert zuverlässig über den Tonus und die Trophik der Weichgewebe (Myogelosen, Hautverschieblichkeit u. ä.). Die Prüfung der Kraftentfaltung beim Rückwärtsaufrichten aus Bauchlage und/oder aus dem Überhang gegen die eigene Schwere (während die Hand des Untersuchers die Funktionsmuskulatur tastet) gehören zu den Feststellungen des Sachverständigen, mit denen latente Paresen, Muskelatrophien und funktionelle Fehlinnervationen belegt werden.

Die eigenständige Wirbelsäulenprüfung sollte stets durch eine fremdtätige Prüfung der Wirbelsäulenbeweglichkeit ergänzt werden, weil Letztere ergiebiger und segmentbezogener ist als Summationsaussagen über die Kraft der Rückenstrecker oder den Fersenstauchschmerz.

Die Tastpalpation der Dornfortsatzspitzen gibt einen Hinweis auf Druckempfindlichkeit der ligamentären Strukturen dort.

Die Federungspalpation der Dornfortsätze in Bauchlage führt zu einer Ventralverschiebung des Wirbels und damit zu einer nahezu isolierten Beanspruchung von 2 benachbarten Bewegungssegmenten mit den dazugehörigen Bandscheiben und Bändern; der Aussagewert dieser Unter-

suchung ist also gerade in funktioneller Hinsicht von hohem Wert.

Bei der Prüfung des segmentalen Bewegungsspieles läßt sich die Vor- und Rückneigung eines Wirbelsäulensegmentes in Seitenlage des Patienten bei über das Becken bzw. über den Kopf angreifenden geführten lordosierenden und kyphosierenden Bewegungen am Ausmaß der Exkursion benachbarter Dornfortsätze palpieren.

Die Prüfung der segmentalen Seitneigungsfähigkeit (in der Regel mit Konkavrotation der Dornfortsätze an Brust- und Lendenwirbelsäule bzw. Konvexrotation der Dornfortsätze an der Halswirbelsäule) läßt sich bei passiver Seitneigung des Kopfes gegenüber dem Rumpf bzw. des Rumpfes gegenüber dem Becken ebenfalls an der Reaktion zweier benachbarter Dornfortsätze ablesen.

Gerade an der Halswirbelsäule ist es besonders wichtig, nicht nur bei eigentätiger, sondern auch bei geführter Bewegung zu prüfen. Die Halsregion ist mit zahlreichen nervalen Rezeptoren ausgestattet, wodurch das Bewegungsmuster der Halswirbelsäule stärker in das Bewegungsbild des Untersuchten eingeordnet ist, als dies für die beiden anderen Regionen der Wirbelsäule gilt. Differenzen zum tatsächlichen Bewegungsvermögen sind deshalb gerade hier besonders häufig.

Die Untersuchung bei geführten Summationsbewegungen und die Abtastung der in der Tiefe liegenden knöchernen Elemente und Gelenkstrukturen verlangt, daß die Kopfhaltemuskulatur der zervikalen Region vollkommen entspannt ist. Die schonendste Untersuchung ist deshalb die, bei der die eine Hand des Untersuchers den Kopf des Probanden stützt, während die andere Hand den Kopf führt. Die geführte Untersuchung der Summationsbewegung ist allerdings ebenso wie die manualmedizinische Untersuchung der monosegmentalen Beweglichkeit sehr stark von der Mitarbeit des Untersuchten abhängig.

Die Dokumentation der segmentalen Bewegung gelingt vorläufig nur auf Röntgenfunktionsaufnahmen.

Der physiologische Bewegungsausschlag in den einzelnen Zwischenwirbelsegmenten ist gut bekannt (Arlen 1979, Gutmann 1982); sorgfältige Ausmessungen von unter optimalen Bedingungen zustande gekommenen Funktionsaufnahmen eignen sich deshalb zum Nachweis isolierter Bewegungseinschränkungen.

Nicht nur die Summationsbewegung, auch das Ergebnis röntgenologischer Funktionsaufnahmen ist von der Mitarbeit des Untersuchten abhängig. Auch Ungeübten gelingt es, die Bewegung segmentbezogen zu stören. Bei unzureichender Mitarbeit verlieren deshalb selbst röntgenologische Verlaufskontrollen von Funktionsaufnahmen erheblich an Aussagefähigkeit (Rompe 1989).

Beschwerden an der Rückseite des Beines verstärken sich oft bei zunehmender Hüftbeugung des im Kniegelenk gestreckten Beines im Liegen. Der Unterlagenabstand kann in Winkelgraden bis zur Erträglichkeitsgrenze angegeben werden (Lasègue-Zeichen). Schmerzverstärkung in dieser Position durch passive Dorsalflexion des Fußes (Bragard-Zeichen) oder passive Dorsalflexion der Großzehe (Turyn-Zeichen) erhärtet den Verdacht auf eine Wurzelreizsymptomatik.

Mit der Überstreckung im Hüftgelenk läßt sich die gleichseitige Kreuzdarmbeinfuge überprüfen (Zeichen von Mennel).

Der Halteleistungstest nach Matthiass (Beibehaltung aufgerichteter Rumpfhaltung trotz gleichzeitiger Armvorhalte über 30 Sekunden) ist nur für das Schulkindalter (7–14 Jahre) aussagekräftig.

10.4. Röntgenbefund

Beiziehung und sorgfältige Auswertung alter Röntgenaufnahmen sind mindestens ebenso wichtig, wie die Anfertigung neuer Bilder. Die Erstbegutachtung erfordert eine gründliche Röntgendokumentation (mit der z. B. Unfallbefund und unfallunabhängige Veränderungen der Wirbelsäule gegeneinander abgegrenzt werden).

Bei Wirbelsäulenbefunden sind auch unter Berücksichtigung des Grundsatzes der Verhältnismäßigkeit hinsichtlich der Strahlenbelastung Wirbelsäulenganzaufnahmen in 2 Ebenen im Stehen und Abschnittsaufnahmen in 2 Ebenen im Liegen zweckmäßig. Wo die technischen Voraussetzungen für Ganzaufnahmen fehlen, müssen Aufnahmen des betroffenen Wirbelsäulenabschnittes ausreichen, wobei allerdings je 5 angrenzende Wirbelkörper in die Aufnahme einbezogen werden sollten.

Bei der Erstbegutachtung — später nur in besonderen Fällen — sind Funktionsaufnahmen des betroffenen Wirbelsäulenabschnittes seitlich in Vor- und Rückneigung sowie im sagittalen Strahlengang bei Links- und Rechtsseitneigung zur Bestimmung der Segmentstabilität und -deformierung angezeigt. Spätere Begutachtungen erfordern im allgemeinen nur die Wiederholung der Aufnahmen des betroffenen Wirbelsäulenabschnittes einschließlich der Nachbarwirbel.

Literatur

Arlen, A.: Röntgenologische Funktionsdiagnostik der Halswirbelsäule. Manuelle Medizin 17 (1979), 2

Frisch, H.: Programmierte Untersuchung des Bewegungsapparates. 4. Aufl., Springer, Berlin, Heidelberg 1991.

Gutmann, G.: Die funktionelle Pathologie und Klinik der Wirbelsäule. Band 2: Die Halswirbelsäule. Fischer, Stuttgart, New York 1982

Roesler, H., G. Rompe: Beinlängendifferenz und Verkürzungsausgleich. Z. Orthop. 110 (1972) 623

Rompe, G.: Kritische Stellungnahme zum aktuellen Stand der Beschleunigungsverletzung der HWS. In: Krause, W.: Die Halswirbelsäule. Prakt. Orthopädie Bd. 19, Schork, Bruchsal 1989, S. 285

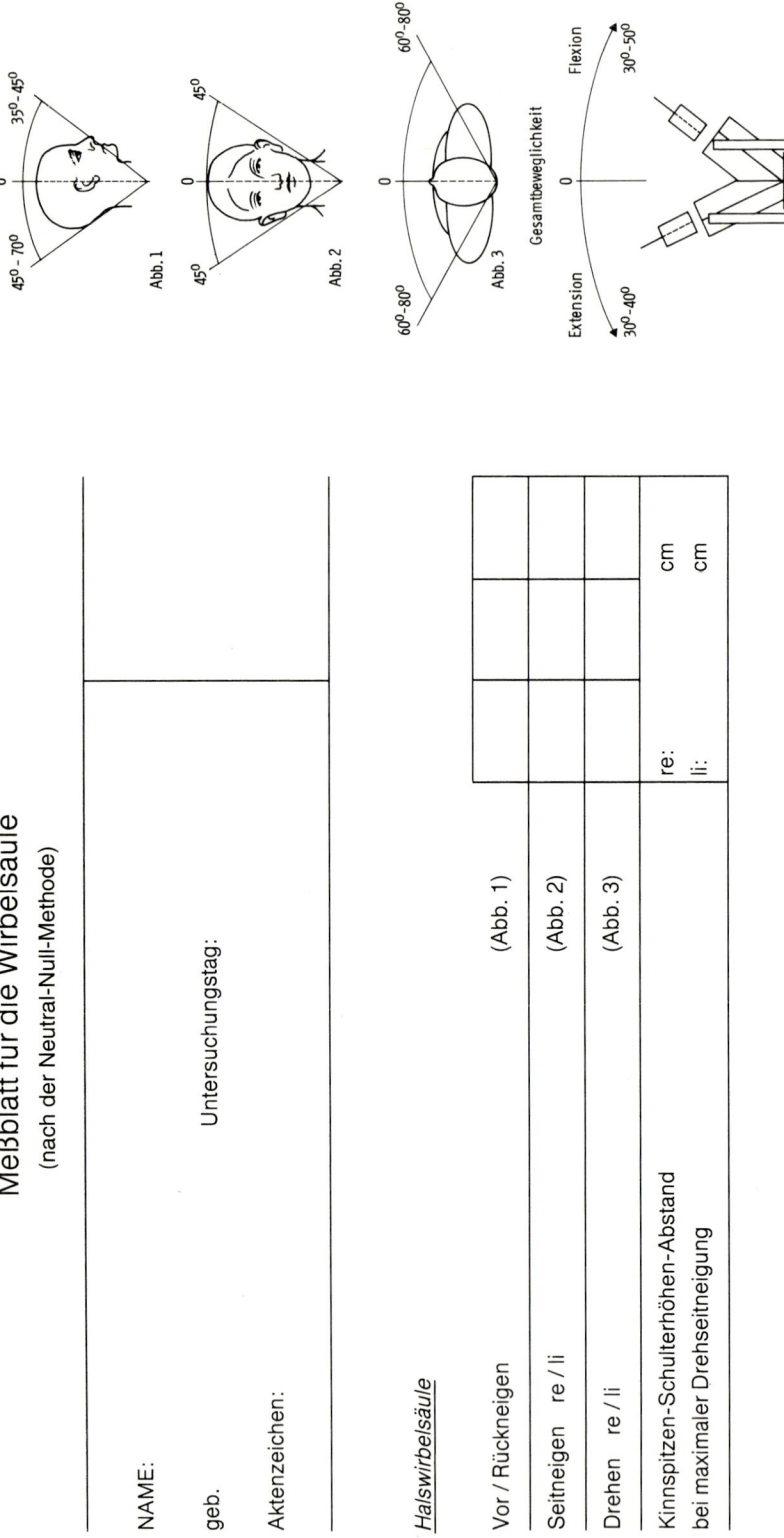

Meßblatt für die Wirbelsäule
(nach der Neutral-Null-Methode)

NAME:

geb.   Untersuchungstag:

Aktenzeichen:

Halswirbelsäule

Vor / Rückneigen   (Abb. 1)

Seitneigen   re / li   (Abb. 2)

Drehen   re / li   (Abb. 3)

Kinnspitzen-Schulterhöhen-Abstand   re: cm
bei maximaler Drehseitneigung   li: cm

BWS und LWS

Beckentiefstand   re / li   cm

DF-Reihe: BWS-LWS

Seitprofil:

Abb. 10.**8**   Meßblatt für die Wirbelsäule (nach der Neutral-Null-Methode)

Abb. 4

Abb. 5

30^0-40^0

Abb. 6

30^0-40^0

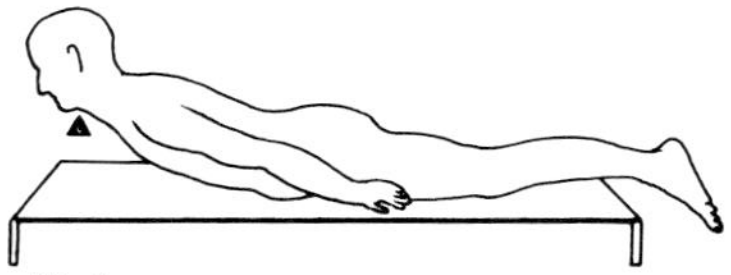

Abb. 7

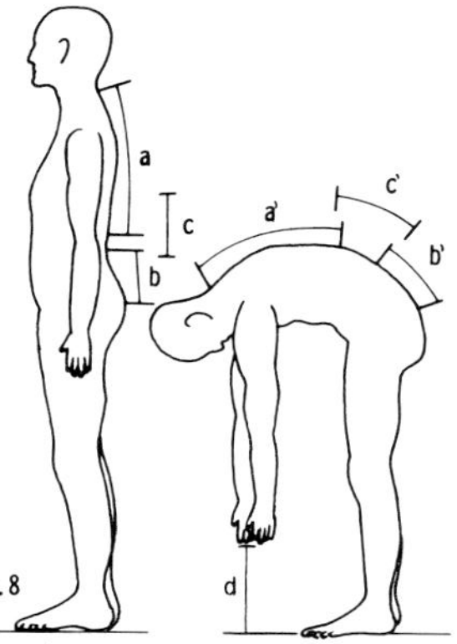

Abb. 8

a:a' = 30:32
b:b' = 10:15
c:c' = 10:14
d = 10 cm

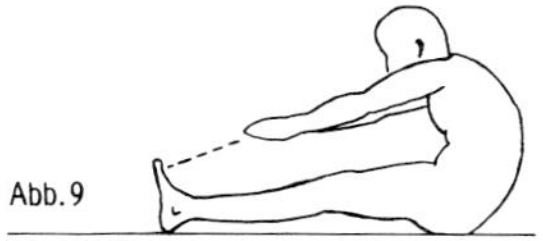

Abb. 9

Vor-/Rückneigen (Abb. 4)		
Finger-Boden-Abstand		cm
Finger-Fußspitzen-Abstand auf U-liege		cm
Seitneigen re/li (Abb. 5)		
Drehen im Sitzen re/li (Abb. 6)		
Liege-Jugulum-Abstand (Abb. 7)		cm
Aktive Aufrichtung aus Rückenlage Meßstrecke Liege – DF-C7		cm
Ott DF-C7 30 cm kaudal (Abb. 8a)	/	cm
Schober DF-S1 10cm kran. (Abb. 8b)	/	cm
Meßstrecke 10cm mit Mittelpunkt DF-L1 (Abb. 8c)	/	cm
Atembreite über den Mamillen	/	cm
Bauchumfang in Nabelhöhe		cm

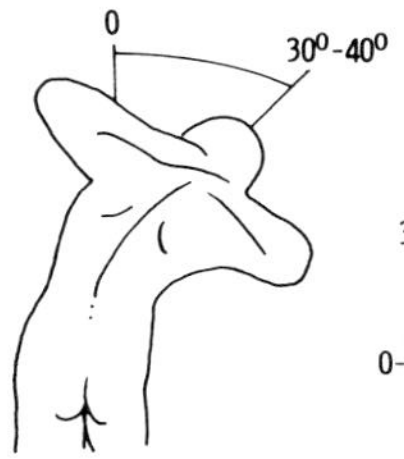

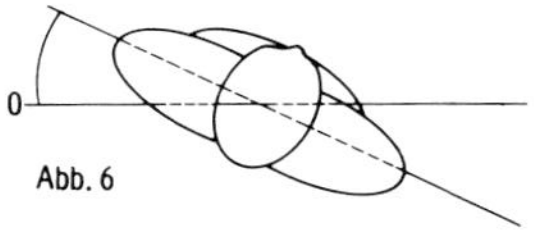

11. Neurologische Diagnostik

G. Rompe

Auch der Nicht-Neurologe sollte über ein gründliches Basiswissen verfügen, um entsprechende Ausfälle zu diagnostizieren und kompetenter Begutachtung zuführen zu können. Dabei ist zu berücksichtigen, daß sich die funktionellen Ausfälle häufig weitgehend überlagern, ja mitunter der MdE-Vorschlag des einen Fachgebietes die Funktionsstörung auf dem anderen Fachgebiet voll umfaßt, also aus der Tatsache einer fachgebietsübergreifenden Funktionsstörung nicht ohne weiteres eine stärkere Beeinträchtigung (und damit höhere MdE) abgeleitet werden darf.

11.1. Motorische Ausfälle

Schlaffe Paresen

Peripherneurologische Ausfälle führen zu klar umrissenen, meist gut erkennbaren typischen Funktionsstörungen. Für die häufigsten isolierten Nervenschäden gibt es zahlreiche − leider oft weit auseinanderklaffende − MdE-Vorschläge, die bei Rauschelbach und Jochheim (1984) zusammengetragen sind.

Spastische Lähmungen

Zentralnervöse Störungen können zu pyramidalen und extrapyramidalen Ausfällen an den Gliedmaßen führen. Auch multiple Sklerose, angeborene und erworbene Rückenmarkschäden führen oft zu Funktionsausfällen. Auf Blasen-, Mastdarm- und Potenzstörungen ist zu achten.

11.2. Rezeptorenausfälle

Sensibilitätsstörungen einzelner Nerven sind nur in der Autonomzone kennzeichnend (Tab. 1). In den Randzonen ist dagegen eine Mitversorgung durch Nachbarnerven festzustellen. Durch Training der Rezeptoren der Nachbarnerven im mitversorgten Gebiet kommt es außerhalb der Autonomzonen zu einer Besserung der Sensibilität. Deshalb erlaubt die Besserung des Sensibilitätsausfalles außerhalb der autonomen Zone keinen Rückschluß auf die Regeneration eines geschädigten Nervs.

Tabelle 11.1 Unterschiedliche Rezeptorenausfälle bei Schädigung einer Nervenwurzel bzw. eines peripheren Nerven
(aus: Mumenthaler, M., H. Schliack, Läsionen der peripheren Nerven. Thieme, Stuttgart 1979)

	Radikulärer Ausfall	Nervenausfall
Hypalgesie	+ + +	+
Hypästhesie	+	+ + +
Vegetative Symptome	keine	(+)

Wegen der überlappenden Sensibilität ist bei monoradikulären Ausfällen in der Regel keine Hypästhesie zu erwarten. Erst beim Ausfall von zwei Wurzeln kommt es zu einem schmalen hypästhetischen Streifen. Bei radikulären Ausfällen steht also die Störung der Schmerzempfindlichkeit im Vordergrund.

Vegetative Ausfälle (Störungen der Schweißsekretion und Piloarrektion) sind bei Wurzelschädigungen nicht zu erwarten, wohl aber bei Schädigung bestimmter Nerven, vor allem der Nn. medianus und tibialis.

11.3. Trophische Störungen

Bei (nahezu) kompletter Unterbrechung eines Nervs ist zunächst eine Atrophie der zugehörigen Muskeln zu erwarten. Später kommt es zu trophischen Störungen im Bereich der Haut und Hautanhangsgebilde, also zu Verhornungsstörungen, Schweißsekretionsstörungen und Wundheilungsstörungen. Für die Finger gilt die Zuspitzung der Fingerbeeren im Bereich der Nagelkuppe als typisches Zeichen einer trophischen Störung.

Tabelle 11.**2** Wichtige Muskeleigenreflexe
(aus: Suchenwirth, R. M. A., G. Wolf: Neurologische Begutachtung, 2. Aufl. Fischer, Stuttgart/New York 1987)

Bezeichnung	Wirkung	Nerv	Wurzel
Bizeps-brachii-R.	Armbeugung	Musculokutaneus	C5 – C6
Brachioradialis-R.	Armbeugung	Radialis	(C5) – C6
Triceps-brachii-R.	Armstreckung	Radialis	C6 – C7 (– C8)
Pronator-R.	Pronation	Medianus	C6 – C7 (C8)
Flexor-policis-R.	Daumenbeugung	Medianus	C7 – C8
Pectoralis-R.	Armadduktion	Thorac. anterior	C5 – C8
Adduktoren-R.	Beinadduktion	Obturatorius	L2 – L3 (L4)
Quadrizeps-R.[1]	Unterschenkelhebung	Femoralis	L2 – L4
Semi-R.	Unterschenkelbeugung	Ischiadikus	S1
Bizeps-femoris-R.	Unterschenkelbeugung	Ischiad.	S1 – S2
Triceps-surae-R.[2]	Plantarflexion des Fußes	Tibialis	S1 – S2
Tibialis-posterior-R.	Einwärtsbewegung des Fußes	Tibialis	L5
Sonstige Reflexe			
Korneal-R.	Kontraktion des M. orbicularis oculi	Trigeminus-Facialis	
Bauchhaut-R.	Verziehen des Nabel		Th7 – Th12
Kremaster-R.	Hochziehen des Hodens	Genitofemoralis	L1 – L2
Fußsohlenreflex	Dorsalflexion von Fuß und Zehen	Tibialis	S1 – S2
Mayersches Zeichen	Opposition und Adduktion des Daumens	N. ulnaris, Medianus	C8 – Th1

[1] auch Patellarsehnenreflex genannt
[2] auch als Achillessehnenreflex bezeichnet

Tabelle 11.**3** Leitsymptome bei geschädigten Nerven
(aus: Suchenwirth, R. M. A., G. Wolf: Neurologische Begutachtung, 2. Aufl. Fischer, Stuttgart/New York 1987)

Geschädigter Nerv	Leitsysmptom
Ulnaris	Krallenhand
Medianus	Schwurhand (Predigerhand)
Armplexus	Schulter-Arm-Lähmung
Radialis	Fallhand
Peronaeus (Fibularis)	Steppergang (Platschfuß)
Ischiadikus	Unterschenkelbeugung- und Fußlähmung
Axillaris	Deltoideuslähmung
Supraskapularis	Außenrotatorenlähmung „kann sich nicht am Kopf kratzen"
Thorakodorsalis	Innenrotatorenlähmung
Thoracius longus	Serratuslähmung (Scapula alata)
Dorsalis scapulae	Außenrotation der Skapula
Muskulokutaneus	Armbeugerschwäche
Obturatorius	Adduktorenschwäche
Tibialis	„Hohlfußklaue" – Plantarflexion des Fußes aufgehoben

11.4. Kausalgie

Die Kausalgie hat Stadie (1980) als eine komplexe Störung definiert, die tief in die Persönlichkeit eingreift und Ausdruck von Empfindung, Wahrnehmung und bewußtem Erleben ist. Die Kausalgie ist an zentrale Strukturen und neuropsychische Funktionen gebunden. An den Gliedmaßen stehen vegetative trophische Störungen im Sinne eines Sudeck-Syndroms im Vordergrund.

Die entsprechenden Veränderungen finden sich nicht nur im Ausbreitungsgebiet des betroffenen Nerven, sondern in einem ganzen peripheren Gliedmaßenabschnitt. Das typische, oft wochen- oder sogar monatelang anhaltende wellenförmige Schmerzsyndrom wird vor allem durch taktile, akustische und emotionale Reize verstärkt.

11.5. Regenerationszeiten, Nerven

Die Zeit für die vollständige Regeneration eines peripheren Nervs ist außerordentlich lang. Für den Ischiasnerv sind bis zu 3 Jahre zu veranschlagen, für die Armnerven etwa 2 Jahre. Die

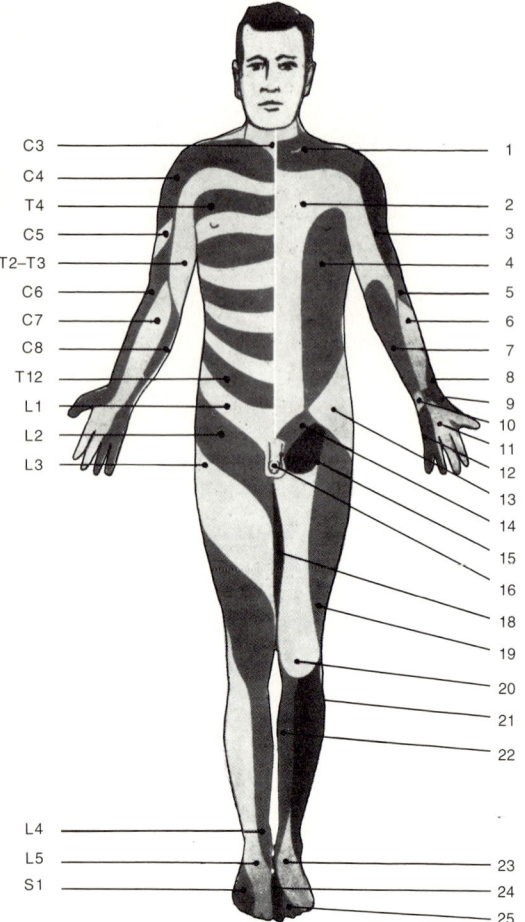

C3
C4
T4
C5
T2–T3
C6
C7
C8
T12
L1
L2
L3

L4
L5
S1

1
2
3
4
5
6
7
8
9
10
11
12
13
14
15
16
18
19
20
21
22

23
24
25

Abb. 11.1 Segmentale Verteilung der Spinalnerven und Hautversorgungsgebiete der peripheren Nerven (aus: Suchenwirth, R. M. A.: Neurologische Begutachtung, Fischer Stuttgart/New York 1977)
a von vorn

1 nn. supraclaviculares
2 nn. cutanei anteriores nn. intercostalium
3 n. cutaneus brachii lateralis
4 nn. cutanei laterales nn. intercostalium
5 n. cutaneus brachii posterior
6 n. cutaneus antebrachii lateralis
7 n. cutaneus antebrachii medialis
8 r. superficialis n. radialis
9 r. palmaris n. mediani
10 r. palmaris n. ulnaris
11 nn. digitales palmares (n. medianus)
12 nn. digitales palmares (n. ulnaris)
13 r. cutaneus lateralis n. iliohypogastrici
14 n. iliohypogastricus
15 r. femoralis n. genitofemoralis
16 r. genitalis n. genitofemoralis
17 n. dorsalis penis (n. pudendus)
    n. dorsalis clitoridis (n. pudendus)
18 r. cutaneus n. obturatorii
19 n. cutaneus femoris lateralis
20 rr. cutanei anteriores n. femoralis
21 n. cutaneus surae lateralis
22 n. saphenus
23 nn. cutanei dorsales pedis
24 n. suralis
25 n. peroneus profundus

Kenntnis der Regenerationszeiten ist für die prognostische Beurteilung und die Festsetzung eines Nachuntersuchungstermins wichtig:

N. radialis	6 – 30 Monate
N. medianus	4 – 25 Monate
N. ulnaris	4 – 25 Monate
N. ischiadicus	4 – 30 Monate
N. peronaeus	11 – 30 Monate.

11.6. Spätparesen

Chronische Schädigungen durch perineurale Prozesse sind noch Jahre bis Jahrzehnte nach erfolgter Verletzung zu erwarten. Paradebeispiel ist die Ulnarisspätlähmung, bei der im allgemeinen die ulnarisversorgte Muskulatur an der Hand (Kleinfingerballen, Daumenadduktion- und -beugung) stärker befallen ist als der ulnare Handgelenksbeuger und die tiefen Beuger des 3. – 5. Fingers.

11.7. Pseudolähmungen

Lähmungsähnliche Befunde werden bei Schmerzschonhaltung und bei Sehnenverletzungen beobachtet.

Selbst nach knöchernen Verletzungen der Speiche an typischer Stelle wird der Ausfall der Daumenstreckung nicht selten auf die Schädigung eines Astes des Ramus profundus N. radialis bezogen, ohne die Ruptur der langen Daumenstrecksehne in Rechnung zu stellen, obwohl die-

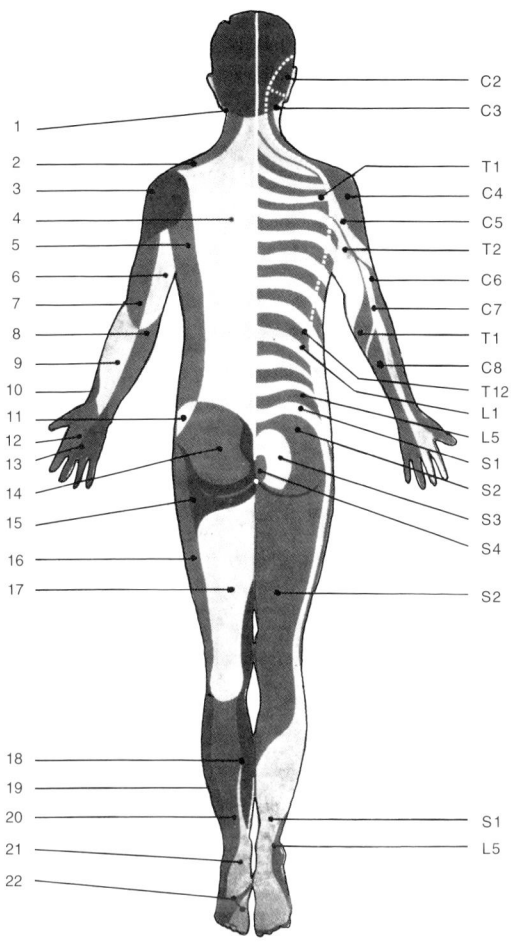

b   von hinten

1   n. occipitalis major
2   nn. supraclaviculares
3   n. cutaneus brachii lateralis
4   rr. dorsales nn. cerevicalium
    et thoracalium
5   nn. cutanei laterales nn. intercostalium
6   n. cutaneus brachii medius
7   n. cutaneus brachii posterior
8   n. cutaneus antebrachii medialis
9   n. cutaneus antebrachii posterior
10 n. cutaneus antebrachii lateralis
    (n. musculocutaneus)
11 r. cutaneus lateralis n. hypogastrici
12 r. superficialis n. radialis
13 r. dorsalis n. ulnaris
14 nn. clunium superiores
15 nn. clunium inferiores
16 n. cutaneus femoris lateralis
17 n. cutaneus femoris posterior
18 n. saphenus
19 n. cutaneus surae lateralis
20 n. cutaneus surae medialis
21 n. suralis
22 nn. plantares mediales et laterales

ses Krankheitsbild schon lange unter dem Namen „Trommlerlähmung" bekannt ist.

Auch das Chassaignac-Syndrom der Radiusköpfchenluxation des kleinen Kindes tritt oft unter dem Bild der plötzlichen Armlähmung in Erscheinung.

11.8. Psychogene Paresen

Funktionelle Lähmungen lassen sich durch elektroneurologische Untersuchung enttarnen. Der Verdacht auf funktionelle Lähmung ergibt sich aus der Diskrepanz zwischen Lähmung und Umfangsdifferenz, aus wechselnder Mitarbeit während des Untersuchungsvorganges, aus Einbeziehung von Muskeln und Ausbreitung von Gefühlsstörungen, die nicht zum neurologischen Befund passen.

Lang anhaltende Lähmungen führen in der Regel zu einer deutlichen Knochenkalksalzminderung, zu deren Diagnostik in der Praxis am ehesten eine Röntgenaufnahme des Endes der betroffenen und der nicht betroffenen Gliedmaße in einem Strahlengang zu empfehlen ist (beide Hände a.-p., beide Füße dorsoplantar in einem Strahlengang).

Auch ist bei anhaltenden Lähmungen in aller Regel mit Kontrakturen durch Überwiegen der antagonistischen Muskulatur zu rechnen.

11.9. Topische Zuordnung

Diagnostische und differentialdiagnostische Erwägungen erfordern Kenntnis des nervalen Verbundes.

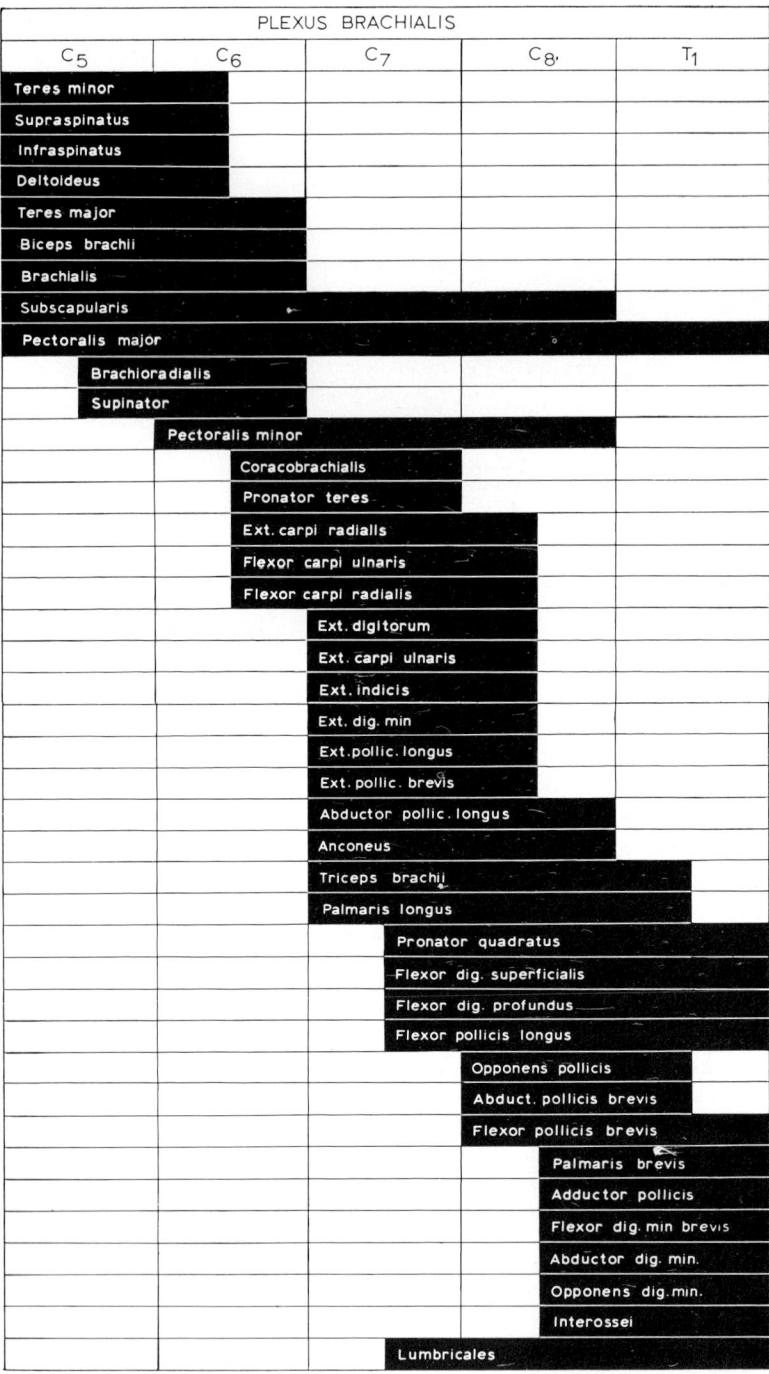

PLEXUS BRACHIALIS				
C_5	C_6	C_7	C_8	T_1
Teres minor				
Supraspinatus				
Infraspinatus				
Deltoideus				
Teres major				
Biceps brachii				
Brachialis				
Subscapularis				
Pectoralis major				
Brachioradialis				
Supinator				
Pectoralis minor				
Coracobrachialis				
Pronator teres				
Ext. carpi radialis				
Flexor carpi ulnaris				
Flexor carpi radialis				
Ext. digitorum				
Ext. carpi ulnaris				
Ext. indicis				
Ext. dig. min				
Ext. pollic. longus				
Ext. pollic. brevis				
Abductor pollic. longus				
Anconeus				
Triceps brachii				
Palmaris longus				
Pronator quadratus				
Flexor dig. superficialis				
Flexor dig. profundus				
Flexor pollicis longus				
Opponens pollicis				
Abduct. pollicis brevis				
Flexor pollicis brevis				
Palmaris brevis				
Adductor pollicis				
Flexor dig. min brevis				
Abductor dig. min.				
Opponens dig. min.				
Interossei				
Lumbricales				

Abb. 11.2 Segmentale motorische Innervation a der vom Plexus brachialis versorgten Musku-
(aus: Suchenwirth, R. M. A.: Neurologische Begut- latur
achtung, Fischer Stuttgart/New York 1977)

PLEXUS LUMBOSACRALIS

Muskel	L2	L3	L4	L5	S1	S2
Iliopsoas	X	X	X			
Gracilis	X	X	X			
Sartorius	X	X	X			
Pectineus	X	X	X			
Adductor longus	X	X	X			
Adductor brevis	X	X	X			
Adductor min.	X	X	X			
Quadriceps femoris	X	X	X			
Adductor magnus	X	X	X	X	X	
Obturatorius externus		X	X	X		
Tensor fasciae latae			X	X	X	
Gluteus med.			X	X	X	
Gluteus min.			X	X	X	
Quadratus femoris			X	X	X	X
Gemelli			X	X	X	X
Semitendinosus			X	X	X	X
Semimembranosus			X	X	X	X
Piriformis				X	X	X
Obturatorius internus				X	X	X
Biceps femoris				X	X	X
Gluteus maximus				X	X	X
Tibialis anterior			X	X		
Popliteus			X	X		
Plantaris			X	X		
Peroneus tertius			X	X	X	
Extensor dig. longus			X	X	X	X
Abductor hallucis				X	X	
Flexor dig. brevis				X	X	
Flexor + Extensor hall. brev.				X	X	
Flexor dig. longus				X	X	X
Peroneus longus				X	X	X
Peroneus brevis				X	X	X
Tibialis posterior				X	X	X
Flexor hallucis longus				X	X	X
Extensor hallucis longus				X	X	X
Soleus				X	X	X
Gastrocnemius					X	X
Extensor dig. brevis					X	X
Quadratus plantae					X	X
Adductor hallucis					X	X
Abductor dig. min.					X	X
Flexor dig. min. brevis					X	X
Interossei					X	X
Lumbricales			X	X	X	X

b   der vom Plexus lumbalis versorgten Muskulatur

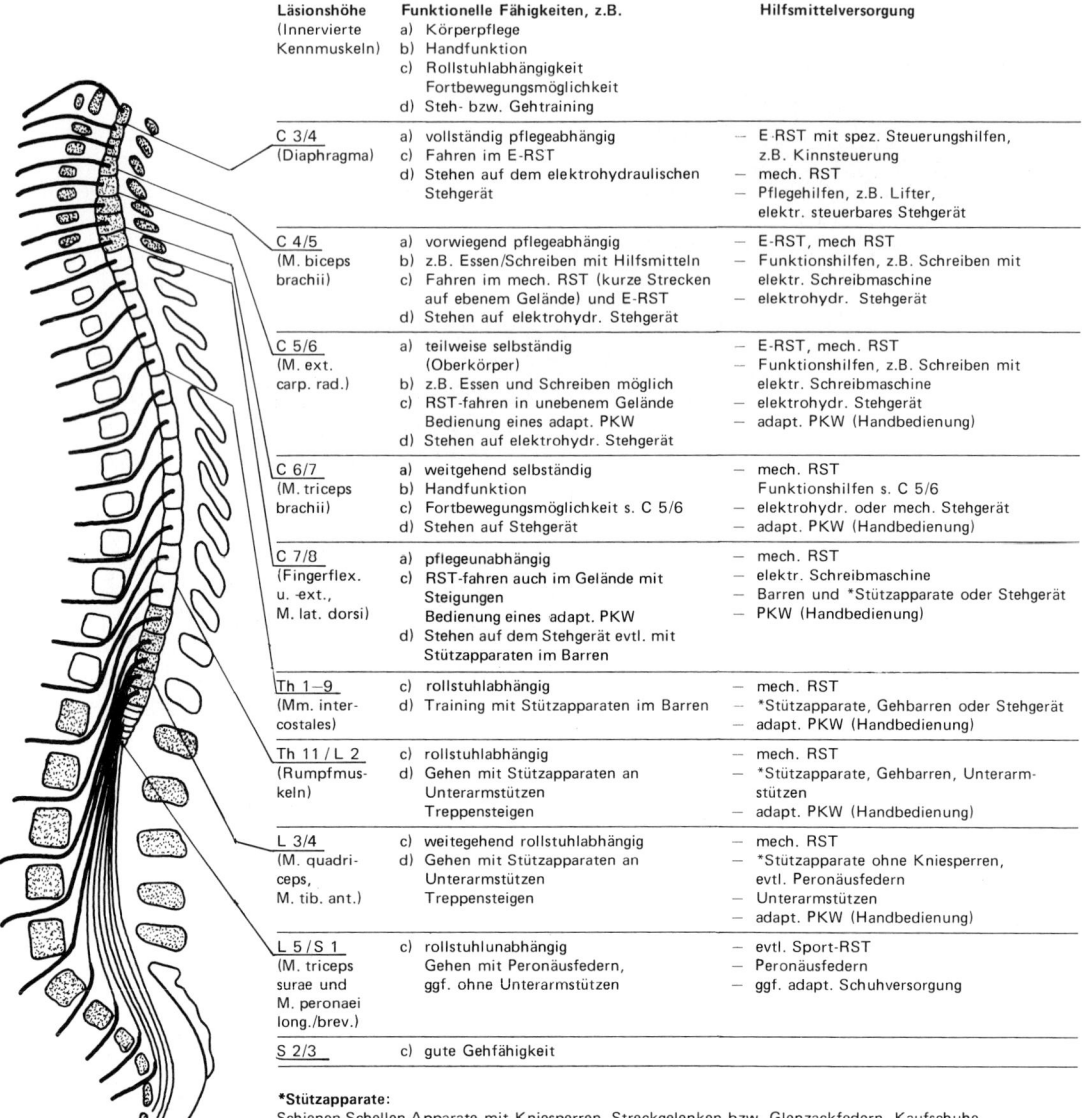

Läsionshöhe (Innervierte Kennmuskeln)	Funktionelle Fähigkeiten, z.B. a) Körperpflege b) Handfunktion c) Rollstuhlabhängigkeit Fortbewegungsmöglichkeit d) Steh- bzw. Gehtraining	Hilfsmittelversorgung
C 3/4 (Diaphragma)	a) vollständig pflegeabhängig c) Fahren im E-RST d) Stehen auf dem elektrohydraulischen Stehgerät	– E-RST mit spez. Steuerungshilfen, z.B. Kinnsteuerung – mech. RST – Pflegehilfen, z.B. Lifter, elektr. steuerbares Stehgerät
C 4/5 (M. biceps brachii)	a) vorwiegend pflegeabhängig b) z.B. Essen/Schreiben mit Hilfsmitteln c) Fahren im mech. RST (kurze Strecken auf ebenem Gelände) und E-RST d) Stehen auf elektrohydr. Stehgerät	– E-RST, mech RST – Funktionshilfen, z.B. Schreiben mit elektr. Schreibmaschine – elektrohydr. Stehgerät
C 5/6 (M. ext. carp. rad.)	a) teilweise selbständig (Oberkörper) b) z.B. Essen und Schreiben möglich c) RST-fahren in unebenem Gelände Bedienung eines adapt. PKW d) Stehen auf elektrohydr. Stehgerät	– E-RST, mech. RST – Funktionshilfen, z.B. Schreiben mit elektr. Schreibmaschine – elektrohydr. Stehgerät – adapt. PKW (Handbedienung)
C 6/7 (M. triceps brachii)	a) weitgehend selbständig b) Handfunktion c) Fortbewegungsmöglichkeit s. C 5/6 d) Stehen auf Stehgerät	– mech. RST Funktionshilfen s. C 5/6 – elektrohydr. oder mech. Stehgerät – adapt. PKW (Handbedienung)
C 7/8 (Fingerflex. u. -ext., M. lat. dorsi)	a) pflegeunabhängig c) RST-fahren auch im Gelände mit Steigungen Bedienung eines adapt. PKW d) Stehen auf dem Stehgerät evtl. mit Stützapparaten im Barren	– mech. RST – elektr. Schreibmaschine – Barren und *Stützapparate oder Stehgerät – PKW (Handbedienung)
Th 1–9 (Mm. intercostales)	c) rollstuhlabhängig d) Training mit Stützapparaten im Barren	– mech. RST – *Stützapparate, Gehbarren oder Stehgerät – adapt. PKW (Handbedienung)
Th 11/L 2 (Rumpfmuskeln)	c) rollstuhlabhängig d) Gehen mit Stützapparaten an Unterarmstützen Treppensteigen	– mech. RST – *Stützapparate, Gehbarren, Unterarmstützen – adapt. PKW (Handbedienung)
L 3/4 (M. quadriceps, M. tib. ant.)	c) weitgehend rollstuhlabhängig d) Gehen mit Stützapparaten an Unterarmstützen Treppensteigen	– mech. RST – *Stützapparate ohne Kniesperren, evtl. Peronäusfedern – Unterarmstützen – adapt. PKW (Handbedienung)
L 5/S 1 (M. triceps surae und M. peronaei long./brev.)	c) rollstuhlunabhängig Gehen mit Peronäusfedern, ggf. ohne Unterarmstützen	– evtl. Sport-RST – Peronäusfedern – ggf. adapt. Schuhversorgung
S 2/3	c) gute Gehfähigkeit	

*Stützapparate:
Schienen-Schellen-Apparate mit Kniesperren, Streckgelenken bzw. Glenzackfedern, Kaufschuhe

Merke:
Bei kompletter Querschnittlähmung besteht grundsätzlich: Blasen- und Mastdarmlähmung

bei Tetraplegie zusätzlich: eine Störung der Atemmechanik

(Abt. für die Rehabilitation Querschnittgelähmter der Orthopädischen Klinik und Poliklinik der Universität Heidelberg)

Abb. 11.**3**   Innervations- und Funktionsschema bei kompletter Querschnittlähmung

(aus: Hopf, H. Ch., K. Poeck, H. Schliack: Neurologie in Praxis und Klinik, Bd. I, Thieme Stuttgart 1983)

Übersichtliche Darstellungen der wichtigsten Muskeln finden sich bei Chapchal (1981) und instruktive Gegenüberstellungen der segmentalen Innervation und der Hautversorgungsgebiete peripherer Nerven für die vordere und hintere Körperhälfte bei Suchenwirth (1977).

Eindrucksvolle Piktogramme für die segmentale und neurologische Untersuchung bringt Hoppenfeld (1980), eine hervorragende Übersicht über Funktion und besondere Testmöglichkeiten geben Mumenthaler und Schliack (1977).

Bei speziellen Fragen, z. B. über die Stellung, in welcher ein bestimmter Muskel seine optimale Wirkung entfaltet, informiert das Buch von Janda (1979).

Literatur

Chapchal, G.: Untersuchung des Haltungs- und Bewegungssystems. In: Witt, A. N., H. Rettig, K. F. Schlegel, M. Hackenbroch, W. Hupfauer: Orthopädie in Praxis und Klinik, Bd. II, Thieme, Stuttgart, New York 1981

Hoppenfeld, St.: Orthopädische Neurologie. Enke, Stuttgart 1980

Janda, V.: Muskelfunktionsdiagnostik. acco, Leuven, Belgien 1979

Mumenthaler, M., H. Schliack: Läsionen peripherer Nerven. Thieme, Stuttgart 1979

Rauschelbach, H. H., K. A. Jochheim: Das neurologische Gutachten. Thieme, Stuttgart, New York 1984

Suchenwirth, R. M. A.: Neurologische Begutachtung. Fischer, Stuttgart, New York 1977

Suchenwirth, R. M. A., G. Wolf: Neurologische Begutachtung, 2. Aufl. Fischer, Stuttgart, New York 1987

12. Rechtliche Aspekte zur Begutachtung in einzelnen Sachgebieten

A. Erlenkämper

12.1. Zivilrechtliche Schadensersatzansprüche (Haftpflichtschäden)

Zwischen den Maßstäben für die Beurteilung von Haftpflichtschäden und von Ansprüchen des Sozialrechts bestehen **fundamentale Unterschiede** in fast allen Einzelfragen. Für den Gutachter, der Haftpflichtschäden beurteilen soll, ist daher zunächst Voraussetzung, daß er sich mit den hier geltenden Rechtsgrundlagen (S. 60 ff) vertraut macht und die Unterschiede zu den — ihm zumeist besser vertrauten — Begriffen und Beurteilungsmaßstäben des Sozialrechts kennt und beachtet.

U. a. ist die Kausalität nicht nach den Maßstäben der sozialrechtlichen Kausalitätslehre, sondern nach denen der zivilrechtlichen Adäquanzlehre (S. 27) zu beurteilen. Soweit dies für die ärztliche Beurteilung von Bedeutung ist, muß auch beachtet werden, daß der Schädiger nach zivilrechtlichen Maßstäben i. d. R. nur für rechtswidriges und schuldhaftes Verhalten haftet, und daß ein etwaiges Mitverschulden des Geschädigten zu einer Reduzierung des Haftpflichtanspruchs führen kann (S. 61).

Vielfach werden die Gutachtenaufträge von Haftpflichtversicherungsgesellschaften kommen. Hierbei ist zu beachten, daß es in solchen Fällen — anders als in der Unfallversicherung, sowohl der privaten wie der gesetzlichen — nicht um unmittelbare Ansprüche des Geschädigten gegen das Versicherungsunternehmen geht. Der Haftpflichtanspruch des Geschädigten richtet sich ausschließlich gegen den Schädiger; auch eine etwaige Schadensersatzklage ist ausschließlich gegen ihn zu richten, nicht gegen seine Haftpflichtversicherung. Soweit der Schädiger für die gegen ihn gerichteten Schadensersatz-(Haftpflicht-)Ansprüche versichert ist, hat er — und *nur er* — aus dem Versicherungsvertrag einen Anspruch auf Freistellung von den Schadensersatzansprüchen und zugleich auf Abwehr unberechtigter Ansprüche. Wenn gleichwohl unmittelbare Verhandlungen zwischen dem Geschädigten und dem Haftpflichtversicherer stattfinden, wird letzterer also nicht aus einem Rechtsverhältnis zum Geschädigten tätig; er reguliert nur Haftpflichtansprüche, die sich gegen den bei ihm versicherten Schädiger richten. Zu beachten ist auch, daß der Schadensersatzanspruch des Geschädigten gegen den Schädiger quantitativ (z. B. hinsicht-

lich der Höhe der Schadenssumme) wie auch qualitativ (Ausschluß bestimmter Ansprüche von dem Versicherungsschutz) weiter reichen kann als der durch den Haftpflicht-Versicherungsvertrag gewährte Schutz, wie andererseits der Haftpflichtanspruch durch ein Mitverschulden des Geschädigten eingeschränkt sein kann.

Der Schadensersatzanspruch bei Personenschäden umfaßt nach § 249 BGB zunächst die Kosten der notwendigen *Heilbehandlung*, d. h. einer möglichst umfassenden Wiederherstellung der körperlichen Unversehrtheit und der Erwerbsfähigkeit einschließlich der erforderlichen medizinischen und beruflichen Rehabilitation. Was hier erforderlich ist, hängt von den Verhältnissen des Einzelfalls ab. Nach dem das Schadensersatzrecht beherrschenden Grundsatz der *Naturalrestitution* (S. 62) hat der Geschädigte Anspruch darauf, daß alles getan — ggf. versucht — wird, seinen Gesundheitszustand und seine Erwerbsfähigkeit möglichst weitgehend wiederherzustellen.

Ist gleichwohl infolge der Schädigung eine dauerhafte Aufhebung oder Minderung der Erwerbsfähigkeit des Geschädigten eingetreten oder bestehen infolge der Schädigung erhöhte Bedürfnisse i. S. des § 843 BGB, hängt der Haftpflichtanspruch davon ab, inwieweit der Geschädigte infolge der Schädigung tatsächlich einen **konkreten Vermögensschaden** erleidet, inwieweit sich also z. B. sein Erwerbseinkommen tatsächlich mindert oder durch schädigungsbedingt erhöhte Bedürfnisse zusätzliche Aufwendungen tatsächlich entstehen (S. 62). Dabei sind für die Beurteilung des Schadens insbesondere die sozialrechtlichen Maßstäbe über Arbeits-, Berufs- oder Erwerbsunfähigkeit, über MdE, Pflegebedürftigkeit und Hilflosigkeit rechtlich ohne Belang. Denn Schadensersatz ist nach dieser Vorschrift nicht für eine *abstrakte* Einbuße an Erwerbsfähigkeit oder eine abstrakte Erhöhung von Bedürfnissen zu leisten, sondern für den *individuell* zu ermittelnden *konkreten* Vermögensschaden, den der Betroffene durch das schädigende Ereignis tatsächlich erleidet.

Diese sozialrechtlich relevanten Begriffe dürfen daher in Gutachten in Haftpflichtsachen nicht verwendet werden. Denn auch wenn nach sozialrechtlichen Maßstäben z. B. Arbeits-, Berufs- oder Erwerbsunfähigkeit vorliegt, muß hierdurch ein konkreter Vermögensschaden nicht unbedingt bewirkt werden. Auch bei relativ hoher MdE (z. B. Beinverlust eines Beamten oder kaufmännischen Angestellten) kehren erfahrungsgemäß viele Verletzte an den früheren Arbeitsplatz zurück oder nehmen eine andere Beschäftigung auf, ohne eine bleibende Einkommenseinbuße zu erleiden. Daher ist es bei geminderter Erwerbsfähigkeit i. S. des § 843 BGB fehl am Platz, diese in den für das Sozialrecht maßgebenden Prozentsätzen an MdE auszudrücken. Denn die MdE umschreibt im wesentlichen einen *abstrakten* Verlust an körperlicher Integrität; sie gibt aber keinerlei Anhalt für die hier allein entscheidende Frage, inwieweit der Verletzte einen *konkreten* Vermögensschaden durch die verbliebenen Verletzungsfolgen erleidet.

Wird vom Auftraggeber dennoch nach der Höhe der MdE gefragt, soll diese i. d. R. nicht zur Bemessung des Schadensersatzanspruchs herangezogen werden, sondern nur ein Bild von Ausmaß und Schweregrad der Verletzungsfolgen vermitteln.

Ob die **Erwerbsfähigkeit** des Geschädigten zeitweilig oder dauerhaft aufgehoben ist, ist also konkret nach den Anforderungen der bisherigen Erwerbstätigkeit und unabhängig von dem Grad einer etwaigen sozialrechtlichen MdE oder dem Vorliegen von Arbeits-, Berufs- oder Erwerbsunfähigkeit zu beurteilen.

Geht es um die **Minderung** dieser konkreten **Erwerbsfähigkeit**, sollte sich der Arzt als Gutachter auf eine Beschreibung der bestehenden Funktionsstörungen und ihrer Auswirkungen auf die konkrete bisherige Erwerbstätigkeit beschränken; er sollte lediglich dartun, in welcher Weise, in welchem Umfang (qualitativ) und ggf. in welchem zeitlichen Ausmaß (quantitativ) durch das schädigende Ereignis die Ausübung dieser bisherigen Erwerbstätigkeit ausgeschlossen oder eingeschränkt wird und welche Arbeiten noch verrichtet werden können.

Werden durch die Schädigung **erhöhte Bedürfnisse** i. S. dieser Vorschrift ausgelöst, sind auch diese nicht abstrakt z. B. nach den sozialrechtlichen Maßstäben zu Hilflosigkeit und Pflegebedürftigkeit zu beurteilen, sondern nach Art und Ausmaß konkret zu beschreiben. Es ist also z. B. darzutun, welche körperlichen Funktionen im konkreten Fall ausgefallen oder in welchem Umfang vermindert sind, in welcher Weise bzw. in welchem Ausmaß diese ersetzt bzw. ausgeglichen werden können und welche Maßnahmen, Hilfsmittel

oder Hilfspersonen hierfür erforderlich sind. Denn Schadensersatz nach § 843 BGB ist nicht abstrakt für eine Verletzung der körperlichen Unversehrtheit zu leisten, sondern für einen konkreten Vermögensschaden infolge der Schädigung, hier insbesondere durch tatsächlich notwendige zusätzliche Aufwendungen infolge einer schädigungsbedingten Erhöhung der Bedürfnisse (S. 62). Verletzungsfolgen, die keinen Vermögensschaden bewirken, sind nur im Rahmen des § 847 BGB (sog. **Schmerzensgeld**, S. 63) zu entschädigen.

Ein Anspruch nach dieser Vorschrift besteht — entgegen der geläufigen Bezeichnung „*Schmerzensgeld*-Paragraph" — allerdings nicht nur, soweit die Schädigung Schmerzen und sonstige Unbilden verursacht hat, sondern auch, soweit aus der Schädigung Folgen zurückgeblieben sind, die das körperliche und seelische Wohlbefinden des Geschädigten darüber hinaus dauerhaft und wesentlich beeinträchtigen (S. 63).

Soweit ein solcher Anspruch streitig ist, hat sich der begutachtende Arzt aber ausschließlich über die *seiner* Beurteilung zugänglichen Schadensfolgen zu äußern; er soll also u. a. die Stärke der Schmerzen dartun, die der Geschädigte erlitten hat und ggf. noch erleidet, er soll sich äußern über Dauer und Schmerzhaftigkeit der Heilbehandlung einschließlich etwaiger operativer Eingriffe, Art, Ausmaß und Schweregrad der erlittenen Verletzungen und ihrer verbliebenen Folgen, die Auswirkungen (z. B. Entstellung, Verlust an Lebensfreude u. a. durch Einschränkungen in der Beweglichkeit und sonstiger Entfaltungsmöglichkeiten) im privaten wie im beruflichen Leben sowie die Dauer derartiger Verletzungsfolgen. Ausführungen oder gar konkrete Feststellungen zur Höhe des „Schmerzensgeldes" obliegen ihm dagegen grundsätzlich nicht.

Auch sonst ist es keinesfalls Aufgabe des ärztlichen Gutachters, die *Schadenshöhe*, also die Höhe des Vermögensschadens oder gar des gesamten Haftpflichtanspruchs, zu bewerten. Diese hängt außer von den ärztlichen Feststellungen von zahlreichen rechtlichen Gesichtspunkten ab, die der Beurteilung des Arztes i. d. R. nicht zugänglich sind.

Im übrigen werden dem ärztlichen Gutachter von dem Auftraggeber i. d. R. sehr genaue und gezielte Fragen gestellt. Bei ihrer Beantwortung ist aber stets zu beachten, daß der Rechtsgehalt der in Haftpflichtfällen maßgebenden Begriffe und Beurteilungsmaßstäbe sich von dem des Sozialrechts durchweg erheblich unterscheidet.

Werden derartige konkrete Fragen nicht gestellt, wünscht z. B. ein Patient eine entsprechende Stellungnahme seines behandelnden Arztes, sollte sich dieser vorher genau versichern, welche Ansprüche streitig sind und welche Einwendungen hiergegen erhoben werden

(S. 169). U. a. ist zu berücksichtigen, daß bei einem Mitverschuldens des Geschädigten dieser ggf. einen erheblichen Teil seines Schadens selbst tragen muß.

12.2. Private Unfallversicherung

Auch zwischen der *privaten* und *gesetzlichen* Unfallversicherung bestehen **erhebliche Unterschiede** in den Rechtsgrundlagen wie in den für die ärztliche Beurteilung maßgebenden Einzelfragen. Für den Gutachter, der Unfallfolgen im Rahmen der privaten UV beurteilen soll, ist daher gleichfalls zunächst Voraussetzung, daß er sich mit den hier geltenden Rechtsgrundlagen (S. 64) und Beurteilungsmaßstäben (S. 292) vertraut macht und die Unterschiede zu den – ihm zumeist besser vertrauten – Begriffen und Beurteilungsmaßstäben der ges. UV kennt und beachtet.

Der **Unfallbegriff** ist in allen Rechtsbereichen weitgehend identisch (S. 4 und 292).

Die Bestimmungen der AUB über die sog. körpereigenen Verletzungen (S. 293) stellen im wesentlichen nur klar, was auch in der ges. UV gilt. Dagegen gelten in der privaten UV Ausschlüsse (S. 65), wie sie die ges. UV nicht kennt.

Für die Beurteilung der **Kausalität** ist die zivilrechtliche Adäquanzlehre (S. 27), nicht die in der ges. UV geltende sozialrechtliche Lehre von der wesentlichen Bedingung maßgebend. Das führt z. T. zu erheblichen Unterschieden bei der ärztlichen Begutachtung.

Im Bereich der – für die ärztliche Beurteilung vorwiegend bedeutsamen – *haftungsausfüllenden Kausalität* ist u. a. zu beachten, daß – anders als in der ges. UV (S. 28) – das Unfallereignis allgemein und nicht nur unter ganz außergewöhnlichen Umständen geeignet sein muß, den bestehenden Schaden herbeizuführen (S. 27).

Vor allem ist die in der privaten UV völlig andersartige Bedeutung *kausal mitwirkender Vorschäden* zu beachten, die zu Einschränkungen der Leistungspflicht führen, wenn ihr Anteil mindestens 25 v. H. beträgt. Bei der ärztlichen Begutachtung ist daher zu prüfen, ob solche Vorschäden bestanden haben sowie ggf. ob und inwieweit sie an der Entstehung der Unfallereignisfolge beteiligt waren. Denn anders als in der ges. UV, die nur eine *qualitative* Abwägung der Bedeutung verschiedener mitwirkender Kausalfaktoren kennt, ist hier eine *Quantifizierung* der kausal mitwirkenden Vorschäden vorzunehmen, sofern diese wenigstens 25 v. H. erreichen (S. 293).

Vorschäden können eine Einschränkung der Leistungspflicht aber auch hier nur bewirken, wenn diese

im Wege des sog. Vollbeweises *nachgewiesen* sind (S. 65); Annahmen, Vermutungen oder Hypothesen vermögen diesen notwendigen Beweis nicht zu ersetzen. Auf eine sorgfältige Dokumentation der Beweise für einen bestehenden Vorschaden ist daher zu achten.

Für die **Invaliditätsleistung** gelten ausschließlich die **Invaliditätsgrade** der AUB, nicht die MdE-Sätze der ges. UV oder des sozEntschR.

Bei *Verlust oder völliger Funktionsunfähigkeit* der in den AUB aufgeführten Körperteile bzw. Sinnesorgane sind diese Invaliditätsgrade im einzelnen bestimmt und der Beurteilung ausschließlich zugrunde zu legen (S. 66).

Bei *Teilverlust oder Funktionsbeeinträchtigung* dieser Körperteile oder Sinnesorgane ist ein entsprechender Teil dieser Invaliditätsgrade anzusetzen (S. 66 u. 299).[1] Dieser Teil wird üblicherweise nicht in einem Prozentsatz der Gesamtinvalidität, sondern in Bruchteilen des Invaliditätsgrades des jeweiligen Körperteils bzw. Sinnesorgans ausgedrückt (z. B. 1/2 Handwert, 3/10 Fußwert, S. 300).

Sind durch den Unfall Körperteile oder Sinnesorgane betroffen, die in dieser „Gliedertaxe" nicht erhalten sind (z. B. Wirbelsäulenschäden), ist zu beachten, daß nach den AUB a. F. und den AUB 88 unterschiedliche Bewertungsmaßstäbe gelten; es muß also vorab geklärt sein, welche Fassung der AUB dem konkreten Versicherungsverhältnis zugrunde liegt. Nach den AUB a. F. ist die Beurteilung darauf abzustellen, inwieweit der Versicherte noch imstande ist, eine seinen Kräften und Fähigkeiten entsprechende und ihm unter billiger Berücksichtigung von Ausbildung und bisherigem Beruf zumutbare Tätigkeit auszuüben; nach den AUB 88 ist dagegen maßgebend, inwieweit die normale körperliche oder geistige Leistungsfähigkeit unter ausschließlicher Berücksichtigung medizinischer Gesichtspunkte beeinträchtigt ist. Nach den AUB a. F. ist Maßstab der Beurteilung also die bisherige Berufstätigkeit des Versicherten; die neuen AUB 88 stellen dagegen auf den Verlust an körperlicher und geistiger Integrität, bezogen auf eine normale, gesunde, gleichaltrige Person, ab (S. 66).

Liegen *Vorschäden* vor, so können diese – über die ggf. bestehende kausale Bedeutung (s. oben) hinaus – auch zu einer Einschränkung bei der Bewertung des Invaliditätsgrades führen. Allerdings ist auch hier vorab zu klären, welche Fassung der AUB dem konkreten Versicherungsverhältnis zugrunde liegt; denn auch insoweit gelten unterschiedliche Bestimmungen. Nach den AUB a. F. wird, wenn der Versicherte vor Eintritt des Unfalls durch Krankheit oder Gebrechen (gleich welcher Art und Genese) in seiner Arbeitsfähigkeit behindert war oder Körperteile oder Sinnesorgane ganz oder teilweise verloren oder gebrauchsunfähig geworden sind, von der nach dem Unfall vorhandenen Gesamtinvalidität ein Abzug in Höhe dieser Vorinvalidität gemacht; nach den AUB 88 wird ein solcher Abzug dagegen nur vorgenommen, wenn durch den

---

[1] vgl. hierzu die Synopse S. 220

Unfall eine körperliche oder geistige Funktion betroffen wird, die schon vorher dauernd beeinträchtigt war. Die AUB a. F. gehen also von der *Gesamtintegrität* aus und schreiben einen Abzug von der nach dem Unfall vorhandenen Gesamtinvalidität in Höhe der Vorinvalidität vor; die AUB 88 lassen die Gesamtintegrität dagegen außer Betracht und gestatten einen Abzug nur noch, wenn die Unfallereignisfolgen auf einen Vorschaden *am selben* Organ oder Organsystem gestoßen sind, und nur in der Höhe, wie an *diesem* Organ bzw. Organsystem ein Vorschaden bestanden hat.

Auch hier gilt, daß Vorschäden, die zu einem Abzug bei der Invaliditätsleistung führen sollen, i. S. des sog. Vollbeweises *nachgewiesen* sein müssen (S. 65).

12.3. Medizinische Rehabilitation im Sozialrecht

Hilfsmittel

Soweit es um die Begutachtung von Notwendigkeit und Angemessenheit von orthopädischen und sonstigen **Hilfsmitteln** geht, ist darauf zu achten, für welchen Sozialleistungsbereich bzw. -träger die Begutachtung erfolgt. Denn der Umfang der Leistungspflicht ist in den einzelnen Leistungsbereichen unterschiedlich.

So besteht eine Leistungspflicht *der ges. KrV* nur für solche Hilfsmittel, die notwendig und unmittelbar darauf gerichtet sind, eine fehlende oder gestörte Funktion (z. B. Greifen, Gehen, Hören) zu beheben oder auszugleichen, und nur, wenn der Versicherte zwangsläufig gerade auf *dieses* Hilfsmittel angewiesen ist. Ein Anspruch gegen die Krankenkasse besteht dagegen nicht, wenn das Hilfsmittel lediglich die Auswirkungen der Behinderung in einzelnen (z. B. beruflichen, gesellschaftlichen oder privaten) Lebensbereichen beheben oder mildern soll (S. 81).

Die Leistungspflicht der *Rehabilitationsträger* (ges. UV, RV, sozEntschR, ggf. auch der Arbeitsverwaltung) geht dagegen weiter. Hier kommt es nicht allein auf den Ausgleich fehlender oder gestörter Funktionen an, sondern primär auf die Wiedereingliederung des Behinderten in das Erwerbsleben. Es sind also ggf. auch solche Hilfsmittel zu gewähren, die für die Ausübung eines Berufs überhaupt oder einer bestimmten beruflichen Tätigkeit erforderlich sind.

Besteht kein Anspruch gegen die Krankenkasse oder einen Rehabilitationsträger, aber Bedarf an Hilfsmitteln, so sind diese ggf. im Wege der *Eingliederungshilfe nach dem BSHG* zu gewähren (S. 272). Dies gilt vor allem für solche HIlfsmittel, die weder dem unmittelbaren Ausgleich fehlender oder gestörter Funktionen noch der beruflichen Rehabilitation dienen, sondern der Hilfe des Behinderten im allgemeinen Leben, insbesondere seiner Integration in das soziale und gesellschaftliche Umfeld.

Kraftfahrzeughilfe

Die **Kfz-Hilfe** war früher in den einzelnen Sozialleistungsbereichen, z. T. sogar bei verschiedenen Leistungsträgern desselben Leistungsbereichs, in Verordnungen, Verwaltungsvorschriften und Richtlinien unterschiedlich geregelt.

Diese unterschiedlichen Regelungen sind 1987 durch die **Kraftfahrzeughilfe-Verordnung** (KfzHV) für alle Rehabilitationsbereiche weitgehend vereinheitlicht worden. Hiernach setzt die Gewährung von Kfz-Hilfe u. a. voraus, daß der Behinderte infolge seiner Behinderung nicht nur vorübergehend auf die Benutzung eines Kfz angewiesen ist, um seinen Arbeits- oder Ausbildungsort usw. zu erreichen, insbesondere, wenn er nur auf diese Weise dauerhaft beruflich eingegliedert werden kann.

Für Verletzte der ges. UV und für Beschädigte i. S. des sozEntschR gelten darüber hinaus ergänzende Bestimmungen (S. 94 u. 120).

Für die ärztliche Begutachtung kommt es entscheidend darauf an, ob die Behinderung insbesondere im Steh- und Gehvermögens nach Art und Ausmaß tatsächlich so schwerwiegend ist, daß der Behinderte nicht nur gelegentlich oder vorübergehend, sondern regelmäßig und dauerhaft seinen Arbeitsort usw. ohne ein Kfz nicht erreichen kann. Voraussetzung ist nicht unbedingt, daß der Behinderte einen Arbeitsplatz gegenwärtig innehat; denn in manchen Fällen ist das Vorhandensein eines Kfz erst Voraussetzung für eine erfolgversprechende Bewerbung. Andererseits ist die Kfz-Hilfe nicht dafür bestimmt, die Einschränkung der Beweglichkeit *im allgemeinen* Leben auszugleichen; sie ist Maßnahme und Leistung der beruflichen Rehabilitation, soll also primär die (Wieder-)Eingliederung in das Erwerbsleben ermöglichen bzw. erleichtern.

Kfz-Hilfe kommt auch für solche Behinderte in Betracht, die zwar (theoretisch) öffentliche Verkehrsmittel benutzen könnten, infolge einer Beeinträchtigung ihrer Gehfähigkeit solche öffentlichen Verkehrsmittel aber zu Fuß nicht erreichen können. Im Bereich der ges. RV wird dies i. d. R. angenommen, wenn der Behinderte nur noch Fußwege von maximal 500 m an einem Stück zurücklegen kann (S. 108).

Rehabilitationskuren

Medizinische Rehabilitationsmaßnahmen — sowohl ambulante wie auch stationäre bzw. teilstationäre — sind i. d. R. **Kann-Leistungen**, d. h. der Rehabilitationsträger *kann* sie gewähren, *muß* dies aber nicht in jedem Fall; die Gewährung steht vielmehr in seinem Ermessen (S. 72). Das gilt sowohl für die Rehabilitationskuren der ges. KrV (§ 40 SGB V; früher: § 184a RVO) wie auch für die der ges. RV (§ 9 Abs. 2 SGB VI; bisher: §§ 13 AVG, 1236 RVO).

Durch diese rechtliche Ausgestaltung entstehen nicht selten Probleme der Gerichte mit ärztlichen Gutachten, die diese rechtlichen Voraussetzungen nicht oder nicht ausreichend beachten und dadurch für die anschließende Verwaltungsentscheidung keine ausreichende Grundlage schaffen.

Denn für *Ermessensentscheidungen* schreibt das Gesetz eine besonders eingehende Begründung vor. Diese muß u. a. erkennen lassen, daß der gesamte rechtserhebliche Sachverhalt erkannt und berücksichtigt ist und tatsächlich *alle* Gesichtspunkte geprüft sind, die für die konkrete Entscheidung von Bedeutung sind (S. 72).

Dabei ist zu unterscheiden zwischen den sog. *Ermessensvoraussetzungen*, d. h. den Tatbestandsmerkmalen, die das Gesetz selbst als Anspruchsvoraussetzung vorgibt, und den eigentlichen *Ermessensgesichtspunkten*, die in Abwägung von Pro und Contra der Zweckmäßigkeit zu der konkreten Entscheidung führen. Denn die Ermessensvoraussetzungen sind vom Gericht jeweils in vollem Umfang nachprüfbar; die Ermessensgesichtspunkte sind nur daraufhin nachprüfbar, ob die Verwaltung die gesetzlichen Grenzen ihres Ermessens überschritten oder von dem Ermessen in einer dem Zweck der Ermächtigung nicht entsprechenden Weise Gebrauch gemacht hat (S. 72). Da die Verwaltungsentscheidungen der Sozialleistungsträger durchweg auf ärztlichen Stellungnahmen ihrer Gutachter und Beratungsärzte beruhen, müssen diese ärztlichen Gutachten und sonstigen Stellungnahmen in Angelegenheiten der medizinischen Rehabilitation daher so begründet werden, daß die darauf gestützten Entscheidungen der späteren Nachprüfung durch die Gerichte standhalten.

Zu den vorgenannten *Ermessungsvoraussetzungen*, die der vollen gerichtlichen Überprüfung unterliegen, gehört insbesondere die Frage, ob die Durchführung einer stationären Maßnahme objektiv notwendig (§ 40 Abs. 1 SGB V, S. 82, § 15 Abs. 2 SGB VI, S. 110) ist, insbesondere, ob nicht eine ambulante Krankenbehandlung ausreicht. Im Rahmen der ges. RV sind darüber hinaus die besonderen Leistungsvoraussetzungen der §§ 9, 10 SGB VI (S. 100) zu prüfen und im Gutachten darzulegen.

Im Rahmen der eigentlichen *Ermessensgesichtspunkte* ist zu berücksichtigen, daß es i. d. R. dem Zweck der Rehabilitation entspricht, daß die vorgesehenen Leistungen gewährt werden, wenn sie objektiv erforderlich sind. Die Ablehnung objektiv notwendiger Maßnahmen darf also nur erfolgen, wenn schwerwiegende Umstände des konkreten Einzelfalls entgegenstehen (z. B. wiederholter disziplinarischer Abbruch früherer Maßnahmen, weitere Gewichtszunahme trotz früherer Hinweise auf eine medizinisch notwendige Gewichtsreduktion, Alkohol- oder Drogenabhängigkeit bei All-

gemeinkuren usw.). Wenn wegen derartiger Umstände die Zweckmäßigkeit einer Rehabilitationsmaßnahme verneint werden soll, bedarf es im ärztlichen Gutachten daher eingehender Darlegung dieses Sachverhalts und der daraus abzuleitenden Gründe, die gegen die Gewährung der Maßnahme sprechen oder ihre Erfolgsaussicht infrage stellen.

12.4. Arbeitslosenversicherung

Ärztliche Gutachten im Rahmen der Arbeitslosenversicherung betreffen zumeist die Frage der **Verfügbarkeit** des Arbeitslosen aus ärztlicher Sicht.

Nach § 103 AFG steht der Arbeitsvermittlung u. a. nur zur Verfügung, wer eine längere als nur kurzzeitige (mehr als 18 Wochenstunden) zumutbare Beschäftigung ausüben kann (S. 76). Damit erhebt sich u. a. die Frage, inwieweit der Arbeitslose aus gesundheitlichen Gründen noch arbeiten kann oder nicht mehr.

In diesem Zusammenhang ist zunächst die Frage zu beantworten, ob und inwieweit der Arbeitslose *Tätigkeiten innerhalb seines bisherigen Berufs* noch ausüben kann. Hat der Gutachter keine genauen Kenntnisse über das Anforderungsprofil dieses bisherigen Berufs und der verschiedenen Betätigungsmöglichkeiten innerhalb dieses Berufs, sollte er diese Frage nur zurückhaltend beurteilen. Von ihm wird keine berufskundliche, sondern nur medizinische Sachkunde erwartet.

Im übrigen ist − ggf. auch für die weitere berufskundliche Prüfung − stets ein *positives und negatives Leistungsbild* zu erstellen. Es ist also darzutun, welche Arbeiten noch geleistet werden können (z. B. leichte/mittelschwere/schwere Arbeiten, vollschichtig/halb- bis untervollschichtig/unter halbschichtig) und welche Leistungseinschränkungen (z. B. nicht/nicht ständig/im Wechsel von Gehen/Stehen/Sitzen, ohne schweres Heben, Tragen, Zwangshaltung, Bücken; Funktionsstörungen der Extremitäten usw.) vorliegen. Bestehende Leistungseinschränkungen sind zu begründen, und zwar umso eingehender, je schwerwiegender sie sind und je stärker sie die Vermittlungsfähigkeit des Arbeitslosen einschränken. Das gilt besonders für Beschränkungen in zeitlicher Hinsicht.

Ergibt die Untersuchung, daß der Arbeitslose wegen einer nicht nur vorübergehenden Minderung seiner Leistungsfähigkeit keine längere als kurzzeitige (18 Wochenstunden) Beschäftigung unter den üblichen Bedingungen des allgemeinen Arbeitsmarktes ausüben kann (und damit ggf. **Erwerbsunfähigkeit** i. S. der ges. RV vorliegt), ist hierauf im Gutachten besonders hinzuweisen.

In diesen Fällen hat das Arbeitsamt im Interesse der Nahtlosigkeit der sozialen Sicherheit zwar Alg bzw. Alhi solange zu zahlen, bis der zuständige RV-Träger das Vorliegen von Berufs- oder Erwerbsunfähigkeit fest-gestellt hat, § 105a Abs. 1 AFG (S. 76). Es soll den Arbeitslosen aber auffordern, innerhalb eines Monats Antrag auf Maßnahmen zur Rehabilitation bei dem RV-Träger zu stellen, der gleichzeitig als Rentenantrag gilt, § 105a Abs. 2 AFG (S. 76). Wird daraufhin Rente wegen Erwerbsunfähigkeit gewährt, entfallen nicht nur Alg bzw. Alhi (S. 76); das Arbeitsamt hat ggf. auch rückwirkend einen Erstattungsanspruch gegen den RV-Träger (S. 151). Andererseits vermindert das Alg eine Rente wegen Berufsunfähigkeit, § 95 SGB VI (S. 110; bisher: §§ 60 AVG, 1283 RVO).

Ärztliche Gutachten werden auch eingeholt, wenn es um die Frage geht, ob der Arbeitslose sein bisheriges Arbeitsverhältnis mit oder ohne wichtigen Grund gelöst hat; denn bei **Lösung des Arbeitsverhältnisses ohne wichtigen Grund** hat das Arbeitsamt eine Sperrzeit zu verhängen (S. 76). Ein wichtiger Grund kann u. a. vorliegen, wenn der Arbeitslose durch die Anforderungen seines letzten Arbeitsplatzes gesundheitlich überfordert war.

Dann ist in solchen Fällen im ärztlichen Gutachten mög-lichst eingehend zu ermitteln, welchen Anforderungen der Arbeitslose an seinem letzten Arbeitsplatz aus-gesetzt war, und im einzelnen darzulegen, inwieweit er diesen Anforderungen noch gewachsen war oder nicht mehr.

12.5. Gesetzliche Kranken-versicherung

Soweit orthopädische Gutachten aus dem Be-reich der ges. KrV angefordert werden, geht es zumeist um die Frage der Arbeitsunfähigkeit oder um Fragen zur Notwendigkeit von Hilfsmit-teln.

Bei der Begutachtung von **Arbeitsunfähigkeit** (S. 7) ist zu beachten, daß unter der *bisherigen Erwerbstätigkeit* grundsätzlich nur die unmittel-bar vor der Erkrankung verrichtete *konkrete Tätigkeit* zu verstehen ist.

Anders als bei der Berufs- oder Erwerbsunfähigkeit ist eine Verweisung auf andere Tätigkeiten – selbst gleichwertige – i. d. R. nicht zulässig. Nur wenn der Versicherte diese bisherige Tätigkeit infolge der Erkran-kung dauerhaft nicht mehr verrichten kann oder er seinen bisherigen Arbeitsplatz infolge der Erkrankung oder aus anderen Gründen ohnehin verloren hat, kommt es mit Beginn einer neuen Blockfrist (S. 82) nicht mehr auf den bisherigen Arbeitsplatz, sondern auf die *Art der verrichteten Tätigkeit* an. In diesen Fällen ist Arbeitsunfähigkeit nur noch zu bejahen, wenn der Versicherte auch eine ähnliche, qualitativ gleichwertige,

ggf. aber körperlich leichtere Tätigkeit (wieder) ver-richten kann.

Zu beachten sind auch die neuen Regelungen des § 74 SGB V über die Möglichkeiten einer *stufenweise Wiedereingliederung in das Erwerbsleben* (S. 82 u. 83).

Hinsichtlich der Voraussetzungen für die Gewäh-rung von **Hilfsmitteln** s. oben S. 207.

12.6. Gesetzliche Unfallversicherung

In Gutachten für die ges. UV stehen Fragen um den Begriff des Unfalls, des ursächlichen Zusam-menhangs zwischen Unfall und streitiger Ge-sundheitsstörung sowie der Feststellung und Be-wertung bestehender Unfallfolgen im Vorder-grund.

Ob ein **Unfall** (S. 4) i. S. der ges. UV vorliegt, ist von dem begutachtenden Arzt nicht nach medizinisch-traumatologischen, sondern nach rechtlichen Kriterien zu beurteilen.

Danach ist das **Unfallereignis** zwar meistens ein auffallender, eindrucksvoller Vorgang, der vielfach schlagartig einsetzt. Nach der Rechtsprechung erfüllen die Voraussetzungen eines Unfalls aber auch unauffälli-gere Ereignisse z. B. Ausgleiten, Umknicken, Stolpern, Fallen sowie Einwirkungen durch Kraftanstrengungen wie Heben, Tragen, Bewegen und insbesondere Ab-fangen von Lasten. Erforderlich ist weiterhin nicht, daß *außergewöhnliche* Belastungen oder sonstige Einwir-kungen vorgelegen haben, auch nicht, daß die Belastun-gen den Organismus unvorbereitet getroffen haben; auch normale, betriebsübliche Tätigkeiten können zu einem Unfall führen (S. 4).

Ohne Relevanz für die sozialmedizinische Begut-achtung ist die in der sozialmedizinischen Literatur ebenso wie in der praktischen Begutachtung häufig, aber rechtlich unzutreffend zur Voraussetzung erho-bene Frage, ob die Unfalleinwirkung *generell geeignet* war, den eingetretenen Körperschaden zu bewirken (S. 4 u. 28). Rechtlich kommt es nur darauf an, ob die Unfalleinwirkung den bestehenden Körperschaden mit hinreichender Wahrscheinlichkeit *tatsächlich verur-sacht hat*. Ist das der Fall, ist die generelle Eignung der Unfalleinwirkung ohne rechtliche Relevanz.

Ebenso ohne rechtliche Bedeutung ist i. d. R. die Frage, ob es sich bei der zum Unfall führenden Ein-wirkung bzw. Belastung um eine solche gehandelt hat, wie sie – *beliebig austauschbar* – auch im täglichen Leben ständig vorkommt. Handelt es sich um einen Unfall und ist dieser bei einer versicherten Tätigkeit eingetreten, liegt ein Arbeitsunfall vor, unabhängig von der Frage, ob dem Betroffenen ein gleichartiges Ereignis ebenso gut auch im unversehrten Privatleben hätte widerfahren können (S. 33).

Im übrigen ist die Frage, ob ein Unfall im Rechtssinne vorliegt und dieser einer versicherten Tätigkeit zuzurechnen ist, letztlich vom Leistungsträger bzw. vom Gericht zu entscheiden. In zweifelhaften Grenzfällen sollte der begutachtende Arzt die letzte Entscheidung daher dem Leistungsträger bzw. Gericht überlassen; er sollte ggf. auf seine Bedenken hinweisen, das Gutachten aber nicht mit der Feststellung abschließen, ein Unfall habe nicht vorgelegen und Unfallfolgen seien daher nicht vorhanden.

Hat ein (Arbeits-)Unfall vorgelegen und liegt der **ursächliche Zusammenhang** zu den behaupteten Unfallfolgen, die sog. haftungsausfüllende Kausalität (S. 26), nicht klar auf der Hand, so bedarf es sorgfältiger, eingehender Feststellung und Erörterung aller — medizinischer wie außermedizinischer, unfallbedingter und unfallunabhängiger — Faktoren und Einflüsse, die bei der Entstehung des Körperschadens mitgewirkt haben.

Gerade in diesem Bereich setzt die ärztliche Gutachtertätigkeit eine umfassende Kenntnis der Grundsätze der **sozialrechtlichen Kausalitätslehre** von der wesentlichen Bedingung (S. 28) mit all ihren Besonderheiten (S. 29ff.) und ihrer Weiterentwicklung bis in die Gegenwart voraus. Auf S. 30 ist ein Schema entwickelt worden, das Hilfe für die systematisch richtige und vollständige Erfassung bzw. Beurteilung der Zusammenhangsfragen im Regelfall gibt.

Zu beachten ist zunächst, daß es nach diesen Grundsätzen für die Bejahung eines rechtlich wesentlichen ursächlichen Zusammenhangs ausreicht, daß der Arbeitsunfall mit hinreichender Wahrscheinlichkeit (S. 43) eine *wesentliche Teilursache* für die Entstehung des Körperschadens gesetzt hat (S. 30). Es ist also nicht erforderlich, daß der Arbeitsunfall die alleinige, überwiegende oder allein wesentliche Ursache bildet, es können durchaus auch andere, unfallunabhängige Faktoren (z. B. Einwirkungen aus der unversicherten privaten Sphäre, frühere Erkrankungen, Vorschädigungen traumatischer oder degenerativer Genese usw.) mitgewirkt haben, ohne daß deswegen der Zusammenhang mit dem Arbeitsunfall entfällt. Derartige Faktoren schließen eine rechtlich wesentliche Kausalität zwischen Arbeitsunfall und Körperschaden nur aus, wenn sie bei der gebotenen objektiven, vernünftigen und lebensnahen Würdigung und Abwägung an Bedeutung so sehr überwiegen, daß sie als die tatsächlich und rechtlich allein wesentliche Ursache des Schadens gewertet werden müssen (S. 31).

Ob der Arbeitsunfall aus ärztlicher Sicht *generell geeignet* war, den vorliegenden Körperschaden zu bewirken, ist — entgegen zahlreichen sozialmedizinischen Veröffentlichungen — dabei rechtlich ohne jede Relevanz (S. 28). Bei der Kausalitätsprüfung kommt es insoweit nur darauf an, ob der Arbeitsunfall mit hinreichender Wahrscheinlichkeit eine conditio sine qua non (S. 26) für den Eintritt des Körperschadens gebildet, diesen also *tatsächlich verursacht hat*. Ist das der Fall, hängt die weitere rechtliche Beurteilung des ursächlichen Zusammenhangs nur noch davon ab, ob der Arbeitsunfall zumindest eine wesentliche Teilursache bildet oder ob unfallunabhängige Einwirkungen eindeutig überwiegen. Für diese Abwägung hat die Frage, ob das Unfallereignis *generell* geeignet war, den Schaden zu verursachen, keinerlei Bedeutung; es *hat* ihn ja im konkreten Fall (mit-)verursacht.

Besteht Grund zur Annahme, daß derartige unfallunabhängige Ursachen an dem Eintritt des Körperschadens mitgewirkt haben, bedarf es sorgfältiger und überzeugend begründeter Feststellungen zu Art und Intensität dieser Einwirkungen. Denn Voraussetzung für die notwendige Abwägung zwischen unfallbedingten und unfallunabhängigen Kausalfaktoren ist, daß diese in ihren *tatsächlichen Grundlagen* überzeugend *nachgewiesen* sind (S. 45); die Beweiserleichterung der Wahrscheinlichkeit gilt nur für den ursächlichen Zusammenhang als solchen, nicht auch für die Tatsachen, aus denen er abgeleitet wird. Läßt sich Vorhandensein und/oder ursächliche Mitwirkung solcher unfallunabhängigen Faktoren schon vom Tatsächlichen her nicht ausreichend sicher feststellen und überzeugend nachweisen, erhebt sich daher nach der Rechtsprechung des Bundessozialgericht „garnicht erst die Frage", ob sie Ursache im Rechtssinne sein könnten (S. 46). Annahmen, Vermutungen, Hypothesen oder auch der Rückgriff auf allgemeine ärztliche Erfahrung vermögen diesen Beweis i. d. R. nicht zu ersetzen (S. 45).

Besondere Vorsicht und Zurückhaltung ist geboten, wenn es um die Beurteilung der Frage geht, ob der Arbeitsunfall eine wesentliche Teilursache oder nur eine *Gelegenheitsursache* (S. 32) bildet, der Körperschaden also *nur bei Gelegenheit* einer versicherten Tätigkeit eingetreten, durch diese aber nicht wesentlich bedingt ist. Wird die allein wesentliche Ursache z. B. in einer degenerativen Vorschädigung gesehen, bedarf es zunächst des überzeugenden Nachweises (S. 45) von Art und Ausmaß einer solchen Vorschädigung. Auch wenn dieser Nachweis erbracht ist, darf eine Gelegenheitsursache — wiederum entgegen zahlreichen sozialmedizinischen Veröffentlichungen und vielfach geübter Gutachtenspraxis — nach der ständigen Rechtsprechung des Bundessozialgerichts nur angenommen werden, wenn die aus der Vorschädigung usw. erwachsende Krankheitsdisposition nachweisbar bereits so stark ausgeprägt und so leicht ansprechbar war, daß der jetzt bestehende Gesundheitsschaden mit hinreichender Wahrscheinlichkeit auch ohne das schädigende Ereignis zu annähernd gleicher Zeit und in annähernd gleicher Schwere durch ein anders — beliebig austauschbares — Ereignis des täglichen Lebens ausgelöst worden wäre (S. 34).

Die **Erörterung** derartiger Zusammenhangsfragen kann umso knapper gehalten werden, je klarer und eindeutiger die Verhältnisse liegen; sie muß umso ausführlicher sein, je unsicherer die tatsächlichen Verhältnisse und ihre Bedeutung im Rahmen der Kausalitätsprüfung sind.

Art und Umfang der Diskussion sollten dabei stets vom Zweck des Gutachtens her bestimmt werden, dem Leistungsträger bzw. Gericht die schlüssige und überzeugende Grundlage für eine gerechte Entscheidung des Einzelfalls aufzubereiten.

Nicht gerecht wird dieser Aufgabe, wer komplizierte Zusammenhangsfragen simplifiziert oder ohne eingehende Erörterung und überzeugende Begründung auf dem Boden der geltenden Rechtsgrundsätze durch eine autoritäres Machtwort zu entscheiden versucht. Ebenso sollten natürlich einfache, klare Zusammenhänge nicht unnötig kompliziert und zum (willkommenen) Anlaß einer Darstellung subjektiver, für die Entscheidung des Einzelfalls bedeutungsloser Theorien genommen werden.

Die **Feststellung der Unfallfolgen** hat umfassend und klar zu erfolgen. Hierzu gehört auch die Feststellung, ob der als Unfallfolge anzuerkennende Körperschaden durch den Arbeitsunfall i. S. der *Entstehung* oder der *Verschlimmerung* (S. 35) verursacht worden ist.

Denn die Feststellung der Unfallfolgen nach Art und Ausmaß bildet die Grundlage nicht nur für den gegenwärtig zu erlassenden Rentenbescheid, sondern auch die maßgebende Vergleichsgrundlage für alle späteren Entscheidungen u. a. bei Verschlimmerung der anerkannten Unfallfolgen, etwaigen späteren mittelbaren Schäden usw. sowie über die Rentenfeststellung hinaus für weitere Maßnahmen und Entscheidungen (z. B. der Berufshilfe).

Verletzungsfolgen dürfen daher nicht schlicht als „Zustand nach . . ." bezeichnet werden, sondern müssen diesen Zustand im einzelnen nach Art, Ausmaß und funktioneller Wirkung genau beschreiben.

Beurteilt und nach diesen Maßstäben festgestellt und erörtert werden müssen nicht nur die tatsächlich bestehenden Unfallfolgen, sondern auch die Gesundheitsstörungen, die von dem Betroffenen als Unfallfolge geltend gemacht werden, für die ein ursächlicher Zusammenhang mit dem angeschuldigten Unfallereignis aber nicht hinreichend wahrscheinlich gemacht werden kann, die **unfallunabhängigen Gesundheitsschäden**.

Das gilt auch für solche (Neben-)Befunde und Beschwerden, bei denen der ursächliche Zusammenhang aus ärztlicher Sicht eindeutig nicht bestehen mag, aus der *Sicht der Laiensphäre* – des Betroffenen ebenso wie der des Leistungsträgers oder des Gerichts – aber nicht mit gleicher Sicherheit ausgeschlossen werden kann. Denn entschieden werden muß über *alle* Folgen eines Unfalls. Das bedeutet aber, daß immer dann, wenn Beschwerden geklagt werden oder Befunde hervortreten, deren unfallunabhängiger Charakter nicht auch dem zur Entscheidung berufenen medizinischen Laien offensichtlich ist, das ärztliche Gutachten eine schlüssige und überzeugende Antwort über Bedeutung und Tragweite dieser Umstände geben muß.

Die **Bewertung der Unfallfolgen** richtet sich nach der Höhe der MdE (S. 12).

Diese ist vom Gutachter grundsätzlich in der Weise *abstrakt zu bewerten* (S. 13), daß gleichartige Körperschäden stets gleich hoch bewertet werden. Hierfür gibt es gerade bei Schäden am Haltungs- und Bewegungsapparat zahlreiche Richtlinien, die durch das vorliegende Werk zusammengefaßt und ergänzt werden. Sie stellen eine wertvolle Hilfe für die aus rechtsstaatlichen Gründen erforderliche gleichmäßige Bewertung gleichgelagerter Fälle dar. Die Bewertung hat insbesondere ohne Rücksicht auf etwaige Besonderheiten des Berufs des Verletzten zu erfolgen. Bestehen für den vorher ausgeübten Beruf jetzt aber *besondere* Behinderungen (S. 15), sollte dies im Gutachten angemessen deutlich zum Ausdruck gebracht werden; eine etwaige Höherbewertung der MdE nach § 581 Abs. 2 RVO ist aber ausschließlich Aufgabe von Verwaltung bzw. Gericht, nicht des Gutachters.

Im übrigen ist die Bewertung der MdE *individuell* vorzunehmen, also unter Berücksichtigung der Besonderheiten des Einzelfalls vor allem hinsichtlich der funktionellen Verhältnisse. Abweichungen von den allgemeinen Richtlinien können daher insbesondere bei besonders ungünstigen Funktionsverhältnissen einzelner Unfallfolgen, bei Summationswirkung zwischen mehreren Unfallfolgen oder bei Zusammentreffen mit unfallunabhängigen Vorschäden (S. 51) geboten sein. In diesen Fällen, vor allem aber überall dort, wo die Richtlinien nur Rahmensätze („von . . . bis . . .") vorgeben, genügt die schlichte Wiedergabe der vom Gutachter geschätzten MdE nicht. Die Schätzung ist vielmehr unter Anführung der maßgebenden Befunde und Erwägungen zu begründen, und zwar auch dort umso eingehender, je unübersichtlicher die Verhältnisse für den medizinischen Laien liegen, je mehr Faktoren und Gesichtspunkte bei der Schätzung mitwirken und je stärker diese von den allgemeinen Richtlinien abweicht. Nur so genügt das Gutachten rechtsstaatlichen Anforderungen an Klarheit und Durchschaubarkeit der Beurteilungsmaßstäbe, und nur so können Leistungsträger und Gericht, aber auch etwaige Nachgutachter Grundlagen und Ergebnisse der Bewertung überprüfen und nachvollziehen.

Anspruch auf Verletztenrente besteht i. d. R. nur bei einer (Gesamt-)MdE um mindestens 20 v. H. Gleichwohl ist es angezeigt, im ärztlichen Gutachten die MdE auch dann genau zu schätzen, wenn dieser Mindestsatz nicht erreicht wird. Denn auch geringere MdE-Sätze können im Wege der sog. **Stütz-MdE** zur Gewährung von Verletztenrente führen, wenn aus einem früheren oder späteren anderen Arbeits- oder gleichstehenden Unfall eine – ggf. für sich allein ebenfalls nicht rentenberechtigende – MdE resultiert (S. 15).

Im **Erstgutachten** („Erstes Rentengutachten") bildet den Bezugszeitpunkt für die MdE-Bewertung normalerweise der Zeitpunkt, in dem die unfallbedingte Arbeitsunfähigkeit entfallen ist; denn dies ist i. d. R. der Zeitpunkt, in dem die Verletztenrente einsetzt, für die Zeit vorher wird ja i. d. R. Verletztengeld gewährt. Nur wenn Verletztengeld nicht zu gewähren ist (S. 95), muß die MdE seit dem Unfallzeitpunkt bewertet werden. Haben sich zwischen dem maßgebenden Bezugszeitpunkt und der (ersten) Beurteilung bereits wesentliche Veränderungen in der MdE ergeben, bedarf es entsprechender Darlegungen im Gutachten und ggf. einer unterschiedlichen Bewertung der MdE für die verschiedenen Zeiträume.

Die Erstbegutachtung wird häufig nur zur Festsetzung einer *vorläufigen Rente* (§ 1585 Abs. 1 RVO, S. 96) führen. Die rechtliche Möglichkeit, diese vorläufige Rente bzw. die ihr zugrunde liegende MdE später auch ohne Nachweis einer wesentlichen Änderung der Verhältnisse wieder abzuändern (§ 1585 Abs. 2 RVO), entbindet den Gutachter nicht von der Pflicht, auch diese Einschätzung sorgfältig und unter Berücksichtigung aller medizinisch wie rechtlich wesentlichen Aspekte vorzunehmen. Denn abgesehen davon, daß eine Abänderung bei der Festsetzung der Dauerrente erfahrungsgemäß zu Streitigkeiten Anlaß gibt, wird die vorläufige Rente, wenn sie nicht rechtzeitig in eine Dauerrente umgewandelt wird, spätestens mit Ablauf von zwei Jahren automatisch zu einer Dauerrente (§ 622 Abs. 2 RVO, S. 96); diese darf dann nur noch abgeändert werden, wenn und soweit eine wesentliche Änderung gegenüber den Verhältnissen bei Feststellung der vorläufigen Rente nachgewiesen werden kann. Andererseits kann und soll der Gutachter die MdE für die Dauerrente entsprechend korrigieren, wenn sie bei Festsetzung der vorläufigen Rente − aus welchen Gründen auch immer − eindeutig zu hoch oder zu niedrig angesetzt worden war.

Nachuntersuchungen werden veranlaßt, um festzustellen, ob gegenüber den Verhältnissen, die für die bisherige Rentenfestsetzung maßgebend gewesen sind, eine wesentliche Änderung Besserung oder Verschlimmerung der Unfallfolgen − i. S. des § 48 SGB X (S. 149) eingetreten ist.

Sie können vom Leistungsträger von Amts wegen veranlaßt werden, aber auch auf einem Antrag des Verletzten beruhen. Auch wenn der Antrag vom Verletzten kommt und so regelmäßig eine Erhöhung der MdE zum Ziel hat, ist eine niedrigere Einschätzung der MdE als bisher nicht ausgeschlossen, wenn und soweit diese neue Bewertung auf einer entsprechenden Änderung der Verhältnisse beruht.

Erfolgt die Nachuntersuchung zwecks Umwandlung einer vorläufigen in eine Dauerrente, kann die MdE − wie schon gesagt − auch dann abweichend von der früheren Bewertung neu eingeschätzt werden, wenn eine wesentliche Änderung der Verhältnisse nicht nachweisbar ist. Im übrigen muß *Ausgangspunkt der Beurteilung* von Unfallfolgen und MdE aber stets der Zustand sein, der bei Erlaß des letzten Rentenbescheides vorgelegen

hat, und die MdE, mit der dieser Zustand im letzten Rentenbescheid bewertet worden ist. Denn MdE und Renten dürfen gemäß § 48 Abs. 1 SGB X (S. 149) nur erhöht oder herabgesetzt werden, „soweit" gegenüber jenen Verhältnissen eine *wesentliche Änderung* eingetreten ist. Art und Ausmaß der Änderung von Unfallfolgen und MdE sind durch einen sorgfältigen Vergleich der nunmehrigen Befunde mit denjenigen des Gutachtens, das die Grundlage der letzten Rentenfestsetzung gebildet hat, zu ermitteln und festzustellen. Eine einfache Neueinschätzung der MdE ohne einen solchen Befundvergleich und dem daraus abgeleiteten Nachweis einer wesentlichen Änderung wäre rechtlich nicht schlüssig, ein solches Gutachten unbrauchbar.

Etwaige *Zwischengutachten*, die seit der letzten Rentenfestsetzung erstattet worden sind, aber zu einer Rentenänderung nicht geführt haben, dürfen als maßgebende Vergleichsgrundlage nicht herangezogen werden. Es kommt nicht darauf an, ob sich seit der letzten *Begutachtung* eine wesentliche Änderung ergeben hat, sondern seit der letzten *Rentenfeststellung*. Derartige Zwischengutachten geben jedoch ggf. wertvolle Hinweise über Krankheitsverlauf und Befundentwicklung.

Ergibt die Nachuntersuchung eine *wesentliche Verschlimmerung* der anerkannten Unfallfolgen oder den Eintritt weiterer mittelbarer Schäden, ist auf den Zeitpunkt, zu dem diese Änderung funktionell wirksam geworden ist, einzugehen. Denn nach § 48 Abs. 1 Satz 2 SGB X soll die Neufeststellung mit Wirkung vom Zeitpunkt der Änderung der Verhältnisse vorgenommen werden, soweit die Änderung zugunsten des Betroffenen erfolgt (S. 150).

Eine Herabsetzung der MdE auch ohne objektiv nachweisbare Befundänderungen ist ausnahmsweise dann möglich, wenn *Gewöhnung* an einen stark gewöhnungsbedürftigen Zustand (z. B. prothetische Versorgung bei ungünstigen Verhältnissen, Hüft- oder Kniegelenksendoprothese usw.) tatsächlich eingetreten ist oder wenn bei chronischen bzw. chronisch-rezidivierenden Erkrankungen (z. B. Osteomyelitis, Karzinom. oder Tbc-Erkrankungen) nach längerer Rezidivfreiheit eine endgültige (Defekt-)Ausheilung (sog. *Heilungsbewahrung*) angenommen werden kann (S. 149).

War es nach Auffassung des nunmehrigen Gutachters früher zu einer **unrichtigen Anerkennung bzw. Nichtanerkennung von Unfallfolgen** oder zu einer eindeutigen **Fehleinschätzung der MdE** gekommen, darf ein solcher Fehler − abgesehen von der Umwandlung einer vorläufigen in eine Dauerrente − im Rahmen einer Neufeststellung der Rente wegen wesentlicher Änderung i. S. des § 48 SGB X nicht korrigiert werden, insbesondere nicht durch eine schlichte Neubezeichnung der − nach Ansicht des nunmehrigen Gutachters − bestehenden Unfallfolgen bzw. eine Neubewertung der MdE.

Im Rahmen einer Neufeststellung nach § 48 SGB X darf ein früherer Rentenbescheid − wie schon gesagt − nur geändert werden, „soweit" gegenüber den Verhältnissen, die bei seinem Erlaß vorgelegen haben, eine wesentliche Änderung eingetreten ist.

Das gilt sowohl zugunsten wie auch zu Ungunsten des Verletzten.

Fehler dieser Art dürfen, wenn der bisherige Bescheid dadurch *schon bei seinem Erlaß* unrichtig und rechtswidrig war, nur durch eine (teilweise) **Rücknahme des früheren rechtswidrigen Bescheides** nach den §§ 44, 45 SGB X korrigiert werden.

Zugunsten des Verletzten ist nach § 44 SGB X (vor 1980 ähnlich: § 627 RVO a. F.) ein Verwaltungsakt u. a. zurückzunehmen, soweit im Einzelfall von einem unrichtigen Sachverhalt (hier: unrichtige Unfallfolgen und/oder MdE) ausgegangen worden ist und dadurch Sozialleistungen (hier: Verletztenrente) zu Unrecht nicht erbracht worden sind (S. 147). Der früher nach § 627 RVO a. F. gegebene Ermessensspielraum des Leistungsträgers besteht jetzt nicht mehr; der Verwaltungsakt „ist" zurückzunehmen, wenn die Voraussetzungen feststehen.

Zu Ungunsten des Verletzten darf ein rechtswidriger (hier: unrichtige Unfallfolgen und/oder MdE) Verwaltungsakt nach § 45 SGB X nur unter besonderen erschwerten Voraussetzungen zurückgenommen werden, u. a. soweit er durch arglistige Täuschung oder falsche Angaben bewirkt worden ist (S. 148). Die Rücknahme ist zudem i. d. R. nur innerhalb von zwei Jahren insgesamt und innerhalb eines Jahres nach Kenntnis der maßgebenden Tatsachen durch den Leistungsträger zulässig (S. 148).

Stellt sich bei der *Nachuntersuchung* heraus, daß Unfallfolgen und/oder MdE früher unrichtig — zugunsten oder zu Ungunsten des Verletzten — beurteilt und beschieden worden sind, sollte der Gutachter auf diesen Sachverhalt besonders hinweisen. Insbesondere muß er klar erkennbar und nachvollziehbar darlegen, inwieweit der frühere Rentenbescheid *schon bei seinem Erlaß unrichtig* war und inwieweit sich die Verhältnisse *nachträglich geändert* haben. Denn nur so wird Verwaltung bzw. Gericht ermöglicht, die rechtlich zutreffenden Konsequenzen aus einem solchen Sachverhalt zu ziehen.

12.7. Gesetzliche Rentenversicherung

Gutachten der ges. RV betreffen ganz überwiegend die Frage, ob eine verminderte Erwerbsfähigkeit (Berufs- oder Erwerbsunfähigkeit) i. S. der §§ 43, 44, SGB VI (bisher: §§ 23, 24 AVG, 1246, 1247 RVO) vorliegt.

Für die **Beurteilung des Leistungsvermögens** gelten hier völlig andere Kriterien und Maßstäbe als in der ges. UV oder im sozEntschR.

Dort geht es i. d. R. nur um *bestimmte* Gesundheitsstörungen, deren ursächlicher Zusammenhang oder Bewertung streitig ist.

In der ges. RV sind dagegen stets *alle Krankheiten und Behinderungen* zu bewerten, unabhängig von der Frage, durch welche Ursachen sie bewirkt worden sind. Der Begriff der „Behinderung" in der Neufassung der Definition von Berufs- und Erwerbsunfähigkeit durch das SGB VI ist dabei nicht i. S. des Schwerbehindertenrechts einzuschränken (S. 19); er umfaßt daher — entsprechend dem Wortlaut des bisher maßgebenden §§ 23, 24 AVG, 1246, 1247 RVO a. F. — *alle* Krankheiten und körperlichen oder geistigen Schwächen, also auch die altersphysiologischen Schwächen der körperlichen und geistigen Kräfte.

Zu berücksichtigen sind andererseits nur solche Krankheiten und Behinderungen, die die Erwerbsfähigkeit *dauerhaft* beeinträchtigen bzw. ausschließen. Akute Krankheiten, die mit den Mitteln der ges. KrV relativ kurzfristig behoben werden können und daher nur vorübergehende Arbeitsunfähigkeit i. S. der ges. KrV bewirken, sollten zwar als solche erwähnt werden, dürfen bei der abschließenden Beurteilung der Erwerbsfähigkeit aber nicht berücksichtigt werden. Denn ihre wirtschaftlichen Folgen werden durch die Leistungen der ges. KrV entschädigt, nicht von der ges. RV. Rente auf Zeit wegen verminderter Erwerbsfähigkeit (§ 102 SGB VI; bisher: §§ 53 AVG, 1276 RVO) sieht das Gesetz dementsprechend nicht vor Beginn des 7. Kalendermonats nach dem Eintritt der Minderung der Erwerbsfähigkeit vor (§ 101 SGB VI, S. 109).

Liegen andererseits Krankheiten oder Behinderungen vor, die die Erwerbsfähigkeit zwar zunächst dauerhaft beeinträchtigen oder ausschließen, kann aber erwartet werden, daß sie sich in absehbarer Zeit (bis zu drei Jahren) erheblich bessern oder gar völlig wegfallen, sollte dies im Gutachten aufgezeigt werden, damit RV-Träger bzw. Gericht Gelegenheit erhalten, über die Frage einer *Rente auf Zeit* (S. 109) zu entscheiden.

Auch die **Bewertungsmaßstäbe** sind hier völlig andere.

In den meisten anderen Rechtsgebieten sind die rechtlich relevanten Gesundheitsschäden nach weitgehend *abstrakten* MdE-Sätzen zu bewerten. Dagegen geht es hier um die *konkrete* Erwerbsfähigkeit des einzelnen Versicherten und seine *individuelle* Beeinträchtigung durch die bestehenden Krankheiten und Behinderungen (sog. konkrete Betrachtungsweise). Entgegen dem ersten Anschein aus dem Wortlaut des § 43 SGB VI (bisher: §§ 23 AVG. 1246 RVO) steht im Vordergrund der Beurteilung sogar nicht das „Herabsinken der Erwerbsfähigkeit", sondern das Ausmaß der trotz Krankheit und Behinderung bestehenden Erwerbsfähigkeit und die konkrete Möglichkeit, diese noch lohnbringend im Erwerbsleben einzusetzen. Denn Rente soll und darf hier nur gewährt werden, wenn der Versicherte infolge Krankheit oder Behinderung überhaupt nicht mehr lohnbringend arbeiten (Erwerbsunfähigkeit, § 44 SGB VI) oder weder seinen bisherigen Beruf noch eine zumutbare sog. Verweisungstätigkeit ausüben kann (Berufsunfähigkeit, § 43 SGB VI).

Das kann zu völlig konträren Ergebnissen zu den anderen Rechtsgebieten führen. So kann z. B. ein Erblindeter, dessen MdE dort stets 100 v. H. beträgt und der nach den dort geltenden Grundsätzen erwerbsunfähig ist, durchaus noch in der lage sein, z. B. als Telefonist einer vollschichtigen und vollbezahlten Erwerbstätigkeit nachzugehen mit der Folge, daß er in der ges. RV nicht erwerbsunfähig, bei entsprechendem Berufsbild und bestehender Verweisbarkeit sogar nicht einmal berufsunfähig ist. Andererseits kann z. B. ein Opernsänger, der wegen einer geringfügigen Stimmbandveränderung, die — wenn überhaupt — allenfalls eine geringe MdE bewirken würde, die volle Kraft oder auch Brillanz seiner Stimme verloren hat, berufsunfähig sein, wenn keine geeignete Verweisungsmöglichkeit besteht. Das Bestehen und die Höhe einer MdE ist daher hier ohne jede rechtliche Relevanz.

In Gutachten für die ges. RV ist es daher zu vermeiden, die bestehenden Krankheiten oder Behinderung mit einer MdE zu bewerten oder auf bereits bekannte Bewertung von MdE oder GdB bei der Beurteilung der beruflichen Leistungsfähigkeit Bezug zu nehmen.

Die Rechtsbegriffe **Berufs- und Erwerbsunfähigkeit** werden nicht allein durch Tatbestände geprägt, die der medizinischen Sachkunde und damit der Beurteilung des als Gutachter tätig werdenden Arztes zugänglich sind (S. 11). In ärztlichen Gutachten sollte daher unbedingt vermieden werden, eine Beurteilung dahin abzugeben, der Versicherte sei berufs- oder erwerbsunfähig.

Bei der **Berufsunfähigkeit** sind neben den vorliegenden Krankheiten bzw. Behinderungen und ihren Auswirkungen auf die Erwerbsfähigkeit u. a. Berufsausbildung und bisheriger beruflicher Lebensweg (sog. Berufsbild), das Bestehen von Verweisungsmöglichkeiten und die Realisierbarkeit des restlichen Leistungsvermögen angesichts der Verhältnisse und Anforderungen des Arbeitsmarktes von Bedeutung. Hierbei handelt es sich um Merkmale, die nicht in den Bereich ärztlicher Sachkunde fallen und deswegen nicht vom Gutachter, sondern allein vom Leistungsträger bzw. Gericht festgestellt werden können und dürfen.

Insbesondere soll auch an dieser Stelle nochmals dem nicht nur in Ärztekreisen *verbreiteten Rechtsirrtum* entgegengetreten werden, daß ein Versicherter, der seine bisherige Berufstätigkeit wegen Krankheit oder Behinderung nicht mehr ausüben kann, allein deswegen berufsunfähig i. S. des § 43 Abs. 2 SGB VI ist, also z. B. ein Maurer, der nicht mehr im Gehen und Stehen, ein Schlosser, der nicht mehr mit bestimmten Metallen arbeiten darf, ein Feinmechaniker, Elektriker oder Uhrmacher mit Funktionsstörungen der Finger, eine Krankenschwester, die nicht mehr schwer heben oder

tragen darf, oder ein Chirurg, der nicht mehr operieren kann.

Das entscheidende *Kriterium der Berufsunfähigkeit* liegt nach dem klaren und eindeutigen Wortlaut des § 43 Abs. 2 Satz 2 SGB VI (ebenso wie nach bisherigem Recht) nicht allein in Art und Schwere von Krankheit oder Behinderung, sondern gleichermaßen darin, welches der für die Beurteilung maßgebende bisherige Beruf ist, welche Betätigungsmöglichkeiten im Rahmen dieses bisherigen Berufs trotz Krankheit und Behinderung noch bestehen (z. B. des Schlossers, Elektrikers usw. in Funktionen als Qualitätskontrolleur, der Krankenschwester in Rehabilitationskliniken, des Chirurgen als beratender Arzt eines Versicherungsträgers usw.) und welche Verweisungsmöglichkeiten ggf. auch auf andere — selbst berufsfremde — Tätigkeiten in sozial zumutbarer Weise noch bestehen (S. 106). Die erforderlichen Feststellungen und Entscheidungen hierüber obliegen aber allein dem Leistungsträger bzw. dem Gericht, nicht dem begutachtenden Arzt.

Ähnliches gilt für die **Erwerbsunfähigkeit**. Auch dieser Begriff ist nicht allein — wenn auch stärker als der der Berufsunfähigkeit — von der Frage geprägt, ob der Versicherte nach dem gesundheitlichen Leistungsvermögen überhaupt nicht mehr arbeiten kann, sondern auch davon, ob er einen etwaigen Rest an Erwerbsfähigkeit im allgemeinen Erwerbsleben noch lohnbringend verwirklichen könnte.

So ist nicht nur z. B. manchen Bazillenausscheidern, die im übrigen durchaus noch vollschichtig arbeiten können, der Arbeitsmarkt praktisch verschlossen, sondern nach der inzwischen gesicherten und unbestrittenen Rechtsprechung des Bundessozialgerichts i. d. R. auch solchen Versicherten, die nicht mehr vollschichtig arbeiten können, oder die zwar vollschichtig arbeiten, einen Arbeitsplatz infolge der Behinderung aber nicht erreichen oder wegen einer ungewöhnlichen Summation von Leistungseinschränkungen ihre restliche Erwerbsfähigkeit praktisch nicht mehr verwerten können (S. 108).

Die Notwendigkeit, *alle* bestehenden Krankheiten und Behinderungen zu berücksichtigen, den *gesamten „Zustand des Krankseins"* (S. 105) zu beurteilen, macht es bei der Begutachtung für die ges. RV häufiger als sonst notwendig, *Gutachten mehrerer Fachgebiete* (z. B. internistisch, orthopädisch, neurologisch-psychiatrisch) beizuziehen.

Zwar wird man auch hier den Gutachter i. d. R. für hinreichend kompetent erachten können, Befunde angrenzender Fachbereiche mitzubeurteilen, so z. B. den Orthopäden und Unfallchirurgen, die normalen röntgenologischen sowie die grundlegenden neurologischen Befunde zu ermitteln und zu bewerten (S. 163).

Andererseits werden häufiger auch die speziellen Untersuchungsmittel und Erfahrungen des im *anderen Fachgebiet* tätigen Arztes erforderlich sein, um die bestehenden Krankheiten und Funktionsstörungen vollständig zu erfassen und z. B. gegenüber Aggravation und Simulation abzugrenzen. Das gilt nicht zuletzt dort, wo psychische bzw. psychosomatische Störungen das organische Krankheitsbild überlagern.

Handelt es sich bei einem solchen weiteren Gutachten um ein echtes *Zusatzgutachten*, d. h. um ein solches, das der Gutachter zur Ergänzung seiner Befunde seines Fachgebiets und zur abschließenden Beantwortung der an ihn gestellten Beweisfragen benötigt, sollte er den RV-Träger bzw. das Gericht möglichst frühzeitig – ggf. unter Benennung eines zur Erstattung des Zusatzgutachtens befähigten und bereiten Kollegen – bitten, den Zusatzgutachter zu bestellen,[2] und sein Gutachten erst abschließen, wenn die benötigten Befunde des Zusatzgutachtens vorliegen.

Aber auch dann, wenn bei der Untersuchung Befunde sichtbar werden, die auf relevante Krankheiten oder Behinderungen in anderen Fachgebieten hindeuten und die bisher nicht geltend gemacht oder sonstwie hervorgetreten sind (z. B. Hirnleistungsschwäche, Depressionen oder Neurosen, Herz-Kreislauf-Insuffizienz, Lungenveränderungen, Alkohol- oder Drogenabhängigkeit usw.), sollte der Arzt auch ohne besondere Fragen auf die Klärungsbedürftigkeit dieser Befunde in seinem Gutachten hinweisen.

Liegen Gutachten mehrerer Fachbereiche vor, wird es i. d. R. erforderlich sein, die funktionellen Auswirkungen von Krankheit und Behinderung aus den verschiedenen Fachgebieten auf die Erwerbsfähigkeit des Versicherten **zusammenfassend zu beurteilen.**

Diese zusammenfassende Würdigung kann in der Weise geschehen, daß ein erfahrener Arbeits- oder Sozialmediziner mit dieser Aufgabe betraut wird. Dies geschieht bei den RV-Trägern regelmäßig durch den dortigen beratenden Arzt.

Im gerichtlichen Verfahren steht ein solcher Beratungsarzt dagegen in aller Regel nicht zur Verfügung. Hier sollte der zuletzt tätig werdende Sachverständige in der Zusammenfassung nicht nur die Krankheiten und Behinderungen seines Fachgebiets beurteilen, sondern in die Bewertung des Leistungsvermögens auch die Ergebnisse der bisher vorliegenden Gutachten anderer Fachgebiete einbeziehen und so die restliche Erwerbsfähigkeit nach Maßgabe *aller* bestehenden Krankheiten und Behinderungen beurteilen. Sieht er sich dazu nicht in der Lage, muß er auf die Notwendigkeit einer solchen zusammenfassenden Bewertung durch einen anderen Sachverständigen hinweisen.

Für die **Beurteilung der Erwerbsfähigkeit** in der ges. RV ist – wie schon gesagt – nicht primär maßgebend, inwieweit die Erwerbsfähigkeit

durch Krankheit oder Behinderung *gemindert* ist, sondern inwieweit sie *noch erhalten* ist und dem Versicherten trotz Krankheit und Behinderung die lohnbringende Verrichtung einer Erwerbstätigkeit ermöglicht.

Im Vordergrund steht daher i. d. R. die Frage, inwieweit der Versicherte seine bisherige Berufstätigkeit – bzw. eine Erwerbstätigkeit überhaupt – trotz der bestehenden Krankheiten und Behinderungen noch ausüben kann oder nicht mehr. Vielfach wird der Gutachter diese Frage von sich aus beantworten können, vor allem, wenn es sich um Tätigkeiten handelt, deren Anforderungen an das gesundheitliche Leistungsvermögen allgemeinkundig oder dem Arzt aus seinem beruflichen Umfeld bekannt und vertraut sind.

In den meisten Fällen wird er dies mangels ausreichender berufskundlicher Kenntnisse und Erfahrungen aber nicht oder doch nicht ausreichend kompetent können. Hinzu kommt, daß es im Rahmen der Berufsunfähigkeit – anders als bei der Arbeitsunfähigkeit – nicht auf die zuletzt ausgeübte konkrete Berufstätigkeit ankommt, sondern auf die Anforderungen innerhalb des gesamten Einsatzspektrums des maßgebenden Berufs und damit ggf. auf Einsatzmöglichkeiten, die der Gutachter nicht übersieht.

Deswegen und für die notwendige Beurteilung der Verweisungsmöglichkeiten nach dem gesundheitlichen Leistungsvermögen durch RV-Träger bzw. Gericht ist es stets erforderlich, über die Diagnose hinaus die bestehenden **Funktionsstörungen** genau zu beschreiben und ein komplettes **positives und negatives Leistungsbild** zu erstellen.

Es ist also im Gutachten stets im einzelnen darzutun, welche *Funktionen* an welchen Organen bzw. Organsystemen nach Art und Ausmaß beeinträchtigt sind, welche körperlichen Arbeiten (leichte/mittelschwere/ schwere) der Versicherte noch verrichten kann, welche weiteren Einschränkungen bestehen (z. B. nicht/nicht ständig in gebückter/sonstiger Zwangshaltung; nicht/ nicht ausschließlich/überwiegend/im Wechsel von Stehen/Gehen/Sitzen; nicht schwere (5/10/20 kg) Heben und Tragen; nicht im Akkord/am Fließband, keine Überkopfarbeiten, ohne kräftiges Zufassen/manuelle Feinarbeiten/häufiges Schreiben/Schreibmaschinenschreiben usw.) und welche Fußwege zur Erreichung eines Arbeitsplatzes noch zurückgelegt werden können (nur noch bis oder auch über 500 m, S. 108).

Weiterhin ist darzutun, ob die hiernach noch möglichen Arbeiten *zeitlichen Begrenzungen* zu unterwerfen sind, ob sie also auch unter regulären beruflichen Belastungen (s. unten) noch vollschichtig, nur noch halb- bis untervollschichtig möglich oder gar nur noch halbschichtig möglich und zumutbar sind. Wird nur noch eine untervollschichtige Belastbarkeit angenommen, ist dies wegen der weittragenden rechtlichen Folgen (S. 108) besonders sorgfältig und eingehend zu begründen.

[2] vgl. hierzu auch S. 163

Die Beurteilung darf sich dabei nicht allein nach medizinisch-klinischen Gesichtspunkten ausrichten. Maßstab für die Beurteilung der Erwerbsfähigkeit haben vielmehr die realen Verhältnisse und **Anforderungen der Arbeitswelt** zu bilden.

Nicht zumutbar sind zunächst Arbeiten, die klinisch-funktionell zwar möglich sind, aber nur unter unzumutbaren Beschwerden, unter Überforderung der Kräftereserven oder Gefährdung der Restgesundheit verrichtet werden kann.

Im übrigen ist u. a. zu fragen, ob der Versicherte die klinisch-funktionell möglichen Arbeiten auch unter normaler täglicher Berufsbelastung mit der erforderlichen Regelmäßigkeit durchhalten kann oder ob die Belastbarkeit insgesamt oder einzelner Organe bzw. Organsysteme hierzu nicht mehr ausreicht, und ob er angesichts der bestehenden Funktionseinschränkungen und Beschwerden eine üblichen Arbeitgebererwartungen entsprechende qualitativ wie quantitativ vollwertige Arbeitsleistung erbringen kann oder nicht mehr. Denn für die Entscheidung der RV-Träger und Gerichte kommt es darauf an, ob der Versicherte trotz Krankheit und Behinderung unter den realen Voraussetzungen, Anforderungen und Leistungserwartungen der heutigen Arbeitswelt tatsächlich noch in der Lage ist, regelmäßig zu arbeiten und seine restliche Erwerbsfähigkeit lohnbringend zu verwerten. Daher ist auch die ärztliche Begutachtung auf diese Anforderungen und Voraussetzungen abzustellen.

Wegen der Notwendigkeit, *alle* bestehenden Krankheiten und Behinderungen zu erfassen und zu berücksichtigen, ist es in Gutachten für die ges. RV nicht angebracht, nur die *bestehenden* Krankheiten und Behinderungen in Gestalt einer zusammenfassenden Diagnose aufzuzählen und (nur) diese dann Punkt für Punkt abzuhandeln. Vielmehr empfiehlt es sich, die einzelnen **Organe bzw. Organsysteme** — Wirbelsäule, Extremitäten usw. — hinsichtlich der bestehenden Funktionsverhältnisse insgesamt zu beschreiben und zu würdigen (sog. Zustands-Gutachten).

Dabei ist besonders auf die jeweils *geklagten Beschwerden und Funktionsstörungen* einzugehen und darzutun, inwieweit diese nach Art und Ausmaß aufgrund der erhobenen Befunde als begründet bzw. glaubhaft angesehen werden und inwieweit nicht. Soweit sich Klagen über bestimmte Beschwerden oder Funktionsstörungen nicht objektivieren lassen, ist dies im Gutachten gleichfalls mit entsprechender Begründung auszuführen (S. 163). Denn auch Leistungsträger und Gericht müssen in ihren Entscheidungen auf *alle* behaupteten Krankheiten bzw. Behinderungen eingehen und ggf. begründen, welche hiervon nicht haben festgestellt werden können. Sie müssen sich daher auch insoweit auf die Ausführungen ihrer Gutachter stützen können.

Bei der Erstattung von **Erstgutachten** ist — anders als nach bisherigem Recht — nicht auf die Einschränkung der Erwerbsfähigkeit im Zeitpunkt der Rentenantragstellung abzustellen, sondern darauf, ob sie innerhalb der letzten drei Monate vor der Rentenantragstellung eingetreten ist.

Denn nach § 99 SGB VI setzt der *Rentenbeginn* jetzt mit dem Kalendermonat ein, zu dessen Beginn die Anspruchsvoraussetzungen für die Rente erfüllt sind, wenn die Rente spätestens bis zum Ende des dritten Monats danach beantragt wird; nur bei späterer Antragstellung wird sie (erst) vom Antragsmonat ab geleistet (S. 111).

Nachuntersuchungen werden im Bereich der ges. RV i. d. R. (nur) erforderlich, wenn festgestellt werden soll, ob Berufs- oder Erwerbsunfähigkeit infolge einer wesentlichen Änderung der Verhältnisse (§ 48 SGB X, S. 149) entfallen und die bisher gewährte Rente deswegen zu entziehen ist, oder ob eine bisher bestehende Erwerbsunfähigkeit zwar entfallen ist, aber Berufsunfähigkeit fortbesteht.

Kein Fall der wesentlichen Änderung liegt hingegen vor, wenn nach Ablehnung eines früheren Rentenantrags erneut Rente beantragt oder jetzt Rente wegen Erwerbsunfähigkeit statt der bisher gewährten Renten wegen Berufsunfähigkeit begehrt wird. Denn dann geht es um die Frage, ob ein Versicherungsfall erstmalig bzw. erneut eingetreten ist. In solchen Fällen ist daher ein Erstgutachten zu erstatten, kein Nachuntersuchungsgutachten, durch das der Eintritt einer wesentlichen Änderung festgestellt werden soll.

Geht es dagegen um eine *wesentliche Änderung der Verhältnisse* gegenüber der bisherigen Rentenfeststellung, ist auch hier ein sorgfältiger Vergleich anzustellen zwischen den Befunden, die bei der früheren Rentenfeststellung vorgelegen haben, und den jetzt bestehenden Verhältnissen. Eine wesentliche Änderung darf nur angenommen werden, wenn sich eine entsprechende Änderung der Befunde und ihrer funktionellen Auswirkungen auf die Erwerbsfähigkeit feststellen läßt, die im Gutachten dann genau zu belegen und sorgfältig zu begründen ist. Eine andere Einschätzung der Erwerbsfähigkeit ohne den Nachweis einer entsprechenden Befundänderung vermag — von besonderen Umständen wie Gewöhnung oder Heilungsbewährung (S. 149) abgesehen — auch hier eine Rentenentziehung oder -umwandlung nicht zu rechtfertigen.

Maßgebend für den Vergleich ist auch hier der Zustand, der im Zeitpunkt der früheren Rentenfeststellung vorgelegen hat; zwischenzeitliche Nachuntersuchungen, die den Beweis einer wesentlichen Änderung (noch) nicht erbracht hatten, dürfen also als Vergleichsgrundlage nicht herangezogen werden, sondern allenfalls als zusätzliche Erkenntnisquelle über den weiteren Krankheitsverlauf.

War es nach Auffassung des nunmehrigen Gutachters früher zu einer **unrichtigen Anerkennung oder Ablehnung von Berufs- oder Erwerbsunfähigkeit** gekommen und der entsprechende Bescheid dadurch schon *bei seinem Erlaß* unrichtig, darf ein solcher Fehler auch hier nicht durch eine Neufeststellung der Rente wegen wesentlicher Änderung i. S. des § 48 SGB X korrigiert werden, sondern nur durch eine **Rücknahme des früheren rechtswidrigen Bescheides** nach den §§ 44, 45 SGB X.

Zugunsten des Versicherten ist nach §§ 44 SGB X (vor 1980 ähnlich: §§ 79 AVG, 1300 RVO a. F.) ein Verwaltungsakt u. a. zurückzunehmen, soweit im Einzelfall von einem unrichtigen Sachverhalt (z. B. nicht vollständige Berücksichtigung tatsächlich vorliegender Krankheiten bzw. Behinderungen, unrichtige Einschätzung der Erwerbsfähigkeit) ausgegangen worden ist und dadurch Sozialleistungen (hier: zustehende Rente wegen Berufs- bzw. Erwerbsunfähigkeit) zu Unrecht nicht erbracht worden sind (S. 147). Der früher nach den §§ 79 AVG, 1300 RVO a. F. gegebene Ermessensspielraum des RV-Trägers besteht nicht mehr; der Verwaltungsakt „ist" zurückzunehmen, wenn die Voraussetzungen feststehen.

Zu Ungunsten des Verletzten darf ein rechtswidriger Verwaltungsakt nach § 45 SGB X unter besonderen, erschwerten Voraussetzungen zurückgenommen werden, u. a. soweit er durch arglistige Täuschung oder falsche Angaben bewirkt worden ist (S. 148). Die Rücknahme ist zudem i. d. R. nur innerhalb von zwei Jahren insgesamt und innerhalb eines Jahres nach Kenntnis der maßgebenden Tatsachen durch den Leistungsträger zulässig (S. 149).

Stellt sich bei der *Nachuntersuchung* heraus, daß die tatsächliche Beeinträchtigung der Erwerbsfähigkeit früher unrichtig — zugunsten oder zuungunsten des Versicherten — beurteilt und beschieden worden ist, sollte der Gutachter auf diesen Sachverhalt besonders hinweisen. Insbesondere muß er klar erkennbar und nachvollziehbar darlegen, inwieweit der frühere Rentenbescheid *schon bei seinem Erlaß unrichtig* war und inwieweit sich die Verhältnisse *nachträglich geändert* haben. Denn nur so wird es Verwaltung bzw. Gericht ermöglicht, die rechtlich zutreffenden Konsequenzen aus einem solchen Sachverhalt zu ziehen.

12.8. Soziales Entschädigungsrecht

Im sozEntschR stehen bei der ärztlichen Begutachtung ähnlich wie in der ges. UV Fragen nach dem Ursachenzusammenhang von Gesundheitsstörungen mit schädigenden Einwirkungen i. S. des BVG und der entsprechend anwendbaren Gesetze sowie die Bewertung der bestehenden Schädigungsfolgen im Vordergrund. Auf die vorstehenden Ausführungen (S. 209) hierzu wird daher zunächst Bezug genommen.

Jedoch liegen hier die Akzente z. T. etwas anders, besonders im Bereich der eigentlichen KOV. Während es dort zumeist um die Erfassung und Bewertung der Folgen *eines bestimmten* Unfalls geht, der i. d. R. relativ kurz zurückliegt, sind hier *alle Folgen* zu erfassen, die durch schädigende Ereignisse bzw. Einwirkungen i. S. des BVG verursacht sind, Ereignisse, die fast immer lange Zeit zurückliegen, in Hergang wie Auswirkungen häufig nur schwer zu rekonstruieren und deren ursächliche Spätwirkungen vielfach nur schwer zu beurteilen sind.

§ 15 VerwVG bestimmt daher für solche Fallgruppen, daß die Angaben des Antragstellers, die sich auf die mit der Schädigung in Zusammenhang stehenden Tatsachen beziehen, der Entscheidung zugrunde zu legen sind, wenn Unterlagen nicht mehr vorhanden, nicht mehr zu beschaffen oder ohne Vorschulden des Antragstellers oder seiner Hinterbliebenen verloren gegangen sind, soweit sie nach den Umständen des Falles glaubhaft erscheinen.

Versorgungsrechtliche Gutachten stellen daher vielfach besonders hohe Anforderungen an die Sorgfalt und Gewissenhaftigkeit des Gutachters. Sie erfordern durchweg besonders eingehende Vorarbeiten durch Aufbereiten aller Erkenntnisquellen, sorgfältige Prüfung und Abwägung aller — schädigungsbedingter wie schädigungsabhängiger — Einwirkungen und eine umfassende Begründung. U. a. sind Brückensymptome wie auch alle anderen für die Entwicklung des streitigen Leidens bedeutsamen Faktoren anhand der bereits vorliegenden Gutachten und sonstigen Unterlagen genau zu überprüfen und zu erfassen, fehlendes Beweismaterial (z. B. Arztberichte, frühere Krankengeschichten, Röntgen- und Laborbefunde, auch frühere Gutachten aus anderen Sachbereichen wie z. B. Renten- oder vertrauensärztliche Gutachten) ist, soweit es für die Beurteilung sachdienliche Hinweise verspricht, vom Auftraggeber beiziehen zu lassen. Denn gerade hier kann die Wahrscheinlichkeit (bzw. nicht ausreichende Wahrscheinlichkeit) des ursächlichen Zusammenhangs i. d. R. nur dann schlüssig und überzeugend begründet werden, wenn wirklich alle bedeutungsvollen Fakten erfaßt und gewürdigt sind.

Bei der **Bewertung der MdE** ist zu beachten, daß die nach dem BVG maßgebenden Sätze aufgrund besonderer Regelungen (S. 122) von denen der ges. UV teilweise nach oben hin abweichen.[3]

Bei diesen Sätzen handelt es sich zudem um Mindestsätze, die im allgemeinen nicht unterschritten werden dürfen, die bei bestehenden Komplikationen (z. B. besonders ungünstige Funktions- oder Stumpfverhältnisse, schmerzhafte Neurome usw.), Summationswirkung mit anderen Schädigungsfolgen oder Zusammentreffen mit Vorschäden (S. 51) dagegen erhöht werden können und ggf. müssen.

---

[3] vgl. hierzu die Synopse S. 220

Tritt hier zu den bereits anerkannten eine *weitere Schädigungsfolge* hinzu, handelt es sich hier stets um eine wesentliche Änderung der Verhältnisse i. S. des § 48 SGB X (S. 17), nicht — wie in der ges. UV — um einen neuen Leistungsfall mit eigenständiger Rente. Denn nach dem BVG sind stets alle Schädigungsfolgen zusammenzufassen und mit *einer einheitlichen Gesamt-MdE* zu bewerten.

Gleiches gilt, wenn entschädigungspflichtige Gesundheitsschäden aus *mehreren Teilbereichen* des sozEntschR zusammentreffen (z. B. Kriegsbeschädigung + Schaden nach dem OEG; Impfschaden + Schädigungsfolge nach dem SVG); auch dann ist die MdE aus den Gesundheitsschäden aller Teilbereiche stets in *einer Gesamt-MdE* zusammenzufassen (S. 17).

Anspruch auf Beschädigtenrente besteht im gesamten sozEntschR nur bei einer (Gesamt-)MdE um 30 — bzw. im Wege der Aufrundung — um 25 v. H. **(Mindest-MdE).**

Gleichwohl ist es angezeigt, im ärztlichen Gutachten die MdE auch dann genau zu schätzen, wenn diese Mindestsätze nicht erreicht werden. Denn auch geringere MdE-Sätze können im Wege der sog. *Stütz-MdE* zur Gewährung von Rente aus der ges. UV führen, auch wenn dort die eigentliche Unfall-MdE für sich allein zur Rentengewährung ebenfalls nicht ausreicht (S. 15).

Erstgutachten sind im Bereich der KOV heute selten. Sie fallen i. d. R. nur noch bei Schäden nach dem SVG, ZDG, OEG oder BSeuchG an. Auf diese Gutachten sind die oben für die ges. UV entwickelten Grundsätze weitgehend entsprechend anzuwenden.

Gleiches gilt für **Nachuntersuchungen.**

Hier sind jedoch einige *Besonderheiten* zu beachten. U. a. darf die MdE eines rentenberechtigten Beschädigten vor Ablauf von zwei Jahren nach Bekanntgabe des (letzten maßgebenden) Feststellungsbescheides *nicht niedriger festgesetzt* werden; ist durch Heilbehandlung eine wesentliche und nachhaltige Steigerung der Erwerbsfähigkeit erreicht worden, ist die niedrigere Festsetzung schon früher zulässig, jedoch frühestens ein Jahr nach Abschluß der Heilbehandlung, § 62 Abs. 2 BVG. Bei Versorgungsberechtigten, die *das 55. Lebensjahr vollendet* haben, dürfen die MdE und die Stufe der Schwerstbeschädigtenzulage wegen Besserung des Gesundheitszustandes nicht niedriger festgesetzt werden, wenn sie in den letzten zehn Jahren unverändert geblieben sind, § 62 Abs. 3 BVG (S. 126).

Hinsichtlich der **Rücknahme früherer rechtswidriger Bescheide** — sowohl zugunsten wie auch

zuungunsten des Betroffenen — kann gleichfalls auf die oben zur ges. UV entwickelten Aspekte Bezug genommen werden.

Auch hier gibt es indes eine Besonderheit: Die Anerkennung von Schädigungsfolgen und hierauf beruhende (weitere) Verwaltungsakte können (auch) mit Wirkung für die Vergangenheit zurückgenommen werden, *wenn unzweifelhaft feststeht,* daß die Gesundheitsstörung nicht Folge einer Schädigung i. S. des BVG ist; aufgrund der früheren unrichtigen Anerkennung erbrachte Leistungen sind allerdings nicht zu erstatten, § 1 Abs. 3 Satz 3 BVG. Hinsichtlich der Frage der unzweifelhaften Unrichtigkeit von Kausalitätsbeurteilungen ist jedoch auf die bei der früheren Anerkennung bestehenden ärztlichen Erkenntnismöglichkeiten abzustellen; Fortschritte der medizinischen Wissenschaft und ihrer Erkenntnismöglichkeiten rechtfertigen die Rücknahme wegen unzweifelhafter Unrichtigkeit daher nicht.[4]

12.9. Schwerbehindertenrecht

Gutachten aus dem Schwerbehindertenrecht beziehen sich ganz überwiegend auf die Fragen, welche Behinderungen i. S. des SchwbG vorliegen, wie hoch der hierdurch bedingte GdB einzuschätzen ist und welche Vergünstigungsmerkmale einzuräumen sind.

Der **Begriff der Behinderung** (S. 19) ist nach dem SchwbG gegenüber dem allgemeinen Behinderungsbegriff (z. B. in der ges. RV und nach dem BSHG) eingeschränkt.

Als **Behinderung** gilt hier nicht jede körperliche, geistige oder seelische Regelwidrigkeit mit nicht nur vorübergehender Auswirkungen und Funktionsstörungen, sondern nur ein Zustand, der von dem für das Lebensalter typischen abweicht, § 3 Abs. 1 Satz 2 SchwbG (S. 127). Damit sind von der Anerkennung als Behinderung und bei der Bewertung des GdB ausgeschlossen u. a. alle *altersphysiologischen Degenerations- und Verschleißvorgänge* am Haltungs- und Bewegungsapparat.

Die *Grenzen* zwischen dem (noch) Altersphysiologischen und dem (schon) Krankhaften sind aber auch hier (S. 36) bisweilen schwierig abzustecken. I. d. R. wird man davon ausgehen können, daß z. B. altersentsprechende Veränderungen an der Wirbelsäule oder den großen Gelenken, die bis auf die altersentsprechend normalen Einschränkungen in der Beweglichkeit usw. keine Beschwerden machen, keine Behinderung i. S. des SchwbG sind. Bestehen aber z. B. wesentliche Störungen der Geh- oder Greiffähigkeit, Nervenwurzelreizerscheinungen mit dauerhaften oder häufig rezidivierenden Beschwerden oder sonstige, das normale alters-

---

[4] BSG SozR 3100 § 1 Nr. 39; 3900 § 41 Nr. 5; BSG Breith 1990, 220

typische Maß überschreitende krankhafte Symptome oder Funktionsbeeinträchtigungen, wird eine Behinderung anzunehmen sein. Bei der Bewertung des GdB ist dann nicht nur die das altersentsprechende Maß überschreitende Einschränkung zu berücksichtigen, sondern das *gesamte Ausmaß* der durch diese — nunmehr ja anzuerkennende — Behinderung bedingte Symptomatik bzw. funktionelle Beeinträchtigung.

Die Auswirkung der Funktionsbeeinträchtigung ist seit der Neufassung der SchwbG von 1986 nicht mehr als „MdE", sondern als „Grad der Behinderung" (**GdB**, S. 12) festzustellen, § 3 Abs. 2 SchwbG.

Für den GdB gelten die in § 30 Abs. 1 BVG festgelegten Maßstäbe jedoch weiterhin entsprechend, § 3 Abs. 3 SchwbG. Hinsichtlich der rechtlichen Aspekte zur Bewertung des GdB s. S. 12ff.

Eine *eigenständige Bewertung* nach dem SchwbG ist jedoch nicht zu treffen, wenn eine Feststellung über das Vorliegen einer Behinderung und den Grad einer auf ihr beruhenden MdE schon in einem Rentenbescheid (z. B. der ges. UV), einer entsprechenden Verwaltungs- oder Gerichtsentscheidung oder einer vorläufigen Bescheinigung der für diese Entscheidungen zuständigen Dienststellen getroffen worden ist, es sei denn, daß der Behinderte ein Interesse an einer anderweitigen Feststellung glaubhaft macht, § 4 Abs. 2 SchwbG.

Ein solches besonders Interesse des Behinderten wird regelmäßig anzunehmen sein, wenn neben den in derartigen Entscheidungen (z. B. eines UV-Trägers oder einer Dienstunfallbehörde) festgestellten Gesundheitsschäden (z. B. bestimmten Unfallfolgen) weitere Behinderungen vorliegen und zusammen einen höheren GdB bewirken oder die angesetzte MdE (z. B. Unterschenkelverlust in der ges. UV: MdE 40 v. H.) nach den Maßstäben des BVG und damit des SchwbG höher zu bewerten ist (im Beispiel: 50 v. H.).

Sind neben dem Vorliegen einer Behinderung weitere gesundheitliche Merkmale Voraussetzung für die Inanspruchnahme von Nachteilsausgleichen (sog. **Vergünstigungsmerkmale**), so haben auch hierfür die Versorgungsämter und damit die in einem solchen Verfahren tätigen Gutachter die entsprechenden Festtellungen zu treffen, § 4 Abs. 4 SchwbG.

Zu den in Betracht kommenden Vergünstigungsmerkmale und ihren Voraussetzungen s. S. 128.

13. Synopse der Bewertung von Leistungsbeeinträchtigungen in verschiedenen Sachgebieten

G. Rompe, J. M. Fitzek

Die Beurteilung der Leistungsfähigkeit stützt sich auf Erörterungen der Mitglieder des Arbeitskreises „Begutachtungsfragen" der Deutschen Gesellschaft für Orthopädie und Traumatologie.

Abkürzungen

Zur Rubrik BVG, ges. UV

y   unter 10 v. H.
x   Gebrauchsarm wird um 10 v. H. höher bewertet, ausgenommen Daumen.

Zur Rubrik AUB

A   Armwert
H   Handwert
D   Daumen
Zf Zeigefinger
Fi Finger
B   Bein
F   Fuß
Z   Zehe
Gz Großzehe

Bedingungen der AUB, Ausnahmeregelungen können vertraglich vereinbart sein.

Zur Rubrik SchwbG

Vergünstigungsmerkmale, Nachteilsausgleiche

H   Hilflosigkeit
G   Gehbehinderung
aG außergewöhnliche Gehbehinderung

Zur Rubrik Bemerkungen

a   apparative Maßnahmen
ef   Einlage oder Fußbett
g   günstige Gebrauchsfähigkeit des Stumpfes und der erhaltenen Gelenke vorausgesetzt
gF   günstige Gebrauchsfähigkeit der Gliedmaße vorausgesetzt (vgl. gG)
gG   günstige Gebrauchsstellung („Kurzhinweise zu einigen gutachterlichen Fragen" S. 306)
hi   Hilfsmittel, z. B. Arthrodesenstuhl
o   operative Wiederherstellungsmaßnahmen
oS   orthopädische Schuhe
pf   Pflegegeldzulage
pr   Prothese

r   Rollstuhlversorgung
rÜ   regelmäßige medizinische und rehabilitative Betreuung (Nachsorge)
rM   regelmäßige medizinische Überwachung
sZ   orthopädische Schuhzurichtung am Kaufschuh

Zur Rubrik Rentenversicherung (RV)

(durchschnittliches positives Leistungsvermögen, vollschichtig soweit Einschränkungen nicht besonders erwähnt oder im Einzelfall begründet):

1   leichte Greiftätigkeit mit dem beschädigten Arm, keine Überkopfarbeit
2   leichte Greiftätigkeit mit dem beschädigten Arm, keine Überkopfarbeit, keine Feinmotorik
3   wie Verlust der Gliedmaße
4   leichte körperliche Tätigkeiten, überwiegend sitzend
5   stundenweise sitzende Tätigkeiten
6   behinderungsgerechter Arbeitsplatz einschließlich Sanitäreinrichtungen, behinderungsgerechter Arbeitsweg für querschnittgelähmte Rollstuhlfahrer
7   nicht in Lebensmittelbetrieben usw.
8   keine Beeinträchtigung
9   Schwerstarbeit mit Bücken und schwerem Heben nicht zumutbar
10 keine nennenswerte Tätigkeit zumutbar
11 nur leichte, überwiegend sitzende, nicht anstrengende Tätigkeit in zugfreien, gut gelüfteten Räumen
12 leichte bis mittelschwere Tätigkeiten im Gehen, Stehen und/oder Sitzen ohne häufiges Bücken oder Heben
13 leichte bis mittelschwere Tätigkeiten im Gehen, Stehen und/oder Sitzen
14 leichte körperliche Tätigkeiten in zugfreien Räumen, vollschichtig bei Möglichkeit zu selbständiger Arbeits- und Pauseneinteilung
15 kein Publikumsverkehr
16 leichte bis mittelschwere Tätigkeiten (mit zeitweisem Sitzen, ohne Gehstrecken auf Leitern, Gerüsten und unebenem Gelände)
17 leichte bis mittelschwere Tätigkeiten ohne Gehstrecken auf Leitern und Gerüsten
18 rollstuhlgerechter Arbeitsplatz und -weg
19 ausschließlich sitzende Tätigkeit
20 weit überwiegend sitzende Tätigkeit
21 Gehstrecke begrenzt

22	leichte bis mittelschwere Tätigkeiten
23	leichte körperliche Tätigkeiten, vollschichtig bei Möglichkeit zu selbständiger Arbeitspauseneinteilung
24	leichte körperliche Tätigkeiten halbschichtig im Sitzen
25	leichte körperliche Tätigkeiten, überwiegend sitzend
26	zeitweise sitzend
27	Möglichkeit, Bein auf Schemel zu lagern
28	ohne Gehen auf Leitern, Gerüsten
29	ohne Gehen auf unebenem Gelände
30	halbschichtig
31	im Wechsel zwischen Stehen, Gehen und Sitzen
32	behinderungsgerechter Arbeitsplatz und -weg
50	als Beihand
51	deutliche Beeinträchtigung beim Grobgriff
52	Spitz- und Schlüsselgriff möglich
54	Grobgriff möglich
55	Ausfall wesentlich bei Tätigkeiten, die eine Fingerfertigkeit erfordern
56	Tätigkeiten mit 1 Arm
57	Armrest nur zu gelegentlichen Haltefunktionen einsetzbar
58	Armrest zur Haltefunktion einsetzbar
59	bei gelungener prothetischer Versorgung auch einfache Greiffunktion
60	bei prothetischer Versorgung wegen erhaltener Unterarmdrehfähigkeit
61	deutliche Beeinträchtigung bei Spitzgriff
62	sitzende Einarmtätigkeit
64	Breit-(Schlüssel-)griff ausgefallen
65	keine Überkopfarbeit
66	kein schweres Heben

	BVG/ SchwbG (%)	Ges. UV (%)		AUB Glieder- taxe	Ges. RV	Bemer- kungen
		rechts	links			
13.1. Lähmungen						
Obere Gliedmaßen						
Vollständige Lähmung ohne trophische Störungen						
N. accessorius (M. trapezius)	30	20	15	1/10 A	1	
N. axillaris (Mm. deltoideus, teres minor)	30	35	30	1/4 A	1	
N. thoracicus longus (M. serratus anterior)	30	25	20	3/20 A	1	
N. musculocutaneus (M. biceps brachii, M. brachialis)	25	25	20	3/10 A	1	
komplette obere Plexuslähmung (N. radialis, N. ulnaris, N. medianus)	75	75	70	1/1 A	3	
Nn. medianus + ulnaris	60	60	50	6/10 A	3	
Nn. medianus + radialis	70	60	50	6/10 A	3	
Nn. ulnaris + radialis	50	50	40	6/10 A	3	
N. radialis	30	25	20	4/10 A	2	a
N. medianus	40	35	30	4/10 A	2	
N. ulnaris	30	25	20	4/10 A	2	a

Lähmungen (Fortsetzung)

	BVG/ SchwbG (%)	Ges. UV (%)	AUB	Ges. RV	Bemer- kungen
Untere Gliedmaßen					
Vollständige Lähmung ohne trophische Störungen					
N. glutaeus inferior (M. glutaeus maximus)	30	15 – 25	1/5 – 1/3 B	4	o
N. glutaeus superior (Mm. glutaei medii et minimi)	30	15	1/5 – 1/3 B	4	
N. obturatorius (M. adductor longus, M. gracilis)		5		4	
N. femoralis (Mm. quadriceps femoris, iliopsoas, sartorius)	40	30 – 40	2/5 – 1/2 B		
N. cutaneus femoris lateralis		5 – 10			
N. ischiadicus	50 – 60	40 – 50	4/5 B	3	
Nn. tibialis + peronaeus communis		45	2/5 – 1/2 B	3	
N. tibialis (Mm. gastrocnemius, tibialis posterior, flexor hallucis longus)	30 – 30	25	1/3 B	4	a
N. peronaeus superficialis (M. fibularis longus + brevis)		15		4	a
N. peronaeus profundus (M. extensor hallucis longus et brevis, tibialis anterior)	30 – 40	25	1/3 B	4	
N. peronaeus communis (superficialis + profundus)					
Lähmung eines Beines (ohne Mm. glutaei)		50		3	a
Lähmung beider Beine		100		32	pf
Rückenmarklähmungen		Siehe auch Tab. 11.3.			
Vollständige Halsmarkschädigung mit vollständiger Lähmung beider Beine und Arme mit Störungen der Blasen- und Mastdarmfunktion	100	100	100	6, 7, 10	Pf, rü
Vollständige Brustmark-, Lendenmark- oder Kaudaschädigung mit vollständigen Lähmungen des Stammes und der Beine, mindestens von Segment L_1 abwärts mit Störungen der Blasen- und Mastdarmfunktion	100	100	100	6, 7, 10	Pf, rü
Unvollständige leichte Halsmarkschädigung mit gewichtigen Teillähmungen beider Arme und Beine mit Störungen der Blasen- und Mastdarmfunktion	80 – 100	80 – 100	80 – 100	5, 6, 7	Pf, rü

Wirbelsäule und Rumpf

	BVG/ SchwbG (%)	Ges. UV (%)	AUB	Ges. RV	Bemer- kungen
Rückenmarklähmungen (Forts.)					
Unvollständige leichte Halsmark- schädigung mit beidseits gerin- gen motorischen und sensiblen Restausfällen ohne Störungen der Blasen- und Mastdarmfunktion	40 − 60	30 − 60	30 − 60	5, 6	Pf, rü
Unvollständige Brustmark-, Len- denmark- oder Kaudaschädigung mit Teillähmung beider Beine, mit Störungen der Blasen- und Mast- darmfunktion	60 − 80	60 − 80	60 − 80	6, 7, 24	Pf, rü
Unvollständige Brustmark-, Len- denmark- oder Kaudaschädigung mit Teillähmung beider Beine ohne Störung der Blasen- und Mastdarmfunktion	40 − 60	30 − 60	30 − 60	18	Pf, rü

13.2. Wirbelsäule/Rumpf

Brüche

	BVG/ SchwbG (%)	Ges. UV (%)	AUB	Ges. RV	Bemer- kungen
Rippen, Brustbein: verheilt, unwesentliche Funktions- störung	0 − 10	0	0	8	
− − mit Defekt verheilt, unwesentliche Funktions- störung	10 − 20	0 − 10	0 − 5	9	
Dornfortsätze, Querfortsätze: verheilt, unwesentliche Funktionsstörung	0	0	0	8	
Dorn- und Querfortsätze, mit Defekt verheilt, unwesent- liche Funktionsstörung	10	0 − 10	0	9	
Wirbelbruch oder Bandscheiben- ruptur stabil verheilt mit statisch unbedeutender Deformität im 1. Jahr	20 − 40	20	10 − 30	9	
im 2. Jahr	10 − 20	0 − 20		8	
− − instabiles Bewegungsseg- ment (Funktionsaufnahmen!)				4	
− − stabil verheilt mit erheblicher Störung des WS-Aufbaus				12	
Kreuzbeinbruch		0	0 − 10	8 − 9	
Steißbeinbruch		0	0 − 10	8 − 9	
Darmbeinbruch, ein oder mehrere		0 − 10	0 − 10	8	
Schambeinbruch		0 − 20	0 − 10	8 − 9	
Sitzbeinbruch		0 − 20	0 − 10	8 − 9	
Schmetterlingsfraktur ohne neu- rologische Komplikationen		0 − 30	0 − 1/2 B	8, 13	
Hüftpfannenfraktur		0 − 40		4	

Wirbelsäule und Rumpf (Fortsetzung)

	BVG/ SchwbG (%)	Ges. UV (%)	AUB	Ges. RV	Bemer- kungen
Verkrümmungen					
Morbus Bechterew mit klinischen und Röntgenbefunden und Funktionsstörungen	30 – 100	30 – 100		11, 5, 10	
Skoliose					
30 – 60° Cobb	10 – 30			13	
61 – 90	30 – 50			12	
90	50 – 70			14	
– Milwaukee-Korsett	50			14	
– Derotationsorthese	30			12	
– statisch-dekompensierte WS	50 – 80			14, 15	
– nach Spondylodese oberhalb oder bis L4 entspricht der Restkrümmung				13	
– – unterhalb L4	40			13	
– VK <70% des Sollwertes	30			12	
– VK <50% des Sollwertes	80			14	

13.3. Fuß und Bein

	BVG/ SchwbG (%)	Ges. UV (%)	AUB (%)	AUB Gliedertaxe	Ges. RV	SchwbG	Bemer- kungen
Verluste an einem unteren Gliedmaß							
Exartikulation im Hüftgelenk	80	70				G, aG	g Pr
OSA Kurzstumpf		70					g Pr
über Mitte OS					4		g Pr
bis Mitte OS	70	60				G	g Pr
langer OS Stumpf							g Pr
Knieexartikulation		60					g Pr
USA Kurzstumpf bis unterhalb Knie	60	50	50				
bis Mitte US	50	40	45				g Pr
Sprunggelenks- exartikulation			40		16		g Pr
Verlust eines Fußes mit erhaltener Ferse (Pirogoff)	40	30	30				g Pr/oS
– in Fußwurzel (Chopart)				1/2 F			g Pr/oS
– in Fußwurzel (Lisfranc)	30	25		2/5 F			g/oS
– im Mittelfuß (Sharp)				3/10 F			g/oS
Verlust einer Großzehe	0	0	5				g
– – – + Köpfchen 1. MFK	10	10		Einzelbewertung	16		g/sZ
Verlust einer Zehe (2–5)	0	0	2		8		g
– dreier Zehen (2–5)	10	0	6		8		g
– aller 5 Zehen	20	10	13		16		g/sZ/ef
Verluste an beiden unteren Gliedmaßen							
Verlust beider Beine im OS	100	100		Feststellung des Schadens für jede Gliedmaße getrennt	18, 21	H, G, aG	r + pr g
– – – – US	80	80			20, 21	G, aG	pr g
Verlust beider Füße nach Pirogoff	70				20, 21	G	oS g
– – – – Chopart	60				16, 21	G	oS g
– – – – Lisfranc	50				16		oS/ef g
– – – – Sharp	50				17		ef/sZ g
Verlust beider Großzehen	10				17		sZ g
– – – + MFK	20				17		sZ g
Verlust aller 10 Zehen	30				17		sZ/ef g
– 1 Bein im OS und 1 Bein im US	100	100			20, 21	H, G, aG	pr g
– 1 Bein und 1 Arm	100	100			20, 56, 59	H, G, aG	pr g

Fuß und Bein (Fortsetzung)

	BVG/ SchwbG (%)	Ges. UV (%)	AUB (%)	Gliedertaxe	Ges. RV	SchwbG	Bemer- kungen
Bewegungseinschrän- kung, Versteifung							
Hüfte, Versteifung	30	30		2/5	16, 23, 21	G	hi gG
– – doppelseitig	100	100		Einzelbew.	24, 21	H, G, aG	hi gG/o
–, Bewegungs- einschränkungen Streckung/Beugung 0/0/90	10	10		1/10 B	17		hi
– – 0/30/90	20	20		1/4 B	16		hi
Knie, Versteifung einseitig, einschl. Beinverkürzung	30	30		2/5 B	17		gG
– – doppelseitig, einschl. Beinverkürzung	80	80		2 × 2/5 B	16, 21	G	gG/o
– Bewegungseinschränkung einseitig Streckung/Beugung 0/0/90	10	10		1/10 B	17	·	
– – 0/30/90	30	30		1/3 B	4		
Oberes Sprunggelenk, Versteifung	20	20		3/10 B	4		oS/gG
Oberes u. unteres Sprunggelenk, Versteifung einseitig	30	30		4/10 B	4		oS/gG
Unteres Sprunggelenk ohne Chopart, Versteifung	10	10		1/4 F	16		oS/sZ/ ef/gG
– – mit Chopart, Versteifung	25	25		1/3 F	4, 16		oS/sZ/gG
Großzehengrundgelenk, Versteifung in Überstreckstellung	0	0		1/20 F			gG
– – in Neutralstellung	10	10		1/10 F			oS
Zehengrundgelenke 2–5, Versteifung in Überstreckstellung	10	10		Einzelbew.			oS/o
– – in Neutralstellung	20	20		Einzelbew.			oS

Fuß und Bein (Fortsetzung)

	BVG/ SchwbG (%)	Ges. UV (%)	AUB (%)	Gliedertaxe	Ges. RV	SchwbG	Bemer- kungen
Instabilität, Verkürzung							
Völlige Gebrauchs- unfähigkeit eines Beines (einschl. Hüftgelenk)	80	80		1/1 B	20, 27, 21	G	
Oberschenkelpseudarthrose mit Entlastungsapparat (Tubersitz + feststellbares Kniegelenk)	70	70		4/5 B			
Unterschenkelpseudarthrose mit Stützapparat	40	40		1/2 B			
– – ohne Stützapparat	20	20		1/5 B			
Lockerung des Kniebandapparates muskulär kompensierbar	10	10		1/10 B	13		
– – unvollständig kompensierbar, Gangunsicherheit	20	20		1/5 B	26, 28, 29		
– – Knieführungsschiene	30	30		1/2 B	26, 28, 29		
Stützapparat – – Oberschenkel – Fuß, Bein axial, belastbar	40	40		1/2 B			
Beinverkürzung 0 – 1,0	0	0		0			sZ
1,1 – 3,0	0	0		1/20 B			sZ, oS
3,1 – 6,0	10	10		1/10 B			oS
6,1 – 9,0	20	20					oS, a
9,1 und mehr	30	30					oS, a
Sonstiges							
Hüftgelenksresektion	50	50		2/3 B	19, 23	G, aG	rü, gF
Hüftgelenk, Totalendoprothese		20		1/3 B	20, 21, 28, 29		rM, gF
Hemialloarthroplastik	30			11/20 B	20, 21, 28, 29	G	rM, gF

Fuß und Bein (Fortsetzung)

	BVG/ SchwbG (%)	Ges. UV (%)	AUB (%)	Gliedertaxe	Ges. RV	SchwbG	Bemer- kungen
Sonstiges (Forts.)							
Osteomyelitis mit Fistel							
– – mit OS-Stützapparat	20	20		1/2 – 3/4 B	25		
– – ohne OS-Stützapparat	20	20			25		
Achsenfehler, leichter	10	10			13		
– – erhebliche Fehl- stellung	30	30			26		sZ
Rezidiv Kniegelenks- erguß	30	30			20		0
Entfernung eines Meniskus	0	0		0	9		
Patellektomie, volle aktive Streckung	0 – 15	0 – 15		1/5 B	16, 26		sZ
Achillessehnenruptur geheilt	5	5		1/10 B	9, 28		sZ
Mittelfußbrüche	0	0			9 – 8		
Narbe, Fußsohle, empfindliche	10	10			9		oS
chron. Geschwür, je nach Belastungsfähigkeit	10 – 50	10 – 50			20		
AVK ausreichend Kollateralkreislauf					31		
einseitig	10						
doppelseitig	20						
AVK nicht ausreichend Kollateralkreislauf							
einseitig	40 – 70						
doppelseitig	50 – 100						
Postthromb. Syndrom					31		
einseitig	10 – 50						
doppelseitig							
Krampfadern, rezidivierende	10 – 30				30/31		

13.4. Hand und Arm

	BVG/ SchwbG (%)	Ges. UV % Gebrauchs- arm	AUB		Ges. RV	SchwbG	Bemer- kungen
			(%)	Gliedertaxe			
Verluste							
Exartikulation im Schultergürtel	80	80			56		
– – Schultergelenk			70				
Oberarm, Kurzstumpf			65				
–, sonstige Amputations- höhe		75			58/59		g, pr
	70						
Ellenbogen- exartikulation		70	60				g, pr
Unterarmamputation, Kurzstumpf	60	65					pr
–, sonstige Amputations- höhe	50						g, pr
Handgelenks- exartikulation		60	55		50		g
Handamputation bei erhaltenem Handgelenk		50					g
Verlust aller 5 Finger einer Hand							g
– von 4 Fingern einschl. Daumen							g
– von 4 Fingern (Daumen erhalten)	40	45					g
Daumen Verlust im Sattelgelenk	30	25		9/20 H	54		g
– – Grundgelenk	25	20	20	10/10 D	61		g
– – Endgelenk	10	10		6/10 D	61		g
Zeigefinger Verlust im Karpo- metakarpalgelenk		10		1/4 H	55		g
– – Grundgelenk	10	10	10	1 Zf			g
– – Mittelgelenk	y	y		7/10 Zf			g
– – Endgelenk	y	y		4/10 Zf			g
Finger 3–4 Verlust 1 Fingers im Grundgelenk	10	y	5	1 Fi			g
– – – – Mittelgelenk				7/10 Fi			g
– – – – Endgelenk				4/10 Fi			g
Kleinfingerverlust im Grundgelenk	y	y		1 Fi			

Hand und Arm (Fortsetzung)

	BVG/ SchwbG (%)	Ges. UV % Gebrauchs-arm	AUB		Ges. RV	SchwbG	Bemer-kungen
			(%)	Gliedertaxe			

Verluste (Forts.)

Verlust von 2 Fingern im Grundgelenk

I II III IV V	BVG/ SchwbG (%)	Ges. UV % Gebrauchs-arm	AUB (%)	Gliedertaxe	Ges. RV	SchwbG	Bemer-kungen
× ×	30	30		1 D + 1 Zf	54		g
× ×	30	30		1 D + 1 Fi	51		g
× ×	30	25		1 D + 1 Fi	51		g
× ×	25	25		1 D + 1 Fi			g
× ×	30	30		1 Zf + 1 Fi	51, 52		g
× ×	30	25		1 Zf + 1 Fi	51, 52		g
× ×	25	25		2 Fi			g
× ×	25	25		2 Fi			g
× ×	20	20		2 Fi			g

Verlust von 3 Fingern einer Hand im Grundgelenk

I II III IV V	BVG/ SchwbG (%)	Ges. UV % Gebrauchs-arm	AUB (%)	Gliedertaxe	Ges. RV	SchwbG	Bemer-kungen
× × ×	40	45		1 D + 1 Zf + 1 Fi	50		g
× × ×	40	45		1 D + 1 Zf + Fi	50		g
× × ×	40	45		1 D + 1 Zf + 1 Fi	50		g
× × ×	40	45		1 D + 2 Fi			g
× × ×	40	40		1 D + 2 Fi			g
× × ×	40	35		1 Zf + 2 Fi			g
× × ×	30	30		1 Zf + 2 Fi			g
× × ×	30	25		3 Fi			g

	BVG/ SchwbG (%)	Ges. UV % Gebrauchs-arm	AUB (%)	Gliedertaxe	Ges. RV	SchwbG	Bemer-kungen
Verlust aller 10 Finger	100	90		2 D + 2 Zf + 6 Fi			
Verlust beider Hände	100	100		2 H			

Funktionsstörungen

Schultergelenk

	BVG/ SchwbG (%)	Ges. UV % Gebrauchs-arm	AUB (%)	Gliedertaxe	Ges. RV	SchwbG	Bemer-kungen
– Versteifung, Schulter-gürtel nur einge-schränkt	30	30		2/5 A	65, 66		gG
– Bewegungseinschrän-kung, Vorhebung bis 90 Grad	20	20		1/5 A	22, 65, 66		fR
– Bewegungseinschrän-kung, Vorhebung bis 120 Grad	10	10		1/10 A	22, 65, 66		fR
– konzentr. Bewegungs-einschränkung um die Hälfte	30	30		1/3 A	22, 65, 66		

Hand und Arm (Fortsetzung)

	BVG/ SchwbG (%)	Ges. UV % Gebrauchs- arm	AUB (%)	AUB Gliedertaxe	Ges. RV	SchwbG	Bemer- kungen
Funktionsstörungen (Forts.)							
Ellenbogengelenk							
– Versteifung 0-90-90 + Verlust der Unterarmdrehung	30	35		1/2 A	22, 66		gG
– Versteifung 0-90-90	20	20		1/4 A	22		gG, fR
– Bewegungs- einschränkung 0-30-90	20	20		1/7 A	22		fR
– Bewegungs- einschränkung 0-30-120	10	10		1/20 A	22		fR
Unterarm- drehfähigkeitsversteifung bei freier Ellenbogen- streckung/-beugung	10	20		1/4 A			gG
Handgelenk Versteifung S/B 10-10-0 Unterarmdrehung frei	10	20		1/5 A	22		gG
Bewegungseinschränkung				H			
Daumen Versteifung im Daumensattelgelenk	1	10		1/4 H			gG
– – Daumengrundgelenk	0 – 10	y		2/10 D			gG
– – Daumenendgelenk	0 – 10	y		2/10 D			gG
– – Daumensattel- u. -grundgelenk		15		3/10 D			gG
– – Daumengrund- u. -endgelenk		10		4/10 D			gG
– – Daumensattel-, -grund- u. -endgelenk	20	20		7/20 H			gG
Finger Versteifung im Grundgelenk		y		3/10 Fi/Zf			gG
– – Mittelgelenk		y		4/10 Fi/Zf			gG
– – Endgelenk		y		2/10 Fi/Zf			gG
– aller 3 Gelenke	0 – 10	10		1/2 Fi/Zf			gG
Strecksehnenabriß Fingerendgelenk		y		1/10 Fi/Zf	55		
Ausfall							
– beider volaren Finger- beeren und -nerven eines Fingers				4/10 Zf/Fi			
– beider volaren Nerven eines Fingers oder Daumens				6/10 D/Zf/Fi			
– ellenseitiger volarer Daumennerv		10		3/10 D			
– speichenseitiger volarer Daumennerv		y		2/10 D			
– eines volaren Fingernerven		y		2/10 Zf/Fi			

14. Orthopädische Hilfsmittel — Technische Orthopädie

L. Schilgen

14.1. Vorbemerkung

Der Ursprung des orthopädischen Fachgebietes ist zweifelsohne die Technische Orthopädie. Das symbolhafte Wahrzeichen der Orthopädie, der gerade Pfahl, der mit Hilfe einer Bandage das in seinem vorgegebenen Geradewachstum „behinderte" Bäumchen stützt und lenkt, steht geradezu Pate hierfür. Dieser Pfahl mit seiner Bandage ist für das Bäumchen eine Orthese, ein äußeres, ein extrakorporales, orthopädietechnisches Hilfsmittel. Und orthopädietechnische Hilfsmittel — ganz allgemein — stellen die materiellen Voraussetzungen für die therapeutischen Einflußmöglichkeiten der Technischen Orthopädie dar.

Das Fachgebiet der Orthopädie hat sich von seinen Anfängen an stetig weiterentwickelt und ausgeweitet. Prophylaktische sowohl als auch ambulante und klinische Orthopädie haben Bahnbrechendes geleistet und die Grenzen der orthopädischen Behandlungsmöglichkeiten durch diesen Geländegewinn weit nach vorn verschoben. Dadurch wurden orthopädietechnische Hilfsmittel nicht selten entbehrlich, sie verloren scheinbar an Bedeutung und gerieten so etwas aus dem Blickfeld.

Wenn der therapeutische Behandlungsspielraum der ambulanten und klinischen (intrakorporalen) Orthopädie ausgeschöpft ist und alle weiteren Therapiebemühungen schließlich zum Scheitern verurteilt sind, das heißt, wenn die Orthopädie an ihre Grenzen stößt, entsinnt man sich gerne wieder der Quellen der Orthopädie. Dann kann die Grenze überschritten werden, hinein in das weite Terrain der (extrakorporalen) Technischen Orthopädie. So könnte man im wohlverstandenen Sinne formulieren: Die Technische Orthopädie ist der Anfang — und das Ende — der Orthopädie.

Was also beinhaltet die Technische Orthopädie? Sie umfaßt das weite Gebiet der extrakorporalen, der sächlichen orthopädisch-therapeutischen Möglichkeiten, d. h. das Gebiet der orthopädischen Heil- und Hilfsmittel. Da die sinnhafte Abgrenzung zwischen Heil- und Hilfsmitteln oft kontrovers ist, werden sie im weiteren Verlauf zusammengefaßt als orthopädische Hilfsmittel bezeichnet.

Drei Gruppen gehören zu den orthopädischen Hilfsmitteln:

a) Prothesen,
b) Orthesen und
c) Technische Hilfen.

a) Prothesen sind Hilfsmittel, die das Fehlen (pränatal) oder den Verlust (postnatal) von Gliedmaßen oder Gliedmaßenabschnitten ersetzen.

b) Orthesen sind Hilfsmittel, die an Körperabschnitten nach Art eines „Außenskeletts" getragen werden zum Zwecke der Kompensation von ossär, artikulär, muskulär oder nerval bedingten Defekten der Haltungs- und Bewegungsorgane. Bei den Orthesen können vom therapeutischen Ansatz her zwei Gruppen unterschieden werden: Die kurativen (passageren) Orthesen (oft Heilmittel gennant) und die kompensierenden (persistierenden) Orthesen (oft Hilfsmittel genannt).

Die *kurativen Orthesen* haben die Funktion der Wachstumslenkung, indem sie stützen und korrigieren. Oder sie haben die Funktion der Einflußnahme auf insbesondere ossär oder artikulär bedingte Noxen, indem sie ruhigstellen, schienen, entlasten, stabilisieren oder quengeln. Ist das therapeutische Ziel erreicht, so werden die kurativen Orthesen in der Regel entbehrlich.

Kompensierende Orthesen haben manche Zielrichtungen mit den kurativen Orthesen gemein und sind nicht selten von ähnlicher Bauart. Nur wird hier nicht mehr als therapeutisches Ziel die „restitutio ad integrum" ins Auge gefaßt, sondern nur noch angestrebt, ursächlich nicht mehr zu beeinflussende Defekte so gut wie möglich zu kompensieren. Auch hier kann es sich um ossäre oder artikuläre, häufig aber auch um muskuläre oder nervale Schäden handeln. Auch die kompensierenden Orthesen stützen und stabilisieren, stellen ruhig, schienen und entlasten.

Zu den kompensierenden Orthesen zählen ebenfalls die Orthesen, die bei exorbitantem Längendefizit einer Gliedmaße (Dysmelie) zum Zwecke des Längenausgleichs und des Funktionsersatzes der Gliedmaße gebaut werden. Bei dieser Art von Orthesen mit einem (Prothesen-) Kunstfuß oder einer (Prothesen-) Kunsthand wird gelegentlich ebenfalls von *„Ortho-Prothesen"* gesprochen, wobei das Wort „Proth-Orthesen" eigentlich richtiger wäre.

c) Technische Hilfen sind Hilfsmittel, die nicht direkt am Körper getragen werden, sondern ähnlich einem Werkzeug eine indirekte Hilfe für Körperbehinderte darstellen.

Das Feld der Technischen Hilfen ist entsprechend mannigfach und fast unabgrenzbar. Hierzu gehören z. B. Gehstöcke und Armstützen als einfachste Hilfen, aber auch der Gehwagen, der Lifter, das Dreirad und der Rollstuhl. Hinzu kommt die Vielzahl von Werkzeugen, die für die Selbsthilfe, d. h. für die „Verrichtung der Dinge des täglichen Lebens" erforderlich sind. Selbst behindertengerechte, spezielle Krankenbetten müssen zu den Technischen Hilfen gerechnet werden.

Aus der dargelegten schematischen Übersicht über orthopädische Hilfsmittel geht die ungeheure Mannigfaltigkeit der Hilfsmittel und ihrer Varianten hervor. Stellen schon die Prothesen mit ihren Paßteilen ein unerhört breites Spektrum von verschiedensten Möglichkeiten dar, so ist die Vielgestaltigkeit der Orthesen und Technischen Hilfen kaum zu überblicken. Die Vielfältigkeit aller möglichen Körperbehinderungen „gebiert" auch heute noch immer neue Varianten technischer Produkte. Keine Behinderung ist gleich der anderen, jede Behinderung erfordert eine urspezifische Versorgung. Jedoch erst der genaue orthopädieärztliche Befund mit der klaren medizinisch-rehabilitativen Zielvorstellung – in Verbindung mit der Kunstfertigkeit des orthopädischen Handwerks und dem weitgefächerten Leistungsangebot der Zulieferindustrie – läßt die Versorgung der Körperbehinderten optimal gedeihen.

14.2. Prothesen der unteren Extremitäten

Die Amputationstechnik mit ihren breitgefächerten Möglichkeiten stellt bereits eine entscheidende Präformation für die bevorstehende prothetische Versorgung dar. Der Operateur sollte deshalb schon vor der Amputation das rehabilitative Ziel im Auge haben, d. h. die Art der anschließenden Versorgungsmöglichkeiten kennen und sein Handeln danach ausrichten.

Fußstümpfe kompetent zu versorgen ist heute vielfach durch verbesserte Techniken und neue Materialien wie Kunststoffe und Gießharze mehr und mehr in die Hände des Orthopädie-Schuhmacherhandwerks übergegangen, so daß der sog. „Mobilisator", die Fußstumpf-Prothese, an Bedeutung verloren hat. Ein *„Innenschuh"* ist kosmetisch ansprechender und funktioneller, oft auch ein orthopädischer Schuh.

Sind nur noch proximale Anteile des Fußes erhalten bzw. fehlt der Fuß völlig, so ist nur die Versorgung mit einer Fuß-Prothese möglich. Diese Prothese umfaßt den Fußstumpf, verlängert den Fuß auf das normale Maß und reicht bis in den Wadenbereich hinein. Wegen der Kolbigkeit der Stümpfe muß der Schaft häufig gefenstert bzw. mit einer sog. „Klappe" versehen werden.

Bei Amputationen im Unterschenkelbereich kommen neuerlich mehr und mehr sog. *Kurz-Prothesen* wie KBM-Prothesen (Kondylen-Bettung-Münster) oder Varianten dieser Bauart zum Tragen, d. h. Prothesen mit einer die Femurkondylen übergreifenden Stumpfeinbettung ohne Kniegelenksschienen und Oberschenkelhülse. Diese Prothesenart ist leicht, kosmetisch ansprechend, funktionell und wenig reparaturbedürftig; sie wird auch noch bei recht kurzen, bis wenige Zentimeter langen Unterschenkelstümpfen angewandt. Für körperlich schwer arbeitende Patienten oder solche mit ultrakurzen oder problematischen Stümpfen hat jedoch auch heute noch die Unterschenkel-Prothese mit Gelenkschienen und Oberschenkelhülse ihre Bedeutung (Abb. 14.**1**).

Exartikulationen im Kniegelenk standen früher gegenüber Oberschenkelamputationen in Mißkredit wegen der Schwierigkeit, das Kniepaßteil der Prothese unterbringen zu können. Dies war nur durch Inkaufnahme eines überlangen, kos-

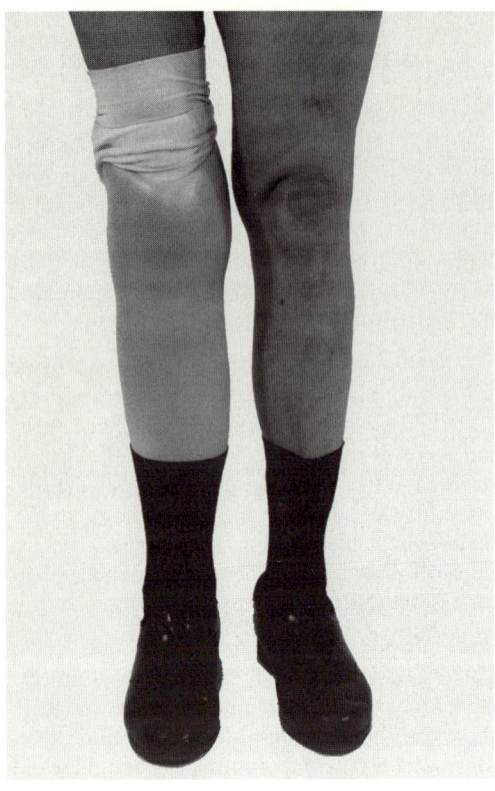

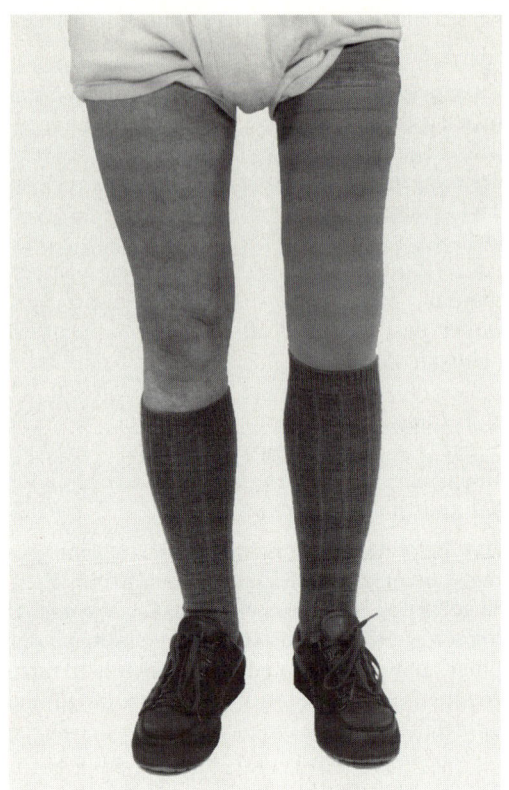

Abb. 14.**1** „Kurz"-Prothese moderner Bauart bei Unterschenkelamputation

Abb. 14.**2** Modularoberschenkelprothese

metisch und funktionell störenden Oberschenkelschaftes mit entsprechend verkürztem Unterschenkelschaft erreichbar. Ermöglicht durch neue, verbesserte Kniepaßteile sind diese Nachteile heute fast vergessen, und deshalb sind Knieexartikulationen den Amputationen im Oberschenkelbereich wegen besserer Funktionalität deutlich vorzuziehen. Es ist hier die wichtige sog. „Endbelastung" möglich, d. h. der Patient „steht" gewissermaßen mit seinem Stumpfende in seiner Prothese, während der Oberschenkelamputierte auf seinem Tuber eher „sitzt".

Der Vollständigkeit halber muß der neuerdings ins Gespräch gekommene *CAT-CAM-Schaft*, der eine neue Art der Schafteinbettung von Oberschenkelstümpfen darstellt, kurz erwähnt werden. Er verzichtet auf die Tuberbettung zugunsten· einer umfassenden Gesamtbelastung des Stumpfes unter Einbeziehung der unteren Anteile der Glutealmuskulatur.

Der Verlust des anatomischen Kniegelenkes bei allen Kniegelenksexartikulierten und Oberschenkelamputierten ist ein wesentlicher, entscheidender Nachteil dieser Personengruppe gegenüber der der Unterschenkelamputierten. Diese kann ihren Unterschenkelstumpf mit ihrer Prothese im Kniegelenk noch aktiv strecken, was jener nicht mehr gelingt. So ist es folglich auch nicht mehr möglich, aktiv mit dem Kunstbein voraus eine Stufe zu erklimmen; dies geht nur noch im sog. Nachstellschritt. Auch das vielfältige Angebot an Kniegelenkskonstruktionen, vom einfachen Einachsknie ohne Bremse bis zum pneumatisch oder hydraulisch gesteuerten Bremsknie neuester Bauart, vermag diesen Mangel nicht zu beheben. Die Pneumatik oder Hydraulik ermöglicht nicht etwa ein direktes mechanisch-aktives Strecken des Kunstbeines — das ist aus energietechnischen Gründen nicht möglich —, sondern verbessert nur die Standphase und steuert die Schwungphase, d. h. das Pendeln des Unterschenkelanteils des Kunstbeines (Abb. 14.**2**).

Der *Beckenkorb-Prothesenträger*, der Patient, der nur noch einen ultrakurzen Oberschenkelstumpf besitzt bzw. hüftexartikuliert oder gar hemipelvektomiert wurde, ist noch schlechter gestellt. Damit die Prothese funktionieren kann, ist hier neben dem künstlichen Kniegelenk zusätzlich ein künstliches Hüftgelenk erforderlich. Der Gang mit einer Beckenkorb-Prothese gestaltet sich entsprechend schwierig. Da ein Beinstumpf fehlt, muß das Becken als Steuerelement der künstlichen Gliederkette (Fuß, Fußgelenk, Unterschenkel, Kniegelenk, Oberschenkel, Hüftgelenk) dienen. Das heißt: Nur durch Beckenkippung und Beckenaufrichtung mit gleichzeitiger Lordosierung und Kyphosierung der Lendenwirbelsäule und in Verbindung mit einem erheblichen Balanceaufwand ist hier der Gehakt vollführbar. In der Regel geht das nicht ohne Zuhilfenahme mindestens eines Handstockes (Abb. 14.**3**).

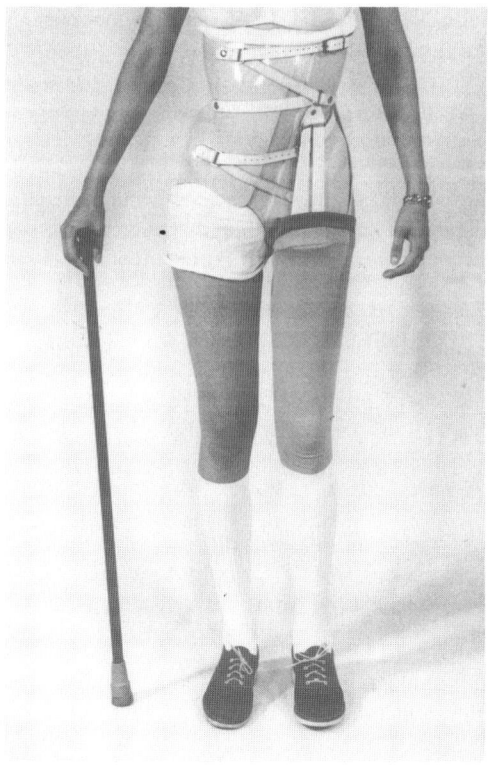

Abb. 14.**3** Hüftexartikulationsprothese bei Hemipelvektomie

Schwieriger noch wird das Gehen bei *doppelseitig Beinamputierten*. Ist mindestens ein Kniegelenk erhalten, d. h. ist ein Bein im Unterschenkelbereich und das zweite im Oberschenkelbereich amputiert, so ist das noch − gute körperliche Konstitution vorausgesetzt − kompensierbar. Wenn aber beide Kniegelenke geopfert werden mußten, wird es schwierig, wird der Gehakt zur Akrobatik. Entscheidend ist neben den allgemeinen körperlichen Voraussetzungen auch das Alter des Patenten. Nachuntersuchungen an einer größeren Zahl von erstversorgten Doppel-Oberschenkelamputierten haben gezeigt, daß − trotz klinischer Anpassung der Prothesen mit krankengymnastischer Übungsbehandlung und Gehschulung − ab einem Alter von etwa 50 Jahren alle Bemühungen letztendlich fast immer zum Scheitern verurteilt waren. Die Patienten landeten im Rollstuhl.

Bei der Betrachtung aller Stumpfarten und der verschiedenen Stumpfeinbettungen ist zu bedenken, daß Hautpartien zur Belastung herangezogen werden müssen, die von ihrer Bestimmung her dafür nicht vorgesehen waren. Sie unterliegen einem verstärkten Druck, oft einer vermehrten tangentialen Zug- und Schubbelastung und einer „intertrigo"-artigen verminderten Belüftung. Hinzu kommt, daß die fehlenden, prothetisch ersetzten Anteile der Gliederkette des Beines von den erhaltenen Resten dieser Gliederkette gesteuert werden müssen. Daß jede Art von Prothese zudem im besten Falle nur nach Art einer Pseudarthrose, also mehr oder weniger lose mit dem Stumpf verbunden ist, bedeutet einen weiteren Nachteil. Zusammengefaßt handelt es sich folglich beim prothetischen Körperteilersatz um einen stark kompromißbehafteten Körper-Teilersatz.

Es wird vielfach vergessen und übersehen, daß die Güte der prothetischen Versorgung im wesentlichen von der Stumpfeinbettung und dem statischen Aufbau des Kunstbeines abhängt. Vor diesem Hintergrund sind die Paßteile und Materialien des Kunstbeines mitsamt ihrem Gewicht erst von sekundärer Bedeutung.

Eine Darstellung des riesigen Angebotes an Prothesen-Paßteilen und deren individuelle Indikation würde den Rahmen dieses Beitrages bei weitem sprengen. Selbst die verwendbaren Materialien für die Herstellung der Schäfte sind mannigfach. Bevorzugt werden heute vornehmlich − neben dem keineswegs verdrängten Leder und

Holz — Gießharze und Kunststoffe, häufig auch mit elastischen Innentrichtern versehen.

Erwähnt sei noch die häufig überschätzte Bedeutung des *Gewichtes der Prothese*. Unter Fachleuten gilt: „Eine gut passende Prothese ist fast nie zu schwer, eine nicht passende Prothese ist immer zu schwer". Sicher hat das Gewicht seine Bedeutung. Die Verwendung der gängigen Paßteile aus Stahl ist durch die in jüngster Zeit heftig propagierte Verwendung von Leichtmetallen und armierten Kunststoffasern jedoch keineswegs obsolet. Es ist nämlich das Verhältnis des Gewichtes der Paßteile ins Verhältnis zu setzen zu dem Gewicht des restlichen Kunstbeines. Dies wird häufig übersehen. Eine Ausnahme stellt wohl die Beckenkorb-Prothese dar. Durch ihre Ausmaße und durch die Menge an Paßteilen ist diese Prothesenart so schwer, daß die Verwendung von Paßteilen in Titan häufig gerechtfertigt erscheint. Eine deutliche Gewichtsreduktion wird im übrigen in der Gießharztechnik auch durch die Verwendung von Carbon-, Kevlar- und anderen Fasermatten anstelle der üblichen Glasfasermatten erreicht.

Die erfolgreiche prothetische Versorgung bedarf — das wird aus dem Gesagten klar — gewisser allgemeiner körperlicher Leistungsvoraussetzungen mit Mindestanforderungen an Kreislauf, Gleichgewicht und Psyche. Eine *krankengymnastische Gehschulung* sollte bei jeder Erstversorgung zu einer „conditio sine qua non" erhoben werden. Die häufig geübte Einweisung in den Gebrauch der Prothese durch den Orthopädiemechaniker kann keinesfalls genügen.

Voraussetzungen einer jeden prothetischen Versorgung sind der genaue orthopädisch-ärztliche Befund, die Auswahl der zu verwendenden Materialien, die Kunstfertigkeit des Orthopädienmechanikers und die krankengymnastische Gehschulung.

Fehler beim Kunstbeinbau zu erkennen, setzt die Kenntnis dieses sehr speziellen Fachgebietes voraus. Leider wird die Technische Orthopädie in den Ausbildungskliniken unterbewertet, so daß es an dieser speziellen Ausbildung hapert. Es sollten deshalb fachkundige Kollegen häufiger hinzugezogen werden. Ob aber schließlich ein Kunstbein getragen werden kann oder nicht, kann letztendlich nur der Amputierte selbst zu erkennen geben. So wie es kein „Algometer" gibt, existiert auch kein „Portometer", und es sind

Fälle bekannt, wo die Prothese erst getragen werden konnte, nachdem die Rente „durch" war.

Bei der Begutachtung des Beinamputierten spielt die prothetische Versorgung keine so entscheidende Rolle. Sicher, es gibt „schlechte" Stümpfe und „gute" Stümpfe. Aber was ist ein schlechter Stumpf? Die Hautverhältnisse spielen eine Rolle wie Ulzerationen, sog. Prothesenrandknoten und Allergien. Auch eventuelle Narben in den Belastungszonen, Verwachsungen, knochige, nicht muskelplastisch gedeckte Stümpfe, schlechte Durchblutungsverhältnisse, nicht fixierte Muskelanteile im Stumpf, Stumpflähmungen, vermehrtes Schwitzen, oberflächlich liegende Neurome, Weichteilüberhänge, verminderte Beweglichkeit und Schmerzen in den verbliebenen Gelenken stellen eine Beeinträchtigung dar.

Die übersehene *Hüftbeuge- und Abspreizkontraktur* ist ein häufiger Fehler beim Kunstbeinbau. Sie ist in der Regel desto stärker, je kürzer der Oberschenkelstumpf ist. Das liegt daran, daß das gewünschte muskuläre Gleichgewicht zwischen Beuge- und Streckmuskeln und zwischen Adduktoren und Abduktoren bei abnehmender Stumpflänge immer mehr zum Ungleichgewicht wird. Die Adduktoren und Strecker im Hüftgelenk sind ja Muskeln, die normalerweise bis zum distalen Femurende herunterreichen und dort inserieren. Die wichtigsten Abduktoren und Beuger (M. iliopsoas!) hingegen setzen im Bereich des proximalen Femur an und bleiben bei Amputationen nahezu immer vollständig erhalten. Wird eine bestehende Beugekontraktur in der Form des Schaftes (nicht in der Stellung!) nicht genügend berücksichtigt, so kann der Amputierte den aufrechten Stand nur einnehmen durch eine vermehrte unphysiologische Lordosierung der Lendenwirbelsäule mit häufig resultierenden pathogenetischen Konsequenzen. (Abb. 14.**4** u. 14.**5**)

Wichtig bei der Begutachtung Beinamputierter und anderer orthopädisch Versorgter sind eventuelle *Sekundärschäden* an den verbliebenen Haltungs- und Bewegungsorganen. Diese Schäden finden sich insbesondere an der Wirbelsäule, aber auch nicht selten an Gelenken der kontralateralen Gliedmaßen. Hier rein anlagebedingte Schäden von solchen abzugrenzen, die — obwohl anlagebedingt — durch die Krankheit verschlimmert oder aber gar direkt durch die Krankheit verursacht wurden, bedarf eines gerüttelten Ma-

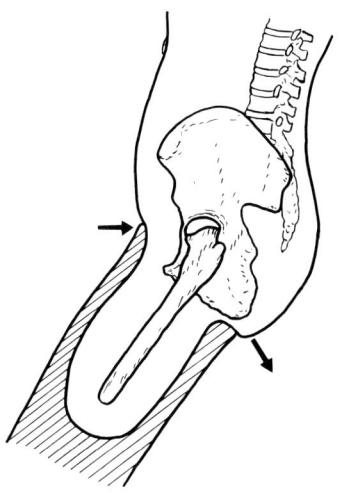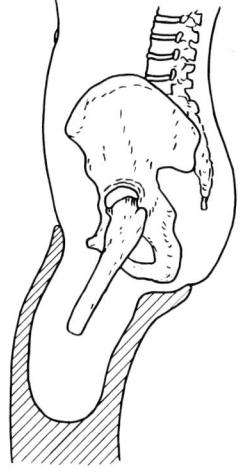

Abb. 14.**4** Nicht im Schaft berück-
sichtigte Hüftbeugekontraktur

Abb. 14.**5** Richtige Stumpfeinbettung
bei Hüftbeugekontraktur

ßes an Erfahrung. Gedanken hierzu wurden in den „Anhaltspunkte für die ärztliche Gutachtertätigkeit" aus dem Jahre 1983 in Punkt 128 abgehandelt. Es ist hier unter Zugrundelegung der unumgänglich wichtigen Anamnese eine ins Detail gehende Diagnostik erforderlich.

14.3. Prothesen der oberen Extremitäten

Einseitig Armamputierte tragen — im Gegensatz zu Beinamputierten — häufig keine Prothese. Ein einseitig Beinamputierter kann ohne Prothese nicht gehen. Ein einseitig Armamputierter hingegen kann viele Verrichtungen des täglichen Lebens mit einer Hand bewerkstelligen; kommt dann noch ein längerer Unterarmstumpf bei der Arbeit hinzu, so verbessert sich die Situation deutlich. Und jede Kunsthand — auch die modernste — ist immer ein recht primitiver Ersatz. Es fehlen ihr eben die unsere Hand kennzeichnenden vielfältigen Eigenschaften, nämlich die Sensibilität, das freie kombinatorische Spiel der einzelnen Finger und die Proportionalität der Bewegungen in Bezug auf Zeit und Kraft. Deshalb sind auch die Krukenberg-Stümpfe, Unterarmstümpfe mit getrennten, zangenartig gegeneinander beweglichen Radius- und Ulnaanteilen, die besten „Prothesen". Obwohl die Hand fehlt, machen die erhaltene sensible Rückkoppelung und die proportionale Muskelaktivität den Kru-

kenberg-Stumpf einem jeglichen Kunstarm weit überlegen.

Bei *Schmuckarmen* (kosmetische Prothesen ohne Handfunktion) kann ein aktiver Beugezug für den Unterarm zusätzlich angebracht werden, eventuell auch ein zusätzliches passives Prothesen-Ellengelenk. Bei funktionellen Prothesen unterscheidet man passive und aktive Ausführungen. Der alte passive Arbeitsarm für den Unterarmstumpf, bei dem Hand und Arbeitsgeräte wie Ring, Haken, Greifklaue usw. gegeneinander auswechselbar sind, hat auch heute seine Bedeutung für schwere körperliche Arbeit. Die komplizierteren aktiven Greifarme sind dafür im allgemeinen nicht geeignet.

Der gebräuchlichste aktive Arbeitsarm ist der aus den USA stammende und in Deutschland vor allem von Hepp und Kuhn weiterentwickelte *Greifarm*. Er wird aus Gießharz gefertigt und hat Kraftzugbandagen mit Bowdenzügen, die die Aktionen des Kunstarmes ermöglichen, wie beispielsweise das Öffnen der Kunsthand bzw. des Greifhakens (Hook). Bei Oberarmamputierten dient ein Zug für die Beugung der Prothese im Prothesen-Ellengelenk und ein Zug zur Sperrung und Entriegelung dieses Gelenkes.

Die Funktionen, die mit dem Greifarm ausführbar sind, müssen vom Betroffenen unter kompetenter ergotherapeutischer Anleitung erlernt und geübt werden. Wenn der Unterarmstumpf lang genug ist und eine Pro- und Supination gut gelingt, sollte man diese Möglichkeit nutzen. Sie kann sowohl dem Öffnen und Schließen, aber auch dem Pro- und Supinieren der Kunsthand dienen.

Eine Besonderheit unter den durch Eigenkraft zu bedienenden Greifarmen sind die *Sauerbruch-Arme.* Operationen nach Sauerbruch setzen große operative Fähigkeiten, die heute schon fast verlorenzugehen drohen, voraus. Prothesenaktionen wie das Öffnen und Schließen der Kunsthand werden bei der Sauerbruch-Prothese durch direkten Muskelzug betätigt. Die direkte aktive Steuerung der Funktionen macht die Sauerbruch-Prothese den vorher besprochenen, indirekt aktiven Greifarmen weit überlegen. Sauerbruch-Prothesenträger geben deshalb auch ihrer Versorgung modernsten myoelektrischen Prothesen gegenüber bei weitem den Vorzug.

Neben den durch Eigenkraft zu bedienenden Arm-Prothesen haben durch *Fremdkraft betriebene Prothesen* an Bedeutung gewonnen, wenn sie auch keineswegs imstande sind, diese zu verdrängen. Nachteile sind das deutlich erhöhte Gewicht, die Erschöpfbarkeit der Fremdenergie und die geringere Robustheit.

Die durch Gasdruck betriebenen Prothesen haben sich gegenüber den elektrisch betriebenen *(myoelektrischen) Prothesen* nicht behaupten können. Letztere sind mit einem Akkumulator als Energiereservoir ausgerüstet. Bei diesen Prothesen werden Muskelaktionsströme vom Stumpf oder von benachbarten Körperpartien als Signale für die Steuerung der Prothesenfunktionen wie Öffnen und Schließen, Pro- und Supination, benutzt (Abb. 14.6).

Vor der Verordnung einer solchen Prothese ist zu prüfen, ob die Stumpfverhältnisse gut sind, ob die ableitbaren Aktionsströme ausreichen (Prüfgeräte benutzen!) und ob der zu Versorgende eine genügende Intelligenz mitbringt, die zum sinnvollen Einsatz eines myoelektrischen Kunstarmes unerläßlich ist. Wünschenswert ist auch, daß der Patient vorher einen Greifarm getragen hat, sofern es sich nicht um die Erstversorgung eines frisch Amputierten handelt. Die übliche Kunsthand kann im übrigen auch durch andere Greifgeräte ersetzt werden (z. B. den „Greifer"; Abb. 14.7).

Bei der Begutachtung von Amputationen der oberen Extremitäten sollte neben der Beschaffenheit des Stumpfes auch die Funktion berücksichtigt werden. Es erscheint wichtig, mit in die Bewertung einzubeziehen, ob der Amputierte seine Gebrauchshand oder die andere Hand verloren hat, d. h. ob er vor der Amputation Rechts- oder Linkshänder war. Der rechtsseitig amputierte Rechtshänder wird linksseitig nie so geschickt werden, wie er es rechtsseitig vor der Amputation war. Von nicht zu überschätzender Bedeutung ist die Beweglichkeit in dem zum Stumpf gehörenden Schultergelenk, das bei fehlender Pro- und Supination der Prothese die Umwende-Bewegungen in einem nicht unerheblichen Maße zu kompensieren imstande ist. Das gilt insbesondere für Oberarmamputierte, die mit einer *„Winkelosteotomie"* am Stumpfende versorgt sind. Die Prothese wird hierdurch dreh-

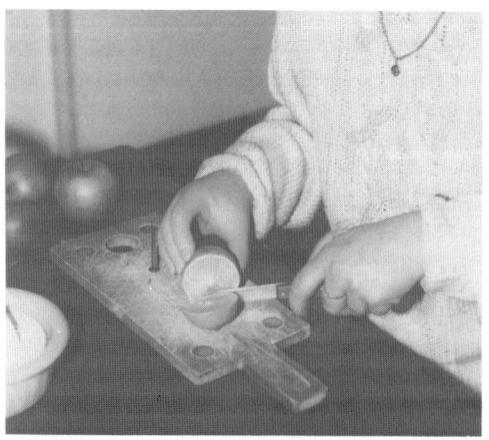

Abb. 14.**6**   Myoelektrische Prothese im Einsatz

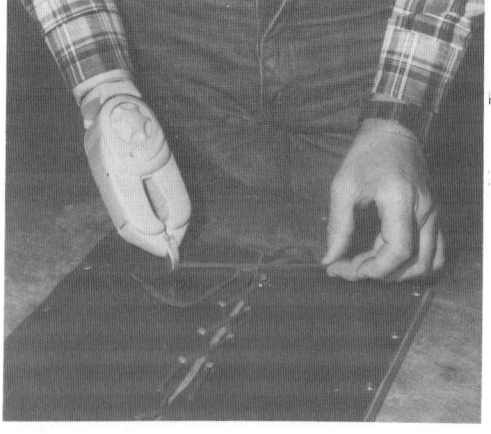

Abb. 14.**7**   Der „Elektrogreifer", bei dem weniger Kosmetik, als vielmehr Funktion im Vordergrund steht

stabil auf dem Stumpf und kann exakter geführt werden. Darüber hinaus ist durch diese Stumpfform auch eine einfachere Bauweise des Kunstarmes möglich, da auf den die Schulter übergreifenden (und behindernden) Anteil des Schaftes verzichtet werden kann.

14.4. Orthesen

Hier sollen nur die eingangs als kompensierende Orthesen bezeichneten Hilfsmittel besprochen werden, d. h. Orthesen, die manifeste Defekte der Haltungs- und Bewegungsorgane kompensieren. Es gibt Orthesen für die unteren und die oberen Gliedmaßen und für den Rumpf, wobei der Hals mit eingeschlossen werden sollte (z. B. der zervikale Stützapparat).

Schon bei der einfachen Schuheinlage oder einer orthopädischen Schuhzurichtung handelt es sich im Prinzip um eine Orthese. Ganz ohne Zweifel sind der orthopädische Schuh und der Innenschuh in der Regel Orthesen. Auf sie wird noch zurückzukommen sein. Die klassischen Bein-Orthesen werden auch heute noch vielfach als „Bein-Stützapparate" bezeichnet. Diese „führen" und/oder sperren die Fuß-, Knie- und Hüftgelenke. Bei völlig gelähmten Beinen kann neben den an beiden Seiten des Beines in ganzer Länge vorhandenen Schienen und den dazugehörigen „Schellen" oder „Hülsen" ein Beckenkorb notwendig werden, ähnlich den Beckenkorb-Prothesen.

Es ist unmöglich, auf diesem engen Raum auch nur annähernd auf die vielen Variationsmöglichkeiten der Orthesen einzugehen. Immer wieder wird die Orthopädietechnik neu gefordert. Die unerschöpfliche Vielfalt der möglichen Behinderungen gebiert immer wieder neue Variationen, wie das Beispiel einer Patientin zeigen soll, der das proximale Femurende in einer Länge von ca. 20 cm mitsamt der Hüftpfanne entfernt werden mußte. Das dadurch funktionslos gewordene Bein wirkte mangels Endoskeletts nur noch als Störfaktor (Abb. 14.8). Aber mit einer Extensions-Orthese, die das funktionslose Bein unter Zug (Walkschuh u. Tubersitz) nach Art eines Exoskeletts stabilisierte und die erschlafften Oberschenkelmuskeln dadurch wieder vorspannte und ihnen dadurch ihre Funktion in begrenztem Maße zurückgab, wurde erreicht, daß die Patientin wieder gehfähig wurde und heute – nach gut 10 Jahren – noch ist (Abb. 14.9 u. 14.10).

Orthesen für die oberen Extremitäten sind in der Bauart im Prinzip ähnlich. Von distal nach proximal aufsteigend sind auch hier Orthesen für die Finger (Rheuma), Orthesen für die Hand (Mittelhand-Unterarmhülsen), weiterhin Orthesen für den Unter- und Oberarm bekannt. Sie werden bei Lähmungen, bei Pseudoarthrosen, bei defekten Gelenken und anderen Behinderungen benötigt.

Über die Proth-Orthesen wurde eingangs bereits gesprochen. Im Prinzip sind es Orthesen; wegen eines vorhandenen Kunstfußes bzw. einer Kunsthand jedoch ähneln sie mehr einer Prothese.

Rumpf-Orthesen – im normalen klinischen Sprachgebrauch auch Leibbinden, Mieder, Korsetts o. ä. genannt – brauchen hier nicht weiter erörtert zu werden, sie sind bekannt. In der großen Anzahl der Fälle handelt es sich zudem um kurative Orthesen, wie beispielsweise bei der Skoliose.

Den wichtigen orthopädischen Maßschuhen und Innenschuhen, die außer bei Fußamputationen ebenfalls als Fuß-Orthesen zu bezeichnen sind, sei ein kurzes Wort gegönnt. Das Orthopädie-Schuhmacherhandwerk hat sich mittlerweile gegenüber dem Schuhmacherhandwerk zu voller Eigenständigkeit emanzipiert. Die Vielfältigkeit der Herstellungstechniken und der zu verwendenden Materialien und die dadurch gegebenen Möglichkeiten sind enorm. Im Straßenbild zwar fällt ein orthopädischer Schuh nur selten auf, die orthopädischen Schuhe aber sind weitverbreitet. Das liegt daran, daß durch die Kunstfertigkeit des Orthopädie-Schuhmacherhandwerks auch schwere Fußfehlformen kompetent, aber dennoch kosmetisch ansprechend und kaum auffallend versorgt werden können.

Zur Herstellung eines funktionellen orthopädischen Schuhs bedarf es einer echten Interaktion zwischen Orthopädie-Schuhmacher und Orthopäden. Die häufig auf Rezepten vorzufindende Diagnose „Fußdeformität" genügt keineswegs. Wenn auch weitgehend das Vokabular der speziellen Schuhlisten mit den Schuh-Positionen von den Ärzten nicht beherrscht wird, sollten dem Schuhmacher aber immer zumindest eine sehr genaue Diagnose und das therapeutische Ziel mitgeteilt werden, am besten „am Patienten".

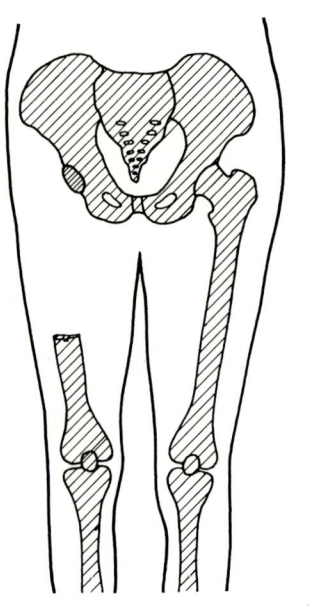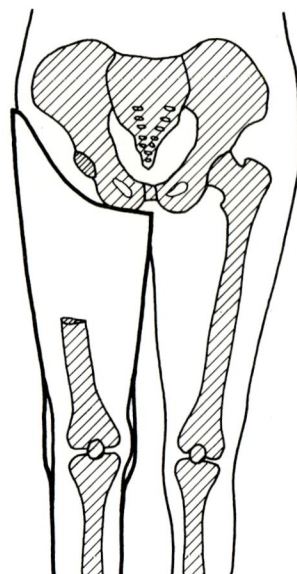

Abb. 14.**8** Femurresektion: fehlendes Endoskelett — funktionsloses Bein

Abb. 14.**9** Extensionsorthese, als Exoskelett, wiedergewonnene Gehfähigkeit (Schema)

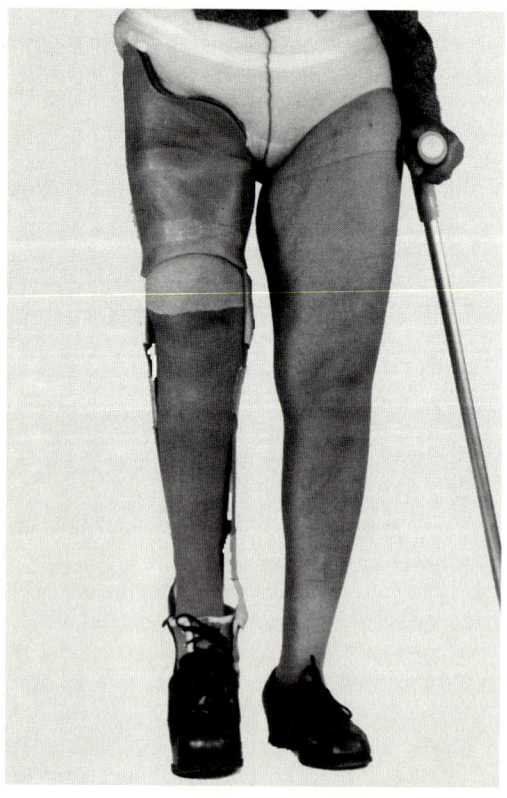

Abb. 14.**10** Extensionsorthese in Funktion (s. Abb. 14.**9**)

14.5. Technische Hilfen

Hier gilt der Grundsatz: Je weniger, desto besser; was natürlich nicht bedeuten soll, daß dem Patienten dringend benötigte Rehabilitationsmittel vorzuenthalten seien. Es muß die Indikation nur sehr gekonnt gestellt und die Verordnung sehr spezifisch gemacht werden.

Technische Hilfen werden da benutzt, wo die Rehabilitation des Patienten mit Hilfe von Prothesen oder Orthesen nicht gelingt. Wenn er z. B. nicht gehen kann, benötigt er Hilfen, z. B. einen Handstock, Unterarmstützen oder Gehgestelle. In schweren Fällen werden Fortbewegungsmittel notwendig, die vom Rollbrett, Dreirad, mechanisch oder elektrisch betriebenen Rollstuhl bis hin zum behindertengerecht zugerichteten Auto reichen.

Wenn der Patient nicht selbständig essen, sich selbst nicht baden, nicht die Toilette benutzen, d. h. die Verrichtungen des täglichen Lebens nicht selbständig ausführen kann, gibt es hier eine große Produktpalette von Technischen Hilfen. Es gibt Telefonhilfen, Schreibmaschinenhilfen, Hilfen zur Betätigung von Schaltern, elektrische Kommunikationshilfen u. a. m.

Der *Rollstuhl* sei besonders erwähnt: Der einfachste ist der (passive) Schieberollstuhl mit 4 kleinen Rädern, der gängigste der Greifreifenfahrer, der sich durch seine Leichtigkeit, Zusammenfaltbarkeit (Transport im Auto!) und optimale Manövrierbarkeit auszeichnet. Daher wird er auch nicht selten als Sportgerät benutzt.

Der Handhebelfahrer ist wegen seiner schlechteren Manövrierfähigkeit nicht für die Wohnung, sondern vielmehr für draußen gedacht. Er ermöglicht gegenüber dem Greifreifenfahrer einen physiologischeren Kräfteeinsatz. Dadurch ist er schneller, wenn auch schwerer, und erfordert auch mehr Kraft. Für ältere Patienten ist er oft nicht mehr geeignet.

Wenn eine schlechte körperliche Konstitution, mangelnde Armkraft oder auch eine bergige Wohngegend die Betätigung eines Eigenkraftrollstuhles nicht mehr erlauben, ist ein Fremdkraftrollstuhl erforderlich (Abb. 14.**11**).
Der Verbrennungsmotor hat in unseren Breiten ausgedient, heute wird der Elektrofahrer benutzt. Auch hier − wie bei den Eigenkraftrollstühlen − liefert die Industrie ein umfangreiches Sortiment, das auf die jeweiligen Bedürfnisse abgestimmt werden muß. In extremen Fällen ist ein Rollstuhl sogar von Hand umzubauen, d. h. an die individuellen Gegebenheiten anzupassen.

Einige Grundsätze sind zu beachten: Es sollte nie ein Elektrorollstuhl verordnet werden, wenn der Patient mit eigener Kraft einen Rollstuhl bedienen kann. Er braucht ja die körperliche Betätigung. Ein Elektrorollstuhl benötigt eine Unterstellmöglichkeit und eine regelmäßige Wartung der Batterien. Das muß vor der Verordnung geprüft werden. Wichtig ist aber auch insbesondere, daß der Rollstuhlfahrer „draußen" aktiver Verkehrsteilnehmer wird. Der verordnende Arzt hat die Verantwortung dafür zu tragen, daß der Patient die erforderlichen geistigen Fähigkeiten besitzt, sonst wird dieser für sich und andere Verkehrsteilnehmer zu einer immanenten Gefahr.

14.6. Kostenträger

Für die orthopädische Versorgung der Behinderten ist in erster Linie die gesetzliche Krankenversicherung zuständig (S. 80). Sie übernimmt die Versorgung mit Hilfsmitteln allerdings nur, soweit sie unmittelbar darauf gerichtet ist, die behinderte Funktion in medizinischer Hinsicht auszugleichen (S. 81).

Die orthopädische Versorgung der durch einen Arbeitsunfall oder eine Berufskrankheit Betroffenen ist Sache des jeweils zuständigen UV-Trägers (BG) (S. 94).

Soweit es sich um die Folgen einer Kriegsbeschädigung (BVG), einer Wehrdienstbeschädi-

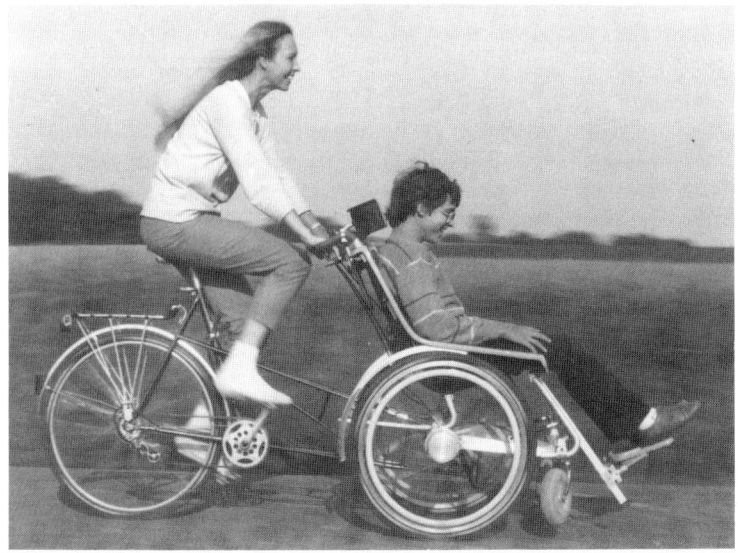

Abb. 14.**11** „Roll-FIETS",
von einer Hilfsperson
betätigt

gung (SVG) oder einer sonstigen Schädigung im Sinne des sozialen Entschädigungsrechts (z. B. nach dem Opfer-Entschädigungsgesetz, Impfschaden nach dem Bundes-Seuchengesetz) handelt, sind die Versorgungsämter bzw. die ihnen zugeordneten Orthopädischen Versorgungsstellen der Länder zuständig (S. 119).

Bedarf es zur beruflichen Rehabilitation einer über die Leistungszuständigkeit der gesetzlichen Krankenversicherung hinausreichenden orthopädischen Versorgung (z. B. einer besonderen Arbeitshand, eines Arthrodesenstuhles, einer KFZ-Hilfe für Bewegungsbehinderte), ist in der Regel die Zuständigkeit der gesetzlichen Rentenversicherung gegeben (S. 100), sofern es sich nicht um die Folgen eines Arbeitsunfalles, einer Kriegsbeschädigung usw. handelt. Ggf. kommen auch Hilfen nach dem Schwerbehindertengesetz in Betracht (S. 128).

Ist keiner dieser Träger zuständig, besteht Anspruch auf die zur gesellschaftlichen und beruflichen Eingliederung notwendige orthopädische Versorgung nach den Bestimmungen über die Eingliederungshilfe der Sozialhilfe (S. 271).

14.7. Schlußbemerkungen

Es wurde versucht, das weite Terrain der Technischen Orthopädie abzustecken. Die Herstellung der Hilfsmittel (Prothesen u. Orthesen) setzt die Zusammenarbeit von Ärzten für Orthopädie mit Handwerkern voraus. Es gibt nicht viele Länder, die ein ähnlich dichtes — über das ganze Land verteiltes — Netz von Fachwerkstätten besitzen wie wir. Die dem deutschen Handwerk eigentümlichen streng reglementierten Ausbildungsgänge für den Nachwuchs bis hin zum Meisterbrief, die von den Innungen und ihren Innungsfachschulen gewährleistet werden, gewähren einen hohen Qualifikationsstand der Innungsmitglieder, der im Ausland vielfach seinesgleichen sucht.

In bezug auf die technischen Produkte können wir Ärzte nur verordnen, Hinweise geben, anregen und Kritik üben, d. h. schreiben oder reden. Machen kann nur der Handwerker. Wir sind auf ihn, seinen Sachverstand, sein Können und sein Engagement angewiesen. Das mag uns bescheiden sein lassen.

15. Orthopädische Aspekte bei Berufskrankheiten

J. Thürauf, J. Koppelmann

15.1. Allgemeiner Teil

Definition der Berufskrankheit

In § 551 Reichsversicherungsordnung (RVO) wird die Berufskrankheit wie folgt definiert (vgl. auch S. 91):

Absatz 1: Als Arbeitsunfall gilt ferner eine Berufskrankheit. Berufskrankheiten sind Krankheiten, welche die Bundesregierung durch Rechtsverordnung* mit Zustimmung des Bundesrates bezeichnet und die ein Versicherter bei einer der in den §§ 539, 540 und 543 bis 545 genannten Tätigkeiten erleidet. Die Bundesregierung wird ermächtigt, in der Rechtsverordnung solche Krankheiten zu bezeichnen, die nach den Erkenntnissen der medizinischen Wissenschaft durch besondere Einwirkungen verursacht sind, denen bestimmte Personengruppen durch ihre Arbeit in erheblich höherem Grade als die übrige Bevölkerung ausgesetzt sind; sie kann dabei bestimmen, daß die Krankheiten nur dann Berufskrankheiten sind, wenn sie durch die Arbeit in bestimmten Unternehmen verursacht sind.

Absatz 2: Die Träger der Unfallversicherung sollen im Einzelfall eine Krankheit, auch wenn sie nicht in der Rechtsverordnung bezeichnet ist oder die dort bestimmten Voraussetzungen nicht vorliegen, wie eine Berufskrankheit entschädigen, sofern nach neueren Erkenntnissen die übrigen Voraussetzungen des Absatz 1 erfüllt sind.

Demnach kann als Berufskrankheit (BK) nicht jede Krankheit anerkannt werden, die durch Einwirkungen des Berufs verursacht oder doch mitverursacht worden ist. Voraussetzung ist vielmehr weiter, daß sie in der Anlage 1 der z. Z. gültigen *Berufskrankheiten-Verordnung* (BKVO)* ausdrücklich aufgeführt wird. Ferner ist bei manchen Krankheiten, die häufig auch ohne besondere berufsspezifische Belastungen auftreten, die Anerkennung als BK davon abhängig, daß bestimmte weitere Voraussetzungen (sog. *Listenvorbehalte*) erfüllt sind. So kann z. B.

---

* Berufskrankheiten-Verordnung (BKVO oder BeKVO) vom 20. 6. 1986 in der Fassung vom 22. 3. 1988 (BGBl I S. 400)

— eine *chronische* Erkrankung der Schleimbeutel nur anerkannt werden, wenn sie durch *ständigen Druck* hervorgerufen worden ist (Nr. 21 05, vgl. S. 256f)
— ein Meniskusschaden nur nach *mehrjährigen andauernden* oder *häufig wiederkehrenden,* die Kniegelenke *überdurchschnittlich belastenden Tätigkeiten* (Nr. 21 02 in der ab 1. 4. 1988 geltenden Fassung, vgl. S. 253ff)
— eine Erkrankung der Sehnenscheiden nur, wenn sie zur *Aufgabe* der gesundheitsschädigenden Tätigkeiten gezwungen hat (Nr. 21 01, vgl. S. 252f)

Die medizinische Beurteilung, ob eine BK vorliegt, ist bei speziellen, geradezu berufstypisch erscheinenden Krankheitsbildern, wie z. B. bei chronischen Bleivergiftungen oder bei der Taucherkrankheit, im allgemeinen sofort mit der erforderlichen Wahrscheinlichkeit möglich. Größere Schwierigkeiten ergeben sich hingegen bei solchen Erkrankungen, die auch ohne Bindung an bestimmte Berufsgruppen oder Arbeitsplätze häufiger auftreten, wie z. B. Schleimbeutel-, Meniskus- oder Sehnenscheidenerkrankungen. Hier ist zunächst zu beachten, ob die weiteren, in der Anlage zur BKVO aufgeführten besonderen Voraussetzungen für die Anerkennung (sog. Listenvorbehalte) erfüllt sind. Darüber hinaus bedarf die Beurteilung des Ursachenzusammenhangs eingehender medizinischer und arbeitstechnischer Begründung.

Ist eine Erkrankung *nicht in der Liste* der Berufskrankheiten ausdrücklich aufgeführt oder sind die dort genannten weiteren Voraussetzungen nicht erfüllt, kann eine Anerkennung als BK auch dann nicht erfolgen, wenn ein Ursachenzusammenhang zwischen beruflicher Tätigkeit und Entstehung der Krankheit eindeutig erscheint. Ausnahmen sind nur nach der vorstehend wiedergegebenen Vorschrift des § 551 **Abs. 2** RVO möglich (vgl. S. 93). Als derartige „Quasi-Berufskrankheiten" wurden von 1963 bis 1985 insgesamt 2210 (darunter 724 „orthopädische") Fälle angezeigt und 181 Erkrankungen entschä-

Liste der Berufskrankheiten (vgl. S. 248. Die Zahlenangaben sind repräsentativ für die alten Bundesländer)

Nr.	Krankheiten	angezeigt		erstmals entschädigt	
		1970	1990	1970	1990
1	**Durch chemische Einwirkungen verursachte Krankheiten**[1]				
11	**Metalle und Metalloide**				
11 01	Erkrankungen durch Blei oder seine Verbindungen	425	174	20	9
11 02	Erkrankungen durch Quecksilber oder seine Verbindungen	38	78	2	3
11 03	Erkrankungen durch Chrom oder seine Verbindungen	33	77	7	10
11 04	Erkrankungen durch Cadmium oder seine Verbindungen	6	9	–	–
11 05	Erkrankungen durch Mangan oder seine Verbindungen	2	4	–	1
11 06	Erkrankungen durch Thalium oder seine Verbindungen	13	1	–	–
11 07	Erkrankungen durch Vanadium oder seine Verbindungen	9	3	–	–
11 08	Erkrankungen durch Arsen oder seine Verbindungen	12	42	16	18
11 09	Erkrankungen durch Phosphor oder seine anorganischen Verbindungen	27	6	–·	–
11 10	Erkrankungen durch Berylium oder seine Verbindungen	1	3	1	1
12	**Erstickungsgase**				
12 01	Erkrankungen durch Kohlenmonoxid	505	150	18	1
12 02	Erkrankungen durch Schwefelwasserstoff	82	15	5	1
13	**Lösemittel, Schädlingsbekämpfungsmittel (Pestizide) und sonstige chemische Stoffe**				
13 01	Schleimhautveränderungen, Krebs oder andere Neubildungen der Harnwege durch aromatische Amine	21	119	6	41
13 02	Erkrankungen durch Halogenkohlenwasserstoffe	332	640	20	12
13 03	Erkrankungen durch Benzol oder seine Homologe	100	240	7	27
13 04	Erkrankungen durch Nitro- oder Aminoverbindungen des Benzols oder seiner Homologe oder ihrer Abkömmlinge	98	119	1	–
13 05	Erkrankungen durch Schwefelkohlenstoff	14	3	1	–
13 06	Erkrankungen durch Methylalkohol (Methanol)	5	31	–	1
13 07	Erkrankungen durch organische Phosphorverbindungen	–	34	–	–
13 08	Erkrankungen durch Fluor oder seine Verbindungen	19	61	–	0
13 09	Erkrankungen durch Salpetersäureester	20	10	–	–
13 10	Erkrankungen durch halogenierte Alkyl-, Aryl- oder Alkylaryloxide	–	124	–	15

[1] Zu den Nummern 1101 bis 1110, 1201 und 1202, 1303 bis 1309: Ausgenommen sind Hauterkrankungen. Diese gelten als Krankheiten im Sinne dieser Anlage nur insoweit, als sie Erscheinungen einer Allgemeinerkrankung sind, die durch Aufnahme der schädigenden Stoffe in den Körper verursacht werden, oder gemäß Nummer 5101 zu entschädigen sind.

Nr.	Krankheiten	angezeigt		erstmals entschädigt	
		1970	1990	1970	1990
13 11	Erkrankungen durch halogenierte Alkyl-, Aryl- oder Alkylarylsufide	—	—	—	—
13 12	Erkrankungen der Zähne durch Säuren	285	851	1	—
13 13	Hornhautschädigungen des Auges durch Benzochinon	3	2	1	—
13 14	Erkrankungen durch para-tertiär-Butylphenol	(—)	0	(—)	—

2 Durch physikalische Einwirkungen verursachte Krankheiten

21 Mechanische Einwirkungen

Nr.	Krankheiten	angezeigt		erstmals entschädigt	
21 01	Erkrankungen der Sehnenscheiden oder des Sehnengleitgewebes sowie der Sehnen- oder Muskelansätze, die zur Unterlassung aller Tätigkeiten gezwungen haben, die für die Entstehung, die Verschlimmerung oder das Wiederaufleben der Krankheit ursächlich waren oder sein können.	(1647)	1829	(3)	7
21 02	Meniskusschäden nach mehrjährigen andauernden oder häufig wiederkehrenden, die Kniegelenke überdurchschnittlich belastenden Tätigkeiten. Die BK Nr. 21 02 wurde 1988 völlig neu gefaßt (vgl. S. 253 ff).	(1774)	1809	(866)	277
21 03	Erkrankungen durch Erschütterung bei Arbeit mit Druckluftwerkzeugen oder gleichartig wirkenden Werkzeugen oder Maschinen	(820)	619	(284)	125
21 04	Vibrationsbedingte Durchblutungsstörungen an den Händen, die zur Unterlassung aller Tätigkeiten gezwungen haben, die für die Entstehung, die Verschlimmerung oder das Wiederaufleben der Krankheit ursächlich waren oder sein können	(—)	105	(—)	20
21 05	Chronische Erkrankungen der Schleimbeutel durch ständigen Druck	548	581	7	6
21 06	Drucklähmungen der Nerven	27	70	5	5
21 07	Abrißbrüche der Wirbelfortsätze	27	40	—	—

22 Druckluft

Nr.	Krankheiten	angezeigt		erstmals entschädigt	
22 01	Erkrankungen durch Arbeit in Druckluft	73	55	4	1

23 Lärm

Nr.	Krankheiten	angezeigt		erstmals entschädigt	
23 01	Lärmschwerhörigkeit	(2007)	10018	(632)	1039

24 Strahlen

Nr.	Krankheiten	angezeigt		erstmals entschädigt	
24 01	Grauer Star durch Wärmestrahlung	10	14	2	0
24 02	Erkrankungen durch ionisierende Strahlen	69	60	3	3

3 Durch Infektionserreger oder Parasiten verursachte Krankheiten sowie Tropenkrankheiten

Nr.	Krankheiten	angezeigt		erstmals entschädigt	
31 01	Infektionskrankheiten, wenn der Versicherte im Gesundheitsdienst, in der Wohlfahrtspflege oder in einem Laboratorium tätig oder durch eine andere Tätigkeit der Infektionsgefahr in ähnlichem Maße besonders ausgesetzt war	2728	1926	865	184

Nr.	Krankheiten	angezeigt		erstmals entschädigt	
		1970	1990	1970	1990
31 02	Von Tieren auf Menschen übertragbare Krankheiten	527	568	74	27
31 03	Wurmkrankheiten der Bergleute, verursacht durch Ankylostoma duodenale oder Strongyloides stercoralis	6	8	–	–
31 04	Tropenkrankheiten, Fleckfieber	(182)	695	(18)	18
4	**Erkrankungen der Atemwege und der Lungen, des Rippenfells und Bauchfells**				
41	**Erkrankungen durch anorganische Stäube**				
41 01	Quarzstaublungenerkrankung (Silikose)	5244	2499	1301	454
41 02	Quarzstaublungenerkrankung in Verbindung mit aktiver Lungentuberkulose (Siliko-Tuberkulose)	456	123	227	67
41 03	Asbeststaublungenerkrankung (Asbestose) oder durch Asbeststaub verursachte Erkrankungen der Pieura	(119)	2233	(63)	312
41 04	Lungenkrebs in Verbindung mit Asbeststaublungenerkrankung (Asbestose) oder mit durch Asbeststaub verursachter Erkrankung der Pieura	(6)	626	(2)	129
41 05	Durch Asbest verursachtes Mesotheliom des Rippenfells und des Bauchfells	–	467	–	296
41 06	Erkrankungen der tieferen Atemwege und der Lungen durch Aluminium oder seine Verbindungen	7	15	1	4
41 07	Erkrankungen an Lungenfibrose durch Metallstäube bei der Herstellung oder Verarbeitung von Hartmetallen	38	53	1	4
41 08	Erkrankungen der tieferen Atemwege und der Lungen durch Thomasmehl (Thomasphosphat)	5	6	3	–
41 09	Bösartige Neubildungen der Atemwege und der Lungen durch Nickel oder seine Verbindungen	(–)	19	(–)	5
41 10	Bösartige Neubildungen der Atemwege und der Lungen durch Kokereirohgase	(–)	15	(–)	17
42	**Erkrankungen durch organische Stäube**				
42 01	Exogen-allergische Alveolitis	(–)	245	(–)	81
42 02	Erkrankungen der tieferen Atemwege und der Lungen durch Rohbaumwoll-, Rohflachs- oder Rohhanfstaub (Byssinose)	(–)	13	(–)	1
42 03	Adenokarzinome der Nasenhaupt- und Nasennebenhöhlen durch Stäube von Eichen- oder Buchholz	(–)	31	(–)	25
43	**Obstruktive Atemwegserkrankungen**				
43 01	Durch allergisierende Stoffe verursacht obstruktive Atemwegserkrankungen (einschließlich Rhinopathie), die zur Unterlassung aller Tätigkeiten gezwungen haben, die für die Entstehung, die Verschlimmerung oder das Wiederaufleben der Krankheit ursächlich waren oder sein können	(502)	5222	(139)	311
43 02	Durch chemisch-irritativ oder toxisch wirkende Stoffe verursachte obstruktive Atemwegserkrankungen, die zur Unterlassung aller Tätigkeiten gezwungen haben, die für die Entstehung, die Verschlimmerung oder das Wiederaufleben der Krankheit ursächlich waren oder sein können	(–)	1826	(–)	117

Nr.	Krankheiten	angezeigt		erstmals entschädigt	
		1970	1990	1970	1990
5	**Hautkrankheiten**				
51 01	Schwere oder wiederholt rückfällige Hauterkrankungen, die zur Unterlassung aller Tätigkeiten gezwungen haben, die für die Entstehung, die Verschlimmerung oder das Wiederaufleben der Krankheit ursächlich waren oder sein können.	(6642)	20670	(545)	753
51 02	Hautkrebs oder zur Krebsbildung neigende Hautveränderungen durch Ruß, Rohparaffin, Teer, Anthrazen, Pech oder ähnliche Stoffe	36	32	17	7
6	**Krankheiten sonstiger Ursache**				
61 01	Augenzittern der Bergleute	13	12	3	–
7	**Krankheiten nach § 551 Abs. 2 RVO, sonstige**	128	0/2451	1	17/0
	Summe	25691	57751	5172	4452

digt. In den Jahren 1986 bis 1988 wurden 13 „orthopädische" Erkrankungen als „Quasi-Berufskrankheiten" entschädigt.

Häufigkeit der Berufserkrankung

1987 kamen auf 10000 Versicherte durchschnittlich eine erstmals entschädigte Berufskrankheit (46 auf 10000 bei der BG Bergbau, fast eine auf 10000 bei der BG Gesundheitswesen). Die Anzahl der Anzeigen von Berufskrankheiten, die durch physikalische und biologisch-infektiöse Einwirkung bedingt sind, nimmt derzeit zu. Bei den erstmals entschädigten Fällen ist das Bild uneinheitlich.

In der Anlage 1 zur BKVO sind die Berufskrankheiten (BK) und die gegebenenfalls erforderlichen weiteren Voraussetzungen ihrer Anerkennung listenmäßig mit laufenden Nummern erfaßt. Sie gilt für die Bundesrepublik Deutschland. Um die Häufigkeit der einzelnen BK zu demonstrieren, wurde in der Liste hinter der jeweiligen Krankheit die entsprechende Zahl der angezeigten und erstmals entschädigten Fälle (auch aufgrund früherer Anzeigen) angegeben. Diese Zahlenangaben für die Jahre 1970 und 1990 basieren auf den Erhebungen des Bundesministers für Arbeit und Sozialordnung. Falls ein direkter Vergleich wegen neu aufgenommener oder zwischenzeitlich erweiterter Krankheitsbezeichnungen nicht mög-

lich ist, werden die betreffenden Zahlen in Klammern () gesetzt.

Beteiligung des Haltungs- und Bewegungsapparates

Berufskrankheiten finden sich im orthopädischen Fachgebiet aus verschiedenen Gründen und nach unterschiedlichen Einwirkungen:

a) Die berufliche Schädigung (meist durch physikalische Kräfte) betrifft unmittelbar den Haltungs- und Bewegungsapparat,

b) die Symptome einer BK können sich u. a. am Stütz- und Bewegungsapparat manifestieren (z. B. bei chemischen Noxen wie F, Pb, Cd),

c) Infektionskrankheiten als BK können sich mit Spätfolgen (mittelbarer Schaden, S. 37) am Haltungssystem manifestieren (z. B. Tbc).

Berufskrankheiten werden darüber hinaus im orthopädischen Krankengut relativ häufig — wenn auch meist unbegründet — vermutet. Führen *berufsunabhängige Erkrankungen* oder Abnutzungserscheinungen des Skelettsystems infolge der Beanspruchung durch die Berufstätigkeit zu Beschwerden, oder werden festgestellte Schäden auf eine berufliche Beanspruchung des Haltungs- und Bewegungsapparats zurückgeführt, so scheitert die Anerkennung als BK —

auch abgesehen von allen Kausalitätsbetrachtungen – meist daran, daß eine sog. Listenerkrankung nicht vorliegt oder die besonderen Voraussetzungen der Liste nicht erfüllt sind.

Dauer der beruflichen Schädigung, Berufsanamnese

Erkrankungen, die durch schädigende Einwirkungen innerhalb einer Arbeitsschicht entstehen, gelten im allgemeinen als Arbeitsunfall. Die BK ist ganz überwiegend das Ergebnis länger andauernder schädigender Einwirkungen (S. 93). Hierbei kommt es auf die Dauer solcher Einwirkungen i. S. von Mindestzeiten nicht an: Es können nur eine (z. B. bei Vergiftungen) oder wenige Schichten sein. Es kann aber auch sein, daß die berufsspezifische schädigende Noxe – z. B. chemische Substanzen oder Stäube (z. B. Asbestfasern) oder eine Summation von Mikrotraumen – Jahre oder Jahrzehnte einwirken bis eine BK entsteht. Bei einigen Berufskrankheiten ist auch eine Spätentwicklung (nach Expositionsende) zu beobachten, z. B. bei Pressluftschäden (BK Nr. 21 03).

Von entscheidender Bedeutung für die Beurteilung, ob eine BK vorliegt, ist daher häufig die *Berufsanamnese* auch früherer Zeiten. Zwar sind die notwendigen Ermittlungen über die Arbeitsverhältnisse und ihre besonderen Gegebenheiten grundsätzlich Aufgabe der Versicherungsträger bzw. der Gerichte. Häufig vermögen diese Verwaltungsstellen die Bedeutung früherer Berufstätigkeiten bzw. ihrer pathogenetisch bedeutsamen Belastungen für die streitige Berufskrankheit aber nicht zu erkennen, so daß die entscheidenden Hinweise nur von ärztlicher Seite kommen können. Entsprechendes gilt für schädigende Einflüsse wesentlicher Art von *außerberuflicher Seite*, z. B. durch Sport oder Hobbyarbeiten. Darüber hinaus muß der ärztliche Gutachter auch den Wandel der Technik in den verschiedenen Berufen berücksichtigen: Buchdrucker arbeiten heute kaum noch mit Blei, Maler nur noch in speziellen Fällen mit Bleifarben, und Untertagetätigkeiten sind heute durchaus nicht mehr immer mit Zwangshaltungen oder besonderen Belastungen der Menisken verbunden, welche andererseits durchaus übertage bestehen können (BK Nr. 21 02).

Erleichtert wird die Beurteilung des schädigenden Einflusses bei Verdacht auf eine BK durch

die *Berufskrankheiten-Merkblätter*, herausgegeben vom Bundesminister für Arbeit und Sozialordnung. Diese Merkblätter ermöglichen auch eine annähernd einheitliche Beurteilung gleichartiger Schädigungsfolgen, stellen jedoch keine bindenden Vorschriften dar.

Zusammenhangsbeurteilung bei einer BK

Die BK muß – ebenso wie der eigentliche Arbeitsunfall – mit hinreichender Wahrscheinlichkeit (S. 43) mit den schädigenden Einwirkungen der versicherten Tätigkeit in einem rechtlich wesentlichen *ursächlichen Zusammenhang* stehen (S. 92). Für die Beurteilung dieses Zusammenhanges sind die Grundsätze der *sozialrechtlichen Kausalitätslehre* (S. 28 ff.) maßgebend.

Hiernach ist nicht erforderlich, daß die schädigenden Einwirkungen der versicherten Tätigkeit die alleinige oder doch überwiegende Ursache für den Eintritt der BK sind; es genügt, daß sie eine *wesentliche Teilursache* (S. 30) bilden.

Bei der **Zusammenhangsbeurteilung** ist daher hinsichtlich der *haftungsbegründenden Kausalität* (S. 26) zu prüfen, ob die schädigenden Einwirkungen aus der versicherten Tätigkeit zumindest eine solche wesentliche Teilursache für den Eintritt der BK bilden, ob daneben – ggf. parallel wirkend (S. 55) – auch Einwirkungen aus *un*versicherten Tätigkeiten oder der privaten Lebenssphäre (z. B. Sport, Hobby, Urlaub usw.) ursächlich wesentlich beteiligt sind und welche kausale Bedeutung diesen einzelnen Kausalreihen zukommt. Die Vollständigkeit der Anamnese – der beruflichen ebenso wie der außerberuflichen – hat hier häufig entscheidende Bedeutung.

Ein rechtlich wesentlicher Zusammenhang mit der versicherten Tätigkeit ist nur – aber auch immer dann – zu verneinen, wenn die Einwirkungen aus derartigen *un*versicherten Tätigkeiten an Bedeutung so sehr überwiegen, daß sie bei der gebotenen objektiven, vernünftigen und lebensnahen Würdigung als die allein wesentliche Ursache anzusehen sind.

Auch im Rahmen der *haftungsausfüllenden Kausalität* (S. 26) bedarf es der Prüfung, ob die schädigenden Einwirkungen aus der versicherten Tätigkeit zumindest eine wesentliche Teilursache

i. S. der sozialrechtlichen Kausalitätslehre bilden oder ob die als BK geltend gemachte Krankheit eindeutig überwiegend auf anderen – endogenen – Ursachen beruht.

Bei häufig vorkommender gleichartiger beruflicher Belastung tritt immer nur in einigen – oft sehr wenigen – Fällen eine BK auf. Die Beanspruchung ist ggf. so gering, daß sie von den meisten Betroffenen ohne besondere Reaktion verkraftet wird. Es besteht also – besonders auf orthopädischem Fachgebiet – fast immer eine *Prädisposition* zu Art und Schwere der Reaktion auf die spezielle berufliche Belastung. Auch sind jugendliche (vor Abschluß der Wachstumsphase), alternde und bereits *vorgeschädigte Personen* schädigenden Berufseinflüssen gegenüber häufig anfälliger. Bei der medizinischen Beurteilung erhebt sich daher nicht selten die Frage, ob den speziellen beruflichen Noxen oder der besonderen individuellen Dispositionen die überwiegende ursächliche Bedeutung zukommt.

Hier ist zu beachten, daß die versicherte Person durch die ges. UV grundsätzlich *in dem Gesundheitszustand geschützt ist, in dem sie sich bei Beginn der schädigenden beruflichen Einwirkungen befunden hat*, mit all ihren Anlagen, konstitutionellen Schwächen und Krankheitsdispositionen (S. 29). Trifft also eine berufliche Noxe, die bei der überwiegenden Mehrzahl aller gleichartig Belasteten keine Schäden verursacht, auf eine solche anlagemäßig vorgegebene Krankheitsdisposition, so kann die Anerkennung einer BK in aller Regel nicht mit der Begründung abgelehnt werden, diese Disposition und nicht die berufliche Schädigung bilde die wesentliche Ursache einer Erkrankung. Etwas anderes gilt nur, wenn diese Disposition gegenüber den beruflichen Einwirkungen an Bedeutung für die Entstehung der Krankheit so eindeutig überwiegt, daß sie bei lebensnaher Betrachtung als die allein wesentliche Ursache des gesamten Krankheitsgeschehens angesehen werden muß (S. 31), insbesondere also, wenn auch normale Belastungen des täglichen Lebens den Krankheitsprozeß mit hinreichender Wahrscheinlichkeit zu annähernd gleicher Zeit und in annähernd gleicher Schwere ausgelöst hätten (sog. *Gelegenheitsursache*, S. 32).

Auch eine BK kann i. S. *der Entstehung* oder i. S. der *Verschlimmerung* (S. 35) verursacht sein. Im Regelfall wird die BK aber durch die Einwirkungen der versicherten Tätigkeit erstmalig

zur Entstehung gelangt sein. Eine Anerkennung i. S. der Verschlimmerung kommt nur in Betracht, wenn die nunmehr als BK zu beurteilende Erkrankung als sog. Grundleiden schon bei Beginn der schädigenden beruflichen Noxen nachweislich als Krankheit im Rechtssinne bestanden hat (S. 36). Insbesondere berechtigt die ursächliche Beteiligung einer Disposition oder einer Vorschädigung an der Entstehung der BK nicht zu einer Anerkennung nur i. S. der Verschlimmerung (S. 42).

Ist die BK – wie im Regelfall – i. S. der Entstehung anzuerkennen, ist bei der *Bewertung der MdE* stets die *volle MdE* zu berücksichtigen, die durch die BK insgesamt bewirkt wird, auch wenn an deren Entstehung andere Ursachen aus *un*versicherten Bereichen mitgewirkt haben (S. 32). Es ist daher – anders als in der privaten UV – hier nicht zulässig, die ursächliche Beteiligung derartiger schädigungs*un*abhängiger Kausalfaktoren bei der Bewertung der MdE mindernd zu berücksichtigen, auch wenn diese im Einzelfall quantitativ abgrenzbar sein sollten. Eine Begrenzung der MdE auf den beruflich bedingten Anteil ist nur zulässig, wenn das Leiden bereits bei Beginn der Einwirkung beruflicher Noxen als Krankheit im Rechtssinne vorgelegen hat und diese beruflichen Noxen lediglich eine Verschlimmerung des berufs*un*abhängig vorgegebenen Grundleidens bewirkt haben.

Die zu einer BK disponierenden Faktoren sollten auch bei arbeitsmedizinischen *Vorsorge*- und *Einstellungsuntersuchungen* sorgfältig geprüft und beachtet werden und ggf. den Einsatz in gefährdenden Tätigkeiten ausschließen.

Todesfall infolge einer BK

Stirbt der Versicherte an den Folgen einer BK, erhalten die Angehörigen wie beim Arbeitsunfall *Hinterbliebenenversorgung* (S. 96), sofern die BK und ihre Folgen zumindest eine wesentliche Teilursache (S. 30) für den Eintritt des Todes bilden.

Ein rechtlich wesentlicher Ursachenzusammenhang liegt auch dann vor, wenn der Tod durch die BK um wenigstens ein Jahr vorverlegt worden ist (sog. *Lebensverkürzung um ein Jahr*, S. 39). Ein solcher Fall liegt insbesondere vor, wenn der Tod zwar eindeutig überwiegend durch schädigungsunabhängige Ursachen (z. B. Krebserkrankung, Herzinfarkt usw.) bewirkt worden, infolge der BK aber um wenigstens ein Jahr früher als bei normalem Krankheitsverlauf eingetreten ist.

Eine *Leichenöffnung* ist nach dem Recht der ges. UV nur mit Zustimmung der Hinterbliebenen zulässig. Erfolgt eine Leichenöffnung aus anderem Anlaß (z. B. auf Veranlassung der Staatsanwaltschaft), dürfen die hierbei gewonnenen Erkenntnisse auch insoweit nur mit Zustimmung der Hinterbliebenen verwertet werden. Der UV-Träger kann diese Zustimmung aber ggf. verlangen, § 60 Abs. 1 Nr. 1 SGB I, S. 73).

Krankheitsbild der Berufskrankheiten – Diagnostik

Im Bereich des Haltungs- und Bewegungsapparats ist eine sichere Feststellung, ob eine BK vorliegt oder nicht, in besonderer Weise erschwert. Die individuell verschiedenen Reaktionen der Beschäftigten auf gleichartige Belastungen im beruflichen Bereich, die vielfältigen Überschneidungen der beruflichen Belastungen mit denen aus dem berufs*un*abhängigen Leben (Hobby, Sport, Nebenarbeiten usw.), die verbreiteten Krankheitsdispositionen und physiologische Alters- bzw. Abnutzungserscheinungen machen eine gesicherte Aussage darüber, ob die vorliegende Erkrankung eine BK ist oder nicht, oft schwierig. So erfordert z. B. die Beurteilung der Ätiopathogenese einer Arthrose im Ellbogengelenk (Folge von Einwirkungen im Sinne der Nr. 2103, eines Sportschadens, einer sonstigen Verletzung oder Entzündung, rein degenerativer Prozeß) eine genaue differentialdiagnostische Abklärung und die Berücksichtigung detaillierter anamnestischer Angaben und Vorbefunde.

Kann das Vorliegen einer BK nicht von vornherein ausgeschlossen werden, so müssen Anamneseerhebung, klinische, röntgenologische, histologische, Operations- und Laborbefunde je nach der in Frage stehenden BK, den bestehenden beruflichen Belastungen und etwaigen besonderen Voraussetzungen für die Anerkennung als BK, aber auch auf etwaige berufs*un*abhängige Ursachen ausgerichtet werden. Zu beachten ist auch hier, daß für die Zusammenhangsbeurteilung nur solche Faktoren berücksichtigt werden dürfen, die i. S. des sog. Vollbeweises nachgewiesen sind (S. 45).

Ist die *Diagnose* eindeutig, sind spezifische berufliche Belastungen nachgewiesen, stimmt der Zeitpunkt der Manifestation nach solchen Belastungen mit der medizinischen Erfahrung überein und liegen auch keine nachweisbaren berufsunabhängigen pathogenetischen Faktoren vor, die die beruflichen Belastungen an Bedeutung klar überwiegen, so ist die Erkrankung zur Anerkennung als BK vorzuschlagen. Scheinen die Voraussetzungen der Anlage zur BKVO erfüllt, wird jedoch ärztlicherseits eine BK für nicht wahrscheinlich gehalten, so bedarf es im ärztlichen Gutachten einer sorgfältig begründeten Darlegung, warum hier nicht die beruflichen, sondern außerberufliche Faktoren die allein wesentliche Bedeutung für die Entstehung der Krankheit besitzen.

Soll eine Krankheit gemäß § 551 Abs. 2 RVO, wie eine BK entschädigt werden, so bedarf es eingehender Begründung anhand der Umstände des Einzelfalls, daß diese Krankheit durch besondere Einwirkungen verursacht ist, denen bestimmte Personengruppen durch ihre Arbeit in erheblich höherem Grade als die übrige Bevölkerung ausgesetzt sind *und* daß diese Voraussetzungen erst nach *neueren* (d. h. seit Veröffentlichung der z. Z. gültigen BKVO) Erkenntnissen erfüllt sind.

Ärztliche Anzeige bei begründetem Verdacht auf eine BK

(Vergleiche hierzu Übersichtsschema S. 251)

Hierzu regelt die Rechtsgrundlage:

§ 5 Abs. 1 BKVO
    Hat ein Arzt oder Zahnarzt den *begründeten Verdacht*, daß bei einem Versicherten eine BK besteht, so hat er dies dem Träger der Unfallversicherung oder der für den medizinischen Arbeitsschutz zuständigen Stelle unverzüglich anzuzeigen.

Demnach ist eine Formular-Anzeige an den Staatlichen Gewerbearzt/Landesgewerbearzt oder die nach Branche und Region zuständige Berufsgenossenschaft oder sonstigen UV-Träger zu senden.
Anzeigen und Merkblätter können von diesen Institutionen angefordert werden.

§ 7 Abs. 2 BKVO
    Die für den medizinischen Arbeitsschutz zuständige Stelle hat den Versicherten, wenn sie es für erforderlich hält, unverzüglich zu untersuchen oder für Rechnung des Trägers der Unfallversicherung durch einen Arzt untersuchen zu lassen und dem Träger der Unfallversicherung ein Gutachten zu erstatten.

Berufskrankheitenverfahren

Begründeter Verdacht einer Berufserkrankung

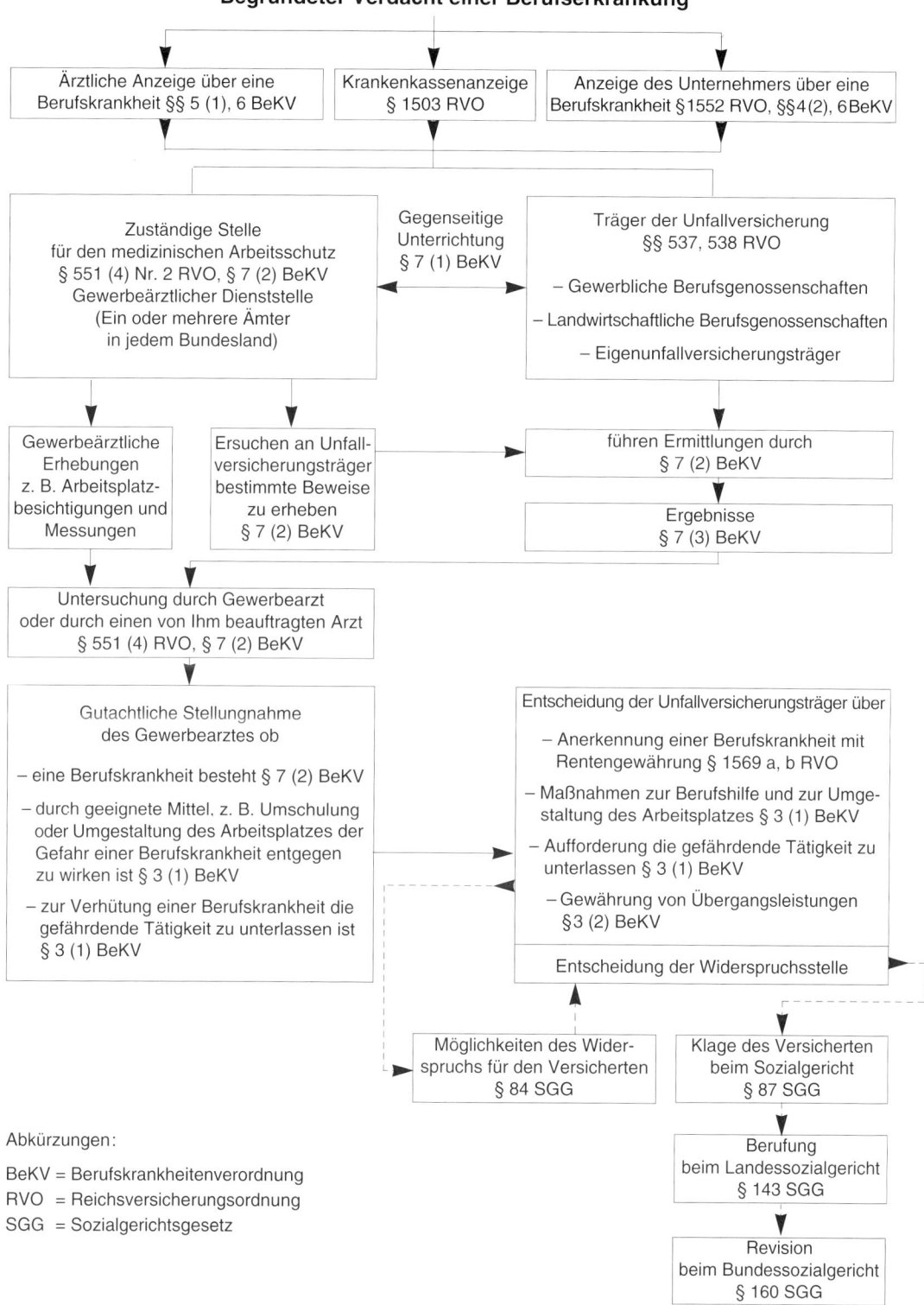

Abkürzungen:

BeKV = Berufskrankheitenverordnung
RVO = Reichsversicherungsordnung
SGG = Sozialgerichtsgesetz

Verhütung einer BK

§ 3 Abs. 1 BKVO

Besteht für einen Versicherten die Gefahr, daß eine BK entsteht, wieder auflebt oder sich verschlimmert, so hat der Träger der Unfallversicherung mit allen geeigneten Mitteln dieser Gefahr entgegenzuwirken. Ist die Gefahr für den Versicherten nicht zu beseitigen, hat der Träger der Unfallversicherung ihn aufzufordern, die gefährlichen Tätigkeiten zu unterlassen.

Der Nachweis der BK ist hier nicht erforderlich; es genügt die Gefahr der Entstehung usw. Diese Gefährdung muß aber **konkret** bestehen, damit das vielfach gestaffelte System des technischen, organisatorischen und medizinischen Arbeitsschutzes gezielt zum Einsatz kommt. Vorbeugende Maßnahmen gegen eine BK müssen im Einzelfall auch die individuelle Reaktion des Berufstätigen berücksichtigen. Ein innerbetrieblicher Arbeitsplatzwechsel ist nicht immer durchführbar; ggf. sind daher weiterreichende berufliche Rehabilitationsmaßnahmen (S. 95) einzuleiten. Ein etwaiger Minderverdienst nach Arbeitsplatz- oder gar Berufsaufgabe wird – zeitlich begrenzt – ausgeglichen (S. 93).

15.2. Spezieller Teil

Vorbemerkung

Zahlreiche BK manifestieren sich am Haltungs- und Bewegungsapparat allein oder zusammen mit anderen Lokalisationen. Bei der Begutachtung müssen die speziellen medizinischen und sozialrechtlichen Voraussetzungen der einzelnen BK nach der Anlage 1 zur BKVO berücksichtigt werden.

I.   Berufskrankheiten durch mechanische Einwirkungen am Haltungs- und Bewegungsapparat (Druck, Erschütterung, Zug, Biegung): BK-Nr. 2101, 2102, 2103, 2105, 2106, 2107, 2201, sowie künftig 2108 und 2109 (S. 261f)

BK Nr. 2101: Erkrankungen der Sehnenscheiden oder des Sehnengleitgewebes sowie der Sehnen- oder Muskelansätze, die zur Unterlassung aller Tätigkeiten gezwungen haben, die für die Entstehung, die Verschlimmerung oder das Wiederaufleben der Krankheit ursächlich waren oder sein können.

Berufliche Belastung: Es handelt sich hier um die Erkrankung der passiven Überträger der Muskelkraft und ihrer Gleitgewebe, die bei langdauernder gleichförmiger und ungewohnter Beanspruchung und konstitutionell bedingter geminderter Beanspruchbarkeit zu Krankheitserscheinungen führen können. Die in der BK-Bezeichnung angegebenen Krankheitsbegriffe sind so umfassend gehalten, daß eine besondere Differenzierung der Sehnenscheidenerkrankungen von den Muskelansatzerkrankungen in der Beurteilung nicht erforderlich wird. Das Entscheidende für die Entstehung der Erkrankung im Bereich der funktionellen Einheit „Sehnen und Gleitgewebe" ist nicht die Schwere der Arbeit, sondern die Maximalzahl der Bewegungen, die in einer bestimmten Zeiteinheit geleistet werden müssen. Die bezeichnete berufliche Beanspruchung muß mehrere Stunden täglich erfolgen, um dieser den Wert einer wesentlichen Teilursache für die Entstehung der Erkrankung beizumessen. Die beanspruchende Tätigkeit wird meist zu Beginn weniger toleriert, so daß oft in der Anfangs- bzw. Umstellungsphase Beschwerden vorgebracht werden. Außerberufliche Schädigungsmöglichkeiten, z. B. durch Sport, sind auszuschließen bzw. in ihrer Bedeutung gegenüber den berufsbedingten Noxen abzuwägen. Eine akute seröse Sehnenscheidenentzündung kann bei raschen monotonen Bewegungen bei allen Bewegungsarten, z. B. aktive Anstrengung, Bremsung, ruckartige Bewegung, auftreten. Prellungen und Quetschungen der Gewebe erfüllen im allgemeinen nicht die Bedingungen der BKVO. Häufig entstehen die Erkrankungen im Sehnenbereich bei körperlich leichten Arbeiten. Für die Entstehung der Muskelansatzerkrankungen bzw. Insertionstendopathien genügt bei entsprechender Disposition die Belastung von einigen Tagen. Im allgemeinen klingen beim Vorliegen einer BK nach Unterbrechung der Tätigkeit die Beschwerden ab und verstärken sich nach Wiederaufnahme der Tätigkeit (z. B. Schreiben mit mechanischer Schreibmaschine, BSG vom 29. 9. 1965. Luchterhand B 240-40). Betroffen sind vor allem die Strecksehnen der Langfinger mit Paratenonitis sowie Veränderungen im Füllgewebe um die Sehnenscheiden. Eine Tendovaginitis (selten stenosans) Typ de Quervain, besonders nach ständiger ulnarer Überdehnung der Hand mit besonderer Beanspruchung des ersten Sehnenfachs, betrifft die Sehnen des M. abductor longus und des M. extensor pollicis brevis. Schließlich kommen Insertionstendopathien an den Sehnenansätzen (am Epicondylus lateralis, dem Ursprung der Handstrecker sowie am Epicondylus medialis, am Processus styloideus) als Überanstrengungsreaktionen in Betracht. Andere Insertionstendopathien und Sehnenscheidenerkrankungen sind selten. Die gefährdenden Tätigkeiten zeichnen sich durch gleichförmig anhaltende, schnell hintereinander ausgeführte Bewegungen aus. Z. B. bei Maschineschreiberinnen an mechanischen Geräten, Montiererinnen, Tänzerinnen, Büglerinnen, die besonders zur Epicondylitis humeri ulnaris neigen. Maurer, Packer, Transportarbeiter, Tischler u. a. neigen eher zur Epicondylitis humeri radialis.

Diagnose und Verlauf: Neben dem lokalen Druck- und Bewegungsschmerz beim Anspannen der entsprechenden Muskeln wird zur Objektivierung ein lokales Infiltrat bei Periostosen und ein Krepitieren bei Sehnenscheidenerkrankungen gefordert. Bei der Tendovaginitis vom Typ de Quervain verstärken sich die Schmerzen bei der Abduktion und Streckung des Daumens, bei der Epicondylitis humeri radialis wird der Schmerz beim Faustschluß und bei Dorsalflexion gegen Widerstand erzeugt, bei der Epicondylitis humeri ulnaris durch Faustschluß und Handgelenksbeugung gegen Widerstand sowie Außenrotation des Unterarmes. Die Therapieresistenz mit rezidivierenden Befunden bei erneuten Arbeitsversuchen ist entscheidend für die Anerkennung.

Disposition: Die BK Nr. 2101 ist wegen entlastender Arbeitsmittel und -techniken selten. Gleichartige Veränderungen finden sich in der übrigen, nicht speziell belasteten Bevölkerung häufiger. Für die Entstehung der BK ist die Disposition sicher mitverantwortlich: Neben der Durchführung einer ungewohnten Tätigkeit unter den oben angegebenen Bedingungen muß eine konstitutionell geminderte Beanspruchbarkeit bestehen. Die Annahme einer Berufskrankheit muß in der Eigenart der beruflichen Tätigkeit objektiv begründet sein und darf sich *nicht lediglich* als das Ergebnis einer besonders schwachen Konstitution des Berufstätigen darbieten (LSG Baden-Württemberg vom 27. 4. 60. Luchterhand B 240-18).

Insertionstendopathien sind auch ohne berufliche stärkere Beanspruchung sehr häufig; die besondere berufliche Beanspruchung führt dann zu einer Verstärkung der subjektiven Beschwerden, ohne daß in jedem Fall die Erkrankung selbst durch die Tätigkeit objektiv wesentlich beeinflußt wird.

Vorschaden und Differentialdiagnose: Außerberufliche Schädigungsmöglichkeiten, z. B. durch Sport, sind wie andere pathogenetisch wichtige Faktoren auszuschließen bzw. in ihrer Bedeutung gegen die beruflichen Schädigungseinflüsse abzuwägen, z. B. rheumatische, toxische, infektiöse oder lokal-mechanische Ursachen. Sowohl bei Insertionstendopathien als auch bei Sehnenscheidenerkrankungen lassen sich nicht selten vorangegangene oder gleichzeitig bestehende andere Beschwerden aufgrund eines nervalen Reizzustandes bei einer Osteochondrose der HWS nachweisen, so daß eine hinreichende Wahrscheinlichkeit der berufsbedingten Verursachung nur schwer zu begründen ist.

Beurteilung: Auch unter der Voraussetzung der beruflichen Beanspruchung über längere Zeit ist der objektive Nachweis einer lokalen Erkrankung entsprechend der BK Nr. 2101 erforderlich. Andere Ursachen müssen ausgeschlossen bzw. in ihrer Bedeutung abgewogen werden. Dazu gehört auch der sekundäre Reizzustand im Bereich der Sehnen und der Muskelansätze bei einer Osteochondrose der HWS. Die Erkrankung muß zur Unterlassung aller schädigenden Tätigkeiten gezwungen haben.

Prognose und Therapie: Wesentliche Folgen der BK verbleiben sehr selten. Nach physikalischer und medikamentöser Therapie, Vermeiden der Überbeanspruchung, Kortikosteroidinjektionen bei Insertionstendopathien, vorübergehender Ruhigstellung und schließlich Operationen kann eine Erwerbstätigkeit wieder aufgenommen werden, bei der der Patient nicht wieder gleichartigen beruflichen Belastungen ausgesetzt ist.

BK Nr. 2102: Meniskusschäden nach mehrjährigen andauernden oder häufig wiederkehrenden, die Kniegelenke überdurchschnittlich belastenden Tätigkeiten

Vorbemerkung: Die Definition der BK Nr. 2102 ist mit Wirkung ab 1. 4. 1988 geändert worden: Bis dahin konnten Meniskusschäden nur nach mindestens dreijähriger regelmäßiger Tätigkeit untertage als BK anerkannt werden. Seitdem sind auch andere, durch mehrjährige andauernde oder häufig wiederkehrende, die Kniegelenke überdurchschnittlich belastende Tätigkeiten bewirkte chronische Meniskusschäden als BK anzuerkennen.

Berufliche Belastung: Durch Zwangshaltungen und Zwangsbewegungen in den Kniegelenken beim Knien und Hocken werden die Kniegelenke sehr stark beansprucht, besonders der mediale Meniskus kann bei entsprechender Disposition durch anhaltende Deformierung übermäßig belastet werden. Die Forderung nach mehrjähriger belastender Tätigkeit soll u. a. auch ungerechtfertigte Anerkennungen, z. B. von Sportschäden, verhindern. Die Einschränkung und Begrenzung auf Tätigkeiten untertage wurde 1988 aufgehoben. Der Meniskus ist bei vielen Berufen nicht nur der Deformierung durch anhaltendes Knien und Hocken, sondern auch einer häufigen Mikrotraumatisierung durch Einknicken und erhebliche Drehbeanspruchung im gebeugten Kniegelenk ausgesetzt. Beim Knien wird der hintere Meniskusabschnitt zusammengepreßt, am vorderen dagegen starker Zug ausgeübt. Die tätigkeitsbedingten Voraussetzungen sind in der Bezeichnung der BK aufgeführt und damit entscheidend für die Anerkennung. Diese erfordert in jedem Fall eine belastende Dauerzwangshaltung, speziell Hocken oder Knien mit gleichzeitigem Kraftaufwand oder wiederholte erhebliche Bewegungsbeanspruchung, insbesondere Laufen und Springen mit Scherbewegungen auf unebener Unterlage.

Neben Bergleuten kommen auch Beschäftigte unter bergbauähnlichen Arbeitsbedingungen z. B. Tunnelbau, Brunnenbau, Bauberufe untertage, in Betracht. Seit 1988 finden auch Personen Berücksichtigung mit gleichartiger Beanspruchung der Kniegelenke, z. B. Fliesen-, Parkettverleger, Ofenmaurer, Rangierarbeiter, Artisten, Berufs-Fußballspieler u. a.

Diagnose und Verlauf: Der Elastizitätsverlust des Meniskus bei zunehmenden degenerativen Gewebsveränderungen kann zu jahrelangen Beschwerden führen. Andererseits können auch plötzlich eingetretene Einklemmungserscheinungen nach Meniskusriß ohne vorausgegangene Beschwerden auftreten. Das Berufsalter der bis 1988 auf den Bergbau beschränkten Berufskrankheit hatte in den letzten Jahren infolge der Spezialisierung im Bergbau zugenommen. Der Nachweis des Meniskusschadens erfolgt meist durch *Operation* und histologische Untersuchung. Spezifische degenerative Veränderun-

gen oder bestimmte Rißformen im Vergleich zu Sportschäden gibt es nicht. Ohne Operation kann der Nachweis der BK auch durch *Arthroskopie* gestützt werden. Die schweren Degenerationserscheinungen des Meniskus mit Verflüssigungszonen, blasigen Knorpelzellansammlungen im kapselnahen Meniskus treten besonders im hinteren Abschnitt auf. Dazu kommen Bindegewebswucherungen mit Kapillareinsprossung und dadurch Blutbeimengung im Gelenkerguß bei der Ablösung des Meniskus. Der Blutbeimengung im Erguß kommt daher keine Beweiskraft für einen zusätzlichen Kniebinnenschaden beim Riß eines degenerierten Meniskus zu. Bei den Rissen handelt es sich meistens um Hinterhornrisse oder auch Längsrisse. Im weiteren Verlauf können auch Verwachsungen im Kniegelenk, eine Vergrößerung des Fettkörpers, Meniskusganglien und eine Arthrosis deformans im Bereich des geschädigten Meniskus auftreten. Die Chondropathia patellae und die Osteochondrosis dissecans sind dagegen keine Berufserkrankungen, ebenso die Kniekehlenganglien. Auch der Verlauf der BK ist uncharakteristisch.

Disposition: Trotz der früheren zeitlichen und beruflichen Voraussetzungen sind nur bei wenigen Prozent der exponierten Bergleute Meniskusschäden als BK anerkannt worden. Die Zwangshaltung ist nicht alleinige Ursache der Meniskopathie, sondern führt bei entsprechender Disposition zu einem zeitlich früheren Auftreten und zu einem beschleunigten Ablauf. Auch bei anlagebedingten Meniskusveränderungen, z. B. Scheibenmeniskus, sowie statischer Fehlbelastung, Meniskusverletzung und beim Vorliegen anderer Ausgangsbedingungen wie altersbedingten Verschleißerscheinungen (vgl. hierzu BSG SozR 2200 S. 551 Nr. 33) wird bei Bestehen der oben bezeichneten beruflichen Voraussetzungen in der Regel die Anerkennung eines degenerativen Meniskusschadens als BK erfolgen müssen, es sei denn, daß diese berufliche Beanspruchung als wesentliche Teilursache ausgeschlossen werden kann (BSG SozR 5670 Anl. 1 Nr. 2102 Nr. 3).

Vorschaden und Differentialdiagnose: Der Meniskusschaden kann als BK auch nur mittelbar über die Verschlimmerung einer Arthrose als Vorschaden verursacht werden (BSG SozR 2200 § 551 Nr. 33). Die nichtdegenerativen Meniskusveränderungen allein stellen ebenso wie die Chondropathia patellae und Osteochondrosis dissecans keine BK dar. Jedoch kann der akute Meniskusriß Folge eines Arbeitsunfalls sein.

Beurteilung: Sind mehrjährige und in ihrer Qualität besonders belastende Tätigkeiten mit Zwangshaltung und Zwangsbewegungen in den Kniegelenken nachgewiesen, liegen die Voraussetzungen für die Anerkennung eines bestehenden degenerativen Meniskusschadens als BK im allgemeinen vor. Eine BK kommt auch dann in Betracht, wenn die gefährdende Tätigkeit den Meniskusschaden nur mittelbar über die Verschlimmerung einer BK-*un*abhängigen Arthrose verursacht hat (BSG SozR 2200 § 551 Nr. 33). Andere gefährdende Beanspruchungen aus der privaten Lebensphäre (z. B. Sport, Hobby) müssen ausgeschlossen bzw. bei Zusammenwirken von beruflichen und außerberuflichen Noxen in ihrer Bedeutung abgewogen werden (BSG SozR 5670 Anl. 1 Nr. 2102 Nr. 3 mwN). Auch nach Beendigung der belastenden mehrjährigen Tätigkeit ist ein Meniskusschaden als BK anzuerkennen, falls diese Tätigkeit als wesentliche Teilursache nicht ausgeschlossen werden kann.

Prognose und Therapie: Die Behandlung fordert die vollständige Entfernung des Meniskus einschließlich der nicht gelösten Anteile, da der gesamte Meniskus geschädigt ist. Je früher die Operation nach dem Auftreten des ersten Reizzustandes durch den Meniskusschaden oder nach dem Meniskusriß durchgeführt wird, um so geringer werden die Spätschäden. Eine Arthrosis deformans kann sich als Knorpelzerstörung in den Gelenkflächen entwickeln, denen der geschädigte Meniskus anliegt. Meniskuszysten und Meniskusganglien können aus dem degenerierten Meniskusgewebe entstehen, ebenso freie Körper nach Ablösung von Meniskusteilen. Bei entsprechender Disposition zu trophischen Störungen kommt es nach Manifestation des Meniskusschadens in einigen Fällen zu einem chronischen Reizknie über mehrere Monate. Die Entwicklung einer Arthrosis deformans außerhalb des Meniskusbereiches ist anlagebedingt.

BK Nr. 2103: Erkrankungen durch Erschütterung bei Arbeit mit Druckluftwerkzeugen oder gleichartig wirkenden Werkzeugen oder Maschinen

Berufliche Belastung: Die kurzzeitigen hohen Beschleunigungswerte durch den Rückstoß bei Arbeit mit Preßlufthämmern oder ähnlichen Werkzeugen werden auf die gesamte obere Extremität bis zum Schultergürtel übertragen. Vor allem der Frequenzbereich von etwa 10 bis 50 Hz kann bei entsprechender Intensität traumatisch wirken. Die Tätigkeit mit dem Handhammer entspricht auch bei Arbeiten am Stein nicht den Voraussetzungen einer BK; als gleichartig wirkendes Werkzeug ist nicht die technische Definition der Wirkung, sondern die medizinische Wirkung auf den Körper anzusehen (BSG vom 29. 6. 1967. Luchterhand B 240-47).

Veränderungen treten am häufigsten in Form *degenerativer Erscheinungen* an beiden Ellenbogengelenken und Schultereckgelenken auf, vereinzelt im distalen Radioulnargelenk, kaum im Schultergelenk. Dabei ist für die Anerkennung einer *Arthrose* als BK eine *Mindestarbeitszeit* von mehr als 2 Jahren erforderlich, wobei die Arthrose auch längere Zeit nach Aufgabe der Arbeit eintreten kann. Die gleiche *Mindestarbeitszeit* wird auch bei der Entstehung der *Mondbeinnekrose* vorausgesetzt. Bei der Mondbeinerkrankung handelt es sich um eine Erkrankung, deren Ursache nach allgemeiner Ansicht in einer Störung der Ernährung durch Drosselung der Blutzufuhr zu suchen ist. Es ist auch unumstritten, daß die Mondbeinmalazie zumeist auf körpereigener Grundlage beruht; die Erkrankung kommt nicht überzeugend häufiger bei Preßluftarbeitern vor im Vergleich zur Häufigkeit bei Hausfrauen und Büroangestellten (LSG Nordrhein-Westfalen vom 23. 1. 1968. Luchterhand B 240-46).

Bei dem Nachweis einer *Kahnbeinpseudarthrose* ist eine Mindestarbeitszeit nicht erforderlich, da hier völlig andere Voraussetzungen im Sinne einer primär mechanischen Schädigung durch die Arbeit vorliegen. Die Kahnbeinpseudarthrose entsteht durch Zerrüttung und örtliche Durchblutungsstörungen. Diese Schädigung kann, wenn sie erstmals $1^1/_2$ Jahre nach Aufgabe der Arbeit eintritt, nicht mehr auf die Arbeit zurückgeführt werden. Beschrieben werden auch Veränderungen im Daumensattelgelenk und im Handgelenk, Veränderungen am Processus styloideus und anderen Handwurzelknochen.

Gefährdet sind vor allem Beschäftigte, die überwiegend mit dem Preßlufthammer, -meißel, -stampfer sowie mit Anklopfmaschinen oder gleichartigen Maschinen arbeiten. Vibrationseinflüsse durch ortsfest automatisch arbeitende Maschinen, Druckluftmotoren, Motorrammen kommen als Ursache einer BK nicht in Frage.

Als Schädigung durch höher frequente Vibrationen (etwa 50 Hz bis 1 kHz) kann die **Vibrationsangiopathie** infolge Gefäßspasmus der Hand- und Fingerarterien auftreten (BK Nr. **2104**). Doppelseitigkeit und Befallensein der Gegenseite des Arbeitsarmes ist nicht entscheidend für die Beurteilung. Die vasomotorischen Durchblutungsstörungen, die besonders am 3. bis 5. Finger entstehen, kommen bei der Bedienung von Motorsägen u. ä. Geräten vor.

Diagnose und Verlauf: Nach wenigen Arbeitstagen treten beim Anfänger oft Mattigkeit und Schlaflosigkeit auf. Später kommen Ermüdungsgefühl, Kraftlosigkeit, Druckschmerz und Bewegungsbehinderung in der betroffenen Extremität dazu. Charakteristisch ist der Anfangsschmerz bei der Arbeitsaufnahme und der Ruheschmerz bei Arbeitsende im entsprechenden Gelenkbereich. Beugung und Streckung im Ellenbogengelenk sind beeinträchtigt, Pro- und Supination auch in fortgeschrittenen Fällen in der Regel nicht. Daneben finden sich vasomotorische Störungen, selten dagegen Nervenstörungen. Röntgenologisch läßt sich eine unspezifische Arthrosis deformans, eine Osteochondrosis dissecans in allen Ausprägungen bzw. eine typische Lunatummalazie oder Kahnbeinpseudarthrose nachweisen. Glatte Schliffflächen bei der Kahnbeinpseudarthrose, Randwulstbildungen an arthrotisch veränderten Gelenken, Vergrößerung des Processus coronoideus oder des Speichenköpfchens, Verkalkungen im Gelenkbereich sind nicht pathognomonisch.

Disposition: Von den Arbeiten an Preßluftwerkzeugen erkrankt weniger als 1% an Preßluftschäden. Den Gelenkveränderungen bei einer BK muß eine erhebliche Disposition mit spontaner Entwicklungsbereitschaft einer Arthrose zugrunde liegen. Die Arbeit ist nicht die primäre Krankheitsursache. Sie wirkt an den Gelenkflächen nur als wesentlicher Beschleunigungseffekt bei Entwicklung der Arthrose. Die mechanische Beanspruchbarkeit ist bei Erschütterungen individuell sehr unterschiedlich. Dennoch sind entsprechende Schäden, wenn sie berufsbedingt auftreten, als BK anzuerkennen.

Vorschaden, Differentialdiagnose: Andere Entstehungsursachen der Arthrosis oder Osteochondrosis dissecans müssen ausgeschlossen bzw. bei Zusammentreffen mit beruflichen Noxen in ihrer Bedeutung abgewogen werden, z. B. Verletzungsfolgen, rheumatische und entzündliche Erkrankungen. Zahlreiche Erkrankungen während der Tätigkeit mit Preßlufthämmern verursachen Schmerzen, stehen aber mit dieser nicht in kausalem Zusammenhang; sie werden nicht als BK anerkannt: Die *Dupuytrensche Kontraktur* ist im allgemeinen anlagebedingt; *Wirbelsäulenschäden,* besonders im Bereich der Halswirbelsäule, können während der Preßluftarbeit zu Beschwerden führen; Muskelerkrankungen, primäre Nervenlähmungen, Sehnenscheidenentzündungen, Sehnenrupturen, Sehnenansatzerkrankungen, z. B. Epicondylitis humeri, sind ebenfalls keine BK, auch wenn die Preßluftarbeit deswegen aufgegeben werden mußte.

Differentialdiagnostisch ist bei der Kahnbeinpseudarthrose an das Naviculare bipartitum zu denken. Kleinzystische Aufhellungen am Lunatum stellen keine Nekrose, sondern typische Degenerationszysten der Handwurzelknochen dar. Auch sie erfordern eine Unterbrechung der gefährdenden Tätigkeit.

Beurteilung: Die Anerkennung einer BK Nr. **2103** ist in jedem Fall von den technischen und zeitlichen Voraussetzungen bestimmt. Als entscheidender Faktor bei der Anerkennung einer Arthrose sowie der Mondbeinerkrankung gilt eine *Mindestarbeitszeit von zwei Jahren,* nicht jedoch bei der Kahnbeinpseudarthrose (LSG Rheinland-Pfalz 5. 10. 1959 Luchterhand B 240-8).

Die Arthrose kann sich auch längere Zeit nach Aufgabe der Preßluftarbeit manifestieren. Andere Entstehungsursachen der Arthrosis sind jedoch auszuschließen bzw. in ihrer Bedeutung abzuwägen.

Prognose und Therapie: Bei entsprechenden Schäden ist im allgemeinen eine Aufgabe der gefährdenden Tätigkeit erforderlich. Die Mondbeinnekrose kann in 10 bis 15 Jahren ausheilen, wenn keine wesentliche Deformierung bestand. Prognose und Therapie der Arthrose als BK unterscheiden sich nicht von der anderer Arthrosen.

BK Nr. 2105: Chronische Erkrankungen der Schleimbeutel durch ständigen Druck

Berufliche Belastung: Schleimbeutel befinden sich an zahlreichen Stellen des Haltungs- und Bewegungsapparates, die einer besonderen physiologischen Beanspruchung ausgesetzt sind. Sie entwickeln sich aber auch durch äußere Einflüsse, besonders an Knochenvorsprüngen als Reaktion auf Schereinwirkungen der aufliegenden bindegewebigen Weichteile. Ein gesunder Schleimbeutel ist weder sichtbar noch als Resistenz tastbar.

Einige Schleimbeutel werden beruflich durch ständig wiederkehrenden Druck stärker beansprucht: Bursa subcutanea praepatellaris, Bursa subcutanea olecrani, Bursa subcutanea acromialis, Bursa subcutanea infrapatellaris, Bursa infrapatellaris profunda sowie andere im Bereich der Knie-, Ellenbogen- und Schultergelenke.

Die *Druckbeanspruchung* muß – soll sie rechtserheblich sein – tätigkeitstypisch sein. So kommt z. B. eine Bursitis am Kalkaneus, entstanden durch Schuhdruck, nicht als BK in Betracht. Der Nachweis einer Dauerdruckbeanspruchung ist für die Anerkennung der BK nicht erforderlich; immer wieder auftretende kurze Druckbelastungen, häufiges Anstoßen, erfüllen die Voraussetzungen ebenfalls, Erschütterungen, z. B. durch Arbeit an Preßluftwerkzeugen (vgl. jedoch BK Nr. **2103**) oder muskuläre Überanstrengungen dagegen nicht. Folgende Berufsgruppen können einer derartigen Belastung, z. B. durch Arbeiten im Knien sowie durch Tragen schwerer Lasten, ausgesetzt sein: Bergleute, Boden- und Fliesenleger, Steinsetzer, Reinigungspersonal, Glas- und Steinschleifer u. a.

Diagnose und Verlauf der BK: Die Einwirkung des ständigen Druckes im Sinne einer unphysiologischen Belastung ist in entsprechenden Berufsgruppen meist durch eine Verdickung der Haut und Hyperkeratose auch äußerlich zu erkennen. Nur in wenigen Fällen der so beruflich Beanspruchten kommt es ohne weiteren Anlaß zur Entwicklung eines serösen Exsudates im Schleimbeutel unter der belasteten Region mit den klinischen Symptomen einer chronisch rezidivierenden Bursitis. Dieser *chronische Verlauf* ist maßgeblich, nicht ein akutes oder allmähliches Auftreten. Eine chronische Erkrankung muß längere Zeit dauern; sie kann zu *Rückfällen* neigen. Bei Bergarbeiten wurde als kürzester Zeitraum für das Auftreten der BK eine Tätigkeit von 5 Monaten angesehen.

Klinisches Bild und Verlauf der Erkrankung sind unspezifisch. Sie entsprechen der chronischen Bursitis mit zunächst serösem, später fibrinösem Exsudat oder Entwicklung eines Schleimbeutelhygroms. Kapilläre Einsprossungen in zottenartige Granulationen können bei Einwirkung eines leichten mechanischen Traumas einen blutigen Erguß erzeugen. Die Kapsel wandelt sich später schwielig fibrös um. Hyalinumgewandelte reiskornähnliche Zotten werden in den Innenraum abgestoßen. Die Bildung mehrerer Kammern ist möglich. Verkalkungen können eintreten. Sekundär entstehen bisweilen Infektionen mit Schleimbeutelvereiterungen. Primäre Verkalkungen der Schleimbeutel sind selten.

Disposition: Die geringe Zahl der entschädigten BK-Fälle bei der großen Zahl der in den entsprechenden Berufen Beschäftigten weist auf die erhebliche Bedeutung der Disposition bei der Entstehung hin. Auch der Verlauf der BK wird durch die Disposition entscheidend beeinflußt. Beim Vorliegen entsprechender beruflicher Voraussetzungen muß trotz der Disposition, z. B. beim Nachweis eines Olekranonsporns, eine BK anerkannt werden.

Differentialdiagnose und Vorschaden: Außerberufliche Entstehungsursachen der chronischen Bursitis müssen dagegen ausgeschlossen bzw. bei Zusammenwirken von beruflichen und außerberuflichen Noxen in ihrer Bedeutung abgewogen werden: Akute und spezifische Schleimbeutelentzündungen, unfallbedingte Serome und andere Verletzungsfolgen, z. B. Infektionen durch kleine Hautwunden, Kalkstoffwechselstörungen bzw. Lipokalzinogranulomatose, Bursitis durch außerberufliche mechanische Einflüsse, Geschwülste, Exostosen.

Beurteilung: Beim Nachweis einer chronischen oder rezidivierenden Bursitis und beim Vorliegen einer entsprechenden beruflichen Beanspruchung ist (trotz einer bestehenden erheblichen Disposition) die Anerkennung als Berufskrankheit vorzuschlagen. Nur der Nachweis, daß außerberufliche Noxen gegenüber der beruflichen Belastung die eindeutig überwiegende Ursache bilden (S. 31), würde eine andere Entscheidung zulassen.

Prognose und Therapie: Selten treten Komplikationen oder wesentliche Folgen ein. Eine Sekundärinfektion ist möglich. Therapeutische und prophylaktische Anwendung z. B. von Knieschonern verhindert im allgemeinen auch bei entsprechender Disposition Krankheitserscheinungen. Die Therapie unterscheidet sich nicht von der chronischen Bursitis *ohne* berufliche Genese. Eine MdE ist kaum zu erwarten.

BK Nr. 2106:   Drucklähmung der Nerven

Berufliche Belastung: Periphere Nerven können durch mechanische äußere Einwirkungen dort geschädigt werden, wo sie dieser Einwirkung nicht ausweichen können, z. B. unmittelbar über knöcherner Unterlage oder innerhalb eines festen fibrösen Kanals. Während eine Nervenreizung durch übermäßige Beanspruchung nicht zu Nervenschäden führt, besteht eine erhebliche Empfindlichkeit gegen länger anhaltende oder wiederholte Dehnung bzw. Druckeinwirkung, ohne daß es zu einer unmittelbaren Unterbrechung des Achsenzylinders kommt. Wahrscheinlich handelt es sich um eine ischämische Reaktion. Auch beim Gesunden kann es zu einer Schädigung kommen, z. B.: des N. ulnaris bei lang andauernder Beugung des Ellenbogengelenkes, des N. axillaris bei der Elevation und Abduktion des Armes im Schultergelenk, des N. medianus beim Abstützen auf die Hohlhand, im Nervus-ischiadicus-Bereich bei bestimmten Beinhaltungen. Diese Störungen werden beim Gesunden rechtzeitig bemerkt und sind im allgemeinen *vorübergehend.* Der Druck von außen kann länger anhalten oder auch intermittierend bestehen. Für die zeitliche Einwirkung der Schädigung bestehen keine Einschränkungen. Durch bestimmte *Gelenkstellungen,* die lange Zeit beibehalten werden müssen, sowie durch *Druck* von übermäßig beanspruchten Muskeln kann es ebenfalls zu Funktionsstörungen der Nerven kommen. Erschütterungen rufen dagegen keine Lähmungen hervor. Für beruflich bedingte länger anhaltende Nervenveränderungen ist eine Disposition erforderlich.

Die *Lokalisation der Schädigung* ist unterschiedlich: Der *N. ulnaris* wird durch Druck im Bereich des Ellbogens und gleichzeitige Dehnung beeinflußt, seltener im Bereich der Karpalloge (de Guyon). Bei einer Schädigung im Sulcus nervi ulnaris bleiben der ulnare Handbeuger und die ulnare Portion der tiefen Fingerbeuger häufig verschont. Bei Druck oder Dehnung im Bereich der Handwurzel ist sowohl eine isolierte Funktionsstörung des Ramus superficialis als auch des Ramus profundus möglich. Der *N. medianus* kann im Canalis carpi durch Druck, seltener im Engpaß in Höhe des M. pronator teres am Rande des M. flexor digitorum superficialis durch entsprechend stark gehäufte Drehbewegungen des Unterarmes, geschädigt werden. Bei der Nervenveränderung im Karpaltunnel kommt es vor

allem zu *Sensibilitätsstörungen,* besonders am Zeige- und Mittelfinger, sowie zu *motorischen Ausfallserscheinungen* der kleinen Handmuskeln; auch trophische Störungen sind relativ häufig. Bei der Schädigung des N. medianus am Unterarm besteht eine typische örtliche *Druckempfindlichkeit* und ein *Pronatorsyndrom* (Ausfälle wie beim Karpaltunnelsyndrom und zusätzlich Lähmung der Mm. pronator quadratus und flexor pollicis longus). Funktionsstörungen des *N. radialis* durch BK sind extrem selten. Im Bereich der Achselhöhle gehen Schäden mit einer Lähmung der Hand- und Fingerstrecker einschließlich des M. triceps brachii einher. Durch häufige Drehbewegungen des Unterarmes (Ellbogenstreckung mit Pronation und Handgelenks-Palmarflexion) ist eine Schädigung des Ramus profundus möglich. Dieser verläuft in einem fibrösen Schlitz unter dem proximalen Rand des M. extensor carpi radialis brevis durch den M. supinator hindurch. Unmittelbarer Druck auf den oberen Teil des *Plexus brachialis* führt zu Ausfällen des *N. thoracicus longus* mit Lähmung des M. serratus anterior sowie des *N. suprascapularis* mit Lähmung der Mm. supra- und infraspinatus. Eine Lähmung des *N. peronaeus* kann nach längerem Knien eintreten. Hierbei drückt der M. biceps femoris den *N. peronaeus* gegen das Wadenbein. Auch der *N. tibialis* kann durch Druck des Oberschenkels beim Knien an der Eintrittstelle zwischen den Gastroknemiusköpfen betroffen sein.

Folgende Arbeiten können zu derartigen Nervenfunktionsstörungen führen: Arbeiten mit *Aufstützen der Ellenbogen* oder Druck von Werkzeugen gegen die Hohlhand zu Nervus-ulnaris- und Nervus-medianus-Schäden (Graveure, Glasschneider, Zuschneider, Telefonisten). *Arbeiten im Knien* bei extrem gebeugtem Kniegelenk zu Nervus-peronaeus-Schäden (landwirtschaftliche Tätigkeit, Fliesen- oder Fußbodenlegen, Asphaltieren), Arbeiten im Knien mit rückverlagerter Körperstellung zu Nervus-tibialis-Schäden, Druck auf den Plexus cervicalis als Steinträger- und Tornisterlähmung.

Diagnose und Verlauf: Die neurologischen Befunde müssen mit der Lokalisation der mechanischen Einwirkung übereinstimmen.

Zunächst bestehen Anzeichen eines unvollständigen Nervenschadens in Form von Ermüdungsgefühl, Parästhesien und Herabsetzung der Sensibilität. Später kommen abgeschwächte Sehñenreflexe hinzu, gelegentlich auch vasomotorische Störungen. Von entscheidender Bedeutung ist das *Elektromyogramm* sowie die Bestimmung der *Nervenleitgeschwindigkeit*. Die elektrische Erregbarkeit ist herabgesetzt. Später zeigt die *Reizstromdiagnostik* eine Entartungsreaktion. Schließlich bestehen Denervierungspotentiale in der entsprechenden Muskelgruppe. Der *Ninhydrintest* ergänzt den objektiven Befund. Spezielle *Röntgenaufnahmen*, z. B. tangential des Sulcus nervi ulnaris oder des Karpaltunnels sind oft unerläßlich.

Disposition: Lähmungserscheinungen sind auch bei den gefährdenden Tätigkeiten sehr selten, d. h. individuelle Disposition und konstitutionelle Faktoren sind für die Entstehung einer Lähmung von großer Bedeutung. Eine *mechanische* Disposition liegt vor bei Abnormität des Nervenverlaufs, z. B. bei der Luxation des N. ulnaris, bei Abweichung der Gelenkstellung, z. B. Valgusstellung des Ellenbogengelenks, bei Abweichungen der Nervenlage in der Muskulatur sowie bei Einengung des Nervenlagers. *Stoffwechselbedingte* Dispositionen (z. B. Diabetes mellitus, bei chronischen Intoxikationen, z. B. chronischen Alkoholabusus, sowie chronischen Vergiftungen) verursachen nicht selten Nervenlähmungen nach mechanischem Druck, die dann von einer Neuritis abgegrenzt werden müssen. Sind entsprechende berufliche Belastungen aber eindeutig nachgewiesen, wird diesen die Bedeutung einer rechtlich wesentlichen Teilursache jedoch in aller Regel zugesprochen werden können.

Vorschaden und Differentialdiagnose: Außerberufliche Ursachen für Nervenschädigungen müssen ausgeschlossen bzw. bei Zusammenwirken von beruflichen und außerberuflichen Noxen in ihrer Bedeutung abgewogen werden. Mechanische Faktoren, z. B. Fehlstellungen nach Frakturen, Arthrosen, raumfordernde Erkrankungen und Geschwülste, Entzündungen der Sehnenscheiden, Nervenwurzelschädigungen im Bereich der Wirbelsäule, z. B. bei Osteochondrose, Skalenussyndrom, Kostoklavikularsyndrom; Nervenschäden infolge Stoffwechselerkrankungen, z. B. toxischer Art, sowie Neuritiden, aber auch Nervenschäden durch Erkrankungen des zentralen Nervensystems, z. B. multiple Sklerose, Syringomyelie und Vorderhornprozesse. Sind derartige Ursachen als Vorschaden gegeben, muß die Berufskrankheit gleichwohl anerkannt werden, wenn die beruflichen Faktoren zumindest eine wesentliche Teilursache für die Entstehung des jetzigen Krankheitsbildes sind.

Beurteilung: Die Lokalisation der Nervenschädigung ist meistens exakt zu bestimmen. Eine BK ist anzuerkennen, wenn der Ort der Nervenschädigung und der beruflich bedingten Druckbelastung übereinstimmen. Wegen der besonderen Bedeutung von Disposition und Vorschaden ist hier jedoch besonders sorgfältig abzuwägen, ob die berufliche Belastung tatsächlich zumindest eine wesentliche Teilursache oder nur eine Gelegenheitsursache (S. 32) bildet.

Prognose und Therapie: Während eines bestehenden Nervenschadens mit Verdacht auf eine BK ist die Arbeit zu unterbrechen. Eine Entlastung des Nervs durch eine Operation kann das Krankheitsbild bessern, z. B. die Neurolyse des N. radialis oder Spaltung des Karpaltunnels.

Schäden des N. peronaeus und N. tibialis als BK haben eine ungünstige Prognose. Eine Operation ist hier im allgemeinen nicht indiziert.

Therapeutisch gelangen die bei peripheren Nervenschäden bewährten Grundsätze zur Anwendung. Wiederaufnahme der früheren Tätigkeit ist nur unter Umstellung der Arbeitsweise möglich.

BK Nr. 2107: Abrißbrüche der Wirbelfortsätze

Berufliche Belastung: Als „Schipperkrankheit" betrafen früher Dornfortsatzabbrüche nahezu ausschließlich *Schaufelarbeiter* mit mangelnder Arbeitsübung bzw. Anpassung an die Tätigkeit. Die häufige, ungewohnte Belastung der Dornfortsätze führte hier zu Strukturveränderungen. Bei der Arbeit oder bei einer Gelegenheitsbeanspruchung brach dann der Dornfortsatz ohne wesentliche Gewalteinwirkung ab. Eine kurze Zeit der Arbeitsbelastung von 1 bis 2 Wochen reichte zur Entstehung aus. Nach 11 Monaten Tätigkeit entstand im allgemeinen keine Schipperkrankheit mehr. Am häufigsten betroffen waren der 7. Halswirbel und der 1. Brustwirbel, seltener der 6. Halswirbel und der 2. Brustwirbel. Selten war der Abriß von weiteren Fortsätzen nacheinander. An den beschriebenen Dornfortsätzen setzt der M. trapezius mit seiner kürzeren und gewöhnlich stärkeren mittleren Portion an. Die BK tritt wegen moderner Fördertechniken heutzutage kaum noch auf.

Diagnose und Verlauf: Die Erkrankung ist jetzt sehr selten. Leichte Beschwerden im Bereich der oberen BWS und der unteren HWS können dem Abriß vorausgehen, oder es treten sofort der plötzliche, auch hörbare „Knacks" und eine Bewegungssperre des Kopfes mit Zwangshaltung auf. Die Beschwerden im Bereich des Dornfortsatzes sowie erhebliche Druckempfindlichkeit halten meist nicht länger als 4 bis 8 Wochen an. Die Röntgenaufnahme kann bereits vor dem Abriß Strukturveränderungen in dem entsprechenden Dornfortsatz zeigen. Der Bruchspalt verläuft senkrecht, das Bruchstück ist nach unten verzogen. Der Dornfortsatzabriß, besonders im 1. und 2. BWK, ist auf den üblichen Röntgenaufnahmen oft nur sehr undeutlich zu erkennen.

Disposition: Der Körperbau hat offensichtlich keinen maßgeblichen Einfluß auf die Entstehung der Erkrankung, bedeutsamer sind Arbeitstechnik und -organisation.

Vorschaden und Differentialdiagnose: Die Wirbeldornfortsatzfraktur nach Unfall, die angeborene Pseudarthrose, Entzündungen und Tumoren müssen ausgeschlossen bzw. hinsichtlich ihrer ursächlichen Bedeutung gegenüber den berufsbedingten Noxen abgewogen werden.

Beurteilung: Beim Vorliegen der beruflichen Voraussetzungen und dem Nachweis des klinischen Befundes ist der Wirbeldornfortsatzabriß auch bei einem außerberuflichen Anlaß kurz nach der belastenden beruflichen Tätigkeit eine BK.

Prognose und Therapie: Die Prognose ist günstig, wenn die schädigende Tätigkeit in der Ausheilungsphase unterbleibt. Operative Behandlung ist nicht erforderlich. Die Heilung erfolgt meist bindegewebig. Beschwerden, die nach Monaten noch bestehen, werden in der Regel durch außerberufliche Erkrankungen (Zervikalsyndrom)oder Behandlungsfehler (operative Eingriffe) verursacht.

BK Nr. 2201: Erkrankungen durch Arbeit in Druckluft

Berufliche Belastung: Unter Einwirkung eines anhaltend hohen Luftdruckes erfolgt eine entsprechende *Stickstoffaufnahme* in ungebundener Form in allen Körperflüssigkeiten, besonders auch in Fettsubstanzen des Knochenmarkes und des Nervengewebes. Die Stickstoffsättigung tritt nach 7–9 Stunden ein, in Bereichen bevorzugter Kreislaufversorgung etwas früher. Bei zu schneller *Dekompression* werden Stickstoffgasbläschen

in den Zellen oder in den Körperflüssigkeiten freigesetzt, die zu Schäden führen. Das fetthaltige Knochenmark ist besonders anfällig. Während der Arbeiten unter längerer Einwirkung eines atmosphärischen Überdrucks treten weder Körperschäden noch Beschwerden ein. Durch vorsichtige Dekompression nach Vorschrift, z. B. in der *Druckschleuse* wird der unter Druck gelöste Stickstoff abgeatmet. Bei zu schneller Dekompression [Werte unter 1 atü (1 atm $\hat{=}$ 101325 Pa $\hat{=}$ 760 Torr $\hat{=}$ 1,01325 bar) genügen] können Gasbläschen in Geweben sowie als *Gasembolie* in Gefäßen auftreten. Die akut einsetzende Symptomatik geht mit stechenden Schmerzen, vor allem im Kniegelenk, Unterschenkel, Oberarm, Schulter, Unterschenkel usw. einher. Ferner treten Ödeme, Störungen des Zentralnervensystems und des Kreislaufs sofort oder nach einem stundenlangen Intervall in Erscheinung. Die akuten Symptome verschwinden nach 3 bis 5 Tagen oder aber nach *Rekompression.* Sekundäre *Knochen- und Gelenkveränderungen* sind am häufigsten in den Oberarmköpfen, danach im Kniegelenksbereich und den Schenkelköpfen, vereinzelt auch im Becken oberhalb der Hüftgelenkspfanne, in der Handwurzel, im Kalkaneus, im distalen Tibiadrittel, im Wadenbeinköpfchen und an anderen Stellen nachzuweisen.

Gefährdend sind *Tätigkeiten*, die für kürzere oder längere Zeit mit Arbeiten in erhöhtem Luftdruck verbunden sind, z. B. Caisson-Arbeiten, Tauchen, Arbeiten im Tunnelbau unter dem Wasserspiegel. Voraussetzung für die Anerkennung als BK sind diese besonderen Arbeitsbedingungen, die bereits *Jahre zurückliegen* können, bevor die sekundären Veränderungen im Knochensystem diagnostiziert werden.

Bei Beschäftigten, die als Taucher oder in Druckluft arbeiten, sind arbeitsmedizinische Vorsorgeuntersuchungen durchzuführen gemäß Grundsatz G 31 (VBG 39) bzw. Druckluftverordnung (vom 4. 10. 1972, BGBl. I, S. 1909 und vom 12. 4. 1976, BGBl. I, S. 965).

Diagnose und Verlauf: Es können verschiedene Verlaufstypen unterschieden werden: Der kontinuierliche Übergang der *akuten* Osteoarthralgie in die *chronische* Form, die chronische Form nach einer akuten Erkrankung mit einem beschwerdefreien Intervall, eine chronische Gelenkerkrankung nach wiederholten leichten Gelenkerkrankungen, eine chronische Erkrankung ohne vorausgegangene akute Erscheinungen.

Die Wahrscheinlichkeit des Auftretens von Skelettveränderungen ist größer nach akuten Tauchzwischenfällen, die aber als Arbeitsunfall gelten. Einmal nachgewiesene Skelettveränderungen entwickeln sich im allgemeinen weiter. Meist besteht ein polyostotischer Befall, so daß beim Verdacht auf diese Berufskrankheit auch die Oberarmköpfe röntgenologisch untersucht werden sollten.

Im Verlauf der BK lassen sich einzelne Stadien röntgenologisch unterteilen. Im *Initialstadium* besteht eine leichte subchondrale Sklerose mit Knochenrarefizierung ʹund Entmineralisation weiter Gebiete in Gelenkumgebung. Im *2. Stadium* finden sich erbsengroße helle Flecke bzw. scharf begrenzte Zysten mit sklerotischem Rand und pagetartige Verdichtungen, im *3. Stadium* Skleroseherde, z. B. in den Oberarmköpfen bis in die Diaphyse hineinreichend, sowie multiple große Höhlen bzw. Zysten, Infarkte der langen Röhrenknochen und Veränderungen der Gelenkflächen. Schließlich bestimmen im *4. Stadium* sekundäre Arthrosen mit Osteophyten und freien Körpern bei wabenartiger Struktur, z. B. des Oberarmkopfes, das Krankheitsbild.

Eine Gesetzmäßigkeit für das Auftreten der Skelettveränderungen besteht nicht sicher. Das klinische und röntgenologische Bild der aseptischen Nekrose, besonders in den Schenkelköpfen, ist uncharakteristisch. Beschwerden treten insbesondere bei der chronischen Form eher im Hüftgelenk auf, sonst auch im Schultergelenk. Die *Schmerzen* können sehr erheblich sein, z. T. sind sie jedoch trotz schwerer röntgenologischer Veränderungen gering. Die Entwicklung von Muskelhärten durch Nekrosen im Muskel wird von einigen Autoren angenommen, ferner Neuralgien und Sensibilitätsstörungen.

Disposition: Ein Vorschaden ist für die Entwicklung der BK ohne wesentliche Bedeutung. Ungenügende Lüftung des Arbeitsraumes und Zwangshaltung der Extremitäten bei der Arbeit werden hier als begünstigender Faktor aufgeführt, ebenso wie Fettsucht oder Kreislaufstörungen.

Differentialdiagnose und Vorschaden: Außerberufliche Ursachen für die Druckluftschädigung (z. B. privates Sporttauchen) müssen ausgeschlossen bzw. bei Zusammenwirken von beruflichen und außerberuflichen Noxen in ihrer Bedeutung abgewogen werden. Die Schenkelkopfnekrose nach Fraktur läßt sich im allgemeinen ätiologisch klären. Differentialdiagnostische

Schwierigkeiten ergeben sich bei einer Hüftkopfnekrose bei gleichzeitigem Nieren- oder Stoffwechselleiden.

Beurteilung: Bei Vorliegen einer Veränderung des Skelettsystems mit aseptischen Knochennekrosen und beim Nachweis einer entsprechenden Berufsanamnese sind andere Befunde wie Nieren- oder Stoffwechselleiden für die Beurteilung ohne wesentliche Bedeutung. Eine Einschränkung für das zeitliche Auftreten *nach* Aufgabe der Berufstätigkeit besteht nicht.

Prognose und Therapie: Der Verlauf der chronischen Gelenkveränderungen kann therapeutisch nicht kausal beeinflußt werden. Die Behandlung bleibt symptomatisch und wird durch die sekundären Gelenkveränderungen bestimmt. Diese Gelenk- und Knochenveränderungen verschwinden nicht, sondern nehmen im allgemeinen noch zu. Die betroffenen Personen dürfen nicht mehr unter Überdruckbedingungen arbeiten.

Bandscheibenbedingte Erkrankungen

Der Bundesminister für Arbeit und Sozialordnung hat in einer Mitteilung vom Februar 1992 die nachgeordneten Dienststellen und Gewerbeärztlichen Dienste der Länder darüber informiert, daß der Ärztliche Sachverständigenbeirat, Sektion „Berufskrankheiten", die Ergänzung der Berufskrankheiten-Liste empfohlen hat — auf Grund gesicherter neuer medizinisch-wissenschaftlicher Erkenntnisse. Damit bestehen künftig auch in den alten Bundesländern rechtliche Voraussetzungen für eine Anerkennung von bestimmten Erkrankungen der Wirbelsäule durch das Heben und Tragen schwerer Lasten als Berufskrankheit.

Bandscheibenbedingte Erkrankungen und degenerative Wirbelsäulenveränderungen sind Körperschäden infolge multifaktorieller Ursachen, die mit zunehmendem Lebensalter in der Allgemeinbevölkerung häufig auftreten (s. S. 310, 329). Angesichts dieser Sachverhalte ist es offenkundig, daß eine Berufskrankheit am Zielorgan Wirbelsäule präzise definiert und einschränkende Bedingungen formuliert werden müssen. Beispielsweise kann eine vorübergehende Dorsopathie als psychosomatischer Befund offensichtlich nicht als Berufskrankheit anerkannt und entschädigt werden. Bei derartigen Krankheitsbildern besteht kein begründeter Verdacht für das Vorliegen einer Berufskrankheit, es entfällt demnach die Berufskrankheiten-Anzeige.

Voraussichtlich wird die Berufskrankheiten-Liste um folgende zwei Nummern ergänzt werden:

BK Nr. 2108: Bandscheibenbedingte Erkrankungen der Lendenwirbelsäule nach langjährigem Heben und Tragen schwerer Lasten oder nach langjähriger Tätigkeit in extremer Rumpfbeugehaltung, die zur Unterlassung aller Tätigkeiten gezwungen haben, die für die Entstehung, die Verschlimmerung oder das Wiederaufleben der Krankheit ursächlich waren oder sein können.

BK Nr. 2109: Bandscheibenbedingte Erkrankungen der Halswirbelsäule nach langjährigem Tragen schwerer Lasten auf der Schulter, die zur Unterlassung aller Tätigkeiten gezwungen haben, die für die Entstehung, Verschlimmerung oder das Wiederaufleben der Krankheit ursächlich waren oder sein können.

Derzeit liegen noch keine offiziellen Merkblätter für diese beiden künftigen Berufskrankheiten vor.

II.   Berufskrankheiten durch Infektionserreger mit sekundärer Beteiligung des Haltungs- und Bewegungsapparates: BK Nr. 3101, 3102, 3104

BK Nr. 3101:   Infektionskrankheiten, wenn der Versicherte im Gesundheitsdienst, in der Wohlfahrtspflege oder in einem Laboratorium tätig oder durch eine andere Tätigkeit der Infektionsgefahr in ähnlichem Maße besonders ausgesetzt war

Berufliche Belastung: Nach einer Übertragung des Erregers von Mensch zu Mensch werden im allgemeinen Symptome außerhalb des Stütz- und Bewegungsapparates im Vordergrund stehen und zu beurteilen sein. Bei folgenden Erkrankungen können Frühsymptome auftreten in offenen Wunden oder am Stütz- und Bewegungsapparat: Erysipel, Gasbrand, Tetanus, Sepsis, Poliomyelitis, Tuberkulose, Brucellosen.

Der Nachweis der individuellen Infektionsquelle ist nicht erforderlich, die Berufstätigkeit muß aber mit besonderen, über das normale Maß hinausgehenden Gefahren der Infektion verbun-

den sein. Der Infektionsweg ist für die Beurteilung ohne Bedeutung. Die Tuberkulosemorbidität ist statistisch bei den in der Krankenpflege Offentuberkulöser Beschäftigten wesentlich höher als beim Personal in allgemeinen Krankenhäusern. Das *Tuberkuloserisiko* der Schwestern steht an der Spitze, dann folgt das der Hausgehilfinnen, Ärzte, Krankenpfleger, Handwerker, des Fahrpersonals der Tuberkuloseheilstätten und der Angestellten im allgemeinen Gesundheitsdienst. Zu den Tätigkeiten im Gesundheitsdienst gehören nur die unmittelbare Betreuung und Pflege von Kranken, so in der Praxis eines Arztes, Zahnarztes, Heilpraktikers, im Medizinischen Dienst, in Apotheken, in Laboratorien und auf Stationen des Krankenhauses. Nicht in den Kreis der hier Versicherten gehört in der Regel das Büropersonal. Die Gefahr der berufsbedingten Infektion kann im Rahmen der Arbeit dauernd und gewohnheitsmäßig oder gelegentlich und vorübergehend bestanden haben. Mitarbeiter von Fremdfirmen, die z. B. im Klinik- oder Laborbereich einem überdurchschnittlichen Infektionsrisiko ausgesetzt sind, fallen unter den Versicherungsschutz (überholt: BSG SozR 5. BKVO Anl. Nr. 35 Nr. 9). Einzelheiten der zahlreichen Infektionserkrankungen werden hier nicht dargestellt (vgl. Schönberger et al.).

Diagnose und Verlauf: Bei Wundinfektionen besteht eine unübersehbare primäre Schädigung, oft mit entsprechendem Erregernachweis. In einigen Fällen handelt es sich hier um sehr virulente Erreger mit einer erheblichen Resistenz. Typische Verlaufsformen für die BK entfallen sonst. Offene Hautwunden sind auch für die Infektion durch Tuberkulosebakterien empfänglich und können Leichentuberkel oder Sehnenscheidentuberkulose zur Folge haben. Die Tuberkulose des Stütz- und Bewegungsapparates, die Extrapulmonaltuberkulose, ist fast immer Folge einer hämatogenen Streuung vom tuberkulösen Lungenherd, der bei der Manifestation im Stütz- und Bewegungsapparat bereits ausgeheilt sein kann. Die Absiedlung erfolgt allerdings meist bei der Primärinfektion. Die Latenzzeit der klinisch nachweisbaren extrapulmonalen Tuberkuloseform beträgt mehr als 3 Monate bei der Wirbeldornfortsatztuberkulose, extraartikulären Kortikalisherden, Spondylitis der HWS; mehr als 6 Monate bei der Tuberkulose der Rippen-Sternum-Region, der Iliosakralfugen, des Fersenbeines, des Schulterblattes; mehr als 9 Monate bei der Brustwirbeltuberkulose, beim Fungus am

Kniegelenk, bei extraartikulären Herden in Meta- und Diaphysen, Handgelenktuberkulose; mehr als 12 Monate bei der Tuberkulose des Schultergelenkes, der Lendenwirbelsäule sowie der Koxitis-Tbc. Dabei kann sich die Latenzzeit auf 3 bis 7 Jahre, z. B. bei der Hüfttuberkulose, ausdehnen. Zusätzlich ist eine spätere endogene Exazerbation der Lungenherde möglich. Sekundäre Veränderungen durch *Morbus Bang* kommen im Bereich der Wirbelsäule vor.

Disposition: Grundsätzlich ist die Entstehung hämatogener Streuherde als Abwehrinsuffizienz des Organismus aufzufassen. Die Disposition ist daher für die Erkrankung mitentscheidend, rechtlich aber ohne Bedeutung.

Vorschaden und Differentialdiagnose: Spezielle Besonderheiten der BK bestehen hier nicht.

Beurteilung: Die in der BKVO bezeichnete berufliche Tätigkeit in einem infektionsgefährdeten Bereich und der zeitliche Zusammenhang der Erkrankung (Inkubationszeit) sind für die Anerkennung der BK erforderlich. Außerberufliche Infektionsquellen (z. B. in Urlaub oder Wohngemeinschaft) müssen ausgeschlossen werden.

BK Nr. 3102: Von Tieren auf Menschen übertragbare Krankheiten

Berufliche Belastung: Zahlreiche Erreger von Tierkrankheiten sind auch für den Menschen pathogen und werden beim Umgang mit infizierten Tieren, tierischen Erzeugnissen, infiziertem tierischem Eiweiß, tierischen Ausscheidungen und Behältnissen für tierisches Material, häufig auch bei der Fleischverarbeitung übertragen. Eine Infektion ist möglich im Bereich von Wunden (Rotlauf, Sodoku, Viruserkrankungen u. a.) mit meist typischem klinischen Bild. Sekundäre Manifestation der Erkrankung am Stütz- und Bewegungsapparat und hämatogene Streuung kann nach Infektion über Haut, Schleimhaut, Atemwege und Verdauungstrakt erfolgen. Alle Personen, die beruflich dem oben angegebenen Infektionsrisiko ausgesetzt sind (Tierpfleger, Schlachter, Tierärzte, Laboranten u. a.), gelten als gefährdet. Die Übertragung einer tierischen Infektionskrankheit vom Menschen entspricht nicht dieser BK. Bei Beschäftigung in tuberkulosefreien Rinderställen ist die Infektion eines Tierpflegers mit Bakterien vom Typ Bovinus eine BK, wenn nicht der begründete Verdacht auf eine Infektion vom Menschen vorliegt. Die Knochen-Tbc des Typ Bovinus tritt vorwiegend bei Schlachtern und Tierärzten auf. Diese berufsbedingte tuberkulöse Erkrankung bestimmter Organe soll überwiegend durch den Infektionstyp bedingt sein. Besonderheiten weist diese Erkrankung als BK sonst nicht auf.

Die häufigste Zoonose in Deutschland stellt der *Morbus Bang* aus der Gruppe der *Brucellosen* dar. Der Verlauf ist wechselnd. In der ersten Phase treten Schwellungen der regionären Lymphknoten und Allgemeinerscheinungen auf. Die Inkubationszeit beträgt Tage bis Monate. Die zweite Phase der Keimausstreuung mit Fieber kann Wochen bis viele Monate anhalten. In der 3. Phase kommt es zu Organmanifestation mit Knochennekrosen, besonders an den Wirbelkörpern.

Beurteilung: Auch wenn die individuelle Disposition zur Manifestation der tierischen Infektionserkrankung (ebenso wie bei der BK Nr. 3101) von Bedeutung ist, so verhindert diese Disposition keineswegs die Anerkennung der Infektionserkrankung als BK beim Vorliegen der beruflichen und zeitlichen Voraussetzungen (Inkubationszeiten).

BK Nr. 3104: Tropenkrankheiten, Fleckfieber

Bei versicherten Beschäftigten der Seefahrt, Luftfahrt und bei im Ausland tätigen Personen kommt die Anerkennung als BK in Betracht. Krankheiten durch Fehl- oder Mangelernährung, Klimaeinflüsse und aufgrund von Erkrankungen die auch in Europa vorkommen, sind keine BK. Die Manifestation am Haltungs- und Bewegungsapparat ist selten. Eine gutachterliche Bewertung wird daher im allgemeinen vom orthopädischen Fachvertreter nicht in Betracht kommen.

III. Berufskrankheiten durch chemische Einwirkungen mit Beteiligung des Haltungs- und Bewegungsapparates: z. B. BK Nr. 1101, 1104, 1302, 1308

Chemische Substanzen können trotz gleichartiger Zusammensetzung und Konzentration bei den einzelnen exponierten Berufstätigen individuell unterschiedliche krankhafte Veränderungen hervorrufen, die auch direkt oder indirekt den Stütz- und Bewegungsapparat betreffen. Als pathogene Mechanismen sind zu nennen eine Beeinflussung des Calcium-Phosphor-Stoffwechsels mit Veränderungen der Knochenstruktur, eine Speicherung im Knochen, eine kapillartoxische Wirkung, eine neurotoxische Wirkung mit Neuritis und ZNS-Schäden sowie eine allgemeine Wirkung auf den Zellstoffwechsel. Es handelt sich beim Vorliegen derartiger berufsbedingter Schäden *nicht um akute* Vergiftungen, die innerhalb einer Arbeitsschicht aufgetreten sind und den Bedingungen eines Arbeitsunfalles entsprechen würden (sofern es sich nicht um sog. Listen-Stoffe handelt), sondern hauptsächlich um *Einwirkung meist geringer Dosen über längere Zeit*, die je nach Disposition des Beschäftigten zu entsprechenden Veränderungen führen, u. U. auch nach Aufgabe der beruflichen Tätigkeit.

Strukturveränderungen in Knochen

Sie finden sich in verschiedener, röntgenologisch nachweisbarer, Form.

Ursache kann eine *Speicherung* der Substanz in meist stabilen Verbindungen im Knochen sein, aus dem die Substanz, z. B. durch Ansäuerung, wieder mobilisiert werden kann und so rezidivierend Vergiftungssymptome erzeugt, z. B. BK Nr. **1101** (Erkrankungen durch *Blei* und seine Verbindungen). Am wachsenden Skelett können bei der chronischen Bleiaufnahme Verdichtungslinien in den Metaphysen auftreten, ähnlich dem Bild der Überdosierung von Vitamin D. Beim Erwachsenen finden sich nach Bleispeicherungen homogene Verdichtungen in der Metaphyse sehr selten. Auch nach *Beryllium*aufnahme (BK Nr. **1110**) können bei einem Teil der Exponierten *Periostverdickungen* der Rippen und der langen Röhrenknochen und in Einzelfällen eine Berylliumrachitis ausgelöst werden neben der allgemeinen Berylliose. Diese Erscheinungen entstehen oft erst viele Jahre nach den akuten Vergiftungserscheinungen. Auch *Arsen* kann im Knochen angereichert werden (BK Nr. **1108**).

Bei der Verwendung *radioaktiver Substanzen* können „boneseeker" im Knochen gespeichert werden und zu einer Akkumulation der Strahlenwirkung führen, z. B. Plutonium, Radium, Strontium, Phosphor, Calcium, Yttrium (BK Nr. **2402**). Veränderungen der Knochenstruktur bzw. des Knochenstoffwechsels sind mit einer besonderen Knochenaffinität der Substanzen verbunden.

Strahlenschäden treten bei großer physikalischer oder biologischer Halbwertzeit mit spezifischer Wirkung (Induktion von *Knochentumoren*) und unspezifischer Wirkung (Herabsetzung der Resistenz mit *Osteomyelitis*) auf.

Fluor (BK Nr. **1308**) führt zunächst zu einer *Auflockerung* der Knochenstruktur mit einem osteoporoseähnlichen Bild, besonders am Becken und an der LWS. In den späteren Stadien entsteht eine *Verdichtung* und Verbreiterung der Spongiosabälkchen und der Kortikalis mit Eburnisation, periostalen Auflagerungen, Verkalkungen an Band- und Sehnenansätzen, mit Einschränkung der Beweglichkeit der Wirbelsäule. Hände und Füße bleiben im allgemeinen frei. Diese Erscheinungen treten erst nach vieljähriger Arbeit und Fluorexposition, frühestens nach 2 bis 4 Jahren, auf. Nach Unterbrechung der Fluorbelastung können sich die Knochenstrukturveränderungen zurückbilden. Im allgemeinen bleiben jedoch die Bandverkalkungen bestehen.

Knochenveränderungen im Sinne einer *Osteoporose* treten nach mehrjähriger, intensiver, d. h. hierzulande kaum zu beobachtender *Kadmium*einwirkung (BK Nr. **1104**) ohne Speicherung der Substanz im Knochen ein. Röntgenologisch bestehen transversale Aufhellungszonen und eventuell Tibiaverdickungen. Die Osteoporose kann Gangstörungen verursachen (Itai-Itai-Erkrankung in Japan).

Akroosteolysen der Endphalangen und trommelschlegelartige Auftreibungen der Fingerspitzen werden auch bei klinisch manifesten Fällen von *Vinylchlorid*krankheit (BK Nr. **1302**) beobachtet. Es finden sich drei verschiedene Formen, die meist nebeneinander und multipel auftreten:

a) intraossäre Zysten,
b) peripher-marginale Kortikalisusuren,
c) bandförmige Knochendurchtrennungen.

Davon sind die beiden erstgenannten uncharakteristisch und vieldeutig. Immer sind die Hände mitbefallen, die Osteolysen greifen nie kontinuierlich auf die proximalen Phalangen oder Gelenke über. Hautbiopsien zeigen — auch ohne tastbare Infiltrate — eine deutliche bis erhebliche Rarefizierung der elastischen Fasern. Hautulzera werden nie beschrieben.

Das Monomer *Vinylchlorid* (VC) ist Ausgangspunkt für Kunststoffe (PVC), Kältemittel und Treibmittel in Spraydosen. Inzwischen erfolgte bundesweit eine technische Sanierung mit Beseitigung der Gefährdungsmöglichkeiten. Arbeitsmedizinische Vorsorgeuntersuchungen (G 36)* werden gezielt durchgeführt. Im Vordergrund der VC-Krankheit (BK Nr. 1302) stehen narkotische Wirkungen, Thrombozytopenie, Sklerodermie, Raynaud-Phänomen, Ösophagusvarizen, Erhöhung der Leberenzymwerte, Hämangioendothelsarkom der Leber.

Die Knochenveränderungen durch *Phosphor* und seine Verbindungen (BK Nr. 1109) erfolgen über Störungen der fermentativen Zellfunktion, besonders über die Störung des Phosphat-Calcium-Stoffwechsels. Zunächst ist röntgenologisch eher eine *Verdichtung* nachweisbar, später eine Kalkresorption mit *Osteoporose* oder Knochenatrophie. Die Appositionsphase kann beim Erwachsenen fehlen. Gefäßveränderungen mit nachfolgenden Ernährungsstörungen im Knochen führen zur verminderten Widerstandskraft mit *Spontanfrakturen*, Knochennekrosen, Sekundärinfektionen mit Osteomyelitis. Diese kann erst viele Jahre nach dem Ende der Phosphorbelastung in Erscheinung treten.

Von diagnostischer Bedeutung ist der *Nachweis der Schadstoffe* im biologischen Material (Blut, Urin: sog. Biological Monitoring unter Beachtung der **B**iologischen **A**rbeitsstoff**t**oleranzwerte, der BAT-Werte, vgl. TRGS 900). Bei der Inspektion der Zähne zeigen sich u. U. z. B. ein Bleisaum (grau, gingival) oder Cadmiumsaum (gelb, an den Zahnhälsen), weiße Flecken an den Zähnen bei Fluor oder Säume (bläulich) am Zahnfleisch durch Quecksilber. Diese Farbveränderungen sind zur Frühdiagnostik nicht verwertbar und wegen gezielter arbeitsmedizinischer Vorsorgeuntersuchungen (G 2, 9, 32, 34*) kaum noch zu beobachten.

Erkrankungen durch Veränderungen des Blut- und Gefäßsystems

Sie treten bei einigen Berufserkrankungen mit unterschiedlicher Lokalisation und klinischer Manifestation auf.

Nach *Arsen*einwirkung kann eine auffällige Kapillarlähmung bis zu Akrozyanose und Gangrän entstehen. Bei *Phosphor*erkrankungen sind überwiegend Knochengefäße betroffen. Eine hämorrhagische Diathese tritt nach Einwirkung von *Benzol* und seiner Homologen mit Blutungen auf, ebenso nach Einwirkung von knochenaffinen und *radioaktiven* Substanzen.

Substanzen mit einer neurotoxischen Wirkung

Sie können sehr unterschiedliche neurologische Ausfälle verursachen. *Lähmungen* durch chronische Einwirkung verschiedener Chemikalien kommen wegen der arbeitsmedizinischen Vorsorgeuntersuchungen kaum noch vor. (Periphere und zentrale Störungen durch *Arsen*, symmetrisch mit heftigen Schmerzen, sensiblen und motorischen Ausfällen; die seltene *Blei*lähmung besonders der Streckmuskeln des Unterarmes, aber auch im Bereich der Schulter- und Beinmuskeln, wobei der M. abductor pollicis longus meist ungelähmt bleibt und selten Sensibilitätsstörungen bestehen). Zentralnervöse Veränderungen können auftreten nach *Mangan*einwirkung (Morbus-Parkinson-ähnlich), nach *Methanol*- und *Quecksilber*aufnahme (Erethismus mercurialis), nach *Schwefelkohlenstoff*-Einwirkung (Pyramidenbahnausfälle, Polyneuropathie, Morbus-Parkinson-ähnliches Bild, selten Lähmungen, fehlende Reflexe), nach Aufnahme von *Thallium* (Polyneuritis ascendens, Parästhesien, burning feet), *organischen Phosphorverbindungen* und *Halogenkohlenwasserstoffen*. Zusätzlich können auch rheumatische Beschwerden auftreten, die von den Neuritisschmerzen kaum zu unterscheiden sind.

Die Beurteilung einer BK, die durch chemische Substanzen verursacht wird, erfordert eine Abklärung der neurologischen und internen medizinischen Symptome sowie entsprechende Laboruntersuchungen, die hier nicht im einzelnen aufgeführt werden sollen. Die berufliche Exposition ist vom Träger der Unfallversicherung (Technischer Aufsichtsbeamter) oder Gewerbeaufsichtamt zu ermitteln und wegen der ständigen Veränderungen der technisch-chemischen Verfahren in der Industrie besonders bedeutsam. Die Erhebung der Berufsanamnese erfordert große Sachkenntnis und Sorgfalt. In einigen Industriezweigen können erfahrungsgemäß Gefährdungsmöglichkeiten bestehen:

Verarbeitung von Mineralien, Farbindustrie, chemische Industrie, Schädlingsbekämpfungsmittel-Industrie, keramische und glasverarbeitende Industrie, Verarbeitung von Lösungsmitteln,

---

* G Nr.: Berufsgenossenschaftliche Grundsätze für arbeitsmedizinische Vorsorgeuntersuchungen (1 – 43). TRGS: Technische Regeln für Gefahrstoffe

Kunststoffindustrie; dazu kommen alle Industriezweige, die mit chemischen Verfahren, Lösemitteln, Farben, Kunststoffen, Mineralien, Gasen, radioaktiven Stoffen arbeiten. Bemerkenswerterweise machen „chemie-typische" Unfälle (z. B. Vergiftungen oder Verätzungen) bei den meldepflichtigen Arbeitsunfällen in dieser Branche nur 0,3 bzw. 2,3% aus. Noch geringer ist deren jeweiliger Anteil bei den erstmals entschädigten Fällen (1990) mit 0,2 bzw. 1,7%.

15.3. Arbeitsbedingte Gesundheitsschäden ohne Anerkennung als Berufskrankheit

Einige Erkrankungen werden außerhalb der Bundesrepublik Deutschland, innerhalb der EWG und auch außerhalb der EWG in europäischen Staaten als BK anerkannt. Dazu gehört z. B. die *Dupuytrensche Kontraktur*. Im Geltungsbereich der RVO können jedoch stets nur die in der BKVO aufgeführten Erkrankungen als BK anerkannt werden, es sei denn, es liegen die Voraussetzungen für eine Entschädigung nach § 551 **Abs. 2** RVO vor. Diese sog. „Erweiterungsklausel" ergänzt die BK-Liste, wobei jedoch ebenfalls exakt definierte Kriterien erfüllt werden müssen (vgl. S. 93). Das Listensystem ist infolge der Entwicklung der Arbeitsverfahren und der Arbeitsstoffe einerseits und der Gewinnung neuer medizinischer Erkenntnisse andererseits im Verlauf der Jahre änderungsbedürftig. Das bestehende duale System soll die erforderliche Flexibilität gewährleisten.

Wirbelsäulenschäden als Folge einer besonderen beruflichen Überbeanspruchung (Heben, Tragen schwerer Lasten) werden häufig diskutiert. Der vorzeitige Verschleiß soll künftig als BK (Nr. 2108 und 2109) anerkannt werden. Die Entschädigung entsprechender Fälle (vgl. S. 261) wie eine BK ist nunmehr möglich.

In anderen Statistiken, die nicht unwidersprochen blieben, wurden vermehrte Verschleißerscheinungen im BWS- und LWS-Bereich bei *Traktorfahrern* im mittleren Lebensalter nachgewiesen. Besonders im jugendlichen Alter sollen *Erschütterungen* beim Traktorfahren diese Veränderungen mitverursachen. Ähnliche Beobachtungen an Hubschrauber-Piloten und Pflegepersonal wurden veröffentlicht.

Bei *Fleischabträgern*, die lange Zeit schwere Lasten unter außergewöhnlicher Haltung, besonders im Bereich der HWS, getragen hatten, fanden sich besonders häufig groteske Verschleißerscheinungen im Sinne der Osteochondrose und Spondylose der HWS.

Dagegen ließen sich bei *Stenotypistinnen*, auch nach langer Tätigkeit, außer der besonders häufig nachgewiesenen Steilstellung der HWS keine zusätzlichen Verschleißerscheinungen im Vergleich zu anderen Gruppen berufstätiger Frauen nachgewiesen.

Trotz der hiernach teilweise zu bejahenden Möglichkeit eines ursächlichen Zusammenhangs dieser und anderer Erkrankungen mit beruflichen Einwirkungen muß ihnen die Anerkennung als BK versagt bleiben, solange sie nicht in die Liste der Berufskrankheiten aufgenommen sind oder die generelle Eignung berufsbedingter Einwirkungen für die Entstehung der Erkrankung in der medizinischen Wissenschaft nicht allgemein anerkannt ist (vgl. BSG SozR 2200 § 551 Nr. 18, 20, 27; Urteil des BSG vom 31. 1. 1984 – 2 RU 67/82 –). Eine Entschädigung ist in Einzelfällen über § 551 Abs. 2 RVO dann möglich, insbesondere, wenn der Zusammenhang mit besonderen beruflichen Belastungen erst aufgrund *neuerer* Erkenntnisse besteht bzw. wahrscheinlich gemacht werden kann. Diese Vorschrift ermöglicht eine Entschädigung in besonderen Ausnahmesituationen, z. B. wenn diese so selten sind, daß schon deswegen eine Aufnahme in die Liste der BK unterblieben ist (vgl. u. a. BSG SozR 2200 § 551 Nr. 20). Ein Fall aus der eigenen Praxis kann dies verdeutlichen:

Eine Artistin war mehr als zehn Jahre in einer Sprunggruppe als Obermann tätig. Die täglich durchgeführten Sprungübungen aus großer Höhe, vor allem seitlich, während des Trainings und während der Vorführungen stellen eine hochgradige berufliche Belastung des Meniskus dar mit der Entwicklung vorzeitiger Verschleißerscheinungen. Nach § 551 Abs. 1 RVO in Verbindung mit der BKVO konnte bis 1988 der Meniskusschaden als BK nicht anerkannt werden, weil die Voraussetzungen der Nr. 2102 nicht vorlagen. Die zuständige BG entschädigte die bestehende Erkrankung jedoch gemäß § 551 Abs. 2 RVO wie eine Berufskrankheit.

Dieses Beispiel demonstriert zudem, wie ärztliche Ermittlungen im Rahmen der haftungsausfüllenden Kausalität und des bestehenden Unfallversicherungsrechtes die Liste der etablierten Berufskrankheiten sachverständig ergänzen bzw. erweitern können.

Literatur

Brenner, W., H. J. Florian, E. Stollenz, H. Valentin, M. A. Zober: Arbeitsmedizin aktuell. Loseblattsammlung. Fischer, Stuttgart 1978 ff. (Stand: 1991)

Bundesminister für Arbeit und Sozialordnung (Hrsg.): Ärztliche Begutachtung im sozialen Entschädigungsrecht. Beurteilung von Wirbelsäulenschäden nach Vibrationsbelastung. H. 6, 59 – 60, 1985

Bundesminister für Arbeit und Sozialordnung (Hrsg.): Die gesetzliche Unfallversicherung in der Bundesrepublik Deutschland im Jahre 1987. Bonn 1988

Bundesminister für Arbeit und Sozialordnung (Hrsg.): Arbeitssicherheit '90. Bonn 1990

Gercke, W. u. a.: Medizin im Sozialrecht. Luchterhand, Neuwied 1973

Hauptverband der gewerblichen Berufsgenossenschaft (Hrsg.): Erfahrungsbericht über die Anwendung von § 551 Abs. 2 RVO bei beruflichen Erkrankungen. Bonn 1983 u. 1989

Hauptverband der gewerblichen Berufsgenossenschaften (Hrsg.): Übersicht über die Geschäfts-und Rechnungsergebnisse der gewerblichen Berufsgenossenschaften im Jahre 1987. Bonn 1988

Hohmann, D. u. a. (Hrsg.): Erkrankungen des zervikookzipitalen Übergangs – Spondylolisthesis – Wirbelsäule in Arbeit und Beruf. Springer, Berlin, Heidelberg, New York 1988

Junghans, H.: Die Wirbelsäule in der Arbeitsmedizin. Hippokrates, Stuttgart 1979

Junghans, H.: Wirbelsäule und Beruf. Hippokrates, Stuttgart 1980

Junghans, H.: Die Wirbelsäule unter den Einflüssen des täglichen Lebens, der Freizeit, des Sportes. Hippokrates, Stuttgart 1986

Laarmann, A.: Berufskrankheiten nach mechanischen Einwirkungen. 2. Aufl. Enke, Stuttgart 1977

Leyhe, A.: Das sekundäre Raynaud-Syndrom beim Vibrationssyndrom. Dtsch. med. Wschr. 111, 871 bis 876, 1986

Marx, H. H. (Hrsg.): Medizinische Begutachtung. 6. Aufl. Thieme, Stuttgart 1992

Mehrtens, G., E. Perlebach: Die Berufskrankheitenverordnung (BeKV). Loseblattsammlung, begründet von M.-E. Wendland und H. F. Wolff; E. Schmidt Verlag, Berlin 1977 ff.

Pressel, G.: Der chronische Meniskusschaden als Berufskrankheit. (Hrsg.) Bau-Berufsgenossenschaft, Frankfurt-Main, 1985

Schöllner, D. (Hrsg.): Orthopädie und Arbeit. 27. Fortbildungstagung des Berufsverbandes der Ärzte für Orthopädie. Praktische Orthopädie, Bd. 18. Stork, Bruchsal 1987

Schönberger, A., G. Mehrtens, H. Valentin: Arbeitsunfall und Berufskrankheit. 4. A., E. Schmidt Verlag, Berlin 1988

Steinhäuser, J., W. Bolt: Die entschädigungspflichtigen Berufskrankheiten und Arbeitsschäden der Haltungs- und Bewegungsorgane. In: Orthopädie in Praxis und Klinik. Bd. I, hrsg. von A. N. Witt, H. Rettig, K. F. Schlegel, M. Hackenbroch, W. Hupfauer. Thieme, Stuttgart 1980

Thürauf, J.: Freizeitkrankheiten und -unfälle. Deutsches Ärzteblatt 82, 588 – 591, 1985

Valentin, H. (Hrsg.): Arbeitsmedizin. 2 Bde. 3. A. Thieme, Stuttgart 1985

Valentin, H., M. Hartung, M. Kentner: Vibrationen und körperliche Schwerarbeit als Ursache von Wirbelsäulen-Veränderungen und Rückenschmerzen, – Kritische Anmerkungen zur Begutachtung. Zbl. Arbeitsmed. 36, 160 – 166, 1986

16. Hilfen nach dem Bundessozialhilfegesetz

P. Simon

16.1. Einleitung

Das Bundessozialhilfegesetz (BSHG) heutiger Fassung hat seinen historischen Ursprung im Krüppelfürsorgegesetz. Dementsprechend ist echtes orthopädisches Grunddenken verankert. Vorausschau in Dezennien bei ärztlichem Beraten und Handeln, Einsatz fachbezogener und fremder technischer Hilfen, interdisziplinäre Zusammenarbeit im medizinischen Bereich, Ausschöpfung aller Möglichkeiten auf sozialem, schulischem, beruflichem und gesellschaftlichem Gebiet sind die Leitlinien.

Im Rahmen dieses Buches können aus dem Sozialhilferecht nur die für das ärztliche Mitwirken besonders wichtigen Abschnitte der Eingliederungshilfe und der Hilfe zur Pflege dargestellt werden. Gerade hier kann die Kenntnis der vielfältigen Hilfsmöglichkeiten dem Arzt die gebotene Mitwirkung bei der sozialen Eingliederung des Behinderten erleichtern. Denn im Gegensatz zu zahlreichen anderen Gesetzen läßt das BSHG der Verwaltung an vielen Stellen Raum für Ermessensentscheidungen. Diese Beweglichkeit des Ermessens kann aber häufig nur dann zugunsten des Behinderten wirksam werden, wenn die medizinischen Voraussetzungen erkannt und den zuständigen Verwaltungsstellen eindeutig und überzeugend dargestellt werden. Gerade im Sozialhilferecht bieten nur Stellungnahmen, die eine qualifizierte Kenntnis der einschlägigen Materie erkennen lassen, die Gewähr dafür, den Anspruch des Behinderten auf sach- und fachgerechte Hilfe rasch zu erfüllen.

Es liegt im Interesse des Sozialhilfeträgers, die Möglichkeit der häuslichen Pflege zu sichern und zu erhalten, damit so lange wie möglich die Unterbringung eines Pflegebedürftigen in einem Heim, einer Anstalt oder einer sonstigen Pflegeeinrichtung vermieden wird. Deshalb gewährt der Träger der Sozialhilfe einem Pflegebedürftigen unter bestimmten Voraussetzungen eine finanzielle Hilfe zu seiner Pflege, wenn diese zu Hause stattfindet. Dem (begutachtenden) Arzt obliegt

es zu entscheiden, ob im Einzelfall aufgrund der medizinischen Tatbestände Voraussetzungen für die Erlangung eines Pflegegeldes vorliegen.

16.2. Eingliederungshilfe

Personenkreis
(§ 39 Abs. 1 und 2 BSHG)

Personen, die nicht nur vorübergehend körperlich, geistig oder seelisch wesentlich behindert sind, ist Eingliederungshilfe (EinglH) zu gewähren. Personen mit einer anderen körperlichen, geistigen oder seelischen Behinderung kann sie gewährt werden.

Den Behinderten stehen die von einer Behinderung Bedrohten gleich.

In den §§ 1 bis 5 der Eingliederungshilfe-Verordnung (EinglHVO) ist der Personenkreis, der für die Eingliederungshilfe in Betracht kommt, im einzelnen definiert:

Körperlich wesentlich behindert im Sinne des § 39 Abs. 1 Satz 1 des Gesetzes sind Personen, bei denen infolge einer körperlichen Regelwidrigkeit die Fähigkeit zur Eingliederung in die Gesellschaft in erheblichem Umfang beeinträchtigt ist. Die Voraussetzungen des Satzes 1 sind erfüllt bei

1. Personen, deren Bewegungsfähigkeit durch eine Beeinträchtigung des Stütz- oder Bewegungssystems in erheblichem Umfang eingeschränkt ist,
2. Personen mit erheblichen Spaltbildungen des Gesichts oder des Rumpfes oder mit abstoßend wirkenden Entstellungen vor allem des Gesichts,
3. Personen, deren körperliches Leistungsvermögen infolge Erkrankung, Schädigung oder Fehlfunktion eines inneren Organs oder der Haut in erheblichem Umfange eingeschränkt ist,
4. Blinden oder solchen Sehbehinderten, bei denen mit Gläserkorrektur ohne besondere optische Hilfsmittel
   a) auf dem besseren Auge oder beidäugig im Nahbereich bei einem Abstand von mindestens 30 cm oder im Fernbereich eine Sehschärfe von nicht mehr als 0,3 besteht oder

b) durch Buchstabe a) nicht erfaßte Störungen der Sehfunktion von entsprechendem Schweregrad vorliegen,

5. Personen, die gehörlos sind oder denen eine sprachliche Verständigung über das Gehör nur mit Hörhilfen möglich ist,

6. Personen, die nicht sprechen können, Seelentauben und Hörstummen, Personen mit erheblichen Stimmstörungen sowie Personen, die stark stammeln, stark stottern oder deren Sprache stark unartikuliert ist.

Geistig wesentlich behindert im Sinne des § 39 Abs. 1 Satz 1 des Gesetzes sind Personen, bei denen infolge einer Schwäche ihrer geistigen Kräfte die Fähigkeit zur Eingliederung in die Gesellschaft in erheblichem Umfang beeinträchtigt ist.

Seelisch wesentlich behindert im Sinne des § 39 Abs. 1 Satz 1 des BSHG sind Personen, bei denen infolge seelischer Störungen die Fähigkeit zur Eingliederung in die Gesellschaft in erheblichem Umfang beeinträchtigt ist. Seelische Störungen, die eine Behinderung zur Folge haben können, sind

1. körperlich nicht begründbare Psychosen,
2. seelische Störungen als Folge von Krankheiten oder Verletzungen des Gehirns, von Anfallsleiden oder von anderen Krankheiten oder körperlichen Beeinträchtigungen,
3. Suchtkrankheiten,
4. Neurosen und Persönlichkeitsstörungen.

Als *nicht nur vorübergehend* im Sinne des § 39 Abs. 1 Satz 1 BSHG ist ein Zeitraum von mehr als 6 Monaten anzusehen.

Von Behinderung bedroht im Sinne des § 39 Abs. 2 Satz 1 BSHG sind Pesonen, bei denen der Eintritt der Behinderung nach allgemeiner ärztlicher oder sonstiger fachlicher Erkenntnis mit hoher Wahrscheinlichkeit zu erwarten ist.

Dieser in § 39 BSHG genannte Personenkreis hat einen Rechtsanspruch auf EinglH. Die Begriffsbestimmung des Behinderten ist im BSHG final ausgerichtet und stellt eine umfassende und gleiche Hilfegewährung für alle Behinderten sicher. Der Rechtsanspruch auf EinlgH besteht dem Grunde nach. Über Form und Maß der Sozialhilfe ist nach pflichtgemäßem Ermessen zu entscheiden, soweit nicht dazu Festlegungen in § 39 Abs. 3 und 4 (s. S. 269), in § 40 BSHG (s. S. 270) und der EinglHVO (s. S. 271 ff.) getroffen sind.

Voraussetzung für den Rechtsanspruch ist, daß die Behinderung sowohl wesentlich als auch nicht nur vorübergehend ist.

Es muß also stets festgestellt werden, ob die Behinderung *wesentlich* ist. Bei Körperbehinderten muß die Bewegungsfähigkeit durch eine Beeinträchtigung des Stütz- oder Bewegungssystems in erheblichem Umfang eingeschränkt sein. Die Feststellung, ob eine Behinderung im Sinne des Gesetzes vorliegt, trifft der Sozialhilfeträger. Diese Feststellung beruht jedoch in der Regel auf Befunden und Äußerungen von Ärzten, Fachärzten, des Gesundheitsamtes oder des Landesarztes. Läßt sich nach ärztlichem Gutachten nicht erkennen, daß eine Behinderung wesentlich ist, kann diese Voraussetzung nicht bejaht werden.

Ein Zustand ist dann *nicht nur vorübergehend*, wenn er über einen Zeitraum von mehr als 6 Monaten bestehen bleibt (§ 4 EinglHVO). Behinderungen, die im Rahmen einer kürzeren (ärztlichen) Behandlung beseitigt werden können, erfüllen diese Voraussetzungen nicht. Das gilt z. B. für die meisten Knochenbrüche bei normalem Heilungsverlauf.

Der Begriff *drohende Behinderung* ist in der Neufassung des BSHG (§ 39 Abs. 2 Satz 2) erst dann gegeben, wenn auch bei Durchführung von Maßnahmen der in den §§ 36, 37 genannten Art (vorbeugende Gesundheitshilfe und Krankenhilfe) eine Behinderung einzutreten droht.

Von einer Bedrohung ist dann zu sprechen, wenn der Eintritt der Behinderung nach allgemeinen ärztlichen oder sonstigen fachlichen Erkenntnissen mit hoher Wahrscheinlichkeit zu erwarten ist (§ 5 EinglHVO). Es ist nicht notwendig, daß die Behinderung mit Sicherheit oder mit einer an Sicherheit grenzenden Wahrscheinlichkeit zu erwarten ist. Andererseits reicht es nicht aus, daß die Behinderung nur wahrscheinlich ist. Der Eintritt der Behinderung muß auch nicht unmittelbar bevorstehen. Es genügt, daß er zu erwarten ist, und zwar mit hoher Wahrscheinlichkeit. Ist nach allgemeiner ärztlicher Erkenntnis bei entsprechender Behandlung der Eintritt einer Behinderung unwahrscheinlich, so droht keine Behinderung.

Die Beurteilung, ob eine Behinderung droht, ist oft besonders schwierig. Maßgebend ist die allgemeine ärztliche oder fachliche Erkenntnis, wobei der jeweilige Erkenntnisstand der Wissenschaft und Praxis maßgebend ist. Anstelle der ärztlichen Erkenntnis treten solche anderer Fachbereiche, wenn es sich überwiegend um nichtärztliche Fragen handelt.

Wenn **mehrfache Behinderungen** vorliegen, ist zu prüfen, ob diese zusammen zu einer wesentlichen und nicht nur vorübergehenden Behinderung führen. Dabei ist nicht nur die Schwere der Einzelbehinderung maßgebend, sondern die Auswirkung der Gesamtbehinderung.

In der Regel können solche Entscheidungen vom Sozialhilfeträger nur aufgrund einer Stellungnahme oder eines Gutachtens des behandelnden Arztes getroffen werden. In Zweifelsfällen wird – heute nur noch selten – das Gesundheitsamt oder der Landesarzt (§§ 126, 126a BSHG) eingeschaltet.

Für die **Beurteilung von Körperbehinderungen** nach dem BSHG gilt ganz allgemein eine *funktionelle Betrachtungsweise*, die weder nach den Ursachen, noch nach den primären oder sekundären Erscheinungen fragt. Die Diagnose allein reicht als Begründung für die Zuordnung zum Personenkreis der Behinderten im Sinne des Gesetzes nicht aus. Bekanntlich zeigen viele blande Verlaufsformen einer multiplen Sklerose oder auch einer Kinderlähmung u. v. a. m., daß es nicht zu wesentlichen Behinderungen kommen muß. Umgekehrt reichen für die Annahme einer Behinderung im Sinne des Gesetzes aber objektivierbare Befunde aus, die wesentliche und nicht nur vorübergehende Beeinträchtigungen der Haltungs- oder Bewegungsorgane beschreiben, ohne daß die Diagnose abgesichert ist. Für das praktische Vorgehen muß also keineswegs das diagnostische Verfahren bis in die letzten Einzelheiten abgeschlossen sein. Im Einzelfall ist der Begriff der functio laesa als Orientierungshilfe ausreichend.

Eine Behinderung im Sinne des BSHG liegt auch dann vor, wenn die Beeinträchtigung des Bewegungssystems die Folge eines Krebsleidens oder eines Schlaganfalles ist. Nach der neuen Fassung des Gesetzes gehören zu den körperlich wesentlich Behinderten auch Personen, deren körperliches Leistungsvermögen infolge Erkrankung, Schädigung oder Fehlfunktionen eines inneren Organes oder der Haut in einem erheblichen Umfang eingeschränkt ist. Dies sind für den Gutachter, der sich mit dem Haltungs- und Bewegungsapparat befaßt, Bestimmungen grundsätzlicher Art, da Fachgebietsüberschneidungen bezüglich der Auswirkung von Behinderungen durchaus nicht selten sind. Das gilt z. B. auch für bestimmte Systemerkrankungen, die mehrere Organsysteme betreffen und dann durchaus als „Mehrfachbehinderung" in Erscheinung treten. Beispielhaft sei an die zahlreichen Hauterkrankungen erinnert, die gleichzeitig auch Auswirkungen auf das Stütz- und Bewegungssystem haben können (Psoriasis, Erythematodes usw.).

Personen mit einem unvollständigen Verschluß der Wirbelsäule und insbesondere des Rückenmarkskanales fallen unter den Kreis derer, die erhebliche *Spaltbildungen des Gesichts oder des Rumpfes* aufweisen (§ 1 Satz 2 Nr. 2 Ein glHVO). Für sie gelten die bisherigen Ausführungen sinngemäß.

Eine Begutachtung, die zur Beurteilung des Personenkreises beitragen soll, dem EinglH zu gewähren ist, erfordert nicht allein eine fundierte Fachkenntnis bezüglich der Darstellung des objektiven Befundes, sondern insbesondere auch und ganz vordergründig die Beurteilung der auf den Einzelfall bezogenen Auswirkungen der Behinderung. Den praxisbezogenen Konsequenzen ist in diesem Zusammenhang bei weitem der Vorrang zu geben gegenüber noch so ausgefeilten akademischen Darstellungen. Schon in der Ausdrucksweise (auch in der Diagnose) sollten deutsche Fachausdrücke bevorzugt werden, da nicht davon ausgegangen werden darf, daß die entscheidende Verwaltung über spezielles Fachwissen verfügt. Bei Unklarheiten bzw. in Grenzbereichen ist der beschreibenden Darstellungsform der Vorrang zu geben.

Aufgabe und Dauer der Eingliederungshilfe (§ 39 Abs. 3 und 4 BSHG)

Aufgabe der EinglH ist es, eine drohende Behinderung zu verhüten und eine vorhandene Behinderung oder deren Folgen zu beseitigen oder zu mildern und den Behinderten in die Gesellschaft einzugliedern. Hierzu gehört vor allem, dem Behinderten die Teilnahme am Leben in der Gemeinschaft zu ermöglichen oder zu erleichtern, ihm die Ausübung eines angemessenen Berufes oder einer sonstigen angemessenen Tätigkeit zu ermöglichen oder ihn so weit wie möglich unabhängig von Pflege zu machen.

Die EinglH für Behinderte geht ihrer Zielsetzung nach über die Wiederherstellung der Erwerbsfähigkeit hinaus. Die EinglH nach dem BSHG ist umfassend, also nicht mit der Eingliederung in Arbeit und Beruf abgeschlossen. EinglH wird ohne Rücksicht auf die Art der Behinderung und das Alter des Behinderten gewährt. Die Ursache für die Behinderung ist nicht maßgebend.

Die *Voraussetzung* für die Gewährung von EinglH ist immer schon dann gegeben, wenn nur eine der genannten Aufgaben ganz oder teilweise erreicht werden kann. Dies gilt auch für die Bestrebungen, einen Behinderten so weit wie möglich unabhängig von Pflege zu machen.

Eingliederung im Sinne des BSHG ist eine vielfältige Hilfe medizinischer, schulischer, arbeits- und berufsfördernder sowie sozialer Art. Eingliederung ist also kein umschriebener Begriff, sondern ein Programm, welches der Habilitation bzw. Rehabilitation Kranker und Behinderter dient. Die Eingliederung benötigt eine von Fall zu Fall recht unteschiedliche Zahl von Maßnahmen, die einem bestimmten Programm zuzuordnen sind (s. S. 275: Gesamtplan).

Die Gewährung von EinglH ist von der *Aussicht auf Erfolg* der Eingliederungsmaßnahme abhängig. Die EinglH entfällt jedoch nicht zwangsläufig bei Eintritt des Erfolges, sondern wird ohne zeitliche Einschränkung gewährt, wenn der Dauererfolg nur von der ständig wirkenden Eingliederungsmaßnahme abhängig ist. Kann z. B. ein Behinderter auf Dauer nur unter den besonderen Bedingungen, die in einer Werkstatt für Behinderte bestehen, arbeiten, so ist für die Zeit seiner Tätigkeit in der Werkstätte EinglH erforderlich.

Schwierigkeiten kann die Abgrenzung gegenüber der „Hilfe zur Pflege" (§§ 68, 69 BSHG) bereiten. Entsprechend den vorstehend geschilderten Aufgaben der EinglH ist eine solche zu gewähren, so lange noch Fortschritte in der selbständigen Lebensführung des Behinderten erreicht werden können. Demnach haben auch Behinderte, die noch lebenspraktisch bildbar sind, Anspruch auf Maßnahmen der EinglH, soweit und solange Fortschritte erreichbar sind. Das schließt Hilfe zur Pflege nicht aus, da nach dem BSHG auch mehrere Hilfearten gleichzeitig erforderlich sein können, z. B. EinglH in einer Werkstatt für Behinderte und Hilfe zur Pflege im häuslichen Bereich sowie eventuell auch Hilfe zum Lebensunterhalt.

Für den Arzt ist es besonders wichtig, bei vorhandener Behinderung die EinglH von der **vorbeugenden Gesundheitshilfe** (§ 36 BSHG) im Einzelfall abzugrenzen. Vorbeugende Gesundheitshilfe kommt in Frage, wenn eine Maßnahme zur Besserung des allgemeinen Gesundheitszustandes oder zur Vorbeugung von Erkrankungen, also nicht im Zusammenhang mit einer Behinderung, erforderlich ist. Ferner ist bei vorhandener Behinderung die EinglH von der **Krankenhilfe** (§ 37 BSHG) im Einzelfall abzugrenzen. Erfolgt eine ärztliche Behandlung unabhängig von der Beseitigung oder Milderung einer vorhandenen Behinderung oder deren Folgen, so ist Krankenhilfe zu gewähren. Wird z. B. ein

Querschnittgelähmter wegen eines Ohrfurunkels behandelt, so ist dies Krankenhilfe.

Dient aber die Krankenbehandlung der Beseitigung oder Milderung der Behinderung oder ihrer Folgen, besteht also ein kausaler Zusammenhang zwischen Behinderung und Behandlung, dann ist EinglH zu gewähren.

Maßnahmen der Hilfe (§ 40 Abs. 1 Nr. 1 bis 8, Abs. 2 und 3 BSHG)

Maßnahmen der EinglH sind vor allem

1. ambulante oder stationäre Behandlung oder sonstige **ärztliche** oder ärztlich verordnete **Maßnahmen** zur Verhütung, Beseitigung oder Milderung der Behinderung,

2. Versorgung mit Körperersatzstücken sowie mit **orthopädischen** oder anderen **Hilfsmitteln,**

2a) heilpädagogische Maßnahmen für Kinder, die noch nicht im schulpflichtigen Alter sind,

3. Hilfe zu einer angemessenen Schulbildung, vor allem im Rahmen der allgemeinen Schulpflicht und durch Hilfe zum Besuch weiterführender Schulen, *einschließlich der Vorbereitung hierzu* (die Bestimmungen über die Ermöglichung der Schulbildung im Rahmen der allgemeinen Schulpflicht bleibt unberührt),

4. Hilfe zur Ausbildung für einen angemessenen Beruf oder für eine sonstige angemessene Tätigkeit,

5. Hilfe zur Fortbildung im früheren oder in einem diesem verwandten Beruf oder zur Umschulung für einen angemessenen Beruf oder sonstige angemessene Tätigkeit; Hilfe kann auch zum Aufstieg im Berufsleben gewährt werden, wenn die Besonderheit des Einzelfalles dies rechtfertigt,

6. Hilfe zur Erlangung eines geeigneten Platzes im Arbeitsleben,

6a) Hilfe bei der Beschaffung und Erhaltung einer Wohnung, die den besonderen Bedürfnissen des Behinderten entspricht,

7. **nachgehende Hilfe** zur Sicherung der Wirksamkeit der ärztlichen oder ärztlich verordneten Maßnahmen und zur Sicherung der Eingliederung des Behinderten in das Arbeitsleben,

8. Hilfe zur Teilnahme am Leben in der Ge-
    meinschaft.

Eingliederungshilfeverordnung (EinglHVO)

Diese im Gesetz verankerten Maßnahmen sind
durch die §§ 6 bis 20 EinglHVO in der Fassung
vom Februar 1975 ergänzt und erweitert worden:

§ 6   Kuren, Leibesübungen

Zu den Maßnahmen im Sinne des § 40 Abs. 1 Nr. 1 des
Gesetzes gehören auch

1. Kuren in geeigneten Kur- oder Badeorten oder in
    geeigneten Sondereinrichtungen, wenn andere
    Maßnahmen nicht ausreichen und die Kur im
    Einzelfall nach ärztlichem Gutachten zur Verhü-
    tung, Beseitigung oder Milderung der Behinderung
    oder ihrer Folgen erforderlich ist,
2. Leibesübungen, die ärztlich verordnet sind und für
    Behinderte sowie für von einer Behinderung be-
    drohte Personen unter ärztlicher Überwachung in
    Gruppen durchgeführt werden.

§ 7   Krankenfahrzeug

Zu den orthopädischen Hilfsmitteln im Sinne des § 40
Abs. 1 Nr. 2 des Gesetzes gehören auch handbetriebene
oder motorisierte Krankenfahrzeuge für den häuslichen
Gebrauch und für den Straßengebrauch.

§ 8   Hilfe zur Beschaffung eines Kraftfahrzeuges

(1) Die Hilfe zur Beschaffung eines Kraftfahrzeuges gilt
    als Hilfe im Sinne des § 40 Abs. 1 Nr. 2 des Gesetzes.
    Sie wird in angemessenem Umfange gewährt, wenn
    der Behinderte wegen Art und Schwere seiner
    Behinderung zum Zwecke seiner Eingliederung, vor
    allem in das Arbeitsleben, auf die Benutzung eines
    Kraftfahrzeuges angewiesen ist.

(2) Die Hilfe nach Absatz 1 kann auch als Darlehen
    gewährt werden.

(3) Die Hilfe nach Absatz 1 ist in der Regel davon
    abhängig, daß der Behinderte das Kraftfahrzeug
    selbst bedienen kann.

(4) Eine erneute Hilfe zur Beschaffung eines Kraftfahr-
    zeuges soll in der Regel nicht vor Ablauf von 5 Jah-
    ren nach Gewährung der letzten Hilfe gewährt
    werden.

§ 9   Andere Hilfsmittel

(1) Andere Hilfsmittel im Sinne des § 40 Abs. 1 Nr. 2
    des Gesetzes sind nur solche Hilfsmittel, die dazu
    bestimmt sind, zum Ausgleich der durch die
    Behinderung bedingten Mängel beizutragen.

(2) Zu den anderen Hilfsmitteln im Sinne des Ab-
    satzes 1 gehören auch

1. Schreibmaschinen für Blinde, Ohnhänder und
    solche Behinderte, die wegen Art und Schwere ihrer
    Behinderung auf eine Schreibmaschine angewiesen
    sind,
2. Verständigungsgeräte für Taubblinde,
3. Blindenschrift-Bogenmaschinen,
4. Blindenuhren mit Zubehör, Blindenweckuhren,
5. Tonbandgeräte mit Zubehör für Blinde,

6. Blindenführhunde mit Zubehör,
7. besondere optische Hilfsmittel, vor allem Fernrohr-
    lupenbrillen,
8. Hörgeräte, Hörtrainer,
9. Weckuhren für Hörbehinderte,
10. Sprachübungsgeräte für Sprachbehinderte,
11. besondere Bedienungseinrichtungen und Zusatz-
    geräte für Kraftfahrzeuge, wenn der Behinderte
    wegen Art und Schwere seiner Behinderung auf ein
    Kraftfahrzeug angewiesen ist,
12. Gebrauchsgegenstände des täglichen Lebens und
    zur nichtberuflichen Verwendung bestimmte Hilfs-
    geräte für Behinderte, wenn der Behinderte wegen
    Art und Schwere seiner Behinderung auf diese
    Gegenstände angewiesen ist.

(3) Die Versorgung mit einem anderen Hilfsmittel im
    Sinne des § 40 Abs. 1 Nr. 2 des Gesetzes wird nur
    gewährt, wenn das Hilfsmittel im Einzelfall erforder-
    lich und geeignet ist, zu dem in Absatz 1 genannten
    Ausgleich beizutragen, und wenn der Behinderte
    das Hilfsmittel bedienen kann.

§ 10   Umfang der Versorgung mit Körperersatzstük-
    ken, orthopädischen oder anderen Hilfsmitteln

(1) Zu der Versorgung mit Körperersatzstücken sowie
    mit orthopädischen oder anderen Hilfsmitteln im
    Sinne des § 40 Abs. 1 Nr. 2 des Gesetzes gehört
    auch eine notwendige Unterweisung in ihrem
    Gebrauch.

(2) Soweit im Einzelfall erforderlich, wird eine Doppel-
    ausstattung mit Körperersatzstücken, orthopädi-
    schen oder anderen Hilfsmitteln gewährt.

(3) Zu der Versorgung mit Körperersatzstücken sowie
    mit orthopädischen oder anderen Hilfsmitteln
    gehört auch deren notwendige Instandhaltung oder
    Änderung. Die Versorgung mit einem anderen
    Hilfsmittel umfaßt auch ein Futtergeld für einen
    Blindenführhund in Höhe des Betrages, den blinde
    Beschädigte nach dem Bundesversorgungsgesetz
    zum Unterhalt eines Führhundes erhalten, sowie
    die Kosten für die notwendige tierärztliche Be-
    handlung des Führhundes und für eine angemessene
    Haftpflichtversicherung, soweit die Beiträge hierfür
    nicht nach § 76 Abs. 2 Nr. 3 des Gesetzes vom
    Einkommen abzusetzen sind.

(4) Eine erneute Versorgung wird gewährt, wenn sie
    infolge der körperlichen Entwicklung des Behin-
    derten notwendig oder wenn aus anderen Gründen
    das Körperersatzstück oder Hilfsmittel ungeeignet
    oder unbrauchbar geworden ist.

(5) Bei der Hilfe nach § 7 umfaßt die Versorgung auch
    die Betriebskosten des motorisierten Krankenfahr-
    zeuges.

(6) Als Versorgung kann Hilfe in angemessenem Um-
    fange auch zur Erlangung der Fahrerlaubnis, zur
    Instandhaltung sowie durch Übernahme von Be-
    triebskosten eines Kraftfahrzeuges gewährt werden,
    wenn der Behinderte wegen seiner Behinderung auf
    die regelmäßige Benutzung eines Kraftfahrzeuges
    angewiesen ist oder angewiesen sein wird.

§ 11   Heilpädagogische Maßnahmen

Heilpädagogische Maßnahmen im Sinne des § 40 Abs. 1 Nr. 2a des Gesetzes werden gewährt, wenn nach allgemeiner ärztlicher oder sonstiger fachlicher Erkenntnis zu erwarten ist, daß hierdurch eine drohende Behinderung im Sinne des § 39 Abs. 1 des Gesetzes verhütet werden kann oder die Folgen einer solchen Behinderung beseitigt oder gemildert werden können. Sie werden auch gewährt, wenn die Behinderung eine spätere Schulbildung oder eine Ausbildung für einen angemessenen Beruf oder für eine sonstige angemessene Tätigkeit voraussichtlich nicht zulassen wird.

§ 12   Schulbildung

Die Hilfe zu einer angemessenen Schulbildung im Sinne des § 40 Abs. 1 Nr. 3 des Gesetzes umfaßt auch

1. heilpädagogische sowie sonstige Maßnahmen zugunsten behinderter Kinder und Jugendlicher, wenn die Maßnahmen erforderlich und geeignet sind, dem Behinderten den Schulbesuch im Rahmen der allgemeinen Schulpflicht zu ermöglichen oder zu erleichtern,
2. Maßnahmen der Schulbildung zugunsten behinderter Kinder und Jugendlicher, wenn die Maßnahmen erforderlich und geeignet sind, dem Behinderten eine im Rahmen der allgemeinen Schulpflicht üblicherweise erreichbare Bildung zu ermöglichen,
3. Hilfe zum Besuch einer Realschule, eines Gymnasiums, einer Fachoberschule oder einer Ausbildungsstätte, deren Ausbildungsabschluß dem einer der oben genannten Schulen gleichgestellt ist, oder, soweit im Einzelfalle der Besuch einer solchen Schule oder Ausbildungsstätte nicht zumutbar ist, sonstige Hilfe zur Vermittlung einer entsprechenden Schulbildung; die Hilfe wird nur gewährt, wenn nach den Fähigkeiten und den Leistungen des Behinderten zu erwarten ist, daß er das Bildungsziel erreichen wird.

§ 13   Ausbildung für einen Beruf oder für eine sonstige Tätigkeit

(1) Die Hilfe zur Ausbildung für einen angemessenen Beruf im Sinne des § 40 Abs. 1 Nr. 4 des Gesetzes umfaßt vor allem Hilfe

1. zur Berufsausbildung im Sinne des Berufsbildungsgesetzes,
2. zur Ausbildung an einer Berufsfachschule,
3. zur Ausbildung an einer Berufsaufbauschule, ·
4. zur Ausbildung an einer Fachschule oder höheren Fachschule,
5. zur Ausbildung an einer Hochschule oder einer Akademie,
6. zum Besuch sonstiger öffentlicher, staatlich anerkannter oder staatlich genehmigter Ausbildungsstätten,
7. zur Ableistung eines Praktikums, das Voraussetzung für den Besuch einer Fachschule oder einer Hochschule oder für die Berufszulassung ist,
8. zur Teilnahme am Fernunterricht; § 34 Satz 2 des Arbeitsförderungsgesetzes gilt entsprechend,
9. zur Teilnahme an Maßnahmen, die geboten sind, um die Ausbildung für einen angemessenen Beruf vorzubereiten.

(2) Die Hilfe nach Absatz 1 wird nur gewährt, wenn

1. nach den körperlichen und geistigen Fähigkeiten und den Leistungen des Behinderten zu erwarten ist, daß er das Ziel der Ausbildung oder der Vorbereitungsmaßnahmen erreichen wird,
2. der beabsichtigte Ausbildungsweg erforderlich ist,
3. der Beruf oder die Tätigkeit voraussichtlich eine ausreichende Lebensgrundlage bieten oder, falls dies wegen Art und Schwere der Behinderung nicht möglich ist, zur Lebensgrundlage in angemessenem Umfange beitragen wird.

(3) Die Hilfe zur Ausbildung für eine sonstige angemessene Tätigkeit im Sinne des § 40 Abs. 1 Nr. 4 des Gesetzes wird insbesondere gewährt, wenn die Ausbildung für einen Beruf aus besonderen Gründen, vor allem wegen Art und Schwere der Behinderung, unterbleibt. Absatz 2 gilt entsprechend.

§ 14   Fortbildung, Umschulung

(1) Für die Gewährung der Hilfe zur Fortbildung oder Umschulung im Sinne des § 40 Abs. 1 Nr. 5 des Gesetzes gilt § 13 entsprechend.

(2) Hilfe zur Fortbildung im früheren oder einem diesem verwandten Beruf wird gewährt, wenn der Behinderte ohne die Fortbildung den früheren Beruf wegen der Behinderung nicht oder nur unzureichend ausüben kann.

(3) Hilfe zur Umschulung für einen angemessenen Beruf oder eine sonstige angemessene Tätigkeit wird gewährt, wenn der Behinderte den früheren Beruf oder die frühere sonstige Tätigkeit wegen der Behinderung nicht oder nur unzureichend ausüben kann.

§ 15   Besondere Maßnahmen außerhalb der Hilfe nach den §§ 11 bis 14

Kommen wegen der Art oder der Schwere der Behinderung Maßnahmen nach den §§ 11 bis 14 nicht in Betracht, so umfaßt die Hilfe auch Maßnahmen zum Erwerb praktischer Kenntnisse und Fähigkeiten, die erforderlich und geeignet sind, dem Behinderten die für ihn erreichbare Teilnahme am Leben in der Gemeinschaft zu ermöglichen.

§ 16   Allgemeine Ausbildung

Zu den Maßnahmen der Eingliederungshilfe für Behinderte gehören auch

1. die blindentechnische Grundausbildung,
2. Kurse und ähnliche Maßnahmen zugunsten der in § 1 Nr. 5 und 6 EinglHVO (s. S. 268) genannten Personen, wenn die Maßnahmen erforderlich und geeignet sind, die Verständigung mit anderen Personen zu ermöglichen oder zu erleichtern,
3. hauswirtschaftliche Lehrgänge, die erforderlich und geeignet sind, dem Behinderten die Besorgung des Haushalts ganz oder teilweise zu ermöglichen,
4. Lehrgänge und ähnliche Maßnahmen, die erforderlich und geeignet sind, den Behinderten zu befähigen, sich ohne fremde Hilfe sicher im Verkehr zu bewegen.

§ 17   Eingliederung in das Arbeitsleben

(1) Zu der Hilfe im Sinne des § 40 Abs. 1 Nr. 6 und 7 des Gesetzes gehören auch die Hilfe zur Beschaffung

von Gegenständen sowie andere Leistungen, wenn sie wegen der Behinderung zur Aufnahme oder Fortsetzung einer angemessenen Tätigkeit im Arbeitsleben erforderlich sind; für die Hilfe zur Beschaffung eines Kraftfahrzeuges ist § 8, für die Hilfe zur Beschaffung von Gegenständen, die zugleich Gegenstände im Sinne des § 9 Abs. 2 Nr. 12 sind, ist § 9 maßgebend. Die Hilfe nach Satz 1 kann auch als Darlehen gewährt werden.

(2) Die Hilfe zur Ausübung einer der Behinderung entsprechenden Tätigkeit im Sinne des § 40 Abs. 2 des Gesetzes umfaßt auch die Hilfe zu einer Tätigkeit in einer Einrichtung, die nicht Werkstatt für Behinderte im Sinne des § 52 des Schwerbehindertengesetzes ist, oder zu einer Tätigkeit in der Wohnung des Behinderten.

§ 18   Wohnungsmäßige Unterbringung Behinderter
Die Hilfe bei der Beschaffung und Erhaltung einer Wohnung im Sinne des § 40 Abs. 1 Nr. 6a des Gesetzes umfaßt auch notwendige Umbauten. Kommen für die Hilfe nach § 40 Abs. 1 Nr. 6a des Gesetzes Geldleistungen in Betracht, können sie als Beihilfe oder als Darlehen gewährt werden.

§ 19   Hilfe zur Teilnahme am Leben in der Gemeinschaft
Die Hilfe zur Teilnahme am Leben in der Gemeinschaft im Sinne des § 40 Abs. 1 Nr. 8 des Gesetzes umfaßt vor allem

1. Maßnahmen, die geeignet sind, dem Behinderten die Begegnung und den Umgang mit nichtbehinderten Personen zu ermöglichen oder zu erleichtern,
2. Hilfe zum Besuch von Veranstaltungen oder Einrichtungen, die der Geselligkeit, der Unterhaltung oder kulturellen Zwecken dienen,
3. die Bereitstellung von Hilfsmitteln, die der Unterrichtung über das Zeitgeschehen und über kulturelle Ereignisse dienen, wenn wegen der Schwere der Behinderung anders eine Teilnahme am Leben in der Gemeinschaft nicht oder nur unzureichend möglich ist.

§ 20   Anleitung von Betreuungspersonen
Bedarf ein Behinderter wegen der Schwere der Behinderung in erheblichem Umfange der Betreuung, so gehört zu den Maßnahmen der Eingliederungshilfe auch, Personen, denen die Betreuung obliegt, mit den durch Art und Schwere der Behinderung bedingten Besonderheiten der Betreuung vertraut zu machen.

Die Aufzählung dieser Maßnahmen ist nicht abschließend, sondern beispielhaft. Die Maßnahmen können ständig den neuen Erkenntnissen in Wissenschaft und Praxis angepaßt werden. Entscheidend ist, ob sie im Einzelfall geeignet sind, eine drohende Behinderung zu verhüten oder eine vorhandene Behinderung oder deren Folgen zu beseitigen oder zu mildern. Es können im Einzelfall auch mehrere Maßnahmen gleichzeitig notwendig sein.

Erweiterte Hilfe
(§ 43 Abs. 1 und 2 BSHG)

Erfordert die Behinderung Gewährung der Hilfe in einer *Anstalt*, einem Heim oder einer gleichartigen Einrichtung, einer Tageseinrichtung für Behinderte oder ärztliche oder ärztlich verordnete Maßnahmen, ist die Hilfe hierfür auch dann in vollem Umfang zu gewähren, wenn den in § 28 BSHG genannten Personen (dem Hilfesuchenden, seinem nicht getrennt lebenden Ehegatten und, wenn er minderjährig und unverheiratet ist, auch seinen Eltern) die Aufbringung der Mittel zu einem Teil zuzumuten ist. In Höhe dieses Teiles haben sie zu den Kosten der Hilfe beizutragen. Der Behinderte (bei eventuell eigenem Einkommen oder Vermögen) — in der Regel jedoch der Unterhaltspflichtige bzw. die Unterhaltspflichtigen — haben zu den Kosten der EinglH jedoch nur das beizusteuern, was der Unterhalt des Behinderten kostet bzw. was er kosten würde, wenn der Behinderte zu Hause wäre (sog. *häusliche Einsparung*). Die speziellen Gegebenheiten am Einzelfall sind mit dem Sozialhilfeträger abzuklären.

Mit der „erweiterten Hilfe" werden die Eingliederungsmaßnahmen wesentlich erleichtert, da Betreuungen in Tageseinrichtungen wie Werkstätten für Behinderte, Tagessonderschulen, Sonderschulkindergärten u. a. einbezogen werden. Auch heilpädagogische Maßnahmen im noch nicht schulpflichtigen Alter und Maßnahmen, die den Behinderten lebenspraktisch zu bilden haben — auch insoweit, als er in einer Sonderschule nicht gefördert werden kann — gehören hierher.

Vorläufige Hilfeleistung
(§ 44 BSHG)

Steht spätestens 4 Wochen nach Bekanntwerden des Bedarfs beim Träger der Sozialhilfe nicht fest, ob ein anderer als der Träger der Sozialhilfe oder welcher andere zur Hilfe verpflichtet ist, hat der Träger der Sozialhilfe die notwendigen Maßnahmen unverzüglich durchzuführen, wenn zu befürchten ist, daß sie sonst nicht oder nicht rechtzeitig durchgeführt werden.

Durch diese Bestimmung soll erreicht werden, daß die EinglH rasch zum Tragen kommt und *Unklarheiten über die Zuständigkeit* von Kostenträgern den Behinderten nicht benachteiligen.

Kann die EinglH aufgeschoben werden, ohne daß ihre Durchführung oder ihr Erfolg gefährdet oder die Erfolgsaussichten gemindert werden und ohne daß sich aus der Verschiebung für den Behinderten oder seine Angehörigen Nachteile oder Härten ergeben, kann die Klärung der Zuständigkeit abgewartet werden.

Gesamtplan der Eingliederung (§ 46 BSHG) (s. S. 271)

Der Träger der Sozialhilfe hat so frühzeitig wie möglich einen Gesamtplan zur Durchführung der einzelnen Maßnahmen aufzustellen. Dieser Gesamtplan umfaßt *sämtliche Maßnahmen* der EinglH, die im Zeitpunkt seiner Aufstellung übersehbar sind.

Bei der Aufstellung dieses Gesamtplanes und der Durchführung der Maßnahmen wirkt der Träger der Sozialhilfe mit dem Behinderten und den sonst im Einzelfalle Beteiligten, vor allem mit dem behandelnden Arzt, dem Gesundheitsamt, dem Landesarzt, dem Jugendamt und den Dienststellen der Bundesanstalt für Arbeit zusammen.

Das Zusammenwirken bezieht sich sowohl auf die Aufstellung als auch auf die Durchführung der Maßnahmen des Gesamtplanes. Das Zusammenwirken bedeutet, daß der Behinderte und die beteiligten Stellen eigene Vorschläge über die in Betracht kommenden Eingliederungsmaßnahmen und deren Verwirklichung machen können und der zuständige Sozialhilfeträger diese Vorschläge mit ihnen erörtert.

Obgleich der Begriff Gesamtplan für Eingliederungs- bzw. Rehabilitationsverfahren Behinderter schon seit sehr langer Zeit existiert, ist bisher offensichtlich noch nie der Versuch unternommen worden, zumindest einheitliche Rahmenvorstellungen dazu zu entwickeln. Der begutachtende Arzt hat hier die Möglichkeit, alle Maßnahmen aufzuführen, die er im Einzelfall nebeneinander bzw. nacheinander kurz-, mittel- und langfristig für erforderlich hält. Viele Einzelbegutachtungen und mancher aufwendige Schriftwechsel könnte vermieden werden, wenn der Erstbegutachter in dafür geeigneten Fällen hiervon Gebrauch machte.

Muß also beispielsweise für die stationären Maßnahmen der Erstbehandlung einer traumatischen Querschnittslähmung eine Leistung der EinglH in Anspruch genommen werden, so sollten bei der Beurteilung aus ärztlicher Sicht *gleich alle die Maßnahmen* mit aufgeführt werden, die wahrscheinlich über kurz oder lang notwendig oder zweckmäßig sein werden. Solch ein Plan kann z. B. den Rollstuhl, den Stützapparat, das Stehbrett, den behinderungsgerechten Wohnungsumbau, das Pflegegeld, die berufliche Umschulung und die geeignete Arbeitsplatzsuche usw. vorsehen. Der zeitliche Abruf der Einzelmaßnahme kann vorbehalten bleiben. Der Sozialhilfeträger wird aber auf diese Weise in die Lage versetzt, das Gesamtproblem rechtzeitig erfassen zu können.

Der begutachtende Arzt ist also aufgerufen, *zum frühestmöglichen Zeitpunkt auf alle erforderlichen Eingliederungshilfemaßnahmen hinzuweisen.* Dabei sollten unter Einbeziehung prognostischer Überlegungen aber nicht nur allgemein gehaltene Hinweise gegeben werden, da diese erfahrungsgemäß wenig hilfreich sind. Andererseits dürfen aber die geplanten Maßnahmen auch nicht zu speziell formuliert werden, um nicht jeden Spielraum auszuschließen.

16.3. Hilfe zur Pflege (HzPfl) (§ 68 Abs. 1 und 2 BSHG)*)

Allgemeine Begriffe

Personen, die infolge Krankheit oder Behinderung so hilflos sind, daß sie nicht ohne Wartung und Pflege bleiben können, ist HzPfl zu gewähren. Dem Pflegebedürftigen sollen auch die Hilfsmittel zur Verfügung gestellt werden, die zur Erleichterung seiner Beschwerden wirksam beitragen. Ferner sollen ihm nach Möglichkeit angemessene Bildung und Anregung kultureller oder sonstiger Art vermittelt werden.

Nach dem BSHG gehört die Pflege hilfloser Menschen nicht zu den Leistungen zum Lebensunterhalt; die **Hilfe zum Lebensunterhalt** (S. 132) umfaßt die Sicherstellung, der normalen Lebensführung im eigenen häuslichen Bereich. Bei der Beurteilung der Pflegebedürftigkeit müssen daher einzelne Hilfestellungen zu häuslichen Verrichtungen wie z. B. Lebensmitteleinkauf, Zubereitung von oder Versorgung mit Essen, Körperpflege oder ähnliches unbeachtlich bleiben.

Die HzPfl setzt erst dort ein, wo der einzelne ohne die unmittelbare persönliche Hilfe Dritter nicht mehr lebensfähig ist, an den Grunderfordernissen des täglichen Lebens scheitern würde. Bei der HzPfl geht es also um einen Inbegriff von Hilfsmaßnahmen zur **Aufrechterhaltung der persönlichen Existenz**. Einordnungsschwierigkeiten dieser Begriffe treten immer wieder auf. Die HzPfl

---

*) Hierzu siehe auch Leistungen der Schwerpflegebedürftigkeit nach SGB V (S. 83)

als die hier in Betracht kommende häusliche Pflege hat im Zweifel Vorrang vor der Hilfe zum Lebensunterhalt. Der Pflegebegriff i. o. g. S. ist ein spezifischer. Er ist enger zu fassen als umgangssprachlich ausgelegt, wobei aber inhaltlich die Pflegebedürftigkeit im üblichen Allgemeinbegriff enthalten ist. Ärztliche Gutachten, die maßgeblich zur Tatbestandsfeststellung herangezogen werden müssen, differenzieren hier nicht immer ausreichend.

Die Gewährung der HzPfl setzt **Hilflosigkeit** voraus, wobei damit nicht jede Art der Hilflosigkeit in irgend einem Lebensbereich gemeint ist (S. 19). Hilflosigkeit bedeutet hier die physische oder psychische Unfähigkeit, aus eigenen Kräften die lebenserhaltenden Verrichtungen des täglichen Lebens vorzunehmen. Der gleiche Leidenszustand von Personen – falls überhaupt objektivierbar – kann in einem Falle zur Hilflosigkeit führen, im anderen dagegen nicht. Es kommt wesentlich darauf an, **wie der Betroffene** durch Einsatz oder Aktivierung anderer Eigenschaften und Fähigkeiten mit seinem Leidenszustand **tatsächlich individuell** fertig wird und in welchem Umfange ihm eine Kompensation gelingt.

Die Mitwirkung der Ärzte zur Feststellung des Tatbestandes ist in der Regel nützlich. Unerläßlich ist das Mitwirken nur zur Ermittlung des Vorliegens einer Krankheit oder Behinderung und des Umstandes, daß die Hilflosigkeit hierauf beruht. Dagegen ist die Feststellung der Pflegebedürftigkeit und ihres Grades eine reine Tatsachenfeststellung, zu der es keiner medizinischen Kenntnisse bedarf; sie kann demzufolge auch auf andere Weise ermittelt werden (z. B. durch Augenschein oder Pflegepersonal).

Die Hilflosigkeit muß ihre Ursache in **Krankheit oder Behinderung** haben. Krankheit ist hier im weitesten Sinne zu verstehen. Jede Art körperlicher, geistiger oder seelischer Behinderung gehört hierher, ungeachtet ihrer Ursache. Der hier verwendete Behinderungsbegriff schließt z. B. Altersgebrechlichkeiten ein, wobei es manchmal schwierig sein kann, bei diesem Personenkreis die tatbestandsmäßige Abgrenzung, insbesondere zur Hilfe zum Lebensunterhalt, zur Altenhilfe und zur Krankenhilfe vorzunehmen.

Nicht unter den Hilflosigkeitsbegriff fallen normale Kleinkinder, Wöchnerinnen und Schwangere. Bloße Alterserscheinungen, die nicht als Behinderung oder Krankheit qualifiziert werden können und keine Hilflosigkeit im sog. Sinne bewirken, zählen ebenfalls nicht hierher.

HzPfl setzt nicht unbedingt voraus, daß die Hilflosigkeit als **Dauerzustand** vorliegt. Ist die Hilflosigkeit nur von vorübergehender Art, so ist dennoch eine gewisse Dauer zu fordern; sie muß sich über einen wenigstens nach Tagen oder Wochen zu bemessenden Zeitraum hinziehen. Es ist nicht erforderlich, daß die HzPfl ununterbrochen gewährt werden muß; es genügt, wenn sie für gewisse Abschnitte des täglichen Lebens geboten werden muß.

HzPfl ist unter Verwertung des Hilflosigkeitsbegriffs jenem zu gewähren, der so hilflos ist, daß er nicht ohne Wartung und Pflege bleiben kann, der zur Sicherung seiner Existenz die **regelmäßig wiederkehrenden, notwendigen Verrichtungen** des täglichen Lebens, wie zum Aufstehen, An- und Auskleiden, Waschen, Gehen, zur Nahrungsaufnahme, zum Verrichten der Notdurft usw. nicht selbst vornehmen kann und wenigstens für einige dieser Verrichtungen ganz oder in erheblichem Umfange fremder Hilfe bedarf. Dabei haben die einzelnen Hilfereichungen unterschiedliches Gewicht. Die Notwendigkeit nur einzelner Hilfeleistungen, wie z. B. Hilfe beim Waschen und Frisieren, begründet Hilflosigkeit noch nicht, es sei denn, die einzelne Verrichtung ist für sich lebenserhaltend (z. B. für die unmittelbare Nahrungsaufnahme) oder für die Aufrechterhaltung der Würde des Menschen unerläßlich (z. B. bei Stuhl- und Harninkontinenz, deren Folgen aus eigener Kraft nicht beseitigt werden können).

Die so verstandenen notwendigen Verrichtungen müssen tatsächlich **nicht fortwährend** geleistet werden. Es muß aber die Hilfskraft jederzeit in Bereitschaft sein. Sie müssen auch nicht notwendigerweise an jedem Tag, aber in regelmäßiger Wiederkehr durch andere geboten sein.

Gelegentliche Hilfeleistungen durch Dritte genügen noch nicht. Der Begriff Wartung und Pflege verlangt erhebliche Sonderleistungen einer Pflegeperson gegenüber dem Pflegebedürftigen, die sich nicht in der üblicherweise alten Menschen in Altersheimen gewährten Hilfe erschöpfen dürfen (nicht zu verwechseln mit Alterspflegeheim!).

Nicht nur eine Hilfeleistung *an* einem, sondern auch *für* einen Hilflosen kann Wartung und Pflege bedeuten. Es handelt sich dann um eine äußere, stets gegenwärtige Einwirkung durch bereitstehende Dritte, um den Hilfesuchenden vor **Selbstgefährdung** oder andere Personen vor einer von dem Kranken ausgehenden Gefährdung zu schützen. Die Selbstgefährdung kann darin liegen, daß der Hilflose durch unmotiviertes Verhalten sich an Leben und Gesundheit schädigen würde oder infolge Antriebs- und Willensschwäche oder durch Uneinsichtigkeit die notwendigen Verrichtungen im Ablauf des täglichen Lebens nicht oder falsch erledigen würde, so daß gesundheitliche Schäden oder eine lebensbedrohende Verwahrlosung eintreten würde. Hierfür gilt der Begriff „Bewahrung". Bloßes Anleiten und Beaufsichtigen oder bloßes Überwachen zur Erledigung der Lebensbedürfnisse genügt nicht. Eine Bewahrung in diesem Sinne verlangt also eine bestimmte Sonderleistung.

Häusliche Pflege, Pflegegeld
(§ 69 Abs. 2 bis 6 BSHG) *)

Reichen häusliche Wartung und Pflege aus, dann soll (§ 69 Abs. 2 BSHG) der Träger der Sozialhilfe darauf hinwirken,   daß Wartung und Pflege durch Personen, die dem Pflegebedürftigen nahestehen, oder im Wege der Nachbarschaftshilfe übernommen werden. In diesen Fällen sind dem Pflegebedürftigen die angemessenen Aufwendungen der Pflegeperson zu erstatten; auch können angemessene Beihilfen gewährt und Beiträge der Pflegeperson für eine angemessene Alterssicherung übernommen werden, wenn diese nicht anderweitig sichergestellt ist. Ist neben oder anstelle der Wartung und Pflege nach Satz 1 die Heranziehung einer besonderen Pflegekraft erforderlich, so sind die angemessenen Kosten hierfür zu übernehmen.

Ist ein Pflegebedürftiger, der das erste Lebensjahr vollendet hat, so hilflos, daß er für die gewöhnlichen und regelmäßig wiederkehrenden Verrichtungen im Ablauf des täglichen Lebens in erheblichem Umfang der Wartung und Pflege dauernd bedarf, so ist ihm Pflegegeld zu gewähren. Pflegegeld ist vor Vollendung des ersten Lebensjahres von dem Zeitpunkt an zu gewähren, von dem an die infolge Krankheit oder Behinderung erforderliche besondere Wartung

und Pflege das Maß der einem gesunden Kind zu gewährenden Wartung und Pflege in erheblichem Umfange dauernd übersteigt. Zusätzlich zum Pflegegeld sind dem Pflegebedürftigen die Aufwendungen für die Beiträge einer Pflegeperson oder einer besonderen Pflegekraft für eine angemessene Alterssicherung zu erstatten, wenn diese nicht anderweitig sichergestellt ist. (§ 69 Abs. 3 BSHG)

Das Pflegegeld beträgt z. Zt. (ab 1. 7. 1992) 350,00 DM ** monatlich; es ist angemessen zu erhöhen, wenn der Zustand des Pflegebedürftigen außergewöhnliche Pflege erfordert. (§ 69 Abs. 4 Satz 1 BSHG)

Höhe und jährliche Anpassung des Pflegegeldes und Kürzung bei teilstationärer Betreuung werden in Abs. 3 bis 6 des § 69 BSHG geregelt. Das gewährte Pflegegeld stellt einmal eine pauschalierte Abgeltung der in Abs. 2 genannten Aufwendungen und Beihilfen dar und soll bei Personen, die dem Pflegebedürftigen nahestehen, die Bereitschaft zur Übernahme der häuslichen Pflege wecken und erhalten.

Das Pflegegeld nach § 69 Abs. 3 soll den Hilfeempfänger in den Stand versetzen, sich erkenntlich zu zeigen und zu verhindern, daß die Pflegebereitschaft schwindet. Es ist nicht dazu bestimmt, dem Pflegebedürftigen zu ermöglichen, sich die Wartung und Pflege nach dem Prinzip nach Leistung und Gegenleistung zu beschaffen.

Ob häusliche Wartung und Pflege ausreichen, ist nach Maßgabe der Umstände des Einzelfalls nach objektiven Maßstäben zu beurteilen. Die Formulierung stellt keine Bewertung der Schwere eines Pflegefalles etwa in dem Sinne dar, in leichteren Pflegefällen die Leistungen nach den Abs. 2 bis 5 zu erbringen und in schweren Fällen die Unterbringung in einer Anstalt usw. zu veranlassen. Kann die nach § 68 Abs. 1 erforderliche HzPfl unter Berücksichtigung der Gesichtspunkte des Abs. 2 im häuslichen Bereich durchgeführt werden und ist sie tatsächlich gewährleistet, dann reicht häusliche Pflege aus, ungeachtet des Umfanges und der Dauer der Wartung und Pflege sowie der Gründe, die den Verbleib im häuslichen Bereich veranlassen.

Nahestehende Personen sind in erster Linie nicht nur Ehegatten, Familienangehörige, erreichbare Verwandte und Verschwägerte, sondern auch enge Freunde und gute Bekannte sowie Perso-

---

*) Beim Vorliegen entsprechender Voraussetzungen des Einzelfalles, können diese Leistungen anteilmäßig mit Leistungen bei Schwerpflegebedürftigkeit (§§ 53 ff. SGB V; s. S. 83) verrechnet werden (Nachrang der Sozialhilfe).

**) Wird jährlich zum 1. 7. dynamisiert

nen, die sich gegenseitig verpflichtet fühlen. Unter Nachbarschaftshilfe ist die überkommene Form des gegenseitigen Helfens und Unterstützens unter Nachbarn zu verstehen, wie sie im ländlichen Bereich noch weitgehend gehandhabt wird.

Was **angemessene Aufwendungen** sind, richtet sich nicht allein nach den Gegebenheiten des Einzelfalls, sondern findet auch seine Grenze in den Kosten einer beruflichen Pflegekraft oder eines Anstaltsaufenthaltes. Es handelt sich um eine Tat- und Rechtsfrage. Übersteigen die Aufwendungen im Einzelfall diese vergleichbaren Kosten, dann steht es im pflichtgemäßen Ermessen des Sozialhilfeträgers, ob er sie dennoch erstattet, oder sie mit der Maßgabe entsprechend kürzt, daß der Hilfeempfänger sich für eine andere Hilfsform entscheiden möge.

Der Einsatz einer **besonderen Pflegekraft** nach Abs. 2 Satz 3 darf nur dann einzeln oder neben der häuslichen Pflege nach Abs. 2 Satz 1, erfolgen, wenn Wartung und Pflege durch Nahestehende oder Nachbarn nicht oder nicht voll gesichert ist.

Erheblichen Umfanges ist die Wartung und Pflege dann, wenn nicht nur bei einigen, sondern bei nahezu allen gewöhnlichen und regelmäßig wiederkehrenden Verrichtungen des täglichen Lebens geholfen werden muß.

Ein erheblicher Pflegeaufwand kann jedoch auch schon dann bejaht werden, wenn für zahlreiche wichtige Lebensfunktionen Hilfe gereicht werden muß. Die Pflegeperson muß dann aber in ständiger Bereitschaft stehen, ohne daß unbedingt ein steter Einsatz erforderlich zu sein braucht. Ein erhöhter Einsatz der physischen Kräfte der Pflegeperson ist verlangt. Fremde Hilfe beim An- und Ausziehen einzelner Kleidungsstücke oder bei der täglichen Versorgung von Wunden fällt ebensowenig darunter, wie eine ständige Begleitung. Die Gewährung des pauschalierten Pflegegeldes setzt eine unmittelbar auf die Person bezogene Hilfsbedürftigkeit in einem Grade voraus, daß der Hilfesuchende an den Grunderfordernissen des täglichen Lebens zu scheitern droht.

Bei **außergewöhnlicher Pflegebedürftigkeit** (Abs. 4 Satz 1 Halbsatz 2) besteht von Amts wegen die Verpflichtung zur Erhöhung. Diese muß angemessen sein, d. h. das erhöhte Maß der außergewöhnlichen Pflege im Verhältnis zu dem Pflegeaufwand, der das pauschalierte Pflegegeld aus-

löst, muß auch im Erhöhungsbetrag zum Ausdruck kommen. Dauerndes Krankenlager oder besonders hohe Anforderungen an die Pflegeperson können diesen Tatbestand erfüllen.

Der Besuch einer Sonderschule für gelähmte Kinder berechtigt nicht zur Versagung des Pflegegeldes, er stellt nur eine die häusliche Pflege sinnvoll ergänzende Maßnahme dar.

Keine außergewöhnliche Pflege i. S. des § 69 Abs. 3 Satz 2 liegt vor, wenn an die Pflegebereitschaft und an die physischen und psychischen Kräfte der Pflegeperson keine über den Rahmen des § 69 Abs. 1 Satz 1 hinausgehenden Anforderungen gestellt werden.

Außergewöhnliche Pflegebedürftigkeit bei einem bestimmten Personenkreis

(§ 69 Abs. 4 Satz 2, in Verbindung mit VO zu § 24 Abs. 2 Satz 1 BSHG)

Den besonders schwer behinderten Personen i. S. des § 24 Abs. 2 soll das Pflegegeld stets in einer bestimmten Höhe gewährt werden, ohne daß bei diesen Personen eine Prüfung des Schweregrades der Hilflosigkeit vorgenommen wird.

Behinderte im Sinne des § 24 Abs. 2 Satz 1 des Gesetzes sind

1. Personen mit Verlust beider Beine im Oberschenkel, bei denen eine prothetische Versorgung nicht möglich ist oder die eine weitere wesentliche Behinderung haben,
2. Ohnhänder,
3. Personen mit Verlust dreier Gliedmaßen,
4. Personen mit Lähmungen oder sonstigen Bewegungsbehinderungen, wenn diese Behinderungen denjenigen der in den Nummern 1 bis 3 genannten Personen gleichkommen,
5. Hirnbeschädigte mit schweren körperlichen und schweren geistigen oder seelischen Störungen und Gebrauchsbehinderung mehrerer Gliedmaßen,
6. Personen mit schweren geistigen oder seelischen Behinderungen, die wegen dauernder und außergewöhnlicher motorischer Unruhe ständiger Aufsicht bedürfen,
7. andere Personen, deren dauerndes Krankenlager erfordernder Leidenszustand oder deren Pflegebedürftigkeit so außergewöhnlich ist, daß ihre Behinderung der Behinderung der in den Nummern 1 bis 5 genannten Personen vergleichbar ist.

Als Gliedmaße gilt mindestens die ganze Hand oder der ganze Fuß.

Für den o. g. Personenkreis spricht das BSHG § 69 Abs. 4 Satz 2 Halbsatz 2 eine gesetzliche Vermutung dahin aus, daß die Voraussetzungen für die Gewährung eines Pflegegeldes stets vorliegen und damit zugleich auch eine außergewöhnliche Pflegebedürftigkeit besteht. Z. Z. (ab 1. 7. 1992) beträgt für diesen Personenkreis das Pflegegeld 953, – DM monatlich. Es wird – wie das Pflegegeld überhaupt – jährlich zum 1. 7. dynamisiert.

Für den Pflegegeldanspruch dieses Personenkreises gilt eine erhöhte besondere Einkommensgrenze (§ 81 Abs. 2 u. 3 BSHG). Der ärztliche Gutachter, der zu solchen und ähnlichen Fragen gehört wird, oder der behandelnde Arzt, der eine Beratung durchführt, sollte zumindest soweit informiert sein, daß bei den vorstehend genannten Behinderten eine wesentlich höhere Einkommensgrenze bei der Entscheidung des Pflegegeldanspruchs berücksichtigt wird, als es bei dem Personenkreis der Fall ist, für den sinngemäß die übrigen Regelungen zutreffen.

Die Definition des Personenkreises unter Nrn. 1 bis 3, 5 und 6 bereiten dem medizinischen Sachverständigen in der Regel keine größeren Beurteilungsschwierigkeiten. Zum Teil (z. B. Ohnhänder) können die geforderten Tatbestände auch von nicht-medizinischer Seite aus glaubhaft und zuverlässig dargestellt werden. Hohe Anforderungen an den medizinischen Sachverstand sind bei der Beurteilung derjenigen Behinderten notwendig, wie sie unter Nr. 4 und 7 aufgeführt werden. Bei einschlägigen Fragestellungen genügt es nicht, eine einfache Zuordnung zu diesen Personenkreisen von medizinischer Seite aus vorzunehmen. Es bedarf hier neben der exakten Befundschilderung auch einer guten und für die Verwaltung verständlichen Begründung, warum von ärztlicher Seite aus die unter den Nrn. 4 und 7 geforderten Vergleiche angenommen werden.

Literatur

Bundessozialhilfegesetz (BSHG) in der Neufassung vom 01. 07. 1983 (BGBl I, S. 613) zuletzt geändert am 10. 1. 1991 (BGBL I, S. 94, ber. S. 808)

Entscheidungen der Spruchstellen für Fürsorgestreitigkeiten, Bd. 23 bis 27. Filthuth, Hannover 1971 – 1975

Gesetz über die Angleichung der Leistungen zur Rehabilitation. Rehabilitations-Angleichungsgesetz (RehaG) vom 07. 08. 74 (BGBl. I, S. 1881)

Gesetz zur Sicherung der Eingliederung Behinderter in Arbeit, Beruf und Gesellschaft – Schwerbehindertengesetz (SchwbG) vom 24. 04. 1974 (BGBl. I, S. 981)

Knopp, A., O. Fichtner: BSHG, Kommentar, 3. Aufl. Vahlen, Berlin 1974

Mergler, O., G. Zink, E. Dahlinger: Bundessozialhilfegesetz, Kommentar, 4., überarb. Aufl. Kohlhammer, Stuttgart Stand Jan. 1991

Rehabilitation – eine neue Aufgabe der gesetzlichen Krankenversicherung im Zusammenwirken der Sozialleistungsträger, Die Ortskrankenkasse (DOK) 56 (1974) 785 – 960

Sozialgesetzbuch (SGB), Allgemeiner Teil, vom 11. 12. 1975 (BGBl. I, S. 3015)

Sozialhilfe-Richtlinien. Richtlinien und Anhaltspunkte zur Anwendung des Bundessozialhilfegesetzes, hrsg. vom Landkreis- und Städtetag Baden-Württemberg, 2. Aufl. Boorberg, Stuttgart 1976

Verordnung nach § 47 des Bundessozialhilfegesetzes – Eingliederungshilfe-Verordnung (EinglHVO) in der Fassung vom 01. 02. 1975 (BGBl. I, S. 434)

Verordnung zur Durchführung des § 24 Abs. 2 Satz 1 des Bundessozialhilfegesetzes vom 28. 06. 74 (BGBl. I, S. 1365)

Vertrag nach § 368r RVO (Rehabilitations-Richtlinien) (Kassenärztliche Bundesvereinigung/Krankenkassen) vom 11. 06. 76. Dtsch. Ärztebl. 73 (1976) 1775 u. 1843

17. Rehabilitationsberatung

G. Tschochner, K. Dickneite

17.1. Vorbemerkungen

Die ärztliche Beratung von Behinderten über die möglichen Leistungen zur Rehabilitation sowie über die Möglichkeiten einer Beratung durch Krankenkasse bzw. zuständige Kostenträger erfordert Grundkenntnisse über die verschiedenen Zweige der Rehabilitation, einschlägige Beratungsstellen und Erfahrung in der Einleitung von Rehabilitationsmaßnahmen.

Auf der Basis des besonderen Vertrauens zwischen Arzt und Patient ist gerade der behandelnde Arzt aufgerufen, beim Behinderten die *Einsicht* in die Notwendigkeit von Rehabilitationsmaßnahmen zu wecken bzw. zu fördern und diese bei dem zuständigen Träger einzuleiten. Fast immer ist der Arzt derjenige, der weit vorausschauend als erster das Erfordernis zukünftiger Rehabilitationsmaßnahmen zu erkennen vermag. Schließlich ist die ärztliche Stellungnahme wesentliche Voraussetzung für die Beurteilung der Erfolgsaussichten von Rehabilitationsmaßnahmen.

Das Gesetz über die Angleichung der Leistungen zur Rehabilitation (RehaG) (S. 22) bezeichnet als Aufgabe der Rehabilitation (§ 1):

Die medizinischen, berufsfördernden und ergänzenden Maßnahmen und Leistungen zur Rehabilitation im Sinne dieses Gesetzes sind darauf auszurichten, körperlich, geistig oder seelisch Behinderte möglichst auf Dauer in Arbeit, Beruf und Gesellschaft einzugliedern.

Den Behinderten stehen bei der Anwendung dieses Gesetzes diejenigen gleich, denen eine Behinderung droht.

Damit sind die drei Zweige der Rehabilitation benannt, nämlich medizinische, berufsfördernde und ergänzende Maßnahmen.

Als ergänzende Maßnahmen sind insbesondere finanzielle Leistungen zu verstehen, die während medizinischer oder berufsfördernden Maßnahmen gewährt werden (Übergangsgeld oder Krankengeld) sowie die Übernahme der Beiträge zur Sozialversicherung während eines Rehabilitationsverfahrens.

Nicht im RehaG erwähnt ist die soziale Rehabilitation. Darunter versteht man Maßnahmen, welche der besonderen gesellschaftlichen Eingliederung eines Behinderten dienen, nicht in den Bereich der Rehabilitationsmaßnahmen im engen Sinne gehören und deshalb dem Bundessozialhilfegesetz (BSHG) zuzuordnen sind.

Da auch durch das RehaG die Frage der Zuständigkeit der verschiedenen Leistungsträger nicht leicht überschaubar ist, sollen im folgenden praktische Hinweise zur Einleitung von Rehabilitationsmaßnahmen gegeben werden.

17.2. Einleitung, Durchführung und Absicherung von Rehabilitationsmaßnahmen bei stationären Patienten

Die Rehabilitation beginnt mit der Erstbehandlung. Die medizinische Rehabilitation ist nur ein Teil der möglicherweise erforderlichen Rehabilitationsmaßnahmen. *Medizinische* Rehabilitation ist identisch mit der erforderlichen ambulanten und stationären Behandlung einschließlich wiederherstellender Maßnahmen oder Hilfsmittelversorgung. Im Akutfall bedarf es keiner besonderen Vorkehrungen zur Einleitung solcher Maßnahmen. Es werden vielmehr aufgrund ärztlicher Anordnung die Leistungen der gesetzlichen Krankenversicherung in Anspruch genommen.

Darüber hinaus sind aber vom ersten Tag der Behandlung ab auch Fragen der *beruflichen* Rehabilitation, sozialer und sonstiger ergänzender Rehabilitationsleistungen ins Auge zu fassen.

Sobald das Ausmaß der bleibenden Behinderung voraussehbar ist, sollte durch den *Krankenhaussozialdienst* (oder direkt durch die *Rehabilitationsberatungsstelle* des zuständigen Arbeitsamtes) die sogenannte *Erstberatung* veranlaßt werden. Dabei werden unter Berücksichtigung des zu erwartenden medizinischen Befundes und anhand des Arbeitsschicksales des Kranken oder Behinderten, der von ihm geäußerten Neigungen sowie unter Berücksichtigung der Arbeitsmarktsituation und des derzeitigen oder künftigen Wohnsitzes Vorschläge für eine berufliche Rehabilitation entwickelt. Berufliche Rehabilitation bedeutet nicht zwangsläufig Umschulung. In jedem Falle wird zunächst die Frage einer innerbetrieblichen Umsetzung, einer Adaptation des Arbeitsplatzes oder einer Anlernmaßnahme zu prüfen sein. Erst wenn dieser Weg nicht erfolgversprechend erscheint, oder andere Gründe, die in der Person des Behinderten oder seines Umfeldes liegen, diese Maßnahmen ausschließen, wird die Frage einer völligen beruflichen Neuorientierung, also einer Umschulung, diskutiert.

Nach psychologischer Eignungsuntersuchung und arbeitsmedizinischer Beurteilung durch das Arbeitsamt oder andere Fachdienste wird – vorbereitet durch den Kliniksozialdienst – ein *Eingliederungsvorschlag* erarbeitet, der an den zuständigen Leistungsträger geht und in der Regel von diesem übernommen wird.

Bei der Vielfalt der Möglichkeiten, Ansprüche gegen Leistungsträger zu begründen, ist es wichtig, die Zuständigkeiten zu klären. Zwar hat jeder Sozialleistungsträger auch im Falle seiner Nicht-Zuständigkeit Anträge auf Rehabilitationsleistungen entgegenzunehmen und ist verpflichtet, diese unverzüglich an den als zuständig ermittelten Leistungsträger weiterzuleiten. Erfahrungsgemäß führt der Antrag bei unzuständigem Leistungsträger aber zu Verzögerungen des Rehabilitationsablaufes, die in der Regel zu Lasten des Betroffenen gehen. In Zweifelsfällen sollte der Rehabilitationsantrag zweckmäßigerweise an das zuständige Arbeitsamt gerichtet werden.

a) Behinderung eines Sozialversicherten durch Privatunfall

Beispiel: Gliedmaßenverlust bei privatem Unfall eines Arbeiters mit körperlich anstrengender, stark manuell betonter Tätigkeit. Das Heimatarbeitsamt hat festgestellt, daß eine sofortige innerbetriebliche Umsetzung nicht möglich ist, wohl aber eine Weiterbeschäftigung im kaufmännischen Bereich nach vorausgegangener Umschulung verbindlich in Aussicht gestellt werden kann.

Der Eingliederungsvorschlag soll lauten: Umschulung zum Industriekaufmann. Vorrangiger Adressat ist die Landesversicherungsanstalt, an

die zuletzt Rentenversicherungsbeiträge entrichtet wurden, wenn keine private Unfallversicherung eintritt. Gleichzeitig ist eine Umschulungsstätte zu suchen, das ist bei Erstausbildungen ein Berufsbildungswerk, sonst in der Regel ein *Berufsförderungswerk*, d. h. eine Spezialeinrichtung zur beruflichen Rehabilitation von Erwachsenen, in der Berufsausbildung nach den Prinzipien der Erwachsenenbildung durchgeführt wird. Bis zum Abschluß der klinischen Behandlung einschließlich prothetischer Versorgung können die Rehabilitationsvorbereitungen durch die tatkräftige Unterstützung des Krankenhaussozialdienstes vom Patienten so weit erledigt sein, daß er bald nach seiner Entlassung den Bescheid seines Rehabilitationskostenträgers und einen Ausbildungsplatz zugeteilt erhält. Die berufliche Rehabilitation soll im unmittelbaren Anschluß an die medizinische Rehabilitation erfolgen. Nach Abschluß der Umschulung steht der Patient dem Arbeitsmarkt bzw. seiner alten Firma wieder zur Verfügung.

b) Behinderung eines Sozialversicherten durch Fremdverschulden

Beispiel: Wie bei a), die Schädigung ist aber auf Verschulden eines Dritten zurückzuführen.

Zuständig ist auch hier die gesetzliche Krankenversicherung für die medizinische und die gesetzliche Rentenversicherung für die berufliche Rehabilitation. Wegen darüber hinausgehender zivilrechtlicher Schadenersatz- bzw. Haftpflichtansprüche ist die Beratung durch einen Rechtsanwalt anzustreben, da u. U. auch durch die Rehabilitationsträger Regreßansprüche gegenüber dem Schädiger bestehen.

c) Behinderung eines Sozialversicherten durch Arbeitsunfall

Beispiel: Wie bei a), der Unfall ereignete sich aber an der Arbeitsstelle bzw. auf dem Weg zur Arbeit.

Zuständig ist für die medizinische wie berufliche Rehabilitation der Unfallversicherungsträger. Entsprechend ist der Berufshelfer der zuständigen Berufsgenossenschaft frühzeitig in die Planungen einzubeziehen.

d) Behinderung durch Versorgungsleiden

Beispiel: Wie bei a), aber die Behinderung ist Folge eines Versorgungsleidens.

Für die Maßnahmen der medizinischen und beruflichen Rehabilitation ist – ggf. über den

Bundesbehandlungsschein − zunächst die Krankenkasse, im übrigen die Versorgungsverwaltung bzw. die Kriegsopferfürsorgestelle beim Sozialamt der Gemeinde oder des Landkreises zuständig.

e) Behinderung bei Beamten

Beispiel: Wie bei a), jedoch ist der Behinderte Beamter.

Zu prüfen ist, ob *Dienstfähigkeit* besteht. Im Falle verbliebener Dienstfähigkeit sind rehabilitative Überlegungen dahingehend auszurichten, die äußeren Voraussetzungen für eine weitere Tätigkeit zu schaffen, z. B. entsprechende Gestaltung des Arbeitsplatzes, oder aber den behinderten Beamten einer anderweitigen Verwendung zuzuführen. In solchen Fällen ist die Einschaltung des Arbeitsamtes in der Regel weniger wichtig als eine unmittelbare Zusammenarbeit mit dem Diensttherrn und nicht zuletzt dem Schwerbehindertenvertrauensmann der jeweiligen Dienststelle.

f) Behinderung bei Nicht-Sozialversicherten

Beispiel: Wie bei a), der Behinderte ist nicht sozialversichert.

Wegen fehlender Anspruchsvoraussetzungen gegen einen Träger der beruflichen Rehabilitation ist eine umgehende Einschaltung des Krankenhaussozialdienstes anzuraten. Ggf. kommt aber Eingliederungshilfe nach dem BSHG in Betracht.

g) Behinderung bei Kindern von Sozialversicherten

Beispiel: Wie bei a), jedoch handelt es sich um ein Kind oder einen nicht selbst versicherten Jugendlichen.

Die medizinischen Maßnahmen zur Rehabilitation werden im Rahmen der Familienhilfe durch die Krankenkasse eines der Elternteile gewährt. Für die erforderliche schulische oder berufliche Rehabilitation kommt Eingliederungshilfe nach dem BSHG oder Ausbildungshilfe nach dem AFG in Betracht.

h) Angeborene oder früh erworbene Behinderungen von Kindern und Jugendlichen

Beispiel: Kinder und Jugendliche mit angeborenen oder früherworbenen Behinderungen.

Medizinische Rehabilitation (s. Beispiel g). Sozialpädagogische Förderung in Kindergärten

und anderen Einrichtungen für körperbehinderte Kinder und Jugendliche werden vom Sozialhilfeträger übernommen. Bei Heimunterbringung wird dabei von den Eltern die Aufbringung der Mittel erwartet, die sie aufzubringen hätten, wenn das Kind zu Hause leben würde (S. 133, 134).

Die berufliche Eingliederung erfolgt ausschließlich durch die Bundesanstalt für Arbeit, die die berufliche Förderung von jugendlichen Behinderten im Rahmen der Berufsausbildungsbeihilfe übernimmt. In die entsprechenden Beratungen ist daher nicht der Rehabilitationsberatungsdienst des Arbeitsamtes (wie bei Erwachsenen), sondern die Berufsberatung für Behinderte einzuschalten.

17.3. Einleitung, Durchführung und Absicherung von Rehabilitationsmaßnahmen bei ambulanten Patienten

Die Einleitung *medizinischer* Rehabilitationsmaßnahmen entspricht den Vorstellungen über eine optimale medizinische Versorgung, wie sie bekanntlich durch Facharztüberweisung, Krankenhauseinweisung und Heilverfahrensanträge gehandhabt wird. Auf die Möglichkeit eines *Anschlußheilverfahrens* zur körperlichen und psychischen Wiederherstellung nach länger dauernden Krankheiten soll besonders hingewiesen werden.

Bezüglich der Einleitung *beruflicher* Rehabilitationsmaßnahmen unterscheidet sich die Situation des niedergelassenen Arztes vor allem dadurch, daß er auf die Beratung durch Krankenhaussozialdienste nicht zurückgreifen kann.

Als Anlaufstelle sind statt dessen zu empfehlen:

Rehabilitationsberatungsstellen der Arbeitsämter,

Beratungsstellen des Gesundheitsamtes (Landesarzt für Körperbehinderte),

Beratungsstellen für Körperbehinderte bei den Sozialämtern,

Beratungsstellen der Rentenversicherungsträger (nur in größeren Orten),

Versicherungsämter der Gemeinde- bzw. Kreisverwaltung.

Beratungsstellen der freien Wohlfahrtspflege oder sonstiger Selbsthilfeorganisationen.

Sofern in erster Linie an die Einleitung berufs-fördernder Maßnahmen gedacht ist, wird der Patient zweckmäßigerweise der Rehabilitations-beratungsstelle des örtlich zuständigen Arbeits-amtes zugeführt, wobei es sich als besonders sinnvoll erweisen wird, den Arbeitsamtsarzt durch einen Befundbericht oder zur Verfügung-stellung von Krankenunterlagen direkt anzu-gehen.

Literatur

Bundesarbeitsgemeinschaft für Rehabilitation (Hrsg.): Die Rehabilitation Behinderter, Wegweiser für Ärzte, Deutscher Ärzte-Verlag, Köln 1984

Bundesminister für Arbeit und Sozialordnung: Über-sicht über die soziale Sicherung, 10. Aufl. Bonn 1977

Bundeszentrale für gesundheitliche Aufklärung, Köln, i. A. des Bundesministeriums für Jugend, Familie und Gesundheit: Besser helfen − mehr erreichen, Bro-schüre 1976

Jochheim, K. A., I. F. Scholz: Rehabilitation, Bd. I: Ge-setzliche Grundlagen, Methoden und Maßnahmen, Thieme, Stuttgart 1975

Jung, K., B. Preuß: Rechtsgrundlagen der Rehabilita-tion. Sammlung des gesamten Rehabilitationsrech-tes, Schulz, Percha am Starnberger See 1975

Jung, K., B. Preuß: Rehabilitation. Kommentar zum Rehabilitationsangleichungsgesetz, 2. Aufl. Asgard, Bonn-Bad Godesberg 1976

18. Beurteilung der Wehrdienstfähigkeit

J. Roggatz

18.1. Vorbemerkungen

Die Grundlage der Tauglichkeitsbeurteilung sind die Bestimmungen für die Durchführung der ärztlichen Untersuchung bei Musterung und Diensteintritt von Wehrpflichtigen, Annahme und Einstellung von freiwilligen Bewerbern sowie bei der Entlassung von Soldaten, niedergelegt als Zentrale Dienstvorschrift (ZDv) 46/1.

Der festgestellte Körperfehler wird mit einer Fehlernummer (arabische Zahl) gekennzeichnet. Diese sind nach anatomischen Gebieten von 1 bis 82 gegliedert.

Der Schweregrad des festgestellten Körperfehlers wird mit den römischen Zahlen I bis VI dokumentiert. Die Kombination von Gradation und Fehlernummer ergibt die Fehlerziffer.

Die Tauglichkeitsgrade wehrdienstfähig, vorübergehend nicht wehrdienstfähig und nicht wehrdienstfähig sowie die dem Tauglichkeitsgrad „wehrdienstfähig" zuzuordnenden Verwendungsgrade „voll verwendungsfähig", „verwendungsfähig mit Einschränkung für bestimmte Tätigkeiten" und „verwendungsfähig mit Einschränkung in der Grundausbildung und für bestimmte Tätigkeiten" werden zum Zwecke der innerdienstlichen Dokumentation mit arabischen Ziffern (1 – 5) signiert.

Unter Wehrdienstfähigkeit wird die geistige und körperliche Tauglichkeit für den Wehrdienst verstanden.

18.2. Signierziffern

Signierziffer 1
Der Wehrpflichtige weist nur Körperfehler der Gradation I bis III auf, die keinen Einfluß auf die Tauglichkeit und Verwendungsfähigkeit besitzen.

Signierziffer 2
Die Körperfehler des Wehrpflichtigen sind den Gradationen I bis III zuzuordnen. Die schwer-

wiegendste Fehlerziffer schließt jedoch eine Verwendungsfähigkeit in bestimmten Tätigkeitsbereichen aus (z. B. keine Pionierdienstverwendungsfähigkeit bei deutlicher Skoliose).

Signierziffer 3
Der schwerwiegendste Körperfehler ist nach Gradation IV zu beurteilen. Dies bedeutet tauglich mit erweiterten Verwendungsausschlüssen und eingeschränkter Grundausbildung (z. B. teilfixierter Rundrücken, einseitige Spondylolyse, abgeheilter Perthes als Ausschluß für eine Reihe von Tätigkeiten wie u. a. Sprechfunker, Koch, Panzerschlosser).

Signierziffer 4
entspricht Gradation V und bedeutet vorübergehend nicht wehrdienstfähig infolge akuter Erkrankung oder Verletzung. Die Ausheilung der Gesundheitsstörung wird voraussichtlich mehr als 4 Wochen, jedoch maximal 5 Jahre dauern. Der Befund muß nach ärztlicher Erfahrung eine spätere Beurteilung wenigstens nach Gradation IV erwarten lassen.

Signierziffer 5
entspricht Gradation VI und bedeutet dauernd nicht wehrdienstfähig (z. B. Skoliose über 30 Grad nach Cobb, Spondylolisthese, M. Bechterew, Arthrosen großer Gelenke mit Funktionseinschränkung).

Bei den Teilstreitkräften Heer, Luftwaffe und Marine wird von den körperlichen Anforderungen her eine einheitliche Grundausbildung durchgeführt.

Der Truppenarzt befindet im Einzelfall, von welchen bestimmten Tätigkeiten der Soldat zu befreien ist. Auch der eingeschränkt verwendungsfähige Wehrpflichtige muß die allgemeinen „Mindestanforderungen an die militärische Verwendbarkeit" und die „Tätigkeitsmerkmale in der Grundausbildung" erfüllen. Wehrpflichtige, die nicht den festgelegten Mindestanforderungen und eingeschränkten Tätigkeitsmerkmalen entsprechen, können auch bei gegebener „fachspezifischer Eignung" keine militärische Verwendung als Soldat finden.

Die ZDv 46/1 wird den Entwicklungen regelmäßig angepaßt. Ziel der ärztlichen Bemühungen ist es, den Wehrpflichtigen vor körperlichen Schäden durch den Wehrdienst zu schützen.

18.3. Fehlernummern

Die auf orthopädischem Gebiet relevanten Veränderungen sind unter folgenden Fehlernummern zu finden:

FNr. 5   (gutartige Geschwülste, Exostosen)
FNr. 6   (Knochenbrüche)
FNr. 7   (Narben)
FNr. 8   (Muskel-, Sehnen- und Bandveränderungen)
FNr. 11   (Erkrankungen des rheumatischen Formenkreises)
FNr. 41   (Schiefhals)
FNr. 42   (Wirbelsäule)
FNr. 43   (Brustverformung)
FNr. 47   (Beckenschiefstand) in Verbindung mir t
FNr. 68   (Beinveränderungen)
FNr. 59   (Gelenke)
FNr. 60   (Schlüsselbein)
FNr. 61 – 67 (Handveränderungen)
FNr. 71 – 74 (Fußveränderungen)

Zu den einzelnen Fehlernummern

FNr. 5 (gutartige Geschwülste, Exostosen)
Gradation I + II
Gutartige, im Dienst nicht hinderliche Geschwülste oder Knochenauswüchse (z. B. Lipom, kleine Exostose, Hämangiom).

Gradation III
Gutartige, durch Kleidung verdeckte Geschwülste oder vereinzelte Knochenauswüchse, die die dienstliche Leistungsfähigkeit nur unwesentlich behindern. Das Tragen jeglicher militärischer Bekleidung und Ausrüstung **muß uneingeschränkt** möglich sein.

Gradation IV
Gutartige größere Geschwülste oder Knochenauswüchse, die einen Einsatz in bestimmten Funktionen zulassen.

Gradation V
Gutartige größere Geschwülste oder Knochenauswüchse stärkeren Grades, die operativ zu beseitigen sind und dann mindestens nach III oder IV beurteilt werden können. **Überprüfungsuntersuchung spätestens nach 12 Monaten erforderlich.**

Gradation VI
Gutartige, große hinderliche Geschwülste und Knochenauswüchse, deren Entfernung nicht zumutbar ist. Größere behindernde Hämangiome. Z.n. Operation oder Bestrahlung bösartiger Neubildungen.

FNr. 6 (Knochenbrüche)
Gradation I + II
Geheilte Knochenbrüche oder Knochenerkrankungen ohne Deformierung oder Funktionsstörung. Wirbelfrakturen s. FNr. 42.

Gradation III
Mit Veränderungen geheilte Knochenbrüche und Knochenerkrankungen, die die Ausübung des militärischen Dienstes nicht erschweren. Z. n. operativer Knochenbruchbehandlung bei klinisch einwandfreier Konsolidierung und bei **freier Beweglichkeit und Funktionsfähigkeit** der Gelenke.

Gradation IV
Z. n. Knochenbruchbehandlung (u. a. Osteosynthese bei noch liegendem Material) bei klinisch und röntgenologisch einwandfreier Konsolidierung und bei **mäßiger Funktionseinschränkung** von großen Gelenken. Mit oder ohne Deformierung geheilte Knochenbrüche mit mäßiger Funktionseinschränkung von Gelenken der betreffenden Gliedmaßen. Abgeheilte Osteomyelitis 5 Jahre rezidivfrei (ohne klinischen und röntgenologischen Nachweis osteomyelitischer Veränderungen).

Gradation V
Akute Erkrankungen oder Verletzungen der Knochen. Z. n. operativer Knochenbruchbehandlung bei **noch nicht ausreichender Konsolidierung** der Fraktur und/oder noch **vorhandener Funktionseinschränkung** von Gelenken der betreffenden Gliedmaßen mit der Aussicht auf Besserung.

Gradation VI
Ungünstig verheilte Knochenbrüche oder Knochenerkrankungen mit nicht besserungsfähigen Folgeerscheinungen (z. B. Pseudarthrosen mit statischer oder funktioneller Auswirkung, er-

hebliche Beeinträchtigung der Gesamtstatik der betreffenden Gliedmaßen). Chronische oder fortschreitende Erkrankungen der Knochen, die jeden militärischen Dienst unmöglich machen. Abgelaufene Knochentuberkulose.

Eine chirurgische oder orthopädische Untersuchung und prognostische Einschätzung bei Zustand nach operativer Knochenbruchbehandlung ab Gradation III erforderlich.

FNr. 7 (Narben)
Gradation I + II
Oberflächliche, durch Sitz und Ausdehnung nicht hinderliche Narben.

Gradation III
Narben, welche die Gebrauchsfähigkeit eines Körperteiles gering beeinträchtigen, jedoch das Tragen von militärischer Bekleidung und Ausrüstung nicht erschweren und nicht entstellend wirken.

Gradation IV
Ausgedehnte Narben, die die Funktion beeinträchtigen, jedoch eine Verwendung in bestimmten militärischen Funktionen noch zulassen.

Gradation V
Frische größere Weichteilverletzungen, abheilende größere Wunden.

Gradation VI
Größere Narben, welche die Gebrauchsfähigkeit eines Körperteils wesentlich herabsetzen, das Tragen der militärischen Ausrüstung und Kleidung erschweren oder entstellend wirken. Umfangreiche oder mit dem Knochen verwachsene Narben, welche die Gebrauchsfähigkeit des betreffenden Körperteils erheblich behindern und die Leistungsfähigkeit stark beeinträchtigen oder aufheben.

FNr. 8 (Muskel-, Sehnen- und Bandveränderungen)
Gradation I
Überstandene Muskel- und Sehnenerkrankungen oder Verletzungen ohne Folgeerscheinungen.

Gradation II
Überstandene Muskel-, Sehnen- und Bändererkrankungen oder Verletzungen ohne wesentliche funktionelle Ausfälle.

Gradation III
Myalgien und Myogelosen mit Neigung zu gelegentlichen Rückfällen (s. auch FNr. 42). Bleibende Veränderungen oder Erkrankungen der Mus-

keln, Sehnen und Bänder, die die Leistungsfähigkeit nicht wesentlich beeinträchtigen (z. B. Sehnennaht, Muskelriß).

Gradation IV
Bleibende Veränderungen oder Erkrankungen der Muskeln, Sehnen und Bänder, die die Leistungsfähigkeit zwar beeinträchtigen, den Dienst in bestimmten Funktionen noch zulassen.

Gradation V
Nicht abgeheilte Verletzungen und akute Erkrankungen der Muskeln, Sehnen, Sehnenscheiden, Schleimbeutel und Bänder.

Gradation VI
Bleibende schwere Veränderungen oder Erkrankungen der Muskeln, Sehnen, Sehnenscheiden, Schleimbeutel und Bänder, die die Leistungsfähigkeit wesentlich beeinträchtigen oder aufheben.

FNr. 11 (Erkrankungen des rheumatischen Formenkreises)
Gradation I + II
Eine Beurteilung in dieser Gradation entfällt.

Gradation III
Mindest 2 Jahre zurückliegendes akutes rheumatisches Fieber ohne erkennbare Folgen. Überstandene entzündliche Gelenkerkrankungen ohne Beeinflussung der körperlichen Leistungsfähigkeit. Konstante Hyperurikämie ohne klinische Erscheinungen.

In Zweifelsfällen internistische Untersuchung ab Gradation III erforderlich.

Gradation IV
Überstandene entzündliche Gelenkerkrankungen, die die körperliche Leistungsfähigkeit nur geringfügig beeinflussen. Gicht ohne Aktivitätszeichen mit nur selten auftretenden Anfällen.

Gradation V
Akute entzündliche Gelenkerkrankungen. Akute Gicht.

Gradation VI
Chronische entzündliche Gelenkerkrankungen mit Neigung zu Rückfällen und objektivierbaren Folgezuständen jeden Grades. Kollagenosen, chronische Gicht mit organischen Funktionseinschränkungen.

FNr. 41 (Schiefhals)
Gradation I – III
In bekleidetem Zustand *nicht* auffallende Schiefheit des Halses oder Erhöhung einer Schulter ohne Beeinträchtigung der Beweglichkeit.

Gradation IV
In bekleidetem Zustand auffallende Schiefheit des Halses, Erhöhung einer Schulter ohne wesentliche Beeinträchtigung der Beweglichkeit des betroffenen Körperteils, organisch bedingt.

Gradation V
Entfällt.

Gradation VI
Befund wie unter Gradation IV, jedoch mit erheblicher Beeinträchtigung der Beweglichkeit.

FNr. 42 (Wirbelsäule)
Gradation I + II
Geringe Abweichungen von den physiologischen Krümmungen der Wirbelsäule ohne Beeinträchtigung ihrer Beweglichkeit (Schiefhaltung), abgeheilte Verletzungsfolgen, leichte Anomalien am Wirbelskelett, keine Einschränkung in der Funktion und Belastbarkeit.

Gradation III
Stärkere Grade der unter I und II genannten Abweichungen, die jedoch die Beweglichkeit nicht beeinträchtigen und den Waffen- wie auch Truppendienst nicht behindern (z. B. Skoliose oder Kyphose). Wachstums- oder Entwicklungsstörungen der Wirbelsäule mit entsprechenden Keilwirbeln und Schmorl'schen Knötchen ohne Funktionseinschränkung und ohne wesentliche Einschränkung der Belastbarkeit (z. B. überstandener Scheuermann, Spina bifida occulta).

In Zweifelsfällen orthopädische Untersuchung empfohlen.

Gradation IV
Stärkere Veränderungen der Wirbelsäule mit mäßiger Funktionseinschränkung, die das Tragen jeglicher militärischer Ausrüstung noch erlauben und die für den Einsatz in bestimmten militärischen Verwendungen noch geeignet erscheinen (Skoliosen bis zu einem Biegungswinkel von 30 Grad, Mehrfachskoliosen, Flachrücken mit ausreichend entwickelter Rückenmuskulatur, überstandener Scheuermann mit mindestens drei Keilwirbeln). Der Zustand der Rückenmuskulatur ist hierbei zu berücksichtigen. Operierte Bandscheibenschäden ohne Beschwerden. Lumbosakraler Übergangswirbel mit mäßiger Funktionseinschränkung. Einseitige laterale Spondylolyse.

Gradation V
Krankheiten oder Verletzungen der Wirbelsäule, deren Ausgang und Ausheilung noch nicht sicher beurteilt werden können (z. B. florider Scheuer-

mann, Osteoporose) und die nach Ausheilung eine Beurteilung und Einstufung mindestens nach IV 42 erwarten lassen. Bei Wirbelkörperfrakturen Kontrolle nach 12 Monaten, bei Querfortsatz- oder Dornfortsatzfrakturen Kontrolle nach 6 Monaten.

Gradation VI
Leiden der Wirbelsäule mit starker Bewegungseinschränkung und/oder Beeinträchtigung der Brustorgane (z. B. schwere Skoliose und Kyphose, Wirbelsäulentuberkulose und ihre Folgezustände, Bandscheibenschäden, stark ausgeprägte Osteochondrose oder Spondylosis deformans mit Funktionseinschränkung). Wirbelgleiten, Spondylarthritis ankylopoetica (M. Bechterew). Lumbosakralarthrose mit Funktionseinschränkung. Zustand nach schweren Verletzungen oder Operationen der Wirbelsäule mit Nervenlähmungen und starker Funktionsbeeinträchtigung. Operierte Bandscheibenschäden mit stärkeren Beschwerden und anhaltenden Wurzelreizungen.

Chirurgische oder orthopädische Untersuchung mit prognostischer Einschätzung ist ab Gradation IV erforderlich. Die Berufsanamnese ist zu berücksichtigen.

FNr. 43 (Brustverformung)
Gradation I + II
Angeborene oder erworbene geringe Verformung des Brustkorbs.

Gradation III
Formveränderungen des Brustkorbs, die im bekleideten Zustand nicht auffallen und das Tragen militärischer Ausrüstung nicht behindern. Die Funktionen der Brustorgane dürfen nicht beeinträchtigt sein.

Gradation IV
Formveränderungen des Brustkorbs, die das Tragen militärischer Ausrüstung *noch* erlauben und die für den Einsatz in bestimmten militärischen Verwendungen *noch* geeignet erscheinen (z. B. Hühner- oder Trichterbrust oder rachitische Brustkorbverformung), jedoch *ohne* Funktionsbeeinträchtigung der Brustorgane.

Gradation V
Akute, noch nicht ausgeheilte Krankheiten und Verletzungen des Brustkorbs (Knochenbrüche sind nach FNr. 6 zu beurteilen).

Gradation VI
Hochgradige, durch Anlage, Krankheit oder Trauma bedingte Verformung des Brustkorbs,

Formveränderungen des Brustkorbs mit nachgewiesenen Funktionsstörungen der Lungen und/oder des Herzens.

FNr. 47 (Beckenschiefstand)
Gradation I + II
Beckenschiefstand und/oder schiefe Hüfte *ohne* Einschränkung der Leistungsfähigkeit.

Gradation III
Veränderungen im Bereich des Beckengürtels (auch nach gut geheilten Beckenbrüchen) *ohne* Einschränkung der Funktion und der Leistungsfähigkeit.

Gradation IV
Veränderungen im Bereich des Beckengürtels (z. B. in Fehlstellung verheilte Beckenbrüche, Beckenverwringung), die den Waffendienst erschweren, aber die Verwendung in bestimmten militärischen Funktionen zulassen.

Gradation V
Stärkere — akute — Veränderungen des Beckengürtels, die durch die Behandlung gebessert werden können, wenn spätere Einstufung **mindestens** nach Gradation IV zu erwarten ist.

Gradation VI
Mißbildungen und starke Veränderungen des Beckengürtels, die jede militärische Verwendung ausschließen (z. B. Tuberkulose des Beckens).

FNr. 59 (Gelenke)
Gradation I
Entfällt.

Gradation II
Überstandene Gelenkerkrankungen oder Operationen ohne Funktionseinschränkung. Gelenkgeräusche ohne Beeinträchtigung der Funktion.

Gradation III
Nach Verletzung oder Krankheit zurückgebliebene geringe Gelenkveränderungen mit nicht wesentlicher Funktionseinschränkung ohne Krankheitswert (z. B. nach medialer oder lateraler Meniskusoperation ohne Funktionsstörung). Sog. Meniskopathie ohne wesentliche Funktionseinschränkung. Chondropathia patellae mit nicht wesentlicher Funktionseinschränkung und ohne Reizzustand. Geringfügige Coxa vara oder Coxa valga ohne Funktionseinschränkung. Erfolgreich behandelte habituelle Subluxation oder Luxation großer Gelenke. Berufsanamnese ist zu berücksichtigen. Ab Gradation III ist eine gebietsärztliche Abklärung erforderlich.

Gradation IV
Abgeheilte Perthessche Erkrankung oder Epiphysenlösung. Coxa vara oder Coxa valga stärkeren Grades und Hüftpfannendysplasie. Operative Behandlung des inneren und/oder des äußeren Meniskus an einem Knie mit mäßiger Funktionseinschränkung. Chondropathia patellae mit stärkerer Funktionseinschränkung. Osteochondrosis dissecans in nicht tragenden Gelenkflächen. Verletzungen oder Krankheitsfolgen großer Gelenke mit mäßiger Funktionseinschränkung. Beginnende Arthrose großer Gelenke ohne Funktionseinschränkung. Operativ behandelte habituelle Subluxationen oder Luxationen großer Gelenke mit mäßiger Funktionseinschränkung.

Gradation V
Akute Gelenkerkrankungen oder Verletzungen.

Gradation VI
Chronische Gelenkveränderungen (z. B. Arthrose großer Gelenke mit Funktionseinschränkung). Osteochondrosis dissecans in tragenden Gelenkflächen. Deutliche Gebrauchsbehinderung nach Verletzungen oder Krankheiten großer Gelenke (z. B. Schlottergelenke, habituelle Verrenkungen). Gelenkprothesen.

FNr. 60 (Schlüsselbein)
Gradation I
Entfällt.

Gradation II + III
Verunstaltungen des Schlüsselbeines, die das Tragen der Dienstbekleidung oder Ausrüstung gering beeinträchtigen (je nach Schwere des Zustandes).

Gradation IV
Verunstaltung des Schlüsselbeines, die das Tragen der Dienstbekleidung oder Ausrüstung stärker beeinträchtigt.

Gradation V
Schlüsselbeinbruch und FNr. 6.

Gradation VI
Stärkere Verunstaltung des Schlüsselbeines, die das Tragen der Dienstbekleidung oder -ausrüstung unmöglich macht.

FNr. 61–67 (Handveränderungen)
Gradation I
Verlust eines Fingergliedes mit Ausnahme des Daumens und Zeigefingers bzw. Verlust eines Fingers an der Hand mit Ausnahme von Daumen und Zeigefinger ohne Beeinträchtigung

der Gebrauchsfähigkeit. Verkrüppelung einzelner Nagelglieder der Finger ohne Störung der Gebrauchsfähigkeit.

Gradation II
Verwachsung von 4. und 5. Finger bei funktionstüchtiger Hand. Fehlen mehrerer Fingerglieder mit Ausnahme an Daumen und Zeigefinger der *Gebrauchshand*. Endgliederverlust an Daumen und Zeigefinger der *Nichtgebrauchshand*, wenn eine Gebrauchsbeschränkung nicht vorliegt. Verlust des Zeigefingers der *Nichtgebrauchshand*, wenn keine Funktionsstörung vorliegt. Verkrüppelung mehrerer Nagelglieder der Finger mit erhaltener Beweglichkeit. Geringe Beweglichkeitseinschränkung einzelner Fingergelenke ohne nennenswerte Gebrauchsstörung.

Gradation III
Geringfügige Mißbildungen oder Verwachsungen von Fingern bei funktionstüchtiger Gebrauchshand. Fehlen eines oder mehrerer Fingerglieder, wenn die Gebrauchsfähigkeit der betroffenen Hand *nicht wesentlich beeinträchtigt* und die Handhabung von Waffen/Gerät nicht erschwert ist. Fingerverlust an einer Hand mit nur *geringer Einschränkung* der Gebrauchsfähigkeit und ohne wesentliche Erschwerung der Waffenhandhabung. Verlust des Zeigefingers der *Gebrauchshand*, wenn die Gebrauchsfähigkeit der Hand nicht wesentlich beeinträchtigt und die Handhabung von Waffen/Gerät nicht erschwert ist. Verkrüppelung mehrerer Nagelglieder der Finger oder geringe Bewegungseinschränkung einzelner Fingergelenke mit ausreichender manueller Geschicklichkeit. Steifheit oder Krümmung eines Fingers, wenn die Gebrauchsfähigkeit der Hand nur unwesentlich beeinträchtigt und die Handhabung von Waffen/Gerät nicht erschwert ist. Überzahl von Fingern ist entsprechend der Gebrauchsfähigkeit der betreffenden Hand zu beurteilen.

Gradation IV
Verkrüppelung der Nagelglieder der Finger und/oder Bewegungseinschränkungen von Fingergelenken, die den Wehrdienst erschweren. Steifheit oder Krümmung von Fingern, wenn die Handhabung von Waffen/Gerät erschwert ist.

Gradation V
Entfällt.

Gradation VI
Mißbildungen oder Verwachsungen mehrerer Finger an der Gebrauchshand oder beiden Händen. Fehlen von Fingergliedern mit erheblicher Einschränkung der Gebrauchsfähigkeit der Hand. Fingerverlust an einer Hand oder beiden Händen, wenn die Gebrauchsfähigkeit eingeschränkt ist. Verlust des Zeigefingers der Gebrauchshand, wenn die Gebrauchsfähigkeit wesentlich eingeschränkt ist. Verlust eines Daumens. Verlust oder diesem gleichzusetzende Verstümmelung der beiden Zeigefinger oder beider Daumen. Steifheit oder Krümmung von Fingern, wenn die Funktion der Gebrauchshand stark herabgesetzt ist. Die Verwendung in militärischen Funktionen muß stets ausgeschlossen sein.

FNr. 68 (Beinveränderungen)
Gradation I
Entfällt.

Gradation II
Vorübergehende oder leichte Inaktivitätsatrophie der unteren Gliedmaßen nach kürzlich überstandener Krankheit oder Verletzung, wenn keine Funktionsstörung vorliegt. Beinverkürzung bis 1,0 cm.

Gradation III
X- oder O-Beine stärkeren Grades ohne Behinderung des Gehvermögens. Verkürzung eines Beines bis einschließlich 1,5 cm. Inaktivitätsatrophie der unteren Gliedmaßen ohne Einschränkung der Belastungsfähigkeit.

Gradation IV
X- oder O-Beine stärkeren Grades mit mäßiger Behinderung des Gehvermögens. Verkürzung eines Beines von 1,6 cm bis 2,5 cm. Stärkere Inaktivitätsatrophie der unteren Gliedmaßen mit mäßiger Einschränkung der Belastungsfähigkeit unter Berücksichtigung der Berufsanamnese.

Gradation V
Vorübergehende stärkere Inaktivitätsatrophie.

Gradation VI
X- oder O-Beine funktionsstörenden Ausmaßes. Beinverkürzung über 2,5 cm. Verkrümmung oder Versteifung der unteren Gliedmaßen. Bleibende und/oder schwere Inaktivitätsatrophie der unteren Gliedmaßen mit Störungen der Funktion und Beeinträchtigung und/oder Behinderung beim Gehen.

FNr. 71–74 (Fußveränderungen)
Gradation I + II
Formveränderung der Füße (Senk-, Spreiz-, Knickfuß). Geringe Verbildung einzelner Zehen,

wenn die Gebrauchsfähigkeit der Füße nicht beeinträchtigt ist (z. B. Hammerzehen; übereinanderliegende Zehen). Zehenverlust oder Teilverlust (außer Großzehe) oder Verwachsungen von Zehen untereinander, wenn die Gehfähigkeit nicht beeinträchtigt und kein besonderes Schuhwerk erforderlich ist. Überzahl einer Zehe an einem Fuß und an beiden Füßen, wenn das Gehen nicht behindert wird.

Gradation III
Stärkerer Grad des Senk-, Spreiz-, Knickfußes (haltungsschwacher Fuß). Schiefstellung der großen Zehe im Grundgelenk (Hallux valgus). **Einlagenträger mit guter Leistungsfähigkeit.** Verbildung der Zehen ohne Beeinträchtigung des Gehens. Verlust, Teilverlust oder Versteifung mehrerer Zehen oder eine Großzehe, wenn das Gehen nicht beeinträchtigt ist. Überzahl von Zehen bei geringer Beeinträchtigung der Marschfähigkeit, sofern normales Schuhwerk getragen werden kann.

Nach III und schlechter sind nur die ausgeprägten Fußdeformierungen zu beurteilen, die mit Sicherheit die Tauglichkeit einschränken. **In Zweifelsfällen wird eine orthopädische Beurteilung empfohlen.**

Gradation IV
Formveränderungen an den Füßen, die den Waffendienst und die Marschfähigkeit erschweren, aber die Verwendung in bestimmten militärischen Funktionen zulassen (z. B. starke Hohlfüße, Sichelfüße). Haglundferse. Verbildung der Zehen, die den Gang beeinträchtigen, aber die Verwendung in bestimmten militärischen Funktionen zulassen. Verlust, Teilverlust oder Versteifung mehrerer Zehen bzw. einer Großzehe, wenn das Gehen zwar behindert, aber eine Verwendung in bestimmten militärischen Funktionen möglich ist.

Berufsanamnese ist zu beachten.

Gradation V
Akute entzündliche Fußdeformierung mit Aussicht auf Abheilung. Verbildung der Zehen, die operativ beseitigt werden kann.

Gradation VI
Erhebliche Formveränderungen an den Füßen, die den Waffendienst und die Marschfähigkeit erschweren und orthopädisches Schuhwerk bedingen. Klumpfuß, Spitzfuß, kontrakte Platt- und Hohlfüße sowie andere schwerwiegende Fußveränderungen. Verbildung der Zehen, die

den Gang stark beeinträchtigt. Verlust, Teilverlust oder Versteifung mehrerer Zehen bzw. einer oder beider Großzehen, wenn das Gehen so stark behindert ist, daß die Ableistung des Wehrdienstes nicht möglich ist. Überzahl von Zehen mit erheblicher Beeinträchtigung des Gehens.

18.4. Beurteilung der Wehrdienstfähigkeit

Die Grundlage der Beurteilung der Wehrdienstfähigkeit ist nicht die bestehende Krankheit oder ihr Folgezustand als solcher, sondern ihre funktionsmäßige Auswirkung auf die Leistungsfähigkeit unter Berücksichtigung des ausgeübten Berufs. Dazu geht die Prognose der Krankheitsentwicklung in die Beurteilung mit ein. Trotz z. T. sehr detaillierter Festschreibung einzelner Befunde bietet die ZDv 46/1 ausreichend Ermessensspielraum für den beurteilenden Arzt.

18.5. Beurteilung der Dienstfähigkeit

Der niedergelassene Orthopäde wird selten bei der Beurteilung der Dienstfähigkeit eines Soldaten um gutachterlichen Rat gefragt werden. Der Dienstherr pflegt derartige Beurteilungen in eigener Zuständigkeit zu erledigen. Die ZDv 46/1 gilt für die Beurteilung der Dienstfähigkeit nicht unbedingt, mag aber als gewisser Anhalt anzusehen sein. Die allgemeine Prognose des bestehenden und zu beurteilenden Krankheitsbildes hat hier eine entscheidende Bedeutung.

Der Soldat ist dienstunfähig, wenn er infolge eines körperlichen Gebrechens oder wegen Schwäche seiner körperlichen oder geistigen Kräfte zur Erfüllung seiner Dienstpflichten unfähig ist.

Dienstunfähigkeit liegt somit vor, wenn der Soldat infolge einer Gesundheitsstörung entweder keinen Dienst leisten kann, oder in seiner Dienstleistungsfähigkeit so beeinträchtigt ist, daß er die Anforderungen, die an ihn in seiner gegenwärtigen Dienststellung oder in den wesentlichen Dienststellungen seines Dienstgrades gestellt werden, nicht ausreichend erfüllt.

Der Soldat ist dauernd dienstunfähig, wenn die Wiederherstellung der Dienstfähigkeit mit Sicherheit oder größter Wahrscheinlichkeit nicht mehr zu erwarten ist.

Der Soldat **kann** als dauernd dienstunfähig angesehen werden, wenn die Wiederherstellung seiner Dienstfähigkeit innerhalb eines Jahres seit Beginn der Dienstunfähigkeit nicht zu erwarten ist. Wenn die Wiederherstellung der vollen Dienstfähigkeit innerhalb von 2 Jahren sicher oder höchstwahrscheinlich ist, soll in der Regel der Soldat nicht als dauernd dienstunfähig angesehen werden.

Ist die Wiederherstellung seiner vollen Dienstfähigkeit vor 2 Jahren weder sicher, noch höchstwahrscheinlich, dann soll der Soldat in der Regel als dauernd dienstunfähig angesehen werden, und er ist als dauernd dienstunfähig zu betrachten, wenn die Wiederherstellung seiner vollen Dienstfähigkeit vor 5 Jahren bzw. beim Soldaten auf Zeit vor 3 Jahren weder sicher, noch höchstwahrscheinlich ist.

Somit gewinnt für die Beurteilung der Dienstfähigkeit die weitere zeitliche Entwicklung der vorliegenden Krankheit die entscheidende Bedeutung.

Literatur

ZDv 46/1 BMVg In San I 5 1979
Änderung der ZDv 46/1 BMVg In San I 5 vom 30. 08. 1986
ZDv 14/5 BMVg VR I 1 1978

19. Begutachtung in der privaten Unfallversicherung

J. M. Fitzek

19.1. Grundlagen

Die Grundlage der privaten Unfallversicherung (PUV) ist im Gegensatz zu den gesetzlichen Personenversicherungen nicht irgendein bestimmtes Gesetz, sondern ein privatrechtlicher Vertrag. Die Rechte und die Pflichten des Versicherers einerseits und des Versicherungsnehmers andererseits werden in den allgemeinen Unfallversicherungsbedingungen (AUB; vgl. hierzu S. 64) bestimmt.

Seit dem 01. Januar 1988 gelten zwei Unfallversicherungsbedingungen nebeneinander, nämlich diejenigen aus dem Jahre 1961 und die neuen von 1988. Bei der Begutachtung ist daher zu beachten, welche Fassung der AUB für den jeweiligen Einzelfall maßgebend ist. Die Versicherungsbedingungen neuer Fassung (AUB 88) dienen vor allem der besseren Rechtsklarheit und allgemeinen Verständlichkeit durch Straffung des Bedingungstextes, sie dienen aber auch der Neubestimmung des Invaliditätsbegriffes und der Erweiterung des Versicherungsschutzes. Diese Änderungen sind demnach auch für den ärztlichen Gutachter von besonderer Bedeutung.

Die AUB alter Fassung und die AUB neuer Fassung (1988) sind bis zu einem gewissen Grade variabel. Diese Variabilität muß in der Versicherungspolice dokumentiert sein. So kann für bestimmte Berufe eine Gliedertaxe mit höheren Sätzen vereinbart werden; vertraglich kann eine Infektionsklausel in den Versicherungsvertrag eingeschlossen oder eine sog. progressive Invaliditätsversicherung vereinbart werden. Alle diese Varianten sind für den ärztlichen Gutachter ohne besondere Bedeutung.

Im Gegensatz zur gesetzlichen Unfallversicherung, die durch gesetzliche Bestimmungen vorwiegend Arbeitnehmer gegen Arbeitsunfälle und Berufskrankheiten versichert, und die ursprünglich eine Art Gefährdungshaftung des Arbeitgebers ist, steht die private Unfallversicherung einem jeden offen. Sie ist ein freiwillig gewählter Schutz gegen Folgen beruflicher und außerberuflicher Unfälle, wobei die Höhe der jeweiligen Versicherungssumme den Einkommensverhältnissen angepaßt sein soll.

Die AUB a. F. kennt Einschränkungen für Personen mit bestimmten Krankheiten und Leiden oder bei Überschreitung einer bestimmten Altersgrenze oder eines bestimmten Invaliditätsgrades des Versicherungsnehmers. Dagegen schließt die AUB 88 insoweit vom Versicherungsschutz nur noch jene Personen aus, die überwiegend pflegebedürftig sind (S. 65). Versicherbar sind demnach jetzt auch erwerbsunfähige Personen und Personen mit schweren Nervenleiden (Ausnahmen s. S. 65). Dagegen sind Unfälle aus bestimmten Gefahrenquellen und gewisse Gesundheitsschäden jetzt eindeutiger als nach dem AUB a. F. ausgeschlossen (S. 111).

Den begutachtenden Arzt interessieren nur jene Bestimmungen der AUB, die für seine Gutachtertätigkeit relevant sind.

19.2. Umfang des Versicherungsschutzes
(vgl. S. 64)

Der Umfang des Versicherungsschutzes wird, soweit es sich um den klassischen Unfall handelt, in den AUB 88 unverändert übernommen.

Unfallbegriff

§ 2 Abs. 1 der AUB a. F.

„Ein Unfall liegt vor, wenn der Versicherte durch ein plötzlich von außen auf seinen Körper wirkendes Ereignis unfreiwillig eine Gesundheitsschädigung erleidet."

§1.III AUB 88 lautet:

„Ein Unfall liegt vor, wenn der Versicherte durch ein plötzlich von außen auf seinen Körper wirkendes Ereignis (Unfallereignis) unfreiwillig eine Gesundheitsschädigung erleidet."

Der Unfallbegriff (vgl. auch S. 4) definiert ein plötzliches, unerwartetes, unfreiwilliges, von außen einwirkendes Ereignis. Zur Betonung dieses Unfallbegriffes wird das Wort „Unfallereignis" neu eingeführt. Damit soll die Gesundheitsschädigung, also die Unfallereignisfolge, von dem Unfallvorgang selbst abgegrenzt werden.

Diesen Unfallbegriff erfüllen auch Ereignisse, die durch unwillkürliche eigene Bewegungen hervorgerufen werden, wenn diese durch unerwartete äußere und plötzliche Einwirkungen entstanden sind. Auch Eigenverletzungen erfüllen den Unfallbegriff, wenn sie ungewollt und plötzlich und unerwartet bei irgendwelchen Tätigkeiten entstehen (z. B. Schnittwunde durch Abgleiten eines Messers, Sägeverletzung durch Abgleiten einer Säge).

Körpereigene Verletzungen

Eine sehr weitgehende Erweiterung des Unfallbegriffes erfährt die PUV in der Anerkennung von Gesundheitsstörungen durch körpereigene Verletzungen. Die Erweiterung dieses Unfallbegriffes wird in den AUB a. F. und den AUB 88 unterschiedlich definiert:

§ 2. Abs. 2 AUB a. F.
„Unter den Versicherungsschutz fallen auch durch Kraftanstrengung des Versicherten hervorgerufene Verrenkungen, Zerrungen und Zerreißungen an Gliedmaßen und Wirbelsäule."

§ 1.IV AUB 88
„Als Unfall gilt auch, wenn durch eine erhöhte Kraftanstrengung an Gliedmaßen oder Wirbelsäule
1. ein Gelenk verrenkt wird oder
2. Muskeln, Sehnen, Bänder oder Kapseln gezerrt oder zerrissen werden."

Als körpereigene Verletzungen gelten alle jene Unfallereignisfolgen, die durch willkürliche, gezielte, beabsichtigte und sogar vorhersehbare körperliche Reaktionen entstehen. Während aber nach den AUB a. F. jede Zerreißung eines degenerierten Muskels, jede Zerrung einer Achillessehne, jede Zerrung einer Quadrizepssehne und jeder Meniskusschaden, ja sogar jedes durch ein sog. Verheben entstandene Lumbalsyndrom von der privaten Unfallversicherung gedeckt wurde, verlangt die AUB 88 jetzt eine *erhöhte* Kraftanstrengung für die Verursachung derartiger Schäden. Gewebezerreißungen und Gewebezerrungen, entstanden durch körpereigene Be-

wegungen, fallen demnach nur dann unter den Versicherungsschutz, wenn sie durch ein Übermaß an Kraftanstrengung bei fehlender Kräfteäquivalenz dieses Gewebes, also durch eine unphysiologische Kraftanstrengung, entstanden sind.

Nach den AUB 88 fallen Schädigungen an den Bandscheiben überhaupt nicht mehr unter den Versicherungsschutz (so ausdrücklich § 2.III.2 AUB 88, S. 65), Schädigungen der Menisci nur noch, soweit sie unmittelbar durch ein Unfallereignis i. S. des § 1.III AUB 88 verursacht worden, nicht auch, soweit sie infolge einer erhöhten Kraftanstrengung i. S. des § 1.IV AUB 88 eingetreten sind. Denn die Menisci sind weder als Muskel, Sehnen, Bänder oder Kapseln (aaO Nr. 2) qualifizierbar, noch fallen sie unter den Begriff der Gelenkverrenkung (aaO Nr. 1).

Vorschaden

Die PUV soll und will nur für Gesundheitsschäden eintreten, die durch einen Unfall oder eine erhöhte Kraftanstrengung verursacht worden sind, und zwar nur in dem Ausmaß, wie sie durch ein solches Ereignis tatsächlich bewirkt worden sind. Dieser Grundgedanke der PUV verlangt zwingend die Berücksichtigung und Bewertung bestehender pathologischer Vorschäden an den geschädigten Organen, auch wenn diese dem Versicherten nicht bekannt sind.

Diese *Berücksichtigung des Vorschadens* sehen die AUB in zweifacher Hinsicht vor: Einmal bei der (haftungsausfüllenden) Kausalität, also bei Prüfung der Frage, ob solche Vorschäden bei der Entstehung der durch das Unfallereignis hervorgerufenen Gesundheitsschädigung kausal mitgewirkt haben, zum anderen bei der Bemessung der Entschädigung, soweit durch den Unfall eine Funktion betroffen war, die schon vorher dauerhaft beeinträchtigt war.

Hinsichtlich der Berücksichtigung von wirkenden Vorschäden bei der Kausalitätsprüfung bestimmt § 10 Abs. 1 AUB a. F.:
„Haben bei den Unfallfolgen Krankheiten oder Gebrechen mitgewirkt, so ist die Leistung entsprechend dem Anteil der Krankheit oder des Gebrechens zu kürzen, sofern dieser Anteil mindestens 25% beträgt."

Dem gegenüber lautet § 8 AUB 88 nunmehr:
„Haben Krankheiten oder Gebrechen bei der durch ein Unfallereignis hervorgerufenen Gesundheitsschädigung oder deren Folgen mitgewirkt, so wird die Lei-

stung entsprechend dem Anteil der Krankheit oder des Gebrechens gekürzt, wenn dieser Anteil mindestens 25% beträgt."

Die Bewertung des pathologischen Vorzustandes erfolgt im Vergleich zu anderen Versicherungsformen, z. B. der ges. UV oder der Haftpflichtversicherung, unter völlig diametralen Gesichtspunkten. Der Begriff der unfallbedingten Verschlimmerung eines Leidens (vgl. S. 36) und der Begriff der überholenden Kausalität (vgl. S. 38) ist in der PUV unbekannt. Das in der ges. UV geltende Prinzip der wesentlichen Bedingung, die in einer besonderen Beziehung zum Schaden stehen muß (S. 28), gilt für die PUV überhaupt nicht, das zivilrechtliche der Adäquanz nur mit erheblichen Modifikationen (S. 27). Hier wird die klinisch bedeutsame Vorschädigung in den Versicherungsschutz nicht einbezogen, sondern daraus ausgeklammert: Die Leistung aus einem Versicherungsfall wird bei Mitwirkung eines Vorschadens gekürzt, sofern sein Anteil mindestens 25 v. H. beträgt.

Die Beurteilung des Vorschadens orientiert sich nicht an der körperlichen Gesamtintegrität, sondern an der Organintegrität. Gewichtet werden muß dabei die Mitwirkung eines Vorschadens an dem Eintritt der Unfallereignisfolgen. Auch muß der Vorschaden, soll er die genannten Rechtswirkungen auslösen, am Ort der Schädigung bestanden haben. Die Unfallereignisfolgen müssen also durch das Zusammenwirken eines Unfallereignisses und eines am Ort der Schädigung bereits als Vorschaden vorliegenden Leidens oder Gebrechens entstanden sein, wenn ein Mitwirkungsfaktor angerechnet werden soll. Entfällt eine der Ursachen, sind entweder die Unfallfolgen im vollen Umfange anzuerkennen, oder es muß ein Unfallzusammenhang vollständig abgelehnt werden. Bei der Beurteilung eines körperlichen Gesundheitsschadens muß also zwischen unfallfremden und unfallbedingten Mitverursachungen unterschieden werden, deren Anteile am gesundheitlichen Gesamtschaden gutachterlich zu gewichten sind. Denn nur der unfallbedingte Anteil an dem eingetretenen Gesundheitszustand kann entschädigt werden.

Aus diesen Definitionen über den Unfallbegriff (Unfallereignis) und über den Begriff der Unfallfolgen (Unfallereignisfolgen) geht hervor, daß in der PUV die Adäquanztheorie nur mit wesentlichen Einschränkungen und Änderungen, dagegen die sozialrechtliche Kausaltheorie der we-

sentlichen Bedingung überhaupt nicht gilt. Ebenso sind die Begriffe der verschiedenen Verschlimmerungsarten oder Mitverursachungen, die eine Anerkennung eines gesundheitlichen Gesamtschadens unter Einschluß eines unfallfremden Vorschadens beinhalten würden, hier nicht anwendbar.

Ist der unfallfremde gesundheitliche Vorschaden, der pathologische Vorzustand, eine an den Unfallereignisfolgen mitwirkende Partialkausalität, muß der Mitwirkungsfaktor, soll er nach § 10 Abs. 1 AUB a. F. bzw. § 8 AUB 88 Bedeutung erlangen, als Partialkausalität einen Krankheitswert besitzen. Krankheitswert hat aber dieser Vorzustand nur dann, wenn er im Vergleich zu einer gleichaltrigen Population signifikant vom Durchschnitt abweicht. Eine Sehnendegeneration bei einem 30jährigen verlangt als Partialkausalität eine ganz andere Gewichtung wie eine gleiche Gewebsdegeneration bei einem 60jährigen, bei dem derartige Veränderungen im Rahmen einer Beurteilung eines unfallbedingten körperlichen Schadens als altersphysiologisch sogar unter Umständen ganz unberücksichtigt bleiben können.

Die Mitwirkung eines Vorschadens bei der *Entstehung* eines Unfalls selbst führt dagegen nicht zu einer solchen Kürzung der Leistung. Leiden oder Gebrechen, die lediglich das Unfall*ereignis* bewirkt bzw. mitbewirkt haben (z. B. Sturz infolge einer Behinderung) und somit nur im Rahmen einer haftungsbegründeten Kausalität wirksam waren, bleiben unberücksichtigt. Rechtliche Bedeutung hat der Vorschaden nur, wenn er die *Unfallereignisfolgen* wesentlich mitbestimmt hat, wenn und soweit er also bei der Entstehung der Unfallfolgen aus dem Unfallereignis mitgewirkt hat.

Eine Einschränkung der Leistungspflicht bewirken pathologische bedeutsame Vorschäden aber nicht nur bei kausaler Mitwirkung an dem Eintritt der Unfallereignisfolgen. Auch wenn ein solcher Vorschaden an der Entstehung der Unfallereignisfolge kausal nicht beteiligt, der Versicherte hierdurch aber schon vor dem Unfallereignis dauerhaft beeinträchtigt war, ist ein Abzug bei der Bemessung der Invaliditätsentschädigung zu machen. Allerdings sind die Voraussetzungen für einen solchen Abzug durch die AUB 88 gegenüber den AUB a. F. entscheidend geändert worden:

§ 10 Abs. 4 AUB a. F. bestimmt insofern:

„Wenn vor Eintritt des Unfalls der Versicherte schon durch Krankheit oder Gebrechen in seiner Arbeitsfähigkeit dauernd behindert war oder Körperteile oder Sinnesorgane ganz oder teilweise verloren oder gebrauchsunfähig gewesen sind, so wird von der nach dem Unfall vorhandenen Gesamtinvalidität ein Abzug gemacht, der der schon vorher vorhanden gewesenen Invalidität entspricht. Für dessen Bemessung werden die Grundsätze unter § 8.II mit der Maßgabe angewandt, daß gegebenenfalls auch ein höherer Grad der Gesamtinvalidität als 100% anzunehmen ist, sofern der Unfall Körperteile oder Sinnesorgane betrifft, die nicht schon vor diesem Unfall beschädigt waren."

Dem gegenüber bestimmt § 7.I.3 AUB 88 nunmehr:

„Wird durch den Unfall eine körperliche oder geistige Funktion betroffen, die schon vorher dauernd beeinträchtigt war, so wird ein Abzug in Höhe dieser Vorinvalidität vorgenommen. Diese ist nach (2) (§ 7.I.2) zu bemessen."

Nach § 10 Abs. 4 AUB a. F. ist also von der *körperlichen Gesamtintegrität* vor und nach dem Unfall auszugehen. Entschädigt werden die Unfallereignisfolgen nach dieser Vorschrift nur, soweit die Beeinträchtigung der vorbestehenden körperlichen Gesamtintegrität durch die Unfallereignisfolgen erhöht worden ist. Verwirklicht wird diese Einschränkung der Leistungspflicht in der Weise, daß von der nach dem Unfall vorhandenen Gesamtinvalidität ein Abzug gemacht wird, der der schon vorher vorhanden gewesenen Invalidität entspricht.

Demgegenüber läßt § 7.I.3 AUB 88 diese Gesamtintegrität außer Betracht und schreibt einen Abzug in Höhe der Vorinvalidität nur vor, wenn die Unfallereignisfolgen auf einen Vorschaden *am selben Organ* bzw. Organsystem getroffen sind und der Vorschaden eine dauernde Beeinträchtigung *an diesem Organ* bewirkt hatte.

Wundinfektionen

Wundinfektionen fallen nur unter bestimmten Voraussetzungen unter den Versicherungsschutz (S. 65). Die Erreger einer Wundinfektion müssen durch eine offene Wundverletzung in den Körper gelangt sein. Der Versicherungsschutz bezieht sich aber nur auf derartige Wundinfektionen, nicht z. B. auch auf durch Insektenstiche übertragene Erkrankungen. Eine Hepatitis oder eine hämatogene Osteomyelitis kann nur unter ganz bestimmten Voraussetzungen als Unfallfolge anerkannt werden.

Definiert wird der Umfang des Versicherungsschutzes in § 2, 2b AUB a. F.:

„Unter den Versicherungsschutz fallen auch Wundinfektionen, bei denen der Ansteckungsstoff durch eine Unfallverletzung im Sinne der Ziffer (1) (§ 2. Abs. 1) in den Körper gelangt ist.

Dagegen heißt es im § 2.II. Abs. 3 AUB 88:

„Nicht unter den Versicherungsschutz fallen Infektionen. Versicherungsschutz besteht jedoch, wenn die Krankheitserreger durch eine unter diesen Vertrag fallende Unfallverletzung in den Körper gelangt sind. Nicht als Unfallverletzungen gelten dabei Haut- oder Schleimhautverletzungen, die als solche geringfügig sind und durch die Krankheitserreger sofort oder später in den Körper gelangen; für Tollwut und Wundstarrkrampf entfällt diese Einschränkung."

Mittelbare Unfallfolgen (S. 37), die durch Heilmaßnahmen und Eingriffe als Folge eines unter den Versicherungsschutz fallenden Ereignisses entstanden sind, also auch Infektionen als Folge dieser Heilmaßnahmen, sind selbstverständlich auch in der PUV gedeckt.

19.3. Versicherungsausschlüsse

(vgl. S. 64)

Der Umfang der Versicherungsausschlüsse wird in den AUB a. F. in den §§ 2 und 3, in den AUB 88 in § 2 definiert. Die neuen Versicherungsbedingungen enthalten eine sorgfältigere Auffächerung und eine genauere Umschreibung der Versicherungsausschlüsse. Für den ärztlichen Gutachter sind nur die medizinisch relevanten Ausschlüsse wichtig.

Nach § 2 Abs. 3 AUB a. F. fallen nicht unter den Versicherungsschutz:
a) Berufs- und Gewerbekrankheiten,
b) Erkrankungen infolge psychischer Einwirkung,
c) Vergiftungen infolge Einführung fester oder flüssiger Stoffe durch den Schlund, Malaria, Flecktyphus und sonstige Infektionskrankheiten; Gesundheitsschädigungen durch energiereiche Strahlen mit einer Härte von mindestens 100 Elektronen Volt, durch Neutronen jeder Energie, durch Laser- oder Maserstrahlen und durch künstlich erzeugte ultraviolette Strahlen; Gesundheitsschädigungen durch Licht-, Temperatur- und Witterungseinflüsse.

Entstehen jedoch die unter c) genannten Gesundheitsstörungen als unfreiwillige Folge eines unter den Versicherungsschutz fallenden Ereignisses, so sind auch diese in die Unfallversicherung mit eingeschlossen. Unfreiwillige Vergiftungen durch Gase fallen ebenfalls unter den Versicherungsschutz.

Nach § 3 AUB a. F. sind von der Versicherung ausgeschlossen fernerhin u. a.:

- Gesundheitsschädigungen durch Heilmaßnahmen und Eingriffe, die der Versicherte an seinem Körper vornimmt oder vornehmen läßt, soweit die Heilmaßnahmen oder Eingriffe nicht durch ein unter die Versicherung fallendes Unfallereignis veranlaßt waren (Nr. 3).
- Unfälle infolge von Schlaganfällen, epileptischen Anfällen und solchen Krampfanfällen, die den ganzen Körper des Versicherten ergreifen, von Geistes- und Bewußtseinsstörungen, auch soweit diese durch Trunkenheit verursacht sind. Die Ausschlüsse gelten nicht, wenn diese Anfälle oder Störungen durch ein unter die Versicherung fallendes Unfallereignis hervorgerufen waren (Nr. 4).
- Krampfadern und Unterschenkelgeschwüre, die durch einen Unfall herbeigeführt oder verschlimmert worden sind (Nr. 5).

Zwei dieser Ausschlüsse bereiten dem begutachtenden Arzt nicht selten Schwierigkeiten: Unfälle infolge von Schlaganfällen und Krampfanfällen, von Geistes- oder Bewußtseinsstörungen, auch durch Trunkenheit sowie Krampfadern und Unterschenkelgeschwüre.

Wenn demnach Unfälle im Zusammenhang mit einer Bewußtseinsstörung entstehen — und hierzu gehören auch Trunkenheitsfälle — so sind die Unfallfolgen aus dem Versicherungsschutz ausgeschlossen. Anamnestisch sind diese Bestimmungen von besonderer Wichtigkeit. Gutachtlich ist demnach gegebenenfalls zu klären, ob eine Bewußtseinsstörung *vor* dem Unfallereignis oder *als Folge* des Unfallereignisses eingetreten ist.

Offene Unterschenkelverletzungen, die eine unverhältnismäßig lange Heildauer benötigen und somit bereits als Unterschenkelgeschwüre angesprochen werden, fallen besonders dann, wenn vor dem Unfall bereits Blutumlaufstörungen vorgelegen haben, ebenfalls nicht unter den Versicherungsschutz. Kommt es jedoch als Folge eines Unfallereignisses zu einem postthrombotischen Syndrom, so muß dieses als mittelbare Unfallfolge (S. 37) ganz anerkannt werden. Hier bedarf es unter Berücksichtigung einer sorgfältig erhobenen Anamnese und einer verfeinerten Diagnostik vor allem einer besonderen Erfahrung des Gutachters, um ein unfallbedingtes postthrombotisches Syndrom beweiskräftig zu belegen.

In den AUB 88 sind Ausschlußbestimmungen über Unterschenkelgeschwüre nicht mehr enthalten. In der Praxis kam ihnen ohnehin keine

Bedeutung zu. Gegebenenfalls muß, falls nach Unterschenkelverletzungen Unterschenkelgeschwüre entstehen, der § 8 der AUB 88 (S. 66) herangezogen werden.

In den AUB 88 werden die Ausschlüsse, die in den AUB a. F. zum Teil verdeckt in mehreren Paragraphen verstreut definiert sind, übersichtlich zusammengefaßt (vgl. S. 64).

Von besonderer Wichtigkeit sind die Ausschlußbestimmungen § 2.III AUB 88. Demnach fallen Bauch- oder Unterleibsbrüche nur dann unter den Versicherungsschutz, wenn sie durch eine gewaltsame, von außen kommende Einwirkung entstanden sind. Das gleiche gilt nunmehr auch für Schädigungen an Bandscheiben, sowie Blutungen aus inneren Organen und Gehirnblutungen. Schädigungen der Bandscheiben können nur dann entschädigt werden, wenn ein plötzlich von außen auf den Körper direkt wirkendes Unfallereignis die überwiegende Ursache für die Entstehung eines isolierten Bandscheibenvorfalls ist (vgl. S. 65).

Damit fallen in Zukunft bei Versicherungen nach den AUB 88 sequestrierende Bandscheibenvorfälle, die durch körpereigene Unfälle entstanden sind, überhaupt nicht mehr unter den Versicherungsschutz.

19.4 Versicherungsleistungen
(vgl. S. 66)

Der Versicherungsnehmer kann den Versicherungsschutz auf verschiedene Versicherungsleistungen ausdehnen oder einschränken. Die versicherbaren Leistungen sind in AUB a. F. bzw. in § 7 AUB 88 geregelt.

Versichert werden können:

1. Krankenhaustagegeld und Genesungsgeld,
2. Tagegeld
3. die unfallbedingte Beeinträchtigung der Leistungsfähigkeit von mehr als 50% über 6 Monate hinaus (Übergangsentschädigung),
4. die dauernde Invalidität,
5. der unfallbedingte Tod.

Krankenhaustagegeld, Genesungsgeld
(vgl. S. 67)

Wird ein Unfallverletzter stationär behandelt, so stehen ihm, falls in der Versicherung eingeschlossen, für die Dauer des Krankenhausaufenthaltes ein Krankenhaustagegeld und Genesungsgeld in der von ihm abgeschlossenen Höhe zu.

Keineswegs selten wird dem Versicherer vom Versicherungsnehmer eine ärztliche Bescheinigung vorgelegt, in der es heißt, daß wegen der Unfallfolgen zwar eine stationäre Behandlung notwendig gewesen wäre, wegen Bettenmangel hätte jedoch der Patient in häusliche Behandlung entlassen werden müssen. Manchmal enthält diese Bescheinigung auch die erforderlich gewesene, aber nicht in Anspruch genommene Dauer einer solchen Krankenhausbehandlung. Eine derartige Bescheinigung soll eine Krankenhaustagegeldzahlung des Versicherers auch ohne Krankenhausaufenthalt bewirken. Mit Recht stellen sich die Versicherer auf den Standpunkt, daß eine Krankenhausbehandlung entweder notwendig ist und dann unbedingt durchgeführt werden muß, oder sie ist nicht erforderlich. Dann kann auch nicht bescheinigt werden, daß sie notwendig wäre. Hier sollte von den Krankenhausärzten eine konsequente Haltung eingenommen werden, um jeglichem Mißbrauch derartiger schriftlicher Äußerungen vorzubeugen.

Nicht zur Krankenhausbehandlung zählt eine Behandlung in den Krankenrevieren der Bundeswehr. Diese Behandlung, die sich auf Leichtverletzte beschränkt, ist gleichzusetzen mit der häuslichen Behandlung eines Arbeitsunfähigen im Zivilleben. Nur die stationäre Behandlung in Bundeswehrlazaretten oder von Bundeswehrsoldaten in zivilen Krankenhäusern entspricht einer Krankenhausbehandlung im Sinne der Vertragsbestimmungen. An diesem Tatbestand ändert auch eine Bescheinigung von Bundeswehr-Sanitätsoffizieren nichts. Denn die Behandlung im Krankenrevier dient lediglich der Herausnahme des Soldaten aus dem täglichen Dienstbetrieb.

Zur Krankenhausbehandlung zählen auch nicht Aufenthalte in *Sanatorien, Erholungsheimen und Kuranstalten.* Derartige Heilverfahren in geschlossenen Anstalten sind nicht gleichzusetzen mit einem regulären Krankenhausaufenthalt, selbst dann nicht, wenn dieses Heilverfahren vom Kurarzt als Krankenhausaufenthalt oder als notwendige Krankenhausbehandlung deklariert wird. In ganz besonderen Fällen kann Krankenhaustagegeld im Rahmen von Rehabilitationsmaßnahmen in unmittelbarer Fortsetzung eines Krankenhausaufenthaltes (sog. Anschlußheilbe-

handlung) anerkannt werden. In solchen Fällen empfiehlt sich stets eine vorherige Rückfrage beim Versicherer.

Tagegeldversicherung
(vgl. S. 67)

Erhebliche Schwierigkeiten bereitet dem begutachtenden Arzt vielfach die Beurteilung der vorübergehenden *Beeinträchtigung der Arbeitsfähigkeit* während der Dauer der ärztlichen Behandlung i. S. der Tagegeldversicherung.

In der ges. UV („Verletztengeld", S. 95) ebenso wie in der ges. KrV („Krankengeld", S. 82) ist die Problematik der Beeinträchtigung der Arbeitsfähigkeit sehr einfach gelöst: Der Patient ist entweder „arbeitsfähig" oder „arbeitsunfähig". Die Problematik wird dort also nach dem Motto „Alles oder Nichts" entschieden, Abstufungen der Beeinträchtigung der Arbeitsfähigkeit kennen ges. UV und KrV grundsätzlich nicht (vgl. für die ges. KrV jetzt aber § 74 SGB V, S. 83).

Anders ist es in der privaten Unfallversicherung. Maßstab für die Bemessung des Tagegeldes ist hier der *Grad der Beeinträchtigung der Arbeitsfähigkeit* des Versicherten unter Berücksichtigung der Berufstätigkeit oder Beschäftigung. Das Tagegeld wird dementsprechend nicht nach dem Motto „ganz oder gar nicht", sondern abgestuft nach dem Grad einer solchen Beeinträchtigung gewährt (S. 67). Der Begriff der „Arbeitsunfähigkeit" erscheint im Rahmen der Tagegeldversicherung der PUV überhaupt nicht.

Der Begriff der „Beeinträchtigung der Arbeitsfähigkeit" deckt sich auch nicht mit dem der „Minderung der Erwerbsfähigkeit" (MdE) in der ges. UV und im sozEntschR. Bei der MdE handelt es sich um eine dauerhafte Beeinträchtigung der Erwerbsfähigkeit im allgemeinen Erwerbsleben; sie begründet eine abstrakte Bestimmung des körperlichen Versehrtheitsgrades, mit dem der Schaden an körperlicher Integrität weitgehend ohne Rücksicht auf die konkrete berufliche Tätigkeit bemessen wird (S. 13). Die „Beeinträchtigung der Arbeitsfähigkeit" i. S. der PUV erfaßt dagegen nur eine vorübergehende Beeinträchtigung nach einem versicherten Unfallereignis und richtet sich nach der Berufstätigkeit bzw. Beschäftigung des einzelnen Versicherten.

Die „Beeinträchtigung der Arbeitsfähigkeit" i. S. der PUV ist somit einmal konkret auf den jeweiligen Versicherten und seine Berufstätigkeit bzw. Beschäftigung zu beziehen. Unerheblich ist dabei allerdings, ob eine solche Tätigkeit — gleichgültig aus welchen äußeren oder persönlichen Gründen auch immer — tatsächlich ausgeübt wird oder überhaupt werden kann. Wird eine Tätigkeit de facto nicht ausgeübt, kommt es daher auf die an sich möglichen Berufstätigkeiten ohne Berücksichtigung ihrer Realisierung an.

Zum anderen ist das Tagegeld nach dem „Grad der Beeinträchtigung" für die Dauer der ärztlichen Behandlung, längstens jedoch die Dauer eines Jahres seit dem Unfall (S. 67), abzustufen. Dabei kann — auch nach Zeiträumen verschieden — eine völlige (100 v. H.), aber auch nur eine teilweise Beeinträchtigung bestehen. Abzustellen ist auch insoweit auf die konkrete — reale oder hypothetische — Berufstätigkeit des einzelnen Versicherten und die dort gegebenen Möglichkeiten, nicht auf Verhältnisse des allgemeinen Erwerbslebens.

Für die ärztliche Beurteilung kommt es wesentlich darauf an, ob der Versicherte im jeweiligen Zeitraum ausgehen, reisen, stehen, in seiner konkreten beruflichen Tätigkeit Aufsicht führen, schriftliche oder leichte körperliche Arbeiten verrichten kann.

So wird z. B. eine Wadenbeinfraktur, die mit einem ruhigstellenden Gipsverband versorgt ist, bei einem Arbeiter oder bei einem mitarbeitenden Handwerksmeister für die gesamte Gipsbehandlungsdauer, mit einer Beeinträchtigung der Arbeitsfähigkeit von 100 Prozent einzuschätzen sein. Bei einem am Schreibtisch sitzenden Versicherten wird diese berufliche Beeinträchtigung mit 100 Prozent nur für die Dauer von 8 bis 14 Tagen festgesetzt werden können; anschließend wird selbst dann, wenn eine Arbeitsunfähigkeit i. S. der ges. KrV festgestellt ist, die berufliche Beeinträchtigung auf 40–60 Prozent herabgesetzt werden können. Der Weg von der Wohnung zur Arbeitsstelle und zurück kann nur untergeordnet eine Berücksichtigung finden.

Ähnliches gilt für einen Radiusbruch. Auch hier wird der vorwiegend manuell tätige Versicherte in seiner beruflichen Tätigkeit wesentlich stärker und länger beeinträchtigt bleiben als ein vorwiegend geistig tätiger Versicherter, wobei noch zusätzlich bei der Beurteilung der Beeinträchtigung der Berufstätigkeit der rechte und der linke Arm durchaus verschieden gewertet werden sollte. Auch hier kann trotz Vorliegens einer Arbeits-

unfähigkeit im Sinne der ges. KrV die Beeinträchtigung der beruflichen Tätigkeit unter Umständen bereits nach zwei bis drei Wochen auf unter 50 Prozent festgesetzt werden.

Anhand dieser beiden Beispiele wird die völlig unterschiedliche Bewertungsgrundlage zwischen der PUV einerseits und der ges. UV und KrV andererseits deutlich. Das bedeutet aber auch, daß eine berufliche Beeinträchtigung selbst dann noch vorliegen kann, wenn der Versicherte bereits längst voll arbeitsfähig i. S. der ges. KrV ist. Diese berufliche Beeinträchtigung führt zu einer Tagegeldzahlung aber längstens für einen Gesamtzeitraum von einem Jahr nach dem Unfalltag (S. 67).

Invaliditätsversicherung
(vgl. S. 66)

Im Gegensatz zu der Tagegeldversicherung, die auf berufliche Tätigkeit des Versicherten abgestellt ist, wird in der Regel bei der Versicherung der Invalidität nach abstrakten Werten der sog. Gliedertaxe, nach Arm- oder Beinwerten bzw. nach Hand- oder Fußwerten bemessen.

Eine Prüfung und Entschädigung eines gesundheitlichen Dauerschadens setzt voraus, daß dieser seitens des Versicherten geltend gemacht wird. Dies muß innerhalb der Jahresfrist, spätestens jedoch 15 Monate nach dem Unfalltag erfolgen.

Für die Invaliditätsbestimmung gelten folgende Bestimmungen

AUB a. F. § 8.II. Abs. 1:
    „Eine dauernde Beeinträchtigung der Arbeitsfähigkeit (Invalidität) als Unfallfolge muß innerhalb eines Jahres vom Unfalltag an gerechnet eingetreten sein; sie muß spätestens vor Ablauf einer Frist von weiteren drei Monaten nach dem Unfalljahr ärztlich festgestellt und geltend gemacht sein. Der Versicherer zahlt bei Ganzinvalidität die volle für den Invaliditätsfall versicherte Summe, bei Teilinvalidität den dem Grade der Invalidität entsprechenden Teil gemäß den nachfolgenden Bestimmungen.

AUB 1988 § 7, Abs. 1 Teil 2:
    „Die Invalidität muß innerhalb eines Jahres nach dem Unfall eingetreten sowie spätestens vor Ablauf einer Frist von weiteren drei Monaten ärztlich festgestellt und geltend gemacht sein."
    Als feste Invaliditätsgrade unter Ausschluß des Nachweises eines höheren oder geringeren Grades werden angenommen:

a) bei Verlust

    eines Armes im Schultergelenk   70 Prozent

    eines Armes bis oberhalb
des Ellenbogengelenks   65 Prozent

    eines Armes unterhalb
des Ellenbogengelenks   60 Prozent

    einer Hand im Handgelenk   55 Prozent

    eines Daumens   20 Prozent

    eines Zeigefingers   10 Prozent

    eines anderen Fingers   5 Prozent

b) bei Verlust

    eines Beines über Mitte
des Oberschenkels   70 Prozent

    eines Beines bis zur Mitte
des Oberschenkels   60 Prozent

    eines Beines bis unterhalb
des Knies   50 Prozent

    eines Beines bis zur Mitte
des Unterschenkels   45 Prozent

    eines Fußes im Fußgelenk   40 Prozent

    eines Fußes mit Erhaltung
der Ferse (nach Pirogoff)   30 Prozent

    einer großen Zehe   5 Prozent

    einer anderen Zehe   2 Prozent

In die AUB 88 ist der Verlust eines Fußes mit Erhaltung der Ferse (nach Pirogoff) nicht mehr übernommen worden, da diese Amputationsform keine praktische Bedeutung mehr hat.

Die Grundlage der Bewertung eines jeglichen körperlichen Schadens an den Extremitäten ist der Verlustwert eines Gliedes. Teilverluste und Funktionsbeeinträchtigungen richten sich stets nach diesen abstrakten Verlustwerten. Die in der Synopse (S. 220) enthaltenen Bewertungen von Funktionsbehinderungen oder Teilverlusten von Gliedern sind, soweit es sich um die Bewertung in der privaten Unfallversicherung handelt, mittlere Richtsätze, die dem Gutachter die Beurteilung erleichtern sollen, ihm aber auch bei entsprechender Begründung eine Abweichung nach unten und nach oben durchaus erlauben. Nur die Verlustwerte der Fingerendglieder sind meines Erachtens Höchstwerte, zumal sie den Verlust an Taktilität bereits mit berücksichtigen.

Die Freiheit des Gutachters — ein besonders hohes Gut — darf durch solche oder ähnliche Bewertungsrichtlinien jedoch keineswegs eingeengt werden. Jeder Sachverständige muß sein Votum, gestützt auf die wissenschaftliche Lehrmeinung, so eingehend begründen, daß es sowohl für den Versicherungsnehmer, als auch für den Versicherer plausibel und akzeptabel ist.

In den AUB wird die Art der Funktionsbewertung wie folgt definiert:

§ 8.II.3 AUB a. F.:

    „Die vollständige Gebrauchsunfähigkeit eines Körperteils oder Sinnesorgans bemißt sich nach dem für den Verlust geltenden Satz. Bei teilweisem Verlust oder teilweise Gebrauchsunfähigkeit wird der entsprechende Teil des Satzes nach Ziffer (2) angenommen."

§ 7.I. Abs. 2b AUB 88 lautet inhaltlich ähnlich:

    „Bei Teilverlust oder Funktionsbeeinträchtigung eines dieser Körperteile oder Sinnesorgane wird der entsprechende Teil des Prozentsatzes nach a) angenommen."

Bei glatten Gliedmaßenverlusten wird der gesundheitliche Dauerschaden ohne Schwierigkeiten schon innerhalb eines Jahres nach dem Unfalltag ärztlicherseits festgestellt werden können.

Häufig ist jedoch eine endgültige Beurteilung einer dauernden Gesundheitsschädigung auch nach Ablauf von 15 Monaten nach dem Unfall nicht möglich. In diesem Falle muß der Gutachter den im Zeitpunkt der Untersuchung bestehenden Invaliditätsgrad feststellen und den voraussichtlichen zukünftigen Gesundheitsschaden mit einer entsprechenden Begründung vorausschätzen. Dem Versicherten und dem Versicherer steht es aufgrund einer solchen Beurteilung oder in Erwartung einer Verschlimmerung oder Besserung des Gesundheitsschadens zu, den Grad der Invalidität jährlich, längstens jedoch bis 3 Jahre vom Unfalltag an gerechnet, neu feststellen zu lassen. ·

§ 13.3.a AUB a. F.:

    „Der Versicherer und der Versicherungsnehmer sind berechtigt, den Grad der dauernden Arbeitsunfähigkeit während der ersten zwei Jahre nach Abschluß der ärztlichen Behandlung, längstens jedoch drei Jahre vom Unfalltage an, jährlich neu feststellen zu lassen."

§ 11.IV AUB 88:

    „Versicherungsnehmer und Versicherer sind berechtigt, den Grad der Invalidität jährlich, längstens bis zu drei Jahren nach Eintritt des Unfalles, erneut ärztlich bemessen zu lassen."

Entschädigt wird also nur derjenige gesundheitliche Dauerschaden, der nach erfolgter Geltendmachung seitens des Versicherten innerhalb eines Jahres und spätestens drei Jahre nach dem Unfallereignis ärztlicherseits festgestellt wird. Eine nach Ablauf von drei Jahren eintretende Besserung oder Verschlimmerung der Unfallfolgen, gerechnet vom Unfalltage an, ist in späterer Zeit nicht mehr von Bedeutung. Jeder *Versicherungsfall* ist demnach *spätestens* drei Jahre nach dem Unfallereignis endgültig abgeschlossen.

Die selten vorkommenden *glatten Gliedmaßen-verluste* bereiten dem Gutachter keine Schwierig-keiten, es sei denn, daß die Funktion der proxi-mal gelegenen Gelenke beeinträchtigt ist. Bei teilweiser Gebrauchsunfähigkeit einer Extremi-tät muß beurteilt werden, wie groß der ge-sundheitliche Dauerschaden an der verletzten Gliedmaße im Vergleich zu einer gesunden Glied-maße einer gleichaltrigen Person ist. Der Glieder-taxwert bezieht sich also ausschließlich nur auf die verletzte Gliedmaße in Form einer abstrakten Wertung ohne Berücksichtigung der Berufstätig-keit oder des Gesamtversehrtheitsgrades.

Schon an dieser vergleichenden Gegenüberstel-lung zwischen gesunder und geschädigter Glied-maße zeigt es sich, daß sich der Gliedertaxwert mit den Bemessungskriterien, die in der ges. UV und im sozEntschR üblich sind, überhaupt nicht vergleichen läßt. Die MdE drückt den auf die ganze Person bezogenen Versehrtheitsgrad aus (S. 13). Der Gliedertaxwert bezieht sich aus-schließlich nur auf die verletzte Gliedmaße. Selbst Bruchteile von Prozenten müssen in der PUV entschädigt werden. Eine Vermengung der in der gesetzlichen und in der privaten Unfallver-sicherung bestehenden Bemessungsnormen, etwa in der Form einer Umrechnung der prozentualen MdE in Gliedertaxwerte, ist daher völlig abwegig und eine nicht statthafte Methode.

In der PUV wird die Entschädigung manchmal höher und manchmal niedriger als in der ges. UV sein. Eingebürgert hat es sich in der privaten Unfallversicherung, daß bei den Verletzungs-folgen an einer Gliedmaße oberhalb des Hand-oder Fußgelenkes von dem vollen Arm- oder Beinwert, bei Verletzungsfolgen im Hand- oder Fußbereich vom vollen Hand- oder Fußwert und bei Finger- und Zehenverletzungen vom jewei-ligen Finger- oder Zehenwert ausgegangen wird. Die Bemessung erfolgt in Zahlenwerten, die in Bruchform ausgedrückt werden.

Schmerzhafte Funktionseinschränkungen eines Gelenkes können, je nach Ausmaß der Funk-tionseinbuße, durchaus höher bewertet werden, als schmerzfreie Gelenkversteifungen in günstiger Gebrauchsstellung.

Für jene Fälle, in denen Verletzungsfolgen zu beurteilen sind, die die Gliedertaxe nicht enthält, z. B. Unfallfolgen im Wirbelsäulen- oder Becken-bereich, liegen dem Gutachter jetzt zwei verschie-dene Definitionen des Invaliditätsbegriffes vor:

§ 8.II.5 AUB a. F.:
    „Soweit sich der Invaliditätsgrad nach Vorstehendem nicht bestimmen läßt, wird bei der Bemessung in Betracht gezogen, inwieweit der Versicherte imstande ist, eine Tätigkeit auszuüben, die seinen Kräften und Fähigkeiten entspricht und die ihm unter billiger Be-rücksichtigung seiner Ausbildung und seines bisherigen Berufs zugemutet werden kann.“

§ 7.I.2.c AUB 88 lautet demgegenüber:
    „Werden durch den Unfall Körperteile oder Sinnes-organe betroffen, deren Verlust oder Funktionsfähig-keit nicht nach a) oder b) geregelt sind, so ist es für diese maßgeblich, inwieweit die normale körperliche oder geistige Leistungsfähigkeit unter ausschließlicher Berücksichtigung medizinischer Gesichtspunkte beein-trächtigt ist.“

Nach den alten AUB ist der Maßstab der Beur-teilung die Berufstätigkeit des Versicherten. Der Gutachter muß daher neben der medizinischen auch eine sorgfältige soziale Anamnese berück-sichtigen, um die Tätigkeitsmerkmale im ausge-übten Beruf in seiner endgültigen Bewertung des unfallbedingten Dauerschadens würdigen zu können. Diese Schädigungsfolgen müssen also im Rahmen der ausgeübten beruflichen Tätigkeit gewertet werden. Der gleiche Gesundheitsscha-den kann also, wird die berufliche Tätigkeit des Geschädigten gewürdigt, durchaus verschieden beurteilt werden. So müssen mit Verformungen ausgeheilte Wirbelkörperbrüche bei vorwiegend körperlich tätigen Versicherten höher bewertet werden, als bei vorwiegend geistigen Berufen mit sitzender Tätigkeit. Nur so ist es zu verstehen, daß gleiche Unfallfolgen mit einem verschieden hohen, durch die unterschiedlichen beruflichen Verhältnisse bedingten Invaliditätsgrad bemes-sen werden.

Nach den AUB 88 fällt diese berufliche Be-rücksichtigung weg. Die neue Invaliditätsdefini-tion verzichtet auf die Anbindung an die be-rufliche Tätigkeit. Die Bemessungskriterien leh-nen sich nunmehr an den Begriff „normale körperliche oder geistige Leistungsfähigkeit“ an. Beurteilt wird demnach jetzt der Verlust an körperlicher und geistiger Integrität, bezo-gen auf eine normale, gesunde, gleichaltrige Person.

Für den Gutachter bedeutet dies insofern eine Erleichterung, als er jetzt die Kriterien des Schwerbehindertengesetzes für seine Beurteilung heranziehen kann.

§ 3 Abs. 1 SchwbG (S. 127) lautet:

„Behinderung im Sinne dieses Gesetzes ist die Auswirkung einer nicht nur vorübergehenden Funktionsbeeinträchtigung, die auf einem regelwidrigen körperlichen, geistigen oder seelischen Zustand beruht. Regelwidrig ist der Zustand, der von dem für das Lebensalter typischen abweicht."

Da in zunehmendem Maße auch Kinder und Nichtberufstätige versichert sind, erleichtern die neuen Bestimmungen wesentlich die Beurteilung der körperlichen oder geistigen Versehrtheit.

Ist bereits vor dem Unfall die körperliche oder geistige Gesamtintegrität im Vergleich zu einer gleichaltrigen normalen Person herabgesetzt, so ist dieser pathologische Vorzustand gemäß § 10.4 AUB a. F. bzw. § 7.I.3 AUB 88 bei der Bewertung zu berücksichtigen. An den Unfallereignisfolgen direkt mitwirkende pathologische Vorzustände, z. B. eine Osteoporose, müssen leistungseinschränkend nach § 10, Abs. 1 AUB a. F. oder nach § 8 AUB 88 berücksichtigt werden.

Todesfallentschädigung
(vgl. S. 67)

Die Todesfallentschädigung fällt dann an, wenn der Tod unmittelbar nach dem Unfall oder im mittelbaren Zusammenhang mit einem erlittenen Unfall steht.

§ 8.I AUB a. F. lautet:

„Führt ein Unfall innerhalb eines Jahres vom Unfalltage an gerechnet zum Tode, so wird Entschädigung nach der versicherten Todesunfallsumme geleistet."

Dem entspricht § 7.IV. AUB 88:

„Führt der Unfall innerhalb eines Jahres zum Tode, so entsteht Anspruch auf Leistung nach der für den Todesfall versicherten Summe."

Schwierig wird die Beurteilung eines Zusammenhanges zwischen Unfall und Tod dann, wenn der Tod Wochen oder Monate nach dem Unfall eingetreten ist und andere Erkrankungen oder Leiden am Tode des Unfallopfers mitgewirkt haben. Aufgabe des Gutachters ist es dann, Art und Ausmaß der unfallfremden Faktoren, die den Unfalltod mitbeeinflußt haben, festzustellen und die Kausalitätsanteile prozentual festzusetzen. Eine Aufteilung der Kausalitäten kommt allerdings nur dann zum Zuge, wenn wiederum mindestens 25 Prozent des Ursachenanteils auf unfallfremde Gesundheitsstörungen entfallen. Es gilt also auch hier die Bestimmungen des § 10

AUB a. F. und des § 8 AUB 88, ferner ergänzend § 7.I.5 AUB 88.

Auch bei der Todesfallentschädigung geht es keineswegs um den Einfluß unfallabhängiger Vorbefunde auf den Eintritt des Unfallereignisses, sondern ausschließlich um die Mitgestaltung und Mitwirkung von unfallfremden Krankheiten oder Gebrechen auf den Eintritt der Unfallfolge, also hier des Todes.

Übergangsentschädigung
(vgl. S. 67)

Dauert die unfallbedingte Arbeitsunfähigkeit länger als sechs Monate, so wird eine versicherte Übergangsentschädigung ausgezahlt. Während in den alten Unfallversicherungsbedingungen, wie im Invaliditätsbegriff definiert, die Berufstätigkeit als Maßstab der Bewertung galt, gilt nunmehr als Maßstab die normale körperliche oder geistige Gesamtintegrität.

§ 8.VII.1 AUB a. F. lautet:

„Besteht nach Ablauf von sechs Monaten vom Eintritt des Unfalles an gerechnet ohne Mitwirkung von Krankheiten oder Gebrechen noch eine unfallbedingte Beeinträchtigung der Arbeitsfähigkeit von mehr als 50% und hat diese Beeinträchtigung bis dahin ununterbrochen bestanden, so wird die versicherte Übergangsentschädigung gezahlt. Für die Bemessung des Grades der Beeinträchtigung der Arbeitsfähigkeit ist die Berufstätigkeit oder Beschäftigung des Versicherten maßgebend."

§ 7.II AUB 88 bestimmt demgegenüber:

„Besteht nach Ablauf von sechs Monaten seit Eintritt des Unfalles ohne Mitwirkung von Krankheiten oder Gebrechen noch eine unfallbedingte Beeinträchtigung der normalen körperlichen oder geistigen Leistungsfähigkeiten von mehr als 50% und hat diese Beeinträchtigung bis dahin ununterbrochen bestanden, so wird die im Vertrag vereinbarte Übergangsleistung erbracht."

Auch wenn sich diese neue Definition an das „Alles oder Nichts"-Prinzip anlehnt, so ist sie dennoch nicht mit der Arbeitsunfähigkeit im Sinne der ges. KrV gleichzusetzen. Bei der Arbeitsunfähigkeit i. S. der ges. KrV spielen durchaus auch andere, individuelle Momente eine Rolle (S. 7). Bei der Bewertung der Übergangsentschädigung sollte sich die allgemeine Durchschnittsbewertung auf jene Arbeitsunfähigkeitszeit ausrichten, die eine normale, körperlich und geistig gesunde, gleichaltrige Person zur Gesundung braucht.

19.5 Schlußbemerkung

In der privaten Unfallversicherung gilt, wie übrigens für die gesamte ärztliche Gutachtertätigkeit, daß der Gutachter sämtliche erreichbaren Vorgutachten und Vorbefunde in seinem Gutachten mitverwertet. Von den Versicherungsgesellschaften werden stets alle Unterlagen vorgelegt werden, damit eine möglichst objektive Darstellung und Bewertung des unfallbedingten Gesundheitsschadens erfolgen kann. Diese gutachterliche Objektivität dient im gleichen Maße dem Versicherten und dem Versicherer.

Literatur

Arens, W.: Die Begutachtung von Gelenkverletzungen bei Vorschäden des Gelenks, Hefte Unfallheilkunde 121 (1974), 263–265

Büdenbender, U.: Zur Auslegung des Unfallbegriffes in § 2 AUB, VersR 25 (1974), 211–213

Conradi, K. H.: Neue Versicherungsbedingungen in der Allgemeinen Unfallversicherung. Versicherungsmedizin 40/3 (1988), 76–80

Fitzek, J. M.: Begutachtung von Folgeschäden nach Fußverletzungen für die private Unfallversicherung. Orthopädische Praxis 13 (515–517) (1977)

Fitzek, J. M.: Die Bedeutung des Vorschadens an der Brust- und Lendenwirbelsäule in der privaten Unfallversicherung. Orthopädische Praxis 10 (738–740) (1975)

Fitzek, J. M.: Begutachtung der Haltungs- und Bewegungsorgane in der privaten Unfallversicherung. 204–216 in Rompe/Erlenkämper. Begutachtung der Haltungs- und Bewegungsorgane. Thieme, Stuttgart 1978

Fitzek, J. M.: Der Vorschaden in der privaten Unfallversicherung. Lebensversicherungamedizin 39/2 (1987) (S. 61–63)

Gaidzik, B. W.: Die Begutachtung des Causalzusammenhangs durch den Arzt in der privaten Unfallversicherung, Verlag Lang, 1986 (Europäische Hochschulschriften, Reihe 2, Rechtswissenschaft, Band 579)

Grewing, H.: Entstehungsgeschichte der AUB von 1961 Verlag Versicherungswirtschaft e. V., Karlsruhe 1962

Grewing, H.: Unfallversicherung. Gabler, Wiesbaden 1967

Grewing, H.; H. Riebesell: Besondere Versicherungslehre – Unfallversicherung, 3. Aufl. Gabler, Wiesbaden 1983

Grimm, W.: Die neuen allgemeinen Unfallversicherungsbedingungen (AUB 88). Versicherungswirtschaft II/1988 (S. 132–137)

Grobs, J.: Die Begutachtung von Sehnenschädigungen in der privaten Unfallversicherung, Hefte Unfallheilkunde, H. 91 (1967) 76–280

Günther, E.; R. Hymmen: Unfallbegutachtung, 7. Aufl. De Gruyter, Berlin–New York 1980

Hofmann, E.: Die private Unfallversicherung. Verlag der Versicherungswirtschaft, Karlsruhe 1970

Jungmichel, G.: Private Unfallversicherungen. In: Einführung in die Unfall- und Rentenbegutachtung von Störring-Schellworth. Fischer, Stuttgart 1958

Jurda, F.: Beeinträchtigung der Arbeitsfähigkeit in der privaten Unfallversicherung. Dtsch. Ärzteblatt 64 (1967), 2506–2507

Mayr, S.: Praxis der Begutachtung. Maudrich, Wien 1954

Meyer, P.: Medizinischer Leitfaden zur privaten Unfall- und Haftpflichtversicherung. Huber, Bern 1953

Mollowitz, G. G.: Der Unfallmann, 10. Aufl., Springer, Berlin 1986

Perret, W.: Die private Unfallversicherung. In: Handbuch der Unfallbegutachtung, Bd. I, hrsg. von A. Lob, Enke, Stuttgart 1961 (S. 240–266)

Perret, W.: Grade der Arbeitsunfähigkeit in der privaten Unfallversicherung. Hefte Unfallheilk. 71 (1962), 116–120

Perret, W.: Zur Geschichte und Praxis der privaten Unfallversicherung. Msch. Unfallheilk. 73 (1970), 480–483

Perret, W.: Was der Arzt von der privaten Unfallversicherung wissen muß. 3. Aufl., Springer, Berlin–Heidelberg–New York 1980

Perret, W.: Die Begutachtung der Folgen von isolierten Brüchen an der Brust- und Lendenwirbelsäule. Hefte Unfallheilk. 129 (1977), 287

Perret, W.: Die Bedeutung des Vorzustandes für die Beurteilung der Unfallfolgen in der privaten Unfallversicherung, Hefte Unfallheilk. 94 (1968), 120–125

Perret, W.: Die private Unfallversicherung – Grundsatzfragen und Terminologie, Chirurg 43 (1972), 301–304

Probst, J.: Die Begutachtung von Sehnenschäden in der sozialen Unfallheilkunde. Hefte Unfallheilk., H. 91 (1967), 276–280

Pürckhauer, H.: Das Merkmal der „Plötzlichkeit" im Unfallbegriff, VersR 34 (1983), 11–13

Raestrup, O.: Unfallbegriff und Kausalität aus versicherungsmedizinischer Sicht, LebensversMed 17 (1965), 32–35

Reichenbach, M.: Die Begutachtung von Sehnenzerreißung in der privaten Unfallversicherung. Hefte Unfallheilk., H. 91 (1967), 273–276

Reichenbach, M.: Fragen der Begutachtung bei Sehnenrupturen der oberen Extremitäten aus der Sicht der gesetzlichen und der privaten Versicherung. Praktische Orthopädie, Bd. 15, 111–118, Stork, Bruchsal 1985

Ricklin, P.: Die private Unfall- und Haftpflichtversicherung. In: Versicherungsmedizin, hrsg. von E. Baur, H. Nigst, Huber, Bern 1972

Rompe, G.: Begutachtung der subcutanen Sehnenruptur. Orthopädische Praxis, S. 271–277 (1971)

Rompe, G.; G. Moellhoff; O. Pongratz: Die Begutachtung der verletzten Wirbelsäule. Orthopädie, H. 9, Jahrg. 84, Springer, Berlin 1980

Schröter, F.: Vorzustand und Vorinvalidität in der privaten Unfallversicherung. Seite 37 in: Hierholzer, G., E. Ludolph, E. Hamacher (Hrsg.): Gutachtenkolloquium 6. Springer, Berlin, Heidelberg 1991

Schröter, F.: Bewertung von Fingerschäden in der privaten Unfallversicherung. In: Hierholzer, G., E. Ludolph, E. Hamacher (Hrsg.): Gutachtenkolloquium 7. Springer, Berlin, Heidelberg 1991

Schütz, R.: Das ärztliche Gutachten im privaten Versicherungswesen. Maudrich, Wien 1956

Spier, W.: Begutachtung von Wirbelsäulenverletzungen aus: Verletzungen der Wirbelsäule, H. 149, Unfallheilk., Springer, Berlin 1980

Wagner, K.: Unfallversicherung, in Bruck-Möller: Kommentar zum Versicherungsvertragsgesetz. 8. Aufl., 6. Bd., I. Halbband, Walter de Gruyter, Berlin-New York 1978

Wagner, K.: Grenzfälle und Ausschlüsse in der privaten Unfallversicherung, ZfdgesVersWiss 64 (1975), 619 – 647

Weber, M., G. Rompe: Die Entstehung und Beurteilung der sogenannten Rotatorenmanschettenrupturen. Z. Orthop. 125 (1987), 108

Weber, M., B. Wimmer: Die klinische und röntgenologische Begutachtung von Wirbelsäulenverletzungen nach dem Segmentprinzip. Unfallchirurg. 17 (1991), 220

Verband der Haftpflichtversicherer, Unfallversicherer, Autoversicherer und Rechtsschutzversicherer e. V., HUK-Verband, Hamburg: Motive und Erläuterungen zu den AUB 88. Oktober 1987

Wussow, W.; H. Pürckhauer: Allgemeine Unfallversicherungsbedingungen, Kommentar. 5. Aufl., Carl Heymans KG, Köln – Berlin – Bonn – München. 1985

20. Beurteilung von Zusammenhangsfragen für den Bereich des Sozialrechts am Beispiel der „habituellen" Patellaluxation[1]

G. Rompe, A. Erlenkämper

20.1. Einteilung

Bei der Begutachtung der Patellaluxation ist zu unterscheiden:

1. Angeborene Verrenkung

Ursachen: Entwicklungsfehler wie unter 2.

Die angeborene Luxation besteht schon bei der Geburt oder manifestiert sich im Kleinkindalter, meist doppelseitig.

2. Habituelle Verrenkung

Ursachen: Luxationsbegünstigende anatomisch-funktionelle Anomalien:
a) Form- oder Lageanomalie der Kniescheibe,
b) Lateralisation der Tuberositas tibiae,
c) Dysplasie des knöchern-knorpeligen Gleitweges bei Hypoplasie des lateralen Femurkondylus und/oder mangelhafter Ausbildung des Patellagleitlagers an der Kniescheibengelenksfläche,
d) Genu valgum,
e) Torsionsfehler des Femur oder der Tibia,
f) Imbalanz der muskulären und/oder sehnigen Zügelung (Lateralisation des Quadrizepszuges, schlaffe Retinaculae patellae).

Die Luxation erfolgt immer nach lateral. Die Manifestation erfolgt ganz überwiegend im 2. Lebensjahrzehnt; Mädchen werden dreimal häufiger betroffen.

Die habituelle Luxation renkt sich (im Gegensatz zur traumatischen Verrenkung) häufig spontan wieder ein. Bei den ersten Luxationen kommt es häufig noch zu einem Reizerguß, später seltener.

3. Traumatische Erstverrenkung

Ursachen:
a) Traumatische Einwirkung gleichzeitig mit einer komplexen Kniebandverletzung und/oder Kniegelenksverrenkung,
b) Einwirkung einer lateralisierenden Kraft auf den medialen Rand der Kniescheibe bei gestrecktem Kniegelenk. Dabei kommt es oft zur osteochondralen Abscherfraktur (Flake-Fraktur) und relativ selten zu Rezidiven.

4. Rezidivierende Verrenkung

Ursache: Als Folge einer traumatischen Verrenkung ist eine mediale Kapselbandinstabilität verblieben, so daß die Kniescheibe bei alltäglichen Bewegungen wie bei einer habituellen Luxation verrenkt wird.

5. Willkürliche Verrenkung

Ursache: Selbsttätige willkürliche Verrenkung auf dem Boden ausgeprägter Gelenkinstabilität im Anschluß an 1., 2. oder 4.

20.2. Zusammenhangsbeurteilung

Die Zusammenhangsbeurteilung[2] hat nach den Grundsätzen der sozialrechtlichen Kausalitätslehre (S. 28), hier insbesondere der Grundsätze über die Beurteilung von degenerativen und Anlageleiden (S. 41) sowie der Gelegenheitsursache (S. 32) zu erfolgen.

War ein Arbeits- oder Dienstunfall an dem Eintritt der Luxation mit hinreichender Wahrscheinlichkeit i. S. einer conditio sine qua non (S. 26) ursächlich beteiligt, bedarf es für die Beurteilung der Zusammenhangsfrage neben der Erfassung des konkreten, durch den Unfall bewirkten Körperschadens der genauen Feststellung einerseits des Unfallereignisses (zum Unfallbegriff s. S. 4) und seiner biomechanischen Einwirkungen, andererseits der unfallunabhängig vorgegebenen konstitutionellen oder degenerativen Besonderheiten des betroffenen Kniegelenks. Für diese Feststellungen genügt nicht die Wahrscheinlichkeit; hierzu ist der sog. Vollbeweis erforderlich (S. 45).

---

[1] Kausalitätsfragen der privaten Unfallversicherung, des Haftpflichtrechts usw. werden in diesem Beitrag nicht erörtert

[2] vgl. hierzu auch das Schema S. 48

Für die Bejahung eines ursächlichen Zusammenhangs mit einem Arbeits- oder Dienstunfall ist nach den Grundsätzen der sozialrechtlichen Kausalitätslehre nicht erforderlich, daß die schädigende Einwirkung aus dem Unfallereignis die alleinige oder allein wesentliche Ursache für den Eintritt des Schadens bildet; es genügt, wenn sie neben anderen, unfallunabhängigen Ursachen (hier z. B. luxationsbegünstigende anatomisch-funktionelle Anomalien) zumindest eine **wesentliche Teilursache** (S. 30) ist.

Bei der Zusammenhangsbeurteilung ist daher, wenn neben den Unfalleinwirkungen derartige andere Ursachen nachweisbar vorliegen und an der Entstehung des Schadens mitgewirkt haben, die Bedeutung der einzelnen mitwirkenden Kausalreihen für den Eintritt des Schadens abzuwägen (S. 31). Dabei dürfen die schädigungsunabhängigen Kausalfaktoren das Schädigungsereignis in der Bedeutung nur verdrängen, wenn sie bei der gebotenen objektiven und lebensnahen Würdigung an Bedeutung so sehr überwiegen, daß sie die sozialrechtlich allein wesentliche Ursache des Schadens bilden (S. 32). Bei dieser Abwägung der Bedeutung von unfallbedingten und unfallunabhängigen Kausalfaktoren ist der Schutzzweck des Gesetzes zu berücksichtigen; danach ist der Betroffene stets in dem Gesundheitszustand geschützt, in dem er sich im Zeitpunkt der schädigenden Einwirkung befunden hat (S. 29). Insbesondere kommt es daher nicht darauf an, ob die Unfalleinwirkungen allgemein oder bei einem vorher Gesunden geeignet waren, die Luxation auszulösen; maßgebend ist vielmehr, ob sie bei *diesem* Verletzten angesichts *seiner* konstitutionellen Verhältnisse von wesentlicher ursächlicher Bedeutung waren (S. 28).

Das Vorhandensein von luxationsbegünstigenden anatomisch-funktionellen Anomalien des Kniegelenks steht daher der Annahme eines rechtlich wesentlichen ursächlichen Zusammenhangs mit einem schädigenden (Unfall-)Ereignis nicht von vornherein entgegen. Für die Zusammenhangsbeurteilung kommt es vielmehr entscheidend auf die ursächliche Bedeutung der einzelnen Kausalfaktoren an, die zum Eintritt der Luxation beigetragen haben. War ein Dienst- oder Arbeitsunfall an dem Eintritt der Luxation ursächlich beteiligt, darf ihm die Bedeutung einer Gelegenheitsursache i. d. R. nur beigemessen werden, wenn hinreichend wahrscheinlich gemacht werden kann, daß eine Luxation auch

ohne das konkrete Unfallereignis aufgrund der normalen alltäglichen Belastungen zu annähernd gleicher Zeit und in annähernd gleicher Schwere eingetreten wäre (S. 34). Für die Beurteilung dieser Frage werden Art und Schwere der Einwirkungen aus dem konkreten Unfallereignis vielfach von entscheidender Bedeutung sein (S. 35).

1. Angeborene Verrenkung

Bei der angeborenen Verrenkung wird den Einwirkungen aus einem Dienst- oder Arbeitsunfall in aller Regel keine wesentliche Bedeutung i. S. der sozialrechtlichen Kausalitätslehre beigemessen werden können.

2. Habituelle Verrenkung

Besteht aus ärztlicher Sicht Anlaß zur Annahme einer habituellen Verrenkung, ist es vorab erforderlich, die luxationsbegünstigenden Anomalien in allen bedeutsamen Einzelheiten festzustellen und nachzuweisen (S. 45). Denn der Zusammenhangsbeurteilung dürfen nur solche Umstände zugrunde gelegt werden, die in ihren tatsächlichen Grundlagen i. S. des sog. Vollbeweises nachgewiesen sind; Umstände, die nicht in diesem Sinne nachgewiesen sind, dürfen bei der Zusammenhangsbeurteilung nicht berücksichtigt werden (S. 46).

2.1. Erstverrenkung auf dem Boden luxationsbegünstigender Anlagefaktoren
Tritt die Luxation erstmalig im Rahmen eines versicherten Ereignisses (Arbeits- oder Dienstunfall) ein, bedarf es nach den vorstehenden Grundsätzen einer sorgfältigen Abwägung hinsichtlich der ursächlichen Bedeutung einerseits der bestehenden und nachgewiesenen luxationsbegünstigenden Anomalien, andererseits von Art und Schwere der gleichfalls nachzuweisenden unfallbedingten Einwirkungen.

Eine ursächlich eindeutig überwiegende Bedeutung der vorbestehenden unfallunabhängigen Anomalien darf nur angenommen werden, wenn diese im Zeitpunkt der Schädigung nachweisbar bereits so stark ausgeprägt waren, daß bei der gebotenen Abwägung der verschiedenen mitwirkenden Kausalreihen den Unfalleinwirkungen nicht die Bedeutung einer wesentlichen Teilursache, sondern nur einer Gelegenheitsursache beizumessen ist. Das ist (nur) der Fall, wenn mit hinreichender Wahrscheinlichkeit begründet werden kann, daß die Luxation auch ohne den Arbeits- bzw. Dienstunfall zu annäherend gleicher Zeit und in annähernd gleicher Schwere durch eine andere – beliebig austauschbare – Belastung des täglichen Lebens eingetreten wäre (S. 34). Eine solche hinreichende Wahrscheinlichkeit wird i. d. R. begründet sein, wenn es z. B. an der Kniescheibe des anderen Gelenks aufgrund gleichartiger Anomalien bereits früher unter alltäglichen Belastungen zu Luxationen gekommen war.

Gleiches gilt, wenn die Anomalien erheblich, die Einwirkungen aus dem konkreten Unfallereignis dagegen relativ geringfügig ausgeprägt waren. Bei Verletzten, die in ihrem – versicherten oder unversicherten – Leben auch bisher schon häufig wiederkehrend luxationsgefährdenden Belastungen ausgesetzt waren, ohne daß eine Verrenkung tatsächlich eingetreten ist, wird eine solche Wahrscheinlichkeit dagegen i. d. R. nur schwer zu begründen sein.

Ist der Unfall zumindest als eine wesentliche Teilursache für den Eintritt der Erstluxation zu bewerten, ist als Unfallfolge nicht diese allein festzustellen und zu bezeichnen, sondern der *gesamte* durch den Unfall hervorgerufene Schaden, also auch der Anteil an Instabilität, der durch diese Erstluxation bewirkt worden ist. Gerade der genauen Feststellung von Art und Ausmaß dieser Bandinstabilität kommt hier im Hinblick auf die kausale Beurteilung etwaiger Rezidive entscheidende Bedeutung zu.

2.2. Rezidive

Hatte sich die habituelle Luxation schon früher ohne Einwirkungen aus einem Arbeits- bzw. Dienstunfall manifestiert und kommt es durch einen Arbeits- oder Dienstunfall zu einem – ggf. wiederholten – Rezidiv, werden i. d. R. die anlagebedingten Anomalien in Verbindung mit der durch die unfallunabhängige(n) frühere(n) Verrenkung(en) bewirkten Bandinstabilität an Bedeutung für den Eintritt des nunmehrigen Unfallschadens so sehr überwiegen, daß den Unfalleinwirkungen die Bedeutung selbst einer wesentlichen Teilursache nicht beigemessen werden kann. Zu prüfen ist

jedoch, ob der jetzige Unfall eine dauerhafte Verschlimmerung (S. 36) des vorbestehenden Zustandes bewirkt hat.

3. Traumatische Erstverrenkung

Die Anerkennung einer traumatischen (Erst-) Verrenkung als Unfallfolge erfordert eine lateralisierende Gewalteinwirkung auf die Kniescheibe als Unfallereignis, sofern es nicht zu weiteren Verletzungen gekommen ist. Der Nachweis einer Abscherfraktur vom mittleren Rand der Kniescheibe reicht allein nicht aus; denn solche Abscherfrakturen werden auch bei habituellen Luxationen beobachtet und sind abhängig von der Kippung der Kniescheibe und der Beugestellung des Kniegelenks.

Im Rahmen der Zusammenhangsbeurteilung bedarf es hier zunächst der eindeutigen Feststellung, daß keine angeborene oder habituelle Verrenkung vorliegt.

Handelt es sich um eine echte traumatische Erstverrenkung und ist diese durch einen Dienst- oder Arbeitsunfall bewirkt worden, wird der ursächliche Zusammenhang i. d. R. zu bejahen sein. Hat eine anlagebedingte Fehlform oder eine degenerative Vorschädigung an der Entstehung des Schadens ursächlich mitgewirkt, richtet sich die Beurteilung nach den Grundsätzen zur habituellen Luxation (oben S. 305).

4. Rezidivierende Verrenkung

Für die Zusammenhangsbeurteilung eines Rezidivs ist von entscheidender Bedeutung, ob die Erstverrenkung Folge eines Arbeits- bzw. Dienstunfalls war oder nicht.

4.1. War die Erstverrenkung *keine Folge eines Arbeits- oder Dienstunfalls*, hat sie aber eine den Eintritt eines Rezidivs erheblich begünstigende Bandinstabilität hinterlassen, und ist das Rezidiv durch einen Arbeits- bzw. Dienstunfall verursacht worden, hängt die Zusammenhangsbeurteilung von der Bedeutung einerseits dieser Bandinstabilität und etwa bestehender konstitutioneller Anomalien, andererseits der Unfalleinwirkungen für den Eintritt des Rezidivs ab. Dabei ist wiederum zu berücksichtigen, daß der Verletzte grundsätzlich in dem Gesundheitszustand geschützt ist, in dem er sich im Zeitpunkt des (erneuten) Unfalls befunden hat (S. 29).

War die durch die Erstverrenkung bewirkte Bandinstabilität — ggf. in Verbindung mit vorgegebenen, aber weiterwirkenden unfallunabhängigen Anomalien — erheblich und überwiegen diese unfallunabhängigen Faktoren Art und Schwere der Einwirkungen aus dem nunmehrigen Arbeits- bzw. Dienstunfall an Bedeutung für den Eintritt des Rezidivs derart, daß sie auch unter Berücksichtigung des Schutzzweckes des Gesetzes sozialrechtlich als die allein wesentliche Ursache für den nunmehrigen Schaden angesehen werden müssen, wird eine wesentliche Mitverursachung des Rezidivs durch den nunmehrigen Arbeits- oder Dienstunfall nicht angenommen werden können; der nunmehrige Unfall ist dann nur als Gelegenheitsursache zu werten. Eine solche Beurteilung ist vor allem dann angezeigt, wenn die Folgen der Erstverrenkung — ggf. wiederum in Verbindung mit vorgegebenen, aber weiterwirkenden unfallunabhängigen Anomalien — so ausgeprägt waren, daß mit hinreichender Wahrscheinlichkeit das Luxationsrezidiv auch ohne den nunmehrigen Arbeits- bzw. Dienstunfall zu annähernd gleicher Zeit und in annähernd gleicher Schwere durch ein anderes — beliebig austauschbares — Ereignis des täglichen Lebens ausgelöst worden wäre (S. 34).

Hat jedoch z. B. einerseits eine luxationsbegünstigende Anomalie ursprünglich nicht oder in nur unwesentlichem Ausmaß vorgelegen und war die durch die Erstverrenkung bewirkte Bandinstabilität nur gering ausgeprägt, andererseits die biomechanische Einwirkung aus dem jetzigen Arbeits- bzw. Dienstunfall aber schwerwiegend, wird die erforderliche Abwägung der verschiedenen Kausalreihen (S. 31) ergeben können, daß letztere sozialrechtlich zumindest als wesentliche Teilursache für den Eintritt des Rezidivs gewertet werden muß.

Auch bei weiteren Rezidiven durch Einwirkungen aus Arbeits- bzw. Dienstunfällen ist jeweils abzuwägen, inwieweit diese zumindest i. S. einer wesentlichen Teilursache auf den Einwirkungen aus dem konkreten Unfall oder überwiegend auf hiervon unabhängigen Faktoren beruhen.

Hierbei ist u. a. zu berücksichtigen, inwieweit schon vor der Erstverrenkung luxationsbegünstigende Anomalien bestanden haben oder nicht, in welchem Ausmaß die Erstverrenkung und spätere Rezidive zu einer bleibenden Bandinstabilität geführt haben, inwieweit diese Rezidive ihrerseits Folge eines Arbeits- bzw. Dienstunfalls waren und zu dem jetzt vor dem (erneuten) Unfall bestehenden Zustand beigetragen haben, wie schwerwiegend die Einwirkungen aus dem nunmehrigen Unfall waren und ob nach alledem die schädigungsunabhängigen Kausalfaktoren insgesamt an Bedeutung eindeutig überwiegen oder die Einwirkungen aus dem nunmehrigen Unfall nicht doch zumindest eine wesentliche Teilursache für den Schaden bilden.

4.2. War die Erstverrenkung *Folge eines Arbeits- bzw. Dienstunfalls*, bildet die dadurch bewirkte Bandinstabilität i. d. R. zumindest eine wesentliche Teilursache für den Eintritt späterer Rezidive. Das gilt unabhängig davon, ob das Rezidiv seinerseits durch einen Dienst- bzw. Arbeitsunfall bewirkt worden ist oder nicht. Denn das Rezidiv ist ein mittelbarer Schaden (S. 37) aus dem früheren Arbeitsunfall. Gleiches gilt für etwaige weitere Rezidive.

Liegt auch jetzt ein Arbeitsunfall vor, so ist das Rezidiv gleichwohl als mittelbarer Schaden aus dem früheren Arbeitsunfall zu bewerten. Denn bei einer solchen Konstellation hat bei Verschiedenheit der UV-Träger der für den ersten Arbeitsunfall zuständige Träger auch die Folgen des Rezidivs zu entschädigen, nicht der für den jetzigen Arbeitsunfall zuständige Träger.

Die unmittelbaren Folgen des Rezidivs werden i. d. R. durch die anschließende Heilbehandlung beseitigt, so daß insoweit keine (weiteren) Unfallfolgen zurückbleiben. Hat das Rezidiv jedoch die Bandinstabilität vermehrt, ist diese ggf. als *Verschlimmerung* anzuerkennen, und zwar in der Fallgruppe *4.1.* als Verschlimmerung eines unfallunabhängigen Leidens (S. 36), in der Fallgruppe *4.2.* als Verschlimmerung bereits bestehender Unfall- bzw. Schädigungsfolgen (S. 149).

5. Willkürliche Verrenkung

Hier gelten die vorstehenden unter 1., 2. und 4. entwickelten Grundsätze entsprechend.

Danach wird, auch wenn ein Arbeits- oder Dienstunfall zu der erneuten Verrenkung geführt hat, i. d. R. wegen eindeutig überwiegender Bedeutung der vorbestehenden Anomalien und der durch frühere wiederholte Luxationen bewirkten Bandinstabilität eine Verursachung auch i. S. einer wesentlichen Teilursache nicht angenommen werden können. Der Arbeits- bzw. Dienstunfall kann daher nur als Gelegenheitsursache gewertet werden, da hier hinreichend wahrscheinlich ist, daß derartige Luxationen durch beliebig austauschbare Belastungen des unversicherten Alltagslebens zu annähernd gleicher Zeit und in annähernd gleicher Schwere ausgelöst worden wären.

21. Kurzhinweise zu häufigen medizinischen Fragestellungen in alphabetischer Reihenfolge

G. Rompe, A. Erlenkämper

Adoleszentenkyphose (Morbus Scheuermann)

Zwar werden als Minimalform der Scheuermann-Kyphose einerseits Fortentwicklungsstörungen oder Reifungsverzögerungen der Wirbelkörper, andererseits charakteristische röntgenologische Veränderungen an einzelnen Wirbelkörpern ohne begleitende Fixation des Rundrückens gewertet. Die klassische Diagnose stützt sich aber auf die Symptomtrias: segmentäre Fixation, Verlagerung des Brustkyphosescheitels nach kaudal und Wirbelkörper-Schlußplattenstörungen.

Über das Ausmaß der Belastungsbeeinträchtigung einschließlich der Bedeutung für vorzeitige BU/EU liegen bisher keine statistisch abgesicherten Erkenntnisse der Rentenversicherungsträger vor (Ellwanger 1976). Leichte Kyphosen mit entsprechender ventraler Erniedrigung einzelner Wirbelkörper und Schmorlsche Knötchen bedingen erfahrungsgemäß keine wesentliche Funktionsbeeinträchtigung, können jedoch im Zusammenwirken mit anderen Veränderungen zu einer Funktionsstörung des gesamten Achsenorgans führen. Um zu vermeiden, daß sich aus dem Anlagefaktor „Scheuermann-Kyphose" eine Krankheit entwickelt, ist eine besondere Gefährdung für Schwerarbeit mit häufigem Bücken und Heben sowie für langjährige Tätigkeiten in erheblicher Vorbeugung (Friseur, Zahnarzt) und bei bestimmten Leistungssportarten (Turnen, Radfahren) anzunehmen. In diesen Fällen ist auch die Tauglichkeit für die Bundeswehr beeinträchtigt (S. 287).

Bei der Zusammenhangsbeurteilung in der ges. UV und im sozEntschR wird sich i. d. R. aber nur die Frage einer Verschlimmerung (S. 36) stellen. Die Differentialdiagnose zwischen Unfallfolge und unfallunabhängigen Wirbelveränderungen kann nur am Einzelfall unter Analyse des Unfallherganges und Auswertung der Röntgenaufnahmen vom Unfalltag gestellt werden und erfordert oft die lückenlose Kenntnis der röntgenologischen Verlaufsserie. Es kommen nicht nur Wirbelsäulenverletzungen vor, die in ihrem Heilungsverlauf Röntgenbefunde der Scheuermann-Kyphose imitieren (Rompe 1976),

sondern es gibt bekanntlich auch typische Verlaufsformen der Adoleszentenkyphose, die leicht als Verletzungsfolge fehlgedeutet werden (retromarginale Hernien, Vorderkantenabtrennung, Morscher 1969; Keilwirbel, Erdmann 1973). In der ges. RV ist zu prüfen, ob ein Zusammenwirken mit anderen Veränderungen der WS eine Herabsetzung der Belastbarkeit des gesamten Achsenorgans bewirkt.

Aggravation — Verdeutlichungstendenz (s. auch: Simulation)

Bewußte oder un(ter)bewußte Betonung der Beschwerden sind Ausdruck von („natürlichen"; Fredenhagen 1977) Begehrungstendenzen. Liegen solche vor, sollte das im Gutachten angemessen zum Ausdruck gebracht werden (S. 163).

Arthrose (Gelenkverschleißerscheinungen)

Sekundärarthrosen nach Verletzungen und/oder Infektionen eines Gelenkes, nach Dystrophie oder langjähriger Kompensation von posttraumatischen Funktionsstörungen der kinetischen Kette sind i. d. R. (mittelbare, S. 37) Unfall- bzw. Schädigungsfolge, wenn das Primärereignis ein Arbeits- bzw. Dienstunfall war.

Schwieriger ist die Beurteilung einer posttraumatischen Arthrose nach Verletzungen mit negativem Röntgenbefund, wobei Blutergüssen und Knorpelverletzungen eine besondere Bedeutung beikommt.

Chronische Schäden durch Vibration können gegebenenfalls als Berufskrankheit anerkannt werden (S. 235).

Problematisch ist die Zusammenhangsbeurteilung, wenn Arthrosen als degenerative Vorschädigung eine wesentliche Bedingung für den Eintritt von Unfall- oder Schädigungsfolgen bilden und ihre Bedeutung im Verhältnis zu den Unfalleinwirkungen abgewogen werden muß (S. 31). Schwierig ist häufig auch die Unterscheidung zwischen chronischen degenerativen Entwicklungen und der (weiteren) Verschlimmerung (S. 36) posttraumatischer Arthrosen. Es ist bisher nicht hinreichend möglich, reine Alterungsvorgänge von sekundär-deformierenden Entwicklungen zuverlässig abzugrenzen, und es gibt auch keine statistisch einwandfreien Unterlagen über die quantitative und qualitative Auswirkung äußerer Ereignisse auf den Gelenkverschleiß, wenn man von den unmittelbaren unfallbedingten Veränderungen absieht. Die gelenkverschleißende Bedeutung z. B. von posttraumatischen Fehlstellungen ist unbestritten. Als Lehrmeinung gilt: Die degenerativen Veränderungen an Wirbelsäule und Gliedmaßen sind in ihrer Mehrzahl Ausdruck eines normalen Altersverschleißes; sie können daher i. d. R. nicht mit hinreichender Wahrscheinlichkeit auf bestehende Unfall- oder Schädigungsfolgen zurückgeführt werden. Ist dagegen im Einzelfall eine ungünstige Beeinflussung des allgemeinen degenerativen Prozesses durch die Eigenart bestehender Unfall-oder Schädigungsfolgen wahrscheinlich, steht diese allgemeine Lehrmeinung der Anerkennung eines Ursachenzusammenhangs nicht entgegen. Hierzu bedarf es aber sorgfältiger Begründung.

Bandscheibenvorfall (s. auch: Wirbelsäule)

Die Bandscheiben unterliegen vor allem in den besonders beanspruchten Bereichen der unteren HWS und LWS einem ausgeprägten degenerativen Verschleiß. Je nach Disposition und Belastung kommt es unterschiedlich früh durch Katabiose (Flüssigkeits- und Elastizitätsverlust) zur Degeneration; der Bandscheibenkern (Nucleus pulposus) wird mürbe, insbesondere der Faserring (Anulus fibrosus) wird spröde und in seinen Verankerungen gelockert, es kommt mit zunehmender Degeneration zu kleinen, später auch größeren Faserrissen, bis schließlich die letzten Fasern reißen und der Bandscheibenkern bei entsprechendem Druck herausgepreßt wird. Dadurch kann es zu erheblichen sensiblen und motorischen Nervenwurzelreizerscheinungen bis hin zu kompletten Lähmungen kommen, die im Extremfall ein sofortiges operatives Vorgehen erfordern.

Der Bandscheibenprolaps entsteht i. d. R. auf dem Boden solcher degenerativer Veränderungen durch alltägliche Belastungen. Traumatische Bandscheibenvorfälle sind demgegenüber seltener. Sie kommen vor nach Brüchen benachbarter Wirbelkörper, bei Einwirkung erheblicher Kräfte auf die gebeugte WS, die die Beugung zu verstärken trachten (Nachemson 1976), bei Verdrehungen des Rumpfes unter gleichzeiti-

gem Heben oder Bewegen schwerer Lasten (Junghanns 1979), an der HWS nach Schleuderverletzungen sowie bei direkten Gewalteinwirkungen oder Verletzungen (z. B. Stich, Schuß).

Die Wahrscheinlichkeit eines ursächlichen Zusammenhangs mit einem Unfall wird bisher im allgemeinen nur bejaht, wenn:

– erhebliche Unfalleinwirkungen der vorgenannten Art nachgewiesen sind,

– es in unmittelbaren zeitlichen Anschluß an den Unfall zur Ausbildung deutlicher, für den Bandscheibenvorfall typischer Wurzelreizsymptome (z. B. Ischialgie, Lähmungen der abhängigen sensiblen oder motorischen Nerven) gekommen ist,

– der Verletzte seine Arbeit alsbald eingestellt hat.

Die Zusammenhangsbeurteilung ist schwierig und umstritten. Früher galt der Bandscheibenvorfall in Sozialmedizin und Sozialrecht vielfach als Musterbeispiel der Gelegenheitsursache (S. 32). Diese grundsätzliche Bewertung und die bisherigen sozialmedizinischen Kriterien für die Anerkennung eines ursächlichen Zusammenhangs sind in jüngerer Zeit in Frage gestellt worden (Erlenkämper S. 133ff.). Vor allem die jüngere Rechtsprechung des Bundessozialgerichts, die bei mitwirkenden degenerativen Vorschäden deren überzeugenden Nachweis im Einzelfall nach Art und Ausmaß fordert (S. 45), bereitet dem Arzt erhebliche Schwierigkeiten bei der Beurteilung. Die sozialmedizinische Zusammenhangsbegutachtung erfordert subtile Kenntnisse dieser rechtlichen Anforderungen.

Nach dem derzeitigen Stand der Diskussion ist zu prüfen (vgl. hierzu das Schema S. 48):

– ob das konkrete Ereignis, das als Ursache des Prolapses erwogen wird, als Unfall im Rechtssinne (S. 4) zu werten ist,

– ob das Unfallereignis den jetzt bestehenden Bandscheibenvorfall mit hinreichender Wahrscheinlichkeit i. S. einer conditio sine qua non (S. 26) verursacht hat,

– ob *dieser* Prolaps nachweisbar schon vor dem jetzigen Unfall bestanden und zu klinisch faßbaren Nervenwurzelreizerscheinungen (nicht nur: allgemeinen WS-Beschwerden) mit entsprechenden neurologischen Symptomen und Funktionsbeeinträchtigungen geführt hatte,

– ob für den Betroffenen eine erhebliche degenerative Vorschädigung der betroffenen Bandscheibe überzeugend nachgewiesen (S. 45) werden kann,

– ob die Unfalleinwirkungen zumindest eine rechtlich wesentliche Teilursache (S. 30) für den konkreten Bandscheibenvorfall bilden, oder ob die degenerative Vorschädigung an Bedeutung so eindeutig überwiegt, daß hierin die rechtlich allein wesentliche Ursache (S. 32) zu sehen ist, der Unfall daher nur eine Gelegenheitsursache (S. 32) darstellt.

Hinsichtlich der Frage, ob ein Unfall im Rechtssinne (S. 4) zugrunde liegt, ist zu beachten, daß der sozialrechtliche Unfallbegriff nicht nur erhebliche äußere Gewalteinwirkungen auf den Betroffenen umfaßt, sondern auch Vorgänge wie Ausgleiten, Umknicken, Stolpern oder Fallen (u. a. mit den typischen Abstützversuchen) sowie erhebliche Kraftanstrengungen (z. B. Heben und Tragen, insbesondere Abfangen schwerer Lasten), und nicht auf außergewöhnliche, betriebsunübliche Belastungen beschränkt ist (S. 4). Insbesondere ist rechtlich ohne jede Relevanz, ob das Unfallereignis „generell geeignet" ist, einen derartigen Prolaps auch bei einem Gesunden zu bewirken, wenn hinreichend wahrscheinlich ist, daß der Unfall eine conditio sine qua non gebildet hat (S. 4 u. 28).

Eine solche hinreichende Wahrscheinlichkeit des Ursachenzusammenhangs i. S. einer conditio sine qua non wird i. d. R. anzunehmen sein, wenn nach dem Unfall der Bandscheibenvorfall festgestellt wird, eine frühere Entstehung *dieses* Prolapses mit entsprechender Symptomatik nicht nachgewiesen werden kann und der Unfallhergang mit seinen biomechanischen Einwirkungen die Entstehung durch diesen Unfall nicht unwahrscheinlich macht. Insbesondere wird von rechtlicher Seite eine Beschränkung der Wahrscheinlichkeit auf nachgewiesene „geeignete Ursachen" (S. 4, 28, 33) nicht akzeptiert.

Besondere Schwierigkeiten bereitet hier der von rechtlicher Seite geforderte Nachweis einer erheblichen degenerativen Vorschädigung der betroffenen Bandscheibe. Es ist zwar bekannt und wiederholt nachgewiesen worden, daß jenseits des 35. Lebensjahres bei 60 v. H. der Männer und 44 v. H. der Frauen entsprechende degenerative Veränderungen an WS und Bandscheiben bestehen und die röntgenologischen Hinweise proportional zum Lebensalter steigen (Rompe 1975). Andererseits kann juristisch aus dieser allgemeinen ärztlichen Erfahrung allein nicht

der unmittelbare Nachweis geführt werden, daß auch im konkreten Einzelfall die Bandscheibe *dieses* Betroffenen so hochgradig degeneriert war, daß es nur noch eines geringfügigen Anstoßes bedurft hat, um den Bandscheibenvorfall auszulösen. Ein solcher Nachweis kann i. d. R. auch weder aus den röntgenologischen, computertomographischen oder myelographischen Befunden des Betroffenen noch ggf. histologisch aus operativ gewonnenem Material geführt werden.

Die rechtlichen Anforderungen an den Nachweis dürfen aber auch nicht überspannt werden (S. 46), soll die Zusammenhangsbeurteilung nicht an den objektiv bestehenden Verhältnissen vorbeigehen. So muß es für zulässig und ausreichend erachtet werden, aus den Indizien des Einzelfalls, insbesondere aus den nachgewiesenen Befunden der vorgenannten Art, und durch Rückschluß aus Art und Schwere der biomechanischen Einwirkungen aus dem Unfallereignis in Verbindung mit den allgemeinen medizinischen Erkenntnissen über die fortschreitende Degeneration der Bandscheiben mit zunehmendem Alter einen ausreichenden Nachweis über das Vorliegen und die ursächliche Beteiligung solcher degenerativer Vorschädigungen zu führen. Ein solcher Indizienbeweis muß aber, soll er zu einer hinreichenden Überzeugung von Verwaltung bzw. Gericht führen, alle bedeutsamen Umstände des Einzelfalls umfassend würdigen und das Ergebnis sorgfältig begründen. Reicht die Begründung nicht aus, eine solche hinreichende Überzeugung zu begründen, darf sich nach der Rechtsprechung des Bundessozialgerichts „nicht einmal die Frage erheben", ob eine degenerative Vorschädigung wesentliche oder gar überwiegende Ursache des Bandscheibenvorfalls bilden könnte (S. 46).

Auch wenn der Nachweis einer mitwirkenden degenerativen Vorschädigung überzeugend geführt ist, bedeutet das noch nicht, daß diese nunmehr die rechtlich allein wesentliche Ursache des Bandscheibenvorfalls bildet, der auslösende Arbeits- bzw. Dienstunfall dagegen nur eine Gelegenheitsursache. Denn nach den Grundsätzen der sozialrechtlichen Kausalitätslehre genügt es für die Bejahung eines rechtlich wesentlichen Ursachenzusammenhangs, daß der Arbeits- bzw. Dienstunfall eine *wesentliche Teilursache* bildet (S. 30). Bei bestehendem Zusammenhang i. S. einer conditio sine qua non zwischen Unfall und Prolaps kann den Unfalleinwirkungen die Bedeutung einer wesentlichen Teilursache nur abgesprochen werden, wenn im konkreten Einzelfall die — nachgewiesene — degenerative Vorschädigung den Unfall an Bedeutung für den Eintritt des Prolapses eindeutig überwiegt (S. 32). Diese Wertung setzt eine Abwägung der ursächlichen Bedeutung der einzelnen mitwirkenden Kausalfaktoren voraus (S. 31). Dabei ist vor allem der Schutzzweck des Gesetzes (S. 28) zu beachten, nach dem versicherte Unfälle grundsätzlich entschädigt werden sollen und der einzelne Versicherte in dem Gesundheitszustand geschützt ist, in dem er sich im Zeitpunkt des Unfalls befunden hat (S. 29). Wenn also der degenerativen Vorschädigung die auch unter Beachtung dieser Grundsätze eindeutig überwiegende Bedeutung beigemessen, der Arbeits- bzw. Dienstunfall dagegen nur als Gelegenheitsursache (S. 32) gewertet werden soll, bedarf es eingehender Darlegung und sorgfältiger Begründung, daß die Degeneration der geschädigten Bandscheibe im Zeitpunkt des Unfalls schon so weit fortgeschritten war, daß es für die Auslösung des Prolapses nur geringer, auch im unversicherten Alltagsleben ständig vorkommender Belastungen bedurft hat, insbesondere der Bandscheibenvorfall mit hinreichender Wahrscheinlichkeit auch ohne das konkrete Unfallereignis zu annähernd gleicher Zeit und mit annähernd gleichen Folgen eingetreten wäre (S. 34).

Faszienriß

Faszienrisse können durch direkte oder indirekte Gewalteinwirkung hervorgerufen werden und mit Muskelrissen kombiniert sein. Tritt durch einen Faszienriß Muskulatur vor, spricht man von einem Muskelbruch.

Ereignen sich Faszienrisse aufgrund angeborener Bindegewebsschwäche oder degenerativer Veränderungen unter normaler Beanspruchung (Spontanruptur), ist bei der Zusammenhangsbeurteilung zu prüfen, ob die Einwirkungen aus dem Arbeits- oder Dienstunfall eine wesentliche Teilursache (S. 30) oder nur eine Gelegenheitsursache (S. 32) bilden.

Gebrauchshand, Händigkeit, Seitigkeit, Hilfshand

In der Bundesrepublik hält die ges. UV noch an der unterschiedlichen Bewertung von Gebrauchshand und Hilfshand fest (Haas 1980, BSG Breith 1988, 378).

Überzeugende Argumente gegen diese Auffassung sind vor allem in Krösl u. Zrubecky seit 1970 zusammengetragen worden:

Die Hände sind ein paariges Organ, dessen Leistungsfähigkeit von der Funktion beider Hände zu gleichen Teilen abhängig ist. Die erworbene größere Geschicklichkeit der einen Hand kann auch bei Erwachsenen fast ausnahmslos auf die andere Hand übertragen werden.

Das haben vor allem die Erfahrungen an Handamputierten und Ohnhändern gezeigt, z. B. auch die Erfahrung, daß nach dem Verlust der Gebrauchshand ein operativ gebildeter Greifarm oder eine aktive Prothese nur selten trainiert und regelmäßig eingesetzt werden, weil die Bedeutung der erhaltenen „Hilfshand" den Fähigkeiten eines Krukenberg-Armes oder einer noch so guten Arm-/Handprothese weit überlegen ist. Dieser plausiblen Erklärung haben sich in der Zwischenzeit auch Marx (5. Aufl. 1987, S. 349, 354) und Pieper (1983) angeschlossen. In der privaten UV (S. 66), im sozEntschR (Anhaltspunkte 1983 S. 110ff.), in der Sozialversicherung Österreichs oder in den amerikanischen Richtlinien für die Beurteilung der körperlichen Beeinträchtigung finden sich Unterscheidungen in Gebrauchs- und Hilfshand (seit Jahrzehnten) nicht mehr.

Zrubecky ist es auch zu verdanken, darauf hingewiesen zu haben, daß der Daumen an jeder Hand zur Bildung des Spitzgriffes unersetzlich ist, also sowohl der linke als auch der rechte Daumen als Gegenspieler der dreigliedrigen Finger eine vollständig gleichwertige Funktion im Rahmen des Greif- und Tastvorganges einer Hand zu erfüllen haben. Dieser Argumentation für die Gleichbewertung beider Daumen hat sich der Hauptverband der gewerblichen Berufsgenossenschaften in einem Rundschreiben vom 09. 07. 1981 angeschlossen (VB 154/81).

Es ist zu erwarten, daß die Emanzipation der Hilfshand sich im Laufe der Zeit durchsetzen wird, denn sie gründet sich offensichtlich hauptsächlich auf sozialpolitische Vorstellungen, wie das Urteil des BSG vom 23. 04. 1987 (2 RU 42/86) erkennen läßt.

Vor allem führt die derzeitige Ungleichbewertung der Hände dort zu Schwierigkeiten, wo sich die Dominanz einer Hand nicht überzeugend nachweisen läßt (dabei muß man nicht in erster Linie an sprichwörtliche Personen mit „2 linken Händen" denken, sondern vor allem an Personen, für die auch im Alltagsleben beide Hände gleichwertig und wechselseitig einsetzbar sind (Ambi-Dexter).

Gebrauchsstellung, günstige

Als günstige Gebrauchsstellung wird diejenige bezeichnet, aus der ein Maximum an Funktionen möglich ist und die ein Minimum an Hilfen bzw. Hilfsmitteln benötigt.

Schulter: 40 Grad Abduktion, 30 Grad Vorhebung, mittlere Rotation. Bei erhaltener Schultergürtelfunktion ist aus dieser Position des Schultergelenkes eine aktive Schultervor-/-seithebung bis ca. 70 Grad und die Adduktion bis zur Neutral-Null-Stellung unter Ausnutzung der Schwerkraft erzielbar.

Ellenbogen: 90° Beugung. Aus dieser Stellung ist z. B. das Essen mit Besteck möglich.

Unterarm: 45° Pronation erlauben Schreiben, Handarbeit und Besteckführung.

Hand und Finger: Die Kugelgriffstellung (bei auf dem Tisch liegendem Unterarm umschließen Hand und Finger einen Tennisball) erlaubt durch die Dorsalflexion im Handgelenk optimale Realisation der Griffkraft bei gleichzeitig kurzen Wegen für den Spitzgriff zwischen den Fingerkuppen.

Hüftgelenk: 30° Beugung, 10° Außenrotation und mittlere Spreizstellung erlauben (bei Versorgung mit einem Arthrodesenstuhl zur Linderung der Sitzbeeinträchtigung) ausreichendes Geh- und Stehvermögen.

Kniegelenk: 10 bis 15° Beugestellung gewährleisten eine gute Abrollfunktion des oberen Sprunggelenkes bei ausreichender funktioneller Beinverkürzung für ein flüssiges Gangbild.

Oberes Sprunggelenk: 10° Plantarflexion sind – abgesehen vom Barfußgang – günstiger als die Neutralposition, da dann Kaufschuhe mit der üblichen Absatzhöhe von ca. 2 cm getragen werden können.

Unteres Sprunggelenk: Neutralstellung gewährleistet einen plantigraden Auftritt.

Zehen: Bedingung für eine unbehinderte (passive) Dorsalflexion beim Abrollvorgang sind Überstreckstellung oder Resektion des Grundgelenkes.

Geschwülste, bösartige

Der Annahme einer überwiegend endogenen Entstehung stehen viele Ergebnisse der Geschwulstforschung entgegen. Eine Reihe karzino-

gener Substanzen, mit denen der Mensch im täglichen Leben in Berührung kommt, und bestimmte Vorkrankheiten wurden ermittelt. Wichtig scheint bei der Entwicklung von bösartigen Geschwülsten die Gesamtmenge der jeweiligen Noxe zu sein, die je nach Konzentration erst nach längerer, oft erst nach sehr langer Einwirkungszeit den für die Krebsentstehung nötigen Grenzwert erreicht (Rauschelbach 1983).

Bösartige Geschwülste, die maßgeblich auf beruflichen Schädigungen beruhen (bestimmte Hautkrebse, Lungenkrebs bei Asbestose usw.), können entschädigungspflichtige Berufskrankheiten sein.

Die Wahrscheinlichkeit eines ursächlichen Zusammenhangs zwischen Geschwulstentstehung und einmaliger Gewalteinwirkung (Unfall) setzt folgende Bedingungen voraus (Baur 1972):

a) Die Gewalt muß diejenige Körperstelle unmittelbar oder mittelbar getroffen haben, die später Sitz der Gewächsbildung ist.

b) Die Gewalteinwirkung muß länger dauernde eingreifende Gewebs- und Stoffwechselstörungen in dem betroffenen Gebiet hervorgebracht haben.

c) Der Zeitraum zwischen Gewalteinwirkung und den ersten auf eine Geschwulstbildung zu beziehenden Erscheinungen muß mit Größe, gewebstlichem Aufbau, der etwa bekannten Entwicklungsdauer und Wachstumsgeschwindigkeit der besonderen Gewächsart in Einklang gebracht werden können.

d) Zwischen den auf die Gewalteinwirkungen zu beziehenden und den auf die Geschwulstbildung zu beziehenden Krankheitserscheinungen müssen Übergänge (Brückensymptome) bestehen.

Zur Diskussion steht eine Verursachung unter besonderen Bedingungen (z. B. mechanische Verletzung → Blutung → Abbau der Blutung → Abbau der nekrotischen Gewebsteile → verzögerte und erschwerte Wundheilung → Narbenbildung; chronische Infektionen; Freisetzung chemischer Stoffe; Reize von Fremdkörpern, die im Verletzungsbereich liegen geblieben sind) bzw. eine Mitverursachung (Synkarzinogenese, z. B. Fistelkarzinom, Narbenkrebs).

Die Beurteilungsgrundlagen hinsichtlich der Bewertung des Unfallereignisses wie auch des Beginns des Tumorwachstums sind recht häufig sehr vage und unsicher (Baur 1972).

Das sozEntschR erlaubt eine Kann-Versorgung (S. 117) bestimmter Karzinomerkrankungen, wenn das allgemeine Risiko, an Krebs zu erkranken, durch Schädigungstatbestände individuell erheblich erhöht worden ist (Anhaltspunkte 1983 S. 141 ff.). Das gilt auch für chronische Entzündungen von mindestens 5jähriger Dauer, wenn sich der Krebs im Bereich der chronischen Entzündung entwickelt hat.

Bösartige Geschwülste beeinträchtigen wegen ihrer Wirkung auf den ganzen Körper die Leistungsfähigkeit vielfach erheblich. Eine Aussage über klinische Heilung ist erst nach mehreren Jahren mit Wahrscheinlichkeit möglich (Heilungsbewährung). Gleichwohl ist in der ges. RV Erwerbsunfähigkeit weder auf Dauer noch auf Zeit gegeben, wenn nach erfolgreicher Therapie (z. B. Operation, Bestrahlung) wieder eine ausreichende berufliche Belastbarkeit erreicht ist.

Heilungsbewährung

Bei Krankheiten, die zu Rezidiven (chronische Osteomyelitis) oder Metastasen (bösartige Geschwülste) neigen und/oder bei denen die Belastbarkeit noch nicht absehbar ist (Herzinfarkt), ist auch bei gleichbleibenden Symptomen sowohl in der ges. UV wie auch in der ges. RV und im sozEntschR eine spätere Neubewertung zulässig, wenn sich der Befund als stabil erwiesen hat, weil die Heilungsbewährung eine wesentliche Änderung der Verhältnisse i. S. des § 48 SGB X (S. 149; früher §§ 622, 1286 RVO, 63 AVG, 62 BVG) darstellt.

Hüftgelenks-Endoprothesen

Nach Implantation herkömmlicher Prothesen (Metallschaft und -kopf, Polyäthylenpfanne, Benutzung von Knochenzement) werden Lockerungsraten von 4% nach 1jähriger Funktion und 11–20% nach 8jähriger Funktion angegeben.

Ob die zementfreie Implantation wesentliche Vorzüge mit sich bringt, bedarf noch der Bewährungszeit. Voraussetzung für die Dauerhaftigkeit des Implantates ist, daß sich zwischen Implantat und Lager ein biologischer und mechanischer Gleichgewichtszustand einstellt. Dazu ist anzustreben, daß die Kräfte, die auf die Prothese einwirken, vor allem als Druckkräfte vom Implantat auf den Knochen übertragen werden und keine oder nur minimale Relativbewegungen an den Grenzflächen auftreten.

Ganganalytische Untersuchungen haben gezeigt, daß sich das Bewegungsverhalten nach totalendoprothetischem Ersatz des Hüftgelenkes zwar der Form gesunder Probanden annähert, diese jedoch bei weitem nicht erreicht.

Zu den grundsätzlichen Problemen zwischen Lager und Implantat kommt also eine unphysiologische Belastung hinzu. Dementsprechend sind altersadäquate Gehbelastungen zur Schulung der Koordination zu empfehlen, dagegen ist vor zusätzlichen stärkeren Belastungen (auch im Breitensport) zu warnen.

Die Hüftendoprothesen erlauben durchschnittlich einen Bewegungsradius, welcher 90 Grad Hüftbeugung sicher beinhaltet, Dreh- und Spreizfähigkeit von summarisch 40 Grad zuläßt und die üblichen Komplexbewegungen ermöglicht, die notwendig sind, um selbständig Zehennägel zu schneiden und Schuhe und Strümpfe anzuziehen. Nach einer Eingewöhnungsphase von etwa $^{1}/_{2}$ Jahr ist schmerz- und hinkfreies Gehen, Treppensteigen und Wandern möglich.

Auch bei optimaler Funktion der Endoprothese verbleibt eine Behinderung, nicht nur, was die körperliche Integrität betrifft (Verlust des Hüftgelenks), sondern auch wegen der Notwendigkeit zu risikobewußtem, eine Austauschoperation möglichst hinauszögerndem Verhalten.

In der ges. UV und im sozEntschR beträgt die MdE – nach Anpassung und Gewöhnung, also etwa sechs Monaten nach Wiederherstellung der Arbeitsfähigkeit – i. d. R. 20 v. H., auch bei der Notwendigkeit, einen Handstock zu benutzen (Rompe 1972, Zichner u. Starker 1987). In der privaten UV wird für die Invaliditätsentschädigung bei Totalendoprothesen 1/3 Beinwert, bei Hemialloarthroplastiken 4/7 Beinwert empfohlen (Rompe 1972).

In der ges. RV besteht i. d. R. nur vorübergehende Arbeitsunfähigkeit, keine Berufs- oder Erwerbsunfähigkeit. Nach Anpassung und Gewöhnung sind bei regelrechter Funktion leichte bis mittelschwere Arbeiten im Sitzen oder im Wechsel zwischen Sitzen, Gehen und Stehen ohne schweres Heben und Tragen oder häufiges Bücken zumutbar. Wegstrecken (S. 108 u. 129) von 2000 m und mehr können i. d. R. zurückgelegt werden. Die Benutzung öffentlicher Verkehrsmittel ist zumutbar. Für die Gewährung von Kraftfahrzeughilfe (S. 24) besteht i. d. R. kein Anlaß.

Infektionen am Haltungs- und Bewegungsapparat

a) Exogene Infektionen

In der ges. UV sind exogene Infektionen i. d. R. versichert, wenn die Infektion nicht durch natürliche Körperöffnungen (Nase, Mund, Hautporen, intakte Haut- und Schleimhaut) erfolgt, sondern durch eine unfallmäßig gesetzte Wunde, durch Operationsfolge oder durch Superinfektion (Hospitalismus).

Infektionen auf natürlichem Wege kommen darüber hinaus als mittelbarer Schaden in Betracht, wenn der Versicherte durch seine versicherte Tätigkeit oder den Unfall seinem bisherigen Lebenskreis entrissen worden ist (Infektion an Virushepatitis oder Tuberkulose durch Mitpatienten). Krankheiten durch Infektionserreger oder Parasiten sind in bestimmten Fällen als Berufskrankheit anerkannt (S. 262). In der privaten UV fallen Gesundheitsschädigungen durch Infektionen grundsätzlich nicht unter den Versicherungsschutz, es sei denn, die Krankheitserreger sind durch eine Unfallverletzung in den Körper gelangt (S. 65 u. 295). Jedoch kann durch eine „Infektionsklausel" Versicherung gegen bestimmte berufstypische Infektionen (unter bestimmten Bedingungen) begründet werden.

Ist in Zweifelsfällen eine äußere Infektion nicht nachzuweisen (Panaritium, Blutergußinfektion), sind für die Zusammenhangsbeurteilung die Kriterien der Mitverursachung hämatogener Infektionen heranzuziehen.

b) Hämatogene Infektion

Unfallfolgen können Mitursache für das Angehen der Infektion in traumatisiertem Gewebe sein (Vereiterung eines Hämatoms, Gelenkempyem, Osteomyelitisherd).

Zur Abgrenzung gelten seit Liniger folgende Richtsätze:

1. Der Unfall muß einwandfrei erwiesen sein.
2. Es muß sich um ein erhebliches Ereignis gehandelt haben, das zu einer Gewebsschädigung geführt hat.
3. Ort der Lokalinfektion und Ort der unfallbedingten Gewebsschädigung müssen übereinstimmen.
4. Die lokale Infektion muß sich in engem zeitlichem Zusammenhang (innerhalb weniger Tage) entwickelt haben. Je später die lokale Infektion, um so unwahrscheinlicher ein Unfallzusammenhang.

c) Osteomyelitis (s. auch S. 37, 319)

Exogene Infektionen (offene Verletzungen, insbesondere offene Verletzungen mit Knochenbeteiligung, aber auch im Rahmen operativer Versorgung von geschlossenen Knochenverletzungen) sind die häufigste Ursache für die chronische Osteomyelitis im Erwachsenenalter. Sie ist i. d. R. als mittelbarer Schaden (S. 37) zu werten und als Unfall- bzw. Schädigungsfolge besonders zu bezeichnen. Bei der Einschätzung der MdE ist u. a. die Rezidivgefahr besonders zu berücksichtigen.

Kapsel-Bandläsionen

Unbehandelte oder unzureichend behandelte Kapselbandläsionen bedingen immer eine Funktionsstörung der Gelenke mit Instabilität, möglicher Bewegungseinschränkung und Schmerzhaftigkeit und sind fast immer Ursache für vorzeitigen Gelenkverschleiß.

Es werden unterschiedliche Klassifikationen verwendet. Früher sprach man von Zerrung, Dehnung, Teilruptur und Ruptur eines Bandes. Jäger und Wirth (1978) unterteilen in Elongation, Ruptur, Bandschaden. Als Bandschaden bezeichnen sie die Verlängerung durch Narbengewebe im Rupturbereich.

Als Elongation definieren sie eine Ruptur einzelner Faserbündel an verschiedenen Stellen im Bandverlauf, also eine Bandteilruptur, bei der noch unverletzte elastische Fasern eine traumatische Bandverlängerung verhindern und zu einer klinisch vollständigen Heilung führen können, sofern rechtzeitig konsequent ruhiggestellt wurde.

Hierholzer (1982) unterteilt pragmatisch entsprechend den Operationsindikationen in Bandläsionen ohne Stabilitätsverlust, Bandläsionen mit einfachem Stabilitätsverlust und Bandläsionen mit komplexem Stabilitätsverlust.

Kleider- oder Wäscheverschleiß, außergewöhnlicher

In der ges. UV (S. 94) und im sozEntschR (S. 120) besteht ggf. ein Anspruch auf eine Pauschalvergütung für außergewöhnlichen Verschleiß von Kleidung und Wäsche, u. a.

— bei Amputationen,
— bei dauerndem Gebrauch von 2 Stockstützen oder 2 Krücken,
— bei Benutzung von Prothesen und Orthesen,
— bei Benutzung von Krankenfahrzeugen,
— bei ausgedehnten, stark absondernden Hauterkrankungen,

– bei Kunstafter, Schließbandage, Urinfänger oder Afterschließbandage,
– bei Fisteleiterungen,
– während Behandlung mit Fixateur externe.

Die Vergütung wird nach Maßgabe der VO zu § 15 BVG (diese gilt auch für die ges. UV, S. 94) pauschal nach bestimmten Beschädigungsgruppen und Verschleißtatbeständen berechnet.

Im Gutachten sollten deshalb die benötigten Hilfsmittel und Verbände prägnant beschrieben werden, um der Verwaltung die Kategorisierung des Pauschbetrages zu erleichtern.

Knochenbruchheilung, verzögerte

Nach Mollowitz sind für die Knochenbruchheilung folgende Mindestzeiten anzunehmen:

Finger	2 bis 4 Wochen
Rippen	3 Wochen
Klavikula	4 Wochen
typischer Speichenbruch	3 bis 4 Wochen
Speiche, Elle	5 Wochen
Wadenbein isoliert	5 Wochen
beide Unterarmknochen	8 bis 10 Wochen
Oberarm	6 Wochen
Schienbein	8 bis 10 Wochen
beide Unterschenkelknochen	8 Wochen
Knöchelbrüche	6 bis 12 Wochen
Oberschenkel	2 bis 3 Monate
Schenkelhals	3 bis 6 Monate

Erfolgt die Heilung wesentlich später als in diesen Zeiträumen, spricht man von verzögerter Bruchheilung.

Lunatummalazie (Mondbeinnekrose)

Wesentliche Voraussetzung einer Lunatummalazie sind offensichtlich endogene Faktoren (aseptische Osteonekrose).

Bei der Realisation der aktuellen nekrotisierenden Duchblutungsinsuffizienz spielen vermehrter Blutbedarf, vermehrte mechanische Beanspruchung und mechanisch-traumatische Schädigung der Gelenkkapsel mit Kompression, Zerreißung und/oder Thrombose der Kapselgefäße eine entscheidende Rolle.

Es besteht eine auffällige Diskrepanz zwischen der Geringfügigkeit des Realisationsfaktors und gravierenden konstitutionellen Momenten (Menges 1975).

Bei der Zusammenhangbeurteilung wird daher die konstitutionsbedingte Anlage (S. 41) vielfach an Bedeutung eindeutig überwiegen, die etwaige Auslösung durch einen Arbeits- bzw. Dienstunfall nur Gelegenheitsursache (S. 32) sein. Als Kriterien für die Anerkennung eines ursächlichen Zusammenhangs zwischen Unfall und Lunatummalazie kommen in Betracht:

– schwere Kontusion der Handwurzel mit sofortigem erheblichem klinischen Befund,
– regelrechter Röntgenbefund (keine Formvarianten und keine Handwurzelarthrose),
– Fissur- oder Frakturnachweis innerhalb von 4 Wochen.

Bezüglich der Anerkennung als Berufskrankheit siehe S. 256.

Luxation, habituelle

Ein großer Teil der „habituellen" Luxationen, vor allem im Bereich des Schultergelenks, entsteht nicht primär oder überwiegend aus innerer Ursache (Rompe u. Correl 1981). Zumeist ist das Bild durch eine Kapsel- oder Bandinstabilität geprägt, die Folge früherer traumatischer Luxationen ist, auch wenn klinisch eine Abgrenzung nicht mehr möglich ist.

Die Zusammenhangsbeurteilung (vgl. auch S. 304) hat sich einerseits an Ausmaß und Schweregrad der durch Konstitution, Degeneration und frühere nicht versicherte Luxationsvorgänge bewirkten Vorschädigung, andererseits an Art und Schwere der Unfalleinwirkungen zu orientieren. Sind bereits eine oder mehrere Verrenkungen vorausgegangen, wird ein neuerliches – jetzt versichertes – Unfallereignis i. d. R. nur zu einer (vorübergehenden) Verschlimmerung (S. 36) des vorbestehenden Schadens am Kapsel- bzw. Bandapparat führen.

Meniskusschäden/-verletzungen

Meniskusschäden

Die früher geltende Definition der BK-Nr. 2102 „Meniskusschäden nach mindestens 3jähriger regelmäßiger Tätigkeit Untertage" ist 1988 erweitert worden in: „Chronische Meniskusschäden durch mehrjährige andauernde oder häufig wiederkehrende, die Kniegelenke überdurchschnittlich belastende Tätigkeiten" (S. 245).

Bisher wurden als wesentliche Ursache für die Meniskusschäden des Bergmanns die der Untertagetätigkeit eigentümlichen Haltungs- und Bewegungsmechanismen angesehen, die durch Hockstellung, Drehbewegungen in der Hocke, insbesondere aber Fortbewegung in Hockstellung auf unebenem Untergrund charakterisiert sind, wobei Scherkräfte auf die Menisken einwirken. Da gleichartige Belastungen auch in zahlreichen anderen Berufen vorkommen und zu

Meniskusschäden führen, ist 1988 die genannte Erweiterung erfolgt.

Als Beispielsfälle für überdurchschnittliche Kniebelastungen werden insbesondere genannt: Tätigkeiten als Fliesen-, Boden- oder Parkettleger, als Ofenmaurer sowie Tätigkeiten unter besonders beengten Raumverhältnissen mit Hinweisen auf eine belastete Dauerzwangshaltung (z. B. Kesselschweißer), harte Bewegungsbeanspruchungen bei ungünstigen Gelenkstellungen (z. B. bei bestimmten Berufssportlern, vor allem im Fußball) und besonders häufige unkoordinierte Fehlbewegungen ohne ausreichenden Sichtkontakt, wie sie bei Steigern und Rangierarbeitern beschrieben sind (Pressel 1983, Greinemann 1983).

Meniskusverletzungen

Bei der Zusammenhangsbegutachtung der isolierten Meniskusverletzung in der ges. UV und im sozEntschR ist (ähnlich wie bei den Rupturen von Muskeln und Sehnen, vgl. weiter unten) zu beachten, daß einerseits Altersveränderungen unter den Schutzzweck des Gesetzes (S. 28) fallen, andererseits normale alltägliche Vorgänge (z. B. Aufrichten aus der Hocke) keinen Unfall darstellen. Nur Vorgänge wie gewaltsame Verdrehungen des Unterschenkels gegenüber dem Oberschenkel bei gleichzeitiger Kniebeuge-/-streckbewegung, also plötzliche oder wuchtige entgegengesetzte Bewegungsabläufe (Beugedrehsturz des Fußballspielers bei durch Stollen fixiertem Fuß (Ludolph u. Heitemeyer 1986), sind als Unfall zu werten und werden dann i. d. R. auch die Bedeutung einer wesentlichen Ursache bzw. — bei mitwirkenden degenerativen oder sonstigen unfallfremden Vorschädigungen — einer wesentlichen Teilursache (S. 30) besitzen. Eine Meniskusverletzung im Rahmen einer ernsten Verletzung des Kniebandapparates ist in aller Regel Unfallfolge. Eine Gelegenheitsursache kann nur angenommen werden, wenn eine unfallfremde Vorschädigung von solchem Ausmaß nachgewiesen ist, daß die akute Meniskusverletzung wahrscheinlich auch ohne das konkrete Unfallereignis zu annähernd gleicher Zeit eingetreten wäre.

Für die Bestimmung des Rißalters innerhalb von 6 Monaten kann die histologische Untersuchung hilfreich sein (Könn u. Mitarb. 1985). Schwierigkeiten der histologischen Beurteilung ergeben sich vor allem bei arthroskopisch gewonnenem Meniskusmaterial (Müller 1987).

Muskelkraft, Messung der

Subjektive Meßmethoden zur Beurteilung der Muskelkraft haben gegenüber den semiobjektiven Methoden den Vorteil, schnell und ohne spezielle Apparatur ausgeführt werden zu können. Gerade in Anbetracht der enormen Standardabweichung der Muskelkraft und der Schwierigkeiten, Täuschungsmanöver zu erfassen, hat sich das Benotungssystem bewährt, das 1946 vom Comittee on after-effects, National Foundation for Infantile Paralysis Inc. empfohlen wurde (Hettinger 1968; Rompe 1972).

Punkte	Note	Kraft	Kriterium
5	Normal	100%	Bewegungsausschlag gegen Schwere und maximalen Widerstand
4	Gut	75%	Bewegungsausschlag gegen Schwere und etwas Widerstand
3	Ausreichend	50%	Bewegungsausschlag gegen die Eigenschwere
2	Schwach	25%	Bewegungsausschlag nur unter Abnahme der Eigenschwere
1	Muskelzuckung	10%	Zeichen geringer Kontraktion ohne Bewegungsausschlag
0			Keine Kontraktion
S			Spasmus
K			Kontraktur

Muskel- und Sehnenrupturen

Muskelrisse

Subkutane Rupturen von Muskeln sind selten und finden sich vor allem an langen Muskeln der Oberschenkel- und Wadenmuskulatur. Die Begutachtung erfolgt nach den gleichen Grundsätzen wie bei Sehnenrupturen. Dabei ist zu beachten, daß bei schweren Allgemeinerkrankungen auch spontane Muskelrupturen beobachtet werden können (Ricklin 1972). Abzugrenzen sind Muskelhernien (Einriß der Muskelfaszie und Vorquellen der Muskulatur bei Anspannung).

Sehnenrupturen

Eine subkutane Ruptur ist Folge eines Mißverhältnisses zwischen Beanspruchung und Zerreißfestigkeit. Die Beanspruchung kann auf der einen Seite unphysiologisch erhöht sein durch

- unphysiologisch starke Muskelkontraktion (z. B. elektrische Verletzung, reflektorische Kontraktion),

- unkoordinierte Bewegungen (z. B. Stolpern, Fallen sowie Angst- und Abwehrreaktionen) oder
- durch hinzutretende physikalische Kräfte wie Last und kinetische Energie (z. B. beim Halten oder Abfangen schwerer Lasten, bei Beschleunigung und plötzlicher Abbremsung der von der Achillessehne bewegten Körpermasse).

Andererseits kann die Reißfestigkeit der Sehne herabgesetzt sein durch
- Involution (reine Altersveränderungen),
- Degeneration (Versorgungsstörungen) oder
- Erkrankungen (Entzündungen, Geschwülste, neurogene Dystrophien).

Es ergeben sich fließende Übergänge vom Spontanriß einer erheblich vorgeschädigten Sehne bis zur reinen Unfallzerreißung.

Um echte Unfallrisse handelt es sich wohl immer bei den durch Gewalteinwirkung (auch: durch Anheben oder Abfangen schwerer Lasten, BSG 06. 12. 1989 – 2 RU 7/89) auf die gespannte Sehne auftretenden Rupturen der Achillessehne (Fußballer), des Lig. patellae (Armaturenbrett) und bei Sehnenausrissen am Knochenansatz (Fingerstrecksehne an der Nagelphalanx, Trizepssehne am Ellenhaken, kurze Bizepssehne am Radius, Iliopsoas am Trochanter minor, Lig. patellae an der Kniescheibe oder an der Tuberositas tibiae).

Als Beispiel einer Sehnenruptur als mittelbarer Schaden (S. 37) ist die Durchscheuerung der langen Daumenstrecksehne nach typischen Speichenbrüchen zu erwähnen. Zu Rupturen der langen Bizepssehne (Arthrose des Bizepssehnenkanals) und der Rotorenmanschette des Schultergelenks (Supraspinatussyndrom) kommt es auch ohne äußere Gewalteinwirkung.

In der privaten UV (sowie unter bestimmten Voraussetzungen nach dem BEG, S. 137) besteht Versicherungsschutz selbst bei erheblichen vorbestehenden pathologischen Veränderungen (S. 294); ggf. sind aber die entsprechenden Leistungseinschränkungen bei mitwirkenden Krankheiten und Gebrechen zu beachten (S. 293).

Auch in der ges. UV und im sozEntschR stehen degenerative oder involutive Veränderungen ebenso unter dem Schutz des Gesetzes wie z. B. die Abnahme der Knochenbruchfestigkeit im höheren Lebensalter (S. 29). Dem zur Sehnenruptur führenden Unfallereignis (S. 4) wird daher i. d. R. zumindest die Bedeutung einer wesentlichen Teilursache (S. 30) beizumessen sein. Auch bei Spontanrupturen aufgrund hochgradig ausgeprägter Vorschädigungen darf daher eine Gelegenheitsursache i. d. R. nur angenommen werden, wenn Art und Ausmaß der Vorschädigung überzeugend nachgewiesen sind und hinreichend wahrscheinlich gemacht werden kann, daß die Ruptur auch ohne das konkrete Unfallereignis aufgrund normaler Alltagsbelastungen zu annähernd gleicher Zeit eingetreten wäre (S. 34).

Bei Spontanrupturen infolge einer Vorschädigung durch langjährige berufsbedingte unphysiologische Beanspruchung (z. B. Achillessehne u. a. bei Tänzern, Akrobaten und Sportlern; lange Daumenstrecksehne u. a. bei Trommlern, Schuhmachern und Kellnern) ist, sofern die Voraussetzung der BK Nr. 2101 (S. 252) nicht schon unmittelbar erfüllt sind, die Anerkennung als sog. Quasi-Berufskrankheit (S. 93 u. 266) diskutabel.

Navikularpseudarthrose der Hand

Angeborene Zweiteilungen des Kahnbeins sind selten und auf Funktionsaufnahmen meist an einer straffen Verbindung untereinander erkennbar. Frische knöcherne Verletzungen sind auf Aufnahmen des Handgelenkes in 2 Ebenen ohnehin kaum und selbst auf Spezialaufnahmen nach 2 Wochen nicht eindeutig zu beurteilen. Erst Röntgenaufnahmen in 3 Ebenen 4 Wochen nach der Gewalteinwirkung erlauben, den Verdacht auf einen Kahnbeinbruch sicher zu widerlegen.

Vergleichsaufnahmen der anderen Hand und vor allem die Drei-Phasen-Skelett-Szintigraphie erleichtern die Begutachtung sehr.

Osteochondrosis dissecans (Gelenkmausbildung)

Wie bei den aseptischen Osteochondrosen ist auch bei der Osteochondrosis dissecans die Ursache unbekannt, die nicht traumatische Entstehung die Regel. Umschriebene Knorpelschädigung durch Druck, subchondrale Gefäßzerreißung oder Abscherung (Flake-Fracture) können aber zu einer traumatischen Gelenkmausbildung führen und sind dann Unfallfolge.

Multiple freie Körper (die an eine Chondromatose erinnern können) werden nicht selten in häufig traumatisierten Gelenken (Judo-Ellenbogen) beobachtet, wobei die Frage eines Unfallzusammenhanges schwierig zu klären ist (Güssbacher 1988).

Jeder freie Gelenkkörper beinhaltet das Risiko einer Gelenksperre. Hat ein solcher freier Gelenkkörper als unfallfremde Vorschädigung nachweisbar vorgelegen, ist auch bei einer als Unfall zu wertenden äußeren Einwirkung diese Vorschädigung i. d. R. die allein wesentliche Ursache für den dadurch eintretenden Schaden, die Unfalleinwirkung selbst nur Gelegenheitsursache. Ist der freie Gelenkkörper dagegen Folge eines früheren Arbeitsunfalls, wird dieser i. d. R. zumindest eine wesentliche Teilursache und der nunmehrige Schaden eine mittelbare Folge des früheren Arbeitsunfalls bilden (S. 37).

Osteomyelitis

Siehe auch Infektionen (S. 315).

Ist die Osteomyelitis eine (mittelbare) Unfall- oder Schädigungsfolge, sind bei der Einschätzung der MdE Beeinträchtigungen des Allgemeinzustandes, Aktivität des Prozesses und Funktionsstörungen zu berücksichtigen. Bei häufig und/oder stark wechselnden Befunden ist eine Durchschnitts-MdE zu schätzen (S. 15). Nur der Nachweis anhaltender Beruhigung des Prozesses über mehrere (3 – 5) Jahre erlaubt die Annahme einer im Rechtssinne (S. 149) wesentliche Besserung (Heilungsbewährung, S. 314).

Noch viele Jahre nach scheinbarer Ausheilung kann es zu Rezidiven kommen. Bei chronischer Osteomyelitis ist deshalb der Begriff „Ausheilung" zu vermeiden. In schweren Fällen wird der Gesamtorganismus in Mitleidenschaft gezogen (z. B. Amyloidose).

Pflegegeld, -zulage

Geldleistungen infolge Pflegebedürftigkeit werden in den verschiedenen sozialrechtlichen Bereichen gewährt, insbesondere in der ges. KrV (S. 83), in der ges. UV (S. 94), im sozEntschR (S. 123) und im Rahmen der Sozialhilfe (S. 277). Sie können auch Gegenstand einer privaten Versicherung sein (S. 70). Die Anspruchsvoraussetzungen sind aber z. T. recht unterschiedlich.

Gemeinsam gilt: Voraussetzung für solche Geldleistungen ist, daß ein Behinderter hilflos ist, daß er nicht ohne fremde Wartung und Pflege sein kann. Eine solche Hilflosigkeit liegt vor, wenn der Behinderte für die gewöhnlichen und regelmäßig wiederkehrenden Verrichtungen im Ablauf des täglichen Lebens in erheblichem Umfang fremder Hilfe dauernd bedarf (S. 19). Verrichtungen, die nicht unmittelbar zum Ablauf des täglichen Lebens gehören (z. B. große Wäsche,

größere Haushalts- oder Reparaturarbeiten usw.), bleiben außer Betracht. Wird Hilfe nur zu einzelnen Verrichtungen benötigt (z. B. beim Anziehen einzelner Kleidungsstücke wie z. B. Mantel, Begleitung auf Spaziergängen oder Reisen, gelegentliche Hilfe im Straßenverkehr usw.), können die übrigen Verrichtungen des täglichen Lebens aber im wesentlichen noch selbst bewältigt werden, liegt Hilflosigkeit i. d. R. noch nicht vor.

Das Pflegegeld der ges. UV (S. 94) und die Pflegezulage nach dem BVG (S. 123) werden in verschiedenen Stufen (UV: A bis F; BVG: I bis VI) gewährt. Ähnliches gilt für das Pflegegeld nach dem BSHG (S. 277). Nachfolgend eine Übersicht, bezogen auf die Haltungs- und Bewegungsorgane:

Hilflosigkeit begründende Behinderung	BVG[1] Stufe	Ges. UV[2] Kategorie
Gliedmaßenverluste		
4 Gliedmaßen	VI	A
2 Hände und 2 Oberschenkel	V	?
beide Oberarme und 1 Oberschenkel	IV	B
1 Oberarm und 2 Oberschenkel	IV	C
2 Oberarme	IV	C
1 Oberarm und 1 Unterarm	III	D
2 Unterarme	III	E
2 Oberschenkel	II	F
2 Unterschenkel	0	0
Querschnittlähmungen		
vollständige Halsmarklähmung	VI	A
unvollständige Halsmarklähmung	?	B
Teilquerschnittlähmung mit Blasen- und Mastdarmlähmung	V	C
Teilquerschnittlähmung ohne Blasen- und Mastdarmlähmung	I	F
Hirnschädigungen		
Hirnschädigung mit Anfällen oder organischen Hirnleistungsstörungen (sog. Werkzeugstörungen)	I	E
wie oben, zusätzlich Teillähmungen an Gliedmaßen	V	C
wie oben, zusätzlich Lähmungen aller Gliedmaßen	VI	A

[1] VV Nr. 5ff. zu § 35 BVG; Anhaltspunkte 1983 S. 158ff.
[2] Rundschreiben VB 10/86 vom 23.01.1986 des Hauptverbandes der gewerblichen Berufsgenossenschaften

Rotatorenmanschettenruptur

Die Rotatorenmanschetten unterliegen einem ausgeprägtem degenerativen Verschleiß. Die degenerativen Veränderungen erfassen i. d. R. auch das Schulter- und das Schultereckgelenk. Rupturen der Rotatorenmanschette entwickeln sich daher meist spontan.

Der Begriff der Rotatorenmanschettenruptur ist insofern irreführend, weil er für den Patienten die Entstehung durch einen „Unfall" signalisiert, obwohl die Ruptur zumeist spontan aufgrund alltäglicher Belastungen eintritt. Zudem sind meist nicht primär die Sehnen der rotatorischen Muskulatur betroffen, sondern die des Supraspinatus.

Die Wahrscheinlichkeit des Ursachenzusammenhangs mit einem Dienst- oder Arbeitsunfall kann wegen der erheblichen Bedeutung der vorbestehenden degenerativen Veränderungen i. d. R. nur bejaht werden, wenn:

— eine erhebliche Unfalleinwirkung auf die Schulter nachgewiesen ist,
— der Unfall zur alsbaldigen Arbeitsaufgabe geführt hat, jedenfalls keine Überkopfarbeiten und keine Tätigkeiten mit Auslagebelastung (Heben, Tragen; auch: Autofahren, Maschineschreiben) mehr haben verrichtet werden können.

Als Unfallursachen kommen in Betracht: Abduktionsbewegungen gegen plötzlichen Widerstand, passive Rotation, Translation oder Retroversion, insbesondere:

— Sturz mit festgehaltenem Arm aus unkontrollierter Beschleunigung (z. B. Motorradfahrer, stehender Omnibusfahrgast, der sich mit erhobenem Arm festhält),
— Absturz aus der Höhe mit Festhalteversuchen,
— Einzug des Armes in eine laufende Maschine,
— Sturz auf Hand oder Ellenbogen mit Überschlag des Armes über den festgestellten Arm,
— Hineinfallen einer Last in den Arm.

Dagegen ist die Bedeutung einer direkten Traumatisierung (Schlag, Tritt) oder eines Sturzes auf den ausgestreckten Arm medizinisch umstritten (Weber u. Rompe 1987). Ist die direkte Unfalleinwirkung und die anschließend bestehende Ruptur jedoch nachgewiesen, kann das Bestehen einer alten — ggf. bis dahin klinisch stummen — Ruptur dagegen nicht nachgewiesen werden, wird sich die Wahrscheinlichkeit eines ursächlichen Zusammenhangs mit einem Dienst- oder Arbeitsunfall aus Rechtsgründen i. d. R. nicht verneinen lassen.

Durch derartige Unfalleinwirkungen kann es auch lediglich zur Verschlimmerung (S. 36) einer vorbestehenden degenerativen Ruptur kommen. Voraussetzungen für die Wahrscheinlichkeit eines solchen Zusammenhangs sind:

— Nachweis der vorbestehenden Ruptur,
— Nachweis, daß diese bisher schon zu Beschwerden und/oder Funktionsstörungen geführt hatte,
— Nachweis von Unfalleinwirkungen der oben beschriebenen Art,
— Verschlimmerung der degenerativen Veränderungen im Schulter- und Schultereckgelenk innerhalb von drei Monaten.

Ist das Beschwerdebild durch den jetzigen Unfall dauerhaft erheblich verstärkt worden, ist (nur) dieses Mehr an Beschwerden als Unfallfolge i. S. der Verschlimmerung zu bewerten und bei der Einschätzung der MdE zu berücksichtigen (S. 36). Ist durch die Unfallheilbehandlung der vorherige Status wieder erreicht worden, war die Verschlimmerung nur vorübergehender Natur und berechtigt nicht zur Anerkennung weitergehender Unfallfolgen und einer MdE.

Hat die Ruptur als solche schon vor dem jetzigen Unfall bestanden, aber noch keine Beschwerden und/oder Funktionsstörungen bewirkt, hat also insoweit bisher keine nachweisbare Krankheit im Rechtssinne (S. 36) vorgelegen, wird das durch den Unfall ausgelöste Beschwerdebild dagegen i. d. R. i. S. der Entstehung anzuerkennen sein.

Die Zusammenhangsbeurteilung ist insgesamt schwierig und umstritten, sozialmedizinisch wie sozialrechtlich. Sie erfordert ein besonders sorgfältiges Vorgehen unter medizinischen wie auch rechtlichen Aspekten. Zu prüfen ist hier (vgl. das Schema S. 49):

— ob das Unfallereignis die Ruptur mit ihren Folgen mit hinreichender Wahrscheinlichkeit i. S. einer conditio sine qua non (S. 26) tatsächlich verursacht hat, oder
— ob die Ruptur nachweisbar schon vor dem jetzigen Unfall bestanden und zu klinisch faßbaren Beschwerden und/oder Funktionsstörungen geführt hatte (S. 36), oder
— ob die Ruptur nachweisbar schon vor dem jetzigen Unfall bestanden, aber noch nicht zu derartigen Beschwerden oder Beeinträchtigungen geführt hatte;

- ob die Unfalleinwirkungen zumindest eine wesentliche Teilursache (S. 30) für den Eintritt der Ruptur bzw. die Manifestation des Beschwerdebildes bilden, oder
- ob die degenerative Vorschädigung bzw. ein vorbestehender, bisher klinisch aber stummer Manschettendefekt an Bedeutung für das jetzt bestehende Beschwerdebild so sehr überwiegt, daß hierin die rechtlich allein wesentliche Ursache (S. 32), in dem Unfall dagegen nur eine Gelegenheitsursache (S. 32) gesehen werden kann.

Eine hinreichende Wahrscheinlichkeit des Ursachenzusammenhangs i. S. einer conditio sine qua non ist anzunehmen, wenn nach dem Unfall die Ruptur festgestellt wird, ein entsprechender vorbestehender Defekt nicht nachgewiesen werden kann und der Unfallhergang mit seinen biomechanischen Einwirkungen die Entstehung der Ruptur durch diesen Unfall nicht unwahrscheinlich macht. Aus rechtlicher Sicht ist hier – wie stets – eine Beschränkung der Wahrscheinlichkeit auf „geeignete Ursachen" nicht akzeptabel. Dies gilt vor allem, wenn die Ruptur nach dem Unfall nachweisbar besteht, die Entstehung dieser Ruptur schon vor dem Unfall nicht überzeugend nachgewiesen ist und der Unfallhergang die Verursachung nicht ausgeschlossen erscheinen läßt.

Ist die Ruptur oder die Verschlimmerung eines früheren Defekts mit hinreichender Wahrscheinlichkeit durch den konkreten Dienst- oder Arbeitsunfall bewirkt worden, wird dieser Unfall i. d. R. auch zumindest als eine wesentliche Teilursache i. S. der sozialrechtlichen Kausalitätslehre (S. 30) zu werten sein. Denn in der ges. UV und im sozEntschR stehen degenerative oder auch involutive Veränderungen ebenso unter dem Schutz des Gesetzes wie z. B. die Abnahme der Knochenbruchfestigkeit in höherem Lebensalter (S. 29). Auch hier darf ein ursächlicher Zusammenhang mit einem solchen Unfall nur verneint werden, wenn die degenerative Vorschädigung an Bedeutung so sehr überwiegt, daß sie als die rechtlich allein wesentliche Ursache (S. 32) gewertet werden muß. Eine Gelegenheitsursache (S. 32) ist nur anzunehmen, wenn hinreichend wahrscheinlich gemacht werden kann, daß die Ruptur aufgrund normaler alltäglicher Belastungen zu annähernd gleicher Zeit in annähernd gleichem Ausmaß eingetreten wäre (S. 34). Voraussetzung für eine solche Beurteilung ist auch hier, daß Art und Ausmaß der Vorschädigung in tatsächlicher Hinsicht voll nachgewiesen ist (S. 45).

Auch in der privaten UV (sowie unter bestimmten Voraussetzungen nach dem BEG, S. 137) besteht Versicherungsschutz selbst bei erheblichen vorbestehenden pathologischen Veränderungen (S. 294); ggf. sind hier aber die entsprechenden Leistungseinschränkungen bei mitwirkenden Krankheiten und Gebrechen zu beachten (S. 293).

Schleimbeutel

Chronische Erkrankung der Schleimbeutel durch ständigen Druck ist als Berufskrankheit Nr. 2105 anerkannt (S. 256).

Aktivierung und rezidivierende Entzündung kommen bei chronischer Bursitis häufig vor. Bezüglich der Beurteilung von Schleimbeutelinfektionen ohne penetierende Verletzungen (Ricklin 1972) s. unter Infektionen, S. 315.

Beschleunigungsverletzung von Hals und Kopf („Schleudertrauma", HWS-Distorsion)

Das Schleudern eines PKW führt in der Regel nicht zum Schleudertrauma, und es sind auch nicht in erster Linie Zentrifugalkräfte, die die Kopfbewegung bei Verkehrsunfällen beeinflussen. Es empfiehlt sich deshalb, das nichtssagende Wort Schleuderverletzung oder Schleudertrauma zu vermeiden und stattdessen von einer zerviko-zephalen Beschleunigung bzw. Beschleunigungsverletzung als Oberbegriff zu sprechen.

Eine Beschleunigungsverletzung setzt voraus, daß

- ein äußerer Impuls auf einen mehrteiligen Körperabschnitt trifft, dessen einzelne Teile nicht starr miteinander verbunden sind, und
- ein oder mehrere Körperteile im Augenblick der Impulsübertragung frei oder gedämpft gegeneinander beweglich sind, und
- der äußere Impuls erhebliche Beschleunigungskraft besitzt und die Körperteile gegeneinander bewegt.

Durch geeignete Abstützung (z. B. Kopf und Rumpf in einer Sitzschale) können wesentlich größere Beschleunigungen als im Straßenverkehr zu erwarten sind, z. B. in der Raumfahrt, ohne Verletzung überstanden werden. Ähnliches gilt für die axiale Einleitung des Impulses auf Wirbelkörper und Bandscheibe.

Die Schäden, die im Einzelfall eintreten können, hängen ab von:

– Stärke des Impulses auf das Körpersegment,
– Körperhaltung des beweglichen Körperteils im Augenblick der Impulsübertragung,
– Zerreißfestigkeit der Verbindung zwischen den beweglichen Körperteilen,
– Stärke der aktiven (muskulären) Stabilisierung im Augenblick der Impulsübertragung.

Die bisherigen gutachterlichen Erfahrungen mit Beschleunigungsverletzungen der Halswirbelsäule sind außerordentlich divergent. Die mitgeteilten unterschiedlichen Beobachtungen können vermutlich nicht ohne den Hintergrund von Versicherungsansprüchen und den oft jahrelangen Gang des Rechtsstreites in solchen Fällen gesehen werden.

Zweifellos sind die Unfallabläufe (Frontaufprall, Heckaufprall im PKW, Rotationskomponente, Gurt- und Nackenstütze, momentane Rumpf- und Kopfhaltung zum Unfallzeitpunkt) und die daraus resultierenden Belastungen bei der Abbremsung der einwirkenden Gewalt individuell sehr verschieden und in vielen Details schwer zu vergleichen.

Während aber die folgenschweren Beschleunigungsverletzungen am Kopf und an der Halswirbelsäule, die mit knöchernen Verletzungen oder Wirbelverrenkungen oder gar mit Querschnittsymptomatik einhergehen, Ausheilungsergebnisse (und Dauerschäden) zeigen, die allgemeiner Erwartung entsprechen, gilt dies nicht für einen großen Teil der leichten Beschleunigungsverletzungen.

Diese leichten Beschleunigungsverletzungen sind erfahrungsgemäß ein besonders steiniges Brot für den Gutachter, weil sich nur selten eindeutige, quantitativ definierbare Befunde finden und die Beschwerdeangaben nicht selten eine vieldeutige Erklärung erlauben. Aus der gutachtlichen Perspektive zeichnen sich diese „leichten" Beschleunigungsverletzungen von Kopf und Halswirbelsäule aus durch unerwartet heftige, ungewöhnlich lang anhaltende und starke subjektive Beschwerden, die nicht selten erst nach einem beschwerdefreien Intervall von 1–3 Tagen auftreten.

Offen ist vor allem die Zuordnung der häufig beobachteten enzephalen Symptomatik mit Nackenschmerzen, Kopfschmerzen, Schwindel und Antriebsverarmung bis zum algogenen Psychosyndrom. Vertebrobasiläre Insuffizienz und die besondere Vulnerabilität der Hals-/Kopfgelenke

(mit deren Bedeutung als „peripheres Gleichgewichtsorgan") werden hier ins Gespräch gebracht, ohne daß sich bisher eindeutige Zusammenhänge erkennen ließen.

Wir unterscheiden 3 Schweregrade:

1. Bei der leichten Beschleunigungsverletzung der Halswirbelsäule (Grad I und II in der Einteilung nach Erdmann), die das Gros aller Fälle ausmacht, kann der Verletzte selbst nach dem Trauma aus seinem Fahrzeug aussteigen, an der polizeilichen Abwicklung des Unfallherganges aktiv teilnehmen, legt oft auch noch einen erheblichen Weg nach Hause zurück. Erst im Laufe von Stunden kommt es dann (durch das sich zunehmend entwickelnde Hämatom in den Weichteilen) zu reflektorischen Verspannungen und Beschwerden, gelegentlich auch zu vegetativen Irritationen und mehr oder minder diffusen und unterschiedlich schweren Hinterkopfschmerzen.
   Die Symptome pflegen – wie bei Distorsionen an anderen Körperabschnitten – in der Mehrzahl der Fälle und vor allem bei nicht versicherten Personen rasch abzuheilen, ohne nach 1 Jahr meßbare Folgen zu hinterlassen. Warum in einem Teil der Fälle (unter Umständen erhebliche) bleibende Beschwerden geklagt werden, ist bisher nicht geklärt. Der größere Teil der Autoren diskutiert in diesem Zusammenhang Psychogenie und Entschädigungswünsche. Andere Autoren suchen die Ursache vor allem der enzephalen Symptomatik in der noch weitgehend ungeklärten Sonderstellung des Hals-/Kopfgelenkbereiches.

2. Bei den mittelgradigen Beschleunigungsverletzungen (Grad III nach Erdmann) kommt es zu Rissen des Bandapparates (zwischen den Dornfortsätzen bei Vorwärtsbeugung) bis hin zu Bandscheibenzerreißungen (durch Rückwärtsneigung) und/oder Kapseleinrissen (der kleinen Wirbelgelenke). In diesen Fällen kann der Verletzte nicht aus seinem Fahrzeug aussteigen, er verspürt sofort eine Haltungsinsuffizienz, es kommt verhältnismäßig rasch zu reflektorischer Steife oder Zwangshaltungen, oft auch zu Schluckbeschwerden.
   Sofern keine Instabilität zurückbleibt (die auf Röntgenfunktionsaufnahmen nachgewiesen werden kann), ist Ausheilung innerhalb von 6 Monaten zu erwarten, so daß nach dieser Zeit im allgemeinen die Erwerbsminderung bereits unter 20 v. H. liegt. Auch hier

kommt es in einem Teil der Fälle zu den bereits erwähnten Beschwerdeangaben, deren Zuordnung mangels objektivierbarer Befunde derzeit nicht mit Wahrscheinlichkeit möglich ist.

3. Von den Beschleunigungsverletzungen ohne morphologische Veränderungen (in Röntgenbild, Computertomogramm, Kernspintomogramm) zu unterscheiden sind Gewalteinwirkungen, die zu Wirbelkörperbrüchen, Wirbelbrüchen mit Bandscheibenbeteiligung, Absprengung der Wirbelkörperrandleisten und Verletzungen der Wirbelbögen und/oder -gelenke oder zu Luxationsfrakturen mit Schäden nervaler Strukturen im Bereich des Rückenmarks und der Nervenwurzeln geführt haben.

Solche Verletzungen ziehen nicht selten (anhaltende) Funktionseinbußen nach sich.

Obwohl es sich um die schwerste Form der Beschleunigungsverletzungen handelt, unterscheidet sich der Heilverlauf nicht von anderen Verletzungsursachen. Vor allem findet sich nur äußerst selten die bei Grad I und II erwähnte „enzephale Symptomatik".

Verlauf:

Leichte HWS-Distorsion
Arbeitsunfähigkeit bis 6 Wochen, danach
MdE 20 v. H. 2 – 3 Monate
MdE 10 v. H. ca. 1 weiteres Jahr

Mittelgradige HWS-Distorsion
Arbeitsunfähigkeit 3 – 4 Monate, danach
MdE 30 v. H. 6 Monate
MdE 20 v. H. 12 weitere Monate
MdE 10v. H. 12 weitere Monate

Schwere HWS-Distorsion
Arbeitsunfähigkeit mehrere Monate,
MdE 30 v. H. 12 Monate
MdE 20 v. H. bis auf weiteres.

Die Einschätzung der MdE wird im Einzelfall durch die Rechtsprechung des Bundessozialgerichts zusätzlich erschwert. Danach darf die Feststellung des Wegfalls der unfallbedingten Beschwerden nicht allein auf die allgemeine ärztliche Erfahrung aus einer Vielzahl vergleichbarer Fälle gestützt werden; vielmehr bedarf es des überzeugenden Nachweises, daß auch im konkreten Einzelfall die unfallbedingten Beschwerden tatsächlich gebessert oder ganz abgeklungen sind und keine bzw. nur noch eine geringere MdE bewirken (S. 36). Haben ursprünglich erhebliche

Beschwerden infolge der Beschleunigungsverletzung bestanden, darf daher die Herabsetzung oder Entziehung einer bereits gewährten Dauerrente nur vorgenommen werden, wenn nachgewiesen (nicht nur: wahrscheinlich gemacht) werden kann, daß die unfallbedingten Beschwerden tatsächlich abgeklungen sind oder, wenn Beschwerden tatsächlich fortbestehen, diese auf einer sog. Änderung der Wesensgrundlage des Leidens (S. 40) beruhen. Nur wenn die Rente (in der ges. UV; das sozEntschR kennt eine entsprechende Möglichkeit nicht) als vorläufige Rente gewährt worden war und es jetzt um die erstmalige Festsetzung von Dauerrente geht, bedarf es eines solchen Nachweises nicht.

Simulation

Hierunter wird die Vortäuschung tatsächlich nicht bestehender Beschwerden und/oder Funktionsstörungen verstanden. Eine klassische Anweisung zur Simulation findet sich bei Mende.

Liegt eine Simulation eindeutig vor, sollte dies im Gutachten angemessen zum Ausdruck gebracht werden.

Nicht immer liegt eine Simulation (oder doch Aggravation) vor, wenn der objektive Befund die geklagten Beschwerden nach Art und/oder Ausmaß nicht erklärt. In solchen Fällen ist auch an psychosomatische Beschwerden oder verdeckte Krankheitsbilder (z. B. larvierte Depression) zu denken.

Schwierigkeiten in der Begutachtung entstehen vor allem, wenn es um den Nachweis einer wesentlichen Änderung (S. 149) mit dem Ziel einer Herabsetzung oder Entziehung von Rente geht, und zwar in der ges. UV ebenso wie in der RV. Hier werden vielfach Beschwerden simuliert (oder zumindest aggraviert), um den Besserungsnachweis unmöglich zu machen. Erschwert wird der Besserungsnachweis durch die Rechtsprechung des Bundessozialgerichts, nach der die Feststellung des Wegfalls oder der Besserung von Beschwerden nicht allein auf die allgemeine ärztliche Erfahrung aus einer Vielzahl vergleichbarer Fälle gestützt werden darf; vielmehr bedarf es stets des überzeugenden Nachweises im konkreten Einzelfall, daß die zur früheren Rentengewährung führenden Beschwerden tatsächlich gebessert oder ganz abgeklungen sind und keine (bzw. nur noch geringfügige) Funktionsstörungen mehr bewirken (S. 36, 150).

Vielfach kann der erforderliche Nachweis durch das Fehlen sonst zu erwartender Sekundärsymptome (z. B. Muskelatrophien), durch elektrophysiologische Untersuchungen oder schlicht durch Beobachtung der Bewegungsabläufe innerhalb und außerhalb der Untersuchungssituation geführt werden. Bei Verdacht oder nachweislich bestehender Simulation oder Aggravation sollte gleichwohl die Feststellung und Begründung der Besserung mit großer Sorgfalt erfolgen. Dabei ist auch die natürliche Tendenz eines jeden Rentenempfängers zu berücksichtigen, das Fortbestehen seiner Beschwerden entsprechend akzentuiert darzustellen. Es ist also das Ausmaß der Besserung bzw. der tatsächlich fortbestehenden Beschwerden und Funktionsstörungen möglichst genau festzustellen und gegen die Simulation abzugrenzen. Eine Bezugnahme auf allgemeine ärztliche Erfahrung sollte wegen der genannten Rechtsprechung des BSG dabei möglichst vermieden werden.

Skoliose

Zur Unterscheidung von schmerzbedingten Fehlhaltungen wird als Skoliose definiert die auch in Narkose nicht ausgleichbare Seitausbiegung der Wirbelsäule. Es gibt Skoliosen verschiedener Ätiologie, so daß unter Umständen das Grundleiden (z. B. Kinderlähmung) wesentlichen Einfluß auf die Leistungsfähigkeit haben kann.

In der Mehrzahl der Fälle (ca. 90%) handelt es sich um im Wachstumsalter aus unbekannter Ursache entstandene Wirbelsäulenseitausbiegungen mit Krümmungsverformungen der Wirbelkörper (Torsionsdeformität) im Rahmen einer *idiopathischen* Skoliose, die jenseits des 10. Lebensjahres überwiegend Mädchen betrifft und überwiegend thorakal rechtskonvex verläuft. Das Ausmaß der Leistungseinbuße ist im großen und ganzen an den Schweregrad der Skoliose gekoppelt (Laumann 1985, Heine u. Hopf 1988).

In schweren Fällen wird die Einschränkung der Lungenfunktion den für die Beurteilung entscheidenden Parameter abgeben. Eine Einschränkung der Vitalkapazität unter 70% des Sollwertes ist mit einer MdE von 30% zu bewerten; schwere körperliche Arbeiten sind solchen Personen nicht mehr zumutbar. Bei einer Einschränkung der Vitalkapazität unter 50% des Sollwertes sind nur noch leichte körperliche Arbeiten vollschichtig zuzumuten, die MdE liegt bei 60%. Bei latenter pulmonaler Hypertension steigt die MdE auf 80%, bei pulmonaler Hypertension unter Ruhebedingungen auf 100%. Beträgt die Vitalkapazität weniger als 70% des Sollwertes, ist eine lungenfachärztliche Untersuchung zu empfehlen.

Im übrigen wird auf den tabellarischen Teil (S. 224) verwiesen.

Skoliose durch Fehlstatik: Durch langanhaltende Fehlstatik kann es selbst im Erwachsenenalter zu so erheblichen knöchernen Veränderungen kommen, daß eine eindeutige Unterscheidung von im Wachstumsalter erworbenen Skoliosen Schwierigkeiten bereitet. Ein Teil der fixierten Wirbelsäulenseitausbiegungen stellt eine optimale natürliche Kompensation an geänderte statische Verhältnisse dar (nach Verlagerung des Oberkörperteilschwerpunktes beim Teilverlust einer oberen Gliedmaße). Nicht nur bei Oberarmamputationen und Schulterexartikulationen, sondern auch bei Unterarmamputationen und erheblichen Gebrauchsbeeinträchtigungen einer Hand sind kompensatorische Wirbelsäulenseitausbiegungen als Anpassungsvorgänge zu erwarten (Rompe u. Niethard 1980).

Ein Beckenschiefstand führt regelmäßig zu einer kompensatorischen Seitausbiegung der Lendenwirbelsäule mit häufigen kompensatorischen Gegenschwingungen der übrigen Wirbelsäulenabschnitte aus statisch-orthoptischen Gründen. Bei einem Teil der Patienten führt dies (im Laufe von ca. 10 Jahren) zu einer nicht mehr ausgleichbaren (fixierten) Wirbelsäulenverbiegung (die dann die Definition der Skoliose erfüllt).

Krankheitswert oder behindernde Bedeutung kommt einer Skoliose unter 20 Grad in der Regel nicht zu. Sie erwachsen dagegen (auch ohne fixierte Skoliose) infolge asymmetrischer Wirbelsäulenbelastung aus einseitig überwiegender Spondylose und Spondylarthrose.

Spontanverformung, Spontanfraktur, „pathologische Fraktur"

Die Festigkeitsminderung des Knochens durch angeborene oder erworbene Erkrankungen kann so weit gehen, daß der Knochen bei physiologischen Belastungen (alltäglichen Verrichtungen) einbricht (Osteogenesis imperfecta, Osteopenie, Knochengeschwülste). Je nach Ausmaß der Festigkeitsminderung und der Belastung durch die geschützte Tätigkeit muß aufgrund der Umstände des Einzelfalles geprüft werden, ob der Unfall wesentliche Teilursache oder nur eine Gelegenheitsursache (S. 32) der „Fraktur" ist.

Die altersentsprechende Kalksalzverarmung ist dagegen bei altersentsprechenden Befunden nicht als Vorschaden zu bezeichnen, da es sich um einen physiologischen Prozeß handelt. Die Frage, ob eine knöcherne Verletzung, die bei einem 70jährigen aufgetreten ist, auch bei einem 20jährigen zu erwarten gewesen wäre, ist nicht zu stellen. Der Versicherte ist in dem Gesundheitszustand geschützt, in dem er sich von dem Unfall befunden hat, so daß die altersentsprechende ebenso wie die krankhafte Kalksalzverarmung den Ursachenzusammenhang in aller Regel nicht ausschließen, es sei denn, das Ereignis ist nur Gelegenheitsursache.

Häufig kommt es bei Spontanfrakturen nicht zur vollständigen Frakturierung, sondern zu rasch aufeinanderfolgenden Infraktionen und damit Deformierungen (Fischwirbelbildung, Glasknochendeformierung), ohne daß der Betroffene die einzelnen Deformationsphasen als „Ereignis" erlebt. Man spricht deshalb von Spontanverformung. Wird eine einzelne Infraktion durch einen Arbeits- oder Dienstunfall verursacht, wird dieser i. d. R. nur eine Gelegenheitsursache bilden.

Spondylolyse

Die Unterbrechung des Zwischengelenkstückes wird nur beim Menschen und hier nur postnatal, dann aber bei ca. 6% der Bevölkerung beobachtet, davon 80% im Bogen des 5. und 15% im Bogen des 4. Lendenwirbels, meist doppelseitig.

Der Einfluß das aufrechten Ganges und insbesondere von reklinierenden Wirbelsäulenbelastungen auf die Spondylolysebildung wird kontrovers diskutiert. Eine Häufung von Spondylolyseträgern wird von Leistungssportdisziplinen berichtet, die eine maximale Reklinationsbewegung der Wirbelsäule fordern, sei es zur Schwerkraftverlagerung (beim Hochsprung), zur Gewinnung von Schnellkraft (beim Speerwurf und Delphinschwimmen), sei es aus artistisch-ästhetischen Gründen (beim Turnen, Turm- und Trampolinspringen und bei Kontorsionisten) oder sei es durch unsaubere Technik beim Gewichtheben. Der Kombination von Hyperlordosierung und Torsion ist dabei eine besondere Rolle zuzuerkennen. Es sind wiederholt Röntgenbildserien veröffentlicht worden, die die Entstehung einer Spondylolyse während des Leistungssports nahelegen. Jugendlichen mit Spondylolyse und -olisthese sollte vom Leistungssport in den genannten stark reklinierenden Disziplinen abgeraten werden (Güssbacher u. Mitarb. 1985).

Den genannten Leistungssportarten vergleichbare berufliche Belastungen oder eine Häufung von Spondylolyse-Trägern in bestimmten Berufen sind bisher nicht bekannt (Rompe u. Pfeil 1990).

Der doppelseitigen Spondylolyse mit oder ohne Wirbelgleiten wird eine erhebliche Beeinträchtigung der Wehrdiensttauglichkeit zugeordnet (S. 287), obwohl es sich in der Mehrzahl der Fälle um röntgenologische Zufallsbefunde handelt, die – siehe oben – vielfach im Leistungssport anläßlich von Reihenuntersuchungen, also ohne Leistungsbeeinträchtigung, gesehen werden.

Unfallbedingte doppelseitige Spondylolysen sind bisher nicht belegt. Offensichtlich kommt es (auch unter experimentellen Bedingungen) unter erheblichen einmaligen Gewalteinwirkungen eher zu Mehrfachverletzungen der Wirbel und Wirbelbögen.

Spondylolisthese

Geringgradige Verschiebungen von Wirbelkörpern gegeneinander treten auch bei erhaltener Interartikularportion auf dem Boden degenerativer Bandscheibenveränderungen auf und werden bei Verschiebung eines Wirbelkörpers nach vorn zur Unterscheidung von der echten Spondylolisthese als Pseudospondylolisthese bezeichnet, bzw. bei Verschiebung des Wirbelkörpers nach hinten als Retrolisthese.

Ausgeprägtes Wirbelgleiten (Spondyl-olisthesis) setzt eine Unterbrechung der Interartikularportion (siehe Spondylolyse) voraus und ist Ausdruck der Instabilität in diesem Segment, gemessen am Ausmaß der Vorverlagerung des gleitenden Wirbels gegenüber der Hinterkante des nächsttieferen Wirbels. Eine zusätzliche Ventralabkippung (Spondylo-ptose) des Gleitwirbels verstärkt die Fehlstatik.

Personen mit Wirbelgleiten (Spondylolisthese bei Spondylolyse) sind schwere körperliche Arbeiten nicht zuzumuten. Der Behinderungsgrad wird geschätzt auf 10 v. H. bei Spondylolisthese mit Gleiten bis 1/4 Wirbelkörpertiefe, um 20 v. H. bei Wirbelgleiten bis 1/2 Wirbelkörpertiefe und um 30 v. H. bei Wirbelgleiten um mehr als 1/2 Wirbelkörpertiefe. Besondere Situationen (neurologische Ausfälle, Spondylarthrose, Spondyloptose) sind zusätzlich zu bewerten (Rompe u. Pfeil 1990).

Tuberkulose des Skeletts

Siehe auch Infektion (S. 315) und Osteomyelitis (S. 319).

In seltenen Fällen ist die direkte Kontamination einer offenen Verletzung an den Haltungs- und Bewegungsorganen mit Tuberkuloseerregern denkbar, vor allem, wenn gleichzeitig die Bedingungen herrschen, die zur Anerkennung einer Berufskrankheit gefordert werden (s. S. 262).

Ist es zu einem Primäreffekt gekommen, ergibt sich grundsätzlich das Risiko einer sekundären Keimverschleppung durch hämatogene Streuung. Ist der Primäraffekt als Unfallfolge, Schädigungsfolge, Berufskrankheit anerkannt, ergibt sich daraus die Hauptursache für die Sekundäraffektionen, Befall von Wirbelkörpern und/oder Gliedmaßenknochen und/oder -gelenken. Besondere Probleme bereitet die Frage, ob Unfallfolgen für die Manifestation eines Sekundärherdes von Bedeutung waren. Ähnlich wie bei der Begutachtung der Osteomyelitis ist auch für die Skeletttuberkulose einer anhaltenden Gewebsschädigung die Bedeutung einer Mitursache für die Keimabsiedlung zuzuordnen, wenn das Trauma während einer hämatogenen Streuung wegen des Gewebsschadens als Lokalisationsfaktor angesprochen werden muß.

Bei der Beurteilung eines zeitlichen Zusammenhanges ist folgendes zu beachten: Man kann annehmen, daß nach röntgenologisch feststellbarer Destruktion der tuberkulöse Herd bereits 6 bis 12 Monate besteht (Anleitung BEG, D 1.22). Im Knochengewebe läßt im Anfangsstadium oft sogar die Tomographie im Stich. Große Sequester sprechen für eine Krankheitsdauer von 1 bis 2 Jahren, kleinere Sequester sind eher älter. Röntgenologisch nachweisbare diffuse Atrophien sprechen für ein akutes Geschehen. Paravertebrale und paraartikuläre Abszeßschatten können bei der erstmaligen Röntgendiagnose bis zwei Jahre alt sein. Spangenbildungen an der Wirbelsäule entwickeln sich bereits 1 bis 2 Jahre nach Krankheitsbeginn.

Venenerkrankungen

Die Ursache der *primären Varikose* ist noch weitgehend unklar. Sie wird in Zusammenhang mit einer angeborenen Gewebsschwäche (Eingeweidebrüche, Senkfuß, Hämorrhoiden) gesehen. In der Regel ist das tiefe Venensystem weitgehend normal.

Dagegen ist die *sekundäre Varikose* immer mit Veränderungen des tiefen Venensystems verbunden, mit den Zeichen der chronisch-venösen Insuffizienz (Ödeme, subkutane Induration, Pigmentierungen und schließlich Narbenbildungen und Ulzera).

Nach entzündlichen und traumatischen Schädigungen der Venen und ihrer unmittelbaren Nachbarschaft kann es zur tiefen Beinvenenthrombose *(Phlebothrombose)* kommen. Sie ist oft symptomlos. Klinische Zeichen einer chronisch-venösen Insuffizienz brauchen erst nach Jahren zu folgen (Vogeley 1980). Das Phlebogramm allein kann Auskunft über die topografische Beziehung von Gewalteinwirkung und pathologischem Befund geben. Ein Drittel der Unterschenkelbrüche geht mit phlebografisch erfaßbaren Phlebothrombosen einher.

Der Rückschluß auf eine asymptomatische Phlebothrombose erfordert die Analyse folgender Gesichtspunkte:
Lokale Gewebsschädigung, ungünstige Strömungsverhältnisse bei Gehunfähigkeit (Immobilisierung im Bett oder Gipsverband), (abortive) Lungenembolie, Beinschwellung.

Die chronisch-venöse Insuffizienz beginnt sich nach 3 bis 6 Monaten abzuzeichnen und nimmt frühestens 6 bis 12 Monate nach der Schädigung ein schweres Ausmaß an (Waibel 1973).

Eine vorbestehende Varikose wird als Mitursache einer Phlebothrombose betrachtet, schließt aber bestehende Unfalleinwirkungen in der ursächlichen Bedeutung i. d. R. nicht aus.

Unkomplizierte Krampfadern bedingen keine Beeinträchtigung; lediglich von ausschließlich stehenden Tätigkeiten ist abzuraten. Die chronisch venöse Insuffizienz bedingt eine Funktionseinträchtigung. Sie schließt ausschließlich stehende Tätigkeiten zumeist aus. Auch eine ausschließliche sitzende Tätigkeit ist i. d. R. zu vermeiden; die Möglichkeit zum Wechsel der Körperhaltung sollte hier gewährleistet sein. Tätigkeiten überwiegend im Gehen (z. B. Briefträger) oder mit der Möglichkeit zu häufigen Umhergehen (z. B. Lehrer, Boten) werden als besonders günstig angesehen.

Vibrationsschäden

Erkrankungen durch „Erschütterung bei Arbeit mit Druckluftwerkzeugen" und „vibrationsbedingte Durchblutungsstörungen an den Händen" sind als Berufskrankheit 2103 bzw. 2104 anerkannt (S. 255).

Die Diskussion konzentriert sich derzeit auf die Frage, ob es auch Vibrationsschäden an der Wirbelsäule gibt.

Das schwächste Glied im System Wirbelsäule bei Schwingungsbeanspruchung ist offensichtlich die Zwischenwirbelscheibe. Sie ist nur bis zum Ende des 2. Lebensjahres durch Gefäße versorgt. Später wird das Knorpelgewebe der Bandscheibe nur noch durch Diffusion von den Kapillaren der Deckplatten der benachbarten Wirbelkörper ernährt.

Vibrationen scheinen in diesen Diffusionsprozeß einzugreifen. Durch den häufigen schnellen Wechsel von Zug und Druck scheinen die Diffusionssäfte im Bereich der Bandscheibengrenzbezirke hin- und hergeschoben zu werden, ohne in die Tiefe des Bandscheibengewebes gelangen zu können, so daß Stoffwechselnot in der Bandscheibe auftritt.

Auch vermehrte Beanspruchungen der kleinen Wirbelgelenke und der Strukturen in den kleinen Wirbelgelenken (meniskusartiges Gewebe) sind denkbar.

Der Nachweis eines Zusammenhanges ist letztlich aber nur über epidemiologische Untersuchungen zu führen. Entsprechende Untersuchungsreihen (Köhne u. Mitarb. 1982) zeigen den Trend vermehrter Beschwerden und vermehrter röntgenologischer Verschleißerscheinungen im Bereich der Lendenwirbelsäule bei Schwingungseinleitung über den Sitz (z. B. bei Fahrern von Erdbaumaschinen).

Besondere Bedeutung kommt vermutlich Resonanzphänomenen zu. Resonanz tritt dann ein, wenn die Eigenfrequenzen des resonanzfähigen Gebildes und die Frequenz des Schwingungserregers übereinstimmen oder zumindest sehr nahe beieinanderliegen. Charakteristisch für ein Resonanzphänomen ist die Tatsache, daß auch bei sehr kleinen oder über eine längere Zeit in den Körper eingeleiteten periodischen Kräften eine sehr hohe Schwingungsbeanspruchung entstehen kann, und daß die größten Zerstörungen dabei an ganz anderen Stellen auftreten, als an der Einleitungsstelle periodischer Schwingungsbelastungen.

Als Schwingungsbelastung läßt sich eine sehr häufig wiederholte, an ein und derselben Stelle des menschlichen Körpers eingeleitete Kraft definieren. Eingeleitet werden die Kräfte in den menschlichen Körper häufig an der Stelle, die die Verbindungsstelle zwischen vibrationserzeugendem technischen Gerät und dem bedienendem Menschen ist (Sitz des Flugzeuges, Fahrzeuges, Griff des Preßlufthammers etc.).

Als Schwingungsbeanspruchung bezeichnet man die Auswirkung einer Schwingungsbelastung auf den menschlichen Körper, die sich als Belästigung, als akute physiologische Reaktion, als Leistungsminderung oder als Gesundheitsschädigung äußern kann. Wesentlich für das Ausmaß der Schwingungsbeanspruchung sind Amplitude, Frequenz, Ankopplungsbedingungen und offensichtlich individuelle Faktoren des beanspruchten menschlichen Körpers. Arbeitsmedizinisch werden die Frequenzen der Schwingungsbelastung in 3 Bereiche eingeteilt:

0,1 − ... 1 Hz (Kinetosen)
1,0 − ... 80 Hz (Ganzkörperschwingungen)
16 − 1000 Hz (Hand-Armschwingungen).

Eine Anerkennung als Unfallfolge in der ges. UV scheidet aus, weil sich die Vibrationsbelastungen regelmäßig auf mehr als eine Arbeitsschicht erstrecken (S. 88). Als Berufskrankheit können einstweilen nur Erkrankungen durch „Erschütterungen bei Arbeit mit Druckluftwerkzeugen oder gleichartig wirkenden Werkzeugen oder Maschinen" (BK Nr. 2103) und „vibrationsbedingte Durchblutungsstörungen an den Händen, ..." (BK Nr. 2104) anerkannt werden (S. 245). Für eine Anerkennung als sog. Quasi-Berufskrankheit (§ 551 Abs. 2 RVO, S. 93, 266) wird es i. d. R. an „neuen Erkenntnissen" fehlen. Im sozEntschR werden Vibrationsschäden als Schädigungsfolge u. a. bei Panzerfahrern diskutiert.

Wirbelbrüche

Das Ergebnis einer Wirbelkörperverletzung wird modifiziert durch Lebensalter und Vorschaden zum Verletzungszeitpunkt, durch unfallbedingte Achsenabweichungen und Instabilitäten. Es besteht nur eine lockere Beziehung zwischen Wirbelverformung und Beschwerden (Ludolph u. Hierholzer 1983). Mit steigendem Lebensalter vermindert sich die Fähigkeit zur muskulären Kompensation und skelettären Anpassung an Veränderungen der Wirbelsäulenstatik. Unfallfolgen treten stärker in Erscheinung, wenn die Wirbelsäulenstatik schon vorher beeinträchtigt war, z. B. bei vorbestehenden Skoliosen und

Übergangswirbeln, rezidivierenden Lumbalgien und Ischialgien, wie auch in der Nachbarschaft fixierter Wirbelsäulenabschnitte (Rompe 1989). Bei entsprechender funktioneller Überlagerung von Vor- und Unfallschaden ist eine entsprechende Erhöhung der MdE zu erwägen (S. 51).

Gelegentlich kommt es infolge von Traumen auch einmal zur Besserung des Vorzustandes, z. B. wenn eine schmerzhafte Spondylarthrose durch eine Wirbelsegmentverblockung abgestützt wird. Wegen der statisch-dynamischen Auswirkungen ist eine Wirbeldeformierung in der Mitte eines lordotischen oder vor allem kyphotischen Abschnittes wesentlich weniger bedeutsam, als eine gleichartige Wirbeldeformierung an der Grenze eines Wirbelsäulenabschnittes. Verlagerung des Kyphosescheitels, Desäquilibrierung und Skoliosierung der Wirbelsäule sind eher ungünstige Folgen. Je tiefer der Kyphosescheitel sinkt, umso geringer sind die Kompensationsmöglichkeiten der Lendenwirbelsäule, vor allem dann, wenn schon eine Funktionseinschränkung des untersten Lendensgmentes z. B. Übergangswirbelbildung, Spondylolyse, Spondilolisthesis vorbestanden hat.

Hinweise auf eine Instabilität liefert die manualmedizinische Funktionsdiagnostik. Röntgenologisch ist eine pathologische Beweglichkeit auf Funktionsaufnahmen zu erwarten; es entwickelt sich eine reaktive Sklerosierung der Grenzplatten und eine Spondylarthrose. Erhaltene Stabilität im hinteren Wirbelsäulenabschnitt führt im allgemeinen zu einer stabilen manschettenartigen vorderen Spondylose.

Stabile und ohne wesentliche Deformität verheilte Wirbelbrüche bedingen eine MdE von 10 v. H., Wirbelbrüche mit Instabilität und/oder statisch erheblicher Achsenabweichung eine solche von 20 – 30 v. H. nach Ablauf des 2. Unfalljahres.

In jüngster Zeit haben Weber und Wimmer (1991) ein Begutachtungskonzept vorgelegt, welches sich am Bewegungssegment orientiert. Für jedes Bewegungssegment wird analog zur physiologischen Beweglichkeit (Louis 1985) der prozentuale Anteil an der Wirbelsäulengesamtbeweglichkeit (welche mit 100% gesetzt wurde) dargestellt (siehe Abb. 2).

Dieser Prozentsatz der segmentalen Beweglichkeit wird pro Segment
— bei stabil verheilten Frakturen   1fach
— bei leichten Instabilitäten
   (bis 1/4 Wirbelverschiebung)   4fach
— bei schweren Segmentinstabilitäten   6fach

— bei Hypomobilitäten und Ankylosen   3fach
— für den Bereich der posttraumatischen Wirbelsäulenseitausbiegung
   — in der Hauptkrümmung   2fach
   — in der Gegenkrümmung   1fach
bewertet.

Dabei wird jedes Bewegungssegment nur einmal, dann allerdings mit dem höchsten in Betracht kommenden Faktor angesetzt. Die so errechneten Werte decken sich erstaunlich gut mit den bisher bekannten Literaturangaben.

Tabelle 21.1 Prozentualer Anteil der Segmentbeweglichkeit an der Gesamtbeweglichkeit Wirbelsäule; nach Weber und Wimmer 1991

Segment	Grad	%
C0/C1	50	7,8
C1/2	46	7,2
C2/3	37	5,8
C3/4	39	6,1
C4/5	46	7,2
C5/6	42	6,6
C6/7	39	6,1
C7/T1	32	5,0
T1/2	14	2,2
T2/3	14	2,2
T3/4	14	2,2
T4/5	14	2,2
T5/6	14	2,2
T6/7	16	2,5
T7/8	12	1,8
T8/9	12	1,8
T9/10	12	1,8
T10/11	14	2,2
T11/12	12	1,8
T12/L1	23	3,6
L1/2	21	3,3
L2/3	23	3,6
L3/4	29	4,5
L4/5	36	5,6
L5/S1	30	4,7

Die Begutachtung **operativ versorgter Wirbelsäulenfrakturen** hat auch Operationsfolgen, also z. B. die zugangsbedingten Schäden an der Muskulatur oder die Einschränkung der Lungenfunktion zu berücksichtigen. Nach ventralem Zugang zur Wirbelsäule muß mit segmentalen Innervationsstörungen der Bauchmuskulatur und narbenbedingten Funktionseinbußen gerechnet werden, die zu Seitendifferenzen und muskulären Dysbalancen führen können.

Bei dorsalem Zugang ist die Ablösung der Rükkenmuskulatur auch ein Segment ober- und unterhalb der Versteifungsstrecke in Rechnung zu stellen.

Deimling u. Mitarb. (1992) empfehlen für mono- und bisegmentale Fusionen bei regelrechter Achsenstellung in Frontal- und Transversalebene und leichte Kyphoseverstärkung von nicht mehr als 10 Grad nach Cobb eine MdE von 10 v. H. für den Bereich der Brustwirbelsäule und der Lendenwirbelsäule, aber von 20 v. H. für den Bereich Th 11 – L2 unter der Voraussetzung, daß Lungenfunktion, ventrale Muskulatur und angrenzende Segmente nicht beeinträchtigt sind.

Wirbelsäule, Bewegungssegment, Bandscheibe
(s. auch: Bandscheibenvorfall)

Eine *Ischialgie* kann zwar auch durch direkte mechanische Beeinträchtigung des Ischiasnerven oder seiner Wurzeln (Brüche und Verrenkungen im Bereich der Lendenwirbelsäule und des Beckenringes einschließlich der Hüftpfanne) hervorgerufen werden.

Im Vordergrund der Pathologie des Kreuzschmerzes steht aber die Zwischenwirbelscheibe *(Bandscheibe)*. In der altersentsprechenden Katabiose (Flüssigkeits- und Elastizitätsverlust) sind die wesentlichen Voraussetzungen für die Osteochondrose, Spondylose und Spondylarthrose zu suchen, die die untere Halswirbelsäule und die untere Lendenwirbelsäule bevorzugt befallen.

Bei der Entwicklung eines Bandscheibenvorfalles (mit radikulärer Symptomatik einer Ischialgie) kommt akuten Gewalteinwirkungen nur äußerst selten Bedeutung bei (Rompe 1975). Einschlägige Diskussionen werden aus dem ausländischen Schrifttum angeheizt, wenn die dortige Bezeichnung „traumatisch" mit unserem Begriff „unfallbedingt" übersetzt wird.

Die Frage, ob bestimmte Arbeitsbelastungen von wesentlicher ursächlicher Bedeutung für **Bandscheibenverschleiß** und damit eventuell auch für den Bandscheibenvorfall sein können, wird z. Z. intensiv diskutiert, eine Anerkennung als Listenkrankheit im Sinne der Berufskrankheitsverordnung .(BKVO) steht bevor (s. S. 93, 261)

Ein Teil der Autoren sieht Berufskraftfahrer und Untertagearbeiter unter den Bandscheibenoperierten überrepräsentiert (Junghanns 1980).

Jüngere epidemiologische Untersuchungen finden Rückenschmerzen bei Untertagearbeitern nicht wesentlich häufiger als bei Kopfarbeitern (Lloyd u. Mitarb. 1986) bzw. erlauben keine richtungsweisenden Aussagen über die Beziehungen zwischen (beruflicher) Wirbelsäulenbelastung und Bandscheibenschäden (Spengler u. Mitarb. 1986; Bigos u. Mitarb. 1986).

Die Beanspruchbarkeit der Bandscheiben der Lendenwirbelsäule ist besonders groß auf Druck, deutlich geringer auf Scherung und am geringsten auf Torsion (White u. Panjabi 1978). Dementsprechend werden „Wirbelsäule-schädigendes-Verdrehen des Rumpfes beim Heben und Stapeln von Lasten" und „falsches Heben auf eine zu große Hubhöhe mit Drehnotwendigkeit" als besonders gefährlich für die Wirbelsäule bezeichnet (Junghanns 1979). Die Lendenbandscheiben werden am stärksten beansprucht, wenn die Wirbelsäule nach vorn gebeugt ist und eine Kraft einwirkt, welche die Beugung zu verstärken trachtet (Nachemson 1976).

Für das Auftreten großer Kräfte sind vor allem dynamische Vorgänge verantwortlich. Bewegte Massen besitzen Impulse, die erzeugt oder vernichtet werden müssen. Dabei sind nicht die Dimensionen der beteiligten Körper, sondern die Bewegungsänderungszeiten für das Auftreten großer Kräfte charakteristisch: Schlag, Stoß und Druck (während es einem 80 kg schweren Mann unter Aufbietung aller seiner Muskelkräfte nicht gelingt, einen 50 mm langen Nagel in einen Balken zu drücken, genügt ein Hammer von 400 g, einem 200stel der Masse des Mannes, um den Nagel in den Balken zu treiben. Denn die außerordentlich geringe Bremszeit des Hammerkopfes beim Auftreffen auf den Nagel erzeugt eine sehr große Kraft).

Literatur

American Medical Association (AMA): Guides to the evaluation of permanent impairment. 2. Aufl. AMA, Chicago 1984

Baur, E.: Infektion und Unfall. In: Versicherungsmedizin, hrsg. von E. Baur, H. Nigst. Huber, Bern 1972a (S. 119)

Baur, E.: Tumor und Unfall. In: Versicherungsmedizin, hrsg. von E. Baur, H. Nigst. Huber, Bern 1972b (S. 125)

Baur, E., H. Nigst: Versicherungsmedizin. Huber, Bern 1972

Bayerisches Staatsministerium der Finanzen: Anleitung für die ärztliche Gutachtertätigkeit im Rahmen des Bundesentschädigungsgesetzes. Rehm, München 1967

Bigos, St. J., D. M. Spengler, N. A. Martin, J. Zeh, L. Fisher, A. Nachemson: Back Injuries in Industry: A Retrospective Study. III. Employee-related Factors. Spine 11 (1986) 252

Bigos, St. J., S. M. Spengler, N. A. Martin, J. Zeh, L. Fisher, A. Nachemson, M. H. Wang: Back Injuries in Industry: A Retrospective Study. II. Injury Factors. Spine 11 (1986) 246

Blankenburg, H., H. Müller-Stephann: Zur Begutachtung berufsbedingter Wirbelsäulenerkrankungen. Beitr. Orthop. Traumatol. 33 (1986) 12

Bundesarbeitsgemeinschaft Rehabilitation: Die Rehabilitation Behinderter. Deutscher Ärzteverlag, Köln 1984

Contzen, H.: Die Begutachtung von Schäden an der Rotatorenmanschette in der gesetzlichen Unfallversicherung. Schriftenreihe Unfallmedizinische Tagungen der Landesverbände der gewerblichen Berufsgenossenschaften, St. Augustin, Heft 61, S. 251

Cotta, H.: Probleme der Begutachtung angeborener und erworbener Veränderungen der Wirbelsäule. Schriftenreihe: Unfallmedizinische Tagung der Landesverbände der gewerblichen Berufsgenossenschaften, hrsg. vom Hauptverband der gewerblichen Berufsgenossenschaften e. V., Bonn. H. 7 181

Deimling, U. von, Th. Hallbauer, K. J. Münzenberg: Begutachtung von operativ versorgten Wirbelsäulenfrakturen der BWS und LWS ohne neurologische Komplikationen. Z. Orthop. − im Druck

Ellwanger, E.: Die Bedeutung der Scheuermannschen Erkrankung für die Rentenversicherung. In: Die Wirbelsäule in Forschung und Praxis, Bd. 60, hrsg. von H. Junghanns. Hippokrates, Stuttgart 1976 (S. 95)

Erdmann, H.: Differentialdiagnose des Keilwirbels beim Erwachsenen. Orthopädie 1 (1973) 146

Erdmann, H.: Die Schleuderverletzung der Halswirbelsäule. Wirbelsäule in Forschung und Praxis, Band 56, Hippokrates, Stuttgart 1973

Erlenkämper, A.: Sozialrecht − Leitfaden für die Praxis. 2. Aufl., Heymann, Köln 1988

Fredenhagen, H.: Das ärztliche Gutachten. Huber, Bern/Stuttgart/Wien 1977

Friedebold, G., J. Koppelmann: Begutachtung. In: Witt, A. N., H. Rettig, K. F. Schlegel, M. Hackenbroth, W. Hupfauer: Orthopädie in Klinik und Praxis (Handbuch der Orthopädie, 2. Aufl.), Bd. 1, S. 14.1., Thieme, Stuttgart 1984

Fritze, E.: Die ärztliche Begutachtung. 2. Aufl., Steinkopff, Darmstadt 1986

Goetze, H. G., G. Rompe: Empfehlungen zur gutachtlichen Bewertung von Personen mit Skoliosen. Z. Orthop. 115 (1977) 239

Greinemann, H.: Prädestinieren Kniescheibenhochstand, Knie- und Kniescheibenfehlformen sowie Beinachsenfehlstellungen bei kniebelastenden Berufen zu vorzeitigen Verschleißschäden. Bundesanstalt für Arbeitsschutz, Dortmund. Fortsetzungsbericht Nr. 362. Verlag für Neue Wirtschaft, Bremerhaven 1983

Günther, E., R. Hymmen, W. Izbicki: Unfallbegutachtung. 8. Aufl., de Gruyter, Berlin/New York 1987

Güssbacher, A.: Der Judo-Ellenbogen − ein typischer Sportschaden. Judo-Magazin 3/1988, S. 51

Güssbacher, A., G. Rompe, H. M. Sommer: Die jugendliche Wirbelsäule im Leistungs- und Hochleistungssport. Prakt. Orthopädie 17 (1985) 427

Haas, H. G.: Die Begutachtungs- und Beurteilungskriterien bei Handverletzungen aus berufsgenossenschaftlicher Sicht. Schriftenreihe Unfallmedizinische Tagungen der Landesverbände der gewerblichen Berufsgenossenschaften 43 (1980) 169

Hauptverband der gewerblichen Berufsgenossenschaften e. V.: Meniskusschäden außerhalb des Bergbaus. Rundschreiben VB 27/86 − Sankt Augustin 1986

Hierholzer, G.: Luxationen des Ellenbogengelenkes. H. Unfallheilk. 155 (1982) 185

Hierholzer, G., E. Ludolph: Die Begutachtung der posttraumatischen/postoperativen Osteomyelitis. In: Gutachtenkolloquium 1. Springer, Berlin/Heidelberg 1986

Hinz, P., R. Plaue: Die Begutachtung von Schleuder- und Abknickverletzungen der Halswirbelsäule. In: Aktuelle Orthopädie, H. 4, hrsg. von H. Cotta. Enke, Stuttgart 1972

Hopf, Ch., J. Heine: Neueinteilung der Empfehlung zur gutachterlichen Bewertung von Personen mit Skoliosen. Z. Orthop. 126 (1988) 211

Hoppenfeld, St.: Orthopädische Neurologie. Enke, Stuttgart 1980

Imhäuser, G., E. Steinhauser: Verursachen Amputationen Spätschäden am Bewegungssystem. Orthop. Praxis 18 (1982) 665

Jäger, M., C. J. Wirth: Kapselbandläsionen. Thieme, Stuttgart 1978

Janda, V.: Muskelfunktionsdiagnostik. Acco, Leuven 1979

Junghanns, H.: Die Wirbelsäule in der Arbeitsmedizin. Wirbelsäule in Forschung und Praxis. Bd. 78 + 79. Hippokrates, Stuttgart 1979

Köhne, G., G. Zerlett, H. Dutze: Ganzkörperschwingungen auf Erdbaumaschinen. VdI Verlag. Düsseldorf 1982 (Schriftenreihe HdA Bd. 32)

Könn, G., W. P. Oellig, M. Willet-Bleich: Möglichkeiten und Grenzen der histologischen Altersbestimmung von Zusammenhangstrennungen des Meniskus. Unfallchirurg 88 (1985) 1

Krämer, J.: Bandscheibenbedingte Erkrankungen. 2. Aufl., Thieme, Stuttgart 1986

Kristen, H., G. Lukeschitsch: Zur Frage der Spätschäden nach Beinamputationen. Orthop. Praxis 19 (1983) 500

Krösl, W., G. Zrubecky: Die Unfallrente, 2. Aufl., Enke Stuttgart 1976

Laarmann, A.: Berufskrankheiten nach medizinischen Einwirkungen. Enke, Stuttgart 1977

Laumann, U.: Die berufliche Belastungsfähigkeit nach Skolioseoperationen. Prakt. Orthopädie 17 (1985) 345

Leyhe, A.: Das sekundäre Raynauw-Syndrom beim Vibrationssyndrom. Dtsch. Med. Wschr. 111 (1986) 871

Llolyd, M. H., S. Gauld, C. A. Soutar: Epidemiologic Study of Back Pain in Miners and Office Workers. Spine 11 (1986) 136

Lob, A.: Die Wirbelsäulenverletzungen und ihre Ausheilung, 2. Aufl., Thieme, Stuttgart 1954

Ludolph, E., U. Heitemeyer: Die Begutachtung des Meniskusschadens. Unfallchirurgie 12 (1984) 215

Ludolph, E., F. Jostkleigrewe: Zum Abgrenzungsproblem degenerativer und traumatischer Sehnenschäden in der gesetzlichen und privaten Unfallversicherung. Orthop. Praxis 23 (1978) 704

Marten, J.: Soziale Probleme und Begutachtung bei Beinamputierten. Unfallchirurg 88 (1985) 414 u. 416

Marx, H. H.: Medizinische Begutachtung. 5. Aufl., Thieme, Stuttgart 1987

Mende, J.: Dokumentation „Wege zu Wissen und Wohlstand" – oder „Lieber krankfeiern als gesundschuften". Prolit. Lollart – ohne Jahresangabe

Menges, H. W.: Beitrag zur Ätiologie und Pathogenese der Lunatummalazie. Med. Inaug.-Diss., Heidelberg 1975

Mollowitz, G. G.: Der Unfallmann. 10. Aufl., Springer, Berlin/Heidelberg/New York 1986

Morscher, E.: Schäden des Stütz- und Bewegungsapparates nach Unfällen (Wirbelsäule). In: Versicherungsmedizin, hrsg. von E. Baur, N. Nigst. Huber, Bern 1972 (S. 154)

Müller, K. M.: Meniskusschaden aus der Sicht des Pathologen. Prakt. Orthopädie 18 (1988) 131

Perret, W.: Was der Arzt von der privaten Unfallversicherung wissen muß. 3. Aufl., Springer, Berlin/Heidelberg 1980

Perret, W.: Was der Arzt von der privaten Unfallversicherung wissen muß. 2. Aufl., Barth, Frankfurt/M. 1973

Pieper, W.: Begutachtung. In: Handchirurgie, hrsg. von Nigst, H., D. Buck-Gramcko, H. Millesi. Thieme, Stuttgart 1983 (S. 45.01 – 45.39)

Pressel, G.: Die Bedeutung der beruflichen Exposition für die Ätiologie des chronischen Meniskusschadens (Meniskopathie). Arbeitsmedizin, Sozialmedizin, Präventivmedizin 18 (1983) 43

Probst, J.: Rotatorendefekt und Schulterluxation aus gutachterlicher Sicht. Unfallchirurg. 89 (1986) 436

Rauschelbach, H. H.: Anhaltspunkte für die ärztliche Gutachtertätigkeit im sozialen Entschädigungsrecht und nach dem Schwerbehindertengesetz. Köllen, Alfter-Oedekoven 1983

Rauschelbach, H. H., K. A. Jochheim: Das neurologische Gutachten. Thieme, Stuttgart/New York 1984

Ricklin, P.: Die private Unfall- und Haftpflichtversicherung. In: Versicherungsmedizin, hrsg. von Baur, E., H. Nigst. Huber, Bern 1972a (S. 77)

Ricklin, P.: Schäden des Stütz- und Bewegungsapparates (Extremitäten). In: Versicherungsmedizin, hrsg. von E. Baur, H. Nigst. Huber, Bern 1972b (S. 183)

Rocher, Ch., A. Rigaud: Guide-Barème Indicatif des Invalidités. In: Fonctions et Bilans Articulaires. Masson, Paris 1964 (S. 887)

Roesler, H., G. Rompe: Beinlängendifferenz und Verkürzungsausgleich. Z. Orthop 110 (1972) 623

Rompe, G.: Die Begutachtung der Verschlimmerung von Arthrosen. In: Verhandlungen der Deutschen Orthopädischen Gesellschaft, 57. Kongreß, hrsg. von A. N. Witt. Enke, Stuttgart 1971a (S. 149)

Rompe, G.: Begutachtung der subkutanen Sehnenrupturen. Orthop. Prax. 7 (1971b) 271

Rompe, G.: Beurteilung der Muskelkraft in Gutachten. Z. Orthop. 110 (1972a) 392

Rompe, G.: Empfehlungen zur gutachtlichen Bewertung der Hüftgelenksalloarthroplastik. Z. Orthop. 110 (1972b) 121

Rompe, G.: Empfehlungen zur gutachtlichen Bewertung von Sprunggelenksverstreifungen. Med. Sachverst. 70 (1974) 30

Rompe, G.: Begutachtungsprobleme und berufliche Aspekte der Rehabilitation von Bandscheibenschäden. In: Rehabilitation in der Orthopädie, hrsg. von K. Rossak, H. Rüther. Prakt. Orthop. 6 (1975) 217

Rompe, G.: Die Bedeutung der Scheuermann-Kyphose für die Begutachtung der Wirbelsäule. In: Wirbelsäule in Forschung und Praxis Bd. 60, hrsg. von H. Junghanns. Hippokrates, Stuttgart 1976 (S. 102)

Rompe, G., J. Corell: Zur Begutachtung von Verletzungsfolgen am Schultergelenk. Med. Sachverst. 77 (1981) 108

Rompe, G.: Die Bedeutung der Scheuermann-Kyphose für die Begutachtung der Wirbelsäule. Wirbelsäule in Forschung und Praxis 60 (1976) 102

Rompe, E.: Beurteilung der Berufsunfähigkeit bei Wirbelsäulenerkrankungen und -verletzungen. Zeitschrift für die gesamte Versicherungswissenschaft 70 (1981) 455

Rompe, G.: Fragen der Begutachtung bei Kapsel-Band-Läsionen an der oberen Extremität. Praktische Orthopädie 4 (1985) 95

Rompe, G.: Fragen der Begutachtung bei Folgezuständen der Kapselbandläsionen des Kniegelenkes. Praktische Orthopädie 24 (1985) 353

Rompe, G.: Gliedmaßenverletzungsfolgen und Arthrose. Med. Sachverst. 82 (1986) 17

Rompe, G.: Begutachtung der Wirbelsäule. In: Witt, A. N., H. Rettig, K. F. Schlegel: Orthopädie in Praxis und Klinik (Handbuch der Orthopädie, 2. Aufl.) Bd. 5. Thieme, Stuttgart/New York 1993

Rompe, G., H. Krahl: Spondylolyse durch Leistungssport – Sporttauglichkeit bei Spondylolyse? Orthop. Prax. 11 (1975) 219

Rompe, G., G. Möllhoff, O. Pongratz: Begutachtung der verletzten Wirbelsäule. Orthopädie 9 (1980) 84

Rompe, G., F. U. Niethard: Aktuelle Gesichtspunkte zum Thema Gliedmaßenverlust – Wirbelsäule – Fehlbelastung. Med. Sachverst. 76 (1980) 8

Rompe, G., Th. Pittroff: Bewertung funktioneller Ausfälle bei neurologischen Erkrankungen im Bereich der Extremitäten bei der Begutachtung. Prakt. Orthopädie 13 (1985) 27

Sprengler, D. M., St. J. Bigos, N. A. Martin, J. Zeh, L. Fisher, A. Nachemson: Back Injuries in Industry: A Retrospective Study. I. Overview and Cosz Analysis. Spine 11 (1986) 241

Verband der Rentenversicherungsträger: Leitfaden für die sozialmedizinsiche Begutachtung in der gesetzlichen Rentenversicherung. Fischer, Stuttgart/New York 1986

Wahle, H.: Besonderheiten der sozialmedizinischen Begutachtung. In: Zehn Jahre Rehabilitation als Schlüssel zum Dauerarbeitsplatz, hrsg. von I. F. Scholz. Genter, Stuttgart 1968

Waibel, P.: Beurteilung traumatischer Folgezustände des Gefäßsystems. In: Versicherungsmedizin, hrsg. von E. Baur, H. Nigst, Huber, Bern 1972 (S. 223)

Weber, M., G. Rompe: Die Entstehung und Beurteilung der sogenannten Rotatorenmanschettenrupturen. Z. Orthop. 125 (1987) 108

Weber, M., B. Wimmer: Die klinische und Röntgenologische Begutachtung von Wirbelsäulenverletzungen nach dem Segmentprinzip. Unfallchirurgie 17 (1991), 220

White, A. A. III, M. M. Panjabi: Clinical biomechanics of the Spine. Lippincott, Philadelphia 1978

Wiesner, H., M. Mumenthaler: Schleuderverletzung der Halswirbelsäule. Mechanismus, Diagnostik, Therapie und Begutachtung. Ther. Umsch. 31 (1974) 640

Zichner, L., M. Starker: Prognose und Invaliditätsgrad – Einschätzung bei Hüftgelenks-Endoprothesen. Lebensversicherungsmedizin (1987) 136

Sachverzeichnis

Petra Neumayer
Birgit Funfack

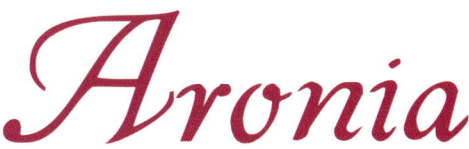

Powerbiostoffe aus der Apfelbeere

Gesundheit und Vitalität
durch kraftvolle Antioxidanzien

Wichtiger Hinweis

Die im Buch veröffentlichten Ratschläge wurden von
Verfasser und Verlag sorgfältig erarbeitet und geprüft.
Eine Garantie kann dennoch nicht übernommen werden.
Ebenso ist die Haftung des Verfassers bzw. des Verlages
und seiner Beauftragten für Personen-, Sach- und
Vermögensschäden ausgeschlossen.

© KOHA-Verlag GmbH Burgrain
Alle Rechte vorbehalten
2. Auflage 2012
Lektorat: Birgit-Inga Weber
Bilder: Fotolia, Getty Images
Gesamtherstellung: Karin Schnellbach
Druck: Finidr, Tschechien
ISBN 978-3-86728-084-6

Inhalt

Einleitung

Warum in die Ferne schweifen, wenn das Gute doch so nahe wächst? Dieser Ausspruch trifft bestens auf die runde Aroniabeere (Aronia melanocarpa) zu, denn bei ihr handelt es sich nicht etwa um eine neue exotische Wunderpflanze aus den Tiefen des Regenwaldes, sondern um eine altbekannte Strauchpflanze, die sich auch in unseren Gefilden äußerst heimisch fühlt: die Schwarze Eberesche. Ein Strauch, der besonders im Osten Deutschlands noch vielen Großmüttern bekannt sein dürfte und der vielleicht sogar vor Ihrer Haustür oder in Ihrem Garten wächst und gedeiht.

Produkte aus heimischem Anbau zu verzehren ist aus vielerlei Gründen empfehlenswert: Es ist nicht nur in ökologischer Hinsicht nachhaltig, sondern auch sinnvoll für unsere Gesundheit. Denn saisonale Ware wird erst geerntet, wenn sie reif ist. Daher weist sie einen Höchstgehalt an Vitaminen und anderen Vitalstoffen auf, wie wir sie insbesondere im Aroniasaft finden.

Das bestätigt auch der bayerische »Aronia-Bauer« Johann Hüttinger:

»Wir ernten erst, wenn die Beeren den höchsten Reifegrad erreicht haben. Wie die Weinbauern messen wir das am sogenannten Oechsle-Gehalt mit dem Refraktometer. Dieses Mostgewicht zeigt gradgenau an, wie hoch der Gehalt an gelösten Stoffen (Zucker) ist; daran erkennt man den Reifegrad. Erst wenn die Beeren vollreif sind und ihr Maximum an Fruchtsüße erreicht haben, werden sie geerntet und sofort zu Saft gepresst.«

Dass gerade die kleinen Apfelbeeren jetzt »neu entdeckt« wurden, haben wir vielen aktuellen wissenschaftlichen Publikationen zu verdanken, die ihren Fokus auf die mengenmäßig überwiegenden Inhaltsstoffe der Apfelbeere, die sogenannten sekundären Pflanzenstoffe, ausgerichtet haben. Sie sind für die Wissenschaft besonders interessant, da sie stark zellschützende Eigenschaften aufweisen und daher vorbeugend oder begleitend bei vielen verschiedenen Erkrankungen – auch bei Krebs oder Demenz – eingesetzt werden können. Der Aroniasaft enthält reichlich davon.

Ziel dieses Buches ist es, Ihnen auf Basis der aktuell verfügbaren medizinischen Erkenntnisse den gesundheitlichen Wert dieser speziellen vitaminähnlichen Inhaltsstoffe (früher auch Vitamin P genannt) der Aroniabeere aufzuzeigen. Erfahren Sie, wie die Aroniabeere als wahrer »Jungbrunnen« für unsere Zellen zu mehr Wohlbefinden, Gesundheit und nachhaltiger Vitalität verhelfen kann.

Dass die richtige Auswahl von Nahrungsmitteln einen positiven Effekt auf die Gesunderhaltung hat und auch Krankheiten vorbeugen kann, gilt heutzutage als unumstritten. Nutzen Sie daher dieses »Privileg« der freien Nahrungsmittelauswahl – der Mensch ist das einzige Lebewesen, das sich seine Nahrungsbestandteile selbst aussuchen und zusammenstellen kann – und setzen Sie auf Gesundheit! Die vielen leckeren Rezepte machen es leicht, die Aronia zu einem festen Bestandteil der heimischen Küche werden zu lassen.

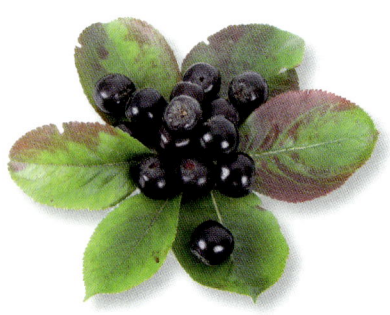

Die Wiederentdeckung einer Heilpflanze

Wie Apfel und Himbeere gehören auch alle Ebereschenarten zu den Rosengewächsen (Rosaceae). Ursprünglich stammt diese Pflanzengattung aus Nordamerika. Dort war die Eberesche schon den Indianern bekannt: Sie verarbeiteten die Beerenfrüchte mit anderen Zutaten zu einer Art Kraftriegel, der als Reiseproviant diente. In den USA werden die roten Früchte »Chokeberry« genannt. Von Nordamerika gelangte die Eberesche nach Russland. Dort soll die Strauchpflanze um 1910 von dem Obstzüchter und Biologen Iwan Mitschurin mit anderen Obstsorten veredelt worden sein. Schließlich verbreitete sich die Aronia auch in Osteuropa und in Deutschland.

Seit 1946 ist die Schwarze Eberesche (Sorbus melanocarpa) in der ehemaligen UdSSR eine anerkannte Kulturpflanze. In Russland werden die Beeren bereits seit 1970 arzneilich für die Herstellung von blutdrucksenkenden und gefäßstabilisierenden Medikamenten verwendet. In der russischen Volksmedizin ist die Anwendung mit Aroniabeeren seit Langem populär; als »Allroundheilmittel« werden sie eingesetzt, um einen zu hohen Blutdruck zu senken, bei Infektionen der Harnwege, bei Hauterkrankungen und vielem mehr.

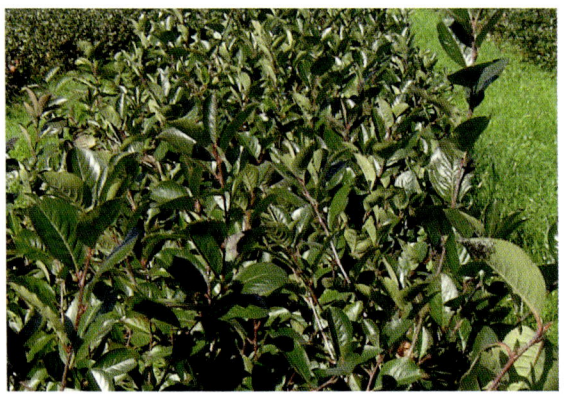

Hierzulande wird die Aronia seit 1975 offiziell in Plantagen in Sachsen angebaut. In der ehemaligen DDR wurden aus der Apfelbeere allerlei Produkte hergestellt wie etwa Schaumwein, Fruchtsauce und -joghurt. Heutzutage wird sie vorwiegend zum Pressen des Direktsaftes kultiviert. Große Anbauflächen befinden sich inzwischen aber nicht nur im Osten Deutschlands – jüngst wird die Apfelbeere in großem Stil auch in Niederbayern angebaut: Wo vor Kurzem noch Maisfelder die Landschaft prägten, wächst heute die dunkelrote Apfelbeere – Strauch an Strauch. Und wir sind uns sicher, dass bei steigender Nachfrage noch weitere Landwirte auf den Aronia Anbau setzen werden. Denn neben dem Aroniasaft werden inzwischen viele Produkte angeboten, die sich die geschmacklichen und gesundheitlichen Eigenschaften der Apfelbeere zunutze machen, wie beispielsweise Aronia-Marmelade oder Aronialikör. Selbst als Zusatz in Kosmetika können die antioxidativen Kräfte einiges gegen die Zellalterung der Haut tun.

Schwarze Eberesche – selbst kultivieren

Rosengewächse sind sehr anspruchslos und gedeihen sogar im kalten Sibirien! Sie benötigen also nicht unbedingt den berühmten »grünen Daumen«, um die Schwarze Eberesche in Ihrem Garten oder Vorgarten oder auch im Topf zu pflanzen, denn aufgrund ihrer Wirkstoffe, die noch ausführlich beschrieben werden, ist die Pflanze kaum anfällig für Schädlinge oder Pflanzenkrankheiten.

Grundsätzlich kann man die Aronia das ganze Jahr

über pflanzen, solange kein Frost herrscht. Die beste Pflanzzeit ist der Herbst von September bis November. Die Aronia braucht Licht, passt sich aber allen Bodenverhältnissen gut an; nur in trockenen Sommern sollte sie zusätzlich bewässert werden.

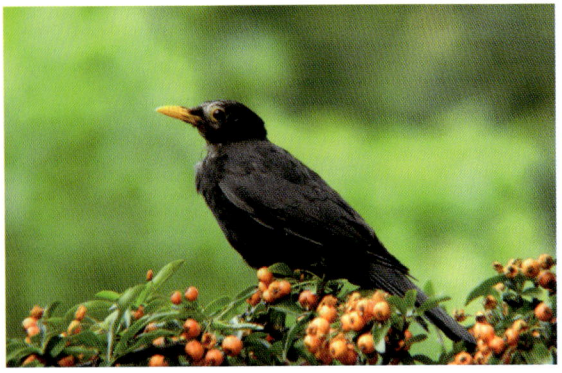

Die Blütezeit ist im Mai, die beste Erntezeit Mitte August. Dann können Sie die reifen heidelbeerähnlichen Früchte pflücken und zu Saucen, Kompott, Marmelade und Säften verarbeiten (siehe Rezeptteil). Getrocknete Apfelbeeren können in allen Ihnen bekannten Rezepten genauso wie Rosinen verwendet werden.

Achtung: Auch die Vögel lieben die Aroniabeeren! Schützen Sie Ihr Erntegut eventuell mit einem Netz, das im Gartenfachhandel erhältlich ist.

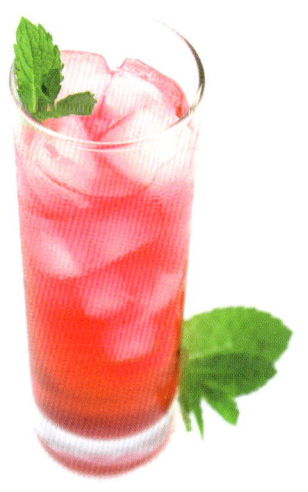

Die Welt der Elixiere und Ursäfte

Gibt es eigentlich etwas Besseres für unsere Gesundheit und Vitalität als reine und naturbelassene Säfte? Viele Gesundheitsexperten meinen einhellig: Nein! Denn Säfte aus Gemüse und aus Obst sind reich an konzentrierten natürlichen Nährstoffen, die in dieser Form für den menschlichen Organismus im höchsten Maße »bioverfügbar« sind, also optimal verwertbar für unsere Zellen. Sicherlich haben Sie schon oft von der heilenden Wirkung von Säften gehört. In ihnen ist alles enthalten, was unser Organismus zum Überleben braucht.

Bestes Beispiel hierfür ist der amerikanische »Saft-Guru« Norman W. Walker. Von ihm weiß man, dass er dank frischer Obst- und Gemüsesäfte 116 Jahre alt wurde und im Alter von 113 Jahren sein letztes Buch schrieb ...

Natürlich wollen wir Sie in diesem Buch nicht dazu animieren, Ihre gesamte Ernährungsweise auf Safttrinken und Rohkost umzustellen. Wir möchten Sie vielmehr ermutigen, das Safttrinken zu einer ergänzenden Ernährungsgewohnheit und zu einem festen Bestandteil Ihres Tages werden zu lassen.

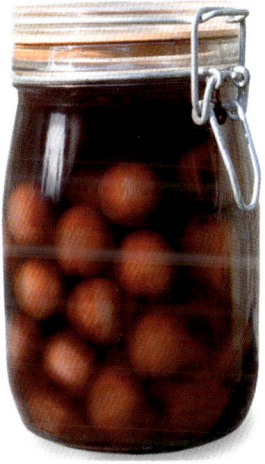

Unsere Großmütter wussten noch, dass gerade in den Beerensäften wahre Urkräfte stecken. Seit jeher sind Beeren ein traditionsreiches Heil- und Nahrungsmittel. Und gerade die Beerenfrüchte sind es, die heutzutage eine wahre Renaissance erleben. So stehen etwa Sanddornsaft, Schlehensaft oder Elixiere aus Heidelbeere, Schwarzer Johannisbeere, Holunder und Preiselbeere ganz hoch in der Gunst vieler Gesundheitsbewussten. Und sogar Bioköche haben jüngst die Kraft der Beerensäfte für ihre Kochkünste entdeckt.

Warum Beeren auspressen und nicht die ganzen Früchte essen?

Weil ausgepresste Säfte keine Faserstoffe mehr enthalten, wird der Verdauungsprozess umgangen; daher wird der Körper sofort mit den wertvollen Powerbiostoffen versorgt: Direktsäfte liefern 95 Prozent ihrer Nährstoffe – und zwar sofort!

Natürlich ist es kein Zufall, dass es ausgerechnet die roten und dunkelvioletten Beeren sind, die es so »in sich haben«. Denn die roten Früchte enthalten ein Maximum an Vitalstoffen, allen weit voran die Aroniabeere.

*Die regelmäßige Versorgung mit wertvollen,
bioverfügbaren Vitalstoffen stärkt das Immunsystem, regt die Selbstheilungskräfte an und
bietet den vielfältigsten Umweltbelastungen
ein gesundes Gegengewicht.*

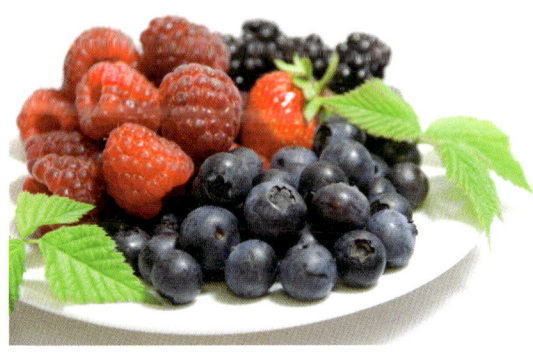

Rot – die heilsame Farbe aus der Pflanzenwelt

In der Natur geschieht nichts zufällig oder ohne Sinn und Zweck. Bunte Farben von Obst und Gemüse erfreuen nicht nur unser Auge: Wie Wissenschaftler herausgefunden haben, besitzen die farbigen Pigmente auch vielerlei Heil- und Schutzstoffe.

Pflanzen produzieren Farbpigmente als Abwehrstoffe gegen Schädlinge, Krankheitserreger, UV-Strahlung des Sonnenlichts und zur Neutralisierung freier Radikale. So gilt die Farbe Rot in der Natur seit jeher als Warnung oder als Signal, häufig auch um die Pflanze vor Fressfeinden zu schützen. Schließlich können Pflanzen nicht vor ihren Feinden fliehen – daher mussten sie einen besonders effektiven Schutz entwickeln, um ihr Überleben zu sichern.

Solche bioaktiven Schutzsubstanzen werden unter den Oberbegriffen »sekundäre Pflanzeninhaltsstoffe« oder »Bioflavonoide« oder ehemals auch »Vitamin P oder Phytamine« zusammengefasst. Und was den Pflanzen guttut und sie schützt, hat bei Menschen einen ähnlichen Effekt, wie man heute weiß.

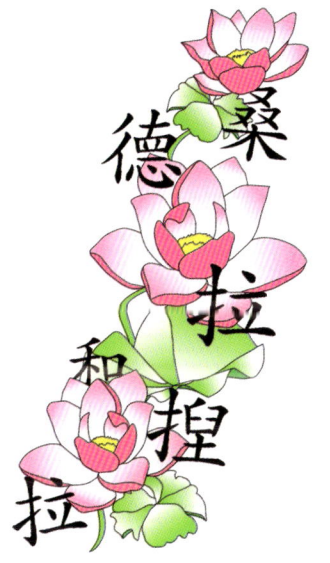

In der Traditionellen Chinesischen Medizin (TCM) hat die Farbe Rot einen starken Bezug zum Feuerelement, zum Herz-Kreislauf-System, zu Blut, Wärme und Liebe.

Lange war den Wissenschaftlern die Rolle der sekundären Pflanzenstoffe nicht klar. Heute weiß man, dass sie der Pflanze dienen, und zwar besonders in der Interaktion zwischen Pflanze und Umwelt. Genau aus diesem Grund sind die vitaminähnlichen Substanzen auch für uns Menschen so wertvoll. Auch wir benötigen sie für all unsere Körperzellen als »Schutzschild« vor schädlichen Umwelteinflüssen.

Bei den sekundären Pflanzenstoffen handelt es sich um phytochemische Verbindungen. Pro Tag essen und trinken wir von diesen Molekülen rund ein bis zwei Gramm durch verschiedene Nahrungsmittel (z. B. Obst, Gemüse, Rotwein, Tee). In Zahlen bedeutet dies: Täglich nehmen wir 5000 bis 10 000 dieser Verbindungen auf! Allein die Höhe dieser Zahl macht deutlich, welch eine wichtige Rolle die sekundären Pflanzenstoffe für unseren Organismus spielen.

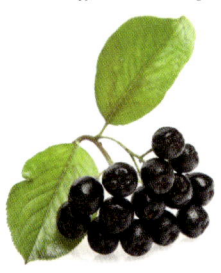

Multitalente für die Gesundheit: Polyphenole

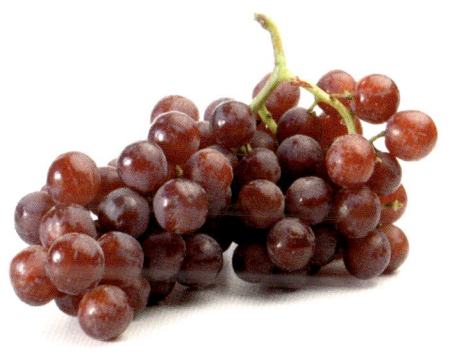

Heutzutage ist von vielen verschiedenen bioaktiven Substanzen die Rede, die allesamt zu den sekundären Pflanzenstoffen zählen. Bestimmt haben Sie schon von den Carotinoiden gehört, den fettlöslichen roten Farbpigmenten, die in großen Anteilen in Karotten vorkommen und besonders wichtig für die Gesundheit unserer Augen sind. Oder von der anderen wichtigen Gruppe, den Polyphenolen, die besonders reichlich in roten Trauben bzw. Rotwein und auch in der Kakaobohne vorkommen. Auch die bekannten Substanzen OPC (oligomere Proanthocyanidine) und Resveratrol sind in hohen Konzentrationen in den roten Trauben enthalten und gehören ebenfalls zu den Polyphenolen.

Sie sehen schon, diese Polyphenole haben es richtig in sich und ihr gesundheitlicher Effekt war Grundlage vieler internationaler wissenschaftlicher Studien der letzten Jahre: Polyphenole sind ein Komplex kräftiger Antioxidanzien mit stark zellschützender Wirkung. Man weiß noch nicht genau, wie viele chemische Verbindungen zur Gruppe der Polyphenole gehören – geschätzt werden Zahlen um die 50 000. Es handelt sich um chemisch sehr einfache, aber auch sehr komplex aufgebaute Substanzen. Polyphenole kommen in Farb-, Duft- und Geschmacksstoffen von Pflanzen vor, in Blüten, Blättern und Früchten. Obst und Gemüse aus Freilandbau weisen einen höheren Gehalt an Polyphenolen auf als Obst- und Gemüsesorten aus dem Gewächshaus. Besonders bekannt und wissenschaftlich untermauert ist ihre positive Wirkung auf das Herz und sämtliche Gefäße: Polyphenole halten die Gefäße elastisch, sorgen dafür, dass sich keine Plaques ablagern, und wirken regulierend auf den Blutdruck. Zudem wirken sie antientzündlich, antimikrobiell u.v.m.

Und genau zu dieser Gruppe der Polyphenole gehören auch die sogenannten Anthocyane (griech. ánthos = Blüte, kyáneos = blau), von denen noch im Speziellen die Rede sein wird. Anthocyane – die dunkelroten Pflanzenfarbstoffe – kommen in roten Beeren wie Heidelbeeren und Johannisbeeren, aber auch in Kirschen und Rotkohl sowie in außerordentlich hohen Anteilen in der Aroniabeere vor.

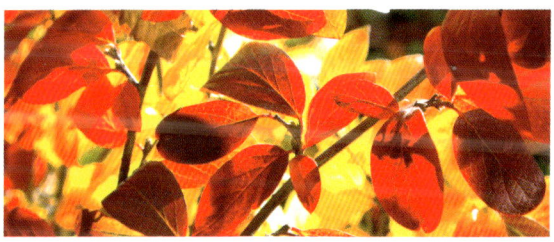

Auch die herbstliche Rotfärbung von Weinlaub erfolgt aufgrund der vermehrten Bildung von Anthocyanen. Roter Weinlaubextrakt ist in der Medizin für seine positiven Effekte auf die Venen bekannt, da er die feinen Gefäßwände schützt und stabilisiert und die Durchblutung anregt.

Kapitel 5

Die roten Powerstoffe aus der Apfelbeere: Anthocyane

Anthocyane sind vor allem in den Randschichten anzutreffen, also in den Fruchtschalen. Von einem Apfel wissen wir, dass seine wertvollsten Inhaltsstoffe – wie sekundäre Pflanzenstoffe, Vitamine und Mineralien – in großen Mengen in der Schale oder ganz nahe an der Schale gespeichert sind. Die Erklärung, warum gerade dort ein so reichhaltiges Reservoir an Vitalstoffen steckt, ist logisch: Die Schale schützt die Frucht vor äußeren Eindringlingen, vor Sonneneinstrahlung, vor Hitze oder Kälte. Und dass ganz kleine Beeren einen besonders großen Schutz benötigen, liegt klar auf der Hand: Schon aufgrund ihrer geringen Größe können sie von einem Eindringling oder durch schädliche äußere Faktoren, die auf sie einwirken, viel schneller vernichtet werden als etwa eine große Frucht, sagen wir mal eine Ananas. Daher weisen gerade Beeren vergleichsweise hohe Mengen an Schutzstoffen auf, die ihre Wirkung auch in anderen lebendenden Organismen entfalten können. Allen voran die Aroniabeere, die ein unübertroffenes Nährstoffprofil aufweist: Neben einer Fülle wichtiger Vitamine und Mineralstoffe ist ihr Anthocyangehalt weitaus höher als jener von Erdbeeren, Himbeeren oder Trauben. Das macht die Apfelbeere zur wahren Powerfrucht.

Kleine Beere – große Wirkung

Das Wirkspektrum der zur Gruppe der Polyphenole gehörenden Anthocyane ist besonders groß. Unter den sekundären Pflanzenstoffen sind sie ein Highlight. Untersuchungen weisen auf folgende Eigenschaften hin:

- entzündungshemmend
- gefäßschützend
- immunmodulatorisch
- stark antioxidativ
- antimikrobiell, antiviral
- antikanzerogen
- Herz-Kreislauf-Erkrankungen vorbeugend
- Sehvorgänge unterstützend

Antioxidanzien – die haben was gegen freie Radikale

Viren, Bakterien, Pilze – von ihnen wissen wir, dass sie unserer Gesundheit durch unkontrolliertes Wachstum schaden können. Ebenso verhält es sich bei den sogenannten freien Radikalen: Sie spielen eine gewichtige Rolle im Alterungsprozess all unserer Körperzellen und bei der Entstehung von Krankheiten. Nicht umsonst werden sie auch als »Altmacher« oder »Krankmacher« bezeichnet.

Freie Radikale sind sehr aggressive Sauerstoffmoleküle. Im Gegensatz zu den von außen kommenden Krankheitserregern entstehen sie ständig in unserem Stoffwechsel.
Grundsätzlich benötigen die Zellen Sauerstoff zur Energiegewinnung. Bei diesem Prozess entstehen jedoch auch freie Radikale, sozusagen als »Abfallprodukte«. In allen Situationen, in denen der Körper mehr Energie braucht (Stresssituationen, Hochleis-

tungssport, entzündliche Erkrankungen u.v.m.) entstehen also auch vermehrt freie Radikale.

Oxidativer Stress – Risikofaktor für die Gesundheit

Ist die Balance zwischen Antioxidanzien und freien
Radikalen gestört und bekommen die aggressiven
Moleküle die Überhand, gelten die freien Radikale
als Mitverursacher für folgende Erkrankungen:

- Herz-Kreislauf-Erkrankungen
- Krebs
- Diabetes mellitus und Folgeerkrankungen
- Neurologische Erkrankungen wie
  Demenz, Morbus Alzheimer und Parkinson
- Erkrankungen des rheumatischen Formen-
  kreises
- Altersbedingte Makuladegeneration (AMD)
  und Grauer Star
- Immunschwäche und alle damit in Zusam-
  menhang stehenden Erkrankungen

Aus chemischer Sicht sind diese Moleküle instabil –
sozusagen »partnerlos«. Für ihre Vollständigkeit und
Stabilität benötigen sie ein fehlendes Elektron, das

sich die reaktionswütigen Moleküle einfach aus dem Bauplan einer gesunden Zelle rauben. Nach diesem Übergriff ist die betroffene Zelle geschädigt oder sie wird selbst zum freien Radikal – eine Kettenreaktion entsteht – oder sie geht häufig gleich zugrunde.

Im Laufe eines Jahres produziert unser Körper durchschnittlich rund 1,7 Kilogramm freie Radikale. Treten sie allerdings in zu großen Mengen auf, spricht man in der Medizin von »oxidativem Stress«. So kann eine alte Zelle bis zu 50 000 »Verletzungen« durch freie Radikale ansammeln.

Dr. med. Richard Béliveau und Dr. med. Denis Gingras, führende Mediziner aus dem Krebsforschungszentrum des Hôpital Sainte-Justine, Montreal, gehen noch einen Schritt weiter: Sie meinen, diese »Wunden« in den Zellen seien eine Ursache für die Veränderung von Zellen hin zu Krebszellen.

Die Wissenschaft geht von täglich 10 000 DNA-Angriffen pro Zelle aus. Aufgrund unserer Umwelt- und Lebenssituation ist antioxidativer Zellschutz so wichtig wie nie zuvor, denn es gibt eine Reihe von Faktoren, die die Überfrachtung der freien Radikale zusätzlich fördern.

Das begünstigt die vermehrte Entstehung freier Radikale

- Luftverschmutzung
- Radioaktive Strahlung (Flugreisen, Röntgen, Verzehr von Pilzen oder Wild)
- Nährstoffmangel durch Fehlernährung
- Bestimmte Lebensmittelzusatzstoffe
- Pflanzenschutzmittel in Lebensmitteln
- Zigarettenrauch
- Alkohol
- UV-Licht (Sonne, Solarium)
- Elektrosmog
- Medikamenteneinnahme (z. B. Antibiotika, Schmerzmittel, Hormone)
- Chronische Entzündungen
- Sport im anaeroben Bereich
- Stress und seelische Belastungen

Rostschutz für unsere Körperzellen!

Doch erfreulicherweise sind wir den aggressiven freien Radikalen nicht wehrlos ausgeliefert. Unser Organismus hat einige effektive Verteidigungsstrategien im Kampf gegen die freien Radikale entwickelt, die durch die Kraft der Antioxidanzien zustande kommen. Denn die Antioxidanzien gehen mit den freien Radikalen eine Verbindung ein, sodass Letztere »umgeformt« werden, das heißt, die aggressiven Moleküle werden in ihrer zellschädigenden Wirkung einfach »neutralisiert«. Umgangssprachlich werden die Antioxidanzien daher als effektive »Radikalenfänger« bezeichnet.

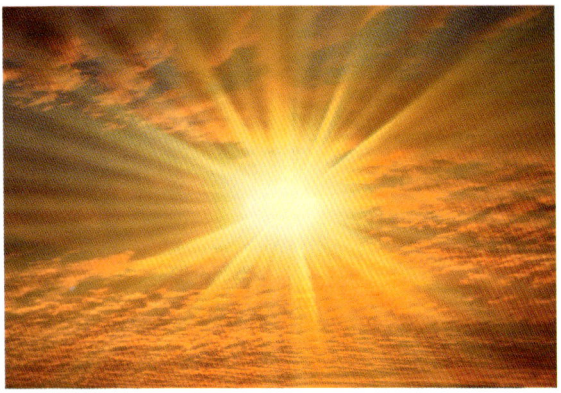

Diesen Prozess können Sie sich ganz simpel vorstellen: Wenn Sie eine Avocado auseinanderschneiden, oxidiert das Fruchtfleisch, sobald es mit Sauerstoff in Berührung kommt; es wird braun und »rostet«. Träufeln Sie beispielsweise das Antioxidans Zitrone (Vitamin C) über das Fruchtfleisch, so werden die Zellen vor der Oxidation durch Sauerstoff geschützt, die frische Farbe des Fruchtfleisches bleibt erhalten. Antioxidanzien dienen sozusagen als »Rostschutz« für unsere Körperzellen.

Um dem oxidativen Stress zu begegnen, stehen zweierlei Arten von Antioxidanzien mit zellulären Schutzfunktionen zur Verfügung:
Da sind zum einen die »endogenen Antioxidanzien«, die bereits im Körperinneren vorhanden sind. Allerdings benötigen auch sie für den Aufbau und die Funktionsfähigkeit Bausteine aus der Ernährung. Zu den endogenen Antioxidanzien zählen Stoffe wie Bilirubin, Cystein, Harnsäure, Histidin.
Zum anderen kennen wir die »exogenen Antioxidanzien«, die von außen über die Ernährung zusätzlichen Schutz liefern. Darunter versteht man eine Gruppe von Nährstoffen und bioaktiven Substanzen, die eine antioxidative Wirkung aufweisen, beispielsweise die Vitamine A, C und E oder Spurenelemente wie Zink und Selen sowie natürlich die wichtige Gruppe der sekundären Pflanzenstoffe.

Eine gesunde Ernährungsweise mit einem hohen Anteil an Obst und Gemüse ist daher grundsätzlich für unsere Gesunderhaltung wichtig. Wer allerdings auf eine effektive Schutzwirkung im Kampf gegen freie Radikale setzen möchte, dem sei die Apfelbeere besonders ans Herz gelegt, denn unter allen antioxidativ wirksamen Vitalstoffen ist die Gruppe der Polyphenole weitaus stärker wirksam als die antioxidativen Vitamine; Untersuchungen schreiben ihnen eine Wirkung zu, die um ein Hundertfaches stärker ist als beispielsweise jene von Vitamin E. Auch das berühmte Antioxidans Vitamin C soll nur rund 15 Prozent zum antioxidativen Zellschutz beitragen. Weil die Antioxidanzien im Kampf gegen die freien Radikale aber selbst zugrunde gehen – sie opfern dafür ja ein Elektron –, muss das Reservoir an Antioxidanzien ständig neu aufgefüllt werden. Mit dem täglichen Genuss von Aroniasaft als hochwirksames Antioxidans gegen freie Radikale können Sie dem oxidativen Stress also effektiv entgegenwirken, denn die im Aroniasaft enthaltenen sekundären Pflanzenstoffe gelten als Antioxidans Nummer eins! Darüber hinaus sind Antioxidanzien im Verbund besonders stark. So können die sekundären Pflanzenstoffe des Aroniasaftes bereits vorhandene andere Antioxidanzien wie Vitamine zusätzlich »boostern«.

Aroniasaft – das Antioxidans Nummer eins!

Der Anthocyangehalt im Aroniasaft übersteigt den anderer Beeren um ein Vielfaches. Dies fand Prof. Dr. Clarissa Gerhäuser vom Krebsforschungszentrum in Heidelberg heraus. In ihrer Publikation „Flavonoide und andere pflanzliche Wirkstoffe« kam sie zu folgender Auswertung:

Anthocyanidinegehalt in Früchten (mg/100 g)

Aroniabeeren	800
Süßkirschen	180
Blaue Weintrauben	165
Blaubeeren	165
Brombeeren	160
Himbeeren	40
Erdbeeren	30

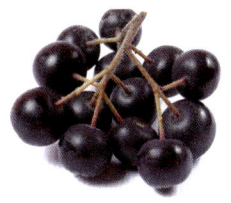

Der Vitalstoffcocktail – alle Inhaltsstoffe auf einen Blick

Findige Hersteller könnten nun auf die Idee kommen, Anthocyane zu isolieren oder sie chemisch nachzubauen. Doch heute weiß man, dass Mikronährstoffe in der Kombination besonders stark sind, denn sie ergänzen und bedingen sich sogar zum Teil in ihrer Wirkung. Auch dies macht den frischen Direktsaft der Apfelbeere so wertvoll. Er enthält viele weitere wertvolle Mikronährstoffe, die in ihrer synergistischen Wirkung quasi alle »Hand in Hand« arbeiten. Und bei der Aroniabeere sind das außer den erwähnten stark antioxidativ wirkenden Polyphenolen noch eine Reihe essenzieller Vitamine, Mineralien und Spurenelemente, die für unser tägliches Wohlbefinden und für viele Körperfunktionen und chemische Reaktionen wichtig sind.

Mikronährstoffe in der Aroniabeere

Vitamin A / Provitamin A (Beta-Carotin)

Vitamin C

Vitamin E

Vitamin K

Vitamin B$_2$ (Riboflavin)

Folsäure

Vitamin P (Polyphenole wie Anthocyan)

Niacin

Eisen

Jod

Kupfer

Vitamin A

Gehört zur Gruppe der Antioxidanzien und puffert freie Sauerstoffradikale ab, die Körperzellen schädigen können. Aktiviert die Immunabwehr, hilft beim Aufbau roter Blutkörperchen und gilt als wichtiges Vitamin für unsere Sehkraft. Vitamin A ist ein lebensnotwendiges fettlösliches Vitamin, das stets über die Nahrung zugeführt werden muss, weil es der Körper nicht selbst herstellen kann.

Vitamin C

Schützt unseren Organismus in mehrfacher Hinsicht vor den Angriffen körperfremder Stoffe. Es stimuliert unser gesamtes Immunsystem sowie die Bildung der weißen Blutkörperchen, der Leukozyten.

Vitamin E

Gehört ebenfalls zur Gruppe der Antioxidanzien und gilt als Zellschutz- und Zellverjüngungsvitamin – auch unsere Gehirnzellen profitieren davon. Darüber hinaus hält Vitamin E viele weitere Funktionen im Körper inne: So wirkt es beispielsweise der Tendenz der Verklumpung von Blutplättchen entgegen und schützt so vor Gefäßverkalkung. Zudem regt es die weißen Blutkörperchen zur erhöhten Abwehr gegen Bakterien an.

Vitamin K

Ist unerlässlich für unsere Knochengesundheit, für das Bindegewebe sowie für das Gleichgewicht von Blutgerinnungsvorgängen.

Vitamin B_2

Wichtig für die Energieproduktion und das Gewebewachstum. Für Heilungsprozesse der Haut ist Riboflavin förderlich.

Folsäure

Zählt auch zu den Vitaminen und ist wichtig für das Wachstum aller Zellen im Körper und für den Gefäßschutz. Unverzichtbar für die gesunde Ausformung des zentralen Nervensystems in der Entwicklung des Fötus.

Vitamin P

Sekundäre Pflanzenstoffe, die stark antioxidativ wirken und dadurch die Körperzellen vor den Angriffen der freien Radikale schützen. Senken das Erkrankungsrisiko für Herz-Kreislauf-Störungen, Demenzerkrankungen und Krebs und gelten allgemein als zellverjüngend.

Niacin

Als Bestandteil von Enzymen wichtig für viele chemische Reaktionen im Körper, besonders wenn es um die Energieversorgung geht. Unerlässlich für die Funktion der Erbsubstanz.

Eisen

Wichtiges Mineral für die Blutbildung und den Sauerstofftransport der roten Blutkörperchen. Zudem ist es unabdingbar für die Abwehrkräfte und schützt vor Infektanfälligkeit.

Jod

Wichtiger Baustein für das Schilddrüsenhormon. Unverzichtbar für viele Stoffwechselvorgänge sowie für Entwicklung und Wachstum. Zudem hat es positive Effekte auf den Fettstoffwechsel und auf entzündlich-degenerative Erkrankungen.

Kupfer

Ist Teil zahlreicher Enzyme und hält so eine Fülle von Funktionen im Stoffwechsel inne. Zusammen mit Eisen ist es für die Blutbildung wichtig, ebenso zur Bildung von Kollagen und Elastin im Bindegewebe. Auch zum Aufbau von Nervenfasern und zur Bildung von Melanin wird es gebraucht.

Benötigen wir zusätzliche Mikronährstoffe?

Diese Frage wird in Fachkreisen kontrovers diskutiert. Einig sind sich die Experten, dass ein Mangelstatus an Mikronährstoffen durch bestimmte Lebensumstände bestehen kann, etwa bei Krankheit, Medikamenteneinnahme, Hochleistungssport, Mangelernährung im Alter, Stresszuständen u.a. Ansonsten sind viele Ernährungswissenschaftler der Ansicht, dass man durch eine ausgewogene Ernährungsweise den normalen Tagesbedarf an Mikronährstoffen decken kann.

Doch auch bei noch so gesunder Ernährung können es die heutigen Umweltbedingungen und Lebensumstände mit sich bringen, dass nicht immer genug Mikronährstoffe auf den Tisch kommen: Durch das Auslaugen der Böden, durch Monokulturen, Einsatz von Kunstdüngern und Pestiziden und durch sauren Regen hat der Gehalt an Vitalstoffen in Obst und Gemüse in den letzten Jahren rapide abgenommen. Hinzu kommen die Ernte von unreifem Obst und Gemüse, lange Transportzeiten und lange Lagerhaltung – auch all dies geht auf Kosten der Vitalstoffe. Laut einer Untersuchung des Schwarzwald-Sanatoriums Obertal hat der Vitalstoffgehalt an Vitaminen und Mineralstoffen in einem Vergleichszeitraum von 10 Jahren je nach Produkt um durchschnittlich 35 bis 80 Prozent abgenommen. Demnach enthielten heutzutage beispielsweise Bananen um 92 Prozent weniger Vitamin B_6, beim Spinat zeigte sich eine Reduzierung des Vitamin-C-Anteils um 58 Prozent, und bei der Kartoffel war der Calciumgehalt gleich um 70 Prozent geringer als in früheren Zeiten.

Auch das Koch- und Essverhalten trägt dazu bei, dass der Tagesbedarf an Mikronährstoffen häufig nicht gedeckt wird: Das Erwärmen in der Mikrowelle tötet alle Antioxidanzien ab; immer mehr »leere Kalorien« werden verzehrt, dazu zählen Weißmehlprodukte, zuckerhaltige Getränke und Designerfood, die wenige bis gar keine Vitalstoffe enthalten.

Kommen zu den Lebensgewohnheiten noch Rauchen, Alkoholkonsum und Stress hinzu, dann haben es die betroffenen Menschen mit regelrechten Vitamin- und Mineralienräubern zu tun.

Schließlich gibt es heutzutage noch die vielfältigsten Umweltbelastungen, vor denen unser Körper eine Extraportion Schutz braucht. Alles in allem: viele Gründe, die dafür sprechen, dass wir unsere tägliche Ernährung öfter mit frisch gepressten Direktsäften und mit dem vitalstoffhaltigen Cocktail aus der Aroniabeere bereichern sollten.

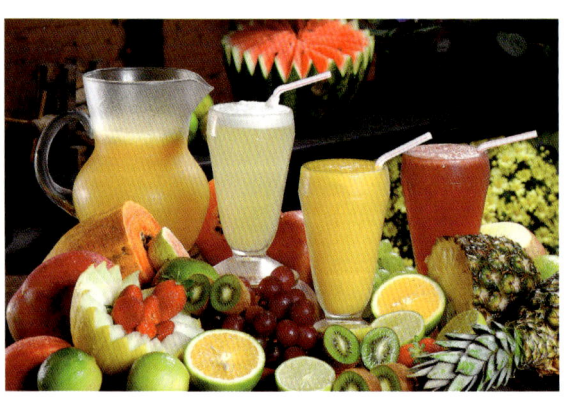

Aronia zur Immunstärkung

Die Kombination aus Umweltbelastungen und einem immer weiter sinkenden Vitalstoffgehalt in unserer Nahrung wirkt sich zusehends auf unsere Abwehrkräftebilanz aus. Obwohl wir zu jeder Jahreszeit vermeintlich reichlich Auswahl an Obst und Gemüse in Supermarktregalen finden, verhungern wir schier am prall gedeckten Tisch. Zudem kommt unser Organismus mit jährlich rund 1000 neuen chemischen Substanzen in Berührung; das irritiert die Abwehrkräfte zusätzlich und schwächt sie. Herz-Kreislauf-, Stoffwechsel- und Krebserkrankungen nehmen zu, die Gefäße machen dicht. Jeder kennt jemanden, der mit Allergien oder Nahrungsmittelunverträglichkeiten zu tun hat, oder ist gar selbst davon betroffen. Auch viele andere schwere Erkrankungen werden heute in Zusammenhang mit einem instabilen Immunsystem gebracht.

Um gesund und fit zu bleiben, hat unser Körper einen komplexen Schutzmechanismus entwickelt, mit dem Infektionen oder andere Krankheiten im Normalfall gut bekämpft werden können: das spezifische und unspezifische Abwehrsystem. Diese allseits bereite Truppe ist eng vernetzt mit den Abläufen im Nervensystem und Hormonsystem. Ein intaktes Immunsystem ist in der Lage, Eindringlinge von außen (Keime) unschädlich zu machen und die Körperzellen zu schützen.

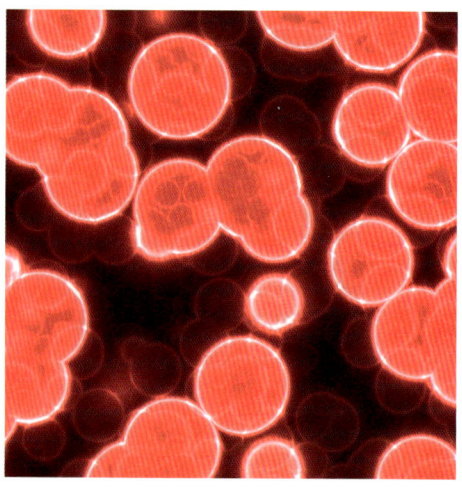

Um bei guter Gesundheit zu bleiben, sollte im Körper ein Gleichgewicht zwischen Antioxidanzien und freien Radikalen bestehen. Nimmt der oxidative Stress jedoch überhand – und damit die Anzahl der aggressiven freien Radikale –, kann das auch die Arbeit der Abwehrzellen und der Immunbotenstoffe beeinträchtigen: Die körpereigenen Schutzmechanismen sind gefährdet. Mögliche Folgen sind Abwehrschwäche, Müdigkeit, ständig wiederkehrende Infektionen sowie die Entstehung ernsterer Immunsystem-relevanter Erkrankungen, die von schweren Hautproblemen bis Rheuma reichen. Wer bereits unter einem schwachen Immunsystem leidet, profitiert besonders von den antioxidativen Kräften der Aroniabeere. Antioxidanzien schützen und unterstützen als natürliche Helfer die Arbeit des körpereigenen Abwehrsystems.

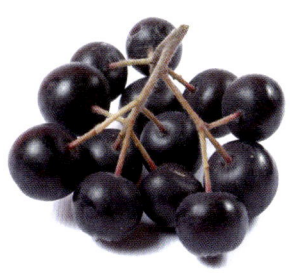

Krebsprävention mit der Apfelbeere

In den letzten Jahren beschäftigen sich viele Wissenschaftler intensiv mit der Thematik, ob ein Zusammenhang zwischen Ernährung und der Entstehung von Krebs bestehe. Bis heute konnte dies nicht eindeutig bewiesen werden, wohl aber gibt es sichere Anhaltspunkte, welcher Lebensstil und welche Risikofaktoren Tumorerkrankungen begünstigen. Unumstritten ist, dass eine gesunde Ernährung mit reichlich Antioxidanzien für die Krebsprävention von besonderer Bedeutung ist. Menschen, die beständig unter Stressbelastungen stehen, viel rauchen, Alkohol trinken und sich ungesund ernähren, tragen schon deshalb ein höheres Risiko, weil ihr Immunsystem ständig geschwächt wird. Zudem wird die Entstehung der freien Radikale durch krebserregende Substanzen in der Nahrung (Karzinogene) oder aus der Umwelt gefördert. Nach Einschätzungen von Prof. Dr. Helmut Heseker von der Universität Paderborn gehen rund 30 bis 40 Prozent der Krebserkrankungen auf das Konto falscher Ernährung, und »in 128 von 156 Studien wurde ein signifikanter, protektiver Effekt von Obst und Gemüse gesehen.« (Helmut Heseker, Sekundäre Pflanzenstoffe: Reif für die Nahrungsergänzung?)

Reduzieren Sie schädliche Stoffe!

Essen und kochen Sie so naturbelassen wie möglich. Vermeiden Sie alle Produkte, die künstliche Nahrungsmittelzusätze enthalten oder fettreduziert sind. All die künstlichen Ersatzstoffe wie Zuckeraustauschstoffe, Verdickungsmittel, Konservierungsmittel & Co. können das sensible Gleichgewicht der inneren Körperchemie stören, irritierend und damit schwächend auf das Immunsystem einwirken und zudem die Entstehung weiterer freier Radikale begünstigen. Bevorzugen Sie Obst, Gemüse und Fleisch aus biologischer Landwirtschaft.

Auf der Ebene der Ernährung steht auch eine ständige Übersäuerung in Verdacht, das Erkrankungsrisiko für Krebs zu erhöhen. Lebensmittel, die übersäuernd wirken (vor allem die Kombination aus zu viel verschiedenen Eiweißsorten pro Mahlzeit) sollten reduziert werden. Wer an starkem Übergewicht leidet, sollte nach Möglichkeit versuchen, auf gesunde Art und Weise dauerhaft zu seinem Idealgewicht zu finden. Der Internist Dr. med. Wolf Funfack sagt dazu: »Beim Übergewicht sind die Fettzellen hypertrophiert, d.h. sie nehmen an Volumen zu und produzieren dann in ihrem Inneren verschiedene Entzündungsmediatoren, die auch die Entstehung und Unterhaltung von Krebszellen begünstigen können. Übergewichtige Frauen tragen ein zusätzliches Risiko, weil in den Fettzellen auch Östrogene produziert werden. Ein ständig zu hoher Östrogenspiegel steigert das Brustkrebsrisiko.« (Wolf Funfack, metabolic balance)

Die Entstehung von Krebs ist natürlich ein multifaktorielles Geschehen. Neben der Säule der Ernährung gibt es viele weitere begünstigende Ursachen: von der psychischen Befindlichkeit bis hin zu Umweltfaktoren, die wir aber an dieser Stelle nicht in aller Ausführlichkeit behandeln können.
Grundsätzlich sollten Krebspatienten alle Ebenen der Heilung in Betracht ziehen und nutzen. Die gesunde Ernährung und die Ergänzung der Nahrung mit

wichtigen Antioxidanzien sind sicherlich ein Schritt in die richtige Richtung. Bei einer schon bestehenden Tumorerkrankung bringt eine Ernährungsumstellung allein meist keine Heilung, sie kann jedoch die medizinischen oder komplementären Therapien sehr sinnvoll ergänzen.

Es ist nie zu spät, für sich selbst die Nahrung auszuwählen, die dem ganzen Organismus guttut!

Natürlich gibt es auch positive Extrembeispiele für Spontanheilungen. Der Aronia-Landwirt Johann Hüttinger weiß davon zu berichten:

»Der Bruder eines Freundes war schwerst an Krebs erkrankt, bekam Chemo- und Strahlentherapie und war bereits sehr stark abgemagert. Er aß und trank nichts mehr – außer Aroniasaft. Mittlerweile geht es ihm wieder sehr gut und er nahm auch wieder an Gewicht zu! Neulich war er zu einem Geburtstag in einem Gasthaus eingeladen, selbst zu solchen Anlässen nimmt er seinen eigenen Aroniasaft mit – weil er nichts anderes mehr trinkt. Ich weiß, die Geschichte klingt zwar verrückt und ich weiß auch nicht, ob es die Inhaltsstoffe des Aroniasaftes waren, die ihm bei der Genesung geholfen haben – aber in jedem Fall geht es dem Bruder meines Freundes momentan sehr gut!«

Viele Wissenschaftler verfolgen die These, dass die freien Radikale ursächlich an der Entstehung von Krebs beteiligt sind, dann nämlich, wenn sie bis zum Zellkern vordringen, sodass dieser entartet und sich zur Tumorzelle ausbildet. Ist dann noch das Immunsystem geschwächt und kann die entarteten Zellen nicht erkennen oder eliminieren, sind der Krebsentstehung quasi Tür und Tor geöffnet.

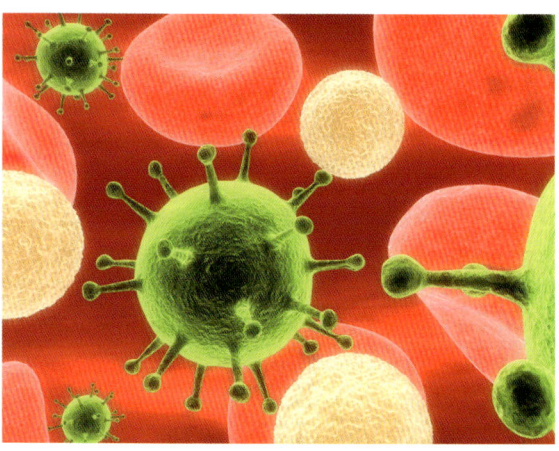

Antioxidanzien, wie sie in Obst und Gemüse und besonders reichlich in der Aroniabeere vorkommen, schützen unsere Zellen vor den Angriffen der freien Radikale und in letzter Konsequenz bieten sie so auch Schutz vor der Entstehung von Krebserkrankungen. Das National Cancer Institute in den USA hat eine Rangliste der Lebensmittel nach ihrer krebsvorbeugenden Wirkung aufgestellt. Dabei kommt den antioxidativ wirkenden sekundären Pflanzenstoffen die primäre Rolle für unsere Gesundheit zu.

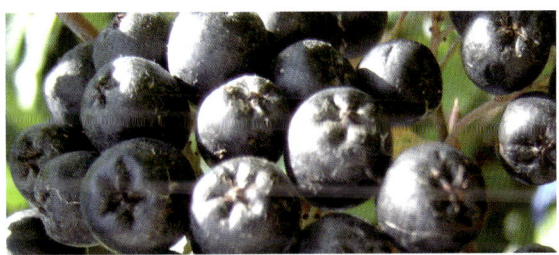

Auch das kanadische Krebsforscherteam Richard Béliveau und Denis Gingras schreibt ihnen große Heileigenschaften zu:

»Diese sekundären Pflanzenstoffe besitzen hochwirksame krebshemmende Eigenschaften, die in die Prozesse eingreifen, welche an der Entwicklung von Krebs beteiligt sind.« (Béliveau/Gingras, Krebszellen mögen keine Himbeeren)

Gut für Herz und Gefäße

Das Herz ist der Motor unseres Seins. Bei normaler Belastung schlägt es rund 70-mal in der Minute. Täglich pumpt es rund 18 Tonnen Blut durch unsere insgesamt etwa 100 000 Kilometer langen Gefäße. Wird das Herz krank, so gerät es aus dem Takt, schlägt unrhythmisch, zu schnell oder zu langsam. Ist das Herz-Kreislauf-System geschwächt, kann das zu einer Reihe ernster Erkrankungen bis hin zum Herzinfarkt führen. Herz-Kreislauf-Erkrankungen sind nach wie vor die häufigste Todesursache in den westlichen Industrienationen. Doch mit einer optimierten Ernährungsweise können wir selbst viel tun, damit unser Herz stark und gesund bleibt. Denn auch bei der Entstehung von Herzerkrankungen spielen die freien Radikale wieder eine Schlüsselrolle.

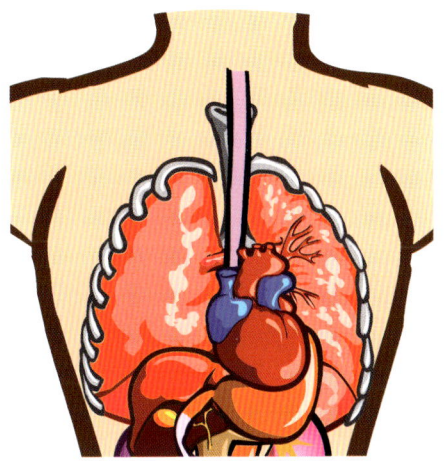

Die Arteriosklerose (Gefäßverengung) ist, wie wir alle wissen, die erste Stufe zum Herzinfarkt. Verengte Blutgefäße verhindern den Blutkreislauf und sorgen so für eine Unterernährung der Muskulatur, insbesondere des Herzmuskels. Vermutlich verbinden sich freie Radikale mit dem LDL-Cholesterin und verursachen so die Oxidation: In etwa können wir diesen Vorgang mit dem Ranzigwerden von Öl oder dem Gerinnen von Milch vergleichen. Normalerweise werden diese ranzigen oder geronnenen Cholesterinpartikel, die vorzugsweise an den Gefäßwänden haften bleiben, von der körpereigenen Immunabwehr vernichtet. Unglücklicherweise lassen sich diese Cholesterinpartikel jedoch nicht vollständig von der körpereigenen Immunabwehr abbauen, und so werden die Ablagerungen an den Gefäßen immer dicker und dicker, die Blutzirkulation wird verlangsamt, die Blutgerinnungsfaktoren werden erhöht und lassen kleine Gerinnsel um die Ablagerungen entstehen, bis die Blut- und Sauerstoffversorgung letztlich in einigen Gewebe- oder Muskelpartien vollständig zum Erliegen kommt. Studien weisen allerdings darauf hin, dass eine entsprechende Ernährung – mit einem hohen Gehalt an Antioxidanzien – das Risiko, an Herz- und Gefäßleiden zu erkranken, drastisch herabsetzen kann.

Die in der Apfelbeere enthaltenen Anthocyane gehören, wie weiter vorne beschrieben, zur Gruppe der Polyphenole. Sie ist die größte Gruppe unter den sekundären Pflanzenstoffen und stehen jüngst in Sachen Herzschutz im Blickpunkt der Wissenschaft: Man wollte endlich herausfinden, was es mit dem sogenannten »Französischen Paradox« auf sich hat. Die niedrigere Rate an Herz-Kreislauf-Erkrankten in südlichen Ländern führte man zunächst auf die allgemein als gesünder geltende mediterrane Küche mit hohem Anteil an frischem Obst, Gemüse, Fisch und Olivenöl zurück. Allerdings gilt die französische Küche als schwerer und fettreicher als die anderer südlicher Länder – doch gerade in Frankreich ist die Rate für Herz- und Kreislauf-Erkrankungen noch niedriger als in anderen Mittelmeerländern.

Das Ergebnis weiterer Studien: Am Rotwein muss es liegen! Deshalb werden die im Rotwein gefundenen Polyphenole aktuell geradezu als Zauberstoffe gefeiert. Wird Rotwein nämlich zum Essen getrunken, hemmt er mögliche negative Wirkungen von gesättigten Fettsäuren. Aufgrund der stark antioxidativen Wirkung werden freie Radikale neutralisiert und damit die LDL-Oxidation verhindert. Zudem verbessern die phenolen Substanzen das Verhältnis von LDL- zu HDL-Cholesterin. Übrigens: Untersuchungen bestätigten, dass der Polyphenolgehalt von dunklen Trauben und Rotwein identisch ist; allerdings können mengenmäßig mehr Anthocyane aus den Trauben vom Organismus aufgenommen werden als durch das Weintrinken. Unser Tipp: Genießen Sie den alkoholfreien Aroniasaft besonders direkt zum Essen und profitieren Sie von seinen gefäßschützenden Eigenschaften!

Zusammenfassend werden den Polyphenolen folgende Eigenschaften in Sachen Herzschutz zugeschrieben:

Herzschutz durch Polyphenole

- Hemmen die Neigung der Blutplättchen zur Verklumpung (Thrombozyten-Aggregation)
- Verbessern die Fließeigenschaft des Blutes
- Reduzieren das Arteriosklerose-Risiko
- Wirken blutdruckausgleichend
- Senken die Entzündungsneigung

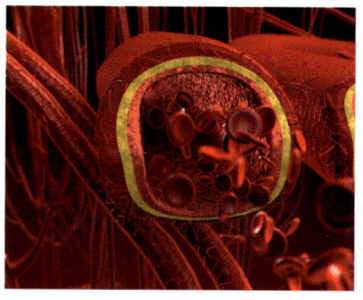

Apfelbeere – Powerstoff fürs »Oberstübchen«

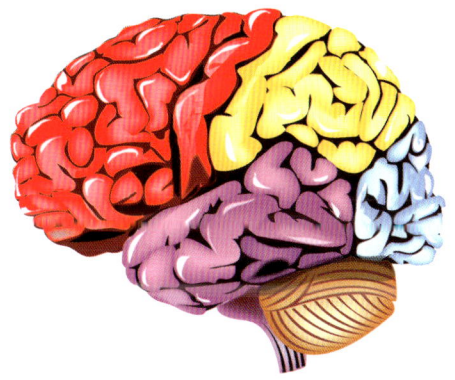

Unser Gehirn ist das Organ mit dem höchsten Sauerstoffverbrauch, denn alle Körperfunktionen werden von den Nervenzellen aus gesteuert. Das Gehirn ermöglicht uns, zu denken und uns zu erinnern und mit anderen Menschen zu kommunizieren. Doch wo viel Sauerstoff verbraucht wird, tritt besonders viel oxidativer Stress auf. Gerade in zunehmendem Alter ist das Gehirn besonders anfällig gegenüber den Angriffen der freien Radikale. Heute weiß man, dass oxidativer Stress auch eine wichtige Rolle bei neuro-degenerativen Erkrankungen wie Demenz, Morbus Alzheimer und Morbus Parkinson spielen – Gehirn-erkrankungen, die überwiegend im höheren Lebens-alter auftreten.

Zunehmende Häufigkeit von Demenz-Erkrankungen

Laut Schätzungen leiden in Deutschland rund 2 Millionen Menschen an verschiedenen For-men der Demenz; davon sind rund 600 000 bis 800 000 Menschen von der Alzheimer-Demenz betroffen. Schätzungen zufolge wird diese Zahl in den nächsten zwei bis drei Jahrzehnten auf 1,4 Millionen anwachsen. Die Erkrankungshäufigkeit erhöht sich mit zunehmendem Lebensalter und steigt zwischen dem 65. und 90. Lebensjahr um das Dreißigfache.

Wenn es um die Gesundheit von Gehirn und Nerven-zellen geht, wird ganz offensichtlich, wie bedeutend der Zustand unserer Zellen für unsere Gesundheit ist. Auf der Ebene der Körperzellen beginnen alle Aspekte, die mit unserer Gesundheit zu tun haben – und hier enden sie auch, letztendlich mit dem Tod der Zellen. Zum ersten Mal im Lauf der Menschheitsgeschichte können Wissenschaftler heutzutage erforschen, auf welche Weise die Ernährung auf zellulärer Ebene die Gesundheit fördert oder dazu beitragen kann, Krankheiten zu verursachen. In-vitro-Studien (im Reagenzglas) zeigten deutlich, dass antioxidative Pflanzenextrakte die Gehirnzellen schützen können. Dass sie dies auch beim Menschen tun und vermutlich die Blut-Hirn-Schranke überwinden können und tatsächlich einen Weg ins Gehirn zu den Nervenzellen finden, zeigte sich durch neue epidemiologische Studien. Demnach schützen Antioxidanzien das Gehirn nachweislich vor degenerativen Prozessen; Alterungsprozesse verlangsamen sich und die kognitiven Fähigkeiten werden verbessert.

In der amerikanischen Langzeitstudie der Vanderbilt-Universität haben Wissenschaftler rund 2000 Teilnehmer einer Demenz-Studie beobachtet (Dai Q, Fruit and Vegetable Juices and Alzheimer's Disease: The Kame Project. The American Journal of Medicine 2006; 19(9):751–759). Das verblüffende Ergebnis: Teilnehmer, die pro Woche mindestens drei Gläser Obst- oder Gemüsesaft tranken, hatten ein um

76 Prozent niedrigeres Risiko, an Morbus Alzheimer zu erkranken! Als die wirksamsten Antioxidanzien stellten sich dabei nicht die altbekannten Vitamine A, E oder C heraus, sondern wiederum die Gruppe der sekundären Pflanzenstoffe, darunter die Polyphenole. Laut Studienauswertung schützen sie die Neuronen im Gehirn vor oxidativen Prozessen und blockieren zudem die Bildung der für die Alzheimer-Erkrankungen typischen Plaques im Gehirn . Die Wissenschaftler der Vanderbilt-Universität wollen nun die Demenz-Prävention im Hinblick auf Polyphenole aus Frucht- und Obstsäften genauer unter ihr Forschungsvisier nehmen. So dürfen wir sicherlich in den kommenden Jahren mit neuen Ergebnissen rechnen.

»Freie Radikale sind die Hauptfeinde eines gut funktionierenden Gehirns. Jeder Abbau im Gehirn kann verhindert und zum Teil rückgängig gemacht werden. Es gibt Menschen, die im Alter von über achtzig noch komplizierte Lehrbücher schreiben.«

Dr. med Leonhard Hochenegg

(aus: Wegweiser, September 4/08, S. 38)

Die Beere mit dem Anti-Aging-Kick

Es ist traurig, aber wahr: Der Alterungsprozess beginnt bereits mit der Stunde unserer Geburt. Von diesem Zeitpunkt an startet der Prozess der Zellschädigung und Zellalterung und endet schließlich mit dem Tod. Mit anderen Worten: Wer altert, der »rostet«. Und viele können diesen Rost sogar in Form von Altersflecken am Handrücken oder im Gesicht erkennen: Altersflecken sind nichts anderes als Ablagerungen von Stoffwechselendprodukten, die durch den Angriff freier Radikale auf Hautzellen entstanden sind. Denn auch im Hautgewebe befinden sich reichlich viele der aggressiven Moleküle. Da sie gesunde Zellen zerstören, sind sie maßgeblich am Alterungsprozess der Haut beteiligt – Falten und ungeliebte Altersflecken sind die Folgen.

Natürlich möchten viele die ewige Jugend pachten, doch dieses Versprechen kann auch der Aroniasaft nicht geben. Viel wichtiger ist jedoch, dass wir auch im Alter – wenn das Risiko für gesundheitliche Beeinträchtigungen steigt – noch körperlich und geistig fit und agil sind. Gute hygienische Verhältnisse, der medizinische Fortschritt, ausreichend Nahrung – viele Faktoren haben dazu geführt, dass die Lebenserwartung heute bei rund 82 Jahren (Frauen) bzw. 76 Jahren (Männer) liegt. Zum Vergleich: Noch vor rund 100 Jahren lag sie bei durchschnittlich 42 bis 45 Jahren. In Sardinien gibt es übrigens die meisten alten Männer: Hundertjährige sind dort keine Seltenheit. Und vielleicht tun auch hier die sekundären Pflanzenstoffe ihr Bestes, denn gerade auf Sardinien ist der Rotweinkonsum besonders hoch.

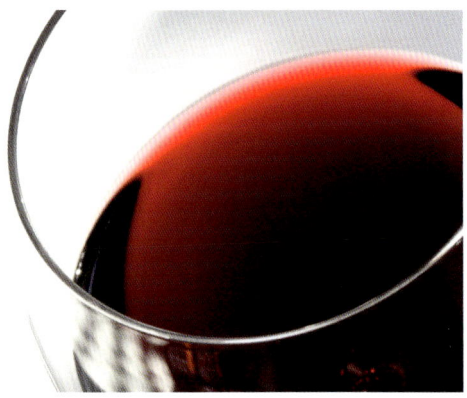

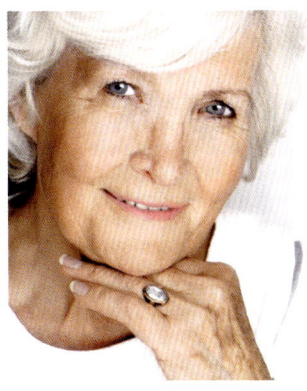

Nicht nur unser Gehirn bleibt fit durch den Anti-Aging-Kick der Antioxidanzien, auch all unsere Körperorgane und das Organ Haut profitieren von der antioxidativen Wirkung der sekundären Pflanzenstoffe. Das macht den Aroniasaft zum wahren Tausendsassa für Fitness, Vitalität und Schönheit, da er auf allen Körperebenen regulierend wirkt. Kein Wunder, schließlich schützen die Radikalenfänger jede unserer Körperzellen – und die befinden sich eben überall. Die Zellen sind die kleinste Funktionseinheit unseres Organismus und zugleich Träger des gesamten genetischen Materials, das die verschiedenen Aufgaben der Zellen steuert.

63

Gesunde Ernährung mit einem hohen Anteil an Frischkost und der regelmäßige Konsum von Direktsäften wie Aroniasaft können maßgeblich dazu beitragen, dass unsere Zellen nicht vorzeitig altern – denn Zellschutz ist die wichtigste Altersvorsorge!

Die Zelle

Das Leben auf der Erde nimmt seinen Anfang mit einer Zelle und endet mit dem Zelltod. Jedes Lebewesen besteht aus mindestens einer Zelle (Einzeller); Pflanzen und Tiere bestehen oft aus Milliarden von Zellen (Mehrzeller). Der Mensch besteht aus rund zehn Billionen Zellen – eine Zahl, die wir uns nicht mehr vorstellen können: 10.000.000.000.000!

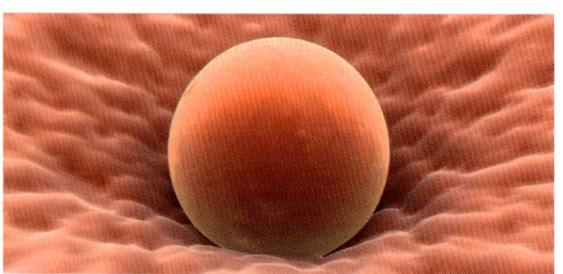

Einkauf, Dosierung und Anwendung

Beim Einkauf von Aroniasaft sollten Sie unbedingt das Etikett lesen. Beste Qualität erkennen Sie an dem Aufdruck: 100 % Direktsaft. Es gibt einige unseriöse Händler, die Aroniasaft anbieten: Bei genauerem Hinsehen stellt man aber fest, dass der Saft nur wenige Prozent Aroniasaft enthält; der Rest ist Wasser oder ein Saftgemisch aus anderen Früchten.

Was ist eigentlich Direktsaft?

Fruchtsaft gibt es zum einen als sogenannten Direktsaft oder »Muttersaft« und zum anderen aus Fruchtsaftkonzentrat hergestellt. Beide haben 100 Prozent Fruchtanteil. Viele Fruchtsäfte werden also zunächst eingedickt, um ein Konzentrat zu erhalten, das leichter transportiert und gelagert werden kann: Der Hauptbestandteil, nämlich Wasser, wird dem Fruchtsaft hier weitmöglichst entzogen. Dabei werden auch die flüchtigen Aromastoffe abgetrennt. Am Zielort werden solche Fruchtsäfte dann durch Zusatz von Wasser aus lokalen Quellen wieder auf die ursprüngliche Konzentration verdünnt und die getrennt gelagerten Aromastoffe werden zugefügt.

Als Direktsaft wird dagegen ein Fruchtsaft bezeichnet, der nach der Pressung und Kelterung unverändert belassen, also nicht konzentriert und wieder verdünnt wurde.

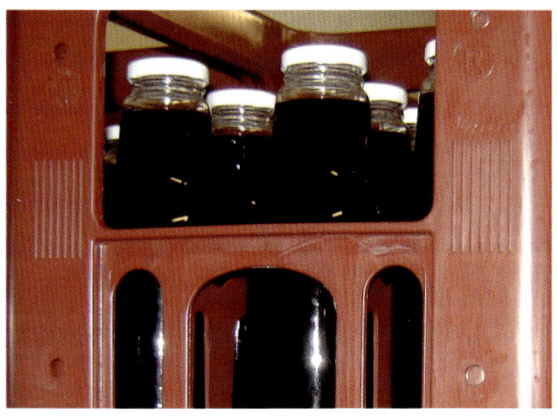

Der Aronia-Direktsaft wird inzwischen auch in einer praktischen Drei-Liter-Saftbox mit Zapfhahn angeboten. Vorteil: Die luftdichte Verpackung schützt die wertvollen Inhaltsstoffe der Aroniabeere und macht den Saft nach dem Öffnen für mindestens drei Monate haltbar. Drei Liter entsprechen einer Monatskur bei der empfohlenen Tagesdosis von je 100 Milliliter Aroniasaft.

Aroniasaft schmeckt ähnlich wie Rotwein, enthält aber keinen Alkohol und weniger Fruchtsäure. Viele lieben es, den Saft pur zu trinken, andere wiederum genießen ihn lieber als Schorle, gemischt mit Wasser. Eine erfrischende Schorle ist das ideale Getränk für zwischendurch oder nach dem Sport. Auch als Mixgetränk mit anderen Früchten passt die Aroniabeere gut.

Ideal ist es, eine Drei-Monats-Kur mit Aroniasaft zu machen. Danach gilt – wie grundsätzlich beim Verzehr von Antioxidanzien: Die beste Wirkung entfaltet sich bei der mäßigen, aber langfristig regelmäßigen Einnahme.

Wichtig ist allerdings, wie bei allen anderen Lebensmitteln auch: Hören Sie auf Ihre innere Stimme. Von verschiedenen Anwendern weiß man, dass sie eine Zeitlang förmlich nach Aroniasaft »lechzen«; ihr Organismus braucht offensichtlich dringend die im Aroniasaft enthaltenen Vitalstoffe. Wenn der Vitalstoffhaushalt aufgefüllt und ein Mangel an bestimmten Mikronährstoffen gedeckt ist, lässt die große Lust

auf den Geschmack der Aroniabeere vielleicht wieder etwas nach. Trinken Sie dann einfach ab und zu
ein kleines Glas voll. Wie bereits erwähnt, profitieren
Sie am meisten, wenn der Saft zu den Mahlzeiten ge-
nossen wird.

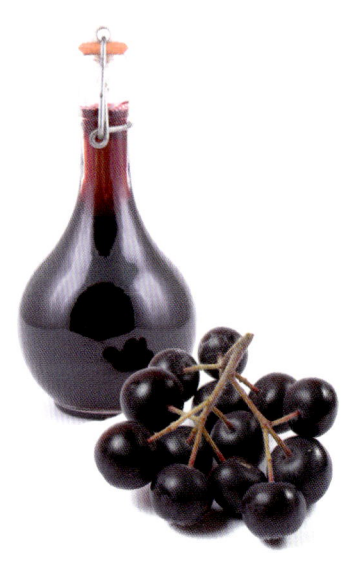

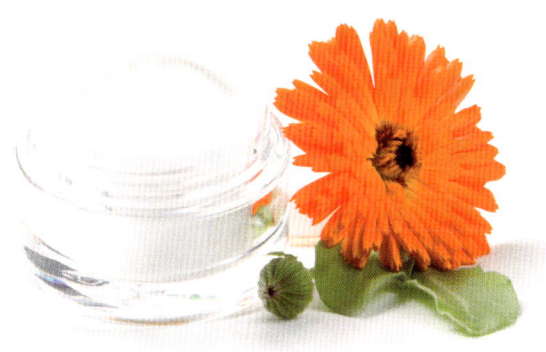

Tausendsassa Aroniasaft

Man kann den Saft übrigens nicht nur trinken. Inzwischen sind auch findige Kosmetikhersteller auf den Aroniasaft gekommen. Wir finden ihn in Hand- und Körpercremes oder in Gesichtspflegeprodukten: Profitieren Sie von den Antioxidanzien auch bei der äußerlichen Anwendung. Sie können auch selbst ein paar Tropfen Aroniasaft in Ihre Lieblingscreme mischen. Aber Vorsicht: Aroniasaft verursacht Flecken, ähnlich dem Rotwein!

Die Drei-Wochen-Aronia-Immunkur

nach HP Birgit Funfack

Selbst für gesundheitsbewusste Menschen scheint es oft kein Entrinnen aus der Sackgasse Giftmüll zu geben. Heutzutage ist es fast unvermeidlich, dass wir über Umwelt und Nahrung mit schädlichen oder giftigen Substanzen in Kontakt kommen, sie in unseren Organismus aufnehmen und speichern.

Nitrite, Kadmium, Formaldehyd und Amalgam (Quecksilber) – das sind nur einige bekannte Namen für giftige Substanzen, die unsere Gesundheit gefährden. Doch die Liste der Umweltgifte wächst von Tag zu Tag. Experten schätzen, dass wir jährlich mit etwa 1000 neuen chemischen Substanzen in Berührung kommen, deren Auswirkungen auf den Organismus wir vermutlich erst im Lauf der Zeit kennenlernen. Viele Gründe also, um unseren Körper dabei zu unterstützen, von Zeit zu Zeit zu entgiften und zu entschlacken. Denn: Ist er zu belastet, dann reichen seine Mechanismen zur Selbstregulation nicht mehr aus: Zunächst werden die Abfallstoffe im Bindegewebe deponiert. Sind die Kapazitäten dort überschritten, dann leidet der gesamte Stoffwechsel und damit in Zusammenhang stehend auch unser Abwehrsystem. Zudem gelangen Schlackenstoffe an Gelenke und Knochen oder an Organsysteme und können zur Ursache verschiedenster Erkrankungen werden.

Zwar scheint es, dass die Entgiftung aufgrund der zunehmenden Bedrohung durch Umweltgifte eine Erfindung der Neuzeit ist, doch in der Naturheilkunde galt die Reinigung und die Entgiftung des Körpers seit jeher als »die Mutter aller Therapien«. Die Ableitung der Gifte von innen nach außen hatte in der Geschichte der naturheilkundigen Medizin von Hippokrates bis Paracelsus immer einen gewichtigen Stellenwert. Und der Wasserdoktor Sebastian Kneipp soll auf die Frage nach den drei wichtigsten Therapieverfahren geantwortet haben: »Erstens Entgiftung, zweitens Entgiftung, drittens Entgiftung.«

Für viele naturheilkundige Behandler gilt dies noch heutzutage, denn zielgerichtete Therapien gegen bestimmte Leiden greifen häufig erst in einem gereinigten Organismus: Schlacken- und Giftmülldepots können die Reaktionsfähigkeit blockieren. Will heißen: Selbst ein noch so gutes Behandlungskonzept ist häufig nicht von Erfolg gekrönt, wenn der Körper des Patienten als wahres Giftmülllager dient.

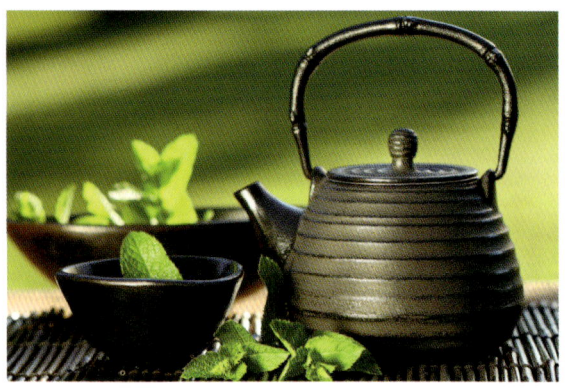

Jede Immunkur sollte also ein sinnvolles Entschlacken und Entgiften miteinbeziehen. Denn ein gut funktionierender Stoffwechsel, durch den alle Körperzellen optimal versorgt werden, steht als Garant für ein intaktes Immunsystem an allererster Stelle.

Bei einem ganzheitlichen Heilkonzept sollte man überdies die immaterielle Vergiftung in Betracht ziehen: Unterstützen Sie eine Immunkur auch mit der richtigen »Seelenhygiene«. Trennen Sie sich beispielsweise nicht nur körperlich von Abfall, sondern lassen Sie auch geistigen Müll los. Misten Sie daheim mal so richtig aus (Keller, Dachboden, Garage nicht vergessen!) – das tut der Seele gut. Versuchen Sie auch, durch geeignete Techniken der Tiefenentspannung die Alltagssorgen loszulassen.

Eine moderate Lebensweise mit gesunder Ernährung, ausreichend Bewegung und frischer Luft, erholsamem Schlaf und glücklichem Liebesleben trägt langfristig dazu bei, Ihr Immunsystem stabil zu halten. Ein bisschen Stress darf schon sein, wenn es dazwischen immer wieder Ruheinseln zum Ausspannen gibt.

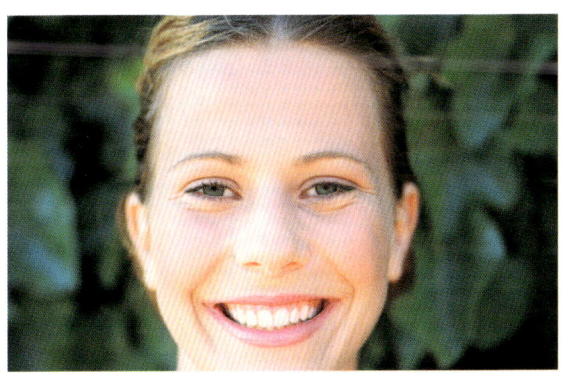

Beim Immunsystem auch immer an den Darm denken!

Rund 70 Prozent des Abwehrsystems befinden sich im Darm. Viele Menschen leiden aufgrund der industriell hergestellten Nahrung und der darin enthaltenen Zusatzstoffe an Darmproblemen. Dadurch kommt es zu einer Irritation des gesamten Hormon- und Stoffwechselsystems und damit einhergehend zu einer Schwächung des Immunsystems. Wenn Sie an Darmproblemen leiden, sollten Sie unbedingt etwas an Ihrer Ernährung ändern. Zudem können spezielle Darmkuren wie die Colonhydrotherapie hier gute Hilfe leisten – besonders fürs Immunsystem!

Für wen ist eine Immunkur geeignet?

Wie bereits erwähnt, entkommt wohl niemand mehr den Umweltgiften und schädlichen Stoffen in der Nahrung. Ideal ist es daher, wenigstens einmal im Jahr eine einwöchige Immunkur durchzuführen. Wer jedoch an einer Immunschwäche und häufigen Infekten leidet oder an chronischen Krankheiten, die das Immunsystem in seiner Arbeit schwächen, der sollte mindestens zweimal im Jahr mit einer ein- bis dreiwöchigen Kur sein Immunsystem unterstützen. Doch keine Angst, eine solche Kur muss nicht aufwendig oder teuer sein – alles was Sie dazu brauchen, können Sie leicht selbst einkaufen und herstellen. Auch neben Ihrer normalen täglichen Arbeit ist die folgende Immunkur leicht durchführbar.

Und so geht's:
Leiten Sie die Immunkur ein, indem Sie Ihre Ernährung zunächst auf leichte Kost mit viel frischem Obst und Gemüse umstellen. Essen Sie an drei Tagen jeweils einmal folgende Suppenzubereitung:

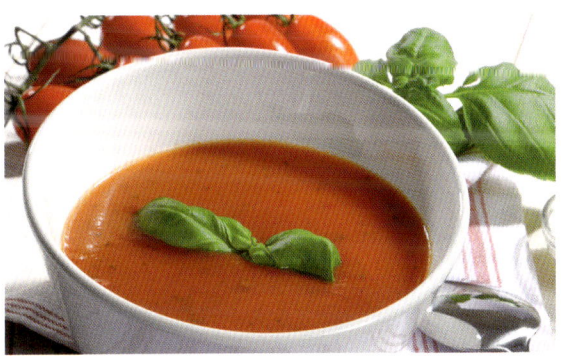

1 EL reine Gemüsebrühe (ohne künstliche Zusätze oder Geschmacksverstärker) in 250 ml heißes Was-

ser geben. Dazu 1 EL Algenflocken und 1 EL kalt gepresstes Öl mit Omega-3- und Omega-6-Fettsäuren.
Kurz im Mixer oder mit dem Pürierstab verquirlen.

Bereiten Sie sich in den darauf folgenden drei Wochen je 3-mal täglich den Aronia-Immuntrunk und
behalten Sie die leichte Kost bei (ideal ist auch, wenn
Sie sich bei der Zusammenstellung Ihrer Mahlzeiten
an den Ernährungsempfehlungen nach metabolic ba-
lance® orientieren):

Geben Sie auf 100 ml (möglichst frisch gepressten)
Orangensaft 10 ml Aroniasaft und 1 EL kalt gepresstes Öl mit Omega-3- und Omega-6-Fettsäuren. Kurz
im Mixer oder mit dem Pürierstab verquirlen (falls
Sie an Hautproblemen leiden, ersetzen Sie den Orangensaft durch Sojamilch).

Darüber hinaus sollten Sie während der Immunkur
folgende Punkte beherzigen:

• Häufig kommt es zum »Putzwahn«, wenn man gerade an einer Infektion leidet, weil man mit Gewalt
Bakterien und Viren loshaben möchte. Unsere Empfehlung: Halten Sie sich gerade jetzt von allen chemischen Putzmitteln fern! Die Erfahrung hat gezeigt,

dass der übermäßige Gebrauch von chemischen Reinigungsmitteln ein labiles Immunsystem erst recht schwächt.

• Gleiches gilt für Kosmetika: Meiden Sie in Zeiten einer Immunschwäche synthetisch hergestellte Kosmetika wie etwa Duschgels oder Deos (enthalten Aluminium).

• Tragen Sie nachts warme Schafwollsocken. Ihr Immunsystem wird es Ihnen danken!

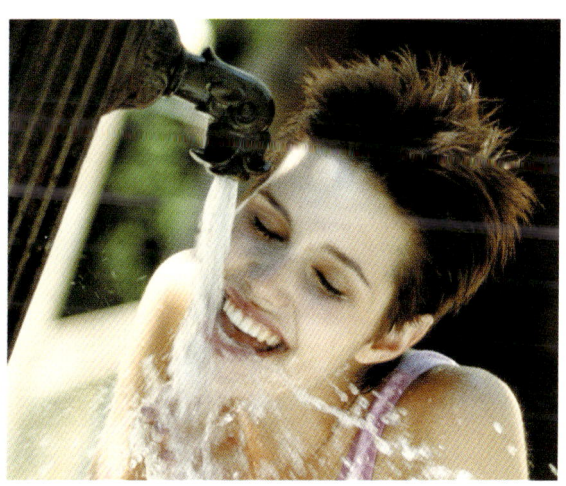

Immer ausreichend Wasser trinken!

Innerhalb des Stoffwechsels können wir alles durch „Bewegung« beeinflussen. Der Transport von allen aufbauenden Stoffen und von Abfallprodukten geschieht immer über das Transportmittel Wasser. In seiner Fließbewegung nimmt es alle wichtigen Stoffe mit, sodass alle Körperzellen beliefert werden und Zellabfall abtransportiert wird. Trinken Sie deshalb während einer Immunkur mindestens drei Liter stilles Mineralwasser, das möglichst arm an Mineralien ist. Jetzt geht es nicht darum, möglichst viele Mineralien aufzunehmen, sondern den Körper zu reinigen. Und je weniger Stoffe bereits an ein Wasser gebunden sind, desto aufnahmefähiger ist es, um Stoffe an sich zu binden und abzutransportieren.

Trinken Sie Ihre tägliche Wassermenge aber möglichst nicht auf zwei Mal, sondern in kleinen Rationen über den Tag verteilt. Gönnen Sie sich also möglichst oft zwischendurch ein Glas Wasser.

Gesund kochen mit Aronia – leckere Rezepte

Bereichern Sie Ihren täglichen Speiseplan mit Aronia-Gerichten und -Drinks. Sie werden überrascht sein, was sich aus der kleinen Zauberbeere alles machen lässt!

Aronia-Drinks (ohne Alkohol)

Aroniasirup

1 Zitrone
1 l Wasser
500 g Zucker
1000 g Aroniabeeren
Zitrone in Scheiben schneiden.
Alle Zutaten in ein geschlossenes Gefäß geben. Unter mehrmaligem Umschwenken 5 Tage stehen lassen. Den Sirup abseihen und in eine Flasche füllen.

Aronia-Zitronen-Limo

Ein gesunder Durstlöscher mit vielen Vitaminen, Mineralien und Antioxidanzien!

1 Flasche Mineralwasser

100 ml Aroniasaft

4 EL Agavensirup

2–3 unbehandelte Zitronen

Mineralwasser, Aroniasaft und Agavensirup in eine Kanne geben.

Zitronen halbieren, auspressen und dem Saft beifügen.

Aronia-Immuntrunk

10 ml Aroniasaft

100 ml frisch gepresster Orangensaft

1 EL kalt gepresstes Öl mit Omega-3- und Omega-6-Fettsäuren

Zutaten kurz im Mixer oder mit dem Pürierstab verquirlen.

Dreimal täglich genießen.

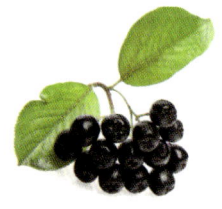

Winterliches Abendgetränk

Schmeckt Kindern gut und steigert die Lernfähigkeit.

30 ml Aroniasaft

200 ml Apfelsaft

1 Prise Zimt

1 EL kalt gepresstes Öl mit Omega-3- und Omega-6-Fettsäuren

Zutaten kurz im Mixer oder mit dem Pürierstab verquirlen und erwärmen.

Aronia-Vital-Shake

Macht munter, hilft bei leichter Kreislaufschwäche und Erschöpfung.

Das Guaranapulver verfügt über die gleichen belebenden Eigenschaften wie Koffein, belastet jedoch den Kreislauf nicht negativ.

30 ml Guaranapulver

100 ml Aroniasaft

100 ml Mineralwasser

evtl. Agavensirup

Zutaten gut verrühren. Nach Belieben eventuell mit Agavensirup süßen.

In drei Portionen über den Tag verteilt trinken.

Aronia-Drinks (mit Alkohol)

Rose Prosecco

Prosecco

Aroniasaft

In jedes Glas Prosecco einen Schuss Aroniasaft geben. Verleiht dem Getränk nicht nur eine schöne Roséfarbe, sondern schmeckt auch lecker – Ihre Gäste werden begeistert sein!

Caipirinha Spezial

1 Limone

2 TL brauner Zucker

zerstoßenes Eis

2 cl Aronialikör

2 cl Zuckerrohrschnaps

Limone schälen und achteln. Zusammen mit dem Zucker in einem stabilen Glas zerstampfen, bis der Zucker sich aufgelöst hat.

Das Glas mit Eis auffüllen, Aronialikör und Schnaps dazugeben und kräftig umrühren.

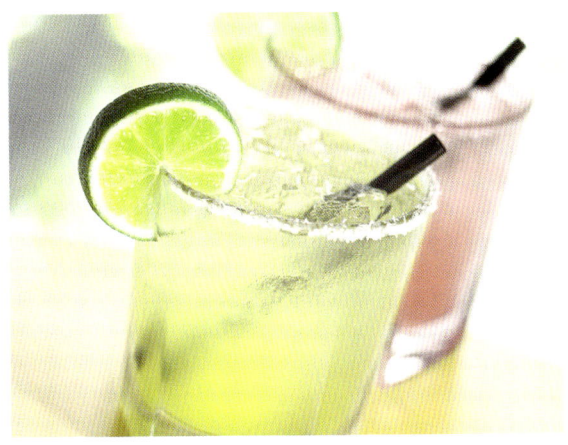

Leichte Gerichte

Artischockenherzen mit Quark-Aronia-Creme

1 Portion eingelegte Artischocken

1 Portion Aroniabeeren

1 Portion Quark

1–2 EL Mineralwasser

Salz

Pfeffer

Paprikapulver

Artischockenherzen aus dem Glas abtropfen lassen und auf einen Teller geben.

Aroniabeeren waschen, trocken tupfen und im Mixer

fein pürieren. Die pürierten Beeren mit dem Quark und dem Mineralwasser gut verrühren. Das Ganze mit Salz, Pfeffer und Paprikapulver kräftig abschmecken.

Die Quark-Aroniabeer-Creme über die Artischockenherzen geben.

Rotweinsauce – ohne Rotwein

Passt gut zu Lamm, Wild oder Geflügel.

1 Bund Schalotten

1 EL scharfer Senf

40 g Butter

100 ml Aroniasaft

150 ml Brühe

100 ml Sahne

Salz

Pfeffer, frisch gemahlen

Die Schalotten würfeln und mit Senf im heißen Fett andünsten.

Unter Rühren Aroniasaft und die Brühe hinzugeben und auf kleiner Flamme köcheln lassen. Nach Belieben Sahne unterrühren.

Mit Salz und Pfeffer abschmecken.

Fruchtige Desserts

Aroniabeeren mit Sojajoghurt

1 Portion Aroniabeeren (frisch oder getrocknet)

250 ml Sojajoghurt

1 EL Agavensirup

Aroniabeeren in den Sojajoghurt untermischen und mit dem Mixer pürieren.

Nach Belieben mit Agavensirup verfeinern.

Aroniacreme

(für 4 Personen)

400 g Schlagsahne

250 g Dickmilch

4 EL Agavensirup

100 ml Aroniasaft

abgeriebene Schale einer unbehandelten Zitrone

5 Blatt weiße Gelatine

Die Sahne mit einem Rührgerät steif schlagen.

Die Dickmilch mit Sirup, Aroniasaft und Zitronen-schale verrühren und unter die Sahne heben.

Die Gelatine in Wasser einweichen, ausdrücken und unter die Masse rühren (siehe Anleitung auf der Ver-packung).

Die Creme in den Kühlschrank stellen, bis sie steif ist.

Tipp:
Eignet sich auch hervorragend als Füllung für Windbeutel.

Himbeer-Aronialikör-Eis

300 g Himbeeren

300 g Sahnejoghurt

2 Eigelb

30 g Puderzucker

2 Päckchen Vanillinzucker

3 cl Aronialikör

Aufgetaute Himbeeren mit dem Sahnejoghurt vermischen.

Eigelb, Puderzucker und Vanillinzucker mit dem Handrührgerät rühren, bis eine sämige Masse entstanden ist.

Eigelbmasse mit dem Früchtejoghurt vermischen und in den Gefrierschrank stellen.

Alle 10 Minuten umrühren, bis die Masse hart gefroren ist.

Eine Portion mit dem Eislöffel entnehmen, in eine kleine Schale geben und mit dem Aronialikör garnieren.

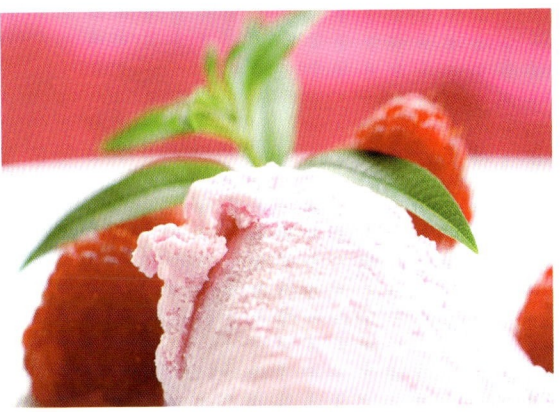

Aroniasorbet mit Prosecco

(für 4 Personen)

2 unbehandelte Zitronen

300 ml Wasser

160 g Zucker

1 Eiweiß

Prosecco oder Sekt zum Auffüllen

60 g frische oder getrocknete Aroniabeeren

Zitronenmelisse oder Minzblätter zum Verzieren

Eine der Zitronen waschen und die Schale abreiben. Wasser, Zucker und Zitronenschale unter Rühren aufkochen, bis sich der Zucker gelöst hat. Dann abkühlen lassen.

Das Eiweiß steif schlagen.

Beide Zitronen auspressen und den Saft sowie den erkalteten Zuckersirup unter den Eischnee rühren.

Die Masse etwa 1 Stunden gefrieren lassen, gründlich durchrühren, weitere 40 Minuten gefrieren und nochmals durchrühren.

Nun das Sorbet portionsweise in Gläser füllen, mit Prosecco aufgießen und mit Aroniabeeren und Melisse verziert servieren.

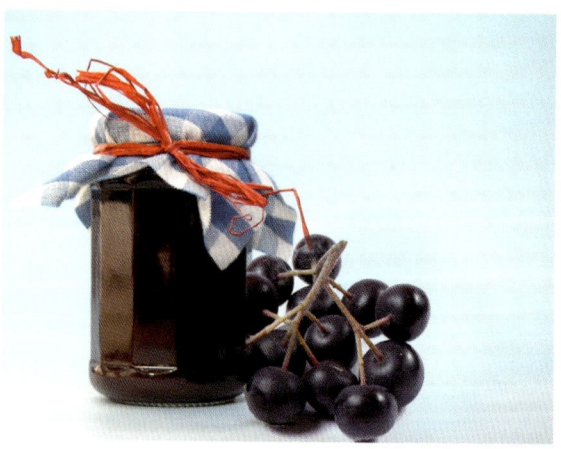

Aronia-Marmelade

1300 g Aroniabeeren

500 g Gelierzucker

40 ml Aronialikör

Aroniabeeren mit dem Gelierzucker zum Kochen bringen.

Topf vom Herd nehmen und Aronialikör hinzufügen (vorsichtig, spritzt eventuell!).

Marmelade in Gläser abfüllen.

Getrocknete Aroniabeeren

Aroniabeeren waschen und bei ca. 50 °C im Ofen trocknen. Dann gut verschlossen und trocken aufbewahren.

Sie können tagsüber einige Teelöffel der Beeren kauen oder sie dem Müsli oder Nachspeisen beifügen. Wie andere getrocknete Früchte (beispielsweise Rosinen) lassen sich Aroniabeeren in Kuchen, Gebäck und Brot einbacken.

Buchempfehlungen

Dr. med. Richard Béliveau und Dr. med. Denis Gingras
Krebszellen mögen keine Himbeeren
Nahrungsmittel gegen Krebs. Das Immunsystem stärken und gezielt vorbeugen
Kösel Verlag
ISBN 978-3-466-34502-1

Dr. Michaela Döll
Antiaging mit Antioxidantien
Die Powerstoffe für Fitness und Vitalität
Herbig
ISBN 978-3-7766-2500-4

Masaru Emoto und Jürgen Fliege
Die Heilkraft des Wassers
Koha Verlag
ISBN 978-3-936862-48-5

Wolf Funfack
metabolic balance – Die Diät
Südwest Verlag
ISBN 978-3-517-06955-5

Sigrid Grün und Jan Neidhardt
Aronia – unentdeckte Heilpflanze
Edition Buntehunde
ISBN 978-3-934941-39-7

Edmund Schmidt und Nathalie Schmidt
Leitfaden Mikronährstoffe
Orthomolekulare Prävention und Therapie
Urban & Fischer
ISBN 978-3-437-56540-3

Nobuo Shioya
Der Jungbrunnen des Dr. Shioya
Koha Verlag
ISBN 978-3-936862-91-1

Weitere Bücher von Petra Neumayer

Gesundheit in Balance
Wie Sie Ihren Säure-Basen-Haushalt ins Gleichgewicht bringen
Kamphausen Verlag
ISBN 978-3-928430-45-6

metabolic balance – für Einsteiger
Die wichtigsten Basics zur Stoffwechselumstellung
Südwest Verlag
ISBN 978-3-517-08517-3

Natürliche Antibiotika
Sanfte Heilung aus dem Pflanzenreich
Ullstein Verlag
ISBN 978-3-548-36600-5

Nichtraucher – aber bitte für immer!
Schon 1000-mal probiert? So bleiben Sie rauchfrei!
Mankau Verlag
ISBN 978-3-9809565-9-8

Well & fit mit Algen
Pflanzenpower aus dem Meer
Skripthaus Verlag
ISBN 978-3-8311-1325-5

Medizin zum Aufmalen
Heilen durch Informationsübertragung und Neue Homöopathie
Mankau Verlag
ISBN 978-3-938396-04-9

Medizin zum Aufmalen II
Symbolwelten und Neue Homöopathie
Mankau Verlag
ISBN 978-3-938396-18-6

Adressen, die weiterhelfen

Aroniasaft zum Bestellen:
www.sanaessence.de

Aroniapflanzen zum Bestellen:
Eggert Pflanzenhandel
Baumschulenweg 2, 25594 Vaale
Tel.: (04827) 93 26 27, Fax: (04827) 93 26 28
www.eggert-baumschulen.de

Aroniaplantagen in Niederbayern
www.bayronia.de

Freunde und Förderer der Aroniabeere e.V.
Interessantes rund um die Aroniabeere
www.aroniabeere.de

Autorenkontakt
www.gesundheitsbegleitung.de

Die gesunde Stoffwechselumstellung
www.metabolic-balance.de